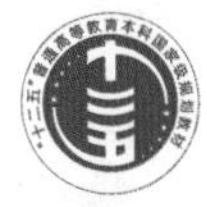

"十二五"普通高等教育本科国家级规划教材

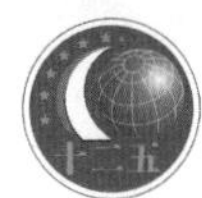

国家卫生和计划生育委员会"十二五"规划教材
全国高等医药教材建设研究会"十二五"规划教材
全国高等学校教材

供8年制及7年制("5+3"一体化)临床医学等专业用

感染病学

Infectious Diseases

第3版

主　编　李兰娟　王宇明

副主编　宁　琴　李　刚　张文宏

编　者（以姓氏笔画为序）

万谟彬（第二军医大学附属长海医院）
王　凯（山东大学齐鲁医院）
王宇明（第三军医大学西南医院）
王贵强（北京大学第一医院）
宁　琴（华中科技大学同济医学院附属同济医院）
朱利平（复旦大学附属华山医院）
阮　冰（浙江大学医学院附属第一医院）
李　刚（中山大学医学院附属第三医院）
李太生（中国医学科学院北京协和医院）
李兰娟（浙江大学医学院附属第一医院）
李用国（哈尔滨医科大学附属第一医院）
李家斌（安徽医科大学第一附属医院）
李智伟（中国医科大学附属盛京医院）
张文宏（复旦大学附属华山医院）
张跃新（新疆医科大学第一附属医院）
陈　智（浙江大学医学院附属第一医院）
范学工（中南大学湘雅医院）
周　智（重庆医科大学第二临床学院）
孟庆华（首都医科大学附属北京佑安医院）
唐　红（四川大学华西医院）
赵英仁（西安交通大学第一附属医院）
贾战生（第四军医大学唐都医院）
侯金林（南方医科大学南方医院）
谢　青（上海交通大学医学院附属瑞金医院）

学术秘书

郝绍瑞（浙江大学医学院附属第一医院）

人民卫生出版社

图书在版编目（CIP）数据

感染病学 / 李兰娟，王宇明主编．—3 版．—北京：人民卫生出版社，2015
ISBN 978-7-117-20822-2

Ⅰ．①感… Ⅱ．①李… ②王… Ⅲ．①感染 -疾病学-医学院校-教材 Ⅳ．①R4

中国版本图书馆 CIP 数据核字（2015）第 112469 号

感 染 病 学

第 3 版

主　　编：李兰娟　王宇明
出版发行：人民卫生出版社（中继线 010-59780011）
地　　址：北京市朝阳区潘家园南里 19 号
邮　　编：100021
E - mail：pmph @ pmph.com
购书热线：010-59787592　010-59787584　010-65264830
印　　刷：北京汇林印务有限公司
经　　销：新华书店
开　　本：850 × 1168　1/16　　印张：45
字　　数：1238 千字
版　　次：2005 年 8 月第 1 版　　2015 年 8 月第 3 版
　　　　　2022 年 6 月第 3 版第 6 次印刷（总第 14 次印刷）
标准书号：ISBN 978-7-117-20822-2/R · 20823
定　　价：135.00 元
打击盗版举报电话：010-59787491　E-mail：WQ @ pmph.com
（凡属印装质量问题请与本社市场营销中心联系退换）

修订说明

为了贯彻教育部教高函[2004-9号]文，在教育部、原卫生部的领导和支持下，在吴阶平、裘法祖、吴孟超、陈灏珠、刘德培等院士和知名专家的亲切关怀下，全国高等医药教材建设研究会以原有七年制教材为基础，组织编写了八年制临床医学规划教材。从第一轮的出版到第三轮的付梓，该套教材已经走过了十余个春秋。

在前两轮的编写过程中，数千名专家的笔耕不辍，使得这套教材成为了国内医药教材建设的一面旗帜，并得到了行业主管部门的认可（参与申报的教材全部被评选为“十二五”国家级规划教材），读者和社会的推崇（被视为实践的权威指南、司法的有效依据）。为了进一步适应我国卫生计生体制改革和医学教育改革全方位深入推进，以及医学科学不断发展的需要，全国高等医药教材建设研究会在深入调研、广泛论证的基础上，于2014年全面启动了第三轮的修订改版工作。

本次修订始终不渝地坚持了“精品战略，质量第一”的编写宗旨。以继承与发展为指导思想：对于主干教材，从精英教育的特点、医学模式的转变、信息社会的发展、国内外教材的对比等角度出发，在注重“三基”、“五性”的基础上，在内容、形式、装帧设计等方面力求“更新、更深、更精”，即在前一版的基础上进一步“优化”。同时，围绕主干教材加强了“立体化”建设，即在主干教材的基础上，配套编写了“学习指导及习题集”、“实验指导/实习指导”，以及数字化、富媒体的在线增值服务（如多媒体课件、在线课程）。另外，经专家提议，教材编写委员会讨论通过，本次修订新增了《皮肤性病学》。

本次修订一如既往地得到了广大医药院校的大力支持，国内所有开办临床医学专业八年制及七年制（“5+3”一体化）的院校都推荐出了本单位具有丰富临床、教学、科研和写作经验的优秀专家。最终参与修订的编写队伍很好地体现了权威性，代表性和广泛性。

修订后的第三轮教材仍以全国高等学校临床医学专业八年制及七年制（“5+3”一体化）师生为主要目标读者，并可作为研究生、住院医师等相关人员的参考用书。

全套教材共38种，将于2015年7月前全部出版。

全国高等学校八年制临床医学专业国家卫生和计划生育委员会规划教材编写委员会

教材目录

	学科名称	主审	主编	副主编
1	细胞生物学(第3版)	杨　恬	左　伋　刘艳平	刘　佳　周天华　陈誉华
2	系统解剖学(第3版)	柏树令　应大君	丁文龙　王海杰	崔慧先　孙晋浩　黄文华　欧阳宏伟
3	局部解剖学(第3版)	王怀经	张绍祥　张雅芳	刘树伟　刘仁刚　徐　飞
4	组织学与胚胎学(第3版)	高英茂	李　和　李继承	曾园山　周作民　肖　岚
5	生物化学与分子生物学(第3版)	贾弘禔	冯作化　药立波	方定志　焦炳华　周春燕
6	生理学(第3版)	姚　泰	王庭槐	闫剑群　郑　煜　祁金顺
7	医学微生物学(第3版)	贾文祥	李明远　徐志凯	江丽芳　黄　敏　彭宜红　郭德银
8	人体寄生虫学(第3版)	詹希美	吴忠道　诸欣平	刘佩梅　苏　川　曾庆仁
9	医学遗传学(第3版)		陈　竺	傅松滨　张灼华　顾鸣敏
10	医学免疫学(第3版)		曹雪涛　何　维	熊思东　张利宁　吴玉章
11	病理学(第3版)	李甘地	陈　杰　周　桥	来茂德　卞修武　王国平
12	病理生理学(第3版)	李桂源	王建枝　钱睿哲	贾玉杰　王学江　高钰琪
13	药理学(第3版)	杨世杰	杨宝峰　陈建国	颜光美　臧伟进　魏敏杰　孙国平
14	临床诊断学(第3版)	欧阳钦	万学红　陈　红	吴汉妮　刘成玉　胡申江
15	实验诊断学(第3版)	王鸿利　张丽霞　洪秀华	尚　红　王兰兰	尹一兵　胡丽华　王　前　王建中
16	医学影像学(第3版)	刘玉清	金征宇　龚启勇	冯晓源　胡道予　申宝忠
17	内科学(第3版)	王吉耀　廖二元	王　辰　王建安	黄从新　徐永健　钱家鸣　余学清
18	外科学(第3版)		赵玉沛　陈孝平	杨连粤　秦新裕　张英泽　李　虹
19	妇产科学(第3版)	丰有吉	沈　铿　马　丁	狄　文　孔北华　李　力　赵　霞

	学科名称	主审	主编	副主编
20	儿科学(第3版)		桂永浩　薛辛东	杜立中　母得志　罗小平　姜玉武
21	感染病学(第3版)		李兰娟　王宇明	宁　琴　李　刚　张文宏
22	神经病学(第3版)	饶明俐	吴　江　贾建平	崔丽英　陈生弟　张杰文　罗本燕
23	精神病学(第3版)	江开达	李凌江　陆　林	王高华　许　毅　刘金同　李　涛
24	眼科学(第3版)		葛　坚　王宁利	黎晓新　姚　克　孙兴怀
25	耳鼻咽喉头颈外科学(第3版)		孔维佳　周　梁	王斌全　唐安洲　张　罗
26	核医学(第3版)	张永学	安　锐　黄　钢	匡安仁　李亚明　王荣福
27	预防医学(第3版)	孙贵范	凌文华　孙志伟	姚　华　吴小南　陈　杰
28	医学心理学(第3版)	姜乾金	马　辛　赵旭东	张　宁　洪　炜
29	医学统计学(第3版)		颜　虹　徐勇勇	赵耐青　杨土保　王　彤
30	循证医学(第3版)	王家良	康德英　许能锋	陈世耀　时景璞　李晓枫
31	医学文献信息检索(第3版)		罗爱静　于双成	马　路　王虹菲　周晓政
32	临床流行病学(第2版)	李立明	詹思延	谭红专　孙业桓
33	肿瘤学(第2版)	郝希山	魏于全　赫　捷	周云峰　张清媛
34	生物信息学(第2版)		李　霞　雷健波	李亦学　李劲松
35	实验动物学(第2版)		秦　川　魏　泓	谭　毅　张连峰　顾为望
36	医学科学研究导论(第2版)		詹启敏　王　杉	刘　强　李宗芳　钟晓妮
37	医学伦理学(第2版)	郭照江　任家顺	王明旭　尹　梅	严金海　王卫东　边　林
38	皮肤性病学	陈洪铎　廖万清	张建中　高兴华	郑　敏　郑　捷　高天文

第三版序言

经过再次打磨，备受关爱期待，八年制临床医学教材第三版面世了。怀纳前两版之精华而愈加求精，汇聚众学者之智慧而更显系统。正如医学精英人才之学识与气质，在继承中发展，新生方可更加传神；切时代之脉搏，创新始能永领潮头。

经过十年考验，本套教材的前两版在广大读者中有口皆碑。这套教材将医学科学向纵深发展且多学科交叉渗透融于一体，同时切合了环境 - 社会 - 心理 - 工程 - 生物这个新的医学模式，体现了严谨性与系统性，诠释了以人为本、协调发展的思想。

医学科学道路的复杂与简约，众多科学家的心血与精神，在这里汇集、凝结并升华。众多医学生汲取养分而成长，万千家庭从中受益而促进健康。第三版教材以更加丰富的内涵、更加旺盛的生命力，成就卓越医学人才对医学誓言的践行。

坚持符合医学精英教育的需求，“精英出精品，精品育精英”仍是第三版教材在修订之初就一直恪守的理念。主编、副主编与编委们均是各个领域内的权威知名专家学者，不仅著作立身，更是德高为范。在教材的编写过程中，他们将从医执教中积累的宝贵经验和医学精英的特质潜移默化地融入到教材中。同时，人民卫生出版社完善的教材策划机制和经验丰富的编辑队伍保障了教材“三高”（高标准、高起点、高要求）、“三严”（严肃的态度、严谨的要求、严密的方法）、“三基”（基础理论、基本知识、基本技能）、“五性”（思想性、科学性、先进性、启发性、适用性）的修订原则。

坚持以人为本、继承发展的精神，强调内容的精简、创新意识，为第三版教材的一大特色。“简洁、精练”是广大读者对教科书反馈的共同期望。本次修订过程中编者们努力做到：确定系统结构，落实详略有方；详述学科三基，概述相关要点；精选创新成果，简述发现过程；逻辑环环紧扣，语句精简凝练。关于如何在医学生阶段培养创新素质，本教材力争达到：介绍重要意义的医学成果，适当阐述创新发现过程，激发学生创新意识、创新思维，引导学生批判地看待事物、辩证地对待知识、创造性地预见未来，踏实地践行创新。

坚持学科内涵的延伸与发展，兼顾学科的交叉与融合，并构建立体化配套、数字化的格局，为第三版教材的一大亮点。此次修订在第二版的基础上新增了《皮肤性病学》。本套教材通过编写委员会的顶层设计、主编负责制下的文责自负、相关学科的协调与踺商、同一学科内部的专家互审等机制和措施，努力做到其内容上“更新、更深、更精”，并与国际紧密接轨，以实现培养高层次的具有综合素质和发展潜能人才的目标。大部分教材配套有“学习指导及习题集”、“实验指导 / 实习指导”以及“在线增值服务（多媒体课件与在线课程等）”，以满足广大医学院校师生对教学资源多样化、数字化的需求。

本版教材也特别注意与五年制教材、研究生教材、住院医师规范化培训教材的区别与联系。①五年制教材的培养目标：理论基础扎实、专业技能熟练、掌握现代医学科学理论和技术、临床思维良好的通用型高级医学人才。②八年制教材的培养目标：科学基础宽厚、专业技能扎实、创新能力强、发展潜力大的临床医学高层次专门人才。③研究生教材的培养目标：具有创新能力的科研型和临床型研究生。其突出特点：授之以渔、评述结合、启示创新，回顾历史、剖析现状、展望未来。④住院医师规范化培训教材的培养目标：具有胜任力的合格医生。其突出特点：结合理论，注重实践，掌握临床诊疗常规，注重预防。

以吴孟超、陈灏珠为代表的老一辈医学教育家和科学家们对本版教材寄予了殷切的期望，教育部、国家卫生和计划生育委员会、国家新闻出版广电总局等领导关怀备至，使修订出版工作得以顺利进行。在这里，衷心感谢所有关心这套教材的人们！正是你们的关爱，广大师生手中才会捧上这样一套融贯中西、汇纳百家的精品之作。

八学制医学教材的第一版是我国医学教育史上的重要创举，相信第三版仍将担负我国医学教育改革的使命和重任，为我国医疗卫生改革，提高全民族的健康水平，作出应有的贡献。诚然，修订过程中，虽力求完美，仍难尽人意，尤其值得强调的是，医学科学发展突飞猛进，人们健康需求与日俱增，教学模式更新层出不穷，给医学教育和教材撰写提出新的更高的要求。深信全国广大医药院校师生在使用过程中能够审视理解，深入剖析，多提宝贵意见，反馈使用信息，以便这套教材能够与时俱进，不断获得新生。

愿读者由此书山拾级，会当智海扬帆！

是为序。

中国工程院院士

中国医学科学院原院长　劉德培

北京协和医学院原院长

二〇一五年四月

主编简介

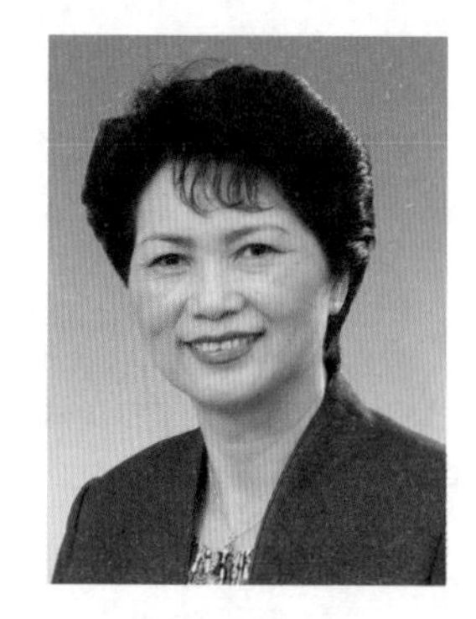

李兰娟，中国工程院院士、教授、主任医师、博士生导师。现为传染病诊治国家重点实验室主任，感染性疾病诊治协同创新中心主任，教育部生物与医学学部主任，中国工程院医药卫生学部副主任；中华医学会副会长，中华预防医学会副会长，中国卫生信息协会副会长，中国生物医学工程学会副理事长，中华医学会感染病学分会前任主任委员；国际人类微生物组联盟主席，国际血液净化学会理事。

从事感染病临床、科研和教学工作40年，是我国著名的传染病学家。作为我国人工肝的开拓者，创建了独特有效的人工肝支持系统，治疗重型肝炎获重大突破。首次提出感染微生态学理论，从微生态角度来审视感染的发生、发展和结局，为感染防治提供了崭新的思路，还从基因的角度首次揭示肠道菌群与肝硬化的秘密。作为第一完成人，1998年和2007年分别获国家科技进步奖二等奖，“重症肝病诊治的理论创新与技术突破”项目获2013年度国家科技进步奖一等奖。在*Nature*、*Lancet*、*NEJM*、*Nature Communication*等杂志发表论文400余篇。担任《中华临床感染病杂志》《中国微生态学杂志》《浙江医学》主编，主编出版了国家卫生计生委5年制临床医学专业规划教材《传染病学》（第8版）和研究生教材《感染病学》（第2版）、教育部规划教材以及我国首部《人工肝脏》和《感染微生态学》等专著28部。

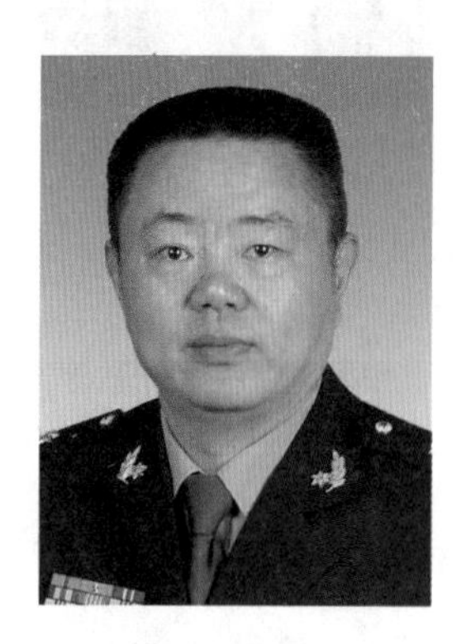

王宇明，现任第三军医大学西南医院感染病专科医院名誉院长、教授、主任医师，博士生导师，2007年晋升为三级教授。现担任两个全国二级学会副主任委员、中华医学会感染病分会常务委员、中华医学会感染病学分会肝衰竭与人工肝组组长、国家药典委员会委员、中华医学会预防接种异常反应专家鉴定指导委员会成员，为20余家国内外著名杂志编委、常委编委或副主编。

从事医疗、教学、科研工作30余年，积累了丰富的临床经验，救治了大量危重疑难患者。先后承担国家重大专项课题及国家自然科学基金课题等多项课题，其研究成果获国家专利12项，获国家科技进步二等奖等奖项共15项；培养硕士生及博士生70余名、博士后3名；主编专著14部，参编专著31余部，以第一作者/通讯作者在国内外期刊上发表论文400余篇，包括*Gastroenterology*和*Hepatology*。被评为总后优秀党员及国务院教育委员会全国百名优秀博士生导师等多项殊荣，获军队院校育才金奖、校教学名师等，荣立个人二等功1次、三等功2次。主要从事病毒性肝炎慢性化及重症化基础与临床研究。

副主编简介

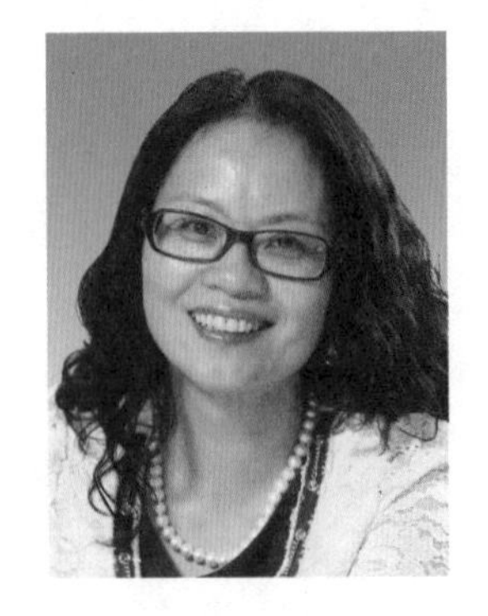

宁 琴

宁琴，教授、博士生导师、主任医师、华中科技大学首批二级教授。现任华中科技大学同济医学院附属同济医院传染病学教研室主任、感染科主任、感染性疾病研究所所长；现为亚太肝病学会ACLF专家组成员、中华预防医学会感染控制分会副主任委员、中华医学会感染病学分会常务委员和肝炎组副组长、湖北省医学会感染病分会主任委员等。担任 *Liver International*、*Hepatology International*、*Journal of Hepatology*、*Medicinal Research Reviews*、*Human Gene Therapy* 等国内外20余种核心杂志编委或审稿专家。先后主持国家自然科学基金杰出青年科学基金项目及重点项目、973重大项目、“十二五”传染病重大专项、卫生部临床重点专科项目、教育部“创新团队发展计划”项目等。发表SCI论文84篇包括 *J Clin Invest*，*J Hepatology* 等，被SCI论文引用1082次，获国家发明专利5项。

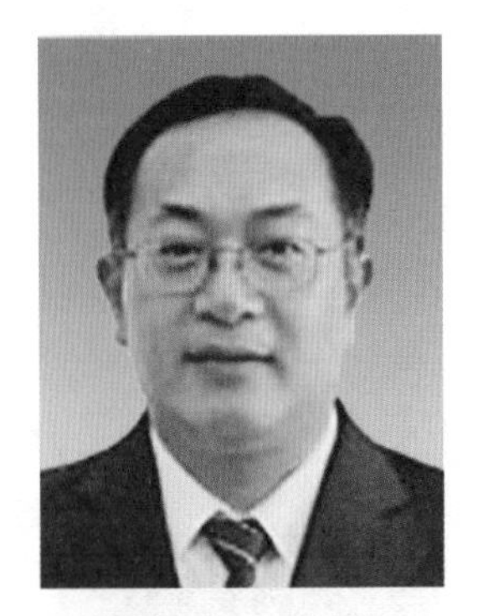

李 刚

李刚，医学博士，教授、主任医师、博士生导师，中山大学附属第三医院副院长，中山大学粤东医院常务副院长。1998—1999年到英国做高级访问学者，首届广东省十大杰出留学青年回国创业之星，第六届广东省“五四”青年奖章获得者。中山大学名师，中山大学名医，广东省政协委员，教育部新世纪优秀人才，广东省医师协会肝病专科分会主任委员。1995年以来主持国家自然科学基金、“973”分题等22个项目，以第一作者发表论文100余篇，其中包括在医学最高级别学术期刊 *The New England Journal of Medicine* 发表的文章，获得部省级科技进步奖3项，主编人民卫生出版社出版的全国性规划教材4部，副主编5部。

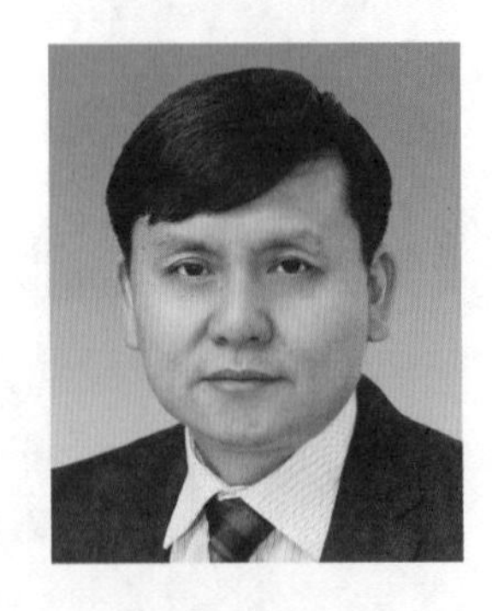

张文宏

张文宏，现任复旦大学附属华山医院感染科主任，教授，博士生导师。现为上海市医学会感染病学分会候任主委，中华医学会感染病学分会常委，中国医师协会感染科医师学分会常委。现任 *Emerging Microbes and Infections*、《中华传染病杂志》和《肝脏》杂志副主编，《微生物与感染》执行主编。先后牵头国家自然科学基金、“十五”攻关、“十一五”、“十二五”传染病防治重大专项等多项国家重大课题。以第一作者/通讯作者发表论文150余篇，包括SCI论文近50篇。其研究成果获国家授权专利3项，并获中华医学奖、上海市科技进步奖等多项科技成果奖。主编及参编各类感染病学专著近10部，先后入选教育部新世纪优秀人才、上海市优秀学科带头人、上海市银蛇奖等多项人才计划。

前言

本教材自2005年出版以来历经两版，为我国高层次医学人才的培养做出了应有的贡献。再版之际，我们对前两版教材的应用情况进行了调研。按照全国高等学校八年制临床医学专业第三轮国家卫生计生委规划教材主编人会议的精神，结合调研结果，我们完成了本书的再版修订工作。

其一，上一版教材将《传染病学》更名为《感染病学》是正确的，感染病与传染病的专科基础一致，两者之间亦无决然界限；然而感染病包括一切感染因素所致的疾病，其中一部分具有传染性。本版教材定名为《感染病学》，不仅拓展了学科领域，与国际接轨，而且特别适合八年制医学生开展以问题为中心的跨学科教学，更好地服务教学、指导教学。

其二，前两版教材分别实践了以病原体编排和以症候系统编排两种方式，均取得了良好的效果，被八年制学生普遍接受。本版编写过程中遵循学科规律和认知规律，采用了以病原体为主，系统、症候为辅的编排方式，既体现了科学性、系统性又增强了启发性、适用性，旨在让八年制学生牢固掌握感染病学的基础理论知识并提高临床诊疗能力。

其三，八年制课堂教学的学时数少，如果教材体量过大，可能会限制学生选用教材的热情。本次修订对教材内容进行了适当的调整和更新，既精简了部分教学内容，突出学习重点，又关注学科进展以及近年来疾病谱的变化。本次编写按照总论、朊粒感染、病毒感染、衣原体感染、立克次体感染、支原体感染、细菌感染、真菌感染、螺旋体感染、原虫感染、蠕虫感染、系统感染概述、感染性疾病临床相关问题、特殊情况下的感染及其他感染相关问题的顺序编写。编写过程中在病原体编排部分增设了衣原体感染、支原体感染等章节，增加了人感染H7N9禽流感、发热伴血小板减少综合征（新型布尼亚病毒感染）、人无形体病、放线菌与诺卡菌感染、厌氧菌感染、人感染猪链球菌病、肺孢子菌病、梅毒等疾病；在系统、症候编排部分对临床常见的发热、发疹、腹泻、肝功能异常和头痛等症候进行了重新梳理，力求帮助八年制学生在掌握感染病学理论知识的基础上建立临床思维能力，同时增加了感染微生态学理论和实践及肝衰竭与人工肝治疗等内容，力图体现科研前沿、拓展八年制学生的科研视野。

在编写过程中各位编者精诚合作，把多年的教学经验总结凝练在本书的字里行间，在此对上述及众多关心支持本书的人们一并表示衷心的感谢！最后，由于编写人水平所限，编写中有较多新的内容，致使本书一定存在很多不足和缺点。敬请各位读者不吝指正，以便再版时修正。

李兰娟

2015年4月1日于杭州

目　录

第一章 总 论

感染性疾病(infectious diseases)是指由病原生物侵入人体导致健康受到损害的各种疾病,包括传染病和非传染性感染性疾病。其中传染病(communicable diseases)是指由病原微生物,如朊粒(prion)、病毒(virus)、衣原体(chlamydia)、立克次体(rickettsia)、支原体(mycoplasma)、细菌(bacteria)、真菌(fungus)、螺旋体(spirochete)和寄生虫(parasite),如原虫(protozoa)、蠕虫(helminth)、医学昆虫(medical insect)感染人体后产生的有传染性、在一定条件下可造成流行的疾病。虽然感染病包含了传染病的含义,但具体表达“传染病”一词时常用“communicable diseases”或“contagious diseases”,而不是“infectious diseases”。

感染病学是研究病原性生物引起人类疾病的科学。而传染病学是一门研究各种传染病在人体内外发生、发展、传播、诊断、治疗和预防规律的学科,其重点在于研究各种传染病的临床表现、诊断依据、鉴别诊断、治疗方法和预防措施,以求达到治病救人、防治结合的目的。

感染病学与其他学科有密切联系,其基础学科和相关学科包括微生物学、分子生物学、免疫学、人体寄生虫学、流行病学、病理学、药理学和诊断学等。掌握这些学科的基本知识、基本理论和基本技能对学好感染病学起着非常重要的作用。

在漫长的历史长河中,众多感染病的暴发流行(outbreaks)被称为“瘟疫”(pestilence),曾给人类带来巨大的灾难,甚至改写过人类历史。20世纪末以前,人类的疾病主要是感染病。微生物的不断发现,推动了感染病学乃至整个医学的发展,19世纪末细菌学几乎占领了整个医学舞台;疫苗的研究推动了感染免疫学乃至整个免疫学的迅速发展;抗生素的发现和应用则被誉为20世纪最伟大的医学成就。20世纪70年代西方医学界曾认为,感染病正在消亡。1981年的艾滋病(AIDS)、2003年的传染性非典型肺炎、2009年的甲型H1N1流感、2014年的埃博拉出血热等新发感染病(EID)不断敲响警钟,又引起了世界各国的普遍关注。据世界卫生组织(WHO)报道,感染性疾病占全部死因的25%以上,仍然是人类头号杀手,严重影响世界经济发展和社会和谐。

新中国成立前,卫生条件落后,医药水平低下,鼠疫、霍乱、天花、疟疾、血吸虫病和黑热病等传染病广泛流行,使广大民众贫病交加。新中国成立后,在“预防为主、防治结合”的卫生方针指引下,围生期保健工作不断加强,免疫接种覆盖率逐年提高,天花得到消灭,脊髓灰质炎、乙型脑炎、麻疹、白喉、百日咳和新生儿破伤风等的发病率也明显下降,其中脊髓灰质炎已接近被消灭。在我国,虽然传染病已不再是引起死亡的首要原因,但是许多感染病,如病毒性肝炎、肾综合征出血热、狂犬病、结核病和感染性腹泻等仍然广泛存在,对人民健康危害很大。进入21世纪以来,新发传染病包括变异病原体感染多次出现流行,如传染性非典型肺炎、甲型H1N1流感及人感染H7N9禽流感等的肆虐,对我国人民生命健康、社会安定和经济发展造成了巨大冲击,仅传染性非典型肺炎就使我国当年GDP损失1%~2%(约2000亿~4000亿元人民币)。而且,国外流行的埃博拉出血热等传染病亦有可能传入我国,因此,对感染病的防治研究仍需加强。感染病研究一直是国家科研基金和药物开发的重点领域。我国已将病毒性肝炎、艾滋病等重大传染病研究和攻关列入了“国家中长期科技发展纲要”和科技重大专项之一,这是“十一五”以来,在16个重大专项中医学领域的唯一专项,充分表明开展重大感染性疾病的诊治研究是当前国家重大科技需求。

开展感染性疾病研究还是领先生命科学和医学研究的切入点和必由之路。德国微生物与感染性疾病研究的一代宗师科霍(Koch)在感染性疾病研究中,创立了医学研究的“科霍原则”,奠定了现代医学发展的基石,长期指导医学研究,在心血管病、糖尿病、血液病、肿瘤等研究中发挥了重大作用;在霍乱研究中建立的流行病学研究方法,已经在各种非感染性疾病的研究中发挥了不可或缺的作用,已经确定了肿瘤、高血压等疾病的主要危险因素和家系;在探索感染治疗手段中建立的抗菌药物研究开发体系,已经广泛应用于各种药物的研究与开发;在病原微生物学研究中开创的分子生物学研究之门,使生物医学研究进入分子时代,也最终导致科学的大发现和大发展。免疫学的研究发端于感染性疾病的预防,现代医学已经充分利用免疫学理论,研究疾病发生机制与预防治疗手段,疫苗已经可以预防肿瘤,而不仅仅限于各种感染。科学研究历史证明,感染性疾病研究对促进生物医学蓬勃发展具有引领作用,是生命科学和医学研究的基石。

祖国医学对感染病的防治有丰富的经验,深入发掘和发展祖国医学研究将对中西结合防治感染病发挥重要作用。

第一节 感染与免疫

一、感染的概念

很久以来,国内有不少学者把感染与传染看成同义词,将“感染病”定义为“传染病”。事实上,感染与传染的含义并非完全相同,感染(infection)不一定具有传染性,而传染(communication)实属感染范畴,反之则不能成立。感染是病原体和人体之间相互作用、相互斗争的过程。引起感染的病原体可来自宿主体外,也可来自宿主体内。来自宿主体外病原体引起的感染称为传染,传染主要指病原体通过一定方式从一个宿主个体到另一个宿主个体的感染。构成传染和感染过程必须具备三个因素,即病原体、人体和它们所处的环境,三者之间此消彼长。在漫长的生物进化过程中,病原体与宿主形成了相互依存、相互斗争的关系。有些微生物、寄生虫与人体宿主之间达到了互相适应、互不损害对方的共生状态(commensalism),如分布在消化道、呼吸道、泌尿生殖道及皮肤上的正常微生物群,可形成机体的生物屏障,对外袭性致病微生物起拮抗作用。但是,这种平衡是相对的,当某些因素导致宿主的免疫功能受损(如应用大剂量皮质激素或抗肿瘤药物、放射治疗及艾滋病等),或大量应用抗菌药物引起宿主正常微生物群失去平衡,或发生易主或易位(如大肠埃希菌进入泌尿道或呼吸道),平衡就不复存在而引起宿主损伤,这种情况称为机会性感染(opportunistic infection)。这些共生菌在特定条件下可以成为致病菌,称为条件致病菌(conditional pathogen)。在病原体与宿主的相互斗争过程中,宿主逐步形成了特异的免疫防御机制。

20 世纪 70 年代以来,相继出现一些新的病原体,如人免疫缺陷病毒(HIV)、SARS 相关冠状病毒(SARS-CoV)、甲型 H1N1 流感病毒等,分别引起艾滋病、传染性非典型肺炎、甲型 H1N1 流感等“新发突发传染病”;一些已经被控制的传染病,如性病、登革热、结核病等,由于种种原因又在局部地区流行,即所谓的“再现传染病”。广谱抗生素的滥用诱发葡萄球菌、肺炎链球菌等病原菌发生耐药基因突变,引起难治性耐药菌株感染。

临床上可碰到多种形式的感染情况。人体初次被某种病原体感染称为首发感染(primary infection)。有些传染病很少出现再次感染,如麻疹、水痘、流行性腮腺炎等。人体在被某种病原体感染的基础上再次被同一种病原体感染称为重复感染(re-infection),较常见于疟疾、血吸虫病和钩虫病等。人体同时被两种或两种以上的病原体感染称为混合感染(co-infection),这种情况临床上较为少见。人体在某种病原体感染的基础上再被另外的病原体感染称为重叠感染(super infection),这种情况临床上较为多见,如慢性乙型肝炎病毒感染重叠戊型肝炎病毒感染。在重

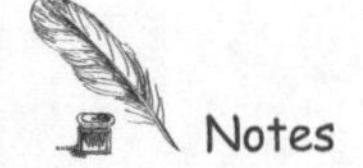

叠感染中，发生于原发感染后的其他病原体感染称为继发性感染(secondary infection)，如病毒性肝炎继发细菌、真菌感染。此外，住院患者在医院内获得的感染称为医院获得性感染(hospital acquired infection)，即医院感染(nosocomial infection)，这类感染的来源不同，有医院内通过患者或医护人员直接或间接传播引起的交叉感染(cross infection)、患者自己体内正常菌群引发的自身感染或内源性感染(endogenous infection)以及诊疗过程中或因医疗器械消毒不严而造成的医源性感染(iatrogenic infection)等。医院感染包括在住院期间发生的感染和在医院内获得但在出院后发生的感染，但不包括入院前已开始或入院时已存在的感染，后者称为社区获得性感染(community acquired infection)，指的是在医院外罹患的感染，包括具有明确潜伏期而在入院后平均潜伏期内发病的感染。

二、感染过程的表现

病原体通过各种途径进入人体后就开始了感染的过程。在一定的环境条件影响下，根据人体防御功能的强弱和病原体数量及毒力的强弱，感染过程可以出现五种不同的结局，即感染谱(infection spectrum)。

(一) 清除病原体(elimination of pathogen)

病原体进入人体后，首先可被机体非特异性防御能力所清除，这种防御能力有皮肤和黏膜的屏障作用、胃酸的杀菌作用、正常体液的溶菌作用、组织内细胞的吞噬作用等。这些综合性的能力就是所谓人体的非特异性免疫，是人类在长期进化过程中，不断与病原生物斗争而逐渐形成的，并可遗传给后代。同时，亦可由事先存在于体内的特异性体液免疫与细胞免疫物质(特异性免疫球蛋白与细胞因子)将相应的病原体清除。特异性免疫功能(specific immunization)可通过疫苗接种或自然感染而获得主动免疫(active immunity)，也可通过胎盘屏障从母体获得或注射免疫球蛋白而获得被动免疫(passive immunity)。

(二) 隐性感染(covert infection)

又称亚临床感染(sub-clinical infection)，是指病原体侵入人体后，仅诱导机体产生特异性免疫应答，而不引起或只引起轻微的组织损伤，因而在临床上不显出任何症状、体征，甚至生化改变，只能通过免疫学检查才能发现。在大多数病毒感染性疾病中，隐性感染是最常见的表现，其数量常远远超过显性感染(10倍以上)。隐性感染过程结束以后，大多数人获得不同程度的特异性免疫，病原体被清除。少数人可转变为病原携带状态，病原体持续存在于体内，成为无症状携带者(asymptomatic carrier)，如伤寒沙门菌、志贺菌和乙型肝炎病毒感染等。隐性感染在感染病流行期间，对防止流行的扩散有积极意义，因为隐性感染者的增多，人群对某一种感染病的易感性就降低，该种感染病的发病率就下降。但另一方面，隐性感染者也可能处于病原携带状态，在感染病流行期间成为重要的传染源。

(三) 显性感染(overt infection)

又称临床感染(clinical infection)，是指病原体侵入人体后，不但诱导机体发生免疫应答，而且，通过病原体本身的作用或机体的变态反应，导致组织损伤，引起病理改变和临床表现。在大多数感染病中，显性感染只占全部受感染者的小部分。但在少数感染病中，如麻疹、水痘等，大多数感染者表现为显性感染。在同一种感染病，由于病原体致病力与人体抗病能力的差异，显性过程又可呈现轻、重型，与急、慢性等各种类型。有些感染病在显性感染过程结束后，病原体可被清除，感染者可获得较为稳固的免疫力，如麻疹、甲型肝炎和伤寒等，不易再受感染。但另有一些感染病病后的免疫力并不牢固，可以再受感染而发病，如细菌性痢疾、阿米巴痢疾等。小部分显性感染者亦可成为慢性病原携带者。

(四) 病原携带状态(carrier state)

是指病原体侵入人体后，可以停留在入侵部位，或侵入较远的脏器，继续生长、繁殖，而人体

不出现任何的疾病状态，但能携带并排出病原体，成为流行病的传染源。这是在感染过程中人体防御能力与病原体处于相持状态的表现。按病原体的种类不同，病原携带者可分为带病毒者、带菌者或带虫者等。按其发生和持续时间的长短可分为潜伏期携带者、恢复期携带者或慢性携带者。一般而言，若其携带病原体的持续时间短于3个月，称为急性携带者；若长于3个月，则称为慢性携带者。对乙型肝炎病毒感染，超过6个月才算慢性携带者。所有病原携带者都有一个共同的特点，即无明显临床症状而携带病原体，因而，在许多感染病中，如伤寒、细菌性痢疾、霍乱、白喉、流行性脑脊髓膜炎和乙型肝炎等，成为重要的传染源。但并非所有感染病都有慢性病原携带者，如恙虫病、甲型病毒性肝炎、登革热和流行性感冒等，慢性病原携带者极为罕见。

（五）潜伏性感染（latent infection）

又称潜在性感染。病原体感染人体后，寄生于某些部位，由于机体免疫功能足以将病原体局限化而不引起显性感染，但又不足以将病原体清除时，病原体便可长期潜伏起来，待机体免疫功能下降时，则可引起显性感染。常见的潜伏性感染有单纯疱疹病毒、水痘病毒、疟原虫和结核分枝杆菌等感染。潜伏性感染期间，病原体一般不排出体外，这是与病原携带状态不同之处。潜伏性感染并不是在每种感染病中都存在。

除清除病原体外，上述感染的四种表现形式在不同感染病中各有侧重，一般来说，隐性感染最常见，病原携带状态次之，显性感染所占比重最低，但一旦出现，则容易识别。而且，上述感染的五种表现形式不是一成不变的，在一定条件下可相互转变，同一种疾病的不同阶段可以有不同的表现形式。

三、感染过程中病原体的作用

病原体侵入人体后能否引起疾病，取决于病原体的致病能力（pathogenicity）和机体的免疫功能这两方面因素。致病能力包括以下几方面：

（一）侵袭力（invasiveness）

是指病原体侵入机体并在机体内生长、繁殖的能力。有些病原体可直接侵入人体，如钩端螺旋体、钩虫丝状蚴和血吸虫尾蚴等。有些病原体则需经消化道或呼吸道进入人体，先黏附于肠或支气管黏膜表面，再进一步侵入组织细胞，产生毒素，引起病变，如志贺菌、结核分枝杆菌等。病毒性病原体常通过与细胞表面的受体结合再进入细胞内。有些细菌的表面成分（如伤寒沙门菌的Vi抗原）有抑制吞噬作用的能力而促进病原体的扩散。引起腹泻的大肠埃希菌能表达受体和小肠细胞结合，称为定植因子（colonization factor）。有些病原体的侵袭力较弱，需经伤口进入人体，如破伤风杆菌、狂犬病病毒等。

（二）毒力（virulence）

毒力包括毒素和其他毒力因子。毒素包括外毒素（exotoxin）与内毒素（endotoxin）。前者以白喉杆菌、破伤风杆菌和霍乱弧菌为代表。后者以伤寒沙门菌、志贺菌为代表。外毒素通过与靶细胞的受体结合，进入细胞内而起作用。内毒素则通过激活单核-巨噬细胞、释放细胞因子而起作用。其他毒力因子有：穿透能力（钩虫丝状蚴）、侵袭能力（志贺菌）、溶组织能力（溶组织内阿米巴）等。许多细菌都能分泌抑制其他细菌生长的细菌素（bacteriocin）以利于本身生长、繁殖。

（三）数量（quantity）

在同一种感染病中，入侵病原体的数量一般与致病能力成正比。然而，在不同的感染病中，能引起疾病的最低病原体数量可有较大差异，如伤寒需要10万个菌体，而细菌性痢疾仅为10个菌体。

（四）变异性（variability）

病原体可因环境、药物或遗传等因素而发生变异。一般来说，在人工培养多次传代的环境

下，可使病原体的致病力减弱，如用于结核病预防的卡介苗（Bacillus Calmette Guérin，BCG）；在宿主之间反复传播可使致病力增强，如肺鼠疫（pneumonic plague）。病原体的抗原变异可逃逸机体的特异性免疫作用而继续引起疾病或使疾病慢性化，如流行性感冒病毒、丙型肝炎病毒和人免疫缺陷病毒等。

四、感染过程中免疫应答的作用

机体的免疫应答对感染过程的表现和转归起着重要的作用。免疫应答可分为有利于机体抵抗病原体的保护性免疫应答和促进病理改变的变态反应两大类。保护性免疫应答又分为非特异性免疫（nonspecific immunity）应答和特异性免疫（specific immunity）应答两类，都有可能引起机体保护和病理损伤。变态反应都是特异性免疫应答。

（一）非特异性免疫

即固有免疫，乃种群长期进化过程中逐渐形成的机体对侵入病原体的一种清除机制，是机体抵御病原体入侵人体的第一道防线。其特点是：个体出生时即具备，作用范围广，并非针对特异性抗原，不牵涉对抗原的识别和二次免疫应答的增强。

1. 天然屏障（natural barrier）　包括外部屏障，即皮肤、黏膜及其分泌物，如溶菌酶、气管黏膜上的纤毛等；以及内部屏障，如血 - 脑屏障和胎盘屏障等。

2. 吞噬作用（phagocytosis）　单核 - 巨噬细胞系统包括血液中的游走大单核细胞，肝、脾、淋巴结、骨髓中固有的吞噬细胞和各种粒细胞（尤其是中性粒细胞）。它们都具有非特异性吞噬功能，可清除机体内的病原体。

3. 体液因子（humoral factors）　包括存在于体液中的补体、溶菌酶（lysozyme）、纤连蛋白（fibronectin）、各种细胞因子（cytokines）和细胞激素样肽类物质等。细胞因子主要是由单核 - 巨噬细胞（mononuclear phagocyte）和淋巴细胞被激活后释放的一类有生物活性的肽类物质。这些体液因子能直接或通过免疫调节作用而清除病原体。与非特异性免疫应答有关的细胞因子有白细胞介素（interleukin）、α- 肿瘤坏死因子（tumor necrosis factor-α，TNF-α）、γ- 干扰素（interferon-γ，IFN-γ）、粒细胞 - 巨噬细胞集落刺激因子（granulocyte-macrophage colony stimulating factor，GM-CSF）等。

（二）特异性免疫

也称获得性免疫（acquired immunity），乃个体接触特异性抗原而产生，仅针对该特定抗原而发生反应。

特异性免疫应答可分为三个阶段：

1. 识别抗原　T 细胞和 B 细胞分别通过 T 细胞抗原受体（TCR）和 B 细胞抗原受体（BCR）精确识别抗原（recognition of antigens），其中 T 细胞识别的抗原必须由抗原提呈细胞来呈递，故识别的是 MHC 分子抗原肽复合物。

2. 活化增殖阶段　识别抗原后的淋巴细胞在协同刺激分子的参与下，活化增殖（activation and expansion），分化为效应细胞（如杀伤性 T 细胞）或产生效应分子（如抗体、细胞因子）和记忆细胞。

3. 效应阶段　由效应细胞和效应分子清除抗原。主要特点有：①特异性（specificity）：指某一特定抗原刺激可以从免疫系统中选择出相应的特异性克隆，淋巴细胞与相应抗原的结合具有高度的特异性；②多样性（diversity）：T 细胞和 B 细胞识别抗原具有高度多样性，形成庞大的 T 细胞克隆库和 B 细胞克隆库，是特异性识别抗原的总和，机体由此获得识别大量抗原种类并与之反应的能力；③耐受性（tolerance）：在胚胎期，T 细胞和 B 细胞分别在胸腺和骨髓通过阴性选择过程，清除与自身组织成分反应的淋巴细胞，出生后这些克隆丧失了与自身组织成分反应的能力，即获得对自身组织的免疫耐受，但保存了与非己抗原反应的能力；④记忆性（memory）：T 细胞和 B 细胞在初次免疫应答过程中产生的记忆细胞，当再次遇到相应抗原时，可诱导出反应快、强

度大、持续时间长的免疫应答。

效应阶段通过细胞免疫(cell-mediated immunity)和体液免疫(humoral immunity)的相互作用而产生免疫应答:①细胞免疫:致敏T细胞与相应抗原再次相遇时,通过细胞毒性淋巴因子来杀伤病原体及其所寄生的细胞。对细胞内寄生病原体的清除作用,细胞免疫起重要作用。T细胞还具有调节体液免疫的功能。②体液免疫:致敏B细胞受抗原刺激后,即转化为浆细胞并产生能与相应抗原结合的抗体,即免疫球蛋白(immunoglobulin,Ig)。不同的抗原可诱发不同的免疫应答,因而抗体又可分为抗毒素、抗菌性抗体、中和抗体及调理素(opsonin)等,可促进细胞吞噬功能、清除病原体。抗体主要作用于细胞外的微生物。在化学结构上Ig可分为5类,即IgG、IgA、IgM、IgD和IgE,各具不同功能。在感染过程中IgM首先出现,但持续时间不长,是近期感染的标志。IgG随后出现,并持续较长时期。IgA主要是呼吸道和消化道黏膜上的局部抗体。IgE则主要作用于入侵的原虫和蠕虫。

(李兰娟)

第二节 感染病的发病机制

一、感染病的发生与发展

感染病的发生与发展都有一个共同的特征,就是疾病发展的阶段性。发病机制中的阶段性与临床表现的阶段性大多数是互相吻合的,但有时并不完全一致,例如,在伤寒第一次菌血症时还未出现症状,第四周体温下降时肠壁溃疡尚未完全愈合。

(一) 入侵部位(position of invasion)

病原体的入侵部位与发病机制有密切关系,入侵部位适当,病原体才能定植、生长、繁殖及引起病变。如志贺菌和霍乱弧菌都必须经口感染,破伤风杆菌必须经伤口感染,才能引起病变。

(二) 机体内定位(location in the body)

病原体入侵并定植后,可在入侵部位直接引起病变,如恙虫病的焦痂;也可在入侵部位繁殖,分泌毒素,在远离入侵部位引起病变,如白喉和破伤风;也可进入血液循环,再定位于某一脏器(靶器官)引起该器官的病变,如流行性脑脊髓膜炎和病毒性肝炎;还可经过一系列的生活史阶段,最后在某脏器中定居,如蠕虫病。各种病原体的机体内定位不同,各种感染病都有其各自的特殊规律性。

(三) 排出途径(route of exclusion)

各种感染病都有其病原体排出途径,是患者、病原携带者和隐性感染者有传染性的重要因素。有些病原体的排出途径是单一的,如志贺菌只通过粪便排出;有些病原体可有多种排出途径,如脊髓灰质炎病毒既可通过粪便排出又可通过飞沫排出;有些病原体则存在于血液中,当虫媒叮咬或输血时才离开人体(如疟原虫)。病原体排出体外的持续时间有长有短,因而,不同感染病有不同的传染期。

二、组织损伤的发生机制

组织损伤及功能受损是疾病发生的基础。在感染病中,导致组织损伤的发生方式有下列三种。

(一) 直接损伤(direct damage)

病原体借助其机械运动及所分泌的酶可直接破坏组织(如溶组织内阿米巴滋养体),或通过细胞病变而使细胞溶解(如脊髓灰质炎病毒),或通过诱发炎症过程而引起组织坏死(如鼠疫)。

(二) 毒素作用(action of the toxin)

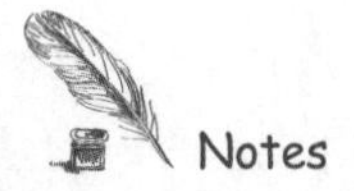

病原体释放内毒素或外毒素杀伤细胞,或释放酶降解组织成分,或损伤血管引起缺血性坏

死。有些病原体能分泌毒力很强的外毒素，可选择性损害靶器官（如肉毒杆菌的神经毒素）或引起功能紊乱（如霍乱肠毒素）。革兰阴性杆菌裂解后产生的内毒素则可激活单核 - 巨噬细胞分泌 TNF-α 和其他细胞因子，导致发热、休克及弥散性血管内凝血（disseminated intravascular coagulation，DIC）等现象。

（三）免疫机制（immunity mechanism）

许多感染病的发病机制与免疫应答有关。有些感染病能抑制细胞免疫（如麻疹）或直接破坏 T 细胞（如艾滋病），更多的病原体则通过变态反应而导致组织损伤，其中，以Ⅲ型（免疫复合物）反应（如肾综合征出血热）及Ⅳ型（细胞介导）反应（如结核病及血吸虫病）最为常见。近年许多学者深入研究了超强免疫病理反应的发生机制，提出了一些新概念，包括超抗原（superantigen，SAg）、全身炎症反应综合征（systemic inflammatory response syndrome，SIRS）等。

病毒感染宿主的致病机制是：病毒借其表面蛋白和机体细胞上的特种受体蛋白相结合而进入细胞，如 EB 病毒可连结在吞噬细胞的 CR2 蛋白上而进入细胞；进入细胞后，病毒核酸（DNA 或 RNA）开始复制，影响宿主的核酸代谢和蛋白合成；病毒蛋白部分插入宿主细胞的质膜，引起直接损伤；病毒蛋白裸露在宿主细胞表面，引起机体免疫系统和淋巴细胞的攻击，损伤宿主抗微生物能力，引起继发感染。

细菌引起细胞病变乃依赖其黏附于宿主细胞和产生毒素。细菌毒素可引起全身性反应，表现为发热、白细胞增多、休克和吞噬细胞反应等，同时表现为肝、脾、淋巴结肿大，以及实质器官如心、肝、肾和神经系统的变性、坏死等。局部器官的病变和病原体种类、器官选择性及其毒素性质有关。

三、重要的病理生理变化

（一）发热（pyrexia）

发热常见于感染病，但并非感染病所特有。外源性致热原（病原体及其产物、免疫复合物、异性蛋白、大分子化合物或药物等）进入人体后，激活单核 - 巨噬细胞、内皮细胞和 B 淋巴细胞等，使后者释放内源性致热原，如白细胞介素 -1（interleukin-1，IL-1）、TNF、IL-6 和干扰素（IFN）等。内源性致热原通过血液循环刺激体温调节中枢，释放前列腺素 E2（PGE2）。后者把恒温点调高，使产热超过散热而引起体温上升。

（二）急性期改变

感染、创伤、炎症等过程所引起的一系列急性期机体应答称为急性期改变。它出现于感染发生后几小时至几天。主要的改变如下：

1. 蛋白代谢　肝脏合成一系列急性期蛋白（proteins of acute phase，RAP），包括 C 反应蛋白（CRP）、脂多糖结合蛋白（LBP）、淀粉样蛋白 A、结合珠蛋白、前白蛋白、纤维蛋白原、铜蓝蛋白、纤维连接蛋白、补体成分中的 C3、C4、C9、B 因子以及 C1 抑制物、甲胎蛋白等。其中 C 反应蛋白是急性感染的重要标志。血沉加快也是血浆内急性期蛋白浓度增高的结果。糖原异生作用加速，能量消耗，肌肉蛋白分解增多，进食减少等均可导致负氮平衡与消瘦。

2. 糖代谢　葡萄糖生成加速，导致血糖升高，糖耐量短暂下降，这与糖原异生作用加速及内分泌影响有关。在新生儿及营养不良的患者，或肝衰竭患者，糖原异生作用也可下降，导致血糖下降。

3. 水电解质代谢　急性感染时，氯化钠因出汗、呕吐或腹泻而丢失，加上抗利尿激素分泌增加、尿量减少、水分潴留而导致低钠血症，至恢复期才出现利尿。由于钾的摄入减少和排出增加而导致钾的负平衡。吞噬细胞被激活后释出的介质则导致铁和锌由血浆进入单核 - 巨噬细胞系统，故持续感染可导致贫血。由于铜蓝蛋白分泌增多可导致高铜血症。

4. 内分泌改变　在急性感染早期，随着发热开始，由 ACTH 所介导的糖皮质激素和类固醇

在血中浓度升高，其中糖皮质激素水平可高达正常的5倍。但在败血症并发肾上腺出血时则可导致糖皮质激素分泌不足或停止。醛固酮分泌增加可导致氯和钠的潴留。中枢神经系统感染引起的抗利尿激素分泌增加可导致水分潴留。在急性感染早期，胰高血糖素和胰岛素的分泌有所增加，血中甲状腺素水平在感染早期因消耗增多而下降，后期随着垂体反应刺激甲状腺素分泌而升高。

（三）慢性感染的致纤维化机制

纤维化是机体对慢性损伤的修复反应，是组织发生修复反应时，细胞外基质（extracellular matrix，ECM）合成、降解与沉积不平衡，引起ECM过度沉积于组织的病理过程。

宿主对病原体的最初反应来自于先天免疫，这种快速反应系统在很大程度上依赖于多种免疫细胞所表达的模式识别受体（PRRs），其成员包括细胞内和细胞外Toll样受体（TLRs）等，它们能识别保守的病原体相关分子模式（pathogen associated molecular patterns，PAMPs）。多种PRRs联合对PAMPs的识别，启动了抗感染的第一道防线。在炎症早期，主要释放前炎症因子（以IFN-γ为代表的Th1因子），如果不能短期愈合，机体为避免长期炎症造成的损伤，会启动Th2反应，以抑制Th1反应，减轻炎症。Th2因子通常为前纤维化因子（以IL-4、IL-13为代表），Th2反应会引导机体进行病理性修复，即纤维化过程。

许多病原生物通过各种巧妙的调节机制来调控机体免疫力，使病原体能持续存在于宿主体内，造成组织慢性炎症和损伤。病原体的许多副产物如脂蛋白、脂肽、肽聚糖、脂多糖、双链RNA、鞭毛蛋白、甲基化的DNA等包含PAMPs。在持续的细菌感染中（如肺结核），组织中的结构细胞如Ⅱ型肺泡上皮细胞、气管上皮细胞、气管平滑肌细胞、成纤维细胞获得了表达TLRs的能力，而这种能力通常是免疫细胞才具备的。结构细胞上TLRs的活化及功能的维持可能有助于感染时的免疫和抗炎过程，但同时也有可能导致病理组织瘢痕。

病毒持续感染的本身也可能促进和加强纤维化。在病毒生命周期的潜伏期和溶细胞阶段，都能通过一定的机制刺激组织发生纤维化。在病毒潜伏期，部分受感染的细胞，包括成纤维细胞，能在细胞表面表达病毒抗原。这些抗原可以促进Th2细胞因子环境的发展，使组织处于类似于二次病毒感染的风险中，通过二次损伤引发天然免疫和组织重构，造成纤维化。在HCV感染的溶细胞阶段，坏死细胞大量释放TGF-β，激活肝星状细胞（hepatic stellate cells，HSC），分泌胶原和ECM，促进纤维化的形成。

（李兰娟）

第三节 感染病的流行过程及影响因素

感染病的流行过程就是其在人群中发生、发展和转归的过程。流行过程的发生需要有三个基本条件，包括传染源、传播途径和人群易感性。这三个环节必须同时存在，若切断任何一个环节，流行即告终止。流行过程本身又受社会因素和自然因素的影响。

一、流行过程的基本条件

（一）传染源（source of infection）

是指体内有病原体生存、繁殖并能将病原体排出体外的人和动物。传染源包括下列四个方面。

1. 患者 患者是大多数传染病重要的传染源。不同病期的患者其传染强度可有不同，一般情况下，以发病早期的传染性最大，因此时排出病原体的数量多，而且往往不为人注意，从而感染周围人群的机会也较大。慢性感染患者可长期排出病原体，可成为长期传染源。

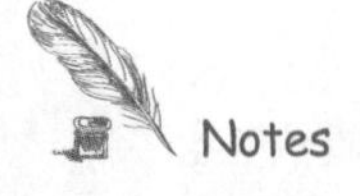

2. 隐性感染者 在某些传染病中，如流行性脑脊髓膜炎、脊髓灰质炎等，隐性感染者在病原

体被清除前是重要的传染源。

3. 病原携带者 慢性病原携带者携带病原体的时间超出3个月，往往无明显临床症状而长期排出病原体，在某些传染病中，如伤寒、细菌性痢疾等，有重要的流行病学意义。

4. 感染动物 以啮齿动物最为常见，其次是家畜、家禽。这些以动物为传染源传播的疾病，称为动物源性传染病。有些动物本身发病，如鼠疫、狂犬病、布鲁菌病等；有些动物不发病，表现为病原携带状态，如地方性斑疹伤寒、恙虫病、流行性乙型脑炎等。以野生动物为传染源传播的疾病，称为自然疫源性传染病，如鼠疫、钩端螺旋体病、肾综合征出血热、森林脑炎等。由于动物传染源受地理、气候等自然因素的影响较大，动物源性传染病常存在于一些特定的地区，并具有严格的季节性。一般来说，动物源性传染病的患者作为传染源的意义不大，因通常不存在人-人互相传染的途径，即人感染后不再传染给别人。

（二）传播途径（route of transmission）

病原体离开传染源到达另一个易感者的途径称为传播途径。各种感染病都有其病原体排出途径，有些病原体的排出途径是单一的，如志贺菌只通过粪便排出；有些病原体可有多种排出途径，如脊髓灰质炎病毒既可通过粪便排出，又可通过飞沫排出，该种传染病可以有多种传播途径；有些病原体则存在于血液中，当虫媒叮咬或输血时才离开人体（如疟原虫）。病原体排出体外的持续时间有长有短，因而不同感染病有不同的感染期。

1. 呼吸道传播 这类感染病患者当大声讲话、咳嗽、打喷嚏时，可以从鼻咽部喷出大量含有病原体的黏液飞沫，悬浮于空气中，易感者吸入时获得感染，如麻疹、白喉、结核病、禽流感和传染性非典型肺炎等。

2. 消化道传播 病原体污染食物、水源或食具，易感者于进食时获得感染，如伤寒、细菌性痢疾和霍乱等。

3. 接触传播 易感者与被病原体污染的水或土壤接触时获得感染，如钩端螺旋体病、血吸虫病和钩虫病等。伤口被污染，有可能患破伤风。日常生活的密切接触也有可能获得感染，如麻疹、白喉、流行性感冒等。不洁性接触（包括同性恋、多个性伴侣的异性恋及商业性行为）可传播HIV、HBV、HCV、梅毒螺旋体、淋病奈瑟菌等。

4. 虫媒传播 被病原体感染的吸血节肢动物，如按蚊、人虱、鼠蚤、白蛉、硬蜱和恙螨等，于叮咬时把病原体传给易感者，可分别引起疟疾、流行性斑疹伤寒、地方性斑疹伤寒、黑热病、莱姆病和恙虫病等。根据节肢动物的生活习性，往往有严格的季节性，有些病例还与感染者的职业及地区相关。

5. 血液、体液传播 病原体存在于携带者或患者的血液或体液中，通过应用血制品、分娩或性交等传播，如疟疾、乙型病毒性肝炎、丙型病毒性肝炎和艾滋病等。

医源性传播（iatrogenic transmission）指医疗工作过程造成的某些传染病的传播。一类是指易感者在接受治疗、预防或检验措施时，由于所用器械被医护人员或其他工作人员的手污染或消毒不严而造成的传播，如乙型肝炎、丙型肝炎、艾滋病等；另一类是药厂或生物制品受污染而引起传播，如用因子Ⅷ制剂曾引起艾滋病。

母婴传播属于垂直传播（vertical transmission），其他途径传播统称为水平传播（horizontal transmission）。婴儿出生前已从母亲或父亲获得的感染称为先天性感染（congenital infection），如梅毒、弓形虫病。

（三）人群易感性（susceptibility of the crowd）

对某种传染病缺乏特异性免疫力的人称为易感者（susceptible person），他们都对该病原体具有易感性。当易感者在某一特定人群中的比例达到一定水平，若又有传染源和合适的传播途径时，则很容易发生该传染病流行。某些病后免疫力很牢固的传染病（如麻疹、水痘、乙型脑炎），经过一次流行之后，需待几年当易感者比例再次上升至一定水平时，才会发生另一次流行。这种

Notes

现象称为传染病流行的周期性(periodicity)。在普遍推行人工主动免疫的情况下,可把某种传染病的易感者水平始终保持很低,从而阻止其流行周期性的发生。有些传染病还有可能通过全民长期坚持接种疫苗而被消灭,如天花、脊髓灰质炎、乙型脑炎和麻疹等。人群易感性升高的主要原因:新生人口的增加、易感人群的大量流入、已获得免疫的人群免疫力的降低、人群一般抵抗力的降低、病原体的变异或病原体种型组成的变动等。人群易感性降低的主要原因:传染病流行后的病后免疫和隐性感染免疫的增多、人群中人工自动免疫措施的推广、免疫人群的移入、人群一般抵抗力的提高、病原体的变异或种型组成的变动等。

二、影响流行过程的因素

(一) 自然因素(natural factors)

自然环境中的各种因素,包括地理、气象和生态等对感染病流行过程的发生和发展都有重要影响。寄生虫病和由虫媒传播的感染病对自然条件的依赖性尤为明显。传染病的地区性和季节性与自然因素有密切关系,如我国北方有黑热病地方性流行区,南方有血吸虫病地方性流行区,疟疾的夏秋季发病率较高等都与自然因素有关。自然因素可直接影响病原体在外界环境中的生存能力,如钩虫病少见于干旱地区。自然因素也可通过降低机体的非特异性免疫力而促进流行过程的发展,如寒冷可减弱呼吸道抵抗力,炎热可减少胃酸的分泌等。某些自然生态环境为传染病在野生动物之间的传播创造了良好条件,如鼠疫、恙虫病和钩端螺旋体病等,人类进入这些地区时亦可受感染,称为自然疫源性传染病或人兽共患病(zoonosis)。

(二) 社会因素(social factors)

包括社会制度、经济状况、生活条件、文化水平和计划免疫等,对感染病流行过程有决定性的影响。新中国成立后,钉螺的消灭、饮水卫生、粪便处理的改善,使血吸虫病、霍乱、钩虫病等得到控制就是明证。由于改革开放、市场化经济政策的实施,在国民经济日益提高的同时,因人口流动、生活方式、饮食习惯的改变和环境污染等,有可能使某些感染病的发病率升高,如结核病、艾滋病、并殖吸虫病和疟疾等。这应引起我们的重视。

(李兰娟)

第四节 感染病的特征

一、传染病的基本特征

传染病与其他疾病的主要区别在于其具有下列四个基本特征。

(一) 病原体(pathogen)

每种传染病都是由特异性病原体引起的。对人类有致病性的病原体约在500种以上,包括微生物(如病毒、衣原体、支原体、立克次体、螺旋体、细菌、真菌)和寄生虫(如原虫、蠕虫)。近年来对病原体范畴的认识有所扩大。从小处看已打破了最简单的微生物范畴,不再要求核酸(DNA或RNA)的存在,从而包括了朊粒(缺乏核酸结构的具有感染性的变异蛋白质);同时,也打破了最复杂病原体(寄生虫)范畴,倾向于将某些节肢动物引起的感染病如疥疮等纳入感染病范畴。因此,感染病学实际上是研究病原性生物引起人类疾病的科学。历史上许多传染病都是先认识其临床和流行病学特征,然后才认识其病原体。随着研究水平的不断提高和深入,对各种传染病病原体的认识也逐渐加深。特定病原体的检出在确定传染病的诊断和流行中有着重大意义。由于新技术的应用,有可能发现新的传染病病原体。

(二) 传染性(infectivity)

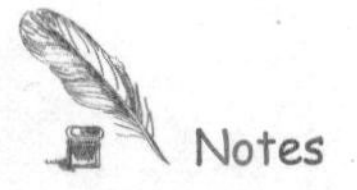

这是传染病与其他感染性疾病的主要区别。例如,耳源性脑膜炎和流行性脑脊髓膜炎,在

临床上都表现为化脓性脑膜炎，但前者无传染性，无需隔离，后者则有传染性，必须隔离。传染性意味着病原体能通过某种途径感染他人。传染病患者有传染性的时期称为传染期。它在每一种传染病中都相对固定，可作为隔离患者的依据之一。

（三）流行病学特征（epidemiologic feature）

传染病的流行过程在自然和社会因素的影响下，表现出各种流行病学特征：①流行性：可分为散发、暴发、流行和大流行。散发（sporadic occurrence）是指某传染病在某地的常年发病情况或常年一般发病率水平，可能是由于人群对某病的免疫水平较高，或某病的隐性感染率较高，或某病不容易传播等。暴发（outbreak）是指在某一局部地区或集体单位中，短期内突然出现许多同一疾病的患者，大多是同一传染源或同一传播途径，如食物中毒、流行性感冒等。当某病发病率显著超过该病常年发病率水平或为散发发病率的数倍时称为流行（epidemic）。当某病在一定时间内迅速传播，波及全国各地，甚至超出国界或洲境时称为大流行（pandemic）或称世界性流行，如2003年的传染性非典型肺炎大流行、2009年的甲型H1N1流感大流行。②季节性：不少传染病的发病率每年都有一定的季节性升高，主要原因为气温的高低和昆虫媒介的有无。如呼吸道传染病常发生在寒冷的冬春季节，肠道传染病及虫媒传染病好发于炎热的夏秋季节。③地方性：有些传染病或寄生虫病由于中间宿主的存在、地理条件、气温条件、人民生活习惯等原因，常局限在一定的地理范围内发生，如恙虫病、疟疾、血吸虫病、丝虫病、黑热病等。主要以野生动物为传染源的自然疫源性疾病也属于地方性传染病。④外来性：指在国内或地区内原来不存在，而从国外或外地通过外来人口或物品传入的传染病，如霍乱。

（四）感染后免疫（post infection immunity）

指免疫功能正常的人体经显性或隐性感染某种病原体后，都能产生针对该病原体及其产物（如毒素）的特异性免疫。通过血清中特异性抗体的检测可知其是否具有免疫力。感染后获得的免疫力和疫苗接种一样都属于主动免疫。通过注射或从母体获得抗体的免疫力都属于被动免疫。感染后免疫力的持续时间在不同传染病中有很大差异。有些传染病，如麻疹、脊髓灰质炎和乙型脑炎等，感染后免疫力持续时间较长，甚至保持终生；但有些传染病则感染后免疫力持续时间较短，如流行性感冒、细菌性痢疾和阿米巴病等。在临床上，感染后免疫如果持续时间较短，可出现下列现象：①再感染：指同一传染病在完全痊愈后，经过长短不等间隙再度感染，如感冒、细菌性痢疾；②重复感染：指疾病尚在进行过程中，同一种病原体再度侵袭而又感染，这在蠕虫病（如血吸虫病、肺吸虫病、丝虫病）中较为常见，为发展为重症的主要原因，因其感染后通常不产生保护性免疫。

二、感染病的临床特点

（一）病程发展的阶段性

传染病的发生、发展和转归，可以分为四个阶段。

1. 潜伏期（incubation period）　从病原体侵入人体起，至开始出现临床症状为止的时期，称为潜伏期。每一个传染病的潜伏期都有一个范围（最短、最长），并呈常态分布，是检疫工作观察、留验接触者的重要依据。潜伏期相当于病原体在体内定位、繁殖和转移、引起组织损伤和功能改变导致临床症状出现之前的整个过程，其长短不一，随病原体的种类、数量、毒力与人体免疫力的强弱而定，短的仅数小时（如细菌性食物中毒），大多数在数天内（如白喉、猩红热、细菌性痢疾等），有的可延至数月（如狂犬病），甚或数年以上（如麻风、艾滋病）。潜伏期的长短通常与病原体的感染量成反比。如果主要由毒素引起病理生理改变，则与毒素产生和播散所需时间有关。如细菌性食物中毒，毒素在食物中已预先存在，则潜伏期可短至数十分钟。狂犬病的潜伏期取决于狂犬病毒进入人体的部位（伤口），离中枢神经系统越近则潜伏期越短。在蠕虫病，

由于幼虫的移行，在潜伏期即可出现症状，因此潜伏期的计算应自病原体入侵人体至虫卵或幼虫出现为止这一阶段，通常较细菌性疾病的潜伏期要长得多(大多数在数月以上)，如血吸虫病、丝虫病、肺吸虫病等。潜伏期短的传染病，流行时往往呈暴发。有些传染病在潜伏期末已具传染性。

2. 前驱期(prodromal period) 从起病至症状明显开始为止的时期称为前驱期。在前驱期中的临床表现通常是非特异性的，如头痛、发热、疲乏、食欲下降和肌肉酸痛等，与病原体繁殖产生的毒性物质有关，为许多传染病所共有，一般持续1~3天。前驱期已具有传染性。起病急骤者，可无前驱期。

3. 症状明显期(period of apparent manifestation) 急性传染病患者度过前驱期后，某些传染病，如麻疹、水痘患者往往转入症状明显期。在此期间该传染病所特有的症状和体征都通常获得充分的表现，如具有特征性的皮疹、黄疸、肝、脾大和脑膜刺激征等。然而，在某些传染病，如脊髓灰质炎、乙型脑炎等，大部分患者可随即进入恢复期，临床上称为顿挫型(abortive type)，仅少部分患者进入症状明显期。

4. 恢复期(convalescent period) 当机体的免疫力增长至一定程度，体内病理生理过程基本终止，患者的症状及体征基本消失，临床上称为恢复期。在此期间，体内可能还有残余病理改变(如伤寒)或生化改变(如病毒性肝炎)，病原体尚未能被完全清除(如霍乱、痢疾)，但食欲和体力均逐渐恢复，血清中的抗体效价亦逐渐上升至最高水平。

有些传染病患者在病程中可出现再燃(recrudescence)或复发(relapse)。再燃是指当传染病患者的临床症状和体征逐渐减轻，但体温尚未完全恢复正常的缓解阶段，由于潜伏于血液或组织中的病原体再度繁殖，使体温再次升高，初发病的症状与体征再度出现的情形。复发是指当患者进入恢复期后，已稳定退热一段时间，由于体内残存的病原体再度繁殖而使临床表现再度出现的情形。再燃和复发可见于伤寒、疟疾和细菌性痢疾等传染病。

有些传染病在恢复期结束后，某些器官的功能长期未能恢复正常，留下后遗症(sequela)，后遗症多见于以中枢神经系统病变为主的传染病，如脊髓灰质炎、乙型脑炎和流行性脑脊髓膜炎等。传染性非典型肺炎也可导致肺部病变、股骨头坏死等多种后遗症。另一些传染病则由于变态反应，出现免疫性疾病，如猩红热后的急性肾小球肾炎。

(二) 感染病常见的症状与体征

1. 发热(pyrexia，fever) 大多数感染病都可引起发热，如流行性感冒、恙虫病、结核病和疟疾等。

(1) 发热程度：临床上可在口腔舌下、腋下或直肠探测体温。其中，口腔和直肠需探测3分钟，腋下需探测10分钟。以口腔温度为标准，发热的程度可分为：①低热：体温为37.5~38℃；②中度发热：体温为>38~39℃；③高热：体温为>39~41℃；④超高热：体温41℃以上。

(2) 感染病的发热过程可分为三个阶段：

1) 体温上升期(effervescence)：是指患者在病程中体温上升的时期。若体温逐渐升高，患者可出现畏寒，可见于伤寒、细菌性痢疾等；若体温急剧上升并超过39℃，则常伴寒战，可见于疟疾、登革热等。

2) 极期(fastigium)：是指体温上升至一定高度，然后持续数天至数周。

3) 体温下降期(defervescence)：是指升高的体温缓慢或快速下降的时期。有些感染病，如伤寒、结核病等多需经数天后才能降至正常水平；有些感染病，如疟疾、败血症等则可于数十分钟内降至正常水平，同时常伴有大量出汗。

(3) 热型及其意义：热型是感染病的重要特征之一，具有鉴别诊断意义。较常见的有五种热型：

1) 稽留热(sustained fever)：体温升高超过39℃且24小时内相差不超过1℃，可见于伤寒、

斑疹伤寒等的极期。

2) 弛张热(remittent fever):24 小时内体温高低相差超过 1℃,但最低点未达正常水平,可见于败血症、伤寒(缓解期)、肾综合征出血热等。

3) 间歇热(intermittent fever):24 小时内体温波动于高热与正常体温之下,可见于疟疾、败血症等。

4) 回归热(relapsing fever):是指高热持续数天后自行消退,但数天后又再出现高热,可见于回归热、布鲁菌病等。若在病程中多次重复出现并持续数月之久时称为波状热(undulant fever)。

5) 不规则热(irregular fever):是指发热患者的体温曲线无一定规律的热型,可见于流行性感冒、败血症等。

2. 发疹(eruption) 许多感染病在发热的同时伴有发疹,称为发疹性感染病(eruptive communicable diseases)。发疹时可出现皮疹(rash),分为外疹(exanthema)和内疹(enanthema,黏膜疹)两大类。出疹时间、部位和先后次序对诊断和鉴别诊断有重要参考价值。如水痘、风疹多于病程的第 1 天出皮疹,猩红热多于第 2 天,天花多于第 3 天,麻疹多于第 4 天,斑疹伤寒多于第 5 天,伤寒多于第 6 天等。水痘的皮疹主要分布于躯干;麻疹的皮疹先出现于耳后、面部、然后向躯干、四肢蔓延,同时有黏膜疹(科氏斑,Koplik's spot)。

皮疹的形态可分为四大类:

(1) 斑丘疹(maculopapule):斑疹(macule)呈红色不凸出皮肤,可见于斑疹伤寒、猩红热等。丘疹(papule)呈红色凸出皮肤,可见于麻疹、恙虫病和传染性单核细胞增多症等。玫瑰疹(rose spot)属于丘疹,呈粉红色,可见于伤寒、沙门菌感染等。斑丘疹(maculopapule,maculopapular rash)是指斑疹与丘疹同时存在,可见于麻疹、登革热、风疹、伤寒、猩红热及科萨奇病毒感染等感染病。

(2) 出血疹 亦称瘀点(petechia),多见于肾综合征出血热、登革热和流行性脑脊髓膜炎等感染病。出血疹可相互融合形成瘀斑(ecchymosis)。

(3) 疱疹(vesicle):多见于水痘、单纯疱疹和带状疱疹等病毒性感染病,亦可见于立克次体病及金黄色葡萄球菌败血症等。若疱疹液呈脓性则称为脓疱疹(pustule)。

(4) 荨麻疹(urticaria):可见于病毒性肝炎、蠕虫蚴移行症和丝虫病等。

有些疾病,如登革热、流行性脑脊髓膜炎等,可同时出现斑丘疹和出血疹。焦痂(eschar)发生于昆虫传播媒介叮咬处,可见于恙虫病、北亚蜱媒立克次体病等。

3. 感染中毒症状(infection symptoms) 病原体首先在侵入机体的局部引起炎症反应,表现出红、肿、热、痛及相应功能障碍等局部症状(local symptoms)。当病原体数量多或(和)毒力强,机体免疫力降低时,病原体入血繁殖、释放毒素,引起毒血症状(toxemic symptoms),病原体的各种代谢产物,包括细菌毒素在内,可引起除发热以外的多种症状,如疲乏,全身不适,厌食,头痛,肌肉、关节和骨骼疼痛等。严重者可有意识障碍、谵妄、脑膜刺激征、中毒性脑病、呼吸衰竭及休克等表现,有时还可引起肝、肾损害,表现为肝、肾功能的改变。毒血症状均为非特异性的,包括:①毒血症(toxemia)是指病原体在局部繁殖,所产生的内毒素与外毒素进入血液循环,使全身出现中毒症状者;②菌血症(bacteremia)是指病原菌在感染部位生长繁殖,不断入血作短暂停留,并不出现明显临床症状者。其他病原体亦然,如病毒血症(viremia)、立克次体血症(rickettsemia)、螺旋体血症(spirochetemia)等;③败血症(septicemia)或血流感染(bloodstream infection)是指病原菌在局部生长繁殖,不断侵入血液循环并继续繁殖,产生毒素,引起全身出现明显中毒症状及其他组织器官明显损伤的临床症状等。考虑到败血症与脓毒血症差异不明显,当前已倾向于摒弃此定义;④脓毒症(sepsis)或脓毒血症(pyemia)是指病原体由血流扩散,到达某一或几个组织器官内繁殖,使之损害,形成病灶者,其定义与败血症相似。如果感染未能有效控制,将出现感染性休克、弥散性血管内凝血、多脏器功能衰竭等表现。

4. 单核-巨噬细胞系统反应(reaction of mononuclear phagocyte system) 在病原体及其代谢产物的作用下,单核-巨噬细胞系统可出现充血、增生等反应,临床上表现为肝、脾和淋巴结肿大。但肿大的程度和质地在急性和慢性感染病中有所不同。急性感染时,因急性充血和炎性细胞浸润引起的肝脾肿大常为轻度或中度肿大,质地较软,可有轻度触痛或压痛;慢性感染者因增生反应所致的肝大常为中度、脾大可为中度或重度,质地较韧或偏硬。病毒感染引起急性肝脾大最常见的疾病是急性病毒性肝炎、传染性单核细胞增多症;细菌性疾病中,伤寒、副伤寒及败血症等均可出现肝脾大;螺旋体疾病中,钩端螺旋体病、回归热等可有轻度肝脾大。急性梗阻性化脓性胆管炎、细菌性肝脓肿及肝结核则以肝大为主。

(三) 感染病的临床类型(clinical form)

根据感染病临床过程的长短可分为急性(acute)、亚急性(subacute)和慢性(chronic);按病情轻重可分为轻型(mild form)、典型(typical form,也称中型或普通型)、重型(severe form)和暴发型(fulminant form)。

(李兰娟)

第五节 感染病的诊断

早期明确感染病的诊断有利于患者的隔离和治疗。感染病的诊断要综合分析下列三个方面的资料。

一、临 床 资 料

全面而准确的临床资料来源于详实的病史采集和全面、细致的体格检查。发病的诱因和起病的方式对感染病的诊断有重要参考价值,必须加以注意。热型及伴随症状,如腹泻、头痛和黄疸等都要从鉴别诊断的角度来加以描述。进行体格检查时不要忽略有重要诊断意义的体征,如麻疹的口腔黏膜斑,百日咳的痉挛性咳嗽,白喉的假膜,伤寒的玫瑰疹,脊髓灰质炎的肢体弛缓性瘫痪,霍乱的无痛性腹泻、米泔水样粪便,破伤风的严重肌强直、张口困难、牙关紧闭、角弓反张和苦笑面容等。

二、流行病学资料

流行病学资料在传染病的诊断中占重要地位。主要包括:①传染病的地区分布:有些传染病有严格的地区性(localization),如血吸虫病流行于我国长江流域及其以南的13个省、市、自治区,与中间宿主钉螺的存在有关,登革热主要流行于两广、海南、中国台湾地区。有些传染病可由一些特定的动物为传染源和传播媒介,在一定条件下才传给人或家畜。②传染病的时间分布:不少传染病的发生有较强的季节性(seasonality)和周期性,如流行性乙型脑炎好发于夏秋季,这在我国北方地区尤为明显;疟疾虽然也由蚊虫传播,有一定季节性,但不十分严格,因为它有长潜伏期及复发的特点。③传染病的人群分布:许多传染病的发生与年龄、性别、职业有密切关系,如百日咳和猩红热多发于1~5岁儿童,血吸虫病多见于农民、渔民,布鲁菌病常见于牧民、饲养员、兽医和皮革加工行业的从业人员,虫媒传播传染病(如森林脑炎、莱姆病等)以林区执勤部队、森林勘探员、林业工人居多。

了解预防接种史也有助于建立诊断。有些疫苗全程正规接种后得病的可能性比较小,如麻疹疫苗、白喉疫苗、脊髓灰质炎疫苗等。有些疫苗的免疫效果不持久,如伤寒菌苗、霍乱菌苗、肺炎链球菌及流感嗜血杆菌菌苗,即使接种,仍有得病可能。有些疫苗具有型特异性,对其他血清型无交叉免疫,如流感疫苗,接种后仍可感染其他型别流感。

三、实验室及其他检查资料

实验室检查对感染病的诊断具有特殊的意义,因为病原体的检出或被分离培养可直接确定诊断,药敏试验可指导临床医师调整治疗方案,而免疫学检查亦可提供重要根据。对许多感染病来说,一般实验室检查对早期诊断也有很大帮助。

(一)一般实验室检查(ordinary laboratory examination)

血液常规检查中以白细胞计数和分类的用途最广。白细胞总数显著增多常见于化脓性细菌感染,如流行性脑脊髓膜炎、败血症和猩红热等。革兰阴性杆菌感染时白细胞总数往往升高不明显甚至减少,例如布鲁菌病、伤寒及副伤寒等。病毒性感染时白细胞总数通常减少或正常,如流行性感冒、登革热和病毒性肝炎等,但肾综合征出血热、流行性乙型脑炎患者的白细胞总数往往增加。原虫感染时患者的白细胞总数也常减少,如疟疾、黑热病等。中性粒细胞百分率常随白细胞总数的增减而增减,但在某些传染病中却有所不同,如肾综合征出血热患者在白细胞总数增加的同时,可见中性粒细胞百分率的减少而淋巴细胞百分率增加,并有异型淋巴细胞出现。如发现中性粒细胞百分率增加甚至出现幼稚细胞而白细胞总数不高,常提示严重感染。传染性单核细胞增多症患者的淋巴细胞增多并有异型淋巴细胞出现。蠕虫感染患者的嗜酸性粒细胞通常增多,如钩虫、血吸虫和并殖吸虫感染等。嗜酸性粒细胞减少则常见于伤寒、流行性脑脊髓膜炎等患者。

尿常规检查有助于钩端螺旋体病和肾综合征出血热的诊断,患者尿内常有蛋白、白细胞、红细胞,肾综合征出血热患者的尿内有时还可见到膜状物。尿胆红素、尿胆原的检测有助于黄疸的鉴别。粪便常规检查有助于肠道细菌与原虫感染的诊断,如黏液脓血便常出现在细菌性痢疾患者,果浆样便可见于肠阿米巴病患者。

血液生化检查有助于病毒性肝炎、肾综合征出血热等的诊断。

(二)病原学检查(etiologic examination)

根据病原体的大小和在体内的分布可作相应的检查。

1. 直接检查病原体 许多感染病可通过肉眼或显微镜检出病原体而明确诊断,如从血液或骨髓涂片中检出疟原虫、利什曼原虫、微丝蚴及回归热螺旋体等;从粪便涂片中检出各种寄生虫卵及阿米巴原虫等;从脑脊液离心沉淀的墨汁涂片中检出新型隐球菌等。可用肉眼观察粪便中的绦虫节片和从粪便孵出的血吸虫毛蚴等。病毒性感染病难以直接检出病原体,但在皮肤病灶中检到多核巨细胞及核内包涵体时,可作为水痘-带状疱疹病毒感染的辅助诊断。显微镜检查可通过直接涂片、革兰染色、吉姆萨染色和其他特殊染色法、直接或间接免疫荧光染色法发现病原体(图 1-1)。病毒可经无染色技术在电子显微镜下直接检测,标本离心富集后用重金属溶液重悬,重金属盐可以充满病毒以外的区域,提供一个致密的电子背景使病毒显示出来(图 1-2)。

2. 分离培养病原体 细菌、螺旋体和真菌通常可用人工培养基分离培养,如伤寒沙门菌、志贺菌、霍乱弧菌、钩端螺旋体和新型隐球菌等。立克次体则需经动物接种或细胞培养才能分离出来,如斑疹伤寒、恙虫病等。病毒分离一般需用细胞培养,如登革热、脊髓灰质炎等。用以分离病原体的检材可采用血液、尿、粪、脑脊液、痰、骨髓和皮疹吸出液等。标本的采集应注意无菌操作,尽量于病程的早期阶段及抗病原体药物应用之前进行,尽可能采集病变部位明显的材料,例如细菌性痢疾患者取其有脓血或黏液的粪便,肺结核患者取其干酪样痰液等。怀疑败血症时,应在体温上升过程中有明显畏寒、寒战时采血,以提高阳性检出率,疟原虫的最佳检测时间应在体温的高峰期或稍后一点时间。与此同时,应注意标本的正确保存与运送。标本采集后要尽快送检,特别是含脑膜炎奈瑟菌和一些厌氧菌的标本;多数标本可以冷藏运送,粪便标本中含杂菌多,常置于甘油-生理盐水保存液中;要在标本送检单上注明标本来源和检验目的,使实验室能

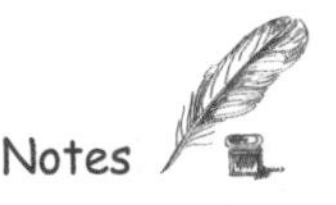

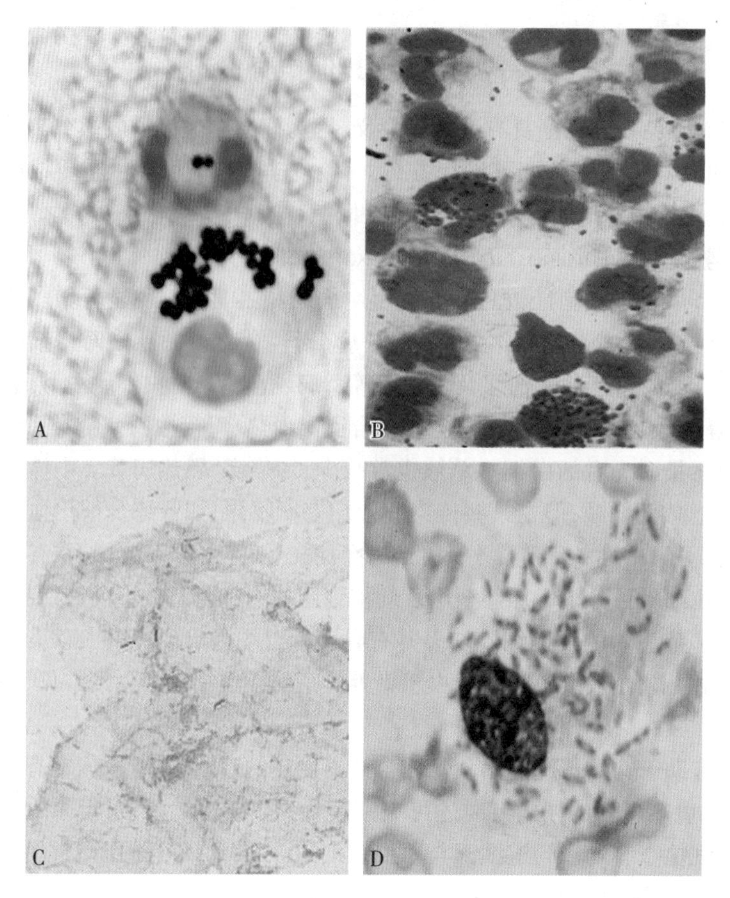

图 1-1 四种病原体的特殊染色

A. 金黄色葡萄球菌革兰染色;B. 淋病奈瑟菌革兰染色;C. 结核分枝杆菌抗酸染色;D. 黑热病利杜小体吉姆萨染色

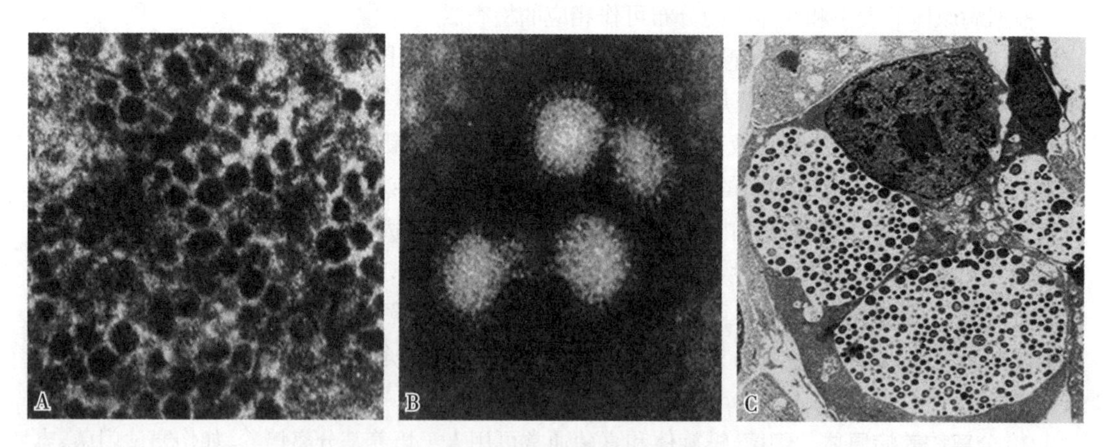

图 1-2 三种病原体的电镜图

A. SARS 冠状病毒;B. 甲型流感病毒;C. 衣原体

正确选用相应的培养基和适宜的培养环境。

3. **检测特异性抗原** 病原体特异性抗原的检测可较快地提供病原体存在的证据。其诊断意义往往较抗体检测更为可靠。常用于检测血清或体液中特异性抗原的免疫学检查方法有酶联免疫吸附试验(enzyme-linked immunosorbent assay,ELISA)、酶免疫测定(enzyme immunoassay,EIA)、荧光抗体技术(fluorescent antibody technique,FAT)、放射免疫测定(radioimmunoassay,RIA)和流式细胞检测(flow cytometry,FCM)等。

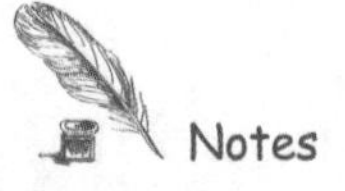

4. **检测特异性核酸** 可用分子生物学(molecular biology)检测方法,如用放射性核素或生

物素标记的探针作 DNA 印迹法(Southern blot)或 RNA 印迹法(northern blot),或用聚合酶链反应(polymerase chain reaction,PCR)或反转录-聚合酶链反应(reverse transcriptase-polymerase chain reaction,RT-PCR)检测病原体的核酸。必要时还可做原位聚合酶链反应(in-situ PCR)检查。实时聚合酶链反应(real-time PCR)的建立是核酸扩增技术的一项巨大进步,在 PCR 反应体系中加入荧光基团,利用荧光信号积累,实时检测整个 PCR 过程,最后通过标准曲线对未知模板进行定量分析,能可靠地定量被检样本中 DNA 和 RNA 的含量。与常规的 PCR 相比,real-time PCR 操作简单,更加快速,而且只用一个封闭的管,降低了交叉污染,有很高的敏感性和特异性。已替代经典的 PCR 方法,用于许多细菌和病毒感染的病原学诊断。基因芯片(gene chip)又称 DNA 微阵列或 DNA 芯片,是一种高通量分析方法,采用已知位置与序列的探针快速准确鉴定未知样品的序列,在一次实验中能够平行检测和分析成千上万个基因,特别适合现代感染病快速控制与诊断的需要。核酸扩增方法无需对微生物进行培养,特别适用于检测生长缓慢或不能培养的病原体,如病毒、结核分枝杆菌等;同时可用来检测病原体的耐药性,如 HIV 及 HBV 对抗病毒药物的耐药性,高丰度的 DNA 芯片一次能够识别微生物多个耐药相关基因。此外,扩增技术还可用于评价对治疗的反应,可通过 PCR 法对血清中病毒载量进行连续定量检测,评估抗病毒药物对 HIV、HBV、HCV 的效果。

(三) 特异性抗体检测(detection of specific antibody)

又称血清学检查(serological test),既有助于诊断,也有助于判断感染者的免疫状况。在感染病早期,特异性抗体在血清中往往尚未出现或滴度很低,而在恢复期或病程后期则抗体滴度有显著升高,故在急性期及恢复期双份血清检测其抗体由阴性转为阳性或滴度升高 4 倍以上时有重要诊断意义。特异性 IgM 型抗体的检出有助于现存或近期感染的诊断,特异性 IgG 型抗体的检出还可以评价个人及群体的免疫状态。血清学检查对细菌、病毒等病原体感染均有很大的诊断价值,而且由于免疫学技术的发展,血清学诊断方法不断推陈出新,有较多的检测方法在临床上广泛应用,如凝集试验(agglutination test)、沉淀试验(precipitation test)、补体结合试验(complement fixation test)、中和试验(neutralization test)等。蛋白印迹法(western blot,WB)的特异性和灵敏度都较高,较常用于艾滋病的确定性诊断。因皮肤试验可引起不良反应,故目前已较少应用。

(四) 其他检查

1. **内镜检查(endoscopy examination)** 乙状结肠镜和纤维肠镜(colonoscopy)常用来诊断及鉴别慢性腹泻,腹腔镜可检查肝胆病变。纤维胃镜(gastroscopy)可确定肝硬化食道静脉曲张与出血。支气管镜(bronchoscopy)有助于支气管内膜结核的诊断。

2. **影像检查(imaging examination)** 超声波(ultrasonography)常协助诊断阿米巴肝脓肿。X 线检查常有助于诊断肺吸虫病、伤寒肠穿孔等。计算机断层扫描(computerized tomography,CT)和磁共振成像(magnetic resonance imaging,MRI)对化脓性脑膜炎并脑脓肿及脑囊虫病有一定诊断价值,也可在肝、胆、脾、脑等器官发生疾患时做鉴别检查。数字减影血管造影(digital subtraction angiography,DSA)也开始用于感染病的诊断。

3. **活体组织病理检查(living tissue pathology examination)** 肝穿刺组织、直肠黏膜活检组织都可行病理检查。某些疾病的局部组织活检可行病理诊断,如旋毛虫病、肺吸虫病和猪囊虫病的皮下结节,不明原因发热时肿大的淋巴结等。侵袭性真菌的确诊有赖于活体组织的检查。

4. **系统生物学技术** 包括基因组学(genomics)、蛋白质组学(proteomics)和代谢组学(metabonomics)的主要技术如色谱-质谱联用等方法,近年越来越多地应用于感染病的研究工作,并使感染病的病原体检测逐步向高通量、高自动化的方向发展。

感染病的诊断流程见图 1-3。

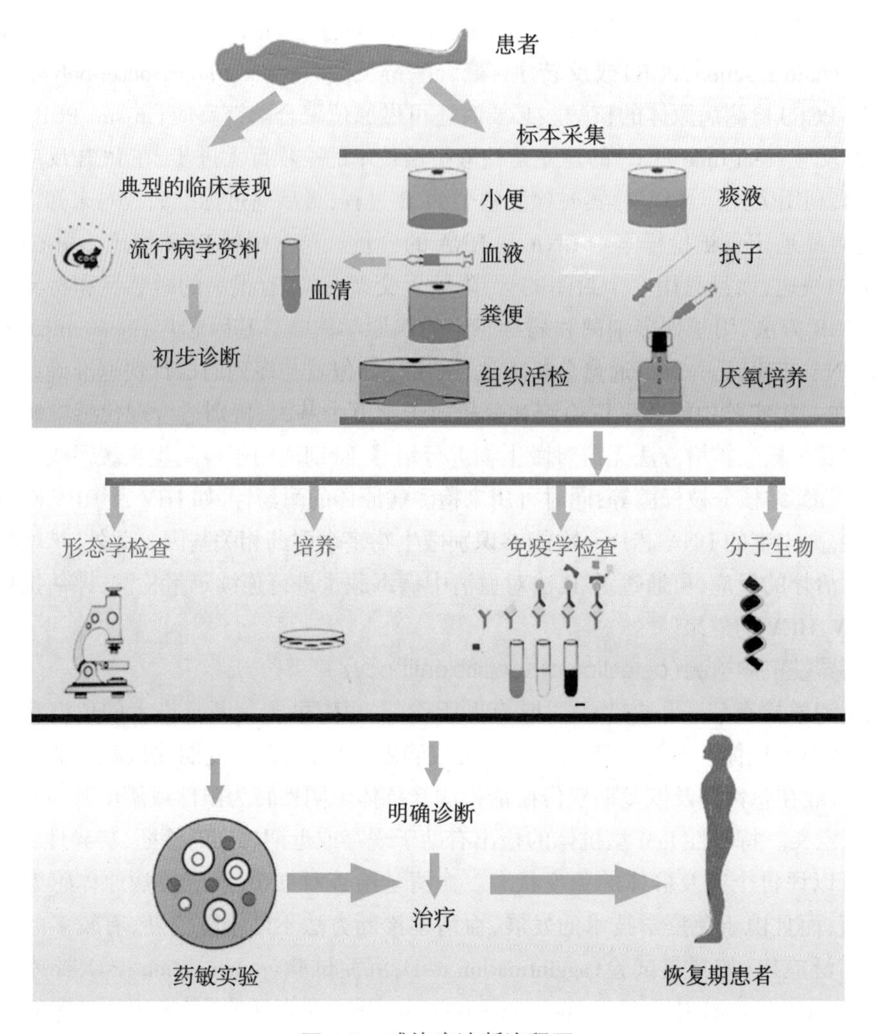

图 1-3 感染病诊断流程图

（李兰娟）

第六节 感染病的治疗

一、治疗原则

治疗感染病的目的不仅在于促进患者康复，而且还在于控制传染源，防止进一步传播。病原治疗是首要措施，但要坚持综合治疗的原则，即治疗与护理、隔离与消毒并重，一般治疗、对症治疗与病原治疗并重的原则。

机体、病原体、药物之间的相互关系及三方的实际情况决定了抗感染治疗的难易程度。心理因素在感染病的治疗中也发挥着重要作用。必须考虑各方面因素，设计综合性个体化治疗方案（图 1-4）。

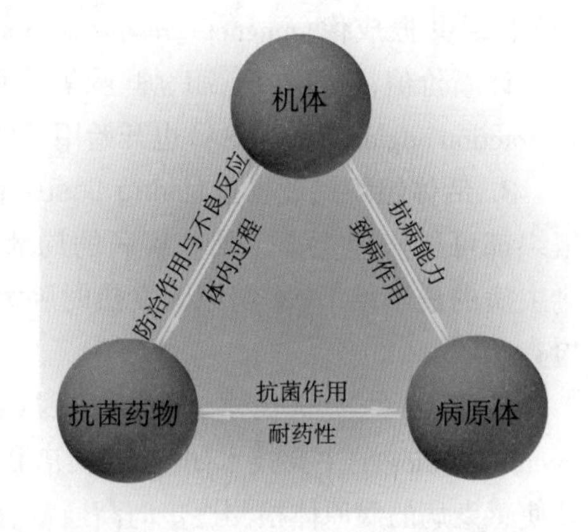

图 1-4 机体、病原体、药物之间的相互关系

二、治疗方法

（一）一般治疗（general treatment）

一般治疗包括：①隔离和消毒：按其所患感染病

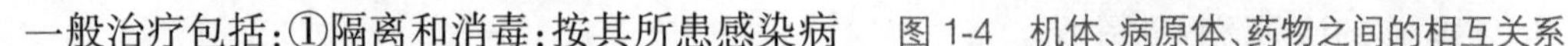

Notes

的传播途径和病原体的排出方式及时间，隔离可分为呼吸道隔离、消化道隔离、接触隔离等，并应随时做好消毒工作，即通过物理、化学和生物学的方法，消除或杀灭体外环境中病原微生物。②护理：保持病室安静清洁，空气流通，光线充沛（破伤风、狂犬病患者除外），温度适宜，使患者保持良好的休息状态。对休克、出血、昏迷、窒息、呼吸衰竭、循环障碍等患者有专项特殊护理。舒适的环境、良好的护理对提高患者的抗病能力，确保各项诊断与治疗措施的正确执行都有非常重要的意义。③心理治疗：患感染病后存在一定的心理因素，如急性起病者短时期内还没有完全接受患病的事实，感染后机体的不适和痛苦又可使患者焦虑、烦躁、沮丧，甚至对治疗产生抵触。慢性感染者特别是艾滋病、慢性乙肝患者，由于病程长，治疗费用大，社会歧视等因素，对治疗丧失信心，产生悲观情绪，影响治疗效果。医护人员良好的服务态度、工作作风、对患者的关心和鼓励等是心理治疗的重要组成部分，心理治疗有助于提高患者战胜疾病的信心。

（二）病原治疗（etiologic treatment）

亦称特异性治疗（specific treatment），是针对病原体的治疗措施，具有抑杀病原体的作用，达到根治和控制传染源的目的。常用药物有抗生素（antibiotics）、化学治疗制剂和血清免疫制剂等。

1. **抗菌治疗** 针对细菌的药物主要为抗生素及化学制剂。应及早确立病原学诊断，熟悉选用药物的适应证、抗菌活性、药代动力学特点和不良反应，再结合患者的生理、病理、免疫等状态合理用药。各种抗微生物药物的应用指征和方法可参阅《抗菌药物的临床应用》一节。某些抗生素特别是青霉素有可能引起过敏反应，在使用前应详细询问药物过敏史并做好皮肤敏感试验。

2. **抗病毒治疗** 目前有效的抗病毒药物尚不多，按病毒类型可分为三类：①广谱抗病毒药物：如利巴韦林（ribavirin），可用于病毒性呼吸道感染、疱疹性角膜炎、肾综合征出血热以及丙型肝炎的治疗，干扰素（IFN-α）可用于乙型肝炎、丙型肝炎的治疗；②抗 RNA 病毒药物：如奥司他韦（oseltamivir，达菲），对甲型 H1N1、H5N1 及 H7N9 流感病毒感染均有效；③抗 DNA 病毒药物：如阿昔洛韦常用于疱疹病毒感染，更昔洛韦对巨细胞病毒感染有效，核苷（酸）类药物（包括拉米夫定、替比夫定、恩替卡韦、阿德福韦酯、替诺福韦酯等）抑制病毒反转录酶活性，是目前常用的抗乙型肝炎病毒药物，后两种对拉米夫定耐药的乙型肝炎病毒仍有作用。

3. **抗真菌治疗** 由于抗生素、激素和免疫抑制剂的大量应用，肿瘤患者的放疗、化疗，艾滋病患者的增加以及人口老龄化等原因，导致免疫功能低下者增多，真菌感染也随之增加。目前常用的抗真菌药物的分类及机制如下：①氮唑类：高度选择性抑制真菌的细胞色素 P450，导致真菌细胞损失正常的甾醇。包括咪唑类代表药物咪康唑和酮康唑，三唑类代表药物氟康唑、伊曲康唑、伏立康唑等。②棘白菌素类化合物：由天然微生物中提取出的新型脂肽类抗真菌药物，破坏细胞壁完整性导致细胞溶解。由于人体细胞缺乏细胞壁，棘白菌素对人体细胞没有毒性。临床常用药物有卡泊芬净、米卡芬净、阿尼芬净等。③多烯类抗生素：能与麦角固醇形成复合物并分裂真菌原生质膜而增强膜的渗透性，使其细胞质内容物泄漏而死亡。代表药物有两性霉素 B。抗真菌活性谱广，属杀真菌剂，是侵袭性深部真菌感染的首选药物，但具有比较明显的神经、血液、肝及肾毒性。④烯丙胺类化合物：可逆地抑制角鲨烯环氧酶，从而导致细胞内角鲨烯的累积，进而阻碍新的固醇合成并且降低了膜麦角固醇的浓度。其代表性的化合物是特比萘芬。⑤嘧啶类化合物：为时间依赖性抗真菌药物。代表药物为氟胞嘧啶。

4. **抗寄生虫治疗** 原虫及蠕虫感染的病原治疗常用化学制剂，如甲硝唑、吡喹酮和伯氨喹等。氯喹是控制疟疾发作的传统药物，自从发现抗氯喹恶性疟原虫以来，青蒿素类药物受到广泛关注。阿苯达唑、甲苯达唑是目前治疗肠道线虫病的有效药物。乙胺嗪及呋喃嘧酮用于治疗丝虫病。吡喹酮是最主要的抗吸虫药物，对血吸虫病有特效。

5. **免疫治疗** 抗毒素用于治疗白喉、破伤风、肉毒中毒、狂犬病等外毒素引起的疾病，治疗前需做皮肤试验，因其属于动物血清制剂，容易引起过敏反应，对抗毒素过敏者必要时可用小剂

量逐渐递增的脱敏方法。细胞因子是机体免疫细胞和一些非免疫细胞产生的一组具有广泛生物活性的肽类调节因子，包括白细胞介素类（interleukin，ILs）、细胞集落刺激因子（CSF）、干扰素（IFN-α）、小分子免疫肽（如转移因子、胸腺素）等。其中干扰素是一组具有特殊功能的糖蛋白，能与细胞表面相应受体结合，诱导细胞产生抗病毒蛋白，抑制病毒复制。聚乙二醇干扰素（PEG-IFN）系 IFN-α 与惰性分子聚乙二醇（PEG）的结合物，分子量增大，可在体内较长期维持有效的血药浓度，目前主要用于治疗乙型肝炎和丙型肝炎。胸腺素是一类主要由动物胸腺上皮细胞和内分泌细胞分泌的多肽和蛋白，能促进前 T 细胞及离开胸腺后的 T 细胞进一步分化，成熟并执行抗感染、抗肿瘤等免疫功能。免疫球蛋白作为一种被动免疫制剂，通常用于严重病毒或细菌感染的治疗。免疫抑制药物主要是糖皮质激素，可阻止中性粒细胞的浸润及大量炎性介质的释放，抑制过强的炎症反应，减轻临床症状。应掌握其适应证和疗程，并注意与抗菌药物合用，以免感染扩散。恢复期患者血清可用于严重病毒感染病的治疗，如 SARS 及 H7N9 禽流感。

（三）对症治疗（symptomatic treatment）

不但有减轻患者痛苦的作用，而且可通过调节患者各系统的功能，达到减少机体消耗、保护重要器官、使损伤降至最低的目的。例如，在高热时采取的各种降温措施，颅内压升高时采取的脱水疗法，抽搐时采取的镇静措施，昏迷时采取的恢复苏醒措施，心力衰竭时采取的强心措施，休克时采取的改善微循环措施，严重毒血症时采用肾上腺糖皮质激素疗法等，能使患者度过危险期，促进康复。

（四）支持治疗（supportive treatment）

目的在于维持机体内环境的稳定，提高机体的抗感染能力。包括基础、营养、器官功能支持治疗等。

1. 基础支持治疗 ①饮食：根据感染病病情及不同阶段采取合理的饮食，给予流质、半流质软食、普食等，有些感染病需要特殊饮食，如伤寒的无渣、高能量、高维生素易消化流食或半流食，慢性结核病的高蛋白、高维生素饮食。对进食困难的患者，通过喂食、鼻饲或静脉补给必要的营养品。②补充液体及盐类：适量补充液体及盐类对有发热、吐泻症状的患者甚为重要，可维持患者水、电解质和酸碱平衡。必要时输注新鲜血浆、凝血因子等。这些措施对调节患者机体的防御和免疫功能起着重要的作用。

2. 营养支持治疗 最大限度地保证机体的能量需求以及细胞代谢所需的物质。维持组织、器官的结构及功能。营养支持包括肠道内营养和肠道外营养。应首选肠内营养，有利于门静脉循环、肠动力和肠道激素分泌，也对肠屏障有保护作用。对于肠内营养耐受较差者，可用肠外营养补充其不足，联合使用肠内营养及肠外营养。主要营养素包括碳水化合物、脂肪乳剂、氨基酸、维生素和微量元素。

3. 器官支持治疗 重症感染时，相应组织器官的功能存在障碍，进一步可导致多器官功能障碍综合征（multiple organ dysfunction syndrome，MODS），包括肝衰竭、肾衰竭、心力衰竭、凝血功能紊乱、急性呼吸衰竭及脑损伤等。器官支持治疗目的在于提供暂时的功能替代以维持正常的生理活动。器官支持治疗常用的技术包括：①血液净化技术：不但可清除小分子的毒素，还可清除部分中大分子的炎症介质，在全身炎症反应综合征（SIRS）/脓毒症（sepsis）和 MODS 治疗中起到免疫调节的作用。②人工肝支持技术：是目前治疗肝衰竭不可或缺的重要手段之一，其原理是借助机械、化学或生物反应装置，暂时辅助或部分代替严重病变的肝脏功能，清除体内各种有害物质，为肝细胞再生、自体肝脏功能恢复或肝移植争取时间。③呼吸支持技术：是针对各种原因导致的呼吸功能不全或衰竭而采取的系列治疗，包括氧气治疗、人工气道的建立与管理、机械通气技术、气道净化技术、气溶胶吸入技术等。

（五）康复治疗（rehabilitation therapy）

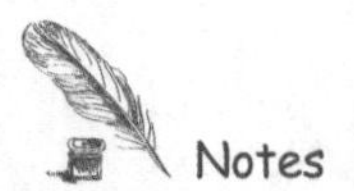

某些感染病，如脊髓灰质炎、脑炎和脑膜炎等可引起某些后遗症，需要采取针灸治疗

(acupuncture and moxibustion therapy)、理疗(physical therapy)、高压氧治疗(high pressure oxygen therapy)等康复治疗措施,以促进机体恢复。

(六) 中医治疗(traditional Chinese medicine treatment)

中医的辨证论治对调节患者各系统的功能起着相当重要的作用。某些中药,如黄连、大蒜、鱼腥草、板蓝根和山豆根等还有一定的抗微生物作用。

(李兰娟)

第七节 感染病的预防

感染病的预防(prevention)也是感染病工作者的一项重要任务。应将经常性的预防措施和在感染病发生后所采取的预防措施相结合,也就是平战结合的原则。作为传染源的感染病患者总是由临床工作者首先发现,因而及时报告和隔离患者就成为临床工作者不可推卸的责任。同时,应当针对构成感染病流行过程的三个基本环节采取综合性措施,并且根据各种感染病的特点和具体情况,针对传播的主导环节,采取重点措施,应将综合措施与重点措施相结合,取长补短、相辅相成,防止感染病继续播散。

感染病的预防策略是着眼于全局的政策方针,包括:①树立预防观念:预防为主是我国卫生工作的基本方针,也是在感染病防治工作中必须遵循的主要原则。开展预防各种感染病的健康教育,提高人们防病知识,进而改变人们的不良卫生习惯和行为,切断感染病的传播途径。②依靠法制管理:我国于2004年12月1日修订的《中华人民共和国传染病防治法》及国务院于2003年5月7日公布的《突发公共卫生事件应急条例》,标志着我国感染病防治从行政管理走上了法制管理的轨道。从而为感染病的预防工作提供了有力的保障。③健全预防保健网络:基层预防保健组织是感染病预防工作的第一线,许多感染病防治措施如计划免疫、感染病筛查与管理、健康教育等工作都要落实到基层。应充分发挥社区医生的网底作用,转变服务模式、服务功能、知识结构,及时掌握居民健康信息,同时强化基层医疗机构及疾病预防控制机构对社区医生的业务指导和培训,通过各类感染病防治人员相互合作、医防整合、资源共享,逐步形成“小病在社区、大病到医院、康复回社区”的感染病分级医疗和双向转诊新格局。④加强国际合作:加强国际卫生项目的合作,增强各国对感染病的控制能力,是在全球范围内消除感染病的重要途径。

感染病的预防措施是预防感染病的具体手段,通过落实这些措施,使感染病不发生或少发生、防患于未然。其主要预防措施如下。

一、管理传染源

管理传染源是感染病预防的基本措施,对感染者个体及未感染的群体均很重要。

传染病报告制度是早期发现、控制传染病的重要措施,可使防疫部门及时掌握疫情,采取必要的流行病学调查和防疫措施。我国于2004年12月1日修订的《中华人民共和国传染病防治法》,根据传染病的危害程度和应采取的监督、监测、管理措施,参照国际上统一分类标准,结合我国的实际情况,将发病率较高、流行面较大、危害严重的传染病列为法定管理的传染病,并根据其传播方式、速度及其对人类危害程度的不同,分为甲、乙、丙三类,实行分类管理。2013—2014年对修订后的《中华人民共和国传染病防治法》又做了个别调整。

甲类为强制管理的烈性传染病,包括:①鼠疫;②霍乱。

乙类为严格管理的传染病,包括:传染性非典型肺炎(严重急性呼吸综合征)、艾滋病、病毒性肝炎;脊髓灰质炎、人感染高致病性禽流感、麻疹、流行性出血热、狂犬病、流行性乙型脑炎、登革热、炭疽、细菌性和阿米巴痢疾、肺结核、伤寒和副伤寒、流行性脑脊髓膜炎、百日咳、白喉、新生儿破伤风、猩红热、布氏杆菌病、淋病、梅毒、钩端螺旋体病、血吸虫病、疟疾、人感染猪链球菌病,

2013年11月4日增加了人感染H7N9禽流感。

丙类为监测管理传染病,包括:流行性感冒(含甲型H1N1流感)、流行性腮腺炎、风疹、急性出血性结膜炎、麻风病、流行性和地方性斑疹伤寒、黑热病、棘球蚴病、丝虫病、除霍乱、痢疾、伤寒和副伤寒以外的感染性腹泻病,2008年5月2日增加了手足口病,2014年1月1日将甲型H1N1流感由乙类调整到丙类,并纳入现有流行性感冒进行管理。

发现甲类传染病和乙类传染病中的肺炭疽、传染性非典型肺炎、脊髓灰质炎、人感染高致病性禽流感的患者或疑似患者时,或发现其他传染病和不明原因疾病暴发时,应于2小时内将传染病报告卡通过网络报告;未实行网络直报的责任报告单位应于2小时内以最快的通讯方式(电话、传真)向当地县级疾病预防控制机构报告,并于2小时内寄送出传染病报告卡。对其他乙、丙类传染病患者、疑似患者和规定报告的传染病病原携带者在诊断后,实行网络直报的责任报告单位应于24小时内进行网络报告;未实行网络直报的责任报告单位应于24小时内寄送出传染病报告卡。

对感染病的接触者,应分别按具体情况采取医学观察、留观、集体检疫,必要时进行药物预防或预防接种。

应尽可能地在人群中检出病原携带者,进行治疗、教育、调整工作岗位和随访观察。特别是对食品制作供销人员、炊事员、保育员,应作定期带菌检查,及时发现,及时治疗及调换工作。

对被感染病病原体污染的场所、物品以及医疗废物,必须依照法律、法规的规定,实施消毒和无害化处理。

对动物传染源,如属有经济价值的家禽、家畜,应尽可能加以治疗,必要时宰杀后加以消毒处理;如属无经济价值的野生动物则予以捕杀。

二、切断传播途径

对于各种传染病,尤其是消化道传染病、虫媒传染病和寄生虫病,切断传播途径通常是起主导作用的预防措施。其主要措施包括隔离和消毒。

(一)隔离

是指将患者或病原携带者妥善地安排在指定的隔离单位,暂时与人群隔离,积极进行治疗、护理,并对具有传染性的分泌物、排泄物、用具等进行必要的消毒处理,防止病原体向外扩散的医疗措施。隔离的种类有:①严密隔离:对传染性强、病死率高的传染病,如霍乱、鼠疫、狂犬病等,患者应住单人房,严密隔离;②呼吸道隔离:对由患者的飞沫和鼻咽分泌物经呼吸道传播的疾病,如传染性非典型肺炎、流感、流脑、麻疹、白喉、百日咳、肺结核等,应作呼吸道隔离;③消化道隔离:对由患者的排泄物直接或间接污染食物、食具而传播的传染病,如伤寒、菌痢、甲型肝炎、戊型肝炎、阿米巴病等,最好能在一个病房中只收治一个病种,否则,应特别注意加强床边隔离;④血液-体液隔离:对于直接或间接接触感染的血及体液而发生的传染病,如乙型肝炎、丙型肝炎、艾滋病、钩端螺旋体病等,在一个病房中只住由同种病原体感染的患者;⑤接触隔离:对病原体经体表或感染部位排出,他人直接或间接与破损皮肤或黏膜接触感染引起的传染病,如破伤风、炭疽、梅毒、淋病和皮肤的真菌感染等,应做接触隔离;⑥昆虫隔离:对以昆虫作为媒介传播的传染病,如乙脑、疟疾、斑疹伤寒、回归热、丝虫病等,应作昆虫隔离。病室应有纱窗、纱门,做到防蚊、防蝇、防螨、防虱和防蚤等;⑦保护性隔离:对抵抗力特别低的易感者,如长期大量应用免疫抑制剂者、严重烧伤患者、早产婴儿和器官移植患者等,应作保护性隔离。在诊断、治疗和护理工作中,尤其应注意避免医源性感染。详情参阅附录《传染病的消毒与隔离》。

(二)消毒

消毒(disinfection)指用化学、物理、生物的方法消除和杀灭环境中致病微生物的一种措施。消毒方法包括物理消毒法和化学消毒法等,可根据不同的传染病选择采用。狭义的消毒是指消灭污染环境的病原体而言。广义的消毒则包括消灭传播媒介在内。消毒有疫源地消毒及预防

性消毒两大类。疫源地消毒即对现有或曾有传染源的疫源地进行消毒，目的是杀灭由传染源排出的病原体。疫源地消毒又可分为随时消毒与终末消毒。随时消毒指疫源地有传染源存在时，随时对其排泄物、分泌物进行消毒。终末消毒指传染源已迁走后（住院、死亡、痊愈等），对疫源地进行一次彻底消毒，以消除遗留在外界环境中的病原体。预防性消毒是指饮水消毒、空气消毒，乳品消毒等。开展爱国卫生运动、搞好环境卫生是预防感染病的重要措施。

三、保护易感人群

保护易感人群的措施包括特异性和非特异性两个方面。非特异性保护易感人群的措施包括改善营养、锻炼身体和提高生活水平等，可提高机体的非特异性免疫力。在感染病流行期间，应保护好易感人群，避免与患者接触。对有职业性感染可能的高危人群，及时给予预防性措施，一旦发生职业性接触，立即进行有效的预防接种或服药。

特异性保护易感人群的措施是指采取有重点有计划的预防接种，提高人群的特异性免疫水平。人工自动免疫是有计划地对易感者进行疫苗、菌苗、类毒素的接种，使人体在1~4周内主动产生免疫力，维持数月至数年，免疫次数1~3次，主要用于预防传染病。动物实验证明加入适量的佐剂（adjuvant），如氢氧化铝，可提高蛋白疫苗、DNA疫苗的免疫效果。人工被动免疫采用的是含特异性抗体的免疫血清，包括抗毒血清、人类丙种球蛋白等，给人体注射后免疫立即出现，但持续时间仅2~3周，免疫次数多为1次，主要用于治疗某些外毒素引起的疾病，或与某些传染病患者接触后的应急措施。预防接种对传染病的控制和消灭起着关键性作用。人类由于普遍接种牛痘疫苗，现已在全球范围内消灭了曾对人类危害很大的天花。由于我国在儿童中坚持实行计划免疫，全面推广服食脊髓灰质炎疫苗，目前我国已基本消灭脊髓灰质炎。各种传染病的预防接种方法请参阅附录《预防接种》。

（李兰娟）

第八节 新发感染病概述

【前言】

在人类的历史长河中，感染病（infectious diseases）不仅威胁着人类的健康和生命，而且深刻并全面影响着人类文明的进程，甚至改写过人类历史。直到20世纪中期，由于抗菌药物的发展、疫苗的研制成功、社会文明的推进和物质生活水平的提高，人类才逐渐在与感染病的斗争中稍占上风。因此，当时一些医学专家和卫生行政官员曾信心十足地认为“医学领域中感染病的问题已初步解决了”，“今后人类与疾病斗争的重点应该转移至位居死因前列的非传染性慢性病方面“。但是，随着时间的推移，感染病的控制并不像这些专家和官员所预期的“初步解决”。由于生态环境的不断恶化、人口的迅速增长与流动、人们的不良生活方式、滥捕乱杀野生动物等原因，使病原微生物进一步由野生、家饲动物向人类转移，促使了严重急性呼吸综合征（SARS）、人禽流感、艾滋病（AIDS）、埃博拉出血热、新变异型克 - 雅病、中东呼吸综合征（MERS）等新发感染病的发生，也导致了登革热、结核病、疟疾及性传播疾病等老感染病的再度肆虐。人们逐渐认识到，随着疾病谱的转变，虽然慢性非感染性疾病已逐渐成为疾病负担及影响经济发展的一个重要因素，但感染病仍然是一个重要的公共卫生问题，尤其是在发展中国家。新发感染病的出现，旧感染病的复燃，病原体对抗菌药物耐药性的增加，构成了对人类健康的巨大威胁。因此，同感染病的斗争仍然是21世纪人类的重要任务之一。

【基本概念和组成】

1992年，美国医学协会提出新发感染病的概念为“新的、刚出现的或呈现抗药性的感染病，其在人群中的发生在过去20年中不断增加或者有迹象表明在将来其发病有增加的可能性”。

此后,该定义也在不断修订中,到 2003 年 WHO 提出,新发感染病是指由新种或新型病原微生物引起的感染病,以及近年来导致地区性或国际性公共卫生问题的感染病。新发感染病的定义实际上包含了两类疾病:新发生的感染病(emerging infectious disease,EID)和再发的老感染病(re-emerging infectious diseases,REID)。有人将两者合称为新发和再发感染病(emerging and reemerging infectious disease,ERID)。

(一)新发生的感染病

新发生的感染病(emerging infectious disease,EID)指造成地区性或国际性公共卫生问题的新识别的和以往未知的感染病,常由新种或新型病原微生物所引起。某些疾病早已存在,但未被认为是感染病或者未证实病原体,近来因诊断技术的进步,发现并证实这些疾病的病原体,如T细胞白血病、消化性溃疡病、丙型或戊型病毒性肝炎、莱姆病、军团菌病等。某些疾病过去可能确实不存在,由于微生物发生的适应性变异和进化,以及病原体来自动物的感染病,如艾滋病、O139 霍乱、SARS、人禽流感、猴痘、西尼罗脑炎等。在表 1-1 中列出了 1972 年以来新发现的病原体及其导致的感染性疾病。

表 1-1 1972 年以来新发现的病原体及其所致疾病

发现年份	病原体	所致疾病
1972	诺如病毒(Mouwalk virus,NV)	腹泻
1973	轮状病毒(Rota virus)	婴幼儿腹泻
1973	甲型肝炎病毒(Hepatitis A virus)	甲型病毒性肝炎
1973	细小病毒 B19(Parvovirus B19)	5 号病、慢性溶血性贫血中再障危象
1976	隐孢子虫(Cryptosporidium)	腹泻
1977	埃博拉病毒(Ebola virus)	埃博拉出血热
1977	汉坦病毒(Hantaan virus,HTNV)	肾综合征出血热
1977	丁型肝炎病毒(hepatitis D virus)	丁型病毒性肝炎
1977	嗜肺军团菌(Legionella pneumophila)	军团菌病
1977	空肠弯曲菌(Campylobacter jejun)	肠炎
1980	人嗜 T 细胞病毒Ⅰ型(human T-lymphotropic virus Ⅰ, HTLV-Ⅰ)	T 细胞淋巴瘤 / 白血病
1981	产外毒素金黄色葡萄球菌(Toxic producing strains of Staphylococcus aureus)	中毒性休克综合征
1982	人嗜 T 细胞病毒Ⅱ型(human T-lymphotropic virus 2, HTLV-Ⅱ)	毛细胞白细胞病
1982	朊粒(Prion)	朊粒病
1982	大肠埃希菌 O157 : H7(Escherichia coli O157 : H7)	出血性肠炎、溶血性尿毒综合征
1982	伯氏疏螺旋体(Borrelia burgdorferi)	莱姆病
1983	人类免疫缺陷病毒(Human immunodeficiency virus,HIV)	艾滋病(AIDS)
1983	幽门螺杆菌(Helicobacter pylori)	急慢性胃炎、消化性溃疡等
1986	卡晏环孢子虫(Cyclospora cayetanensis)	顽固性腹泻
1988	人疱疹病毒 6 型(Human herpesvirus-6, HHV-6)	突发性玫瑰疹
1989	戊型肝炎病毒(Hepatitis E virus)	戊型病毒性肝炎
1989	丙型肝炎病毒(Hepatitis C virus)	丙型病毒性肝炎
1989	卡芬艾利希体(Ehrlichia chafeensis)	艾利希体病
1991	瓜纳里托病毒(Guanuarito virus)	委内瑞拉出血热
1992	O139 霍乱弧菌(Vibrio cholerae O139)	霍乱
1992	巴尔通体(种)(Bartonella henselae)	猫抓热

Notes

续表

发现年份	病原体	所致疾病
1993	汉坦病毒分离株(Hanta virus isolates)	汉坦病毒肺综合征
1994	萨比亚病毒(Sabia virus)	巴西出血热
1994	亨德拉病毒(Hendra virus)	脑炎
1994	嗜吞噬细胞无形体(Anaplasma phagocytophilum)	人粒细胞无形体病
1995	人疱疹病毒8型(Human herpesvirus-8,HHV-8)	卡波济肉瘤
1997	禽流感病毒H5N1(Avian influenza virus,H5N1)	人禽流感
1999	尼帕病毒(Nipah virus)	脑炎、脑膜炎
2003	SARS冠状病毒(SARS-coronavirus)	严重急性呼吸综合征(SARS)
2009	甲型H1N1流感病毒(H1N1 influenza A virus)	甲型H1N1流感
2010	新布尼亚病毒(New Bunyamwera virus)	蜱虫病
2012	中东呼吸综合征冠状病毒(Middle East respiratory syndrome coronavirus,MERS-Cov)	中东呼吸综合征(MERS)
2013	禽流感病毒H7N7(Avian influenza virus,H7N7)	人禽流感
2013	禽流感病毒H7N9(Avian influenza virus,H7N9)	人禽流感

(二)再发感染病

再发感染病(re-emerging infectious diseases,REID)指那些早就为人们所知,并已得到良好控制,发病率已降到极低水平,但现在又重新流行、再度威胁人类健康的感染病,如结核病、性传播疾病、疟疾、狂犬病等,多重耐药病原微生物感染也是一类重要的再发感染病(表1-2)。

表1-2 1990年以来部分再发感染病

病毒性疾病	寄生虫性疾病	细菌性疾病
狂犬病	疟疾	A族链球菌感染
登革热	血吸虫病	战壕热
黄热病	神经系统囊虫病	白喉
	棘阿米巴病	结核病
	内脏利什曼病	百日咳
	弓形体病	沙门菌感染
	贾第鞭毛虫病	肺炎球菌感染
	包虫病	霍乱
		鼠疫
		淋病

(三)特殊的新发感染病:多重耐药菌感染

不同于其他新发感染病具有一定的流行时间和地域,多重耐药菌的产生和流行,是一种世界范围内的,持续存在的,且很可能继续加重的感染性疾病。因此在新发感染病中,具有重要的地位。多重耐药菌(multiple drug resistant bacteria),是指有多重耐药性的细菌,较为明确的定义为细菌对三类或三类以上抗菌药物同时耐药,广义的多重耐药菌也包括广泛耐药细菌和全耐药细菌。在抗生素问世之前,细菌感染对人类来说是一种致死性疾病,20世纪40年代,青霉素的生产和使用,使得人类赢得了抗细菌感染的第一次胜利。第二次世界大战中,有一句有名的宣传语:“感谢青霉素,伤兵们可以安全回家了”,可见当时人们的喜悦和乐观。然而,此后的

事实证明人类与细菌的战斗才刚刚拉开序幕，随着青霉素的使用，细菌耐药问题逐渐出现，并愈演愈烈。时至今日，金黄色葡萄球菌对青霉素的耐药率，已由20世纪40年代的1%上升到90%。1958年，耐酶青霉素甲氧西林应用于临床，但两年后，出现了耐甲氧西林金黄色葡萄球菌（MRSA），并逐渐向全球蔓延。MRSA正是一种典型的多重耐药菌，对包括碳青霉烯类在内的所有β-内酰胺类抗生素均耐药，目前MRSA已经成为导致医院和社区严重细菌感染的主要致病菌之一。2010年产NDM-1 "超级细菌" 吸引了全球的目光，并唤起了全社会对细菌耐药问题的关注和重视。细菌的生命周期短，发育迅速，容易通过突变产生新的耐药基因，且不同细菌之间可通过质粒传递耐药基因。抗菌药物和杀虫剂的滥用，在饲养业中使用过多抗菌药物等行为，使得在抗菌药物的选择压力之下，细菌耐药性得以不断积累，耐药谱越来越广。由此可见多重耐药细菌的产生是被人类强化的自然现象。俗称的"超级细菌"即指多重耐药的细菌，除了MRSA以外，耐万古霉素的肠球菌、产ESBLs革兰阴性肠杆菌、泛耐药鲍曼不动杆菌、碳青霉烯类耐药的肠杆菌科细菌等均是目前比较重要的多重/泛耐药细菌。多重耐药菌可以导致各种感染，虽然以医院感染较为多见，但社区多重耐药菌感染也不容小视。多重耐药菌感染不仅明显增加患者痛苦和病死率，同时还造成严重经济损失，影响医疗质量和患者安全。2011年世界卫生日，提出了"抵御耐药性：今天不采取行动，明天就无药可用"的主题，旨在提高公众对防范细菌耐药的认识和应对细菌耐药给人类健康带来的威胁。如何减缓多重耐药菌的产生，阻断多重耐药菌传播，已经引起医学界、政府、社会的高度关注。2012年，我国卫生部颁布并实施了《抗菌药物临床应用管理办法》，并开展了全国范围内的抗菌药物合理应用专项整治活动，通过整治，很大程度上规范了抗菌药物的使用，对于延缓耐药细菌的出现具有非常积极的作用。美国疾控中心于2013年9月16日发布《美国2013年抗生素耐药性威胁》的报告，首次对耐药细菌分出威胁等级，对18种对抗生素有耐药性的细菌进行了评估，根据健康影响、经济影响、感染率、预计10年后感染率、传播难易度、尚存的有效抗生素、预防难易度这7个方面的因素，将它们分为"紧急"、"严重"和"值得关注"3个级别。被列入最高的"紧急"威胁级别的耐药细菌有3种，分别是艰难梭菌、耐碳青霉烯类肠杆菌和淋球菌。

【流行病学特点】

（一）病原体种类复杂，具有较大的变异性

病原体种类复杂，以病毒及细菌为主导病原体，还有立克次体、衣原体、螺旋体及寄生虫等。病毒及细菌基因的突变使得新发病原体不断增加，使新发感染病的流行成为可能。如流感病毒变异的速度之快，甚至使流感疫苗跟不上形势，并逐渐呈现对已有药物的抗药性。

（二）宿主种类多样，人兽共患性

人兽共患病分布广泛，可源于与人类密切接触的家畜、家禽和宠物，还可源于远离人类的野生动物，其病原包括病毒、细菌、支原体、螺旋体、立克次体、衣原体、真菌和寄生虫等250余种。已经证实很多野生动物或者驯养动物是新发感染病的长期宿主或传染源，而新发感染病中约75%为人兽共患病，近年来出现的SARS、人禽流感、甲型H1N1流感等重要新发感染病均为人兽共患病（表1-3）。

表1-3　危害性较强的主要人兽共患病

疾病类型	疾病举例
病毒性疾病	B-病毒感染、埃博拉出血热、马尔堡出血热、汉坦病毒疾病、淋巴性脉络丛脑膜炎病毒感染、灵长类痘病毒病、麻疹、鸡新城疫、猿猴免疫缺陷病、狂犬病、流感、节肢动物携带性病毒感染、流行性乙型脑炎、病毒性肝炎、流行性出血热、口蹄疫、尼帕病毒脑炎、SARS
衣原体或立克次体病	鹦鹉热、Q热、猫抓病、恙虫病

续表

疾病类型	疾病举例
细菌性疾病	结核病、鼠咬热、鼠疫、布氏杆菌病、沙门氏菌病、志贺氏菌病、肠炎耶尔森氏菌病、猪链球菌病、炭疽、空肠弯曲菌肠炎、类鼻疽
原虫性疾病	弓形虫病、梨形虫病、隐孢子虫病、阿米巴原虫病、大肠纤毛虫病、血吸虫病、旋毛虫病、兔热病、囊虫病、棘球蚴病、旋毛虫病、肉孢子虫病
螺旋体疾病	钩端螺旋体病、莱姆病

引起禽流感及甲型 H1N1 流感的甲型流感病毒已证实存在于多种家禽、家畜体内，并可通过他们传染给人类。而另一些病原体，存在于野生动物体内，由于人类的不良行为或生活方式的改变，使得这些病原体得以突破种属屏障"跳跃"到人类。如艾滋病很可能起源于非洲丛林地区生活着的一种长尾绿猴。可能由于当地的土著居民有捕捉绿猴并将其血液注射人体内滋补身体的习惯，从而致使艾滋病病毒侵犯人类。2003 年，在刚果与加蓬接壤地区再度发生大规模埃博拉出血热疫情，而引发疫情的原因是当地居民食用了附近森林里死去的灵长类动物。乱采滥伐森林会迫使野生动物离开生存领地，将病原体直接或间接带到人类社会。马来西亚尼帕病毒性脑炎就是由带有尼帕病毒的森林蝙蝠将病毒传染给猪，猪又传给人引起的。美国发生的猴痘现已被证实，其病原体来自于非洲的啮齿动物。

（三）传播速度快，流行范围广

SARS、人禽流感及甲型 H1N1 流感均在较短时间内形成了全球大流行。由于人群对新发感染病缺乏免疫力，很容易出现暴发流行。如埃博拉出血热自 2014 年 2 月以来在西非 4 国出现暴发流行，短短半年时间就导致数千人患病，逾千人死亡，且患病与死亡人数仍在不断攀升，传播范围仍在不断扩大，引起了全球的广泛关注。

（四）传染性强，传播方式复杂

如 SARS 主要通过飞沫及近距离接触传播，埃博拉出血热传染性强，可通过直接接触、体液等传播。2003 年 12 月 17 日，英国政府宣布了 1 例因输血感染克 - 雅病的病例，打破了人们认为克 - 雅病仅经食物链传播的认识。

（五）不确定性

由于无法预测会在何时何地发生何种新发感染病，且对新发感染病的病原体、发病机制、临床表现与传播规律认识不足而且缺乏基线资料评估，因此在对其早期发现、诊断、治疗以及蔓延范围、发展速度、趋势和结局等方面的预测均存在一定程度的不确定性，从而难以预测和防范。

【流行因素】

新发感染病的发生可分为两步：第一步是新的病原体被引入人群；第二步则是新病原体在新的人群宿主中确立并进一步传播。新的动物源性感染病的不断出现，表明动物感染病库是人类新感染病潜在的来源。总体来说，病原体基因变异、气候的变化、生态环境的破坏和人类行为的改变、国际旅行和贸易活动等因素在新感染病的发生和流行中起着举足轻重的作用。

（一）新发感染病发生的生物学因素

微生物本身具有进化过程，一些细菌或病毒在外界环境的作用下，其基因发生变化，原来不致病的病原体增加了可以致病的毒力基因，或原来的基因发生了突变，改头换面成为一种新的病原体，或宿主改变，引起人类疾病。如 1992 年 10—12 月，在印度的马德拉斯、泰米尔那德和孟加拉国南部发生了大范围的霍乱流行，先后有 20 万人发病。结果检测到的霍乱弧菌是以前根本没有见到过的一种新的类型，最后被定名为 O139 型霍乱弧菌。现在的研究认为

O139 型霍乱弧菌可能为 O1 群霍乱弧菌 O 基因突变的结果，或是非 O1 群霍乱弧菌获得毒力所致。而 SARS 病毒就是冠状病毒的变种。人免疫缺陷病毒(HIV)与猿猴免疫缺陷病毒(simian immunodeficiency virus，SIV)具有很高的同源性，现今关于艾滋病来源于 SIV 的观点已获认可。另一个重要问题是出现耐药株、可变异株引起的传统感染病的再度肆虐，如耐药株引起疟疾、登革热、结核的发病以及变异株引起的流感的流行。

(二) 新发感染病发生的自然和社会因素

1. 气候改变　相关报告显示：20 世纪全球平均气温上升了 0.6℃；北半球中、高纬度地区降水量增加 5%~10%，热带、亚热带地区降水量却减少 3%。由于气候变化，昆虫媒介及动物宿主栖息环境及迁徙方式随之发生改变，原本以热带为主要发源地的传染病会随着温带地区气温的升高而向该地区扩散。例如由于温度的限制，伊蚊历来生活在海拔 1000 米高度以下，可由于气候变暖，在哥斯达黎加海拔 1350 米和哥伦比亚海拔 2200 米的高度上，都发现了这种蚊虫，从而扩大了登革热、疟疾、乙型脑炎等感染病流行的地区分布。此外，全球气温升高也使感染病流行的时间延长。迄今已查明有 50 起感染病爆发同气温升高有关。

2. 生态环境的破坏和人类不良行为　都市化导致人口居住过度集中，尤其在发展中国家，大量的乡村人口涌向城市，并在城乡之间反复流动，大大促进了感染病的流行和传播。水源污染及其他各种环境污染，都会造成新老感染病的不断发生。联合国环境规划署的报告曾指出，全球发展中国家发生的所有疾病与死亡，有 80% 与水源有关。因城市人口增多，下水道和供水系统不堪重负，霍乱在消失了 100 年后再次在拉丁美洲出现就是一个十分典型的实例。由于经济开发、开垦荒地、砍伐森林等人类活动，生态环境被破坏，人类与动物接触机会增加，动植物物种的改变也导致了病原微生物的迁移和变异，从而导致新的感染病出现。如美国东北部荒芜农田植树后，出现莱姆病。饲养宠物、滥捕滥吃野生动物等行为，为动物病原感染人类提供了直接的机会。此外，越来越多的加工食品为传染病流行提供了更多的载体，日用电器如空调的使用可造成嗜肺军团菌的传播，冰箱是李斯特氏菌繁殖的良好基地等。人类的一些不良行为也导致了新发感染病的流行，如性乱和静脉注射毒品是导致艾滋病、丙型和乙型病毒性肝炎及性传播疾病广泛流行的主要原因。

3. 国际旅行与贸易全球化　随着全球化的发展，国际旅行和贸易急剧发展，旅游人数迅猛增加，感染病也随之“周游列国”。人类自身已成为传播疾病的重要媒介，携带病菌的患者从一个国家到达另一个国家，所需的时间往往比感染病的潜伏期还短。频繁的人口流动使得传统的隔离方式难以生效，也使得一国暴发的感染病可以迅速地传播到其他地区。一项由泰国卫生部实施的对 411 名出境者的调查表明，11% 的出境者患急性感染病。2003 年席卷全球的 SARS 最初仅仅在中国广州、香港等地局部流行，最后疫情扩大到全国 24 个省、市、自治区以及加拿大、新加坡、中国台湾省、越南等多个国家和地区，一度引起全球恐慌。

4. 战争和自然灾害　战争和自然灾害是瘟疫的催化剂。第一次世界大战期间，随着军队的行程，流感随之在全球范围内暴发并导致大约 4000 万人死亡。直到 20 世纪，在历次战争中死于瘟疫的士兵几乎都比死于敌手的士兵更多。在很多时候，军队是被病菌而非敌人打败的。特别是新近生物恐怖主义的出现，与常规武器、核武器、化学武器相比，用作生物武器的细菌或病毒成本最低。依据生物武器的致病能力和致死能力、稳定性、是否易于大规模生产及运输、人与人之间的传染性、产生公众恐惧和文明摧毁的可能性以及公共卫生系统的应对能力等，将其分为 A、B、C 类。A 类的特点是传染性强，杀伤力大；B 类传染性及致病力均相对弱于 A 类；C 类则主要指新发病原体，目前虽缺乏大规模生产的条件，但因其有较强的潜在致病性和致死性，且公众对其缺乏足够的认识，故威胁较大(表 1-4)。

自然灾害可造成生态环境的破坏，使人类生产、生活环境质量恶化，形成感染病易于发生和流行的条件。2003 年 10 月墨西哥由于连续遭受飓风、热带风暴和暴雨的袭击，在其北部、中部

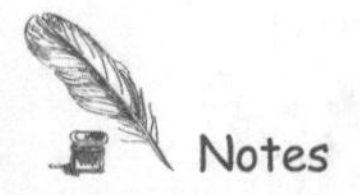

表 1-4 可能用作生物武器的生物因子

分类	病原体	疾病
A 类（高危因子）		
	天花病毒	天花
	炭疽杆菌	炭疽
	鼠疫耶尔森菌	鼠疫
	肉毒梭状芽胞杆菌	肉毒中毒
	土拉热弗朗西丝菌	兔热病
	丝状病毒和梭状病毒（如埃博拉病毒和沙拉病毒）	病毒性出血热
B 类（次高危因子）		
	伯内特考克斯体	Q 热
	布鲁菌	布鲁菌病
	鼻疽伯克霍尔德菌	鼻疽
	类鼻疽伯克霍尔德菌	类鼻疽
	甲病毒	病毒性脑炎
	普氏立克次体	斑疹伤寒
	毒素类（如蓖麻病毒，葡萄球菌肠毒素 B）	中毒综合征
	鹦鹉衣原体	鹦鹉热
	诺如病毒	诺如病毒感染性腹泻
	威胁食物安全因素（如沙门菌属，O157：H7 大肠埃希菌）	
	威胁水安全因素（如霍乱弧菌，隐孢子虫等）	
C 类（潜在的危险因子）		
	尼帕病毒	肺炎、脑膜炎
	汉坦病毒	肾综合征出血热
	SARA 冠状病毒	严重急性呼吸综合征

和墨西哥湾、太平洋沿岸一些地区发现 8500 多例病毒性结膜炎病例，北部和西北部地区发现近 4 万例登革热病例。

5. 医源性感染　医学科学技术进步带来的一个副产品是医源性感染增加，医源性感染率在发达国家平均 5% 左右，在发展中国家平均约为 10%。输血和血制品的广泛应用，使经血传播疾病增多，如艾滋病、丙型病毒性肝炎等；由于器官移植而造成的某些病毒性疾病的传播亦屡有报道；介入性诊疗技术的应用、免疫抑制人群增多等，均可增加医源性感染率。

6. 不合理使用抗菌药物　抗菌药物在人类与感染病的斗争中起到了举足轻重的作用，但是人类对抗菌药物的使用却并不规范，由于医疗及饲养业滥用抗菌药物，在抗菌药物的选择性压力下催生了许多多重耐药细菌。由淋病奈瑟菌感染所致淋病原本经青霉素 G 治疗可望迅速痊愈，而现今 60% 淋病奈瑟菌对之已产生耐药性，青霉素 G 已难控制其发展、迁延。人类凭借链霉素、异烟肼和利福平等抗结核药的突出疗效，一度有效控制了结核病，并曾预期 20 世纪末可在发达国家消灭结核病。但 20 世纪 80 年代末，我们看到了一个严酷的事实，许多结核病患者用现有药物治疗，病情得不到控制，不少患者感染的结核杆菌出现了多重耐药性。当今面对众

多的多重耐药病原体，抗菌药物已显得越来越力不从心，抗菌药物的耐药问题已成为了一个世界性的大难题。

【防治对策】

20世纪是人类同感染病进行艰苦斗争并取得巨大胜利的世纪，但感染病仍是当今世界范围内引起人类死亡的重要原因，而且人类正面临着与感染病作斗争的新形势。人类与感染病的斗争不仅是一个卫生问题，也是一个社会问题。

(一) 完善监督体系，加强管理

要加强环境保护立法，禁止乱采滥伐森林，滥捕野生动物等；同时要搞好环境卫生，加强卫生基础设施建设、污水处理、垃圾管理等，切断传播途径。

(二) 加强专业队伍建设

1. 建立和完善感染病防治队伍，重视专业人才的培养，强化防疫部门的层层监控。

2. 加强新发感染病研究，包括深入开展流行病学研究，加强疫苗研制，加快诊断试剂的研究；加快新药尤其是抗菌药物的研制开发。

3. 普及接种各种疫苗，尤其是儿童。2011年6月24日，美国CDC报告称近10年来，通过扩大麻疹疫苗、脊髓灰质炎疫苗和百白破疫苗的覆盖率，估计每年使250万名5岁以下儿童免于死亡。2000—2008年，麻疹疫苗覆盖率的扩大使得麻疹死亡率下降78%；仍有脊髓灰质炎流行的国家由20个减少到4个，2010年报告的病例数不到1500例。

(三) 加强国际合作，拓展研究领域

积极争取国际学术界和投资者的支持与合作。2009年甲型H1N1流感疫情波及214个国家或地区，而全球对这次大流行的应对极其迅速、有效，是历史上面对大流感表现最佳的一次。2006年，在以色列医院内暴发耐碳青霉烯克雷伯杆菌肺炎，仅靠本国措施无法控制感染蔓延，因此，在欧洲发起了一项国家间干预行动。2007年3月，英国卫生部颁布系列指南，涉及患者隔离、人员编制和专家组任命等内容。以色列采纳这些指南后，感染率逐渐下降，至2008年5月，月感染数从55.5例/(10万患者·日)降至11.7例/(10万患者·日)。

当今社会正处于一个全球化加速发展的时代，世界的距离越来越近，人与人的距离越来越小，经济全球化预示着新发感染病的全球化。人类对自然开发不断扩大，自然环境、人口特征与行为方式不断变化，科学技术快速进步等，均是发生新发传染病的危险因素。不同EID来源不同，影响其发生及出现的原因众多，影响因素复杂多样，且往往是在特定的条件下发生或流行。因而，只有很好地掌握其出现、发展规律，全球共同合作，才能彻底有效地控制各种感染病。

(范学工)

参考文献

1. 马亦林，等.总论//马亦林，李兰娟.传染病学.第5版.上海：上海科学技术出版社，2011，1-41
2. 李兰娟.总论.李兰娟，任红.传染病学.第8版.北京：人民卫生出版社，2013，1-16
3. Willy JM, et al.Prescott's principles of microbiology.New York, Mc Graw-Hillcomp, 2009, 272-276
4. Petri WA.Microbial adherence.In: Mandell GL, Bennett JE, Dolin R Eds.Principles and practice of infectious diseases.7th ed.New York: Churchill Livingstone, 2009, 11-18
5. Coban C, et al.Molecular and cellular mechanisms of DNA vaccines.Hum Vaccine, 2008, 4(6): 453-457
6. 范学工，刘国珍.绪论//范学工.新发感染病学.长沙：中南大学出版社，2007，1-7
7. 耐甲氧西林金黄色葡萄球菌感染防治专家委员会.耐甲氧西林金黄色葡萄球菌感染防治专家共识2011年更新版.中华实验和临床感染病杂志，2011，5(3): 66-72
8. Gao HN, Lu HZ, Cao B, et al. Clinical findings in 111 cases of influenza A (H7N9) virus infection. N Engl J Med, 2013, 368(24): 2277-2285

9. Morens DM, Folkers GK, Fauci AS. The challenge of emerging and re-emerging infectious diseases. Nature, 2004, 430(6996): 242-249
10. Budke CM. Global socioeconomic impact of cystic echinococcosis. Emerg Infect Dis, 2006, 12(2): 296-303
11. Jernigan DB, Raghunathan PL, Bell BP, et al. Investigation of bioterrorism-related anthrax, United States, 2001: epidemiologic findings. Emerg Infect Dis, 2002, 8(10): 1019-1028
12. Anthony SF, Nancy AT, Gregory KF. Emerging infectious: a 10-year perspective from the National Institute of Allergy and Infectious Diseases. Emerg Infect Dis, 2005, 11(4): 519-525

Notes

第二章 朊粒感染

朊粒病(prion diseases)是由朊粒(prion)感染引起的脑组织呈海绵状改变为病理特征的神经系统退行性疾病,包括人克-雅病(Creutzfeldt Jakob disease,CJD)、新变异型克-雅病(new variant CJD,nvCJD)、库鲁病(Kuru disease),动物的羊瘙痒症(scrapie of sheep and goat)、牛海绵状脑病(bovine spongiform encephalopathy,BSE)等。1982年美国学者Prusiner等提出蛋白质感染颗粒(proteinaceous infectious particle)是这类疾病的病原体,指出这是一种不同于细菌、病毒、真菌和寄生虫等病原体的新型致病因子。人类朊粒病的基本特征是潜伏期长,主要病理变化为中枢神经系统羊瘙痒症朊粒蛋白(PrP^{sc})沉积、神经元空泡形成、胶质细胞增生、炎症反应缺如,临床表现为痴呆、共济失调、震颤,进行性发展,最后导致死亡。

【病原学】

朊粒的本质是一种不含核酸、有感染性的蛋白质。朊粒蛋白(prion protein,PrP)由253个氨基酸组成,分子量为33~35kD,含量最多的为甘氨酸、天门冬氨酸/门冬酰胺和谷氨酸/谷氨酰胺。提纯的朊粒具有典型的蛋白质紫外吸光谱,A280/A260比值为1.41,据此计算,最多只含有0.75%的核酸。PrP有2种异构体,分别为细胞朊粒蛋白(PrP^c)和羊瘙痒症朊粒蛋白(PrP^{sc}),PrP^{sc}是PrP^c在蛋白酶作用下切去67个氨基酸的产物。结构的差异导致两者化学性质及生物学特性有明显的不同(图2-1,表2-1)。朊粒缺乏核酸,能耐受灭活核酸的物理方法(如煮沸、紫外线照射、电离辐射等)和化学方法(如核酸酶、羟胺(核酸修饰剂);然而蛋白酶K和氨基酸化学修饰剂处理可降低其感染性,蛋白质变性剂(如尿酸、胍胺、苯酚等)可将其灭活。

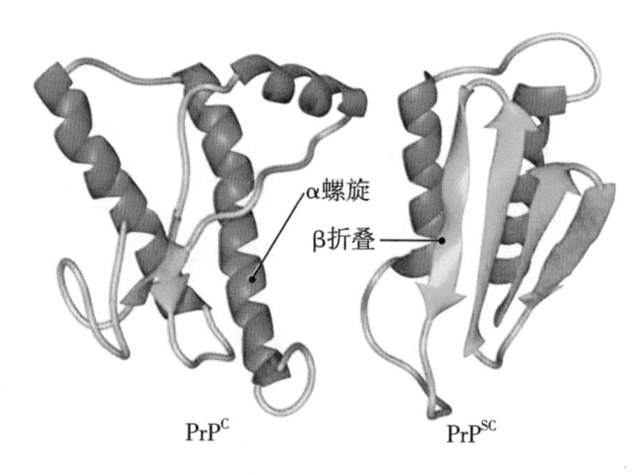

图2-1 PrP^c与PrP^{sc}的三维结构图(左图为PrP^c,右图为PrP^{sc})

表2-1 PrP^c与PrP^{sc}的主要区别

生物学特性	PrP^c	PrP^{sc}
分子构型	4个α螺旋高达42%,β折叠仅3%	2个α螺旋仅3%,4个β折叠高达43%
对蛋白酶K	敏感	抵抗
细胞内主要定位	细胞表面	小泡(酸性间隔)
存在宿主	正常及感染者	感染者(大量沉积)
合成率($T_{1/2}$)	快(<0.1小时)	慢(1~3小时)
降解率($T_{1/2}$)	快(5小时)	慢(>24小时)
致病性	无	传染性和致病性

PrP由宿主染色体上一个单拷贝基因编码,人*Prp*基因位于20号染色体的短臂上,小鼠*Prp*基因则位于2号染色体上,人和大鼠、小鼠的*Prp*基因同源性高达90%。人*Prp*基因突变常

发生在第 32、48、56、72 位密码子处，多为重复片段的插入或点突变，突变的结果使 PrP^c 转变成 PrP^{sc}，从而导致遗传性朊粒病。朊粒的增殖是一个指数增长的过程。PrP^{sc} 首先与 PrP^c 结合形成 PrP^{sc}-PrP^c 复合物，随后转变成 2 个分子的 PrP^{sc}，在下一周期两分子 PrP^{sc} 与 PrP^c 结合，随后形成 4 分子 PrP^{sc}。依此复制出更多的 PrP^{sc} 分子。

【流行病学】

早在 1934 年就发现将患羊瘙痒症羊的脑提取物给健康羊，可致羊瘙痒症的传播；1961 年证实接种患病羊脑提取物可使小鼠感染羊瘙痒症；1966 年证实 CJD 可以实验接种传染给黑猩猩。

(一) 传染源

感染 PrP^{sc} 的动物和人，或由于 *Prp* 基因变异产生 PrP^{sc} 的动物和人均可成为传染源。

(二) 传播途径

1. 消化道感染 人和动物均可通过进食含有朊粒的宿主组织及其加工物而感染，尤其是脑组织。例如健康牛吃了含朊粒的病畜内脏加工物而感染 BSE；人通过进食库鲁病患者的内脏和脑组织而感染库鲁病；人类 nvCJD 可能是因为食用患有 BSE 病牛的牛肉所致。

2. 医源性感染 人体的各种组织含有朊粒的可能性不同，危险性也不同(表 2-2)。部分 CJD 病患者就是通过医源性途径而感染，如器官移植(角膜、硬脑脊膜)、应用垂体来源激素(生长激素、促性腺激素)、接触污染的手术器械，目前全世界报道的医源性 CJD 病例已达 400 余例(表 2-3)。

表 2-2 人体各组织中含朊粒的危险性

传染性	组织、分泌物和排泄物
高传染性	脑、脊髓、眼
低传染性	脑脊液、肾脏、肝脏、肺、淋巴结 / 脾脏、胎盘、血液
无传染性	眼泪、唾液、汗液、浆液性渗出物、乳汁、精液、脂肪组织、甲状腺、肾上腺、心肌、肠、骨骼肌、前列腺、睾丸、粪便

表 2-3 医源性克雅病的特点

传播方式	病例数	平均潜伏期(范围)	临床表现
硬脑脊膜移植	228	12 年(1.3~30)	小脑症状群、视觉障碍、痴呆
神经外科手术	4	1.4 年(1~2.3)	视觉障碍、痴呆、小脑症状群
脑电图针植入	2	1.3 年，1.7 年	痴呆、小脑症状群
角膜移植	2	1.5 年，27 年	痴呆、小脑症状群
注射生长激素	226	17 年(5~42)	小脑症状群
注射促性腺激素	4	13.5 年(12~16)	小脑症状群
输注浓缩红细胞	3	6.5 年，7.8 年，8.3 年	精神症状、痴呆、小脑症状群

输血及血制品能否传播 CJD 亦引起了人们的极大关注，已有学者建立了经输血传播朊粒的动物模型，2004 年英国报道了 2 例可能经输血而感染的 nvCJD 病例。许多国家现已采取一系列措施来预防输血传播性朊粒病，如英国禁用本国的血浆来生产白蛋白、凝血因子、免疫球蛋白等制品；美国、加拿大、新西兰等国限制 1980 年 1 月至 1996 年 12 月在英国居住累计达半年以上者作为献血员，最近又把在法国、爱尔兰和葡萄牙累计居住达 10 年者也包括在内。

此外，朊粒病既是遗传病，又是传染病，可由于 *PrP* 基因发生突变而发病，并可遗传给下一代。

(三) 易感人群

人对本病普遍易感。感染朊粒后，尚未发现保护性免疫产生。

（四）流行情况

1. **克 - 雅病** 克 - 雅病又称散发性朊粒病，是一种世界范围的疾病，世界范围内发病率约为 0.1/10 万。1920 年 Creutzfeldt，次年 Jakob 描述此病，为了纪念他们两人，故称之为“克 - 雅病”（Creutzfeldt Jakob disease，CJD）。该病散发病例的传播途径很难获知，有约 10%~15% 的患者是由于遗传突变的 *PrP* 基因而发病。少数患者是医源性传播而感染。我国 1980 年首次报道该病，2002—2012 年共计报道 433 例，96% 为散发型。

2. **库鲁病** 1957 年库鲁病被发现在巴布亚新几内亚高原偏僻部落的土著人中流行，最高峰时，本病的罹患率达 1%，目前共报道 2600 例患者。通过法律手段禁止食用人脑后，该病已基本消失。

3. **牛海绵状脑病** BSE 又称为疯牛病，1986 年在英国东南部的一个小镇上首先发现，目前主要流行于欧洲，特别是英国。其传播机制主要是由于病畜内脏特别是脑和脊髓作为蛋白质加入人工饲料，而加工过程不能灭活具有高抵抗力的朊粒所致。截至 2005 年共有二十多万头牛发病，三千余万头牛被宰杀。近年来随着英国政府禁止使用这种人工饲料，BSE 已得到基本控制。BSE 的病原体能否传染给人，学术界尚存争议，但较一致的观点认为，nvCJD 与食用 BSE 病牛牛肉有关。截至 2012 年共报道 227 例 nvCJD 患者，其中 183 例在英国居住时间大于 6 个月。

【发病机制与病理】

朊粒的致病过程：首先经一定传播途径（如进食患病动物的肉或内脏）侵入机体并进入脑组织，经神经细胞轴突在脑组织内播散。PrP^{sc} 抵抗蛋白酶的消化，并按指数形式复制和增长，沉积于神经元溶酶体内，导致被感染的脑细胞损伤、凋亡和坏死，释出的朊粒又侵犯其他脑细胞，使病变不断发展。病变的神经细胞死亡后，脑组织中留下大量小孔呈海绵状，并出现相应的临床症状，这就是所称的海绵状脑病。研究表明只有 PrP^{sc} 蓄积的区域发生神经变性改变，PrP^{sc} 蓄积量较高的区域，其相应的空泡形成数量亦较多。朊粒蛋白通过自身构象转变，形成可传播的介质，并引发个体内和群体间相关事件延续的现象，称为朊粒现象（prion phenomenon）。在上述基础上，研究者们正在进一步探讨机体如何监控蛋白质构型、如何处理错误折叠的蛋白质，在治疗中又如何稳定正常蛋白质中的 α 螺旋，抑制它向 β- 折叠转化，以保持蛋白质构型的稳定不变，从而有效控制这种致死性感染。

关于朊粒病发病机制的认识主要源于实验性羊瘙痒症的研究。通过接种取自患病动物的脑、脾匀浆，羊瘙痒症能够实验性地在动物中传播。传染的途径有脑内、腹腔内、静脉内、皮下和口服接种，脑内接种感染的潜伏期最短，而且最有效和最敏感。外周途径接种，感染因子将首先在单核 - 巨噬细胞系统复制，如脾脏和淋巴结，再侵入中枢神经系统。脾脏在羊瘙痒症的发病上非常重要，例如脾切除或遗传性无脾动物，腹腔内接种感染物质后，其潜伏期明显延长，但脾切除对颅内接种的潜伏期无影响。

朊粒发病机制研究进展：

2005 年 4 月 8 日公布在 *Cell* 杂志上的两篇文献显示，一个物种中的朊粒感染另外物种的能力取决于这种朊粒制造的毒性线状纤维的形状。

通过对人类、小鼠和仓鼠中的朊粒进行原子水平的显微镜观察，Jones 和 Surewicz 发现淀粉体纤维的特定形状（而不是朊粒的氨基酸序列）促使朊粒克服种间屏障感染不同物种。

Weissman 及其加州大学的同事通过对酵母进行实验也得出了相同的结论，他们发现一种朊粒淀粉体纤维的特定结构决定了一类酵母是否能够感染另外的酵母种。

朊粒有不同的株型，形成不同的疾病，但大体具有类似的或共同特点的神经病理变化，包括弥漫性神经细胞丢失，反应性胶质细胞增生，淀粉样斑块形成和神经细胞空泡形成（图 2-2）。这些变化使病理切片上观察到的脑组织呈海绵状改变，故此类疾病亦称为“传染性海绵状脑病”。大体形态改变是非特异性的，主要为脑皮质和小脑的萎缩，尸解发现死于克 - 雅病的患者脑重量

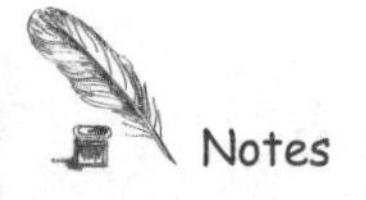

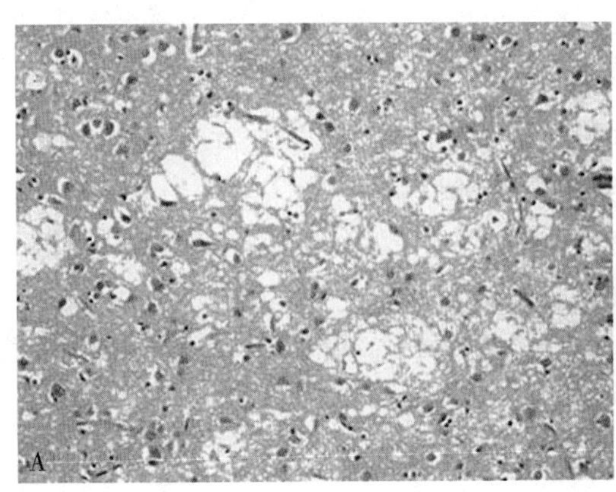
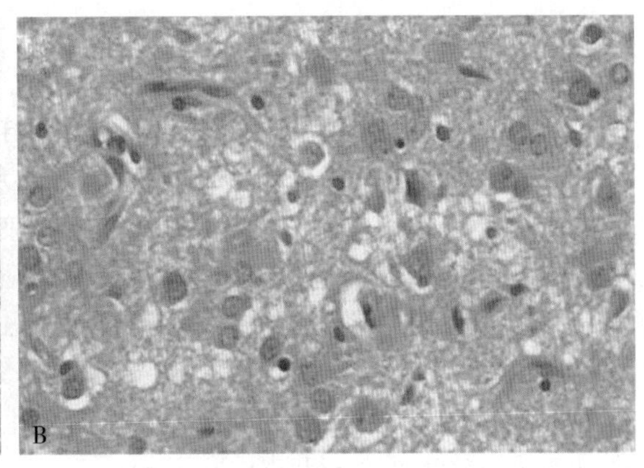

图 2-2 朊粒病脑组织 HE 染色图
A. 克 - 雅病；B. 库鲁病

只有 850g，明显轻于正常重量的 1200~1500g。CJD 的海绵状变性区域十分广泛，可以发生在中枢皮质、豆状核、尾状核、丘脑、海马、脑干和脊髓，海绵状变性的表现是在神经纤维上出现小的空泡，其直径从 20~200μm 不等，病变时间长者其空泡可互相融合，空泡也可发生在神经细胞的胞质内。nvCJD 大脑和小脑均有广泛的斑块形成，斑块中间有致密的嗜酸中心，周围由苍白的海绵状边缘围绕。库鲁病病理表现为亚急性、进行性小脑和脑干退行性变性。致命性家族性失眠症（fatal familial insomnia，FFI）病理改变包括视丘核、小脑皮质和下橄榄核的萎缩与胶质增生，大脑海绵状改变少见。此类疾病的病变区域没有炎症反应和免疫学应答的形态学变化，即病变区域无淋巴细胞和炎性细胞浸润，表明朊粒感染不激发宿主的体液和细胞免疫应答。患者一般在出现临床症状时就有海绵样变性，而当星形胶质细胞增生发生和一些主要神经细胞坏死时，病情迅速发展、加重，并导致死亡。

【临床表现】

朊粒病是一类侵犯人类和动物中枢神经系统的人兽共患性疾病。目前已知的人朊粒病主要有 4 种，动物朊粒病有 6 种，该病可为散发性、遗传性或传染性，详见表 2-4。朊粒病的临床特点为：①潜伏期长，可达数年或十数年至数十年；②临床上主要表现为中枢神经系统的异常；③病情进展迅速，可很快导致死亡。

表 2-4 朊粒病及其首例报道时间

人类朊朊粒病	分类	时间（年）	动物朊粒病	分类	时间（年）
克 - 雅病			羊瘙痒症	散发性 遗传性	1723
散发性（85%~90%）	散发性	1921	传染性水貂脑病	传染性	1947
遗传性（5%~10%）	遗传性	1924	麋鹿慢性消耗性疾病	传染性	1967
医源性（<5%）	传染性	1974	牛海绵状脑病	传染性	1986
新变异型	传染性	1996	猫海绵状脑病	传染性	1990
杰茨曼 - 斯脱司勒 - 史茵克综合征	遗传性	1936	野生反刍动物海绵状脑病	传染性	1986
库鲁病	传染性	1957			
致死性家族性失眠症					
遗传性	遗传性	1986			
散发性	散发性	1999			

Notes

（一）克 - 雅病

CJD 是最常见的人类朊粒疾病，男、女性之比为：1∶1.2，常累及 50~75 岁人群，平均发病年龄为 65 岁左右，潜伏期 15 个月 ~10 年。典型临床表现为进展迅速的痴呆、肌阵挛、皮质盲、小脑共济失调及锥体系及锥体外系征。其病程可分为以下三个阶段：

1. **前驱期** 约为数周，主要为细微的性格改变和非特异性的主诉，如头昏、失眠、偏执行为，意识模糊、食欲和体重下降、抑郁，少数患者可有视觉或听觉的异常。

2. **进展期** 主要为进行性的神经系统病情恶化，以小脑、锥体系和锥体外系的症状和体征为主。可表现为肢体僵直和震颤、感觉异常、共济失调、眼球震颤、语言障碍和失语等，并迅速进展为明显的精神衰退、偏瘫、运动性失语，随之发生惊厥与昏迷。部分患者可出现大范围视觉异常，表现为视觉麻痹、变形和皮质盲。

3. **终末期** 患者进行性全身衰竭，最终往往死于肺炎或自主神经功能衰竭。克 - 雅病患者的平均存活时间为 6 个月，约 90% 的患者于发病后 1 年内死亡。

（二）新变异型克 - 雅病

由于疯牛病的流行，英国于 1990 年建立了克 - 雅病监测机构，以监测克 - 雅病的流行病学、临床和病理特征。1996 年该机构宣布发现 10 例临床与神经病理改变不同于经典 CJD 的病例，将其称为新变异型克 - 雅病（nvCJD）。nvCJD 病例与以往报道的 CJD 病例的主要差异是：①人感染后潜伏期较长，可长达 15 年以上；② nvCJD 病例患者均较为年轻，中位年龄 29 岁，范围 14~41 岁；③临床表现为神情恍惚、口齿不清、共济失调、幻听、幻视、生活不能自理，进展性痴呆仅在后期出现；④平均存活时间 14 个月，范围为 7.5~22.5 个月；⑤无 CJD 特征性脑电图波；⑥神经病理改变亦不同于克 - 雅病，表现为脑组织发生神经细胞变性、减少或消失，形成广泛的空泡样改变，使脑组织呈海绵体化，星形胶质细胞和微小胶质细胞形成，有致病型蛋白积累，无炎性细胞浸润。最终脑功能衰退，导致死亡。至 2005 年 6 月 6 日，全球已经报道的 156 例 nvCJD 患者，其中有 150 例已经死亡。目前认为 nvCJD 的发生与食用患有 BSE 的牛肉有关。

（三）库鲁病

库鲁病是一种亚急性、进行性小脑和脑干退行性病，潜伏期 4~30 年或更长，通常较少累及大脑皮质，发病后常在 6~9 个月内死亡。此病多发于妇女和儿童，主要由于妇女和儿童食用已故亲人的脑组织所致。自从禁止食尸习惯后，该病发生率逐年下降，1988 年死于此病者仅 6 例。

库鲁病的临床过程亦可分为三个阶段：①能走动期：表现为小脑症状群，如躯体颤抖、蹒跚或共济失调步态，开始出现构语障碍，继续进展可出现言语减退、眼球运动失调、内斜视，但无眼球震颤。为维持站立时身体平衡，脚趾紧贴地面。患者不能以单脚站立数秒钟常是早期诊断的线索。这一阶段的早期，大部分患者能继续从事日常的活动和工作，后期患者行走时需要拐杖。②静坐期：患者如无支撑不能行走，震颤及共济失调加重，肢体僵硬伴广泛的阵挛，手足舞蹈样运动。情感不稳定，常发出病理样狂笑，大部分患者有欣快感，亦有表现为抑郁，思维迟缓突出。此期无严重的痴呆，感觉正常。③终末期：患者不能坐起，严重的痴呆、颤抖和构语障碍，有些患者出现特征性的锥体外系姿态和运动的缺失。最后出现大、小便失禁、吞咽困难、聋哑、对刺激无反应、压疮和坠积性肺炎。患者死亡时常有严重的营养不良。

（四）杰茨曼 - 斯脱司勒 - 史茵克综合征

杰茨曼 - 斯脱司勒 - 史茵克综合征（Gerstmann-Straussler-Scheinker syndrome，GSS）是一种罕见的常染色体显性遗传朊粒病，其流行率仅千万分之一，患者存活时间相差较大，从 2 个月到 12 年不等。与 CJD 临床上的区别在于 GSS 主要表现为明显的运动失调，而 CJD 主要表现为痴呆，伴肌阵挛。杰茨曼 - 斯脱司勒 - 史茵克综合征常在 50 岁以前发病，临床表现以小脑病变为主，可伴有帕金森征、锥体系征和锥体外系征、耳聋、失明及凝视麻痹，仅在晚期出现痴呆。由于吞咽障碍，患者常死于吸入性肺炎所致的继发感染。

Notes

（五）致死性家族性失眠症

FFI是1986年新发现的一种常染色体显性遗传性朊粒病，非常罕见，呈亚急性经过，通常见于成人，发病年龄在25~61岁之间（平均48岁）。临床表现为难治性失眠，失眠可长达数周至数月，随之出现进行性脑神经功能紊乱和运动障碍，还可出现高血压、高热等交感神经极度活跃及泌乳素、生长激素生理节律丧失等内分泌紊乱的临床表现。从发病到死亡通常为6~32个月，平均14个月。

（六）羊瘙痒症

该病早在18世纪时就已被人们所认识，发生于许多国家。患病羊习惯于在围栏上摩擦身体以减轻瘙痒，同时出现体重下降，步态不稳。脑组织出现典型的朊粒病的病理改变，如细胞空泡、神经细胞丧失、胶质细胞增生。目前尚无证据表明，羊瘙痒症可传染给人。

（七）牛海绵状脑病

BSE的潜伏期为4~5年，由于患病牛表现为步态不稳、体重下降，可出现神经质，甚至狂乱，因此俗称“疯牛病”。病牛的脑组织呈典型的朊粒病的病理改变，并且总是在脑髓质部形成神经纤维空泡。病牛的脑组织提取物通过颅内接种，可传染给小鼠、牛、绵羊和猪，更有价值的是，新近研究发现脑内接种可使疯牛病传染给灵长类动物，如狨猴和猕猴，这表明BSE的病原因子完全有可能传染给人。

【实验室及辅助检查】

（一）脑脊液

尽管脑脊液蛋白浓度可能有轻微升高，但脑脊液的常规和生化检查无特殊意义。脑蛋白1433的检出，有较高的诊断价值。它是一种神经元蛋白，能维持其他蛋白构型的稳定性，正常脑组织中含量丰富，而正常脑脊液中不存在。当感染朊粒后，大量脑组织被破坏，可使脑蛋白泄漏于脑脊液中，其含量与脑组织破坏成正比，该方法的灵敏度和特异性均在92%以上。此外，脑脊液中神经元烯醇酶、S100胶质蛋白和肌酐激酶也可升高。

（二）影像学

对晚期病例进行计算机断层扫描（CT）和磁共振（MRI）检查，可发现脑皮质的萎缩。尽管诊断意义不大，但常规CT和MRI是必要的，因为可以排除卒中、颅内血肿和出血、原发性和转移性脑肿瘤等，以及某些炎症性和代谢性疾病。

（三）脑电图

CJD患者可出现特征性的脑电图，表现为慢波背景上出现双面同步双相尖锐复合波，其敏感性67%，特异性86%，具有辅助诊断价值，该波在家族性CJD可不出现。GSS和FFI患者脑电图也有异常，但缺乏特异性。

（四）组织病理学

尸检或活检脑组织切片观察，可发现脑组织呈海绵状改变，如空泡形成、淀粉样斑块、胶质细胞增生、神经细胞丢失等，有较大的临床诊断价值。电镜检查可发现异常脑纤维即羊瘙痒症相关纤维（scrapie-associated fibrils，SAF）的存在，具辅助诊断价值。

（五）PrP^{sc}检测

1. 免疫组化　利用特异性抗体直接显示组织切片上脑、淋巴网状组织等处PrP^{sc}的存在，具有高的确诊价值。由于可以对PrP^{sc}的沉积进行精确的解剖学定位，可为临床病理学诊断提供详实的客观依据。但由于朊粒在体内蓄积的速度非常缓慢，早期的免疫组化对PrP^{sc}的检出率较低。新近的研究表明，应用免疫组化技术，可以在阑尾和扁桃体活检标本中检测到PrP^{sc}，能够生前诊断新变异型克-雅病。并且免疫组化可以检测甲醛固定、石蜡包埋的组织标本，应用面较广。1987年，Kitamoto等率先使用蚁酸对标本进行预处理，大大提高了免疫组化的灵敏度，使染色效果大为改善。

2. **免疫印迹** 该方法简便、快速，不受组织自溶的影响，能在病理学结果阴性或含糊的情况下检出 PrP^{sc}，还能显示其电泳分离图谱，具有早期诊断价值。其关键技术在于印迹前对标本中 PrP^{sc} 的提取浓缩。鉴于该方法的可靠性，自 2000 年 1 月联合国已将其作为诊断疯牛病和羊瘙痒症的法定方法。

3. **组织印迹技术** 将灵敏的蛋白检测技术和解剖学组织保存技术结合起来，用于检测组织中微量的 PrP^{sc}，其灵敏度较高，甚至可以超过一般的免疫印迹法，已被广泛地用于朊粒的研究。

4. **酶联免疫吸附试验（ELISA）** 用单克隆抗体检测组织或体液中是否 PrP^{sc} 存在，该方法具有灵敏、特异、简便、快速、可定量、自动化等特点，非常适合大批量标本的普查筛选工作。目前报道的用于检测 PrP^{sc} 的 ELISA 方法有间接法和双抗体夹心法。

5. **构象免疫分析技术（CDI）** 是目前最新的经过改良的 CDI 技术，由直接 CDI、ELISA、时间相关免疫分析（TRF）三项技术结合发展而来。通过检测空间构象的不同来区别致病和非致病的朊粒。检测时，朊粒被两种抗体夹在中间，当第一个抗体俘获朊粒后，让第二个抗体（检测蛋白）能有效地标记出朊粒。这种方法可提高敏感度。

6. **PrP^{sc} 蛋白错误折叠的循环扩增法（Protein-Misfolding Cyclic Amplification，PMCA）** 是近年建立的一种检测微量 PrP^{sc} 的技术，在概念上类似 PCR 扩增。即在体外将组织匀浆或生物体液与过量的 PrP^{sc} 孵育，如有 PrP^{sc} 存在，则会以其为模板，诱导 PrP^{C} 变构为 PrP^{sc} 并形成不溶性凝聚物。凝聚物经超声作用后可产生多个小的结构单位，这些小单位可继续作为形成新 PrP^{sc} 的模板，最终形成大量的 PrP^{sc}。对组织和体液中用其他方法无法检测到的 PrP^{sc}，可用这种循环扩增的方法检测。此外，从患者外周血白细胞提取 DNA 来对 PrP 进行分子遗传学分析，可诊断家族性朊粒病。

7. **实时震动诱导转化法（Real-Time Quaking-Induced Conversion，RT-QuIC）** 相较 PMCA 法有了较大的改进。以仓鼠朊粒疾病模型的脑匀浆或脑脊液为“种子”，利用合成的仓鼠型朊蛋白做底物，应用于不同类的克 - 雅病患者样本的检测，取得初步的成功。RT-QuIC 具有很高的灵敏度和特异性，是目前公认的最有希望的检测方法。

【诊断与鉴别诊断】

（一）流行病学资料

BSE 牛肉食用史；接受过植入性电极脑电图或神经外科手术史；使用过垂体来源激素；供者被发现有朊粒疾病的器官移植受者；或有朊粒病家族史者等。这些资料对诊断朊粒疾病有较大帮助。

（二）临床表现

不明原因精神和行为异常，提示朊粒病起病。进行性加重的共济失调、肌阵挛、痴呆、阳性锥体系和锥体外系征是朊粒病特征性的临床表现。

（三）实验室检查

脑脊液中标志性神经元损害物质浓度升高可提示临床可疑病例，特征性的脑电图改变有重要的辅助诊断意义，病理活检脑组织呈海绵状改变，或通过免疫组化技术或分子生物学技术证实患者脑组织中 PrP^{sc} 的存在，则能确诊朊粒病。

（四）诊断与鉴别诊断

流行病学资料、临床表现提示患者存在朊粒病的可能，特征性的脑电图改变和脑脊液检查均有重要的辅助诊断价值。病理检查脑组织的海绵状改变，或 PrP^{sc} 检测阳性可确诊朊粒病。目前朊粒病的生前诊断仍较为困难，绝大部分病例死后经病理检查才获确诊。

朊粒病应注意与其他神经系统疾病相鉴别，如阿尔茨海默病（Alzheimer disease）即老年性痴呆、多发性硬化等，其鉴别的关键在于脑组织是否存在海绵状改变和 PrP^{sc}。

【预后】

Notes

此类疾病预后极差，毫无例外地均为致死性的。

【治疗】

迄今为止，朊粒病尚缺乏特效治疗，主要措施为对症、支持治疗。抗病毒剂阿糖胞苷、阿糖腺苷和干扰素等已被试用，但显效甚微。目前，人们采取很多方法试图阻止朊粒病的发展，总的来说有三大策略：①朊粒病发病的主要分子机制为 PrP^{sc} 的形成，因此抑制 PrP^{sc} 的形成及增殖为该病的理想治疗靶点。②阻止朊粒从外周运输扩散至中枢神经系统，因为朊粒要致病必须通过淋巴系统或周围神经的运输到达中枢神经系统。③补救治疗，朊粒病作为一种神经退行性疾病，造成了中枢神经系统严重的损伤，而通过移植或再生手段有可能替换或修复损伤的组织。

【预防】

鉴于朊粒病目前尚无特效治疗，预防就显得尤为重要。

(一) 管理传染源

由于医源性 CJD 大多是通过器官移植或使用生物制品所致，因此必须严格器官捐献的标准。朊粒病患者或任何神经系统退行性疾病患者、曾接受垂体来源激素治疗者、有朊粒病家族史者均不能作为器官、组织或体液的供体，不能做献血员。对遗传性朊粒病家族进行监测，给予遗传咨询和产前筛查。

(二) 切断传播途径

医务工作者和科研人员，尤其是那些护理、治疗朊粒病或怀疑有朊粒病患者的医务人员，以及外科医生和病理科医生应该保持皮肤无破损，并严格遵守安全程序。常规用于处理患者血液和体液的预防措施均应该遵循。欧美国家有关机构已提出，神经外科的手术器械应为一次性使用器械，以免导致 CJD 的传播。严格掌握输血指征，采用成分输血或输注去白细胞血。对可能感染朊粒的人血液、组织或器官不得用于生物制品的生产。

手术和病理器械应该进行严格消毒，以减少该病的传播。重复使用的医疗器械消毒的方法有：物理方法为 132℃高压蒸汽灭菌 60 分钟；化学试剂有氢氧化钠、次氯酸盐和浓甲酸均可显著地减低污染物的传染性，常用 1mol/L 氢氧化钠(NaOH)浸泡污染物 1 小时，可完全灭活感染因子。被朊粒患者或疑似感染朊粒患者组织污染的环境表面应采用 10 000mg/L 的含氯消毒剂消毒，至少作用 15 分钟。

对从有疯牛病流行的国家进口活牛或牛肉或其制品，必须进行严格和特殊的检疫。禁止用牛羊等反刍动物内脏，包括脑、脊髓、骨、肉等作为饲料喂养牛等动物。

鉴于朊粒感染危害严重且难以对付，预防其发生发展一定要做到未雨绸缪、多方严加防范。包括各相关部门仔细查找和消除有可能导致朊粒传人的隐患，积极采取防范措施。同时也需要对我国的牛、羊等偶蹄动物进行更大范围的朊粒感染的风险调查。

(三) 保护易感人群

目前疫苗尚在研制之中，也没有可供被动免疫的免疫球蛋白。

（范学工）

参考文献

1. 范学工，易露茜 . 新发传染病学 . 长沙：中南大学出版社，2007，8-20
2. Atarashi R，Satoh K，Sano K，et al. Ultrasensitive human prion detection in cerebrospinal fluid by real-time quaking-induced conversion. Nat Med，2011，17(2)： 175-178
3. Stanley B. Prusiner. Biology and genetics of prions causing neurodegeneration. Annu Rev Genet，2013，47：601-623
4. Brown P，Brandel JP，Sato T，et al. Iatrogenic Creutzfeldt-Jakob disease，final assessment. Emerg Infect Dis，2012，18(6)：901-907
5. Lee J，Kim SY，Hwang KJ，et al. Prion diseases as transmissible zoonotic diseases. Osong Public Health Res Perspect，2013，4(1)：57-66

第三章　病毒感染

第一节　病毒性肝炎

病毒性肝炎（viral hepatitis）系由多种肝炎病毒所致的、以肝脏炎症及坏死病变为主的一组感染病。按病原学分类目前有甲型肝炎（hepatitis A）、乙型肝炎（hepatitis B）、丙型肝炎（hepatitis C）、丁型肝炎（hepatitis D）及戊型肝炎（hepatitis E），分别由甲型肝炎病毒（hepatitis A virus，HAV）、乙型肝炎病毒（hepatitis B virus，HBV）、丙型肝炎病毒（hepatitis C virus，HCV）、丁型肝炎病毒（hepatitis D virus，HDV）及戊型肝炎病毒（hepatitis E virus，HEV）所致。甲型肝炎及戊型肝炎经消化道途径传播，主要表现为急性肝炎，以疲乏、食欲减退、肝大、肝功能异常为主，部分病例出现黄疸，但无症状感染亦常见。乙型肝炎、丙型肝炎、丁型肝炎主要经血液、体液等胃肠外途径传播，临床发现的大部分患者呈慢性感染，少数病例可发展为肝硬化、重型肝炎（肝衰竭）或肝细胞癌。这五种病毒性肝炎的特征比较总结见表 3-1。此外，GB 病毒 -C（GB virus-C，GBV-C）、输血传播病毒（transfusion transmitted virus，TTV）、Sen 病毒（Sen virus，SENV）等是否导致病毒性肝炎一直未能明确，当前有否定的趋势，但亦不排除仍有未发现的肝炎病毒存在。巨细胞病毒（CMV）、EB 病毒（EBV）、单纯疱疹病毒 -1 型和 2 型（HSV-1 及 HSV-2）、带状疱疹病毒、人类疱疹病毒 6 型、人类细小病毒 B19 及腺病毒等感染亦可导致肝脏炎症，但属于全身感染的一部分，不包括在专门的“病毒性肝炎”范畴内。

表 3-1　五种病毒性肝炎特征比较

	甲型肝炎	乙型肝炎	丙型肝炎	丁型肝炎	戊型肝炎
病毒	HAV	HBV	HCV	HDV	HEV
亲缘	微小 RNA 病毒科	嗜肝 DNA 病毒科	黄病毒科	卫星病毒科	嵌杯状病毒科
直径	27nm	42nm	30~60nm	36nm	32nm
基因组	线状正单链 RNA 7.8kb	环状双链 DNA* 3.2kb	线状正单链 RNA 9.6kb	环状负单链 RNA 1.7kb	线状正单链 RNA 7.6kb
复制酶	病毒 RDDP	病毒 DDDP、RDDP、RNase H	病毒 RDRP	宿主 RDRP	病毒 RDRP
ORF 数	1	4（或 6）	1	多个	3
包膜	无	有	有	有	无
抗原	HAAg	HBsAg，HBeAg，HBcAg	HCAg	HDAg	HEAg
抗体	抗 -HAV	抗 -HBs，抗 -HBe，抗 -HBc	抗 -HCV	抗 -HDV	抗 -HEV
传播方式	消化道	肠道外，性接触，母 - 婴	肠道外，性接触，母 - 婴	肠道外，性接触，母 - 婴	消化道

续表

	甲型肝炎	乙型肝炎	丙型肝炎	丁型肝炎	戊型肝炎
慢性化	无	2%~7% §	75%~85%	2%~7%	一般无，偶可
肝衰竭	罕见	常见	不常见	多见(失代偿)	少(孕妇多见)
癌变危险	无	有	有	有	无

* 通过一条 3.5kb 的线状正链 RNA 中间体进行反转录而复制。§ 指成年时期获得感染者；如果系母 - 婴垂直传播或婴幼儿时期感染，则感染后的慢性化率很高。ORF：开放读码框。RDDP：RNA 指导的 DNA 多聚酶。RDRP：RNA 指导的 RNA 多聚酶。DDDP：DNA 指导的 DNA 多聚酶。RNase H：核糖核酸酶 H

一、甲型病毒性肝炎

甲型病毒性肝炎(viral hepatitis A，简称甲型肝炎)旧称流行性黄疸及传染性肝炎，早在 8 世纪就有记载。目前全世界约 40 亿人口受到该病毒威胁。近年对其病原学及诊断技术等方面的研究进展较大，并已成功地研制出甲型肝炎病毒减毒活疫苗及灭活疫苗，将有效控制甲型肝炎的流行。

【病原学】

HAV 是 1973 年由 Feinstone 等应用免疫电镜方法在急性肝炎患者的粪便中首次发现，1979 年 Provost 等用恒河猴肾(FRhk6)细胞首次成功分离出 HAV，1983 年 Ticehurs 构建了 HAV 全基因组 cDNA 克隆。1983 年国际病毒分类命名委员会(ICTV)曾将 HAV 归入小 RNA 病毒科(*Picornaviridae*)肠道病毒属 72 型，1993 年更正为小 RNA 病毒科嗜肝病毒属(*Heparnavirus*)，该属仅有 HAV 一个种。

HAV 无包膜，直径 27~32nm，为 20 面体对称颗粒，表面有 32 个亚单位结构(称为壳粒)。电子显微镜下可见有实心及空心两种颗粒，前者为完整的 HAV，有传染性；后者为不含 RNA 的未成熟颗粒，有抗原性，但无传染性。HAV 基因组为单股线状 RNA，全长 7487 个核苷酸(nt)，由 5'-非编码区(5'-NCR)或称 5'- 非翻译区(5'-NTR)、编码区(开放读码框，open reading frame，ORF)及 3'-非编码区(3'-NCR)或称 3'- 非翻译区(3'-NTR)三部分组成(图 3-1)。根据核苷酸序列的同源性，可将 HAV 分为 7 个基因型，其中Ⅰ、Ⅱ、Ⅲ、Ⅶ型来自人类，Ⅳ、Ⅴ、Ⅵ型来自猿猴。目前研究否定了Ⅱ型的存在，故人类仅有Ⅰ、Ⅲ型，分别包括 A、B 两个亚型。其中我国已分离的 HAV 均为Ⅰ型。在血清型方面，能感染人的血清型仅有 1 个，因此仅有一个抗原 - 抗体系统。

HAV 对外界抵抗力较强，在 -20~-70℃数年后仍有感染力，在甘油内 -80℃可长期保存。对有机溶剂较为耐受，在 4℃ 20% 乙醚中放置 24 小时仍稳定。耐酸碱，尤其酸性环境下具有超

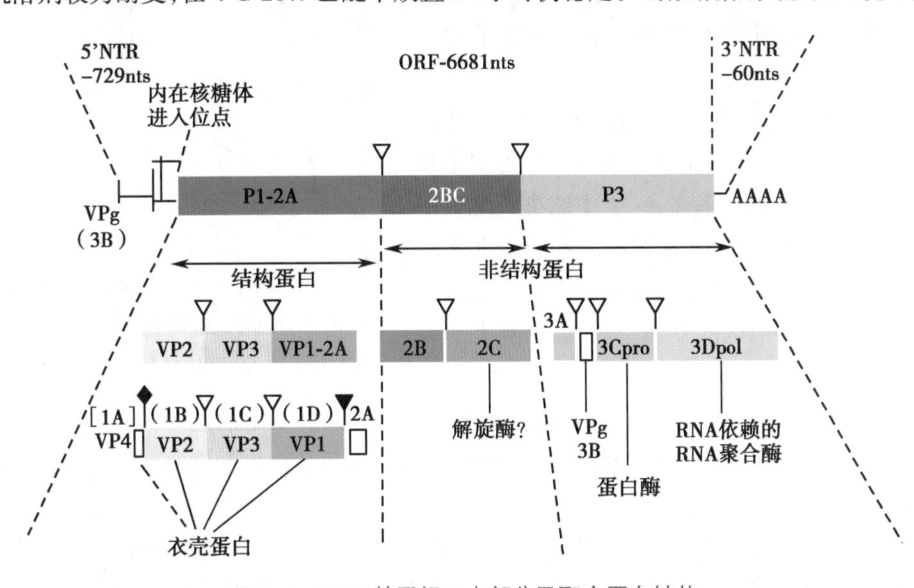

图 3-1 HAV 基因组三大部分及聚合蛋白结构

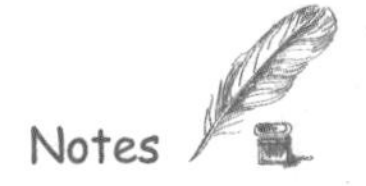

高稳定性；室温下可存活1周，干粪中25℃能存活30日，在贝壳类动物、污水、淡水、海水、泥土中能存活数月。加热60℃ 30分钟或100℃ 1分钟才能完全灭活，对甲醛、氯等消毒剂及紫外线敏感。

众多哺乳动物尤其是灵长类，如黑猩猩、狨猴、狒狒、恒河猴、猕猴及短尾猴等均对HAV敏感。目前体外培养主要用亚历山大(Alexander)肝癌细胞、二倍体成纤维细胞及猴肾细胞等，细胞培养中HAV生长复制缓慢，滴度低，很少释放到细胞外，一般不引起细胞病变，经多次传代后，HAV的致病性大大减弱甚至消失，据此已制备出HAV减毒活疫苗。

【流行病学】

（一）传染源

甲型肝炎无病毒携带状态，传染源为急性期患者及隐性感染者，后者数量远较前者多。潜伏期后期及黄疸出现前数日传染性最强，黄疸出现后2周粪便传染性明显减弱。某些动物如长臂猿、黑猩猩等曾分离到HAV，但作为传染源意义不大。

（二）传播途径

主要经消化道传播，其中粪-口传播是主要途径，包括近年受到重视的男-男同性恋性活动方式。水源或食物严重污染亦可导致暴发流行，如上海1988年甲型肝炎暴发流行系由污染毛蚶所致。日常生活接触多引起散发性发病。输血后甲型肝炎极为罕见，但近年经注射吸毒方式传播报道日益增多。

（三）易感人群

抗-HAV阴性者对HAV普遍易感。6月龄以下的婴儿因有来自母体的抗-HAV而不易感；6月龄以后，如未接种HAV疫苗，则抗-HAV逐渐消失而成为易感者。成人多因早年隐性感染而产生HAV中和性抗体，获得持久免疫力。我国甲型肝炎以学龄前儿童发病率最高，青年次之，20岁以后抗-HAV阳性率高达90%以上。发展中国家成人甲型肝炎发病率较高，如1988年上海甲型肝炎暴发流行时31万余人发病，20~39岁年龄组高达89.5%。然而发达国家近年来发病率亦有所增加。甲型肝炎病后免疫力持久。秋冬季发病率较高。

（四）流行特征

本病流行可追溯到17世纪。全年均可发病，温带地区秋冬季发病率较高，热带地区的发病高峰期不明显。甲型肝炎抗-HAV阳性率有三种不同的流行病学模式：模式A是发展中国家的典型模式，这些地区10岁以前儿童普遍接触HAV，因此成人的血清阳性率可达100%；模式B是大多数发达国家的典型模式，其儿童很少接触HAV，直到青年期前的血清阳性率增长缓慢，在老年人群达中高水平，发病率近似S型；模式C是非甲型肝炎流行区的典型模式（图3-2）。

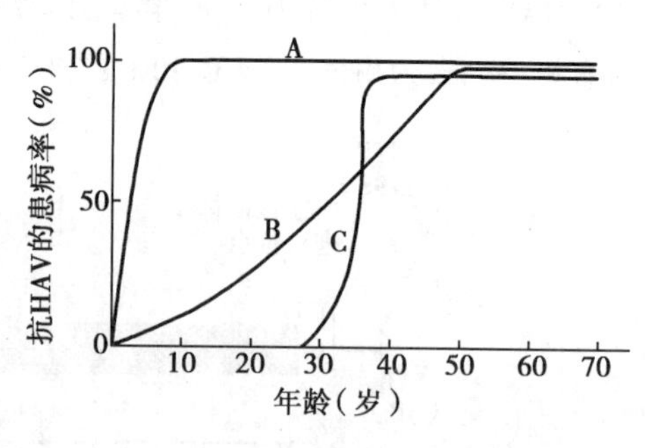

图3-2 抗-HAV的三种流行病学模式

A、B、C三种模式分别见于发展中国家、发达国家及非甲型肝炎流行区，具有年龄相关性。

HAV感染可分为高度、中度、低度地方性流行区：

1. 高流行区 常为卫生条件差及卫生习惯不良的发展中国家，人群感染率高，一生中感染危险大于90%。大多数感染发生在儿童早期，受感染者并无任何明显症状。由于较大的儿童及成人绝大多数已产生免疫力，因此这些地区的发病率较低，鲜有大的疫情发生。

2. 中流行区 多为发展中国家、经济转型国家及卫生条件不定的地区，儿童在早期相对较少被感染，人群感染率相对较低。因此，这些地区若出现水源及食物污染等情况，可能发生较大规模的疫情暴发。

3. 低流行区 多为卫生条件及卫生习惯良好的发达国家。人群HAV感染率较低，且HAV疫苗接种率高，因此发病率不高。但注射吸毒者、男同性恋者、前往高危地区旅行的人、与世隔

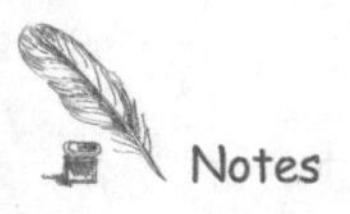
Notes

绝的群体(如封闭的宗教群体等)等高危人群,有可能发生甲型肝炎的暴发。

【发病机制与病理】

(一) 发病机制

HAV 经口进入体内后,由肠道进入血流,出现短暂病毒血症;随后进入肝细胞并在其中复制,约 2 周后由胆汁排出体外。病毒血症在潜伏期即已出现,而在临床症状出现时病毒血症已经很低或基本结束,但粪便排毒仍可持续 1~2 周。

HAV 导致肝细胞损伤的机制尚未完全明了。一般认为,HAV 并不直接引起细胞明显病变。在感染早期 HAV 缓慢增殖,使之在前几周不能诱导产生较高的免疫应答,故而肝细胞未出现明显损伤或仅有轻微损伤。随着 HAV 复制高峰期的到来,体内才出现明显的肝损伤。而当黄疸出现后,血液及粪便中的 HAV 均已显著减少甚至消失,同时出现抗 -HAV。这些均提示 HAV 肝损伤与机体的免疫应答过程强烈相关。研究表明,甲型肝炎以细胞免疫性肝损伤为主,巨噬细胞、NK 细胞、HLA-Ⅰ限制性 HAV 特异性 CD8+ 细胞毒性 T 淋巴细胞(CTL)等均参与甲型肝炎肝损伤的形成。特异性 CTL 可通过直接的细胞毒作用和分泌 IFN-α 等细胞因子以清除被感染的肝细胞内的 HAV,同时导致肝细胞变性和坏死。此外,HAV 感染动物的库普弗(Kupffer)细胞及脾内巨噬细胞胞质中的诱生型一氧化氮合成酶(inducible nitric oxide synthase,iNOS)表达增加,且与肝细胞损害程度一致,表明一氧化氮可能参与了肝细胞损伤的形成。

(二) 病理改变

本病病理特点是:①显著门管区周围肝实质坏死性炎症,除使肝小叶周边区肝细胞溶解坏死外,有时还呈"舌"样延伸到肝小叶中央区,这一变化极似慢性乙型肝炎(chronic hepatitis B,CHB)门管区周围碎屑样坏死;②肝小叶中央区淤胆现象较为常见,可能系因本病肝小叶中央区肝细胞病变很轻,形成胆汁的功能保存完好;③用免疫组化技术可在肝细胞质内观察到 HAV 颗粒;④上述肝脏病变呈可逆性,短时间内可完全恢复,不会慢性化。

【临床表现】

甲型肝炎潜伏期为 2~6 周,平均 4 周。病程呈自限性,无慢性化病例。少数患者有复发现象,通常出现在首次发病后 4~15 周,但临床表现及肝脏生化异常相对较轻。复发可有多次,但一般不会转为慢性,其机制尚不清楚。总病程为 1~4 个月,偶可超过 6 个月,但未见有超过 1 年者。临床上分为以下类型:

(一) 急性黄疸型

1. 黄疸前期(前驱期) 急性起病,多有畏寒发热,体温 38℃左右,全身乏力,食欲缺乏,厌油、恶心、呕吐,上腹部饱胀不适或轻泻,少数病例以上呼吸道感染症状为主要表现,偶见荨麻疹,继之尿色加深。本期一般持续 5~7 日。

2. 黄疸期 通常在热退后黄疸出现,同时症状有所减轻。可见皮肤、巩膜不同程度黄染,肝区隐痛,肝脏肿大,触之有充实感,有叩痛及压痛,尿色进一步加深。黄疸出现后全身及消化道症状即减轻,否则可能发生重症化,但较为少见,且预后较佳。本期约持续 2~6 周。

3. 恢复期 黄疸消退,症状消失,肝脏逐渐回缩至正常,肝功能逐渐恢复。本期约持续 2~4 周。

(二) 急性淤胆型

此型特点是肝内胆汁淤积性黄疸持续较久,消化道症状轻,肝实质损害表现不明显,而黄疸很深,多有皮肤瘙痒及粪色变浅,预后良好。

(三) 急性重型

此型很少见,如不及时进行肝移植,病死率较高。多见于 40 岁以上的患者。

(四) 急性无黄疸型

起病较徐缓,除无黄疸外,其他临床表现与黄疸型相似,症状一般较轻。多在 3 个月内恢复。

（五）亚临床型

部分患者无明显临床症状，但肝脏生化检查有轻度异常。

（六）隐性感染

无明显症状和体征，肝脏生化检查基本正常，但血清抗 -HAV IgM 阳性，粪便可检出 HAV 颗粒。此型多见于儿童。

【实验室检查】

（一）常规检查

外周血白细胞总数正常或偏低，淋巴细胞相对增多，偶见异型淋巴细胞。黄疸前期末尿胆原及尿胆红素开始呈阳性反应，是早期诊断的重要依据。血清 ALT 于黄疸前期早期开始升高，血清 T.Bil 在黄疸前期末开始升高。血清 ALT 高峰在血清 T.Bil 高峰之前，一般在黄疸消退后 1 至数周恢复正常。急性黄疸型血清球蛋白常见轻度升高，但随病情恢复而逐渐下降。急性无黄疸型及亚临床型病例肝功能改变以单项 ALT 轻到中度升高为特点。急性淤胆型病例血清 T.Bil 显著升高而 ALT 仅轻度升高，同时伴有血清 ALP 及 GGT 明显升高。

（二）特异性血清学检查

目前临床上主要用酶联免疫吸附法（enzyme-linked immunosorbent assay，ELISA）检查血清 IgM 型甲型肝炎病毒抗体（抗 -HAV IgM），以作为早期诊断甲型肝炎的特异性指标。血清抗 -HAV IgG 出现于病程恢复期，较为持久，甚至终生阳性，是获得免疫力的标志，一般用于流行病学调查。图 3-3 为 HAV 感染的典型血清学过程。新近报道应用线性多抗原肽包被进行 ELISA 检测抗 -HAV，敏感性大大提高。

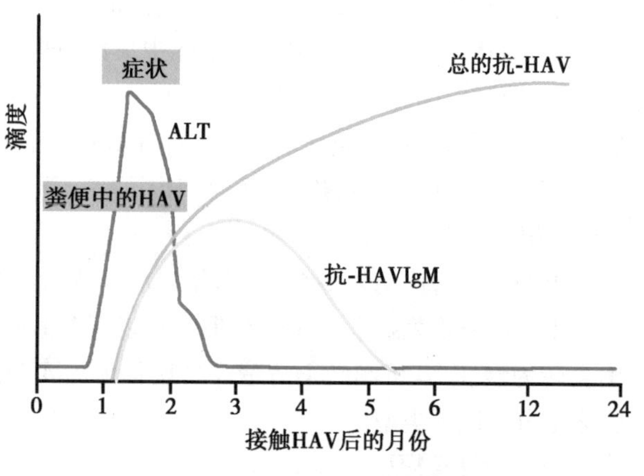

图 3-3 HAV 感染的典型血清学过程

（三）HAV 颗粒及 HAV 抗原的检测

由于发病后 HAV 从粪便的排泄迅速减少，且一般实验室难以开展这些项目，故 HAV 颗粒及 HAV 抗原的检测一般不用于甲型肝炎的临床诊断，仅用于科研。

【诊断与鉴别诊断】

主要依据流行病学资料、临床特点、常规实验室检查及特异性血清学诊断。流行病学资料应参考当地甲型肝炎流行状况，发病前有无甲型肝炎患者密切接触史，以及饮食卫生情况。对于急性黄疸型病例，黄疸期诊断不难。在黄疸前期获得诊断称为早期诊断，此期表现似“感冒”或“急性胃肠炎”，如尿色变为深黄色是疑似本病的重要线索。可将本病早期特征总结为：“热退黄疸现，症状有所减”。急性无黄疸型及亚临床型病例不易早期发现，诊断主要依赖肝脏生化检查及特异性血清学检查。凡慢性肝炎及肝硬化，一般不考虑 HAV 感染。但需注意 HAV 与 HBV 等重叠感染的可能。

本病与非病毒性肝炎鉴别要点参见乙型肝炎的鉴别诊断部分。与乙型、丙型、丁型及戊型病毒性肝炎急性期鉴别除参考流行病学特点及输血史等资料外，主要依据血清抗 -HAV IgM 的检测。

【治疗】

本病尚无有效抗病毒疗法。以对症支持疗法为主，参见急性乙型肝炎治疗的相关部分。

【预防】

（一）管理传染源

早期发现传染源并予以隔离。隔离期自发病日算起共 3 周。患者隔离后对其居住、活动频繁地区尽早进行终末消毒。托幼机构发现甲型肝炎后，除患病儿童隔离治疗外，应对接触者进

行医学观察45日。

(二) 切断传播途径

提高个人及集体卫生水平，实行分餐制，养成餐前便后洗手习惯，共用餐具应消毒，加强水源、饮食、粪便管理。

(三) 保护易感人群

对有甲型肝炎密切接触史的易感者，以人血丙种球蛋白进行预防注射可获短期保护效果，用量为0.02~0.05ml/kg，注射时间越早越好，不宜迟于接触后2周。因我国成人体内大多含有抗-HAV IgG，故从正常成人血提取的免疫球蛋白对预防HAV感染有一定效果。

1. 减毒活疫苗 长春生物制品研究所(LA-1减毒株)、浙江省医学科学院及中国医学科学院医学生物学研究所(均为H2减毒株)均有生产，已在我国大规模使用。

2. 灭活疫苗 其特点是：①接种后抗-HAV抗体阳转率为100%，且抗体水平较高；②根据数学模型推算，抗-HAV抗体至少可持续20年；③接种后不会在体内复制，故无"返祖"的可能性；④其保存时间较长，无需冷藏运输及保存；⑤价格相对较贵。

疫苗主要品种有：贺福立适(HAVRIX，单价疫苗，葛兰素史克公司)、双福立适(Twinrix，甲型和乙型肝炎联合疫苗，葛兰素史克公司)、维特抗(VAQTA，默沙东公司)、巴维信(AVAXIM，赛诺菲-巴斯德公司)、爱巴苏(Epaxal，微脂粒剂型，瑞士血清疫苗研究所)、孩儿来福(单价疫苗)、倍尔来福(甲型和乙型肝炎联合疫苗)及维赛瑞安(中国医学科学院医学生物学研究所)。上述疫苗的用法见表3-2。

表3-2 灭活甲肝疫苗的推荐用药量及时间表

年龄(岁)	疫苗	剂量	容积(ml)	给药次数	初次到第二次(月)
2~18	贺福立适	720ELU	0.5	2	0、6~12
	维康特	25IU	0.5	2	0、6~18
1~18	维赛瑞安	720ELU	0.5	2	0、6~12
≥19	贺福立适	1440ELU	1.0	2	0、6~12
	维康特	50IU	1.0	2	0、6~12
	维赛瑞安	1440ELU	1.0	2	0、6~12
1~15	巴维信	80抗原单位	0.5	2	0、6
	倍尔来福	250IU	0.5	3	0、1、6
	双福立适	360ELU	0.5	3	0、1、6
≥16	巴维信	160抗原单位	0.5	2	0、6~12
	孩儿来福	500IU	1.0	2	0、6
	倍尔来福	500IU	1.0	3	0、1、6
≥18	双福立适	720ELU	1.0	3	0、1、6
≥2	爱巴苏	24IU	0.5	2	0、6~12
2~15	孩儿来福	250IU	0.5	2	0、6

ELU：酶联免疫吸附试验(ELISA)单位；IU：国际单位

二、乙型病毒性肝炎

乙型病毒性肝炎(viral hepatitis B，简称乙型肝炎)旧称血清性肝炎。全球约20亿人感染过HBV，慢性HBV感染者达3亿~3.5亿人，其中20%~40%最终死于肝衰竭、肝硬化或肝癌，年病死人数约100万人；男女性患者的病死率分别约50%及15%。我国是乙型肝炎高发区，约6亿

人感染过 HBV，慢性 HBV 感染者达总人口的 8%~10%。近年来在防治研究方面做了大量工作，但要控制本病，仍需继续付出巨大努力。

【病原学】

1965 年 Blumberg 等首次报道发现澳大利亚抗原（即 HBsAg），开启了乙型肝炎防治研究的划时代发展。1967 年 Krugman 等发现澳大利亚抗原与肝炎有关，故称其为肝炎相关抗原(hepatitis associated antigen，HAA)，1972 年世界卫生组织（WHO）将其命名为乙型肝炎表面抗原（hepatitis B surface antigen，HBsAg）。1970 年 Dane 等在电镜下发现 HBV 完整颗粒，称为 Dane 颗粒。1979 年 Galibert 测定了 HBV 全基因组序列。HBV 为嗜肝 DNA 病毒科（*Hepadnavirus*）正嗜肝 DNA 病毒属（*Orthohepadnavirus*）的一员，该属其他成员包括土拨鼠肝炎病毒（woodchuck hepatitis virus，WHV）及地松鼠肝炎病毒（ground squirrel hepatitis virus，GSHV）等。

（一）HBV 颗粒形式

在电镜下观察，HBV 感染者血清中存在三种形式的病毒相关颗粒：①小球形颗粒，直径约 22nm；②柱状颗粒（管状颗粒）：直径约 22nm，长度约 100~1000nm。这两种颗粒均主要由 HBsAg 组成，不含核酸；③大球形颗粒：亦称 Dane 颗粒，为 HBV 完整的病毒体，直径 42nm，脂蛋白包膜厚 7nm，核心直径 28nm，内含核心蛋白（即乙型肝炎核心抗原，HBcAg）、部分环状双链 HBV DNA 和 HBV DNA 多聚酶。血清中一般情况下小球形颗粒最多，Dane 颗粒最少（图 3-4、3-5）。

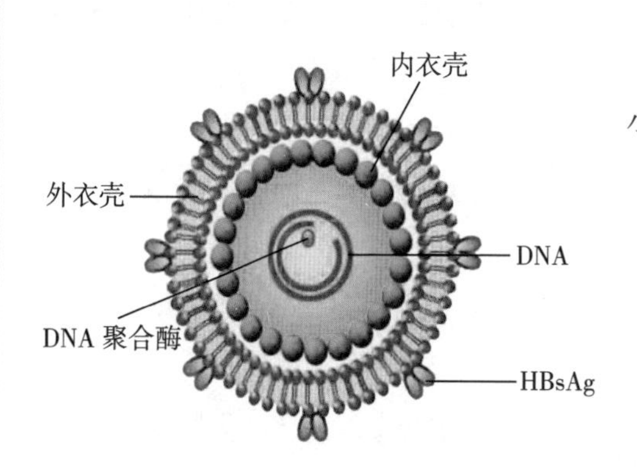

图 3-4 HBV 结构示意图

小球形颗粒
柱状颗粒
Dane 颗粒

图 3-5 血液中 HBV 相关颗粒的三种形态

（二）HBV 基因组结构及功能

HBV 基因组为环状双链 HBV DNA，全长为 3182bp（约 3.2kb），其负链（长链）有 4 个主要开放性读框架（ORF）：S 基因区、C 基因区、P 基因区及 X 基因区，其中 S 区完全嵌合于 P 区内，C 区、P 区及 X 区部分相互重叠。ORF 重叠的结果是使 HBV 基因组利用率高达 150%。各 ORF 及其功能见图 3-6，现分述如下：

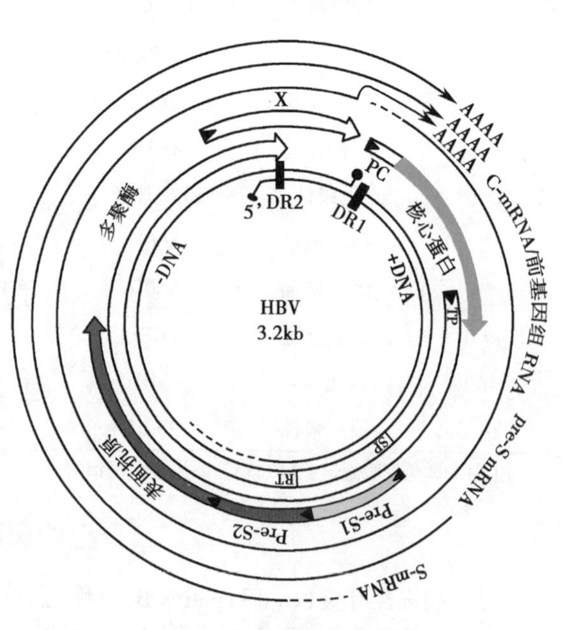

图 3-6 HBV 基因组结构图
PC：前 C 蛋白（Pre-C 蛋白）

1. S 基因区 全长 1167bp。由 S 基因、前 S1（preS1）基因及前 S2（preS2）基因组成。S 基因（678bp）编码含 226 个氨基酸的多肽，称为 S 蛋白、主蛋白或小表面抗原（SHBsAg）；前 S2 基因（165bp）编码含 55 个氨基酸的多肽，称为前 S2 蛋白；前 S1 基因（324bp）编码含 108 个氨基酸的多肽，称为

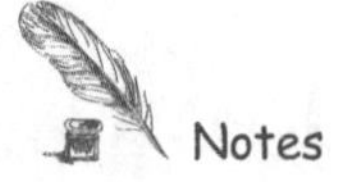
Notes

前S1蛋白。前S2基因和S基因连续编码的多肽(含前S2蛋白和S蛋白)称为中蛋白或中表面抗原(MHBsAg);前S1基因、前S2基因和S基因连续编码的多肽(含前S1蛋白、前S2蛋白和S蛋白)称为大蛋白或大表面抗原(LHBsAg)。鉴于主蛋白、中蛋白及大蛋白的称呼既不能反映其含义,又易相互混淆,现多以SHBsAg、MHBsAg及LHBsAg分别取而代之。S基因区上述各段编码产物均属于HBV包膜蛋白(HBsAg)范畴。

HBV复制时HBsAg可出现于受感染肝细胞质、肝细胞膜及血液循环中。急、慢性HBV感染患者血清HBsAg动态变化见图3-7、3-8。HBsAg如半年内不消失,则称慢性HBsAg携带者。HBsAg亦存在于许多体液及分泌物中,如唾液、乳汁及精液等。由于HBsAg与Dane颗粒同时存在,可被认为具有传染性。然而,应注意HBV DNA可自X基因区终点起逆向发生整合,整合入肝细胞染色体中的HBV DNA片断主要是X基因和S基因。肝细胞DNA复制时,其内的X基因表达较弱,S基因表达较强,故不断产生HBsAg。在这种特定情况下,即使HBV复制停止或从体内完全清除,血清HBsAg仍可长期阳性。

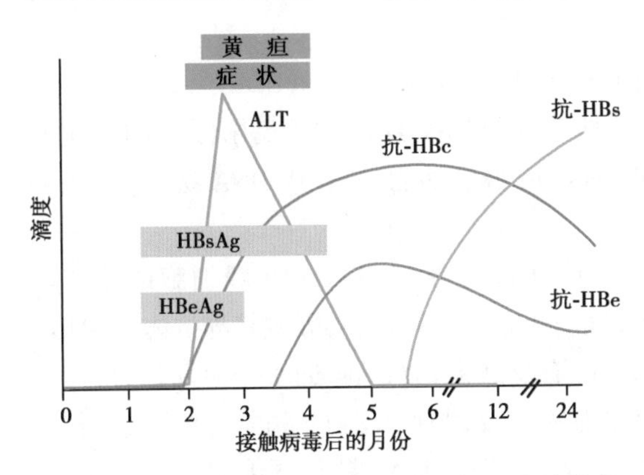

图3-7 急性乙型肝炎血清各种特异抗原和抗体的动态变化

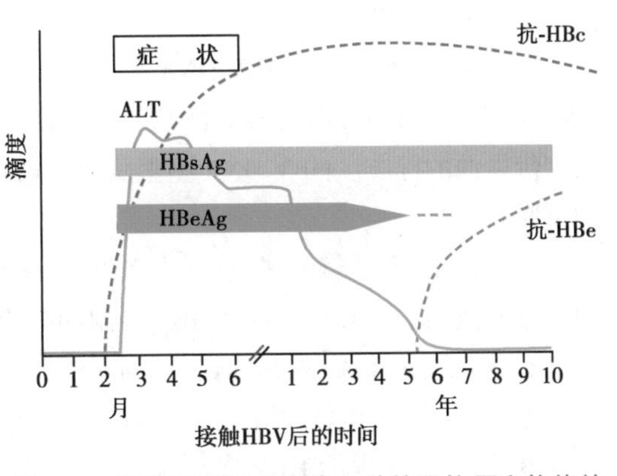

图3-8 慢性乙型肝炎血清各种特异抗原和抗体的动态变化

HBV包膜蛋白中的前S1蛋白和前S2蛋白与HBV侵犯肝细胞有关。血清前S1蛋白及前S2蛋白出现较早,是传染性标志。MHBsAg含前S2蛋白,LHBsAg含前S1蛋白及前S2蛋白,其血清阳性亦提示有传染性。

HBsAg共分10个血清亚型:ayw1、ayw2、ayw3、ayw4、ayr、adw2、adw4、adr、adyw及adyr。共同表位a的抗体对不同亚型感染均具有保护作用,但交叉免疫不完全。我国长江以北地区以adr占优势,长江以南地区adr和adw混存,新疆、西藏、内蒙古当地民族几乎均为ayw2、ayw3和ayw4。

HBV基因型的命名系基于整个基因组序列的差异,因而比血清学亚型命名法更加可靠。根据HBV全基因序列差异≥8%或S区基因序列差异≥4%,目前将HBV主要分为A~I等9个基因型,个别文献报道还存在所谓J型HBV。各基因型又可分为若干基因亚型。A型主要见于北欧及非洲,B型及C型见于东亚,D型见于中东、北非及南欧,E型见于非洲,F型仅见于南美,G和H型分布尚不明确,I型主要见于我国广西及东南亚的缅甸等地区,J型仅在日本有个别报道。据初步调查,我国HBV感染者以C型及B型为主。其中北方以C型为主,南方以B型为主,部分地区两者大致相当。慢性乙型肝炎患者对IFN-α治疗的应答率,基因型A高于基因型B、C、D,基因型B高于基因型C、D。此外,据报道肝硬化以C/B混合型较为常见,与无症状携带者的基因型相比有差异,提示不同型的混合感染与炎症及重症化相关。目前认为,HBV基因型一般不影响核苷(酸)类似物(nucleoside/nucleotide analogues,NUCs)的疗效。

急性HBV感染者血清HBsAg转阴与特异性抗-HBs转阳之间相隔数周,此间血清中既测不出HBsAg,亦测不出抗-HBs,称为"窗口期"或"空白期"。此期HBsAg及抗-HBs实际以免疫复合物形式存在于血液循环内。抗-HBs为保护性抗体,通常是HBV感染终止及获得免疫力的标

志。血清前S1蛋白及前S2蛋白的特异抗体(抗-前S1和抗-前S2)出现时间早于抗-HBs,亦为HBV复制减弱或将被清除的标志。

2. C基因区 由前C基因和C基因组成。前C基因编码的多肽称为功能性信号肽(functional signal peptide)。C基因(549bp)编码核心蛋白(即HBcAg)。前C基因起始密码子启动前C基因和C基因连续编码乙型肝炎e抗原(HBeAg)前体蛋白,在内质网中将其氨基端及羧基端部分水解,即形成HBeAg。

HBV复制时HBeAg在肝细胞的分布有胞质型及胞膜型。未行抗HBV治疗时,HBeAg阳性表示HBV复制活跃,是传染性强的标志。当经过抗病毒治疗或机体产生对HBV的免疫清除作用时,HBV DNA水平逐渐降低直至检测不出,HBeAg滴度逐渐降低至消失,抗-HBe出现,从而发生HBeAg/抗-HBe血清学转换,表示HBV复制减弱,传染性降低。但也有部分患者在HBeAg转阴后,HBV DNA复制仍很活跃,具有传染性,肝脏炎症活动度仍很高,这类患者称为HBeAg阴性CHB,其HBeAg阴性并非由于机体的免疫清除,而是由于前C区或基本核心启动子(BCP)基因突变等因素所致。

3. P基因区 编码HBV DNA多聚酶,具有DNA依赖的DNA多聚酶(DDDP)、RNA依赖的DNA多聚酶(RDDP,即反转录酶)及RNA酶H活性。血清HBV DNA多聚酶阳性是HBV复制及有传染性的标志。HBV DNA多聚酶缺乏校对(proofreading)功能,是HBV DNA易于发生变异的重要原因之一。

4. X基因区 编码乙型肝炎X抗原(HBxAg)。HBV复制时HBxAg在肝细胞的分布与HBcAg相似。血清HBxAg亦是HBV复制和有传染性的标志。血清HBxAg及其特异抗体(抗-HBx)的动态变化与HBeAg及抗-HBe大体一致。HBxAg有反式激活(trans-activation)功能,可激活肝细胞基因组内的原癌基因(oncogene),促使肝细胞癌变,故与原发性肝癌的发生有关。血清抗-HBx阳性一般提示HBV复制减弱。约2%的隐匿性肝炎系因X基因变异所致。

(三) HBV DNA复制过程和存在形式

HBV基因组虽为环状双链DNA,但其复制过程很特殊。正链(短链)在DDDP的作用下,先延伸补齐缺口,形成共价闭合环状DNA(covalently closed circular DNA,cccDNA)。再以cccDNA为模板,在宿主肝细胞转录酶即DNA依赖的RNA多聚酶(DDRP)的作用下,转录成复制中间体(又称前基因组RNA,是HBV mRNA);再以前基因组RNA为模板,在RDDP作用下反转录合成子代负链DNA。前基因组RNA模板即被病毒RNA酶H降解。然后在病毒DDDP作用下以子代负链DNA为模板合成子代正链DNA。该双链DNA部分环化,即完成HBV基因组复制。HBV复制时,HBV DNA可出现于肝细胞和血清中。存在于肝细胞及血清中的游离型HBV DNA是HBV复制和传染性强的标志。HBV在肝细胞中的复制周期见图3-9。

在持续感染时,并非所有的病毒核心颗粒均能被包装及释放。部分核心颗粒亦可通过细胞内转换途径(intracellular conversion pathway,ICP)进入细胞核,补充cccDNA储存池。故而,新复制的基因组DNA就扩增了cccDNA池,亦即在细胞内建立了一个转录模板(cccDNA)池。因此,核心颗粒在把成熟病毒基因组转送到感染的细胞核的过程中扮演了重要角色,使持续感染肝细胞胞核内的HBV DNA不断得到补充及扩增,维持了病毒持续感染所需要的病毒微染色体池(viral minichromosome)。这条途径的调节十分复杂,迄今知之甚少。但可以肯定的是,持续稳定的cccDNA是长期维持HBV慢性感染的关键因素,亦是难以通过抗病毒治疗清除病毒的主要原因。据研究,在外周血HBV DNA清除及HBeAg甚至HBsAg清除后,cccDNA仍可持续存在于肝细胞内达14.5年之久。

(四) HBV多嗜性及在肝外器官细胞内的复制

过去认为HBV为专一的嗜肝病毒。近年由于核酸分子杂交技术的发展,在肝外器官细胞内不断检出HBV DNA。这些肝外器官或细胞包括外周血单个核细胞(特别是B淋巴细胞和单核-

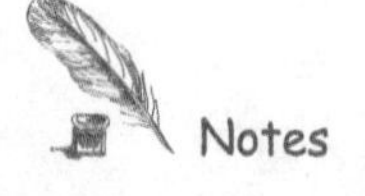

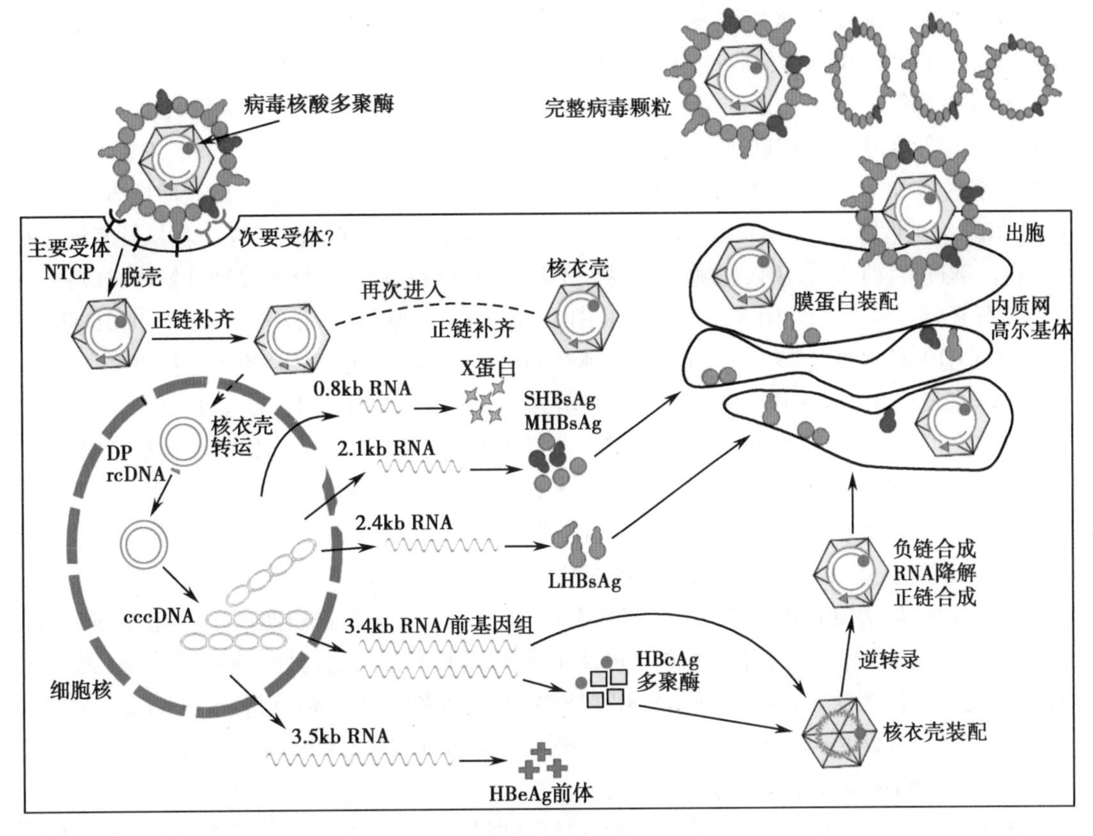

图 3-9 HBV 在肝细胞中的复制周期

1. 主要受体:sodium taurocholate cotransporting polypeptide(NTCP),钠离子 - 牛磺胆酸钠共转运多肽
2. 病毒 rcDNA 正链补齐过程在核衣壳中由病毒核酸多聚酶完成,随后触发核衣壳结构改变并转运至细胞核中
cccDNA:共价闭合环状 DNA;SHBsAg:小 HBV 表面抗原;MHBsAg:中表面抗原;LHBsAg:大表面抗原

吞噬细胞)、脾、肾、胰、骨髓、脑、淋巴结、睾丸、卵巢、肾上腺及皮肤等。一般认为外周血单个核细胞内潜伏的 HBV 是原位肝移植后 HBV 再感染的主要来源。

(五) 准种

准种(quasispecies)指存在于同一宿主、相互关联而各不相同的病毒株。HBV 基因的突变可产生遗传学上高度相关、基因序列有微小差别(<2%~5%)的 HBV 毒株群,即准种。乙型肝炎患者体内病毒群由异质性(heterogeneity)的 HBV 毒株组成,且病毒群的构成处于不断变化之中。准种检测的经典方法有直接测序、单链构象多态性分析(single strand conformation polymorphism, SSCP)、异源性双链泳动分析(heterouduplex mobility assay, HDA 或 HMA)、SSCP/HDA、构象敏感凝胶电泳(CSGE)、基于毛细管电泳的 HMA 等,点突变则多采用线性探针反向杂交法(INNO-LiPA)及限制性断片长度多态(restriction fragment length polymorphism, RFLP)等。

(六) HBV 基因组的变异

新近研究证实,HBV 在肝细胞内的更新很快,其半衰期为 4 小时;加上 DNA 多聚酶缺乏校对功能,极易发生病毒变异;另一方面,宿主因素及外源性选择性压力均可导致 HBV 变异,从而决定了 HBV 优势株的构成。外源性压力包括应用 NUCs、IFN-α、乙型肝炎免疫球蛋白(hepatitis B immunoglobulin, HBIG)及疫苗等。常见变异包括:

1. 基本核心启动子(BCP)、前 C 区及核心区基因的变异 前 C 区及 BCP 的变异可产生 HBeAg 阴性变异株。前 C 区最常见变异为 G1896A 点突变,形成终止密码子(TAG),不能表达 HBeAg。BCP 区最常见变异是 A1762T/G1764A 联合点突变,可选择性抑制前 C mRNA 转录,可导致 HBeAg 产量减少 70%。C 基因较常见的变异包括 L60V、S87G、I97L 等变异。其中,

I97L 变异相对多见，且与病变进展有关。此外，C 基因中段还可以发生缺失变异，虽然仍能产生 HBcAg，但可降低 HBV 的复制。前 C/C 区变异是形成 HBeAg 阴性 CHB 的主要原因。

2. S 基因区的变异 在疫苗诱导的抗体压力下，可出现 HBsAg 第 126、129、145 等部位的氨基酸发生变异，引起免疫逃逸。中国台湾省研究发现，在 HBV DNA 阳性儿童中，HBsAg "a" 表位变异率达到 28.1%。这种 HBV 免疫逃避变异株可逃避乙型肝炎疫苗诱生的表面抗体的结合，发生 HBV 突破性感染（breakthrough infection），提示新的乙型肝炎疫苗应包括野毒株及变异株的 S 蛋白。不过，目前认为，HBV 逃逸变异株尚不足以对现行乙型肝炎疫苗接种计划构成威胁。S 基因变异还是导致隐匿性 HBV 感染(occult HBV infection)的原因之一，表现为血清 HBsAg 阴性，但仍可有 HBV 低水平复制(血清 HBV DNA 常 <200IU/ml)。然而，此型发病率各家报道多寡不一。

近年来发现，HBIG 可诱生 HBV S 基因变异株，S 基因第 20、44、114、130、145、184 和 188 位氨基酸等多处可发生变异。S 基因变异除了影响主动免疫效果外，也会影响 HBIG 的被动免疫效果。

3. HBV 反转录酶（RT）区变异 最具临床意义的变异是在 NUCs 长期治疗过程中出现的耐药相关性变异，这种变异原已有之是在 NUCs 作用下被选择出来的，并可逐渐成为优势株，导致耐药性产生。如拉米夫定（lamivudine，LAM）耐药相关性变异为 rtM204I/V/S 变异，可伴或不伴有 rtL180M 变异或 rtV173L 等增强 HBV 复制功能的补偿变异。与 LAM 同属左旋核苷的替比夫定（telbivudine，LdT）耐药相关变异与 LAM 相似，主要为 rtM204I，故二者具有交叉耐药性。阿德福韦酯（adefovir，ADV）耐药相关性变异为 rtN236T 或 rtA181T/V/S 变异，或两者联合变异。恩替卡韦（entecavir，ETV）耐药变异是在 rtM204I/V+rtL180M 变异基础上出现 rtA184、rtS202 或 rtM250 变异中的一种。

（七）易感动物及外界抵抗力

HBV 对黑猩猩易感，恒河猴及树鼩亦可受染，但难以传代，病毒体外培养尚未成功。HBV 在外界抵抗力很强，能耐 60℃ 4 小时高温及一般浓度的消毒剂。煮沸 10 分钟、高压蒸汽消毒及 2% 过氧乙酸浸泡 2 分钟均可灭活。

【流行病学】

（一）传染源

主要是有 HBV DNA 复制的急、慢性患者及无症状慢性 HBV 携带者。

（二）传播途径

主要通过血液、日常密切接触及性接触而传播。血液传播途径除输血及血制品外，诸如注射、刺伤、共用牙刷剃刀及外科器械等方式，经微量血液亦可传播。所谓"密切生活接触"与性传播一样，可能是因微小创伤所致的一种特殊经血传播形式，而非消化道或呼吸道传播。另一种重要传播方式是母 - 婴传播（垂直传播）。生于 HBsAg/HBeAg 阳性母亲的婴儿，HBV 感染率高达 95%，大部分在分娩过程中感染，约 5%~15% 可能系宫内感染。对于昆虫传播曾怀疑通过蚊虫传染的可能，但近年通过 HIV 传播的研究发现，蚊子叮咬时吸血与注入实系互不相通的两个部分，故已否定了此种传播途径。因此，医源性或非医源性经血传播，仍为本病的主要传播途径。

（三）易感人群

人群普遍易感，但不同年龄获得感染者，其获得持久免疫力的几率不同。宫内感染、围生期感染及婴幼儿时期获得感染者，多难以获得保护性免疫，从而成为慢性 HBV 感染者；青少年时期获得感染者，其获得保护性免疫的几率相对增加；而成人时期获得感染者，约 90%~95% 可获得持久保护性免疫。感染后的保护性免疫（抗 -HBs）主要是针对同一 HBsAg 亚型，而对其他亚型的免疫力不完全，因此有少数患者可再感染其他亚型，此时血清抗 -HBs（某一亚型感染后）及 HBsAg（另一亚型再感染）可同时阳性。疫苗接种后出现抗 -HBs 者有免疫力。

（四）流行特征

本病广泛分布于世界各地，一般呈散发，无明显季节性。发展中国家发病率较高。我国是乙型肝炎高发区之一。根据 2006 年全国血清流行病学调查显示，我国 HBsAg 阳性率为 7.18%。

地区分布为农村高于城市，南方高于北方。性别为男性多于女性。

（五）自然史

迄今对非活动或低(非)复制期慢性HBV感染者自然史的研究尚不充分，但有资料表明，这些患者可有肝炎反复发作。对一项684例CHB的前瞻性研究表明，CHB患者发展为肝硬化的估计年发生率为2.1%。另一项对HBeAg阴性CHB进行平均9年(1~18.4年)随访，进展为肝硬化及肝细胞癌(hepatocellular carcinoma，HCC)的发生率分别为23%和4.4%。发生肝硬化的高危因素包括病毒载量高、HBeAg持续阳性、ALT水平高或反复波动、嗜酒，以及合并HCV、HDV或HIV感染等。HBeAg阳性患者的肝硬化发生率高于HBeAg阴性者，但亦有不同报道。与HBV感染相关的临床术语及其定义见表3-3。HBV复制状态与CHB感染转归及感染自然史分别见图3-10和图3-11。

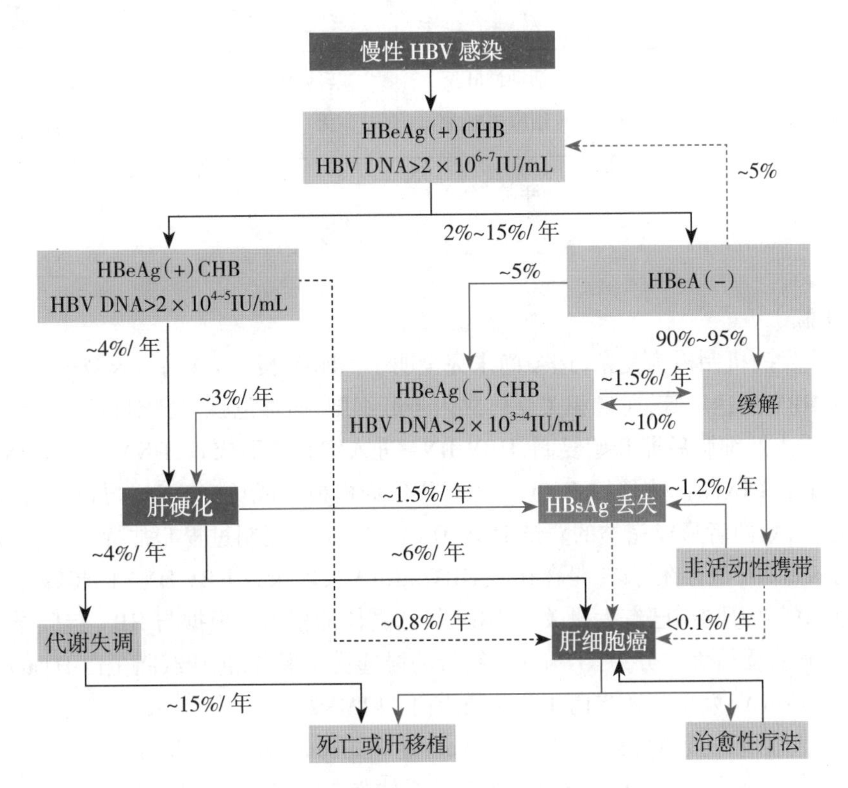

图3-10 HBV复制状态与CHB感染转归示意图

表3-3 与HBV感染相关的临床术语及其定义

- 慢性乙型肝炎(CHB)：HBV持续感染所致的肝脏慢性坏死性炎性疾病可分为HBeAg(+)和HBeAg(-)
- 非活动性HBV/HBsAg携带状态*(inactive HBV/HBsAg carrier state)：外周血HBsAg持续阳性和(或)HBV在肝脏持续感染，但肝脏没有显著的进展性坏死性炎性病变
- 乙型肝炎康复(resolved hepatitis B)：既往有HBV感染，但现已无活动性病毒感染，或没有疾病的病毒学、生化学及组织学证据
- 乙型肝炎急性恶化(exacerbation)或发作(flares)：血清ALT间歇性升高超过正常上限的10倍以上或基线值的2倍以上
- 乙型肝炎再激活(reactivation)：已知为非活动性HBV/HBsAg携带状态或乙型肝炎康复者，其肝脏再次出现活动性坏死性炎症
- HBeAg清除(clearance)：原为HBeAg(+)的患者HBeAg消失
- HBeAg血清学转换(seroconversion)：原为HBeAg(+)/抗-HBe(-)的患者，现为HBeAg(-)/抗-HBe(+)
- HBeAg回复(reversion)：原先HBeAg(-)/抗-HBe(+)的患者，又转为HBeAg(+)

*两种携带者本有明显差异，但将其放在一起的理由是：①临床实际中难以将二者区别开来；②过多使用“HBV携带状态”命名易发生社会歧视或心理恐慌；③过多使用“HBsAg携带状态”命名则易忽视对HBV再激活的潜在危险。因此，应当在临床实际中区别对待。

Notes

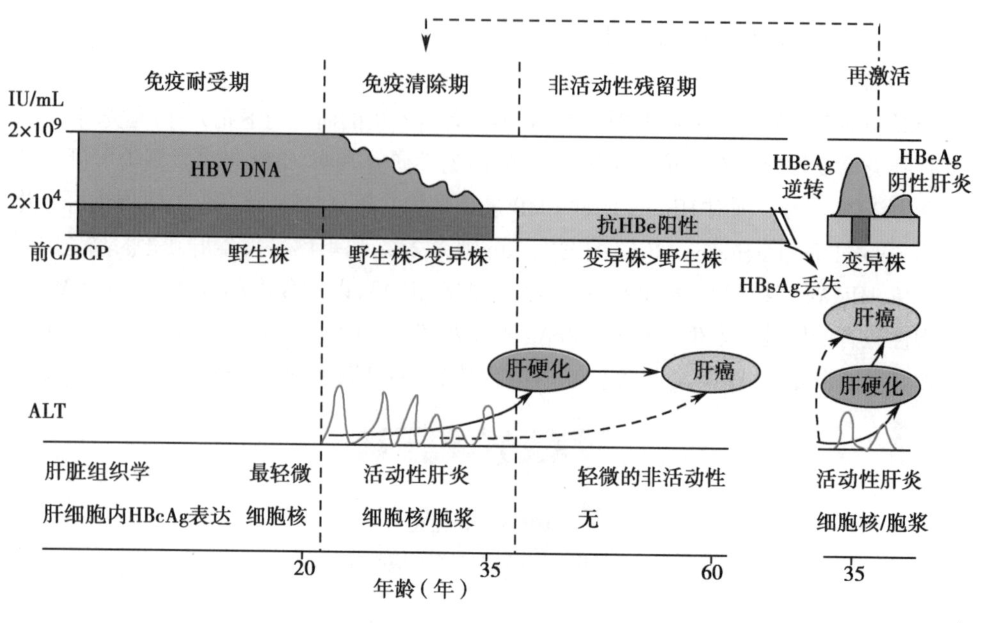

图 3-11 CHB 感染的自然史

【发病机制】

乙型肝炎发病机制极为复杂，迄今尚未完全明了。HBV 侵入人体后，未被单核 - 巨噬细胞系统清除的 HBV 到达肝脏，通过相关受体黏附于肝细胞，病毒包膜与肝细胞膜融合，导致病毒侵入。HBV 进入肝细胞后即开始复制，HBV DNA 进入细胞核形成 cccDNA，以 cccDNA 为模板合成前基因组 mRNA，前基因组 mRNA 进入胞质作为模板合成负链 DNA，再以负链 DNA 为模板合成正链 DNA，两者形成完整的双链 HBV DNA。HBV 的复制过程非常特殊，其一是细胞核内有稳定的 cccDNA 池存在，其二是存在从 HBV mRNA 反转录为 HBV DNA 的步骤。

经过近 30 年的研究，已有大量关于 HBV 候选受体的报道。根据与 HBV 包膜结合位置的不同，将这些候选受体大致分为：①与 S 区结合的候选受体蛋白，包括载脂蛋白 H（apo H）、人膜联蛋白 V（annexin V）及硫氧还蛋白相关跨膜蛋白 2（TMX2）等；②与前 S2 区结合的候选受体蛋白，包括多聚人血清白蛋白（polymerized human serum albumin，pHSA）及可溶性糖蛋白 HBV-BF（HBV binding factor）等；③与前 S1 区结合的候选受体蛋白，包括 IgA 受体及 IL-6 等；④亦有报道提示人源性唾液酸糖蛋白受体、转铁蛋白受体及 Toll 样受体（Toll-like receptor）等分子与 HBV 入侵靶细胞相关。新近，国内研究发现，肝脏胆汁酸转运体——牛磺胆酸钠共转运多肽（NTCP）与 HBV 包膜蛋白的关键受体结合域发生特异性相互作用，随后进行的一系列实验也证明肝脏胆汁酸转运蛋白是 HBV 感染所需的细胞受体，还鉴定出 NTCP 上关键的病毒结合区域。这一研究成果可能成为研究 HBV 治疗工具及机制的切入点，但仍存在诸多质疑有待进一步研究。同时，除受体外，HBV 入侵靶细胞可能还需要黏附分子等多个其他因素参与，这些因素的具体性质有待进一步研究。

乙型肝炎发病机制既包括特异性细胞毒性 T 淋巴细胞（CTL）介导的肝细胞死亡及病毒清除机制，同时也存在非细胞溶解清除病毒的机制。肝细胞病变主要取决于机体的免疫应答，而机体对病毒感染的免疫应答有赖于免疫活性细胞的相互作用，包括非特异性免疫细胞、树突细胞及 T 淋巴细胞。HBsAg 和多聚酶抗原比 HBcAg/HBeAg 拥有更多的 CTL 表位。在急性和慢性 HBV 感染时，针对这些 HBV 抗原的 T 细胞应答表现不同。在感染早期，强烈的特异性 CTL 应答与病毒清除有关；而较弱的特异性 CTL 应答往往伴有 HBV 持续感染。多项研究证实，CTL 及抗 -HBe 和抗 -HBc 可抑制 CTL 活性，但其机制仍不清楚。此外，研究还发现，干扰抗包膜抗体的产生可导致 HBV 持续感染，丙种球蛋白缺乏症患者接触 HBV 后亦会发展成 HBV 慢性感染。

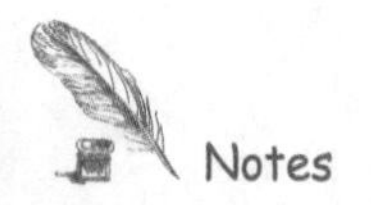

MyD88 是病毒通过 TLR 激活天然免疫反应的信号转导分子，病毒通过抑制 MyD88 的表达，可导致 HBV 持续感染。

当机体处于免疫耐受状态，如围生期获得 HBV 感染，由于小儿免疫系统尚未发育成熟，不产生免疫应答，因而多为无症状携带者。当机体免疫功能正常时，多表现为急性肝炎经过，成人感染 HBV 者多属于这种情况，大部分患者可彻底清除 HBV 而痊愈。当机体免疫反应不足，或反应不当(包括不完全免疫耐受、自身免疫反应、HBV 基因突变逃避免疫清除等情况)，可导致慢性肝炎。当机体处于超敏反应，大量抗原 - 抗体复合物产生并激活补体系统，以及在内毒素、肿瘤坏死因子(tumor necrosis factor，TNF)、IL-1、IL-6、趋化因子和细胞间黏附分子(ICAM-1)等的参与下，导致大片肝细胞坏死，发生重型肝炎。

研究发现，如不采取积极预防措施，几乎每位 HBeAg 阳性母亲所生孩子均可感染 HBV，且 90% 发展为慢性携带者。目前已证明 HBeAg 能通过胎盘，且能减弱 CTL 应答。对于垂直感染者，在生命的某些阶段，特别是青壮年时，对病毒的耐受可能被打破，其主要原因可能有：①反转录酶缺陷导致病毒表位发生随机突变，突变后的序列与宿主已耐受的原序列有很大差别；② HBV 和急性溶菌病毒共同感染，这样可能激活 HBV 抗原周围的危险信号使 T 细胞反应激活；③宿主遗传学，包括不同基因型及准种变异通过激活宿主免疫应答致使病毒耐受被打破，目前主要针对涉及乙型肝炎免疫反应通路的几个基因，如 TNF(TNF-α 及 TNF-β)、IL-10、干扰素诱生蛋白 10 (IP-10、CXCL-l0)、维生素 D 受体(VDR)、人白细胞抗原(HLA)及 ICAM-1 等基因。

在临床上，慢性 HBV 感染者常出现获得性免疫进行性下降，表明失败的免疫应答与持续暴露于大量的可溶性 HBeAg 和颗粒型 HBsAg 有关。对于 HBeAg 阴性 HBV 变异株，有研究发现，HBV 前 C 区变异的患者进行肝移植后，如长期接受免疫抑制治疗，因缺乏免疫选择压力，患者可出现野生型 HBV 再次感染。此外，HBeAg 阴性母亲所生孩子感染 HBV 后均显示 HBeAg 阳性，亦证明野生型 HBV 具有传播优势。研究还发现，慢性感染者 HBV DNA 可共价整合至肝细胞基因组内。与短期 HBV 慢性感染且无病毒整合的患者相比，有多年 HBV 慢性感染且发生病毒整合的患者更不易清除 HBsAg。

HBV 感染发病机制简图及 HBV 感染的免疫应答过程见图 3-12 及图 3-13。

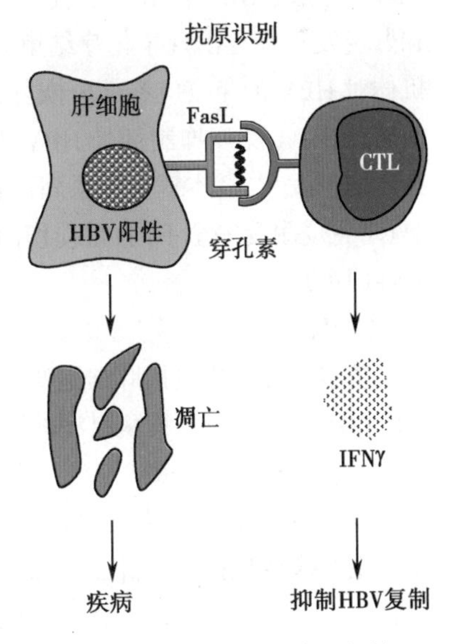

图 3-12 HBV 感染发病机制简图

CTL：细胞毒性 T 淋巴细胞；FasL：Fas 配体；IFN-γ：γ- 干扰素

HBV 感染后的免疫学应答是控制 HBV 感染的主要因素，不同的免疫学应答导致预后不同，而免疫学应答的不同与免疫遗传学差异密切相关。部分人群接种乙型肝炎疫苗后无应答，而部分成人感染 HBV 后发展为慢性肝炎，均可能与 HBV 特异性免疫识别与免疫应答相关的基因缺陷有关。有关 HBV 感染的免疫遗传学研究方兴未艾，研究热点主要是 HBV 易感或拮抗基因，已发现 HLA-DP 位点，即 HLA-DPA1 与 HLA-DPB1 的 11 个单核苷酸多态性(single nucleotide polymorphism，SNP)的基因变异与 HBV 持续感染明显相关。近年还发现，涉及乙型肝炎免疫反应通路的基因，如 TNF-α、TNF-β、IL-10、IP10、CXCL10 及 VDR，其基因多态性与乙型肝炎严重程度相关。今后，如能进一步借助 HIV 和 HCV 相关研究，将有助于阐明乙型肝炎的发病机制，进而为其治疗提供新的策略。

因各种原因进行免疫抑制和(或)抗排斥治疗时，免疫抑制剂的应用可增加病毒复制，从而导致 HBV 复制再活化。其可能机制有：①肾上腺皮质激素能直接作用于 HBV 基因组中的皮质

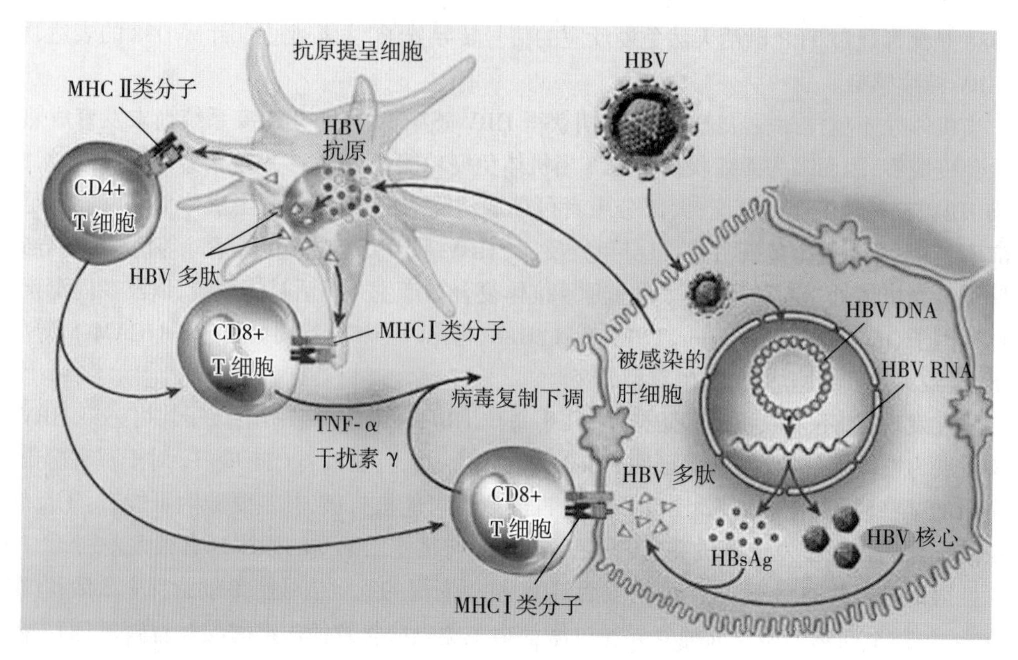

图 3-13 HBV 感染的免疫应答过程

激素效应元件，促进 HBV 转录，导致病毒复制增强；②一些临床应用的抗淋巴细胞单克隆抗体，不论单用或联合细胞毒药物均可引起 HBV 再活化，提高血清 HBV DNA 和 HBsAg 的表达量；③体外实验显示单独使用泼尼松和硫唑嘌呤可分别使细胞内病毒 DNA 和 RNA 水平上升 2 倍和 4 倍，其联合使用则有协同作用；④术后免疫抑制剂的应用，抑制了受体病毒特异性细胞免疫反应，导致机体内野生株病毒大量复制；⑤有报道认为，肾上腺皮质激素可刺激肝外组织释放 HBV，释出的 HBV 在低水平被重新激活而再次表达。对于各种恶性肿瘤患者，其 HBV 再活化和肝炎发作往往出现于化疗结束后，这可能系因化疗抑制免疫系统使病毒复制，而化疗停止后机体对 HBV 的免疫应答部分恢复，从而导致严重的肝损害。据此提出 HBV 再激活相关肝衰竭的新认识：①免疫抑制剂是 HBV 再激活的强诱导因素；②任一 HBV 标志物（HBVM）阳性的感染者均可发生；③本病发生系病毒直接致病机制，大量病毒复制导致肝细胞营养耗竭；④免疫麻痹（与免疫耐受完全不同）是损伤前提；⑤强调预防为主，应放宽 NUCs 适应证（HBV 感染标志物阳性即可）。

【病理改变】

基本病理变化包括肝细胞变性、坏死及凋亡，炎细胞浸润，肝细胞再生，Kupffer 细胞、小胆管及纤维组织增生。坏死区浸润的淋巴细胞以 $CD8^+$ 细胞居多。

（一）急性轻型肝炎

急性黄疸型和急性无黄疸型肝炎的肝脏病变只是程度的差别，唯前者可出现肝内淤胆现象。主要病变包括：①急性肝细胞病变：包括肝细胞质疏松及气球样变，肝细胞嗜酸性变及凋亡小体（apoptotic body），点状溶解性肝细胞坏死及灶性坏死。由于肝细胞肿胀，使肝索显著拥挤迂曲；②肝小叶急性炎症反应：肝窦、Diss 间隙及肝索间炎细胞浸润呈弥漫性分布，肝实质坏死灶炎细胞浸润呈集中分布，浸润细胞主要是淋巴细胞，其次是单核细胞及浆细胞；③可见双核细胞等肝细胞再生现象及 Kupffer 细胞增多；④上述病变呈弥漫性，涉及整个肝小叶，但肝小叶结构完整；⑤门管区炎症反应较轻。

（二）淤胆型肝炎

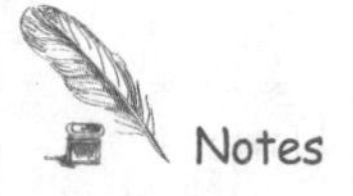
Notes

本型特点是：①肝细胞变性坏死较轻；②肝细胞质及毛细胆管内明显淤胆；③肝细胞排列呈腺状结构；④门管区小胆管增生明显；⑤急性型早期炎细胞浸润可见较多的嗜中性粒细胞；慢性

型仍以淋巴细胞浸润为主，且伴慢性肝炎的组织学特点。

（三）慢性肝炎

1. 基本病变　小叶内除有不同程度肝细胞变性及坏死，门管区及门管区周围炎症常较明显，常伴有不同程度的纤维化，主要病变为炎症坏死及纤维化。

(1) 炎症坏死　常见有点状坏死、灶状坏死、融合坏死、碎屑样坏死及桥接样坏死，后两者与预后关系密切，是判断炎症活动度的重要形态学指标。

1）碎屑样坏死（piecemeal necrosis，PN）：又称界面性肝炎（interface hepatitis），系肝实质及门管区或间隔交界带的炎症坏死，特点为单个核细胞浸润，交界带肝细胞坏死，肝星状细胞增生，可致局部胶原沉积及纤维化。曾按碎屑样坏死的有无分成慢性活动性肝炎（CAH）及慢性迁延性肝炎（CPH），以后发现碎屑样坏死广泛存在，并非 CAH 特有，故依病变程度分为轻、中及重度，作为判定小叶炎症活动度的重要指标之一：①轻度：发生于部分门管区，界板破坏范围小，界面肝炎局限；②中度：大部分门管区受累，界板破坏可达 50%，界面肝炎明显；③重度：炎症致门管区扩大，PN 广泛。炎症坏死深达小叶中带，致小叶边界严重参差不齐，可致门管区周围广泛胶原沉积。

2）桥接样坏死(bridging necrosis，BN)：为较广泛的融合坏死，根据坏死连接部位不同分 3 类：①门管区 - 门管区（P-P)BN：主要由门管区炎症及 PN 发展形成；②门管区 - 小叶中央（P-C)BN：沿肝腺泡 3 区小叶中央与门管区炎症及坏死互相融合，常致小叶结构破坏；③中央 - 中央（C-C）BN：两个小叶中心带的坏死相融合。BN 常导致桥接样纤维化，与预后密切相关。BN 的多少是诊断中、重度慢性肝炎的重要依据之一。

(2) 纤维化　指肝内有过多胶原沉积，依其对肝结构破坏范围、程度和对肝微循环影响的大小划分为 1~4 期（S1~S4）：① S1 期：包括门管区、门管区周围纤维化及局限窦周纤维化或小叶内纤维瘢痕，两者均不影响小叶结构的完整性；② S2 期：纤维间隔即桥接样纤维化（bridging fibrosis），主要由桥接样坏死发展而来，S2 虽有纤维间隔形成，但小叶结构大部分仍保留；③S3 期：大量纤维间隔，分隔并破坏肝小叶，致小叶结构紊乱，但尚无肝硬化。此期一部分患者可出现门静脉高压及食管静脉曲张；④ S4 期：早期肝硬化，肝实质广泛破坏，弥漫性纤维增生，被分隔的肝细胞团呈不同程度的再生及假小叶形成。此期炎症往往仍在进行，纤维间隔宽大疏松，改建尚不充分，这与典型肝硬化不同。在典型肝硬化，纤维间隔包绕于假小叶周围，间隔内胶原及弹力纤维已经改建，多环绕假小叶呈平行排列。

2. 慢性肝炎病变的分级、分期（表 3-4）。

表 3-4　慢性肝炎分级、分期标准

分级	炎症活动度（G）		分期	纤维化程度（S）
	门管区及周围	小叶内		纤维化程度
0	无炎症	变性及少数点、灶状坏死灶	0	无
1	门管区炎症	变性及少数点、灶状坏死灶	1	门管区纤维化扩大，局限窦周及小叶内纤维化
2	轻度 PN	变性，点、灶状坏死或嗜酸小体	2	门管区周围纤维化，纤维间隔形成，小叶结构保留
3	中度 PN	变性，融合坏死或见 BN	3	纤维间隔伴小叶结构紊乱，无肝硬化
4	重度 PN	BN 范围广，累及多个小叶（多小叶坏死）	4	早期肝硬化或肯定的肝硬化

3. 慢性肝炎程度划分　慢性肝炎按活动度（G）可分为轻、中、重三度。如 S>G，则特别标明。

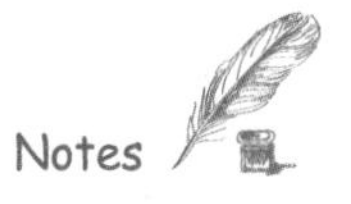

(1) 轻度慢性肝炎　包括 CPH、慢性小叶性肝炎及轻型 CAH，表现为 G1~G2 及 S0~S2：①肝细胞变性，点、灶状坏死或凋亡小体；②门管区有(无)炎症细胞浸润、扩大，有或无局限性碎屑样坏死(界面坏死)；③小叶结构完整。

(2) 中度慢性肝炎　相当于原中度 CAH，表现为 G3 及 S2~S3：①门管区炎症明显，伴中度碎屑样坏死；②小叶内炎症严重，融合坏死或伴有少数桥接样坏死；③纤维间隔形成，小叶结构大部分保存。

(3) 重度慢性肝炎　相当于原重型 CAH，表现为 G4 及 S3~S4：①门管区炎症严重或伴重度碎屑样坏死；②桥接样坏死范围广泛，累及多数小叶；③大量纤维间隔，小叶结构紊乱，或形成早期肝硬化。

(四) 重型肝炎

1. 急性重型肝炎　肝细胞呈一次性坏死，坏死面积 > 肝实质的 2/3，或亚大块坏死，或桥接样坏死，伴存活肝细胞重度变性；坏死 >2/3 者，多不能存活；反之，肝细胞保留 50% 以上，肝细胞虽有变性及功能障碍，若度过急性阶段，肝细胞再生迅速，可望恢复。如发生弥漫性小泡性脂肪变性，预后往往较差。新近国外发现肝组织有“暴发性肝细胞凋亡”现象，其与大块肝细胞坏死的相对重要性有待进一步评价。

2. 亚急性重型肝炎　肝组织新、旧不一的亚大块坏死(广泛的 3 区坏死)：①较陈旧的坏死区网状肝纤维塌陷，并可有胶原纤维沉积；②残存的肝细胞增生成团；③可见小胆管增生及淤胆。

3. 慢性重型肝炎　在慢性肝炎或肝炎肝硬化的基础上继发亚大块或大块肝坏死者，即新鲜亚大块或大块坏死伴有慢性陈旧病变的背景。炎细胞浸润密集，淤胆显著，肝组织结构高度变形。

4. 肝硬化　活动性肝硬化：肝硬化伴明显炎症，包括纤维间隔内炎症，假小叶周围碎屑样坏死及再生结节内炎症病变。静止性肝硬化：假小叶周围边界清楚，间隔内炎症细胞少，结节内炎症轻。

5. 无症状慢性 HBsAg 携带者　肝组织完全正常者不多，约 80% 有轻微的慢性炎症改变，个别可有小结节性肝硬化。

【临床表现】

潜伏期为 28~160 日，平均 70~80 日。

(一) 急性乙型肝炎

分急性黄疸型、急性无黄疸型及急性淤胆型，临床表现与甲型肝炎相似，多呈自限性(约占 90%~95%)，常在半年内痊愈。

(二) 慢性乙型肝炎(CHB)

乙型肝炎病程超过半年，仍有肝炎症状、体征及肝功能异常者可诊断为慢性肝炎。发病日期不明或虽无肝炎病史，但肝组织病理学检查符合慢性肝炎，或根据症状、体征、化验、B 超及 CT 检查综合分析，亦可作出相应诊断。

1. 轻度　临床症状、体征轻微或缺如，肝功能指标仅 1 或 2 项轻度异常。

2. 中度　症状、体征、实验室检查居于轻度和重度之间。

3. 重度　有明显或持续的肝炎症状，如乏力、食欲缺乏、腹胀、尿黄、便溏等，伴有肝病面容、肝掌、蜘蛛痣及脾大并排除其他原因，且无门静脉高压者。实验室检查血清 ALT 和(或)AST 反复或持续升高，白蛋白降低或白 / 球比值异常、丙种球蛋白明显升高。

慢性肝炎的实验室检查异常程度参考指标见表 3-5。

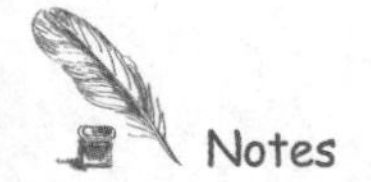

表 3-5 慢性肝炎的实验室检查异常程度参考指标

项目	轻度	中度	重度
ALT 和(或)AST(IU/L)	≤正常 3 倍	>正常 3 倍	>正常 3 倍
T.Bil(μmol/L)	≤正常 2 倍	正常 2~5 倍	>正常 5 倍
A(g/L)	≥35	32~35	≤32
A/G	≥1.4	1.0~1.4	<1.0
电泳 γ 球蛋白(%)	≤21	21~26	≥26
PTA(%)	>70	70~60	40~60

T.Bil:血清总胆红素;A:白蛋白;A/G:白蛋白/球蛋白比值;PTA:凝血酶原活动度

随着 CHB 抗病毒治疗及 HBV DNA 前 C 基因突变研究的深入,目前主张按 HBeAg 及抗 -HBe 状况将 CHB 分为以下两大类:

1. HBeAg 阳性慢性乙型肝炎　由野生株 HBV 感染所致,按其自然史可分 HBeAg 阳性期和抗 -HBe 阳性期。HBeAg 阳性期体内 HBV 复制活跃,血清含有高水平的 HBV DNA,在机体从免疫耐受期进入免疫清除期以后,肝脏有不同程度的活动性炎症。当 HBeAg 向抗 -HBe 转换时,肝功能损害往往一过性加重,然后进入抗 -HBe 阳性期。此期体内 HBV 复制减弱或停止,血清 HBV DNA 转阴,肝脏活动性炎症消散,肝功能恢复正常。然而,反复或进行性发作亦可发展成重型肝炎、肝硬化及肝癌。

2. HBeAg 阴性慢性乙型肝炎　主要由 HBV 前 C 基因突变株感染所致。特点是血清 HBeAg 阴性,伴或不伴抗 -HBe 阳性,体内 HBV DNA 不同程度复制,肝脏有慢性活动性炎症,血清 ALT 水平波动性很大,易发展成重型肝炎、肝硬化及肝癌。IFN-α 疗效不佳,而 NUCs 疗程长,停药后反跳率高。本型主要分布在地中海国家,可高达 80%~90%;近年包括我国在内的远东地区也逐渐增加,目前约占 40%。

(三) 重型乙型肝炎

乙型肝炎发生肝衰竭称为重型肝炎,系指迅速发生的严重肝功能不全,凝血酶原活动度(prothrombin time activity,PTA)降至 40% 以下,血清总胆红素迅速上升。我国重型肝炎的病因以乙型肝炎为主。

1. 急性重型肝炎(暴发性肝炎)　相当于急性肝衰竭,以急性黄疸型肝炎起病,2 周内出现极度乏力,消化道症状明显,迅速出现Ⅱ度(按Ⅳ度划分)以上肝性脑病,PTA≤40% 并排除其他原因,肝浊音界进行性缩小,黄疸急剧加深,极严重的病例甚至黄疸很浅或尚未来得及出现黄疸。出血倾向明显(如注射部位大片瘀斑),一般无腹水。常在 3 周内死于脑水肿或脑疝等并发症。

2. 亚急性重型肝炎　相当于亚急性肝衰竭,以急性黄疸型肝炎起病,15 日至 24 周内出现极度乏力,消化道症状明显,PTA≤40% 并排除其他原因,黄疸迅速加深,每日上升≥17.1μmol/L 或血清 T.Bil 大于正常上限值 10 倍。首先出现Ⅱ度以上肝性脑病者,称脑病型;非脑病型中首先出现腹水者,称腹水型。

3. 慢性重型肝炎　相当于慢加急性/亚急性肝衰竭,其发病基础有:①慢性肝炎或肝硬化病史;②慢性 HBV 携带史;③无肝病史及无 HBV 携带史,但有慢性肝病体征(如肝掌及蜘蛛痣等),影像学改变(如脾脏增大等)及生化检测改变者(如丙种球蛋白升高,白/球蛋白比值下降或倒置);④肝穿刺检查支持慢性肝炎。慢性重型肝炎其他临床表现同亚急性重型肝炎(PTA≤40%,血清 T.Bil> 正常值 10 倍)。亦分脑病型及非脑病型。

亚急性重型及慢性重型肝炎可根据其临床表现分为早、中、晚三期。早期:①极度乏力,有明显厌食、呕吐及腹胀等严重消化道症状;②黄疸进行性加深,血清 T.Bil ≥171μmol/L 或每

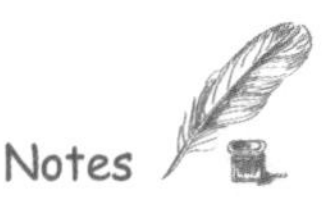

日上升≥17.1μmol/L；③有出血倾向，30%<PTA≤40%（或 1.5<INR≤1.9）；④未出现肝性脑病或其他并发症。中期：在肝衰竭早期表现基础上，病情进一步发展，出现以下两条之一者：①Ⅱ度以下肝性脑病和（或）明显腹水、感染；②出血倾向明显（出血点或瘀斑），20%<PTA≤30%（或 1.9<INR≤2.6）。晚期：在肝衰竭中期表现基础上，病情进一步加重，有严重出血倾向（注射部位瘀斑等），PTA≤20%（或 INR≥2.6），并出现以下四条之一者：肝肾综合征、上消化道大出血、严重感染、Ⅱ度以上肝性脑病。为更早预警肝衰竭的发生，2012 年我国制定更新的《肝衰竭诊治指南》引入了"肝衰竭前期"这一定义，诊断标准为：①极度乏力，并有明显厌食、呕吐和腹胀等严重消化道症状；②胆红素升高，51μmol/L≤血清 T.Bil≤171μmol/L，且每日上升≥17.1μmol/L；③有出血倾向，40%<PTA≤50%。

上述新版指南将肝衰竭分成急性肝衰竭（acute liver failure，ALF）、亚急性肝衰竭（subacute liver failure，SALF）、慢加急性肝衰竭（acute on chronic liver failure，ACLF）及慢性肝衰竭（chronic liver failure，CLF）（表 3-6）。

表 3-6 我国 2012 年《肝衰竭指南》中的肝衰竭的分类

肝衰竭的分类	定义
急性肝衰竭	急性起病，无基础肝病史，2 周以内出现以Ⅱ度以上肝性脑病为特征的肝衰竭临床表现。
亚急性肝衰竭	起病较急，无基础肝病史，2~26 周出现肝功能衰竭的临床表现。
慢加急性/亚急性肝衰竭	在慢性肝病基础上 *，出现急性（通常在 4 周内）肝功能失代偿的临床表现。
慢性肝衰竭	实际上就是指肝硬化失代偿期。亦即在肝硬化基础上，出现肝功能进行性减退所致的以腹水或肝性脑病等为主要表现的慢性肝功能失代偿的临床表现。

* 关于"慢性肝病基础"，目前国际上尚存在争议，欧美等西方国家主要是指"肝硬化"。

（四）肝炎肝硬化

临床表现可有肝功能反复异常、门静脉高压症、慢性肝病面容（皮肤晦暗）、面部钞票纹、蜘蛛痣、肝掌等，严重时可导致脾功能亢进、食管-胃底静脉曲张破裂出血、双下肢水肿及腹水等。

肝炎肝硬化可以是大结节性或小结节性肝硬化。大结节性肝硬化常发生于慢性肝炎反复活动或亚急性、慢性重型肝炎之后，因肝实质反复坏死、肝细胞团块状增生及明显瘢痕收缩等，形成粗大结节，可使肝脏显著变形。小结节性肝硬化常可发生于部分无症状慢性 HBsAg 携带者，因其肝组织并非完全正常，往往有常规肝功能试验不能发现的潜在性轻微活动，长期隐匿性发展成肝硬化，直到肝功能失代偿时方被发现。这种肝硬化因肝实质炎症轻微，仅形成密集小结节，肝功能失代偿出现很慢。

肝炎肝硬化分为代偿期和失代偿期。肝硬化代偿期是指肝硬化早期，属于肝功能试验正常或轻度异常，处于 Child-Pugh A 级，门静脉高压症不明显。肝硬化失代偿期是指肝硬化中、晚期，肝功能试验明显异常，处于 Child-Pugh B 及 C 级，门静脉高压症显著，可出现腹水、肝性脑病、食管-胃底静脉曲张破裂出血等。

肝硬化又可分为活动性和静止性，前者系指肝硬化伴慢性肝炎活动，后者是指虽有肝硬化，但血清 ALT 及胆红素等生化指标正常。

（五）淤胆型肝炎

HBV 所致急性淤胆型肝炎少见，实际上多数患者属慢性肝炎伴淤胆。起病类似急性黄疸型肝炎，但自觉症状常较轻，黄疸持续 3 周以上，皮肤瘙痒，粪便颜色变浅甚至灰白，常有明显肝大，肝功能检查血清 T.Bil 明显升高，以 D.Bil 为主，PTA>60% 或应用维生素 K1 肌注 1 周后可升至 60% 以上，血清胆汁酸、谷氨酰转肽酶（GGT）、ALP 及胆固醇水平明显升高。在慢性肝炎基础上发生上述临床表现者，则属慢性淤胆型肝炎。

(六) 妊娠期乙型肝炎

常发生于妊娠中、晚期,大多数为急性黄疸型肝炎,易致流产、早产及死胎。妊娠末3个月发病者重型肝炎较常见,病死率高。据观察,经病原学和病理学确诊的妊娠期乙型肝炎,伴有暂时性皮肤瘙痒者远较非妊娠期乙型肝炎常见,易与妊娠期肝内胆汁淤积症(妊娠良性复发性黄疸)相混淆。

(七) 老年期乙型肝炎

绝大多数为慢性肝炎,或伴淤胆型,易发展成重型肝炎,常有老年性夹杂症。

(八) 非活动性 HBV 感染者

HBsAg 阳性,HBeAg 阴性,HBV DNA 查不到,无肝炎相关症状、体征及肝功能改变。

【并发症与后遗症】

(一) 原发性肝癌

在上述两种肝炎硬化基础上均可发生原发性肝癌,无症状慢性 HBsAg 携带者亦可不经肝硬化阶段而直接发展为肝原发性肝癌。其发生机制与肝内慢性炎症长期刺激、肝细胞基因突变及 HBV DNA 特别是 X 基因整合有关。HBxAg 反式激活原癌基因亦起重要作用。各肝癌细胞中整合的 HBV DNA 序列完全相同,提示这些肝癌细胞可能由一株祖代整合型肝细胞克隆增殖而来。黄曲霉毒素等致癌化学物质可能起协同作用。

(二) 脾功能亢进

脾功能亢进是肝炎肝硬化门静脉高压症最常见的并发症之一。临床上表现为脾脏淤血性肿大,外周血白细胞计数和血小板计数不同程度降低,部分患者外周血红细胞计数和血红蛋白定量也可降低。

(三) 出血

出血机制包括肝功能严重受损引起凝血因子合成减少、脾功能亢进引起血小板减少、门静脉高压引起的食管 - 胃底静脉曲张等,是重型肝炎和肝硬化晚期等终末期肝病最严重的并发症之一。可表现为皮肤瘀点、瘀斑、各种腔道出血甚至颅内出血等。临床上以食管 - 胃底静脉曲张破裂引起的上消化道出血最常见,但应注意与胃黏膜糜烂或消化道溃疡出血相鉴别。

(四) 继发感染

继发感染是重型肝炎、肝硬化晚期及原发性肝癌晚期的常见并发症。常见感染有自发性细菌性腹膜炎(spontaneous bacterial peritonitis,SBP)、肺部感染、肠道感染、胆道感染、脓毒症(sepsis)等。以细菌感染最为常见,但真菌感染有增加趋势。严重感染可进一步加重肝脏损害。

(五) 肝性脑病

肝性脑病是重型肝炎、肝硬化晚期及原发性肝癌晚期的常见并发症之一,提示预后不良。

(六) 肝肾综合征和急性肾损伤

重型肝炎和肝炎肝硬化患者可出现肝肾综合征(hepatorenal syndrome,HRS)和急性肾损伤(acute kidney injury,AKI),提示预后不良。

(七) HBV 相关肾炎

多见于慢性 HBV 感染者。临床表现为急性或慢性肾炎,可有水肿、高血压、尿蛋白、红细胞、白细胞、各种管型、血清尿素氮及肌酐升高等表现,晚期可出现尿毒症。组织学上多呈膜性或膜增殖性肾炎。免疫组化可在肾小球系膜和毛细血管基底膜上发现 HBsAg、HBcAg、HBeAg 以及 IgG、IgM 和补体复合物沉积。

(八) 电解质紊乱和酸碱失衡

重型肝炎和肝硬化失代偿期患者常可出现低钠血症、低钾血症或高钾血症等。也可出现代谢性酸中毒等电解质紊乱。

(九) 肝源性糖尿病

常见于中重度慢性肝炎、重型肝炎及肝硬化,在发病过程中出现高血糖及糖尿。肝源性糖尿病有两型:①胰岛素依赖型:其发病机制可能是肝炎诱发的自身免疫反应损害胰岛β细胞,导致胰岛素分泌减少。依据为患者血清胰岛素含量绝对减少,同时因肝脏灭活功能减弱而致血浆胰高血糖素水平增高,二者协同导致血糖升高;②胰岛素非依赖型:其发病机制是反应细胞表面的胰岛素受体减少,反应细胞内的胰岛素受体后效应(post-receptor effects of insulin)减弱,以致胰岛素不能发挥作用。这类患者血浆胰岛素绝对含量正常或升高,而相对含量不足,血浆胰高血糖素含量亦因肝脏灭活减少而增多,从而导致血糖升高。本型多见,胰岛素疗法效果差。

(十) 脂肪肝

脂肪肝是中性脂肪(甘油三酯)在肝细胞内大量堆积的结果。因大量游离脂肪酸被动员入肝,脂肪酸氧化减少,而酯化成甘油三酯增多,加之负责脂蛋白排泌的载脂蛋白合成减少,均能导致脂肪肝。慢性肝炎易继发脂肪肝,其机制不明,可能与肥胖、糖耐量异常、血液游离脂肪酸及甘油三酯增多有关。主要特点为:①肝炎后明显发胖;②一般情况较佳,食欲良好;③血清ALT水平轻到中度升高,GGT大多升高,常规肝功能试验其他项目多正常;④血脂含量升高;⑤超声波检查呈脂肪肝波型;⑥确诊有赖于肝穿刺病理检查。

(十一) 肝炎后高胆红素血症

属肝炎良性后遗症,其发病机制可能是肝细胞葡萄糖醛酸转移酶活性降低。主要特点为:①肝炎后血清T.Bil长期轻度升高,多以间接胆红素升高为主;②黄疸常有小幅较快的波动,多于劳累或感冒后轻度上升;③肝炎已达临床治愈标准,不随黄疸波动而出现肝炎复发。本症应与Gilbert综合征鉴别,此综合征常见于青少年,有家族史,无肝炎病史,无肝脾肿大。

【实验室及辅助检查】

(一) 血清学检查

常用的HBV特异性血清学标志物俗称"乙肝两对半",即HBsAg/抗-HBs、HBeAg/抗-HBe及抗-HBc,其意义见表3-7。通常采用ELISA法或时间分辨法进行检测,但目前国内外应用较普遍的是雅培(Abbott)及罗氏(Roche)试剂盒。必要时也可检测前S1和前S2抗原及其抗体,以及采用去污剂处理血清标本后检测HBcAg。

表3-7 乙型肝炎血清病毒标志物及其临床意义

HBsAg	抗-HBs	HBeAg	抗-HBe	抗-HBc	HBV DNA	临床意义
+	-	+	-	-	+	急性HBV感染早期,HBV复制活跃
+	-	+	-	+	+	急、慢性HBV感染,HBV复制活跃
+	-	-	-	+	+	急、慢性HBV感染,HBeAg/抗-HBe窗口期(空白期)
+	-	-	+	+	+	HBeAg阴性CHB
+	-	-	+	+	-	急、慢性HBV感染,HBV复制低或不复制
-	-	-	-	+	-	HBV既往感染,未产生抗-HBs;或HBV复制低或不复制
-	-	-	+	+	-	抗-HBs出现前阶段,HBV复制低或不复制
-	+	-	+	+	-	HBV感染恢复阶段,已获免疫力
-	+	-	-	+	-	HBV感染恢复阶段,已获免疫力
+	+	+	-	+	+	不同亚型HBV感染,或HBsAg变异
+	-	-	-	-	-	HBV DNA整合
-	+	-	-	-	-	接种疫苗后获得免疫力,偶可见于感染后恢复阶段

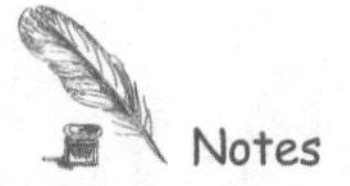

1. HBsAg 及抗 -HBs　HBsAg 及抗 -HBs 的定量，雅培及最近的罗氏试剂均采用了 IU 及 mIU，罗氏试剂则采用了临界指数（cutoff index，COI），故后者实际上是半定量。目前研究认为，其定量对于抗病毒疗效及其转归的判断及预测有重要作用。血清 HBsAg 在疾病早期出现。一般在 ALT 升高前 2~6 周，在血清中即可检出 HBsAg。HBsAg 阳性是 HBV 感染的主要标志之一，但不能反映 HBV 复制状态及预后。血清抗 -HBs 的出现是 HBV 感染恢复的标志。注射过乙型肝炎疫苗者，亦可出现血清抗 -HBs 阳性，提示已获得对 HBV 的特异性免疫。一般血清抗 -HBs 水平≥10mIU/ml 对 HBV 感染有保护作用。HBsAg 和抗 -HBs 也可同时阳性，各地报告的发生率相差较大，但多在 5% 以下。HBsAg 和抗 -HBs 共存常见于以下情况：①血清中同时存在的抗 -HBs 是针对另一血清亚型 HBsAg 的抗体，与同时存在的 HBsAg 不能完全匹配；② HBV S 基因“a”表位发生变异；③即将发生 HBsAg/ 抗 -HBs 血清学转换。

2. HBcAg 及抗 -HBc　用普通的方法在血清中一般不能检出 HBV 核心抗原（HBcAg）。血清抗 -HBc 阳性，提示感染过 HBV，可能为既往感染，亦可能为现症感染。抗 -HBc 包括抗 -HBc IgM 和抗 -HBc IgG，但主要是抗 -HBc IgG。急性肝炎及慢性肝炎急性发作时均可出现抗 -HBc IgM，但急性乙型肝炎抗体定量较高。如抗 -HBc IgM 阳性，抗 -HBc IgG 阴性，提示为急性乙型肝炎。如抗 -HBc IgM 及抗 -HBc IgG 均为阳性，则为 CHB 急性发作。

3. HBeAg 及抗 -HBe　血清 HBeAg 阳性，提示有 HBV 复制。急性 HBV 感染的早期即可出现 HBeAg。抗 -HBe 阳性是既往感染 HBV 的标志。HBeAg 及抗 -HBe 的半定量单位为 PEIU/ml，为 Paul Ehrlich Institute（PEI）（Langen，Germany）的标准单位，但雅培及罗氏半定量并未采用 PEIU，而采用了 COI。

（二）血清 HBV DNA 的定量检测

血清 HBV DNA 是 HBV 复制及有传染性的直接标志。急性 HBV 感染时，血清 HBV DNA 出现较早。在慢性 HBV 感染者，血清 HBV DNA 可持续阳性。目前一般采用实时荧光定量 PCR 法进行检测。血清 HBV DNA 定量检测不仅用于 HBV 感染的诊断，也是疗效考核的重要指标。HBV DNA 荧光定量检测结果通常用拷贝 /ml 表示，但国际上已改用 IU/ml（1IU 相当于 5.6 拷贝）。

（三）HBV 基因分型和耐药变异检测

HBV 基因分型和耐药变异检测的常用方法有：①特异性引物 PCR 法；②限制性片段长度多态性分析法（RFLP）；③线性探针反向杂交法（INNO-LiPA）；④基因序列测定法；⑤实时 PCR 法（real-time PCR）等。

（四）其他检查

腹部影像检查（B 超、CT、MRI）可了解肝脏形态、质地、大小、有无占位、脾脏大小、门静脉宽度、有无腹水等。肝脏瞬时弹性扫描（Fibroscan）是一种新型无创性肝纤维化检测手段，通过测定肝脏瞬时弹性来反映肝实质硬度和评估肝纤维化程度。

【诊断】

乙型肝炎及其临床分型的诊断应结合病史、症状、体征、实验室检查、影像检查、肝脏瞬时弹性扫描乃至病理组织学检查进行综合判断。完整的诊断应包括病因诊断、临床分型及病理诊断等。诊断举例：①病毒性肝炎，乙型，急性黄疸型；②病毒性肝炎，乙型，慢性，重度，G3S4；③病毒性肝炎，乙型，慢性，肝硬化代偿期；④病毒性肝炎，乙型，慢加急性肝衰竭。

血清 HBsAg 阳性是 HBV 感染的重要依据，HBsAg 转阴及抗 -HBs 出现通常是 HBV 清除和临床痊愈的标志。若 HBsAg 阳性持续超过 6 个月，则为慢性 HBV 感染。值得重视的是，少部分 HBV 感染者虽然血清 HBsAg 阴性，但血清或肝组织 HBV DNA 阳性，且处于低水平复制状态，此为“隐匿性 HBV 感染”（occult HBV infection），可见于抗 -HBs 和（或）抗 -HBc 阳性的患者。

包括乙型肝炎在内的各种原因引起的急性无黄疸型、急性黄疸型和急性淤胆型肝炎，其临床诊断标准是一致的。慢性乙型肝炎临床表现典型者诊断不难，而临床表现不典型者则应通过

仔细询问病史、进行B超等影像检查及肝穿刺病理检查加以确诊。急性、亚急性及慢性重型肝炎各有相对特殊的临床表现,多数情况下诊断不难。然而,亚急性及慢性重型肝炎的脑病型易与急性重型肝炎混淆,起病似“急性肝炎”的慢性重型肝炎也易与亚急性重型肝炎混淆,故应特别重视询问病史长短,检查有无慢性肝病体征,以期获得准确诊断;肝穿刺病理检查可将不少临床诊断为亚急性重型肝炎的病例纠正诊断为慢性重型肝炎。对无症状慢性HBV/HBsAg携带者的临床诊断应慎重,因为肝穿刺病理检查发现其中许多病例呈“轻微肝炎”(minimal hepatitis),部分病例呈慢性肝炎轻度、中度甚至重度改变。

确诊慢性HBV感染后,应进一步评估患者所处的疾病进程,并给予必要的监测。对于免疫耐受期患者,可每隔6个月左右监测血清ALT,每12个月左右监测HBeAg状态、HBsAg水平及HBV DNA载量。对于肝炎病情活动(血清ALT升高)和(或)B超显示肝脏有明显改变的CHB患者,至少每3个月左右监测血清ALT和HBV DNA载量,每6个月左右监测HBeAg状态和HBsAg水平。对于乙型肝炎肝硬化患者,更应定期监测肝功能、HBV DNA载量、病毒抗原水平、肝纤维化生化指标、肝脏弹性变化(Fibroscan)、血常规(特别是白细胞和血小板计数)、凝血功能(PTA和INR)、AFP及腹部B超等,必要时行肝活检病理检查、上消化道钡餐造影或胃镜检查,以期准确判断肝硬化的严重程度,有无门静脉高压症和脾功能亢进,有无食管-胃底静脉曲张,及早发现原发性肝癌等。

【鉴别诊断】

(一)其他病毒性肝炎

急性乙型肝炎应与甲型肝炎、戊型肝炎相鉴别,慢性乙型肝炎应与丙型肝炎相鉴别。主要通过病原学检查进行鉴别。

(二)药物和毒物中毒性肝损伤

迄今已发现1000余种药物可引起药物性肝损伤(drug-induced liver injury,DILI),特别是解热镇痛药物、抗结核药物、磺胺类药物、抗肿瘤药物、抗艾滋病药物等,不少中草药也可引起各种类型的DILI。药物和毒物性肝损伤可呈肝细胞损伤型、胆汁淤积型、混合型、血管损伤型(如土三七等可引起肝小静脉闭塞症)。因此应注意询问患者的用药史和化学毒物接触史,以资鉴别。

(三)传染性单核细胞增多症

可出现血清ALT升高甚至黄疸、肝脾肿大等,应与乙型肝炎相鉴别。但患者除上述表现外,尚有长期发热、淋巴结肿大、咽峡炎、皮疹等表现,外周血白细胞总数及淋巴细胞增多,异型淋巴细胞达10%以上,血清嗜异性抗体阳性,EB病毒抗体阳性。

(四)钩端螺旋体病

黄疸出血型钩体病应与乙型肝炎引起的肝衰竭相鉴别。钩端螺旋体病患者有疫水接触史,畏寒、发热,周身酸痛无力,结膜充血,腹股沟淋巴结肿大,腓肠肌压痛,血清显凝试验阳性,青霉素治疗显效迅速。

(五)胆道梗阻

常见原因是胆管结石和肿瘤,主要表现为梗阻性黄疸、皮肤瘙痒、大便颜色变浅甚至灰白。急性梗阻化脓性胆管炎患者在出现黄疸前常有胆绞痛、寒战、高热,外周血白细胞总数及中性粒细胞显著增高。B超、CT、MRI、逆行胰胆管造影、ERCP等检查可发现肝内外胆管扩张、结石、炎症或肿瘤等病变。

(六)自身免疫性肝病

是一组由于自身免疫异常导致的肝脏疾病,突出特点是血清中存在自身抗体,包括自身免疫性肝炎(AIH)、原发性胆汁性肝硬化(PBC)及原发性硬化性胆管炎(PSC)等。

(七)妊娠期肝内胆汁淤积症

见于孕妇,皮肤瘙痒明显,先痒后黄,黄疸轻而痒感重,肝功能变化较轻,分娩后黄疸迅速消

退，再次妊娠时可复发。

(八) 妊娠急性脂肪肝(妊娠特发性脂肪肝)

临床酷似重症肝炎。本病多发生于年轻首孕妇女的妊娠后期，发病机制尚未阐明。起病急，持续频繁恶心呕吐，病初可有急性上腹剧痛，继而出现黄疸并进行性加重，皮肤瘙痒少见；短期内出现肝、肾衰竭，虽有严重黄疸但尿胆红素阴性，血糖降低，血白细胞增高。常并发急性出血性胰腺炎而致血清淀粉酶升高，超声检查呈脂肪肝波型。肝穿刺病理检查显示弥漫肝细胞脂肪变性。

(九) 其他

血吸虫病、肝吸虫病、肝结核、酒精性肝病、非酒精性脂肪性肝病、肝脏淤血及肝脏肿瘤等均可有肝功能异常及肝大等表现，应加以鉴别。

【预后】

急性乙型肝炎大多预后良好，约 2%~10% 可发展成慢性乙型肝炎。在慢性 HBV 感染时，由于免疫病理机制错综复杂，病情迁延不愈或反复发作，致使部分病例发展成肝硬化及肝衰竭，少数病例最终转化为原发性肝癌。重型肝炎病死率颇高，国外为 80%~90%，国内为 50%~78%，近年将其分成坏死型及失代偿型进行救治，并广泛应用 NUCs 进行抗 HBV 治疗，已显著提高了存活率。

【治疗】

总体治疗原则是：①有抗病毒治疗指征时，应积极给予适当的抗病毒治疗；②保肝退黄治疗；③适当休息、合理营养等对症支持治疗；④积极治疗肝衰竭、肝硬化失代偿及各种并发症，包括人工肝治疗、肝移植等。应避免饮酒及使用对肝脏有害的药物，用药宜简不宜繁，以免增加肝脏负担。

(一) 急性乙型肝炎的治疗

急性期卧床休息，给予清淡、易消化饮食，适当补充维生素 B、维生素 C 等。进食过少及呕吐者，可每日静滴 10% 葡萄糖 1000~1500ml，酌情补充氨基酸、氯化钠和氯化钾。考虑到本型绝大部分(约 90%)为自限性，故通常不必进行抗病毒治疗；然而，如有慢性化倾向，或不易判定是否为急性过程，或呈现重症化过程，甚至有肝移植指征时，应给予抗 HBV 治疗，通常选用 NUCs。

(二) 慢性乙型肝炎的治疗

1. 抗病毒治疗 因 HBV 持续复制，病情易反复或持续活动，故抗病毒治疗是 CHB 最根本的治疗。各种 CHB 防治指南有关抗病毒治疗目标的叙述多较复杂，可概括如下：①近期目标或直接目标：充分抑制病毒复制，减轻肝组织炎症，改善肝功能；②长期目标：减少肝炎发作，延缓或阻止肝硬化及肝癌的发生，提高存活率，改善生活质量。

(1) CHB 抗病毒治疗应答的定义 见表 3-8。

表 3-8 CHB 抗病毒治疗应答的定义

应答分类	定义
生化学应答(biochemical response，BR)	血清 ALT 下降至正常范围内
病毒学应答(virologic response，VR)	血清 HBV DNA 下降至 PCR 法测不出的水平
原发性无应答(primary non-response)(不适用于 IFN-α 治疗)	治疗至少 24 周后，血清 HBV DNA 下降幅度 $<2\log_{10}$ IU/ml
血清学应答(serological response)	血清 HBeAg 转阴或 HBeAg 血清学转换，或 HBsAg 转阴或 HBsAg 血清学转换
病毒学复发(virologic relapse)	在中断治疗后相间 4 周以上的至少 2 个时间点检测到血清 HBV DNA 上升幅度 $>1\log_{10}$ IU/ml
组织学应答(histological response，HR)	组织学活动指数(HAI)下降至少 2 分，且与治疗前的肝组织学相比无肝纤维化积分升高

续表

应答分类	定义
完全应答(complete response,CR)	获得生化学应答和病毒学应答,且 HBsAg 转阴
维持应答(maintained response)	在整个治疗过程中得以保持的应答
治疗终点应答(end-of-treatment response,ETR)	某一确定疗程终点的应答
持久应答(sustained virologic response,SVR)	停药后持久保持的应答

(2) CHB 是否需要抗病毒治疗的判断流程　见图 3-14。

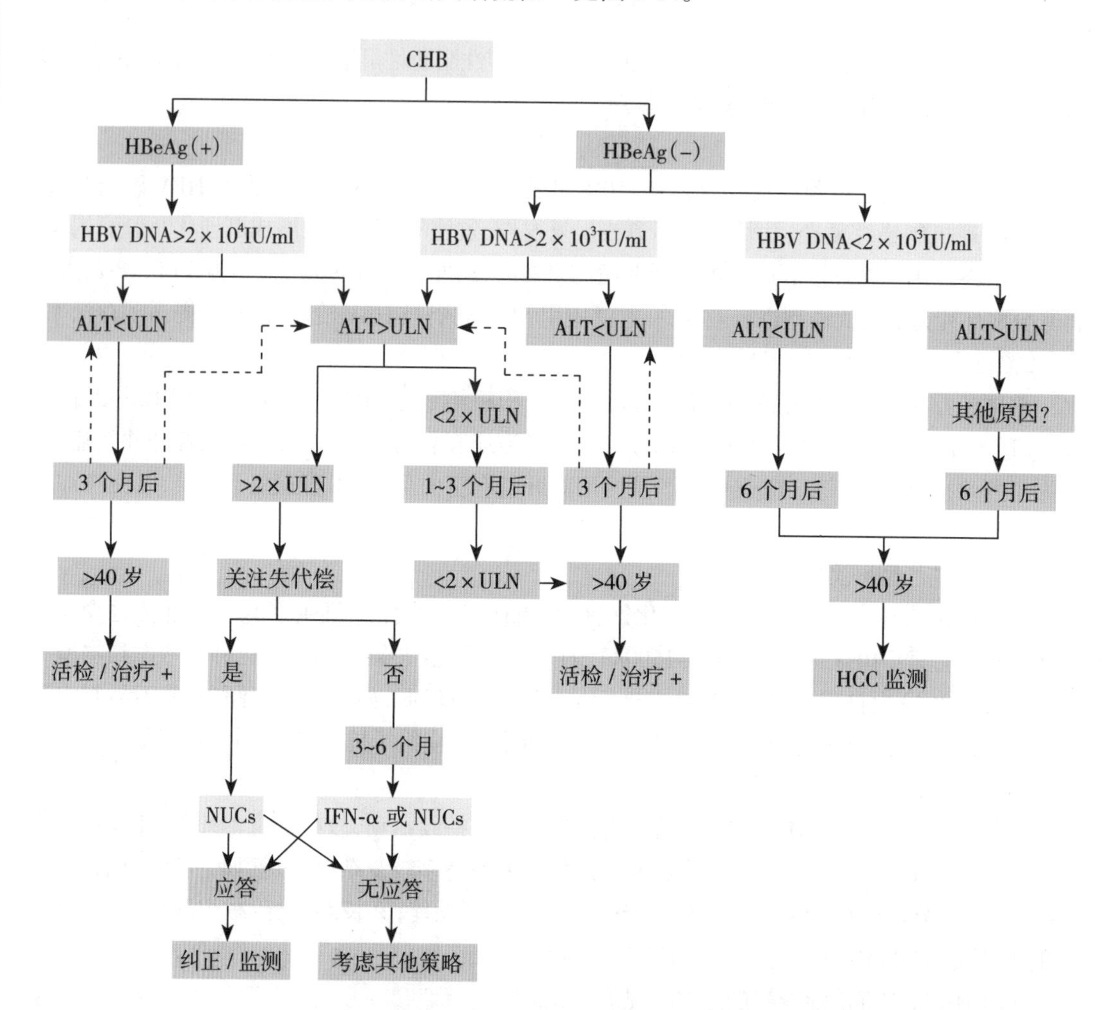

图 3-14　CHB 患者是否需要抗病毒治疗的判断流程

注:目前我国大部分专家仍主张在 ALT ≥2×ULN 时用药,以期获得更好疗效,但 HBeAg 阴性患者可适当放宽

(3) 抗病毒药物　目前临床应用的抗 HBV 药物主要有 2 类。其一是干扰素(interferon,IFN-α),包括普通干扰素(standard interferon alpha)和聚乙二醇化干扰素 -α(pegylated interferon alpha,PEG-IFN-α)。其二是核苷(酸)类似物,主要有恩替卡韦(entecavir,ETV)、替诺福韦(tenofovir disoproxil fumarate,TDF)、替比夫定(telbivudine,LdT)、阿德福韦酯(adefovir dipivoxil,ADV)、拉米夫定(lamivudine,LAM)、恩曲他滨(emtricitabine,FTC)、克拉夫定(clevudine,LFMAU)等。此外,胸腺素等免疫调节剂也可应用。这些抗病毒药物各具特点,其选用应综合考虑患者的病情特点、药物疗程、药物疗效、耐药风险、药物安全性、患者的耐受性及经济承受能力等。近年来国内外指南均建议优先选用 PEG-IFN-α、ETV 或 TDF。

IFN-α 疗法与 NUCs 疗法的比较见表 3-9。

表 3-9 IFN-α 与 NUCs 疗法的比较

	IFN-α	NUCs
适应证	较窄。主要是 HBeAg 阳性 CHB,而 HBeAg 阴性 CHB 疗效较差	较宽。对 HBeAg 阳性及 HBeAg 阴性 CHB 的疗效相似。有 HBV 复制的肝硬化失代偿期及重型肝炎亦可使用,甚至妊娠、免疫抑制、HBV/HIV 混合感染及器官移植术后的患者均可酌情应用
应用途径	皮下注射,不方便	口服,方便
一般疗程	相对固定,通常为 6~12 月,必要时也可延长 6~12 月	无固定疗程,通常需要治疗至少 2~5 年或更久
治疗效果	规范治疗下,HBeAg 转阴率、HBsAg 水平下降程度及转阴率均明显高于 NUCs 治疗;但 HBV DNA 水平下降多较慢,转阴率低于 NUCs 治疗。ALT 等肝脏生化指标及肝组织学可获改善	能迅速抑制 HBV DNA,促进 ALT 恢复正常,长期治疗可改善肝组织学。HBeAg 血清学转换率、HBsAg 水平下降程度及转阴率均低于 IFN-α 治疗
复发率	疗程中应答状况不同的患者,治疗结束后的复发率也有较大差异。完全应答者疗效大多持久稳定,停药后 1 年内复发率约 10%	经治疗获得 HBeAg 血清学转换并经巩固治疗 ≥1 年者,停药后大多维持疗效稳定。然而,未获得血清学转换者在停药后复发率较高,复发后病情可能更重。多种 NUCs 均存在程度不等的耐药风险
不良反应	不良反应较多,如早期有发热、肌痛等流感样症状,长期应用可有白细胞及血小板降低、脱发、诱发自身免疫性疾病及抑郁等	不良反应通常很少,可能有乳酸酸中毒、周围神经病变、肌酸激酶增高、胃肠道不适、肾功能异常、脂肪肝等

1) IFN-α 类:IFN-α 的抗 HBV 效应乃是通过诱生抗病毒蛋白及免疫调节双重活性实现,但其通过诱导抗病毒蛋白而抑制 HBV 复制的能力较为有限,而以增强机体免疫功能为主。IFN-α 可诱导 2'-5' 腺苷合成酶的激活,催化寡腺苷酸合成;后者又可激活内源性核糖核酸内切酶,裂解病毒 mRNA,阻止 HBV 复制。IFN-α 的免疫调节作用主要在于诱导受感染肝细胞膜表达人类白细胞抗原(HLA),促进 T 细胞的识别和杀伤效应,增强 CTL 细胞的功能;诱导 Th1 型细胞因子分泌,正向调节特异性细胞免疫功能。

IFN-α 治疗应答的高低,受患者 HBV 传播方式、年龄、性别、感染时长、肝脏炎症活动度(血清 ALT 水平)、HBV 基因型、HBV DNA 载量、有无肝硬化、既往抗 HBV 治疗史等因素的影响。临床确定 IFN-α 治疗适应证及预测疗效时应充分考虑这些因素。在除外其他因素影响的情况下,CHB 患者血清 ALT 水平升高常提示肝脏炎症活动,间接反映机体有一定程度的 HBV 相关细胞免疫应答能力,这对于抗病毒药物更好地发挥疗效具有重要意义。临床实践表明,治疗前血清 ALT>2×ULN,水平越高,且持续时间越长的病例,对 IFN-α 的应答也越好。肝活检病理组织学检查较血清 ALT 能更准确地反映肝组织炎症程度;随着肝组织炎症分级的递增,对 IFN-α 产生完全应答的比例也显著上升。代偿良好的活动性肝硬化(Child A 级)病例,其血清 HBV 水平一般较低,肝脏炎症活动较强,IFN-α 治疗的应答率亦较高;但部分患者耐受性较差,有发生肝功能失代偿及重症化之虑,故应严格掌握适应证。

成人 CHB 患者若选用普通 IFN-α 治疗,一般以 500~600 万 U 皮下注射,隔日 1 次,疗程 6~12 个月。PEG-IFN-α 是普通 IFN-α 分子与聚乙二醇分子的复合物。聚乙二醇分子很稳定,一般对人体无害,但可减缓 IFN-α 降解,防止 IFN-α 从肾脏排出,半衰期延长达 40~100 小时,因而在血液中有较稳定的高浓度,不仅可减少注射次数,且可提高患者的依从性。此外,聚乙二醇可包被 IFN,避免 IFN 抗体的产生。一般用法为:PEG-IFN-α-2b 每次 1.0~1.5μg/kg,或 PEG-IFN-α-

2a 每次 135~180μg，每周 1 次，疗程 12 个月。若经济许可，应优先选用 PEG-IFN-α 而不是普通 IFN-α 进行治疗。

对于 HBeAg 阳性的 CHB 患者而言，若 IFN-α 治疗后达到血清 HBV DNA 转阴，发生 HBeAg/抗 -HBe 血清学转换，ALT 恢复正常，则疗效多较稳定而持久，复发率低。若仅有血清 HBV DNA 转阴、ALT 恢复正常，而 HBeAg 虽然转阴但未出现抗 -HBe，则疗效相对并不稳定，复发率较高。近年特别提倡"应答指导下的治疗（response-guided treatment，RGT）"，其重要内容之一是根据 HBsAg 定量的动态变化来确定个性化的疗程。若 HBsAg 水平呈持续下降趋势，且未出现 IFN-α 治疗的禁忌证，则宜坚持继续治疗，直至 HBsAg 转阴特别是出现 HBsAg/ 抗 -HBe 血清学转换，而不必拘泥于所谓 6 个月或 12 个月的疗程。

部分患者在 IFN-α 治疗过程中可产生 IFN-α 抗体，可能会削弱 IFN-α 的疗效。IFN-α 治疗的不良反应有发热、肌痛、骨髓抑制、皮疹、脱发、诱发糖尿病、甲亢或甲减等自身免疫性疾病、焦虑失眠甚至抑郁症等，发热一般在注射 IFN-α 2~3 次后可自然缓解，不影响治疗。疗程中如白细胞、血小板持续降低，尤其是当中性粒细胞 $<0.5 \times 10^9$/L 和（或）血小板 $<25 \times 10^9$/L，且不能通过 IFN-α 减量及提升白细胞或血小板的药物加以纠正时，应停药观察。有抑郁症倾向时应及时停药并加以严密监测。

2）NUCs：根据分子结构的不同，NUCs 大致可分为三类：①左旋核苷类（L- 核苷类）：以 LAM 和 LdT 为代表，此外还有未在我国上市的 FTC 及 LFMAU 等；②无环磷酸盐类：有 ADV 和 TDF；③环戊烷 / 戊烯类：如 ETV。这些药物能直接强效抑制 HBV DNA 复制，作用靶点均为 HBV 多聚酶的反转录酶区，但长期治疗均存在程度不等的耐药变异（表 3-10）。药物结构相似，则耐药特点也相似；药物结构不同，则耐药机制也存在明显差异。耐药屏障越高，越不易耐药，反之亦然。

表 3-10 已明确的 HBV 对各 NUCs 的耐药位点

	V173L	L180M	A181V	T184	S202	A194T	M204I	M204V	N236T	M250
LAM	●	●					●	●		
ETV	●	●		●	●		●	●		●
LdT							●			
ADV			●						●	
TDF			?			●			?	

注：TDF 曾在 HIV/HBV 合并感染的 2 例患者中检出 rtA194T 变异

有关 NUCs 的疗程及治疗终点，国际上在达成共识的同时仍存在不少争议。主要共识有：①基本疗程至少 1 年；② HBeAg 阳性者若达到 HBV DNA 检测不出（PCR 法）、ALT 复常、HBeAg/抗 -HBe 血清学转换，可认为达到治疗终点，但应在巩固治疗至少 1 年后再考虑停药；而继续坚持服药则有可能获得更理想的疗效，包括 HBsAg 转阴以及 HBsAg/ 抗 -HBs 血清学转换，尽管概率很低；③对 HBeAg 阴性 CHB 患者，理论上最好治疗至 HBsAg 转阴，特别是出现 HBsAg/ 抗 -HBs 血清学转换之后。

① LAM：是 2'-3'- 双脱氧 -3'- 硫代胞嘧啶核苷异构体，是临床上最早应用的 NUC。体外实验证明 LAM 对 HBV 复制有较强的抑制作用。全球多中心临床试验显示，LAM 100mg，每日 1 次，对 HBeAg 阳性 CHB 患者有良好疗效，可快速降低血清 HBV DNA 水平，使血清 ALT 恢复正常，促进 HBeAg 血清学转换及改善肝脏组织学。LAM 随机双盲安慰剂对照临床研究（4006 研究）证实，LAM 治疗 CHB 肝硬化患者能使疾病进展及肝癌发生的风险降低 50% 以上，并能有效提高患者生存质量。对接受肝移植的患者，LAM 联合小剂量 HBIG 可有效预防 HBV 再感染。对于接受化疗或免疫抑制治疗（特别是肾上腺皮质激素）的 HBsAg 阳性者，预防性使用 LAM 可有

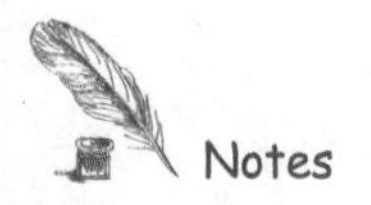
Notes

效降低乙型肝炎的发作。HBV 对 LAM 易于发生耐药变异，随应用时间延长而耐药率迅速增高，第 1 年约有 20% 的患者可发生耐药，而第 5 年的耐药率可达 70%。最常见的是 rtM204V/I 耐药变异（YMDD 变异），伴或不伴 rtL180M 变异。耐药变异将导致病毒反弹，加之 ETV、TDF 等新的 NUCs 问世，故近年来 LAM 的应用明显减少。

② ADV：是腺嘌呤核苷单磷酸类似物，可抑制反转录酶及 DNA 聚合酶的活性，掺入合成中的 HBV DNA 链而导致其合成终止。临床研究显示，采用 ADV 10mg，每日 1 次，可有效抑制 HBV 野生株及 LAM 耐药突变株。有资料显示，ADV 持续治疗 4~5 年，肝细胞内 cccDNA 储存池明显下降，血清 HBsAg 转阴率可达 5%，纤维化积分下降。约 30% 原先未接受 NCUs 治疗的患者对 ADV 表现为"原发性无应答"，即在应用 ADV 治疗 6 个月后，血清 HBV DNA 下降幅度 <21g。近年认为这可能与 ADV 剂量不足有关；此外，部分 CHB 患者体内可能存在天然 ADV 耐药株。ADV 的耐药变异率低于 LAM，常见耐药相关变异为 rtN236T 和 rtA181V/T，可单独或联合出现。ADV 可致少数患者血清肌酐增高，且具有时间依赖性，用药 1 年的发生率约 3%，用药 5 年的发生率可达 9%。新近还有 ADV 引起范可尼综合征（Fanconi syndrome）的报道，系 ADV 导致的肾脏近曲小管损伤，表现为低钾血症（肌无力、软瘫、周期性瘫痪等）、低钙血症（手足搐搦症）等，而长期低钙血症可引起继发性甲状旁腺功能亢进、肾性骨病等。

③ ETV：是环戊烷 2'- 脱氧鸟嘌呤核苷的碳环类似物，可在下述 3 个不同的环节快速强效抑制 HBV 复制：a. HBV DNA 聚合酶的启动阶段；b. 以前基因组 RNA 为模板合成 HBV DNA 负链的反转录阶段；c. HBV DNA 正链的合成阶段。临床研究显示，ETV 0.5mg，每日 1 次，对 HBV 的抑制效应明显优于常规剂量的 LAM 及 ADV；对 LAM 耐药的 HBV 突变株亦有抑制效应，但弱于对 HBV 野生株的抑制。HBV 对 ETV 的耐药可能是通过 2 步过程实现的，初期首先筛选出 rtM204V/I 和 rtL180M 变异，然后进一步筛选出 rtM250、rtS202 或 rtT184 等替代变异。ETV 的耐药基因屏障显著高于 LAM，因为只有在 rtM204V/I 和 rtL180M 变异的基础上再出现其他一种变异，HBV 才会对 ETV 完全耐药。本药用于初治患者应答良好，耐药率低。对 LAM 或 LdT 耐药者，以往曾推荐转换为 ETV 加量疗法（从每日 0.5mg 增至 1mg），但因最终疗效仍不理想，故现多推荐在继续应用 LAM、LdT 或换用 ETV（一般不加量）的基础上，联用 ADV（可酌情加量至每日 15~20mg）或 TDF；或换用 TDF。

④ LdT：L- 脱氧胸腺嘧啶核苷（L-deoxythymidine，LdT）亦是一种 L- 核苷类似物，但较 LAM 具有更强大的抗 HBV 活性。临床研究显示 LdT 对 HBV 复制的抑制效果优于 LAM，但亦存在耐药率较高的问题，常见耐药变异为 rtM204I，因此与 LAM 存在交叉耐药。一般用法是 600mg，每日 1 次。值得一提的是，本品不仅能强效抑制 HBV DNA 复制，还能促进 HBeAg 血清学转换。此外，LdT 还可增加肾小球滤过率（GFR），从而保护肾功能，但机制尚不明确。由于 LdT 和 TDF 在妊娠安全性上均属于 B 类药物（即对动物胚胎无致畸性，但在人类胚胎的安全性未知），因此认为其对胎儿的安全性可能优于其他 NUCs。但需注意，LdT 与 IFN-α 特别是与 PEG IFN-α 联用时，可能增加周围神经病变的风险，故应列为配伍禁忌。此外，长期用药（多在半年以后），常见肌酸激酶（creatine kinase，CK）增加，多为一过性或反复波动，一般不影响治疗；但极少数患者可出现严重的横纹肌病变，必须换用 ETV 等其他 NUCs。

⑤ TDF：是一种核苷酸类似物，结构与 ADV 相似。欧美等国已批准用于抗 HIV 及抗 HBV，在我国国产制剂尚处于抗 HBV 治疗的临床验证阶段，原研制剂已于 2013 年上市。Truvada 是 TDF 和 FTC 组成的复方制剂。临床研究显示，TDF 每日 300mg 的抗 HBV 疗效优于 ADV 每日 10mg。TDF 的耐药率低，常见耐药相关变异为 rtA194T，但是否存在其他突变位点以及与 ADV 是否存在交叉耐药尚待更多研究。TDF 与 ETV、LAM 及 LdT 等无交叉耐药，因此不仅可用于 CHB 患者的初始治疗，也可作为这些药物治疗失败后的挽救治疗。TDF 的安全性良好，肾毒性比 ADV 小，但有极少数报道称可引起范可尼综合征及肾功能不全；妊娠安全性上与 LdT 同属于

B类药物。

⑥ FTC:结构与LAM相似,能强效抑制HIV及HBV复制。批准用于抗HIV治疗的Emtriva是只含FTC单一成分的制剂,而Truvada是FTC及TDF的复方制剂。有研究显示,FTC治疗CHB可获得明显的生物化学、病毒学和组织学改善率,但对HBeAg血清学转换率无明显改善。耐药特点与LAM相似,可诱导YMDD变异,故本品迄今较少用于抗HBV治疗。

⑦ LFMAU:是一种尿嘧啶核苷类似物。临床研究显示,LFMAU每日30mg,连服24周,可明显抑制HBV DNA复制;且某些患者在LFMAU撤除后,病毒持续抑制可达24周以上。然而,与对照组相比LFMAU并不能有效提高HBeAg血清学转换率,且可诱导HBV YMDD变异,因此其应用前景不佳。

3) 免疫调节药物:此类药物具有一定的免疫调节作用,特别是增强Th1型细胞因子活性而提高细胞免疫功能,抑制病毒复制。然而,单独用于CHB的抗病毒治疗时,其对HBV的抑制作用多不显著,因此常与IFN-α和(或)NUCs合用。主要制剂:①胸腺素α-1(Tα-1):由28个氨基酸构成,剂量1.6mg,以1ml注射用水稀释,皮下注射,每周2次,每6个月为一疗程;②胸腺五肽:剂量10mg,稀释后肌注或静脉滴注,每日1次或每周2次,每6个月为一疗程。

4) 联合治疗:由于IFN-α疗效有限,而NUCs缺乏免疫调节作用且存在耐药现象,因此联合抗病毒治疗成为重要选项之一。其目的主要在于增加抗病毒疗效,同时减少或避免耐药的发生。可采取的策略主要有:①2种耐药模式不同的NUCs起始联合,例如LAM+ADV;②一种NUC耐药后,加用另一种NUC;③一种NUC耐药后,换用另一种NUC;④一种IFN-α(优先选用PEG-IFN-α)与一种NUC(除外LdT)同时或序贯使用。联合治疗的方式和效果有待深入观察。值得注意的是,近年临床发现NUCs联合应用中交叉耐药明显增多,以LAM+ADV较常见,致使后继用药选择困难。处理上部分患者可序贯使应用IFN,但疗效较为有限;对停药可能发生反跳导致重症化者,先后采用增加ADV剂量或改用ETV+ADV,均取得良好疗效,新近采用TDF或ETV+TDF,则疗效更佳。

5) 复发与再治疗　各家有关治疗复发率报道尚不一致。一般认为NUCs复发率高于IFN-α,巩固治疗时间越长复发率越低。再治疗时选用同样药物有效,且应答速度较快。有关研究尚待进一步深入。

2. 抗炎保肝药物　主要有以下几种:①抗炎类药物:甘草酸类制剂具有类似肾上腺皮质激素的非特异性抗炎作用而无抑制免疫功能的不良反应,可改善肝功能。目前甘草酸类制剂发展到了第四代,代表药物为异甘草酸镁注射液、甘草酸二铵肠溶胶囊。②抗氧化类药物:代表药物主要为水飞蓟素类和双环醇。水飞蓟素对CCl_4等毒物引起的各类肝损伤具有不同程度的保护和治疗作用,还能增强细胞核仁内多聚酶A的活性,刺激细胞内的核糖体核糖核酸,增加蛋白质的合成。③解毒类保肝药物:代表药物为谷胱甘肽(GSH)、N-乙酰半胱氨酸(NAC)及硫普罗宁等,分子中含有巯基,可从多方面保护肝细胞。可参与体内三羧酸循环及糖代谢,激活多种酶,从而促进糖、脂肪及蛋白质代谢,并能影响细胞的代谢过程,可减轻组织损伤,促进修复。④肝细胞膜修复保护剂:代表药物为多烯磷脂酰胆碱,多元不饱和磷脂胆碱是肝细胞膜的天然成分,可进入肝细胞,并以完整的分子与肝细胞膜及细胞器膜相结合,增加膜的完整性、稳定性和流动性,使受损肝功能和酶活性恢复正常,调节肝脏的能量代谢,促进肝细胞的再生,并将中性脂肪和胆固醇转化成容易代谢的形式;还具有减少氧应激与脂质过氧化,抑制肝细胞凋亡,降低炎症反应和抑制肝星状细胞活化、防治肝纤维化等功能,从多个方面保护肝细胞免受损害。⑤利胆类药物:本类主要有S-腺苷蛋氨酸(SAMe)及熊去氧胆酸(UDCA)。SAMe有助于肝细胞恢复功能,促进肝内淤积胆汁的排泄,从而达到退黄、降酶及减轻症状的作用,多用于伴有肝内胆汁淤积的各种肝病。

3. 促进蛋白合成的药物　生长激素能促进肝细胞合成蛋白质,提高血清白蛋白水平,改善凝血酶原时间。用法为每日4IU,皮下或肌内注射,20日后减为每周4IU。由于水钠潴留、高血

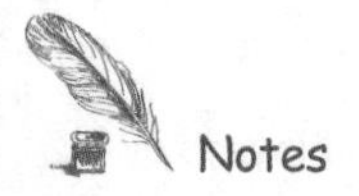

糖及继发肿瘤风险升高等不良反应，目前应用不多。

4. **抗肝纤维化药物**　目前还缺乏有肯定临床疗效的药物。可酌用扶正化瘀胶囊、复方鳖甲软肝片、安络化纤丸及肝复乐等。

（三）重型肝炎的治疗

重型肝炎的形成是肝细胞以不同速度发生大量坏死及凋亡而陷入肝衰竭的过程。肝衰竭能否逆转，决定因素是尚存活肝细胞数量多寡。若肝细胞死亡殆尽，丧失再生基础，欲用药物逆转肝衰竭的机会甚少，所以必须在尚有相当数量肝细胞存活的疾病早期或较早期抓紧监护和治疗。以坏死和失代偿为主的两种类型之鉴别及处理见表3-11。

表3-11　失代偿型与坏死型肝衰竭的鉴别

	失代偿型	坏死型
主要表现	肝硬化肝功能失代偿	急性进行性肝功能下降，或慢性肝炎基础上发生的急性或亚急性发作和加重
脑水肿	少见	常见
肝性脑病	较常见，为C型	可有或无，为A型
起病和发展	缓慢，间歇发作	急骤，进行性发展
原有肝病	常见肝硬化，失代偿症状明显	可见慢性肝炎，失代偿症状不明显
腹水出现和白蛋白降低	出现早，起病时出现	出现晚，常在起病2周以后*
黄疸	不定	明显，多数T.Bil ≥342μmol/L
高度乏力、食欲缺乏、厌油、鼓肠等	不定	明显
治疗重点	去除肝衰竭诱因（感染、出血等）、营养疗法（包括水、电及酸碱平衡等）及择期肝移植	肝功能支持（如人工肝支持等）及紧急肝移植（急性肝衰竭）
限制蛋白质饮食以预防肝性脑病	疗效较佳	疗效不佳
肝性脑病对降氨药物反应	较好	较差或不足
预后（未行肝移植者）	不良，但经过治疗后存活时间较长	非脑病型：较好 脑病型：较差

*因白蛋白的半衰期约为20日

1. **支持疗法**　重型肝炎的治疗主要是支持性的，目的是赢得肝细胞再生及组织损伤恢复的时间，或去除失代偿的诱因。一般措施包括：①密切监测生命体征；②仔细检查肝脏大小，记录尿量及腹围变化；③严格隔离消毒，限制探视，防止医院内感染；④静脉插管以便采血、测压及输注营养物质；⑤注意口腔及皮肤护理，注意所有插管的无菌处理；⑥动态监测肝功能、心肺功能、血清酸碱和电解质、动脉血气、PTA及血糖水平等指标的变化；⑦心血管、肺、肾及脑的并发症很常见，常标志发生多器官衰竭，早期发现和处理与近年生存率的提高相关；⑧昏迷患者留置导尿仅限于女性（男性可用尿套）。

严重肝病营养支持疗法的管理原则为：①“补充”原则：包括白蛋白、能量、微量元素等；②“纠偏”原则：包括支链氨基酸/芳香氨基酸比值（BCAA/AAA）、血氨、电解质、酸碱、解毒（人工肝）等；③“调整”原则：限制蛋白摄入（预防肝性脑病）、免疫调节等；④“对症”原则：包括脑水肿、脱水及过度通气等。

重型肝炎患者每日约需热量2000千卡以上。部分患者病情恶化，可能与消耗、衰竭、感染等所致的热量长期不足有关。严重肝病时各种营养素的补充应遵循以下要点：①蛋白摄入量应在病变恢复需要和肝功能可耐受之间，进行不同病期的个体化探索。在血浆白蛋白过低、水肿

及腹水时，需给予高蛋白饮食，可按每日 1.5~2.0g/kg 计算，成人每日需 100~120g。肝性脑病早期（首日）应严格限制蛋白质摄入，以减少肠源性氮质的来源，以后每日维持蛋白质摄入量 1~1.5g/kg 体重。植物蛋白可能较易耐受，动物蛋白则以牛奶较佳。待患者清醒后逐渐增加蛋白质供应，以患者能够耐受为度。补充白蛋白并不会加重肝性脑病，且可提高血浆胶体渗透压，有效控制腹水和缓解脑水肿。②支链氨基酸未必能有效拮抗芳香族氨基酸，但从营养学角度看，有助于维持正氮平衡，用于慢性肝衰竭时较为恰当。③肝衰竭时，糖利用无明显异常，而糖原合成与储备不足。热量主要由葡萄糖溶液补给，但应用时间过久、浓度过高时因肝脏不能充分同化而以尿糖排出，因此单用含糖溶液常难满足热量补充。静滴葡萄糖液应注意时间分配，防止夜间及清晨低血糖。④有研究表明，严重肝病时对中、长链脂肪乳剂的廓清基本正常，故脂肪摄入量不必过分限制，适量静脉滴入有助于缓解患者能量补充不足和单纯补充葡萄糖的不利因素。一般成人剂量为每次 250ml，每周 2 次。⑤维生素的补充也很重要，特别是适量补充维生素 B 族、维生素 C 等。⑥注意补充电解质和纠正电解质紊乱。低钾时同时口服及静脉补钾；如尿量正常，血清 K^+ 应维持在正常水平。低钙时可每日以 10% 葡萄糖酸钙 10ml 静滴；人工肝血浆交换治疗时常见低钙血症所致手足搐搦，系因库存血中枸橼酸螯合 Ca^{2+} 所致，故每输入 200ml 枸橼酸血液，应另补钙约 1g。

一般不应单凭血二氧化碳结合力降低便误认为是代谢性酸血症。血气分析显示绝大多数患者有呼吸性碱血症或同时有代谢性碱血症，因而重点应纠正碱血症。即使有乳酸血症，主要也应纠正低氧血症、休克或肾衰竭。三重酸碱失衡的治疗多用以纠正原发病因，而非单纯补碱或补酸。

2. 抗病毒治疗 HBV DNA 复制活跃者，应及时给予 NUCs 抗病毒治疗。早期应用 NUCs 可阻止与病毒复制相关的肝坏死，长期应用则有助于预防病情复发。IFN-α 不能用于乙型重型肝炎的抗病毒治疗。

3. 保护肝细胞、改善肝功能 国内目前应用，N- 乙酰半胱氨酸（N-acetylcysteine，NAC）还原型谷胱甘肽、前列腺素 E1（PGE1）、门冬氨酸钾镁等药物静脉滴注治疗重型肝炎较多，普遍获正面评价。小分子促肝细胞生长素制剂实际疗效有待准确评价。近年研究发现 NAC 可改善血流动力学和氧在组织的释放及利用，抑制 TNF-α 等炎性细胞因子和氧自由基，从而改善肝衰竭病情。过去本药主要用于药物（特别是对乙酰氨基酚）所致的肝衰竭，故得到美国急性肝衰竭指南的推荐。近年则进一步扩大到其他原因（包括病毒性肝炎）所致的肝衰竭，并获良好疗效。用法为 100mg/kg，16 小时内缓慢静滴。滴注过快易致心慌、不适等，故应从小剂量开始，缓慢静滴，然后逐渐增加至常规用量。其他保肝制剂的应用参见 CHB 的治疗。

4. 防治肝性脑病和脑水肿

（1）降低血氨：①控制每日蛋白摄入量为 1~1.5g/kg。②口服新霉素抑制肠菌繁殖，减少氨的产生，用法为 0.2g，每日 3~4 次。③口服乳果糖或拉克替醇，可通过降低肠腔 pH 而抑制肠菌产氨及氨的吸收。其中拉克替醇效果稳定，口感较好，易为患者接受。④门冬氨酸鸟氨酸能刺激谷氨酸与氨形成谷氨酰胺，使氨降解，可促进体内氨的转化与尿素的合成，降低慢性肝病时血氨水平。该药既可口服又可静滴，使用较方便，可用于急、慢性肝性脑病，疗效满意。用法为急性肝炎者每日 5~10g 静脉滴注。慢性肝炎或肝硬化，每日 10~20g 静脉滴注（病情严重者可酌量增加，但根据目前的临床经验，每日不超过 40g 为宜）。⑤氢氯精氨酸通过鸟氨酸循环降低血氨，但急性肝衰竭时鸟氨酸循环中的酶类活动性减弱，解氨能力有限，疗效不佳，仅用其纠正碱中毒。有报道认为该药疗效主要与抑制一氧化氮生成有关。用法为 5~10g，溶于液体内静滴。⑥谷氨酸盐包括谷氨酸钾、钠及钙，在体内与氨结合形成无毒的谷氨酰胺而排出。但该药不易透过血 - 脑屏障，且易碱化血液，反而加重肝性脑病，故目前趋于不用。⑦必要时以乳果糖 30ml 或拉克替醇加生理盐水 250ml，混合后保留灌肠，每日 1~2 次。尤适用于有便秘的患者。

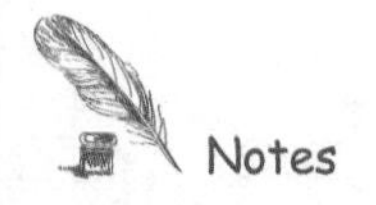

(2) 苯二氮䓬受体拮抗剂 氟马西尼(flumazenil)为苯二氮䓬受体拮抗剂,治疗肝性脑病有效。据报道用药后患者苏醒率较高,显效快,且用药量小,体内代谢快。本品 15mg 静滴 3 小时,可使大部分患者肝性脑病改善,但需反复用药,显效用药量个体差异较大。

(3) 支链氨基酸 适当输注支链氨基酸,理论上有助于纠正 BCAA/AAAA 比例失衡,可减少假性神经递质的形成,改善肝性脑病。同时可提供一部分能量,改善负氮平衡。主要用于慢性肝衰竭时,而急性肝衰竭时尚有不同意见。

(4) 防治脑水肿 脑水肿既可以是重型肝炎的独立并发症,也是肝性脑病的形成机制之一。严重脑水肿引起的颅内压增高和脑疝是肝性脑病的直接死因。防治措施有:①限制水的输入量,纠正低钠血症;②有低蛋白血症的患者,应积极补充人血白蛋白;③20% 甘露醇或 25% 山梨醇,每次 1~2g/kg,加压于 20~30 分钟内输入,每 4~6 小时 1 次,直至脑水肿明显减轻;④近年国内外采用低温疗法,据称治疗脑水肿和肝性脑病可获良好疗效。其机制主要有:减缓脑组织能量代谢;可能抑制亚临床癫痫活动;促使脑血流及其自动调节的正常化;减轻无氧酵解及星状细胞的氧化应激;降低脑细胞外谷氨酸盐,并使脑渗透压正常化;逆转全身炎症反应综合征(SIRS);降低一氧化氮代谢;抑制氧化 / 氮化应激所致脑水肿。

5. 防治消化道大出血 主要措施有:①给予质子泵抑制剂如奥美拉唑等;②生长抑素(somatostatin)250μg 静脉注射,接着 100μg 稀释后持续静脉滴入,疗效较好;③去甲肾上腺素 8mg 溶于 100ml 冰生理盐水中,分次饮入,有一定止血作用;④可静脉注射或滴注凝血酶原复合物、冷沉淀、维生素 K、酚磺乙胺等;⑤酌情输新鲜血液。

6. 防治急性肾损伤包括肝肾综合征 肝肾综合征(HRS)首先应当与肾前性少尿鉴别。一旦发生 HRS,尤其是 1 型 HRS,应禁用肾毒性药物,严格限制入水量,给予大剂量呋塞米及多巴胺,但成功者甚少。多死于快速发生的高钾血症。血液透析治疗仅有暂时疗效。当 HRS 合并脑水肿时,连续肾替代治疗暂时效果明显。近年报道用特利加压素(terlipressin)、鸟氨酸加压素(ornipressin)、去甲肾上腺素、米多君或生长抑素联合白蛋白输注治疗 HRS 疗效较佳。目前 HRS 重在预防,上述治疗通常只能延长存活时间而难以逆转病情。

7. 低钠血症及腹水的治疗 低钠血症在肝硬化患者中很常见,发病率随疾病进展而增加。纠正低钠血症可减少肝性脑病的发生率,减少肝脏移植后的并发症,使腹水处理更有效,从而提高生活质量。但严重低钠血症时补钠切不可过快和过度。对早期低钠血症,首先应限制液体摄入以纠正血钠稀释。对终末期低钠血症,可能因为 Na^+ 进入细胞,体内 Na^+ 储备未减少甚至过负荷,补充高渗氯化钠反而可导致脑水肿或肺水肿,甚至引起桥脑髓鞘溶解症,故更应慎重。宜合用排钾利尿药和保钾利尿药,常用呋塞米加螺内酯口服。与血浆、白蛋白配合可提高利尿效果。托伐普坦为一类精氨酸加压素 V2 受体阻滞剂,可选择性阻断集合管主细胞 V2 受体,从而促进水排泄;与传统利尿剂不同,托伐普坦在健康人体不增加尿钠排出,且治疗时无需限水限盐,短期(1 个月)治疗较为安全。

8. 控制感染 重型肝炎患者由于全身免疫功能降低,可发生包括细菌和真菌感染在内的各种感染,例如自发性细菌性腹膜炎(SBP)、肺部感染、脓毒症等。预防措施主要有:3% 碳酸氢钠液漱口,乳果糖或拉克替醇口服以及免疫调节剂如胸腺素 -α1 等。SBP 大多为需氧菌感染,宜选用抗菌作用强的第三代头孢菌素(如头孢哌酮等)及新型喹诺酮类治疗。随着细菌耐药的增多,有时需用第三代头孢菌素加酶抑制剂,甚至第四代头孢菌素如头孢米诺钠、头孢吡肟甚至碳青霉素烯类方可。对于严重感染者可先用碳青霉烯类,采用降阶治疗,即在应用 5~6 日后降至上述其他抗菌药物,以减少二重感染的发生。

9. 人工肝支持疗法 人工肝支持系统分为物理型(血浆吸附、血液透析滤过等)、中间型(血浆置换、同种异体交叉循环等)、生物型(由生物反应器及细胞材料两大部分组成)和混合型(生物型 + 物理型,或生物型 + 中间型)。物理型人工肝以解毒功能为主;中间型人工肝兼有解毒及

补充生物活性物质功能;生物型人工肝理论上能替代肝脏的各种功能;混合型人工肝可使人工肝支持系统的代谢及解毒作用更加完善和强化。目前国内开展的多系物理型人工肝及中间型人工肝,临床应用证明,暂时疗效十分明显,但尚难以达到显著降低病死率的目的。

10. **肝移植** 在应用NUCs充分抑制HBV复制的情况下,通过同种异体肝移植治疗重型肝炎能显著提高存活率。术后应用高效价乙型肝炎免疫球蛋白(HBIG)联合NUCs可有效预防HBV再感染和乙型肝炎再发。新近报道,可在成功阻断HBV再感染的情况下,撤除价格昂贵的HBIG,仅保留NUCs即可。对LAM耐药株,须加用ADV控制。在等待肝源期间或手术前后可用人工肝进行过渡治疗。

(四) 淤胆型肝炎的治疗

急性病例采用一般护肝疗法多能恢复。慢性病例可选用泼尼松(每日40~60mg),或小剂量泼尼松(每日30mg)加硫唑嘌呤(每日50mg)联合疗法。苯巴比妥可诱导葡萄糖醛酸转移酶活性,促进胆红素代谢,亦可选用,用法为30~60mg,每日1~2次。肝内胆汁淤积的发生与疏水性胆汁酸的有害作用相关,用亲水性胆汁酸制剂熊去氧胆酸(UDCA)或其生理形式牛磺熊去氧胆酸(TUDCA)口服,对淤胆型肝炎有一定疗效。腺苷蛋氨酸先静滴后口服,对淤胆型肝炎有一定疗效。

(五) 妊娠期肝炎的治疗

妊娠易加重乙型肝炎病情,故应重视。流产或分娩大出血易诱发重型肝炎,应加强预防措施。如已发展成重型肝炎,则按重型肝炎处理。因人工中止妊娠易加重肝损害,加之采用妊娠B级NUCs抗HBV疗效满意,故多主张自然分娩。

(六) 慢性HBV携带者的治疗

此类患者因处于免疫耐受期,在肝功能正常、HBeAg和HBV DNA阳性情况下抗病毒疗效较差,反而因耐药率高,致使后续治疗选择减少。一般主张定期复查,无需进行抗病毒治疗。虽然曾试用人工免疫激活方法,包括肾上腺皮质激素撤除疗法,以期打破免疫耐受状态,但迄今疗效仍不满意。用NUCs虽可在数周至数月内抑制病毒复制,但最终仍因耐药而致后续治疗困难。

【预防】

(一) 管理传染源

由于HBV携带者广泛存在,传染源管理极为困难。血清HBV感染标志阳性者(单项抗-HBs阳性且HBV DNA阴性者除外)不能献血,避免从事饮食行业及托幼工作。

(二) 切断传播途径

重点在于防止通过血液及体液传播。具体措施包括:①注射器、针头、针灸针、采血针等应高压蒸汽消毒或煮沸20分钟;②预防接种或注射药物时,注射器和针头须每人单用;③非必要时不输血及血制品;④食具、洗漱刮面用具专用;⑤接触患者后用肥皂及流水洗手。

(三) 保护易感人群

1. **乙型肝炎疫苗** 过去曾用血源HBsAg灭活疫苗,现已淘汰。基因工程疫苗产量大、质量可靠、成本低,目前已广泛应用。每次5~20μg,仍按0、1、6月方案(亦有提出0、2、7月方案)接种3次,免疫效果明显提高。必要时还可以适当加大单次免疫剂量。慢性HBV/HBsAg携带者接种疫苗无效。据报道,按上述程序注射安在时(GSK公司产品)20μg,可有效免疫保护15年以上。免疫效果儿童优于成人,如接种数年后抗-HBs小于10mIU/ml,应加强接种一次。

2. **乙型肝炎免疫球蛋白(HBIG)** 注射HBIG属被动免疫,系直接注入抗-HBs,保护作用迅速,更适用于即将暴露者或意外暴露的高危人群。意外暴露者应在7日内肌注0.05~0.07ml/kg,一月后追加一次。HBIG对疫苗效果并无明显干扰作用。HBeAg/HBsAg阳性母亲的新生儿,生后应立即(不迟于24小时)肌注HBIG 100~200IU及乙肝疫苗,1、6月后共接种乙型肝炎疫苗共3次。我国宫内感染的发生率约为10%~15%。预防HBV宫内感染最重要的应在妊娠前尽可能

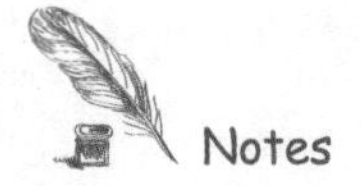

抑制母亲 HBV 的复制，降低孕妇外周血 HBV 载量。既往一般不主张对 HBsAg 携带的孕妇进行抗病毒治疗，但近年报道，高病毒复制孕妇在妊娠期最后 3 个月，使用妊娠 B 级 NUCs（包括 LdT 及 TDF，亦有部分学者认为也应包括 LAM）阻断母婴传播效果满意，且无明确安全问题。我国曾报道对妊娠后期高病毒载量母亲的采用 HBIG 阻断母婴传播，据称获得良好效果，但因其有效性及安全性均未获肯定，现已用口服 LdT 等药物取而代之。

三、丙型病毒性肝炎

丙型病毒性肝炎（viral hepatitis C，简称丙型肝炎）早在 1970 年代即已确认为是一种肠道外传播的非甲非乙型肝炎（post-transfusion hepatitis non A non B，PT-NANBH）。1989 年 Choo 等经由分子克隆技术首先发现 HCV，1991 年 HCV 被归入黄病毒科（flaviviridae）丙型肝炎病毒属。本病呈全球分布，可引起急性肝炎，但症状通常较轻，易发展为慢性肝炎，部分患者可发展为肝硬化和肝癌；在少部分患者还与糖尿病、扩张性心肌病及心肌炎的发生相关。目前的标准治疗方案为 PEG-IFN 联合利巴韦林，而多种不含 IFN 的直接抗病毒治疗方案也已进入临床验证或应用阶段。

【病原学】

（一）HCV 病毒颗粒

HCV 是一种直径约 50~60nm 的球形颗粒，最外层为包膜糖蛋白，其内为核衣壳。病毒基因组被核衣壳包裹，形成直径为 30~35nm 核心颗粒，被包膜包裹形成完整的 HCV 颗粒，沉降系数为 140~159S。根据蔗糖密度梯度分析，血清中存在两种不同密度梯度的 HCV 颗粒，一种为高密度（1.186~1.213kg/L），可能为游离的或与免疫球蛋白结合的 HCV 颗粒；另一种为低密度（1.099~1.127kg/L），可能是与低密度脂蛋白结合的 HCV。

（二）HCV 基因组及编码蛋白

HCV 基因组为单股正链 RNA，全长约 9500nt。因其 9400nt 以后的多聚腺苷酸尾（polyA）长短不一，故各家报道长度有所差异（9400~9600nt）。基因组由 5’- 非编码区（5’-NCR，长约 341nt；又称 5’- 非翻译区，5’-UTR）、开放读码框（ORF，长约 9033~9099nt）及 3’- 非编码区（3’-NCR，又称 3’- 非翻译区，3’-UTR）组成。

5’-NCR 序列在基因组序列中最为保守，含有内部核糖体进入位点（internal ribosome entry site，IRES），可调控病毒基因组的表达。ORF 从 5’ 端至 3’ 端依次为 C 区（编码核衣壳蛋白）、E1 和 E2 区（编码包膜蛋白）、P7 区（编码细胞外膜孔蛋白或称离子通道蛋白）、NS2 区（非结构蛋白 -2 区，编码病毒自体蛋白酶）、NS3 区（编码病毒解旋酶和丝氨酸蛋白酶）、NS4A（编码 NS3 蛋白酶辅助因子）、NS4B（编码复制复合体和膜网的组合因子）、NS5A（编码病毒复制和装配调节因子）、NS5B（编码 HCV RNA 指导的 RNA 聚合酶）（图 3-15）。ORF 首先指导合成长约 3010~3033 个氨基酸的聚蛋白前体，然后在病毒蛋白酶及宿主信号肽酶的作用下，切割为病毒的结构蛋白（核心蛋白和包膜蛋白）和非结构蛋白（NS1~NS5 蛋白）。E2 区实际上就是以往所称的 NS1 区，因此该区有时又称为 E2/NS1 区。C 区表达产物（核心抗原）和 E 区表达产物（包膜蛋白）均含重要的抗原表位；包膜蛋白还含有与肝细胞结合的表位，推测可刺激机体产生保护性抗体。NS3 蛋白也具有较强的免疫原性，可刺激机体产生抗体，在临床诊断上有重要价值。非结构蛋白主要是参与 HCV 复制的功能酶及其辅助因子。

（三）HCV 基因型

HCV 存在较高的基因异质性，根据核苷酸序列的差异可将 HCV 分为不同的基因型和亚型。当 HCV 全基因序列差异在 30% 以上时，可区分为不同的基因型；同一基因型 HCV 全基因序列的差异在 20% 以上时，可区分为不同的亚型。既往曾按 Okamoto 法将 HCV 分成Ⅰ~Ⅳ型，但现已弃用。目前根据 Simmends 法，主要将 HCV 分为 7 个基因型，每个基因型又可分为不同的亚型（a、b、c 等）。研究较为充分的 HCV 基因型有 6 个，分为 1a、1b、1c、2a、2b、2c、3a、3b、4a、5a、

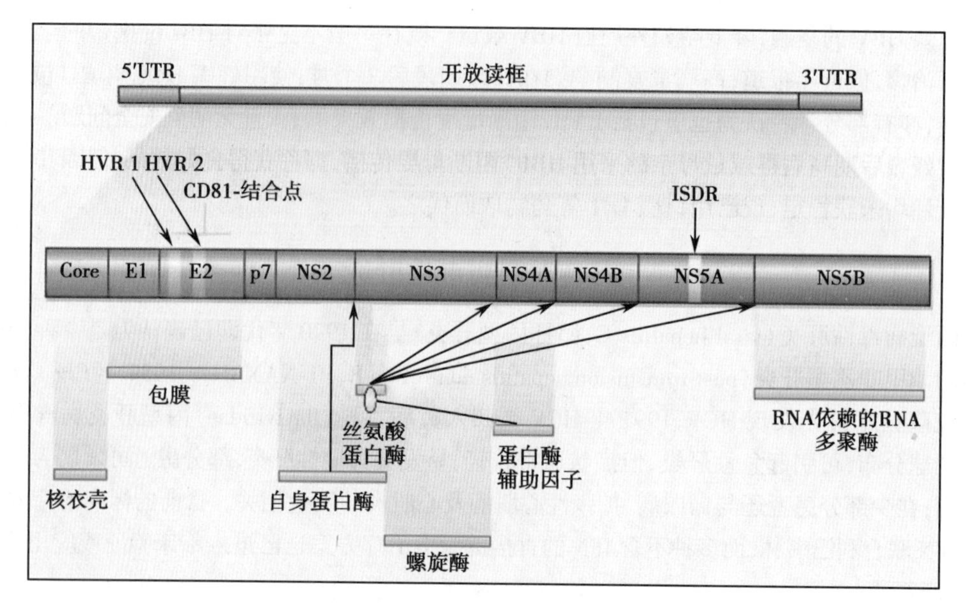

图 3-15 HCV 基因组及聚白蛋白表达

UTR:非翻译区;HVR:高变异区;Core:核心区;E:包膜区;NS:非结构区;ISDR:IFN 敏感决定区

6a11 个亚型;以 1 型最为常见,占 40%~80%。不同国家及地区的 HCV 基因型分布有较大差异。中国、日本、美国以 1 型为主,3 型常见于印度、巴基斯坦、澳大利亚、苏格兰等,4 型常见于中东地区及非洲,5 型常见于南非,6 型常见于中国香港、澳门、广东及重庆等。7 型为近年自中非地区的少数患者中分离而得,其临床重要性尚不明确。1b 型 HCV RNA 载量高,肝脏病理组织学变化较重,易致肝硬化及肝癌,但也有学者认为基因型与疾病严重性并无明显相关。HCV 基因型还与 IFN 疗效密切相关,在研制 HCV 疫苗时亦需针对不同基因型 HCV 进行设计。

(四) HCV 准种

HCV RNA 在复制过程中有很高的变异率,从而形成相互关联但各不相同的准种,使得病毒易于逃避宿主的免疫清除,导致感染持续化。

(五) 易感动物及外界抵抗力

黑猩猩是目前最为理想的 HCV 感染模型。树鼩也可被 HCV 感染,但其感染特点尚未完全阐明。HCV 对氯仿、乙醚等有机溶剂敏感。100℃煮沸 5 分钟、60℃持续 10 小时、1∶1000 甲醛 37℃下处理 6 小时、20% 次氯酸处理、紫外线照射等均可灭活 HCV。血制品中的 HCV 可用干热 80℃处理 72 小时或加变性剂使之灭活。

【流行病学】

(一) 传染源

主要为急、慢性丙型肝炎患者及慢性 HCV 携带者。

(二) 传播途径

与乙型肝炎相似,但近年输血或血制品传播显著减少,而非输血途径如静脉药瘾、性接触及不洁注射呈相对上升趋势。

1. 通过输血或血制品传播 是 HCV 最主要的传播途径,反复输入多个供血员血液或血制品者更易感染 HCV。国内曾因单采血浆回输血细胞时污染,造成丙型肝炎暴发流行。国外资料表明,抗 -HCV 阳性率在输血后非甲非乙型肝炎患者中为 85%,在血源性凝血因子治疗的血友病患者为 60%~70%,在静脉药瘾者(injecting drug users,IDU)为 50%~70%。

2. 通过非输血途径传播 非输血人群主要通过反复不洁注射或针刺、含 HCV 的血液反复污染皮肤和黏膜的隐性伤口以及性接触等方式而传播。值得注意的是,近年我国因注射污染所

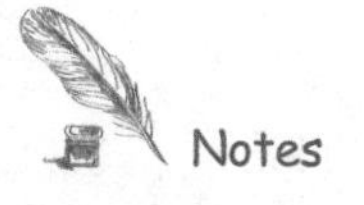

致HCV感染暴发多达数十起。

3. 性接触传播　HCV可通过性接触传播，但HCV阳性患者将病毒传播给配偶的几率较小。在男同性恋及妓女等性乱人群中，HCV的传播并不如HBV常见。HCV携带者家庭成员受感染几率较低，但总体上其感染率远高于普通人群。

4. 母婴传播　抗-HCV抗体阳性母亲将HCV传播给新生儿的危险性为2%。若母亲在分娩时HCV RNA阳性，则传播的危险性可高达4%~7%。合并HIV感染时，传播的危险性增至20%。HCV病毒高载量可增加传播的危险性。

5. 其他途径　仍有15%~30%散发性丙型肝炎病例并无输血或肠道外暴露史，传播途径不明。目前认为，接吻、拥抱、喷嚏、咳嗽、食物、饮水、共用餐具及水杯、无皮肤破损及其他无血液暴露的接触一般不传播HCV。

（三）易感人群

对HCV无免疫力者普遍易感。在西方国家，除反复输血者外，IDU、同性恋等性乱者及血液透析患者丙型肝炎发病率较高。美国、德国、西班牙等国家IDU的HCV感染率分别为60%、40%、70%，我国昆明及重庆IDU的HCV感染率分别为60%及40.5%。本病可发生于任何年龄，一般儿童及青少年HCV感染率较低，中青年次之。男性HCV感染率大于女性。HCV多见于16岁以上人群。HCV感染恢复后血清抗体水平低，免疫保护能力弱，有再次感染HCV的可能性。然而，近年研究发现，再感染后发生自发清除的比例较高，提示感染后的免疫反应存在。目前检测到的抗-HCV并非保护性抗体。

（四）流行情况

丙型肝炎呈全球性分布，无明确地理界限。全球感染率约2.35%，据估计感染总数达2.1亿人，慢性感染者大约1.6亿人。大多数西欧国家及北美洲的人群，HCV感染率为0.1%~2.0%，地中海沿岸地区约3%，热带地区可高达6%，国家按从高到低依次为埃及、蒙古等。在日本普通人群中，HCV携带率为1%~3%，非洲部分国家高达6%。

我国过去调查显示HCV感染率约3.2%。自1992年起开始对抗-HCV进行筛查以来，输血相关急性丙型肝炎感染显著下降，而经IDU传播及性传播则相对增高。近年调查显示有较大幅度下降，如2006年研究显示，1~59岁人群抗-HCV流行率约为0.43%，部分专家认为目前实际流行率可能在1%左右。IDU、血液透析、性乱者及输血者的感染率远高于普通人群。尽管HCV感染率明显下降，但由其所致肝病的发现率呈上升趋势，可能与丙型肝炎的临床表现滞后于感染（20年或更长）有关。

【发病机制】

HCV入侵宿主细胞是在多种受体联合介导下完成的复杂过程。已提出的HCV受体主要包括CD81、低密度脂蛋白受体（low density lipoprotein receptor，LDLR）、B族Ⅰ型清道夫受体（scavenger receptor class B typeⅠ，SR-BⅠ）、紧密连接蛋白家族（tight-junction proteins）、表皮生长因子受体（epidermal growth factor receptor，EGFR）、酪氨酸激酶EphA2受体（ephrin receptor A2，EphA2）、NPC1L1受体（niemann-Pick C1-like 1 cholesterol absorption receptor）等。HCV感染肝细胞的机制可能是通过其包膜蛋白E2与肝细胞表面相应受体CD81分子相结合而实现。过去认为丙型肝炎的发病机制是HCV对肝细胞的直接损害，现认为这只是次要机制。以下几点提示丙型肝炎的发病可能有免疫机制参与：①受HCV感染的肝细胞数量少，而肝组织炎症反应明显，二者形成反差；②免疫组化证明丙型肝炎肝实质坏死区主要为$CD8^+$淋巴细胞浸润，免疫电镜观察到$CD8^+$细胞与肝细胞直接接触；③从丙型肝炎患者肝脏中分离出HCV特异性T细胞克隆；④IFN-α治疗可使肝内$CD8^+$细胞数量减少；⑤丙型肝炎患者肝细胞表面表达HLA分子及ICAM-1分子。这些发现与乙型肝炎较为相似。

HCV感染时虽诱导特异性CTL反应，但由于HCV RNA高度可变区的易变异性，形成一系列准种等变异体，特异性CTL不能识别其表位，使抗病毒免疫失效，此乃HCV感染极易慢性化

的根本原因。其慢性化机制亦包括以下几点:① HCV 在血中的水平很低,容易诱生免疫耐受;② HCV 具有泛嗜性,不易清除;③免疫细胞可被 HCV 感染,从而产生免疫紊乱。此外,有学者提出 1b 型 HCV 感染更易慢化性,其原因尚待研究。

丙型肝炎的发病还可能有自身免疫应答参与。除抗体依赖性细胞介导的细胞毒(ADCC)外,还发现部分患者血清肝 - 肾微粒体抗体(抗 -LKM1)等自身抗体阳性,高度提示丙型肝炎与自身免疫反应有关。

亚裔(黄种人)慢性丙型肝炎(CHC)患者对 IFN-α 的应答高于高加索人(白种人)的原因尚不清楚。近年发现,宿主遗传学变化与 CHC 患者之 IFN-α 应答、自发病毒清除及利巴韦林(ribavirin,RBV)所致贫血反应均具相关性。有两组报道分别研究了编码Ⅲ型 IFN-α 的 IL-28B 基因中 3kb 上游 rs12979860 号单核苷酸多态性(SNP),结果发现该位点 T/T 和 T/C 相对于 C/C 不仅与对 IFN-α 的应答显著下降相关(应答差异达 2 倍),且证实在 T/T 和 T/C 的患者中,IFN-α 应答失败者血中 IL-28B 的 RNA 水平较低。然而,我国人群 IFN-α 疗效普遍较高的原因似不能完全以上述发现解释,推测也与病毒因素相关。进一步研究还发现,三磷酸肌苷(ITPA)基因的变异可显著影响 RBV 治疗所致的贫血,即具有 rs27354 CC 型及 rs7270101 AA 型的患者均易发生 RBV 相关贫血。

【病理改变】

丙型肝炎的病理改变与乙型肝炎极为相似,均以肝细胞坏死及淋巴细胞浸润为主。但以下病变是丙型肝炎的特点:①汇管区淋巴细胞聚集是丙型肝炎的主要特征,部分病例可形成淋巴滤泡;②点灶样肝细胞坏死及不同程度的炎症在急性及 CHC 中较为常见;③胆管损伤亦是丙型肝炎较为常见的特征,周围常伴淋巴细胞浸润;④肝脂肪变性较为常见。

【临床表现】

丙型肝炎的临床表现一般较轻,常为亚临床型。输血后丙型肝炎潜伏期 2~26 周,平均 8 周。非输血后散发性病例的潜伏期尚待确定。

(一) 急性肝炎

急性丙型肝炎约占 HCV 感染的 20%,这意味着约 80% 患者将发生慢性化。40%~75% 的急性 HCV 感染患者无症状。临床发病者除急性肝炎相关的临床症状外,肝功能异常主要是血清 ALT 升高,但峰值较乙型肝炎低。ALT 升高曲线分为单相型、双相型及平台型三种类型。单相型可能是一种急性自限性 HCV 感染,很少发生慢性化;双相型临床症状较重,慢性率亦较高;平台型 ALT 升高持续时间较长。输血后丙型肝炎 2/3 以上为无黄疸型,多无明显症状或症状很轻,非输血后散发性丙型肝炎无黄疸型病例更多。即使是急性黄疸型病例,临床症状亦较轻,少见高黄疸,血清 ALT 轻中度升高。仅少数病例临床症状明显,肝功能改变较重。

(二) 重型肝炎及肝衰竭

单纯 HCV 感染所致的重型肝炎或急性肝衰竭极为少见,这可能归因于丙型肝炎的惰性特征。近年研究提示,乙型肝炎或慢性 HBV 携带者重叠 HCV 感染,及 CHC 同时嗜酒者颇易重型化。此外,在 CHC 发展到失代偿性肝硬化后可见肝衰竭。

(三) 慢性肝炎

各家报道丙型肝炎慢性化率为 60%~85%。由 CHC 演变为肝硬化者高达 20% 以上,从输血到诊断为肝硬化大约需 20~25 年。在肝硬化的基础上又可转变为肝细胞癌,年发生率约 1%~4%,近年我国 HCV 相关 HCC 有逐渐增多趋势。

(四) 无症状慢性 HCV 携带者

HCV 隐性感染及无症状慢性 HCV 携带者多见。根据临床演变及 ALT 变化的不同形式,HCV 可分为以下三种类型:

1. 反复发作型　为典型的慢性 HCV 感染。ALT 在正常值的上界周围反复明显波动,波动

期 ALT 升高，缓解期则恢复正常；肝活检显示不同程度的肝组织慢性炎症反应。

2. 持续异常型　ALT 轻度持续性升高。肝活检亦呈不同程度的慢性炎症；反复发作型及持续异常型，二者的急性期与慢性期之间几乎没有明确界限。

3. 无症状携带型　ALT 正常。肝活检肝组织可能正常或显示不同程度的慢性肝炎改变；ALT 正常不能排除慢性肝炎的可能。

HCV 感染可伴有多种肝外表现或与某些疾病相关，如桥本甲状腺炎、类风湿性关节炎、干燥综合征、冷球蛋白血症、膜增殖性肾炎、卟啉性皮肤结节病、B 细胞非霍奇金淋巴瘤及扩张型心肌病和心肌炎等。

【实验室检查】

常规实验室检查参考甲型肝炎有关部分。目前用于 HCV 感染的特异实验诊断方法主要有三大类，即检测抗 -HCV、血清丙型肝炎抗原（HCAg）及 HCV RNA。

在 1982—1989 年期间，美国 Chiron 公司从受染黑猩猩混合血浆超速离心物提取全部核酸，用反转录酶随机引物建立 cDNA 文库，经噬菌体 λgt11 表达出 100 万（10^6）个多肽，从中筛选出一个多肽具有 HCV 抗原性，其 cDNA 称为 5-1-1 克隆。5-1-1 克隆与另外三个重叠克隆相结合形成 C100 基因片断。为了促进 C100 多肽表达，将 C100 基因及人超氧化物歧化酶（superoxide dismutase，SOD）基因相融合，在重组的酵母菌质粒中表达出一个融合多肽，称为 C100-3 抗原，此乃现今用于丙型肝炎诊断的抗原。

（一）血清抗 -HCV

用 C100-3 抗原通过 ELISA 法（第一代 ELISA 法，ELISA-1）进行检测已广泛用于慢性 HCV 感染的筛查，但部分免疫球蛋白水平高的患者仍可能出现假阳性。近年推出第二代重组免疫印迹法（recombinant immunoblotting assay，RIBA），对 ELISA-2 检测抗 -HCV 阳性者再用 RIBA-2 检测加以确认，特异性大大提高。

（二）血清丙型肝炎抗原（HCAg）

血清中 HCAg 含量很低，检出率不高，仅用于献血者的筛查。

（三）血清 HCV RNA

HCV 感染者血清病毒数量很少，常规分子杂交技术难以检出 HCV RNA。用反转录聚合酶链反应（RT-PCR）或套式聚合酶链反应（nested PCR）技术，选择高度保守区基因序列设计引物，检测血清 HCV RNA，有如下优点：①敏感性极高，可大大提高阳检率；②为判断 HCV 感染及传染性的可靠指标；③有助于早期诊断。缺点是通过两次 PCR 扩增易因污染而出现假阳性。国内普遍采用 HCV 核酸扩增荧光（荧光 RT-PCR）检测试剂盒，可用于 HCV RNA 定量检测，对了

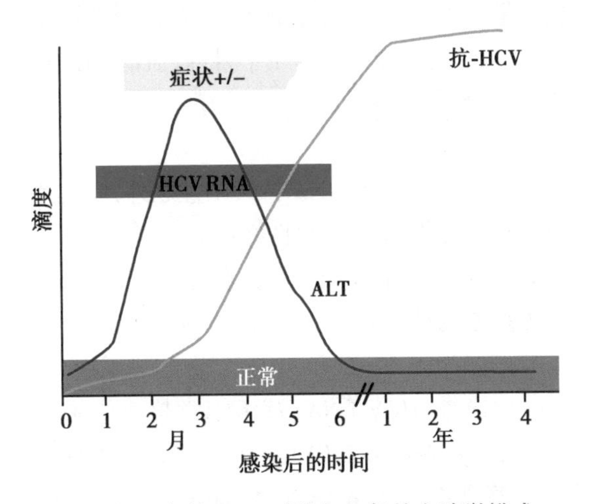

图 3-16　急性 HCV 感染与恢复的血清学模式

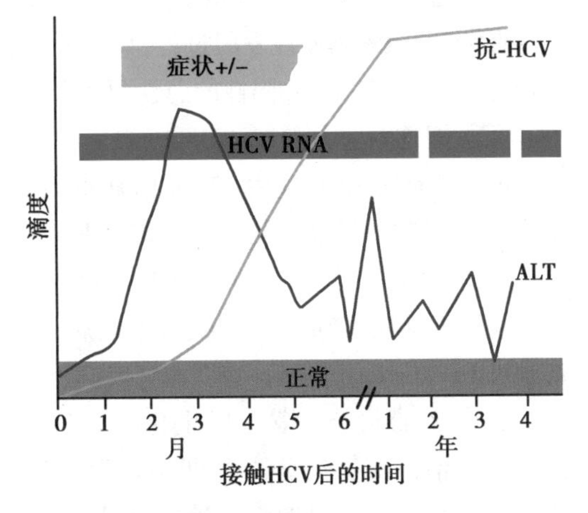

图 3-17　急性 HCV 感染向慢性 HCV 感染转变的血清学模式

解患者体内 HCV 复制水平及评价抗病毒治疗效果有帮助。为提高 HCV RNA 的检出率，抽血后应尽快分离血清，以免血细胞中的 RNA 酶降解 HCV RNA；且应避免对标本反复冻融，以防 HCV RNA 破坏。急性 HCV 感染与恢复的血清学模式见图 3-16，急性 HCV 感染向慢性 HCV 感染转变的血清学模式见图 3-17。

【诊断】

除参考流行病学资料、临床特点及常规实验室检查外，主要依靠特异血清病原学进行确诊。HCV 感染与 HBV 感染特征比较见表 3-12。

表 3-12 HCV 感染与 HBV 感染的临床特征比较

	HCV 感染	HBV 感染
潜伏期	15~180 日	45~160 日
病毒血症水平	低，10^3~10^6IU/mL	高，10^5~10^8IU/mL §
发病机制	病毒直接致病与免疫损伤	一般为免疫损伤
肝脏病理	损害较轻，脂肪变性多见	损害较重，炎细胞浸润及坏死显著
活动期血清 ALT 水平	低，常 <300IU/L	高，常可 >400IU/L
黄疸	发生率低，且多 <50.5μmol/L	发生率高，且常 >50.5μmol/L
重型肝炎发生率	极少见，多合并其他肝炎病毒感染	常见
成人感染慢性化率	>60%	约 10%
合并自身免疫现象	常见	少见
肝硬化发生率	高，可达 20% 以上	略低，2%~10%
重复感染	治愈后能发生再感染	治愈后可获得较持久免疫
抗病毒治疗适应证	病毒载量 ≥ 2 × 10^2IU/ml ALT 正常或升高	病毒载量 ≥ 2 × 10^3IU/ml ALT ≥ 2 × ULN
以 IFN-α 类为基础的疗效	约 70%※（我国可达 80%~90%）	约 30%

注：※ IFN-α 类 +RBV 应答；§ HBeAg 阳性患者

【治疗】

一般护肝对症治疗同乙型肝炎。积极的抗病毒治疗对控制丙型肝炎及其并发症具有重要意义。

（一）急性丙型肝炎

急性丙型肝炎中有 60%~85% 转变成慢性肝炎，一旦慢性化后常持续终生，少有自发终止者。HCV 感染时间越短，肝组织病变越轻，血中病毒量越少，抗病毒疗效越好。因此，早期进行抗病毒治疗，阻断其慢性发展过程，具有重要意义。一般认为临床发病后 1 个月内，血清 ALT 持续升高，血清 HCV RNA 阳性的急性丙型肝炎患者应及早给予 IFN-α 加 RBV 治疗。

（二）慢性丙型肝炎（CHC）

过去曾认为 CHC 应用 IFN-α 抗病毒治疗的指征除了血清 HCV RNA 持续阳性之外，应具备血清 ALT 异常。但以后发现与 CHB 不同，不必等到 ALT 增高，亦可获得良好疗效。

1. **禁忌证** 对于 IFN 联合 RBV 的治疗方案，下列情况应列为禁忌证：失代偿性肝硬化、酗酒、吸毒、抑郁症、严重的自身免疫性疾病、妊娠、未能控制的糖尿病、未得到控制的高血压、严重贫血（Hbg<80g/L）、冠心病、外周血管疾病、痛风等。

2. **抗病毒治疗应答** 以生化检查（ALT）、病毒学检查（HCV RNA）及组织学检查结果进行判断。治疗应答可分为早期病毒学应答（early virologic response，EVR）、治疗结束应答（end of treatment response，ETR）及治疗结束后 24 周时应答即持续病毒学应答（sustained virologic response，SVR）。血清 ALT 复常及 HCV RNA 转阴为完全应答（complete response）；血清 ALT 复

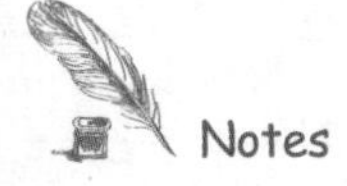

常而 HCV RNA 未转阴,或 HCV RNA 转阴而 ALT 未复常为部分应答(partial response);血清 ALT 未复常、HCV RNA 未转阴为无应答或钝化应答(null response)。

3. CHC 初治应答及方案 IFN-α 抗病毒治疗应答的定义与 CHB 一致,治疗方案有下列几种:①IFN-α 单用:成人剂量为500万U,皮下注射,隔日1次,疗程根据不同基因型,分为24周(基因非1型)或48周(基因1型)。此法因 ETR 及 SR 较低,已基本不用。②IFN-α 与 RBV 联合应用:RBV 是一种合成的核苷类似物,对几种 RNA 病毒及 DNA 病毒均有抑制作用,现认为它可上调 Th1 细胞应答,加强 IFN-α 的抗病毒效果。IFN-α 剂量同上,RBV 每日 800~1000mg,分次口服。24及48周的ETR分别为55%及51%,SR分别为33%及41%。联合疗法比IFN-α单用疗效为优,并可减少复发,因此在 PEG-IFN 问世之前曾推荐作为首选治疗方案。③PEG-IFN-α:现有聚乙二醇 IFN-α 2a(PEG-IFN-α2a 及 PEG-IFN-α 2b)使 CHC 的 SVR 提高至 40% 以上,如与 RBV 联合应用,可提高至 60% 以上。在临床实践中,发现国内 CHC 患者应答率更高(可达 80%~90%),故已取代 IFN-α 成为首选药物。

4. 抗病毒治疗应答的预测因素 以下 7 个独立的因素预测治疗应答较佳:①HCV 为 2 型或 3 型(即非 1 型,但 4 型除外);②基线病毒负荷小于 3.5×10^5/ml;③无肝硬化;④女性;⑤年龄小于 40 岁(每增加 10 岁疗效降低 5%);⑥不饮酒(因饮酒可降低疗效并加速病情发展);⑦早期病毒学应答良好。其中 HCV 基因型、早期病毒学应答及治疗前病毒负荷是最价值的治疗效果预测因素。

5. 复发者及特殊人群的治疗 可用 IFN、RBV 与金刚烷胺联合治疗。在一项纳入 225 名非应答者的大型试验中,将 IFN 和 RBV 联合治疗与 IFN、RBV 和金刚烷胺联合治疗相比较,接受 3 种药物联合治疗者的应答率有所提高(25% vs 18%)。

6. 新治疗方法 近年研发的直接作用抗病毒药物(direct acting antiviral agent,DAA)给难治性 CHC 带来了希望。其主要作用靶标是 NS3/4A 蛋白酶、NS5A 蛋白酶及 NS5B 聚合酶,其中 NS5B 聚合酶提供了不同的作用靶点,即 NUCs 的催化结构域和非 NUCs 的一些变构位点。最近已经有 2 个 NS3/4A 蛋白酶抑制剂获得批准,40 余种新的 NS3/4A、NS5A 或者 NS5B 抑制剂正在研发中。博赛匹(boceprevir)和特抗匹韦(telaprevir)两种口服蛋白酶抑制剂(protease inhibitors,PIs)为第一代 DAA,已被批准与 PEG-IFN/RBV 联合治疗 HCV 感染患者。采用这种新的三联治疗方案,1 型 HCV 慢性感染者的治愈率已增加至 70%~80%,同时显著减少了治疗周期。此外,不断发现了小分子化合物研发的替代病毒靶标,包括 P7 或 NS4B 以及病毒进入相关靶点。目前正在探讨不依赖 IFN(IFN free)的短程(3 个月)DAA 疗法,并取得满意的初步疗效,这代表着抗 CHC 药物治疗的一个巨大进步。

【预防】

一般预防措施同乙型肝炎。用第二/三代 ELISA 法检测抗 -HCV 以筛选供血员,以 RIBA-2 法作补充筛选,可显著降低输血后 HCV 感染率和丙型肝炎发病率。近年亦有用 HCAg 进行筛选。RT-PCR 法筛选虽很可靠,但不适于广泛应用。

由于 HCV 存在不同基因型,易变异,加上实验动物模型的限制,HCV 疫苗研究存在较多困难;虽然从免疫角度出发的疫苗研制和核酸疫苗研究均取得一定进展,但还有众多问题亟待解决。

四、丁型病毒性肝炎

丁型病毒性肝炎(viral hepatitis D)系由丁型肝炎病毒(HDV)与 HBV 共同感染所致的、以肝细胞损害为主的感染病,呈全球分布,易使肝炎发生慢性化及重型化。

【病原学】

HDV 原称 δ 因子(delta agent),于 1977 年由意大利学者 Rizzetto 在都灵(Turin)的 HBV 感

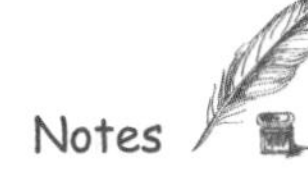

染者中发现，1983年国际会议正式命名。HDV是一种RNA病毒，颗粒呈球形，直径约36nm，其外壳是嗜肝DNA病毒表面抗原（在人类为HBsAg），内部含有丁型肝炎抗原（HDAg）及HDV基因组。HDAg有P24及P27两种，作用各不相同。P24可促进高水平的HDV复制，P27则可抑制HDV复制并与HDV装配有关，两者的平衡对病毒及宿主均有意义。HDV基因组为一环状单负链RNA，全长为1679bp。HDV RNA复制过程较为特殊，其环状基因组RNA以滚环机制（rolling circle mechanism）进行复制。图3-18为HDV复制时细胞内的3种HDV RNA（HDV基因组、互补基因组及编码HDAg的mRNA）形式。HDV是一种缺陷性病毒，其复制需要HBV等嗜肝DNA病毒的辅佐。现已证明，除HBV外，土拨鼠肝炎病毒（WHV）及鸭乙型肝炎病毒（DHBV）亦能为HDV提供外膜蛋白。

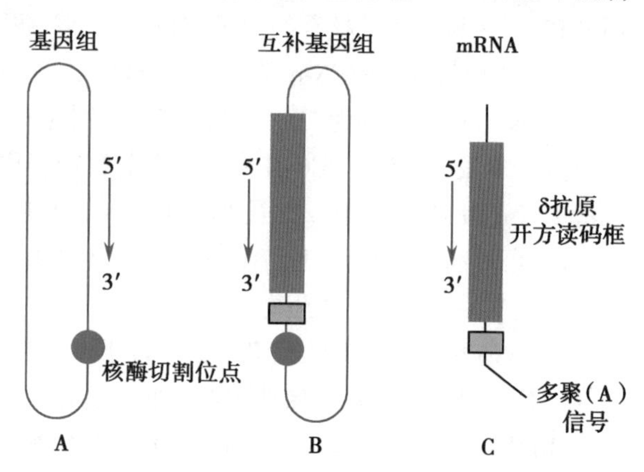

图3-18 HDV复制时在细胞内的3种HDV RNA形式
A：HDV基因组；B：抗基因组（互补）；C：编码HDAg的mRNA

HDV有3种基因型：Ⅰ型呈全球分布，有ⅠA和ⅠB两个亚型，ⅠB见于东亚；Ⅱ型主要见于欧洲；Ⅲ型见于南美洲北部地区，并与暴发性肝炎或病情较重的肝炎有关。亦有学者将HDV分为8个基因型。

【流行病学】

(一) 传染源

主要是急、慢性丁型肝炎患者及HDV携带者。

(二) 传播途径

HDV的传播方式与HBV相同，输血及血制品是传播HDV的最重要途径之一。其他包括经注射和针刺传播、日常生活密切接触传播及围生期传播等。实际上HDV传播途径与HBV相同。我国HDV传播方式以生活密切接触为主。

(三) 易感人群

HDV感染分为两种类型：①HDV/HBV同时感染（coinfection），感染对象是既往未被HBV感染的各类人群。这类患者病情轻，易发生病毒清除。对未感染HBV的人群，接种乙型肝炎疫苗可安全、有效地预防HDV感染。②HDV/HBV重叠感染（superinfection），感染对象是原先已被HBV感染的各类人群，包括HBV携带者及乙型肝炎患者。这些患者体内含有HBsAg，一旦感染HDV，极有利于HDV复制，所以这类人群对HDV的易感性更强，感染后易发展为重型肝炎。

(四) 流行特征

HDV感染呈世界性分布，全球约有1500万HDV感染者。有地方性感染、一般人群感染及高危人群感染3种流行模式。意大利是HDV感染的发现地，而地中海沿岸国家、中东地区、非洲及南美洲亚马逊河流域是HDV感染的高流行区。例如，意大利南部慢性HBV/HBsAg携带者中HDV感染率高达40%~50%。HDV感染在地方性高发区的持久流行，系由HDV在HBV/HBsAg携带者之间不断传播所致。除南欧为地方性高流行区外，其他发达国家HDV感染率一般仅占HBV/HBsAg携带者的5%以下。发展中国家HBsAg携带者较高，有导致HDV感染传播的基础。我国各地HBsAg阳性者中HDV感染率为0%~32%，北方偏低，南方较高。活动性CHB及重型肝炎患者HDV感染率明显高于无HBV携带者。然而，20世纪90年代以后国内HDV感染呈下降趋势，但在IDU中则与国外一样，相对较为常见。

【发病机制】

HDV的复制效率高，感染肝细胞内含有大量HDV。目前认为，HDV本身及其表达产物对

肝细胞有直接作用,但尚缺乏确切证据。此外,HDAg 的抗原性较强,有资料显示是 $CD8^{+}T$ 细胞攻击的靶抗原。因此,宿主免疫应答参与了肝细胞的损伤。

【病理改变】

HDV 感染的病理变化与 HBV 感染基本相同,但有其特点。肝组织改变以肝细胞嗜酸性变及微泡状脂肪变性为特征,伴以肝细胞水肿、炎症细胞浸润及汇管区炎症反应。如系重型肝炎,除见大块肝坏死外,残留肝细胞微泡状脂肪变性、假胆管样肝细胞再生及汇管区炎症更加明显。据报道认为,HDV 感染标本有明显的嗜酸小体形成,且有明显的微泡状脂肪变性,淋巴细胞浸润并不明显。这些发现提示其与乙型肝炎的肝脏病变有一定差异。

【临床表现】

(一) HDV 与 HBV 同时感染(急性丁型肝炎)

潜伏期约 6~12 周,临床表现与急性自限性乙型肝炎类似,多数为急性黄疸型肝炎。在病程中可先后发生两次肝功能损害,即血清 T.Bil 及 ALT/AST 增高。整个病程较短,HDV 感染常随 HBV 感染的终止而终止,预后良好,很少向重型肝炎、慢性肝炎或无症状慢性 HDV 携带者发展。

(二) HDV 与 HBV 重叠感染

潜伏期约 3~4 周。其临床表现轻重悬殊,复杂多样。

1. **急性肝炎样丁型肝炎** 在无症状慢性 HBV/HBsAg 携带者基础上重叠感染 HDV 后,最常见的临床表现形式是急性肝炎样发作,有时病情较重,血清 ALT 持续升高达数月之久,或血清 T.Bil 及 ALT 升高呈双峰曲线。在 HDV 感染期间,血清 HBsAg 水平常下降,甚至转阴,有时可使 HBV/HBsAg 携带状态结束。

2. **慢性丁型肝炎** 无症状慢性 HBV/HBsAg 携带者重叠感染 HDV 后,更容易发展成慢性肝炎。慢性化后发展为肝硬化的进程较快。有研究对无症状慢性 HBV/HBsAg 携带者重叠感染 HDV 后进行肝脏病理组织学随访 2 年,发现进展成慢性肝病者高达 60% 以上。早期认为丁型肝炎不易转化为肝癌,近年来在病理诊断为原发性肝癌的患者中,HDV 标志阳性者可达 11%~22%,故丁型肝炎与原发性肝癌的关系不容忽视。

3. **重型丁型肝炎** 在无症状慢性 HBV/HBsAg 携带者基础上重叠感染 HDV 时,颇易发展成急性或亚急性重型肝炎。欧洲研究显示,在“暴发性肝炎”(fulminant hepatitis,FH)中,HDV 感染标志阳性率高达 21%~60%,认为 HDV 感染是促成大块肝坏死的一个重要因素。国内亦有相似报道。按国内诊断标准,这些“暴发性肝炎”应包括急性和亚急性重型肝炎。HDV 重叠感染易使原有 CHB 病情加重。例如部分 CHB 患者病情本来相对稳定或进展缓慢,血清 HDV 感染标志物转阳,而临床病情突然恶化,继而发生肝衰竭,甚至死亡,颇似慢性重型肝炎,这种情况国内较为多见。HDV 与 HBV 同时感染和重叠感染临床表现的区别参见表 3-13、图 3-19 及图 3-20。

表 3-13 HDV 与 HBV 同时感染和重叠感染的区别

	同时感染	重叠感染
潜伏期	6~12 周	3~4 周
临床特点	急性肝炎,可在病程中先后两次发生黄疸及肝功能损害	“急性”肝炎,并易发生重型肝炎
慢性化	很少形成慢性 HDV 携带及慢性肝炎	颇易慢性化和导致慢性活动性肝炎及肝硬化
抗 -HDV IgM	阳性,持续时间短	阳性,慢性感染时持续存在
抗 -HDV IgG	反应较弱,亦可持久	阳性,水平高,持续时间长(尤其在慢性化时)

【实验室检查】

近年丁型肝炎的特异诊断方法日臻完善,从受检者血清中检测到 HDAg 或 HDV RNA;或从血清中检测抗 -HDV,均为确诊依据。

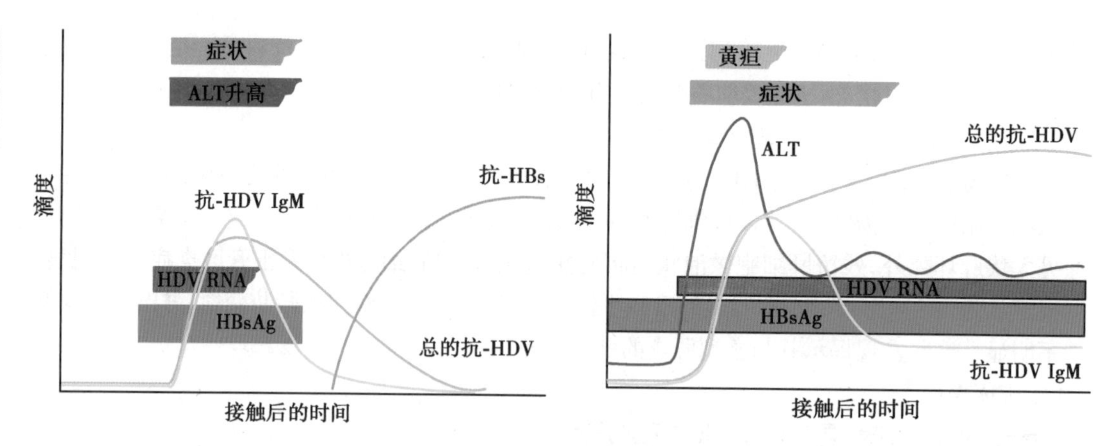

图 3-19 HBV/HDV 同时感染的典型血清学过程　　图 3-20 HBV/HDV 重叠感染的典型血清学过程

(一) HDAg

丁型肝炎病程早期均有 HDAg 血症，用 ELISA 或放射免疫法检测血清 HDAg，阳性率可分别达 87% 及 100%，有助于早期诊断。慢性 HDV 感染时，由于血清持续存在高水平的抗 -HDV，HDAg 多以免疫复合物的形式存在，需用免疫印迹法（immunoblot，Western blot）分离 HDAg 并检测，但方法烦琐。肝内 HDAg 可用免疫荧光法或免疫组化技术在肝切片上进行检测，但标本需经肝穿刺获得。

(二) HDV RNA

血清 HDV RNA 采用 cDNA 探针斑点杂交法检测；肝组织内 HDV RNA 采用原位杂交或转印杂交法检测，阳性结果是 HDV 复制的直接证据。RT-PCR 已广泛用于检测 HDV RNA，敏感性高。

(三) 抗 -HDV

用免疫酶法或放射免疫法检测血清抗 -HDV 是诊断丁型肝炎的一项常规方法，敏感性及特异性均较高。抗 -HDV 分抗 -HDV IgM 和抗 -HDV IgG。血清抗 -HDV IgM 出现较早，常呈高水平，急性期即可阳性，且主要为 19S 型（五聚体 IgM），一般持续 2~20 周，可用于早期诊断。慢性 HDV 感染时，血清抗 -HDV IgM 常呈高水平，但以 7S 型（单体 IgM）为主，慢性期病情活动明显时亦可出现 19S 型，同时有 7S 型，故 7S 型抗 -HDV IgM 为诊断慢性 HDV 感染最敏感的指标。一旦 HDV 感染终止，其滴度迅速下降，甚至转阴，故连续检测可用于判断预后。血清抗 -HDV IgG 在急性 HDV 感染时，多出现于发病后 3~8 周，滴度较低，也可不出现。在慢性感染时，血清抗 -HDV IgG 多呈持续性高滴度，贯穿慢性 HDV 感染的全过程，即使 HDV 感染终止后仍可保持阳性多年，故持续高滴度抗 -HDV IgG 是识别慢性丁型肝炎的主要血清学标志。目前常规检测的血清抗 -HDV 实际上以 IgG 型抗体为主。

【诊断】

我国是 HBV 感染高发区，应随时警惕 HDV 感染。HDV 与 HBV 同时感染所致急性丁型肝炎，仅凭临床资料不能确定病因，凡无症状慢性 HBV/HBsAg 携带者突然出现急性肝炎样症状、重型肝炎样表现或迅速向慢性活动性肝炎发展者，以及 CHB 病情突然恶化而陷入肝衰竭者，均应考虑到 HDV 重叠感染的可能，应及时进行特异性检查以明确病因。

【治疗】

以护肝、对症和支持治疗为主。抗病毒治疗方面，包括 NUCs 在内的多种药物均不成功。近年研究表明，IFN-α 似可抑制 HDV RNA 复制，可使部分病例血清 HDV RNA 转阴，所用剂量宜大，疗程宜长。目前 IFN-α 是唯一可供选择的治疗慢性丁型肝炎的药物，但疗效有限，40%~70% 的患者注射 IFN-α 900~1000 万 U，每周 3 次，或每日 500 万 U，疗程 1 年，才能使血清 HDV RNA 消失，然而抑制 HDV 复制的作用很短暂，停止治疗后 60%~97% 的患者复发。

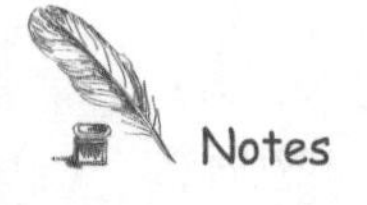

对终末期丁型肝炎患者，肝移植是一种有效的治疗措施，且 HDV 与 HBV 重叠感染可使移

植后复发性 HBV 感染的发生率显著降低。如果移植前和移植后给予 NUCs 联合 HBIG 联合预防，复发性 HBV 及 HDV 感染的发生率更低。

【预后】

丁型肝炎较单纯乙型肝炎更易慢性化及重型化，HDV 与 HBV 重叠感染者预后较差。

【预防】

严格筛选供血员是降低输血后丁型肝炎发病率的有效方法。必须输血浆的患者，应避免输混合血浆，以减少 HDV 感染机会。阻断 HDV 在 HBV/HBsAg 携带者间传播途径，是控制 HDV 感染的切实手段。对 HBV 易感者广泛接种乙型肝炎疫苗，通过预防 HBV 感染以达到预防 HDV 感染的目的。

五、戊型病毒性肝炎

戊型病毒性肝炎（viral hepatitis E）亦称肠道传播的非甲非乙型肝炎或流行性非甲非乙型肝炎，其流行病学特点及临床表现颇似甲型肝炎，但两者病因完全不同。

【病原学】

1983 年采用免疫电镜在患者粪便中观察到戊型肝炎病毒（HEV）颗粒。1989—1991 年通过分子克隆技术获得 HEV cDNA，并掌握了基因组结晶。HEV 属 *Hepeviridae* 家族，为二十面对称体圆球形颗粒，直径 32~34nm，无包膜，基因组为线状单正链 RNA，长约 7200bp，5' 端有 5'- 非编码区（5'-NCR），3' 端有 3'- 非编码区（3'-NCR），具有多聚腺苷（poly A）尾结构，含有 3 个 ORF。ORF1 编码非结构蛋白，包括病毒螺旋酶及 RNA 指导的 RNA 多聚酶（RDRP）；ORF2 编码病毒衣壳蛋白及信号肽序列；ORF3 编码磷酸蛋白，为病毒性特异性免疫反应抗原。ORF2 与 ORF3 相互重叠，但与 ORF1 无重叠（图 3-21）。

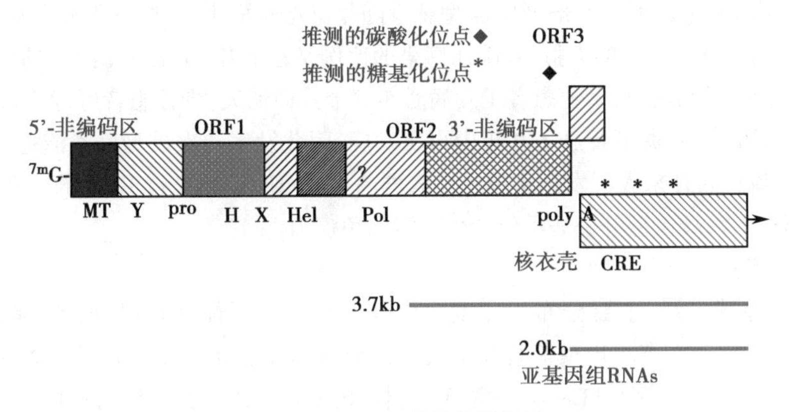

图 3-21 HEV 基因组结构图

CRE：顺式反应元件；Pol：聚合酶区；MT：金属硫蛋白

应用冷冻电子显微镜 /X- 线晶体学技术解析 HEV 颗粒原子分辨率三维结构，显示 HEV 衣壳蛋白具有 3 个线性排列的结构域，即 S 结构域、P1 结构域及 P2 结构域。S 结构域负责形成病毒颗粒核心衣壳，与病毒装配密切相关。P1 结构域是 S 结构域的延伸，在病毒颗粒三重轴处相会，加强病毒衣壳的稳定性。P2 结构域由 P1 结构域伸出，暴露于病毒颗粒最外侧，在病毒颗粒二重轴处相会，形成“棘”（spike）。P2 结构域有一个糖基化位点，与病毒 - 受体结合有关；还有 3 个朝外的、高度保守的环（loop），与病毒 - 抗体结合有关。HEV 颗粒的三维结构不仅为病毒装配、感染宿主及诱导宿主免疫应答提供结构生物学基础，也为基于结构的药物及疫苗设计奠定了基础。

根据 HEV 不同分离株基因组核苷酸的差异，可分为 8 个基因型。1 型多见于亚洲及非洲，2 型主要见于墨西哥及几个非洲国家。中国 HEV 病毒株主要为 1 型，部分为 4 型。HEV 1~4 型又分别包含 5、2、10、7 种亚型，共计 24 种基因亚型。HEV 基因型的研究对深入了解 HEV 感染的世界性分布、诊断试剂及疫苗研制均具有重要意义。家畜（如猪）及家禽（如鸡）是 HEV 的动

物宿主,除基因1、2型仅见于人类(也可通过实验条件传染大鼠、羊等其他动物)外,基因3型见于人类、猪、鹿、鹅、马等,基因4型可见于人类、猪、鸡等。这提示本病为人兽共患病,具有动物储存宿主及动物性传播风险。

HEV对高盐、氯化铯、氯仿敏感,但在碱性环境中较稳定。可在人胚肺二倍体细胞(2BS)、FRh K4细胞和原代食蟹猴肝细胞中体外培养。可感染食蟹猴、非洲绿猴、须绒猴、黑猩猩及恒河猴等。有报道乳猪、羊羔及大鼠亦可感染HEV,尚需研究证实。

【流行病学】

(一) 传染源

基因型1及2型戊型肝炎的传染源为现症患者及亚临床感染者,3和4型戊型肝炎的主要传染源为猪和患者。鹿、牛、鸡、羊、啮齿动物亦可能是HEV的自然宿主,成为散发性戊型肝炎的传染源,不易导致戊型肝炎暴发性流行。一些灵长类动物如狨猴、猕猴、短尾猴及黑猩猩等虽可感染HEV,但作为传染源的意义不大。

(二) 传播途径

主要经消化道途径传播。HEV感染者及猪等均可从粪便排出HEV,污染水源、食物及周围环境。水源污染所致流行最多见,主要发生在雨季或洪水后。部分较小的流行还可能与进食HEV污染的食物有关。人与人之间的接触传播较少见,不如甲型肝炎明显,可能与HEV对外界环境的抵抗力不如HAV有关。HEV亦可通过垂直传播,但通过输血(或血制品)传播的可能性较小。图3-22为HEV之肯定、怀疑及潜在的传播途径。

(三) 易感人群

人群普遍易感,青壮年发病率高,儿童及老人发病率较低。儿童感染HEV后,多表现为亚临床型,成人则多为临床型。一般亚临床型感染随年龄增长而下降,临床型感染则随年龄增长而上升。然而,在30岁以上的人群,亚临床感染的比例又趋上升,而临床型感染的比例下降。

抗-HEV持续时间较短,多数患者于发病后5~6个月即消失,少数患者可持续阳性4年或更久。由于未发现戊型肝炎患者于1~2年内再次发病,因此发生一次戊型肝炎流行后,一般若干年才发生再次流行。外来人群发病率较本地人群高。儿童时期感染过HEV的患者到青壮年时期可再次感染HEV,故戊型肝炎病后仅产生一定的免疫力。

(四) 流行特征

本病流行地域广泛,主要分布于印度次大陆、阿富汗、缅甸、印度尼西亚、泰国、日本、中亚、北非及西非,欧美亦有小规模流行及散发。1980年以来我国新疆地区曾有数次流行,其中1986—1988年发病患者高达11.8万人;辽宁、吉林、内蒙古及山东亦有流行疫情,实际上全国各地均有病例发生。从宏观上看,在发展中国家以流行为主,发达国家以散发为主。流行规律大体分两种:一种为长期流行,常持续数月甚至20个月,多由水源不断污染所致;另一种为短期流行,约1周即止,多为水源一次性污染所致。与甲型肝炎相比,本病发病年龄偏大,16~35岁者占75%,平均27岁。孕妇易感性较高,且病情较重。我国健康人群抗-HEV阳性率一般为3%~9%。

【发病机制与病理】

(一) 发病机制

HEV经口感染,由肠道侵入肝脏复制,于潜伏期末及发病急性期自粪便排出病毒。发病机制尚不清楚,可能与甲型肝炎相似。细胞免疫是导致肝细胞损伤的主要原因。

(二) 病理改变

戊型肝炎的组织病理学特点有别于其他急性肝炎,几乎半数患者存在明显淤胆,表现为毛细血管内胆汁淤积,肝实质细胞腺体样转化,而肝细胞变性改变却不明显。另外一些患者,其肝组织的病理改变类似于其他类型的急性病毒性肝炎,主要是门静脉区炎症,Kupffer细胞增生,肝细胞气球样变、嗜酸性小体形成、灶状或小片状或大面积坏死,门静脉周围尤为严重。肝小叶内

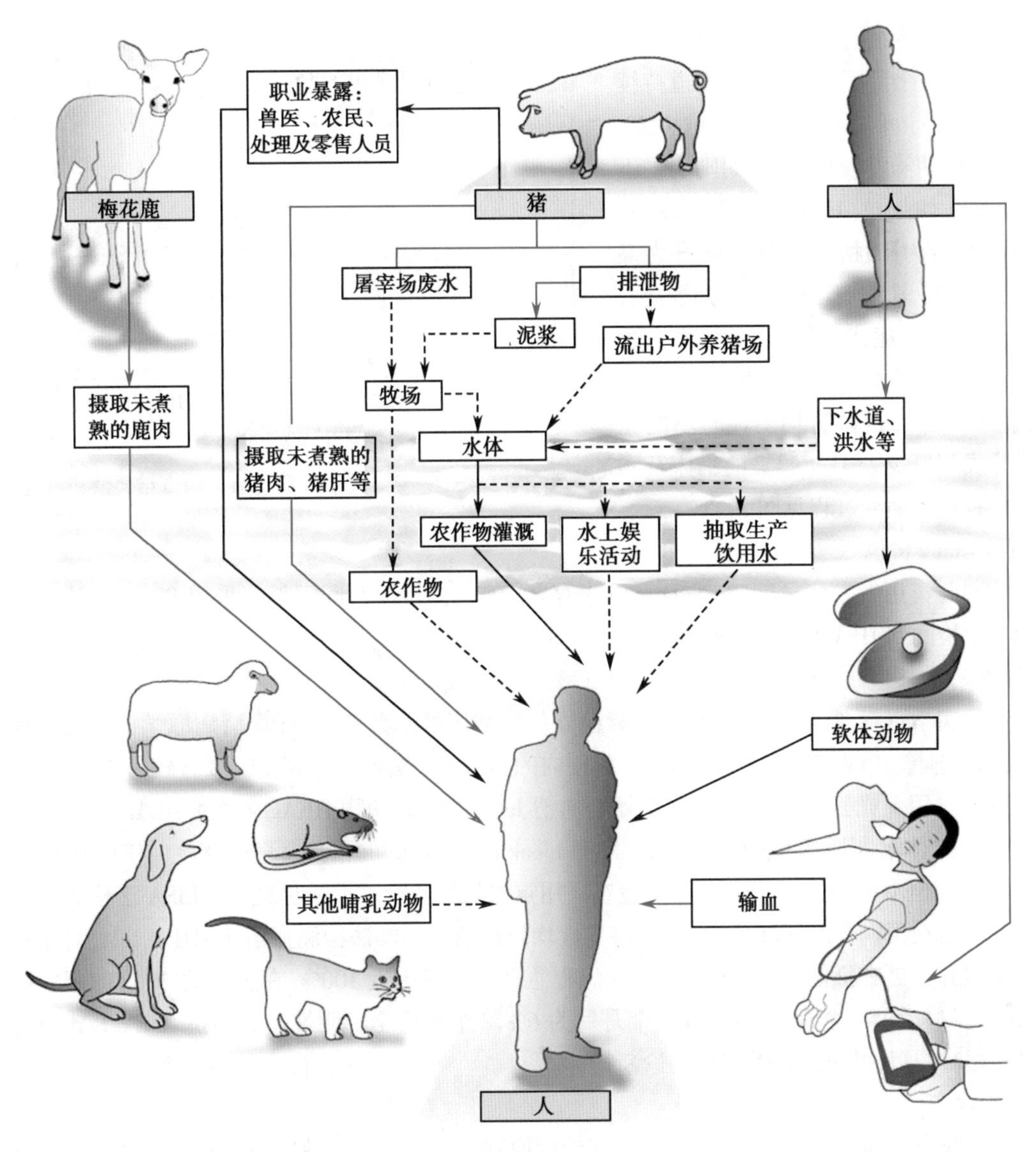

图 3-22 肯定、怀疑及潜在的 HEV 传播途径

红线：肯定的途径；黑线：较强证据的途径；黑虚线：怀疑或潜在的途径

有炎性细胞浸润，主要是巨噬细胞、淋巴细胞等，有胆汁淤积者，还可见到中性粒细胞。汇管区扩大，内有淋巴细胞、中性粒细胞及嗜酸性粒细胞浸润。灵长类动物实验感染 HEV 后，亦可见类似于戊型肝炎患者的肝组织病理学改变，但程度较轻。

【临床表现】

本病潜伏期 15~75 日，平均约 6 周。绝大多数为急性病例，包括急性黄疸型肝炎及急性无黄疸型肝炎，二者比例约为 1∶13。临床表现与甲型肝炎相似，但黄疸前期较长，症状较重。除淤胆型病例外，黄疸常于 1 周内消退。戊型肝炎胆汁淤积症状（如灰浅色大便、全身瘙痒等）较甲型肝炎为重，约 20% 的急性戊型肝炎患者会发展成淤胆型肝炎。部分患者有关节疼痛。临床上绝大多数戊型肝炎是一种典型自限性疾病，但近年发现在特殊人群如免疫抑制患者可呈慢性感染及慢性携带。孕妇患戊型肝炎时病情严重，容易发生肝衰竭，但机制仍未阐明。HBV/HBsAg 携带者重叠感染 HEV 后病情较重。

【实验室检查】

（一）抗 -HEV IgM 及抗 -HEV IgG

抗 -HEV IgM 在发病初期产生，大多数在 3 个月内阴转，故其阳性是近期 HEV 感染的标志。

抗 -HEV IgG 持续时间不一，多数报道于发病后 6~12 个月阴转，但亦有报道持续几年甚至十余年。较一致的是抗 -HEV IgG 在急性期滴度较高，恢复期则明显下降。因此，如果抗 -HEV IgG 滴度较高，或由阴性转为阳性，或由低滴度升为高滴度，或由高滴度降至低滴度甚至转阴，均可诊断为现症或近期 HEV 感染。少数戊型肝炎患者始终不产生抗 -HEV IgM 和抗 -HEV IgG，故两者均阴性时不能完全排除戊型肝炎。HEV 感染的临床及实验室检查结果演变过程见图 3-23。

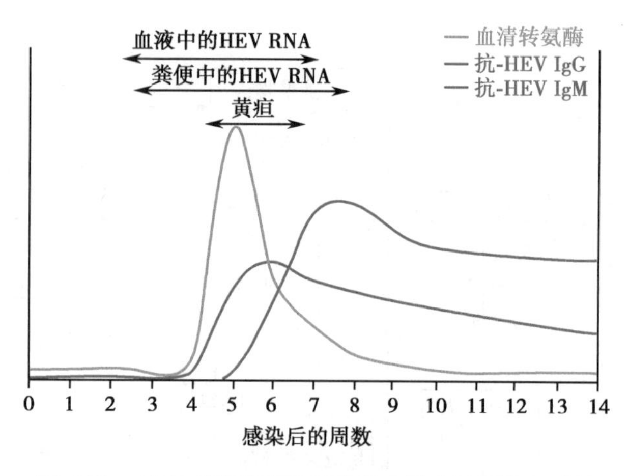

图 3-23 HEV 感染的临床及实验室检查结果演变过程

（二）HEV RNA

戊型肝炎患者发病早期，粪便及血液中存在 HEV，但持续时间不长。采用 RT-PCR 法在这些标本中检测到 HEV RNA，可明确诊断。

【诊断】

流行病学资料、临床特点及常规实验检查仅作临床诊断参考，特异血清病原学检查是确诊依据，同时排除 HAV、HBV、HCV 感染。粪便内的 HEAg 在黄疸出现第 14~18 日较易检出，但阳性率不高。用荧光素标记戊型肝炎恢复期血清 IgG，以实验动物 HEAg 阳性肝组织做抗原片，进行荧光抗体阻断试验（fluorescent antibody blocking assay），可用于检测血清抗 -HEV，阳性率 50%~100%，但本法不适用于临床常规检查。用重组抗原或合成肽抗原建立 ELISA 法检测血清抗 -HEV，已在国内普遍开展，敏感性及特异性均较满意。用本法检测血清抗 -HEV IgM，对诊断现症戊型肝炎更有价值。抗 -HEV IgM 在病程急性期阳性率近 100%，在黄疸后 26 日的阳性率为 73%，黄疸后 1~4 个月为 50%，6~7 个月后为 6%，8 个月后全部阴性。表明抗 -HEV IgM 的持续时间相对较短，可作为急性感染的诊断指标。

【治疗】

戊型肝炎的临床表现类似甲型肝炎，其治疗原则与甲型肝炎大致相仿。对于急性肝衰竭患者或具有慢性肝病基础的中老年患者，在出现不可逆的脑部损害之前进行肝移植手术，成功率可达 75%。对于戊型肝炎孕妇，因其易发生重型肝炎，应严密观察病情变化，以便及时发现及处理并发症。通常不需要终止妊娠。由于重型戊型肝炎常常有出血倾向，可输注新鲜冷冻血浆。

【预防】

搞好环境卫生，加强粪便、水源管理，做好食品卫生、餐具消毒等工作。养成良好的个人卫生习惯，饭前便后要洗手，防止“病从口入”。理发、美容、洗浴等用具应按规定进行消毒处理。提倡使用一次性注射用具，各种医疗器械实行一用一消毒措施。

经过 14 年的开发历程，我国厦门大学夏宁邵等研发出 HEV 239HE 疫苗“益可宁”，本疫苗由我国自主研发并实现产业转化，目前在世界上唯一获准上市，具有高度原创性。该疫苗将免疫原性低的 HEV E2 蛋白延伸，形成病毒样颗粒 P239，适用于 HEV 的易感人群，预防效果良好。

（王宇明）

参考文献

1. 王宇明 . 肝衰竭诊疗指南解读 . 中华肝脏病杂志 . 2007，15（8）：633-637
2. 中华医学会感染病学分会肝衰竭与人工肝学组，肝病学分会重型肝病与人工肝学组 . 肝衰竭诊治指南（2012 版）. 中华肝脏病杂志，2013，21（3）：177-183

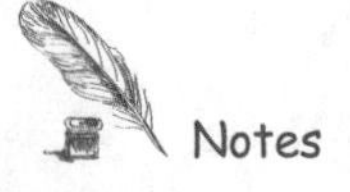
Notes

3. 王宇明．慢性乙型肝炎抗病毒治疗的停药问题．中华临床感染病杂志，2010，3(2)：123-130
4. 中华医学会肝病学分会，中华医学会感染病学分会．丙型肝炎防治指南．中华肝脏病杂志，2004，12：194-198
5. 陈园生，李黎，崔富强，等．中国丙型肝炎血清流行病学研究．中华流行病学杂志，2011，32：888-891
6. 李兰娟，王宇明．肝脏炎症及其防治专家共识．中华传染病杂志，2014，32(2)：65-75
7. European Association for the Study of the Liver. EASL clinical practice guidelines: management of chronic hepatitis B. J Hepatol, 2009, 50(2): 227-242
8. Amado LA, Villar LM, Paula VS. Comparison between serum and saliva for the detection of hepatitis A virus RNA. J Virol Methods, 2008, 148(1-2): 74-80
9. Lok AS, McMahon BJ. The American Association for the Study of Liver Diseases (AASLD). Chronic hepatitis B: Update 2009. Hepatology, 2009, 50(3): 661-662
10. Thomas DL, Thio CL, Martin MP, *et al*. Genetic variation in IL28B and spontaneous clearance of hepatitis C virus. Nature, 2009, 461(7265): 798-801
11. Rizzetto M. Hepatitis D: thirty years after. J Hepatol, 2009, 50(5): 1043-1050
12. Purcell RH, Emerson SU. Hepatitis E: an emerging awareness of an old disease. J Hepatol, 2008, 48(3): 494-503
13. Ge D, Fellay J, Thompson AJ, *et al*. Genetic variation in IL28B predicts hepatitis C treatment-induced viral clearance. Nature. 2009, 461(7262): 399-401
14. Dalton HR, Bendall R, Ijaz S, *et al*. Hepatitis E: an emerging infection in developed countries. Lancet Infect Dis, 2008, 8(11): 698-709
15. Levrero M, Pollicino T, Petersen J, *et al*. Control of cccDNA function in hepatitis B virus infection. J Hepatol, 2009, 51(3): 581-592
16. Brunetto MR, Colombatto P, Bonino F. Personalized therapy in chronic viral hepatitis. Mol Aspects Med, 2008, 29(1-2): 103-111
17. Candotti D, Allain JP. Transfusion-transmitted hepatitis B virus infection. J Hepatol, 2009, 51(4): 798-809
18. Tai AW, Chung RT. Treatment failure in hepatitis C: mechanisms of non-response. J Hepatol, 2009, 50(2): 412-420
19. Myint KS, Gibbons RV. Hepatitis E: a neglected threat. Trans R Soc Trop Med Hyg, 2008, 102(3): 211-212
20. Marcellin P, Heathcote EJ, Buti M, *et al*. Tenofovir disoproxil fumarate versus adefovir dipivoxil for chronic hepatitis B. N Engl J Med, 2008, 359(23): 2442-2455
21. Niepmann M. Internal translation initiation of picornaviruses and hepatitis C virus. Biochimica et Biophysica Acta, 2009, 1789(9-10): 520-541.
22. Houghton M. The long and winding road leading to the identification of the hepatitis C virus. J Hepatol, 2009, 51(5): 939-948
23. Hoofnagle JH. Reactivation of hepatitis B. Hepatology, 2009, 49(5): 156-165
24. Reddy KR, Nelson DR, Zeuzem S. Ribavirin: Current role in the optimal clinical management of chronic hepatitis C. J Hepatol, 2009, 50(2): 402-411
25. Suppiah V, Moldovan M, Ahlenstiel G, *et al*. IL28B is associated with response to chronic hepatitis C interferon-alpha and ribavirin therapy. Nat Genet, 2009, 41(10): 1100-1104
26. Sung JJY, Lai JY, Zeuzem S, *et al*. Lamivudine compared with lamivudine and adefovir dipivoxil for the treatment of HBeAg-positive chronic hepatitis B.J Hepatol, 2008, 48(5): 728-735
27. Shim JH, Lee HC, Kim KM, *et al*. Efficacy of entecavir in treatment-naive patients with hepatitis B virus-related decompensated cirrhosis. J Hepatol, 2010, 52(2): 176-182
28. Hartley JL, Kelly DA. End stage liver failure. Paediat Child Health, 2010, 20: 30-35
29. Gustot T, Durand F, Lebrec D, *et al*. Severe sepsis in cirrhosis. Hepatology, 2009, 50(6): 2022-2033
30. Jiang W, Desjardins P, Butterworth RF. Hypothermia attenuates oxidative/nitrosative stress, encephalopathy and brain edema in acute (ischemic) liver failure. Neurochem Intern, 2009, 55(1-3): 124-128
31. Mackelaite L, Alsauskas ZC, Ranganna K. Renal failure in patients with cirrhosis. Med Clin North Am, 2009, 93(4): 855-869
32. Lavanchy D. Evolving epidemiology of hepatitis C virus. Clin Microbiol Infect, 2011, 17(2): 107-115
33. Sarrecchia C, Volpi A, Sordillo P, et al. Multidrug resistance after lamivudine therapy for chronic hepatitis B.

Int J Infect Dis,2009,13(3):133-134
34. Cui Y,Jia J. Update on epidemiology of hepatitis B and C in China. J Gastroenterol Hepatol,2013,28(Suppl 1):7-10
35. Sarri G,Westby M,Bermingham S,*et al*. Diagnosis and management of chronic hepatitis B in children,young people,and adults:summary of NICE guidance. BMJ,2013,346:f3893

第二节 流行性感冒病毒感染

一、流行性感冒

流行性感冒(influenza)简称流感，是由流感病毒(influenza virus)引起的急性呼吸道的传染病，其潜伏期短、传染性强，主要表现为突发高热、头痛、乏力、肌肉酸痛等全身中毒症状，而呼吸道症状轻微。

【病原学】

(一) 结构及分型

流感病毒属正黏液病毒科，呈球形或丝状，直径80~120nm，是一种有包膜的RNA病毒。该病毒由核衣壳与外膜组成。核衣壳含核蛋白(NP)、多聚酶和核糖核酸(RNA)，外膜含脂质双分子层与基质蛋白(M)，后者又分为M1、M2两型，M1蛋白为外膜内层，M2蛋白为外膜上的氢离子通道。病毒具体结构可见图3-24及表3-14。

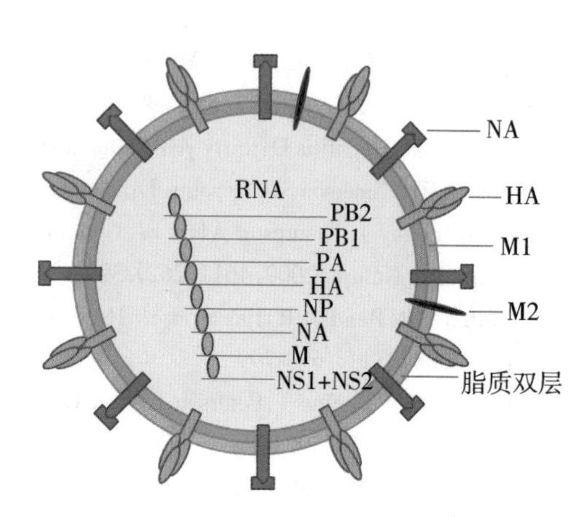

图3-24 流行性感冒病毒结构图

表3-14 流感病毒结构及其功能特点

结构	次级结构	功能特点
核衣壳核蛋白(NP)		型特异性
多聚酶		与RNA转录有关
单股负链RNA(含8个片段)		基因组，编码蛋白
外膜	脂质双层	磷脂细胞骨架，与胞膜的流动性有关
	血凝素(HA)	协助病毒吸附于宿主细胞表面
	神经氨酸酶(NA)	协助病毒释放，感染新宿主细胞
	基质蛋白	型特异性

根据核蛋白与基质蛋白的抗原性不同，将流感病毒分为甲、乙、丙三型(即A、B、C三型)，甲型流感病毒宿主广泛；乙型、丙型主要感染人类。甲型按HA和NA抗原不同，又分若干亚型，H可分为16个亚型(H1~H16)，N有9个亚型(N1~N9)。人类流感主要与H1、H2、H3和N1、N2亚型相关。

(二) 变异性

流感病毒以易发生抗原变异为特点。抗原变异的形式主要有抗原漂移(antigenic drift)与抗原转换(antigenic shift)两种形式。抗原漂移指的是亚型内的小抗原变异，主要由病毒基因组的点突变引起，亦称抗原的量变，有助于病毒逃避宿主的防御。抗原转换，即抗原质变，指的是大的抗原变异，往往可出现新的强病毒株，引起世界性大流行。甲型流感病毒的抗原变异频繁，传染性大、传播速度快，2~3年可发生一次小变异，每隔十几年会发生一次抗原大变异，产生一个新的强毒株。乙型流感病毒的抗原变异较慢，亦有大、小变异，但未划分成亚型。丙型流感病毒抗原性很稳定，尚未发现变异。

（三）理化性质

流感病毒不耐热、酸和乙醚，100℃ 1 分钟或 56℃ 30 分钟灭活，对常用消毒剂（1% 甲醛、过氧乙酸、含氯消毒剂等）、紫外线敏感，耐低温和干燥，真空干燥或 -20℃以下仍可存活。

【流行病学】

（一）传染源

流感患者和隐性感染者为主要传染源。病后一周内为传染期，以病初 2~3 日传染性最强。

（二）传播途径

空气飞沫或气溶胶经呼吸道传播为主，也可通过直接接触或病毒污染物品间接接触传播。

（三）易感人群

普遍易感，感染后对同一抗原型可获不同程度的免疫力。但各型之间以及各亚型之间无交叉免疫性，可反复发病。

（四）流行特征

突然发生，迅速蔓延，发病率高和流行过程短是流感的流行特征。流感四季均可发生，以秋、冬季为主。南方在夏、秋季也可见到流感流行。

【发病机制与病理】

（一）侵入途径及病理

流感病毒主要侵袭呼吸道的纤毛柱状上皮细胞，并在此细胞内复制繁殖。也可感染单核细胞、巨噬细胞及另外一些粒细胞。受病毒感染的上皮细胞发生变性、坏死与脱落，露出基底细胞层，从而引起局部炎症，并有全身中毒反应，如发热、全身疼痛和白细胞减少等。以上为单纯流感过程。其主要病变损害有呼吸道上部和中部气管。

此外，病毒还可在支气管、细支气管与肺泡上皮细胞大量复制，从而侵袭整个呼吸道，致流感病毒肺炎。此病变主要发生于老年人、婴幼儿、患有慢性疾患或接受免疫抑制剂治疗者。其病理特征为全肺暗红色，气管与支气管内有血性液体，黏膜充血，纤毛上皮细胞脱落，并有上皮细胞再生现象。黏膜下有灶性出血、水肿和轻度白细胞浸润。肺泡内有纤维蛋白与水肿液，其中混有中性粒细胞、单核细胞等。炎性细胞释放的酶类和细胞因子加重肺部损伤，致使各种临床症状的出现。肺下叶肺泡出血，肺泡间质可增厚，肺泡与肺泡管中可有透明膜形成。如有继发感染，则病变更复杂。

（二）破坏细胞组织机制

1. 病毒复制周期　病毒复制周期可简述如下：①流感病毒通过 HA 成分与细胞膜唾液酸受体结合，以胞吞形式进入到细胞内；②病毒包膜与内吞泡膜相融合后，其核衣壳成分被转入细胞核内；③病毒基因组 RNA 在细胞核内不断复制的同时，病毒信使 RNA 进入细胞质不断合成病毒蛋白成分；④在胞质内新合成的病毒蛋白又进入细胞核内与病毒基因组 RNA 一起组装成新的病毒颗粒；⑤新的病毒颗粒被运送到细胞膜内表面，以出芽方式到达细胞外，但此时并未脱离细胞，仍通过 NA 与细胞连接；⑥新病毒颗粒通过 NA 成分分解细胞膜唾液酸受体成分而与细胞膜分离，释放到细胞外。流感病毒大量复制、释放，不断感染新细胞，从而导致细胞的变性、坏死与脱落。流感病毒复制见图 3-25。

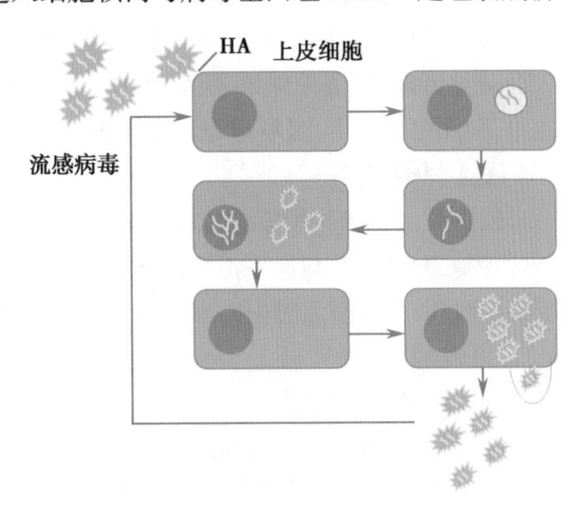

图 3-25　流感病毒复制周期

2. 流感病毒致病机制　免疫学研究认为各类细胞因子在流感病毒致病机制中起重要作用，细胞因子的过度产生导致免疫系统功能失调引起不同程度的病理损害。流感病毒进入宿主体内后，感染气道上皮细胞、单核细胞系统及

Notes

其他免疫细胞后激发一系列免疫反应。主要通过 NF-κB、AP-1、STAT、IRF 等信号通路产生各类细胞因子，如趋化因子、促炎性因子及抗病毒因子等。以上细胞因子的表达又可反作用于宿主细胞，负调节或正调节细胞因子，导致免疫系统功能失调，破坏宿主组织、器官功能，如急性肺损伤机制。损坏严重者可致宿主死亡。流感病毒致病机制见图 3-26。

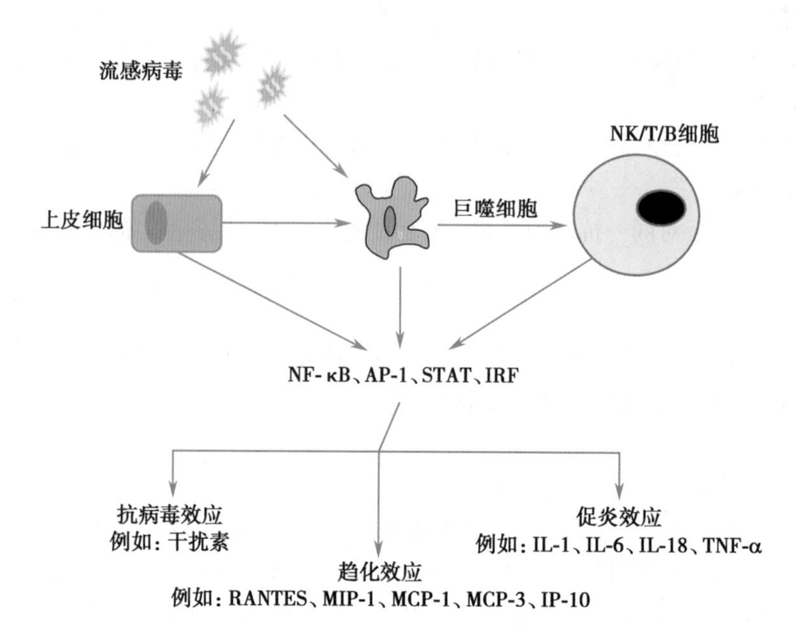

图 3-26 流感病毒致病机制图

IRF：干扰素调节因子；STAT：信号传导及转录激活因子：RANTES：受激活调节正常 T 细胞表达和分泌因子；MIP-1：巨噬细胞炎性蛋白 1；MCP-1：单核细胞趋化蛋白 1；MCP-3：单核细胞趋化蛋白 3；IP-10：干扰素诱导蛋白 10

【临床表现】

典型流感起病急，潜伏期一般为 1~3 日。

（一）单纯型

此型为主。急性病面容，体温可达 39~40℃。畏寒或寒战、乏力、头晕头痛、全身酸痛等症状明显；咳嗽、流涕、鼻塞、咽痛等呼吸道症状较轻；少数可有恶心、呕吐、食欲减退、腹泻、腹痛等消化道症状。眼结膜、咽部充血红肿。

（二）肺炎型

此型少见，多发生于高龄、儿童、原有慢性疾病基础的人群。发病数日内即可引起呼吸循环衰竭，病死率高，病因有原发病毒性肺炎、继发细菌性肺炎、混合细菌病毒性肺炎。常见细菌感染为肺炎链球菌、葡萄球菌、流感杆菌。表现为高热持续不退，剧烈咳嗽、咳血性痰、呼吸急促、发绀，肺部可闻及干、湿啰音等。影像学有肺阴影等肺炎表现。

（三）其他类型

较少见。如脑炎型流感以中枢神经系统损害为特征，表现为谵妄、惊厥、意识障碍、脑膜刺激征等脑膜炎症状；胃肠型流感为流感病毒侵袭肠黏膜细胞引起，以恶心、呕吐、腹痛、腹泻为主要临床表现；中毒型流感主要表现循环功能障碍、血压下降、休克及 DIC 等。

【并发症】

（一）呼吸道并发症

主要有细菌性气管炎、细菌性支气管炎及细菌性肺炎等。

（二）雷耶(Reye)综合征

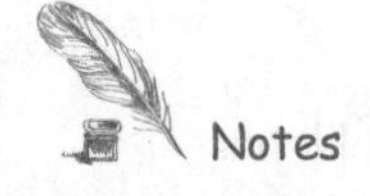
Notes

旧称急性脑病合并内脏脂肪变性综合征，是流感病毒感染时的严重并发症。发病年龄一般为 2~16 岁，机制不清，认为可能与服用阿司匹林有关。基本病理改变为急性弥漫性脑水肿和弥漫性肝脂肪变性。

(三) 其他并发症

主要有中毒性休克、中毒性心肌炎及心包炎等。

【实验室及辅助检查】

(一) 一般检查

白细胞总数正常或降低，分类正常或淋巴细胞相对增高，若继发细菌感染，白细胞及中性粒细胞可增多；重者可有乳酸脱氢酶（LDH）、肌酸磷酸激酶（CK）等增高。

(二) 病毒学检查

1. 病毒分离　将起病 3 天内患者口咽分泌液接种于鸡胚或猴肾细胞进行病毒分离。灵敏度高，但实验要求高、费时。

2. 蛋白水平检测　取患者鼻黏膜压片染色找包涵体，免疫荧光检测抗原。此法可用于早期快速诊断。

3. 核酸检测　用反转录 PCR（RT-PCR）直接检测患者上呼吸道分泌物中病毒 RNA，快速、敏感。

(三) 血清学检查

患者早期和恢复期（2~4 周后）2 份血清，抗体效价 4 倍及以上为阳性。但灵敏度、特异性均较差，一般仅用于流行病学调查。

(四) 影像学等检查

对重症肺炎患者的诊断有一定辅助作用。

【诊断】

在流行及大流行期间，可根据接触史、典型的临床症状作出临床诊断，但散发病例与轻型病例的确诊需依靠病毒学检查。

【鉴别诊断】

(1) 普通感冒：多为散发，起病较慢，上呼吸道症状明显，全身症状较轻。轻型流感与普通感冒往往很难鉴别，主要靠病原学与血清学检查等加以鉴别。

(2) 其他感染：如伤寒型钩体病，其一般为夏、秋季多发，有疫水接触流行病史；有典型钩端螺旋体病的体征，包括腓肠肌压痛，腹股沟淋巴结肿大、压痛；血培养有助于诊断。

【治疗】

(一) 一般对症治疗

对患者尽可能行呼吸道隔离，注意休息、适宜饮食；吸氧治疗，血氧饱和度维持在 90% 以上；有高热烦躁者可予解热镇静剂，儿童避免使用阿司匹林等水杨酸类药物，减少诱发 Reye 综合征。高热显著、呕吐剧烈者应予适当补液及支持治疗。对继发并发症者，应积极行相关治疗，降低病死率。

(二) 早期抗病毒治疗

可抑制病毒复制，减少排毒量，减轻临床症状，缩短病程，并有利于防止肺炎等并发症的发生。发病 48 小时内用药效果好。

1. 离子通道阻滞剂　主要为金刚烷胺（amantadine），可阻断病毒吸附于宿主细胞，抑制病毒复制，但仅对甲型流感有效。用法为成人 200mg/d，分两次服用，老年患者减半；疗程 3~5 日。不良反应有口干、头晕、嗜睡、共济失调等。

2. 神经氨酸酶抑制剂　主要为奥司他韦（oseltamivir）和扎那米韦（zanamivir），其活性代谢物能竞争性与流感病毒 NA 位点结合，从而干扰病毒释放。奥司他韦用法：成人 75mg/d，分两次服用，疗程一般为 5 日。不良反应主要为恶心、呕吐、腹痛、腹泻等消化道不适，也可有呼吸系统、中枢神经系统等不良反应。扎那米韦用法为：20mg/d，分两次吸入，间隔约 12 小时，连用 5 日。

不良反应：轻度或中度哮喘患者可引起支气管痉挛，其他不良反应少且轻微。

【预防】

（一）疫情监测

世界卫生组织及许多国家建立了国际、国内流感疫情监测网及合作研究中心，每年定期进行疫情通报。

（二）控制传染源

及早对流感患者进行呼吸道隔离和早期治疗。

（三）切断传播途径

流行期间，尽量减少集会或集体娱乐活动，特别是老幼病残易感者，注意保持室内空气流通，加强对公共场所消毒；医护人员戴口罩、洗手、防交叉感染；患者用具及分泌物要彻底消毒。

（四）预防

对易感人群及尚未发病者，可给予疫苗及药物预防。药物预防主要为口服金刚烷胺或奥司他韦，但药物预防流感不能代替流感疫苗接种。疫苗接种是预防流感的基本措施。接种时间为每年流感流行前季节，每年接种1次，根据现行流行株加行相应疫苗成分接种，约2周可产生有效抗体。WHO建议每年为以下人接种流感疫苗（按优先顺序排列）：疗养院住院者（老年人或残疾人）；老年人；慢性病患者；其他人群，如孕妇、卫生保健工作者、社区中具有关键作用者以及年龄为6个月至2岁的儿童。

二、甲型H1N1流感

2009年全球暴发的甲型H1N1流感（A/H1N1）是由变异后的新型甲型流感病毒H1N1亚型引起的一种急性呼吸道传染病。在发病初期曾被称为“猪流感”、“人感染猪流感”、“新H1N1流感”、“墨西哥流感”等，后经研究证实，此次流感的病原体不是既往经典的猪流感病毒，而是一种新变种病毒，世界卫生组织将此次流感正式命名为“甲型H1N1流感”，病毒称为“人A/H1N1病毒”。

【病原学】

甲型H1N1流感病毒属正黏病毒科，结构与其他甲型流感病毒类似。从基因学上分析，此毒株具有的8个流感基因片段中6个片段（PB2、PB1、PA、HA、NP、NS）来自禽、猪和人流感病毒三重重组的流感病毒，另2个片段（NA、M）起源于欧亚地区的猪流感病毒（图3-27）。此型流感病毒可能比目前流行季节性流感病毒具备更强的致病性。

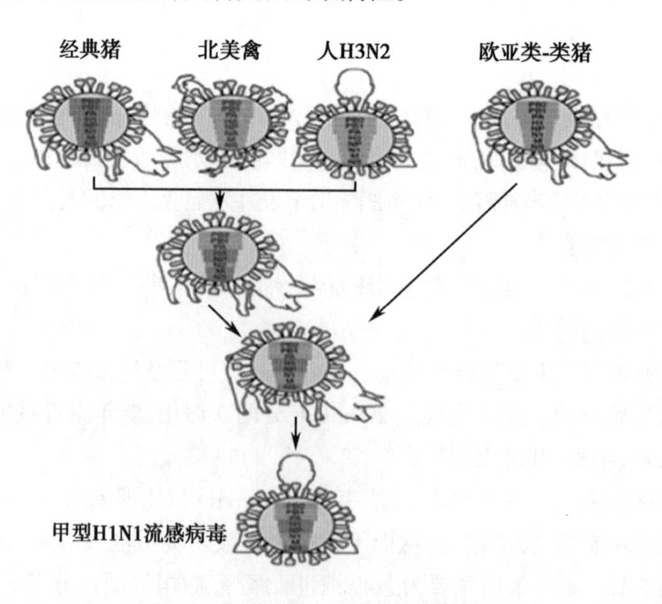

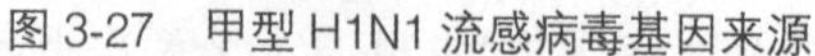
图3-27 甲型H1N1流感病毒基因来源

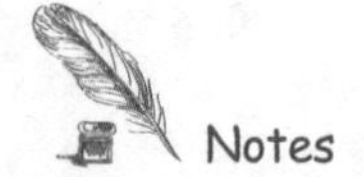

【流行病学】

此次流感疫情于2009年首发于墨西哥,3月份流感样病例开始显著增加,4月份证实是一种源于猪的新型A(H1N1)病毒株。传染源主要为甲型H1N1流感患者和无症状感染者。传播途径与以往人流感类似,主要通过飞沫传播,可在人与人之间传播,也可由人传染猪,但尚无动物感染人类的证据。人群普遍易感,发病前5日传染性最强。自2009年4月北美洲开始暴发至2009年6月,在短短的两个月间,WHO称总共有74个国家存在实验室确诊病例,并宣布将流感大流行警戒级别升至6级。(WHO流感警告级别含义见表3-15)

表3-15 世界卫生组织的流感警告级别

级别	含义
一级	流感病毒在动物间传播,但未出现人感染的病例
二级	流感病毒在动物间传播,这类病毒曾造成人类感染,被视为流感流行的潜在威胁
三级	流感病毒在动物间或人与动物间传播,这类病毒已造成零星或者局部范围的人感染病例,但未出现人际间传播的情况
四级	流感病毒在人际间传播并引发持续性疫情。在这一级别下,流感蔓延风险较上一级别"显著增加"
五级	同一类型流感病毒在同一地区(比如北美洲)至少两个国家人际间传播,并造成持续性疫情
六级	在两个或者两个以上地区发生某种流感病毒的人际间传播,意味着全球性流感疫情的蔓延

【临床表现】

潜伏期一般为7日内。具有典型的流感症状:发热、咳嗽、咽痛、头痛、全身酸痛等,也可伴呕吐、腹泻等消化道症状。多数病例预后良好,少数患者急起高热,继发严重呼吸系统等疾病,最终出现多器官衰竭而死亡。病死率高于一般流感。与既往的季节性流感病毒感染不同的是,此型流感病毒的大部分死亡病例为年轻人和儿童。

【诊断】

需结合流行病学史、临床表现和实验室检查等综合诊断。

疑似病例发病前7日内有密切接触甲型H1N1流感病例史或发病前7日内曾到过流行病区,并出现流感样临床表现。

确诊病例有流感样症状并有以下一种或几种实验室检测结果:甲型H1N1流感病毒核酸检测阳性(采用RT-PCR);分离出甲型H1N1流感病毒;血清甲型H1N1流感病毒的特异性中和抗体水平呈4倍或4倍以上升高。

【治疗】

基本治疗与流行性感冒相同。药敏示对奥司他韦和扎那米韦敏感,对金刚烷胺和甲基金刚烷胺耐药。剂量、疗程及注意事项等与既往流感同。对危重病例应积极对症治疗,对并发症应合理使用抗生素等。咽拭子甲型H1N1流感病毒核酸检测阴性后可解除隔离。

【预防】

患者及疑似病例行呼吸道隔离,尽量减少人群聚集,保持室内空气通畅,注意个人卫生,对高危者可行药物预防。疫苗接种仍是预防流感的基本措施,我国已于2009年9月签发第一批针对甲型H1N1流感病毒的合格疫苗,并行接种,接种对象为3岁以上人群,孕妇慎用。目前已知的疫苗不良反应一般较轻,但未知的副作用仍在不断观察中。

三、人感染高致病性禽流感

人感染高致病性禽流感(highly pathogenic avian influenza),简称人禽流感,是指人感染高致病性禽流感病毒后引起的急性呼吸道传染病。

Notes 

【病原学】

感染人的禽流感病毒亚型主要为 H5N1、H9N2、H7N7，其中 H5 和 H7 被认为是高致病性的，感染患者病情重，病死率高。高致病性禽流感病毒 H5N1 属于甲型流感病毒，其结构与以往的甲型流感病毒相同，是一种人兽共患的传染病病毒，可感染人、禽和其他哺乳类动物如猪。1997 年 5 月，中国香港特别行政区 1 例 3 岁儿童死于不明原因的多脏器功能衰竭，同年 8 月经美国疾病预防控制中心以及世界卫生组织（WHO）荷兰国家流感中心鉴定，确定为禽甲型流感病毒 H5N1 亚型引起的人类流感，这是世界上首次证实禽甲型流感病毒 H5N1 亚型感染人类。之后相继有 H9N2、H7N7 亚型感染人类和 H5N1 亚型再次感染人类的报道。

【流行病学】

（一）传染源

患禽流感或携带禽流感病毒的禽类是主要传染源。但不排除患者或猪成为传染源的可能。

（二）传播途径

主要经呼吸道传播，通过密切接触感染的禽类及其分泌物、排泄物，受病毒污染的水等，以及直接接触病毒毒株被感染。目前尚无人与人之间直接传播的确切证据。

（三）易感人群

人群普遍易感，12 岁以下儿童病情较重。与不明原因病死家禽或与感染、疑似感染禽流感家禽有密切接触人员为高危人群。

（四）流行特征

禽流感一年四季均可发生，但多发于冬、春季节。根据流行病学资料显示，人的禽流感病毒感染与鸡的禽流感流行地区一致，通常呈散发性。

【发病机制与病理】

（一）发病机制

目前尚不明了。禽流感病毒经呼吸道进入后，侵犯纤毛柱状上皮细胞，并在此复制繁殖，引起上呼吸道症状，同时亦可向下侵犯气管、支气管，直至肺泡。

禽流感病毒如何感染人类，以往多数认为是禽流感病毒株与人类流感病毒株同时感染猪等中间宿主，形成混合感染后重组为新的变异株才能感染人类，即“病毒基因混合器”论。还有学者提出“禽类 - 哺乳类 - 人类”模式的“二次跨越”论，即在禽类流行的禽流感病毒先跨越种的界限，传给其他动物，如猪、马、鲸、貂等，而后再经过一次跨越，成为侵犯人类的病毒。

（二）病理改变

组织学改变以反应性噬血细胞综合征（reactive hemophagocytic syndrome）为突出特征。约半数病例出现肺部炎症，X 线检查显示肺部实质炎性变及胸腔积液。少数病例肺炎可进行性发展，伴肺间质纤维化的广泛肺泡损伤，肺出血。亦可发现广泛肝小叶中心坏死、急性肾小管坏死、淋巴细胞功能衰竭。但未发现继发性细菌性肺炎。细胞因子如可溶性 IL-2、IL-6、γ- 干扰素(IFN-γ) 等明显升高，大量细胞因子造成上述各器官的严重病理改变，提示其发病机制及病理改变与流感是不相同的。目前认为呼吸道上皮细胞是病毒的靶细胞，病毒在呼吸道复制，而高细胞因子是由反应性噬血细胞综合征所致。

【临床表现】

禽流感潜伏期一般在 7 日以内。一般为 1~3 日。

急性起病，早期表现与流感非常相似，最常见的临床表现是眼结膜炎和持续高热，体温大多持续在 39℃以上，热程 1~7 日，一般 2~4 日。其他症状有流涕、鼻塞、咳嗽、咽痛、全身不适、全身疼痛、头痛，部分患者可有恶心、腹痛、腹泻稀水样便等消化道症状。半数患者出现肺部炎症，并有肺部实变体征，X 线检查显示肺部实质炎性变及胸腔积液。少数患者病情发展迅速，出现进行性肺炎，伴肺间质纤维化的广泛肺泡损伤，导致呼吸窘迫综合征、肺出血，亦可并发心力衰竭、

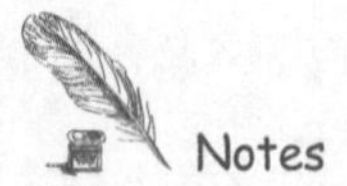
Notes

肝衰竭、肾衰竭等多器官功能衰竭表现，也有并发败血症休克及雷耶综合征等。

婴儿的临床症状常不典型，可出现高热惊厥，部分患儿表现为喉气管支气管炎，严重者出现气道梗阻现象，出现败血症、肺炎，病死率高。

【实验室及辅助检查】

（一）一般检查

外周血白细胞计数一般不高，淋巴细胞比例常降低，血小板正常。严重病例可出现全血细胞减少。部分患者血清生化检查可有肝功能异常，表现为ALT、AST升高，亦可出现BUN的改变等。骨髓细胞学检查呈增生活跃，反应性组织细胞增生伴吞噬血细胞现象。

（二）病毒学检测

1. 病毒核酸检测　采集鼻咽拭子、鼻咽含漱液、鼻咽抽取物，应用快速核酸模板等温扩增技术（NASBA）或反转录聚合酶链反应（RT-PCR）技术检测禽流感病毒亚型特异性H抗原基因。此法可对病毒进行早期、快速测试。

2. 病毒抗原检测　取患者呼吸道样本，采用免疫荧光法（或酶联免疫法）检测甲型流感病毒核蛋白抗原（NP）及禽流感病毒H亚型抗原。

3. 病毒分离　多用鸡胚或MDCK细胞来分离禽流感病毒，采用血凝抑制试验进行病毒鉴定。若分离的病毒经常规方法鉴定是H5N1流感病毒后，尚需进一步对病毒株及宿主来源作出判定。

（三）血清学检测

检测以微粒中和法或H5特异的酶联免疫吸附试验（ELISA）检测抗体。其中微粒中和法检测抗H5抗体滴度≥80，可判断为阳性；ELISA法检测H5血凝素特异性IgG或IgM抗体滴度≥1∶600，可判断为阳性。阳性标本应再经Western印迹法确证。发病初期和恢复期双份血清抗禽流感病毒抗体滴度有4倍或以上升高，有回顾性诊断意义。

（四）影像学检查

X线胸片有异常改变，但缺少特异性，可表现为弥漫性、多灶性或斑片状浸润。某些患者有肺段或肺小叶实变和含气支气管像。重症患者胸部X线检查可显示单侧或双侧肺炎，少数可伴有胸腔积液等。

【诊断与鉴别诊断】

（一）诊断

1. 医学观察病例有流行病学史，1周内出现临床表现者。

2. 疑似病例有流行病学史和临床表现，患者呼吸道分泌物标本采用甲型流感病毒和H亚型单克隆抗体抗原检测阳性者。

3. 确诊病例有流行病学史和临床表现，从患者呼吸道分泌物标本中分离出特定病毒或采用RT-PCR法检测到禽流感H亚型病毒特异性基因，或发病初期和恢复期双份血清抗禽流感病毒抗体滴度有4倍或以上升高者。

（二）鉴别诊断

临床上应注意与其他型和亚型流感鉴别，尚需与其他非流感疾病，如普通感冒、其他呼吸道病毒、肠道病毒感染、支原体肺炎、衣原体肺炎、传染性非典型性肺炎（SARS）、细菌性肺炎、伤寒等疾病进行鉴别诊断。

【预后】

人禽流感的预后与感染的病毒亚型有关，感染H9N2、H7N7者，大多预后良好；而感染H5N1者预后较差，据目前资料报道，病死率约为30%。人禽流感的预后还与患者年龄，是否有基础性疾病，入院治疗是否及时，是否发生并发症等有关。另外，白细胞降低及淋巴细胞减少也与预后相关。

【治疗】

(一) 一般及对症治疗

对疑似和确诊患者应进行隔离治疗,尽早休息,多饮水,增加营养,给易于消化的食物。密切观察、监测并预防并发症。高热时给予解热镇痛药物,儿童忌用阿司匹林或含阿司匹林以及其他水杨酸制剂的药物,避免引起雷耶综合征。鼻塞严重者可用缓解鼻黏膜充血药。伴有咳嗽的患者可用止咳化痰药物治疗。患结膜炎的患者可给予含抗菌药物的眼药水滴眼。

(二) 抗病毒治疗

尽量在发病48小时内试用抗流感病毒药物。主要药物有:神经氨酸酶抑制剂:扎那米韦10mg,每日2次吸入,能显著减少流感主要症状持续的平均时间,对发病30~36小时内的患者疗效明显,且可减少病程中解热镇痛药物的用量。奥司他韦(达菲)亦是新型抗流感病毒药物,治疗和预防流感的作用与扎那米韦相当。口服奥司他韦耐受性较好,最主要的不良反应是恶心,而与食物一起服用基本上可以避免这种反应。餐后用药还可以增加其生物利用度。成人剂量每日150mg,儿童剂量每日3mg/kg,分2次口服,疗程5日。

(三) 抗生素治疗

采用抗生素治疗的目的是防治继发感染,应在明确或有充分证据提示继发细菌感染时使用。

(四) 重症患者的治疗

重症或发生肺炎的患者应入院治疗,对出现呼吸功能障碍者给予吸氧及其他呼吸支持,发生其他并发症患者应积极采取相应治疗。

(五) 中医中药治疗

治疗原则是及早使用中医药治疗,进行清热、解毒、化湿、扶正祛邪。

【预防】

(一) 管理传染源

加强禽类疾病的监测,一旦发现禽流感疫情,动物防疫部门立即按有关规定进行处理,受感染动物立即销毁,对疫源地进行封锁并彻底消毒,养殖和处理的所有相关人员必须做好防护工作。加强对密切接触禽类人员的监测,当这些人员中出现流感样症状时,应立即进行流行病学调查,采集患者标本并送至指定实验室检测,以进一步明确病原,同时应采取相应的防治措施。患者应隔离治疗,转运时戴口罩。要加强检测标本和实验室禽流感病毒毒株的管理,严格执行操作规范,防止医院感染和实验室的感染及传播。

(二) 切断传播途径

接触人禽流感患者应戴口罩、戴手套、穿隔离衣。进行禽流感病毒(H5N1)分离的实验室应达P3级标准。

(三) 保护易感人群

注意饮食卫生,不吃未熟的肉类及蛋类等食品。勤洗手,养成良好的个人卫生习惯。对密切接触者必要时可试用抗流感病毒药物,如口服奥司他韦进行预防。也可以应用疫苗进行预防,值得注意的是必须根据当地流行的毒株制成的多价疫苗才能起到保护作用。

四、人感染H7N9禽流感

H7N9禽流感病毒是一种新型的人禽流感病毒,通常只在鸟类之间传播,但自2013年上半年起,我国陆续出现了多例人感染H7N9禽流感病例。患者病情不一,重者可引起急性呼吸窘迫综合征、休克、多脏器功能衰竭等并发症,甚至死亡。

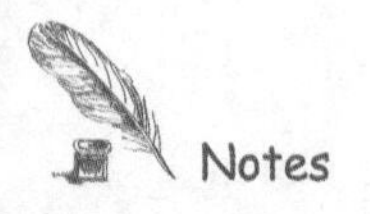
Notes

【病原学】

H7N9亚型禽流感病毒属正黏病毒科甲(A)型流感病毒属，呈多形性，其中球形直径80~120nm，平均为100nm，有包膜。新分离的或传代不多的毒株多为丝状体，长短不一，最长可达4000nm。其他结构与其他甲型流感病毒类似。

该病毒对乙醚、氯仿等有机溶剂敏感；不耐热，56℃加热30分钟、60℃加热10分钟、煮沸(100℃)2分钟以上可被灭活；阳光直射40~48小时即可灭活，紫外线直接照射可迅速破坏禽流感病毒的感染性。口腔、鼻腔和粪便中的禽流感病毒由于受到有机物的保护，抵抗力大大提高，如在粪便中可存活1周。

【流行病学】

(一) 传染源

研究发现H7N9亚型禽流感病毒主要存在于病禽的体液、分泌物、排泄物和组织中，因此传染源可能为携带H7N9禽流感病毒的禽类。

(二) 传播途径

可经呼吸道传播，也可通过密切接触病禽的分泌物和排泄物、受病毒污染的食品和物品等而被感染，直接接触病毒毒株也可被感染。随着禽流感病毒不断变异，人与人之间传播的可能性也不能被排除。

(三) 易感人群

人群普遍易感。

(四) 高危人群

包括家禽养殖业者及其同地居住的家属，在发病前1周去过家禽饲养、销售及宰杀等场所者，接触禽流感病毒感染材料的实验室工作人员，与病、死禽及禽流感患者的密切接触者。其他宿主因素如吸烟和肥胖是发生重症流感的高危因素。

【发病机制与病理】

(一) 发病机制

可能涉及多种因素，包括病毒的组织嗜性、复制水平和在不同细胞中病毒基因的表达以及传播能力等。H7N9禽流感病毒传入易感宿主体内后，可以结合唾液酸α-2,3型受体和唾液酸α-2,6型受体，入侵人下呼吸道的上皮细胞和Ⅱ型肺泡上皮细胞。病毒HA蛋白裂解为HA1和HA2是病毒感染宿主细胞的先决条件。HA2亚基的N末端有一个融合肽，介导病毒包膜与溶酶体膜的融合。宿主细胞中有两类蛋白酶与流感病毒的裂解活性有关，其中枯草杆菌蛋白酶类在体内广泛存在，其只能裂解高致病性毒株的HA蛋白。因此，高致病性毒株能在大部分组织和细胞内复制，从而引起广泛的组织和器官损伤。

人感染H7N9禽流感病毒后，呼吸道黏膜上皮细胞和免疫细胞迅速产生各种细胞因子(如IL-2、IL-6、IL-8、IL-10、TNF-α等)，造成“细胞因子风暴”(图3-28)，导致局部和全身炎症反应。具体机制可见图3-29。

(二) 病理改变

疾病早期，肺部弥漫性肺泡上皮损伤，伴肺泡内出血、透明膜形成；晚期可见纤维组织增生(图3-30)。除表现为弥漫性肺损伤外，高致病性禽流感病毒感染患者后，可引起多系统损伤，如心脏、肝脏、肾脏等组织器官(图3-31)。

【临床表现】

潜伏期为1~7日，个别病例长达2周。

患者一般表现为下呼吸道感染症状，如发热、咳嗽、咳痰，可伴有头痛、肌肉酸痛、腹泻和全身不适。重症患者病情发展迅速，多在5~7日出现重症肺炎，体温大多持续在39℃以上，呼吸困难，可伴有咯血痰；可快速进展为急性呼吸窘迫综合征、脓毒症、感染性休克，甚至多器官功能障

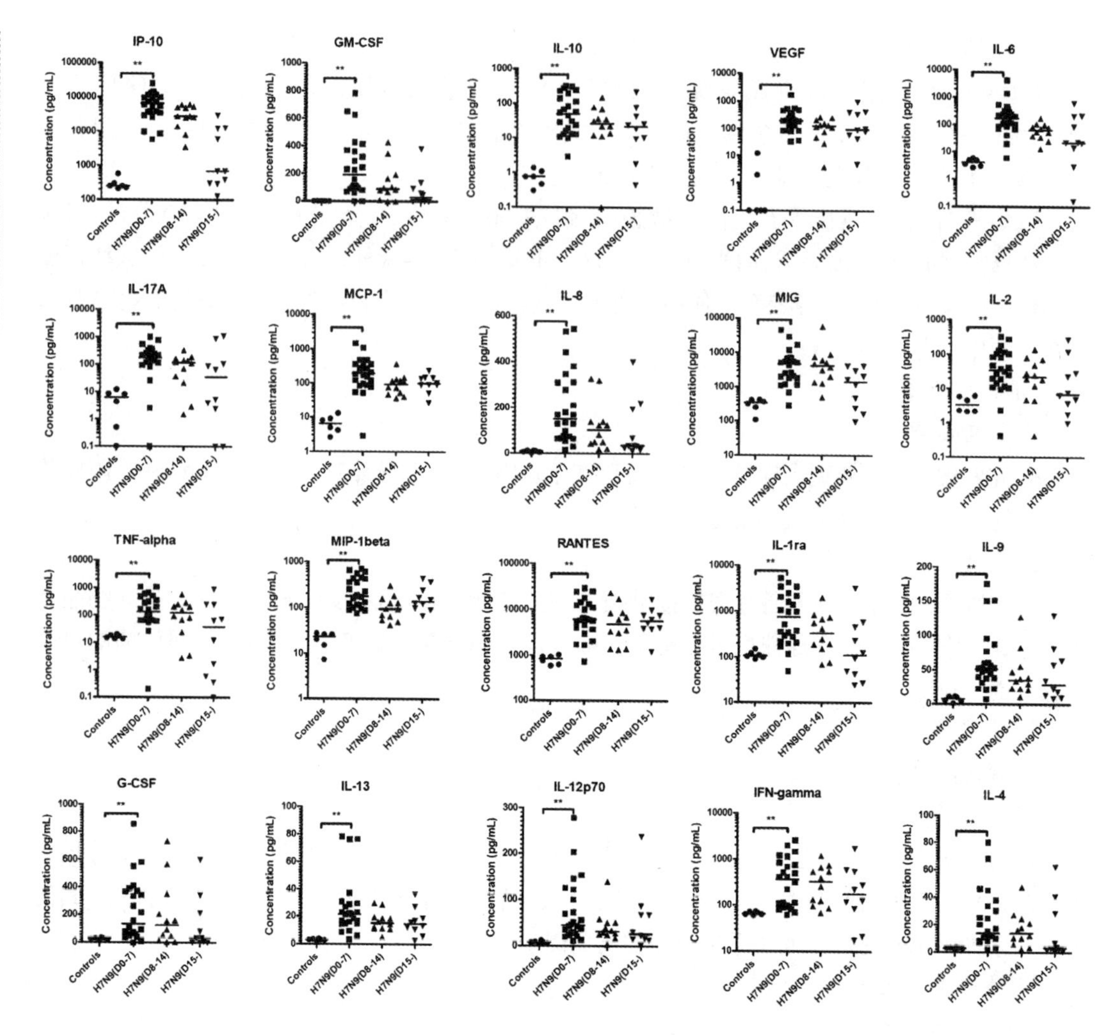

图 3-28 患者感染 H7N9 后出现细胞因子风暴

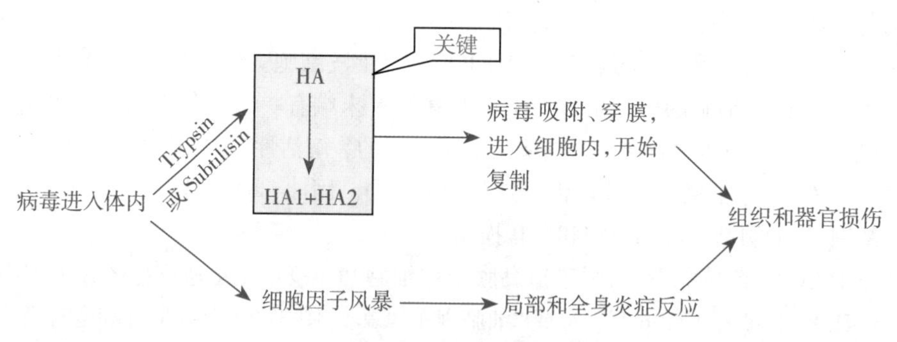

图 3-29 H7N9 发病机制

Trypsin：胰蛋白酶，只存在于有限的细胞和组织内，能同时裂解低致病性毒株和高致病性毒株的 HA 蛋白；Subtilisin：枯草杆菌蛋白酶，在体内广泛存在只能裂解高致病性毒株的 HA 蛋白

碍，严重者可致死亡。

受累肺叶段有实变体征，包括叩诊音、语颤和语音传导增强，可出现吸气末细湿啰音及支气管呼吸音等。在病程初期常出现在一侧肺的局部，但随病情进展可扩展至两肺的多个部位。

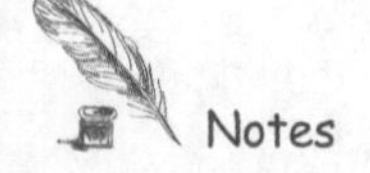

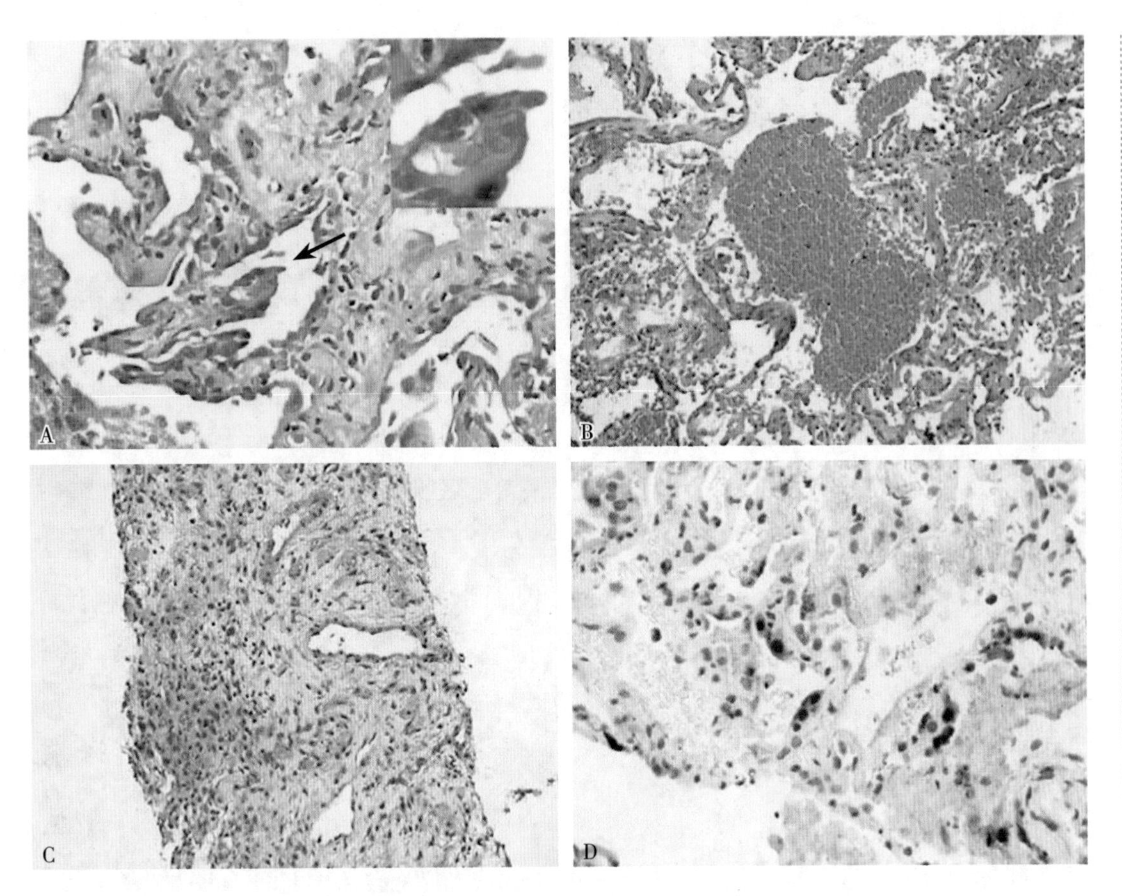

图 3-30 H7N9 感染引起肺组织损害

A:急性弥漫性肺泡损伤和巨大化肺泡细胞;B:肺泡间隙出血;C:弥漫性肺泡损伤后期纤维化增生;D:免疫组化显示甲型流感核蛋白在肺泡Ⅱ型上皮细胞胞质及细胞核沉积

【实验室及辅助检查】

(一) 一般检查

外周血白细胞总数一般不高,重症患者多有白细胞总数及淋巴细胞下降。血小板出现轻到中度下降,发生 DIC 时,血小板可重度下降。骨髓细胞学检查显示细胞增生活跃,反应性组织细胞增生伴出血性吞噬现象。生化检查显示丙氨酸转氨酶(ALT)、天门冬氨酸转氨酶(AST)、磷酸肌酸激酶、乳酸脱氢酶等升高,有些患者出现高血糖(可能与肾上腺皮质激素相关)、血肌酐升高。

(二) 病毒学及血清学检查

同人感染高致病性禽流感检查。

(三) 影像学等检查

人感染 H7N9 禽流感病例的胸部影像学表现具有肺炎的基本特点。重症患者病变进展迅速,呈双肺多发磨玻璃影及肺实变影像,可合并少量胸腔积液,发生 ARDS 时,病变分布广泛。不同病程阶段影像学的表现有所不同,具体见图 3-32。

【诊断与鉴别诊断】

(一) 诊断

确诊病例:符合上述临床表现,或有流行病学接触史,并且呼吸道分泌物标本中分离出 H7N9 禽流感病毒或 H7N9 禽流感病毒核酸检测阳性或动态检测双份血清 H7N9 禽流感病毒特异性抗体水平呈 4 倍或以上升高。

重症病例:肺炎合并呼吸功能衰竭或其他器官功能衰竭者为重症病例。

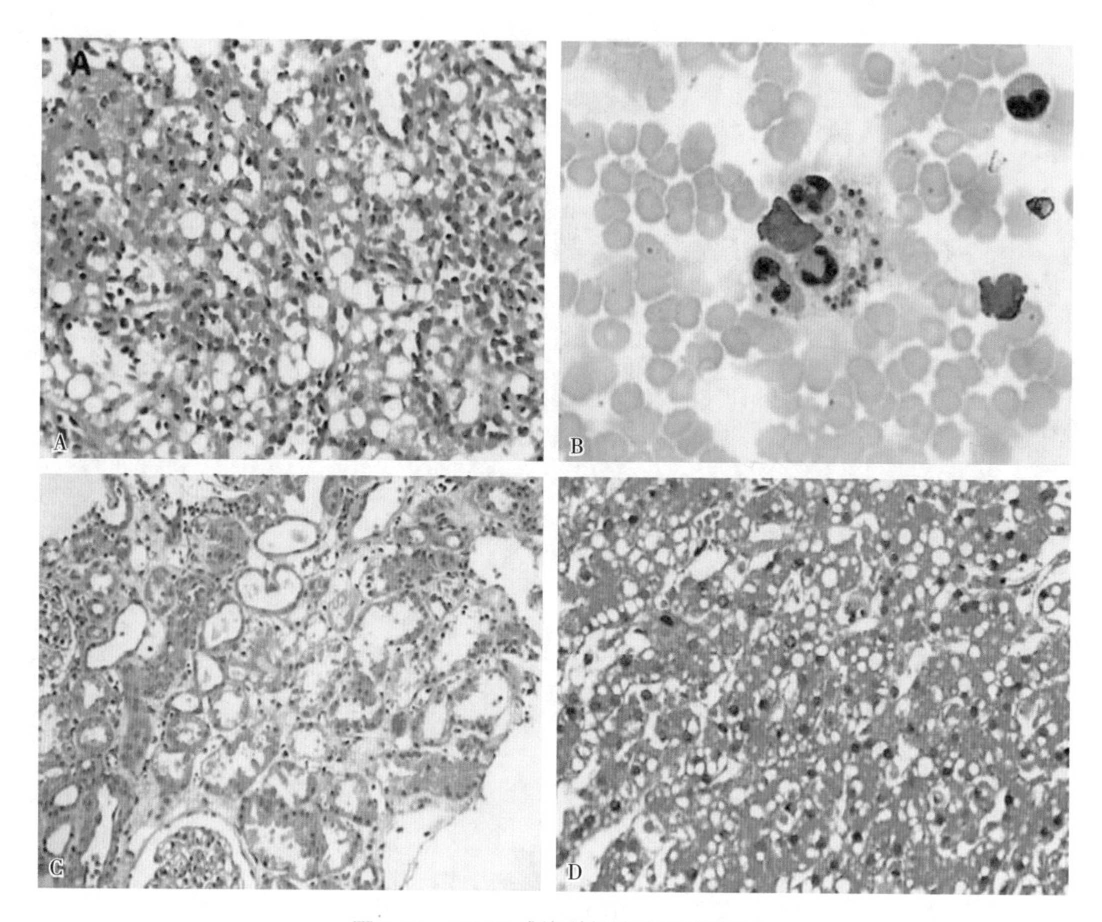

图 3-31 H7N9 感染引起肺外组织损害

A:脾组织可见淋巴组织萎缩;B:骨髓象可见嗜血细胞现象;C:肾组织可见肾小管变形、坏死;D:肝组织可见大小不等的空泡状脂肪变性

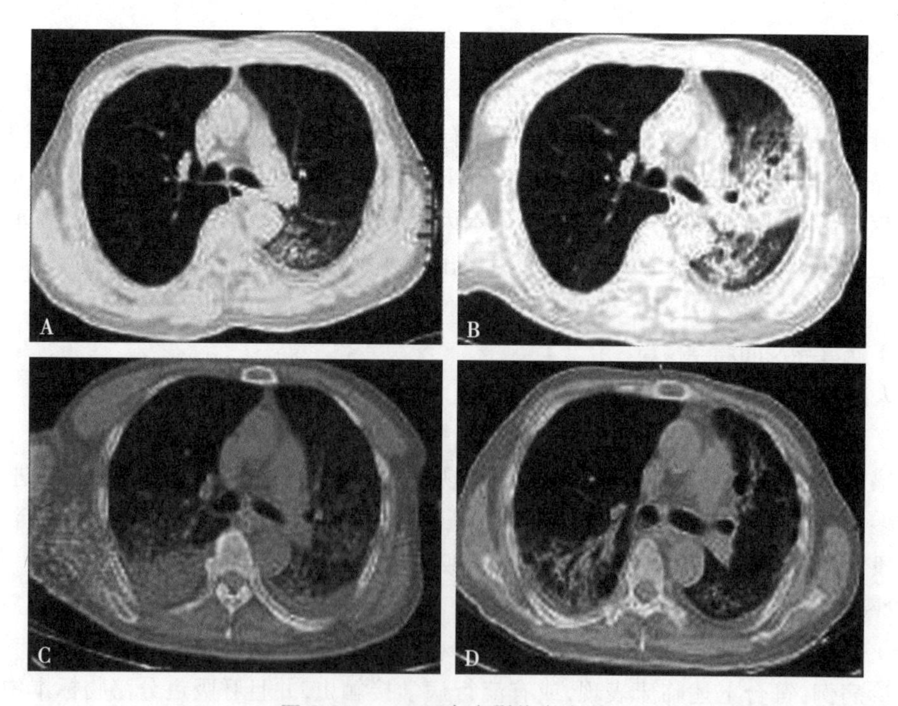

图 3-32 H7N9 患者影像学表现

A:起病第 7 天,左肺下叶呈片状磨玻璃样改变,部分肺实变;B:起病第 9 天,左肺下叶病灶肺实变快速进展,右肺下叶背段开始呈现淡薄等密度增高影;C:起病第 14 天,病变加重,范围扩大,实变区可见支气管充气征象;D:起病第 42 天,实变,磨玻璃样改变,支气管充气征象,网格样改变同时存在,以网格样改变为主

(二) 鉴别诊断

应注意与人感染高致病性 H5N1 禽流感、季节性流感(含甲型 H1N1 流感)、细菌性肺炎、传染性非典型肺炎(SARS)、新型冠状病毒肺炎、腺病毒肺炎、衣原体肺炎、支原体肺炎等疾病进行鉴别诊断。鉴别诊断主要依靠病原学检查。

【预后】

人感染 H7N9 禽流感重症患者预后差。影响预后的因素可能包括患者年龄、基础疾病、合并症、抗病毒治疗是否及时等。

【治疗】

(一) 一般及对症治疗

对疑似和确诊患者应进行隔离治疗,防止病情恶化及疾病播散。卧床休息,密切观察病情变化,多饮水,清淡饮食,有发热、咳嗽等临床症状者给予对症治疗,可用解热镇痛药、缓解鼻黏膜充血药、止咳祛痰药等。有肝肾功能损伤者采取相应治疗。维持水、电解质平衡,维持微生态平衡。

(二) 抗流感病毒治疗

应在发病 48 小时内应用抗流感病毒药物,有条件的建议做病毒药敏试验。重点在以下人群中使用:人感染 H7N9 禽流感病例;甲型流感病毒抗原快速检测阳性的流感样病例;甲型流感病毒抗原快速检测阴性或无条件检测的流感样病例。

(三) 重症病例的治疗

1. 呼吸功能支持　重症患者病情进展迅速,可较快发展为急性呼吸窘迫综合征。此时,需及时进行机械通气。传统机械通气无法维持满意氧合和(或)通气时,有条件者,推荐使用体外膜氧合(ECMO),具体指征:1)严重通气 / 换气功能障碍;2)在吸纯氧条件下,氧合指数(PaO_2/FiO_2)<100;3)肺泡动脉氧分压差[$P(A\text{-}a)O_2$]>600mmHg;4)Murray 肺损伤评分≥3.0;5)pH<7.2;6)年龄 <65 岁;7)传统机械通气时间 <7 天。

2. 循环支持　加强循环评估,及时发现休克患者。早期容量复苏,及时合理使用血管活性药物。首选去甲肾上腺素。

3. 细胞因子风暴治疗　发现患者病情迅速进展,并监测到细胞因子风暴时,可应用人工肝治疗。

4. 其他治疗　重视其他器官功能状态的监测及治疗;预防并及时治疗各种并发症。

(四) 转科或出院标准

1. 因基础疾病或合并症较重,需较长时间住院治疗的患者,待人感染 H7N9 禽流感病毒核酸检测连续 2 次阴性后,可转出隔离病房至相应病房或科室进一步治疗。

2. 体温正常,临床症状基本消失,呼吸道标本人感染 H7N9 禽流感病毒核酸检测连续两次阴性,可以出院。

【预防】

(一) 监测及控制传染源

卫生部门与农业部门合作,同时开展人和禽类 H7N9 禽流感疫情监测,互通情报。加强检疫,特别应注意加强对来自动物疫情流行国家或地区的运输工具的防疫消毒。

(二) 切断传播途径

一旦发生人感染 H7N9 禽流感疫情,对病鸡群进行严格隔离、封锁、扑杀、销毁,对鸡场进行全面清扫、清洗、彻底消毒。对死禽及禽类废弃物应销毁或深埋;医院收治患者的门诊和病房要做好隔离消毒;医护人员要做好个人防护。

(三) 保护易感人群

平时加强体质锻炼,避免过度劳累。注意饮食卫生和营养,勤洗手,养成良好的个人卫生习

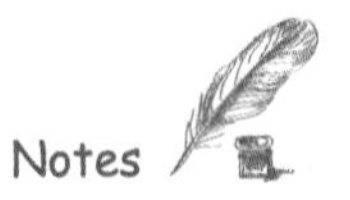

惯。对鸡肉等食物应彻底煮熟，不吃生的或半熟的动物食品。因职业因素必须接触者，工作期间应戴口罩、穿工作服。对于密切接触者或高危人群，可以试用口服抗流感病毒药物或者接种疫苗进行预防。

（李兰娟）

参考文献

1. 刘沛 . 2013. 流行性感冒 // 杨绍基 . 传染病学 . 第 8 版，北京：人民卫生出版社，55-58
2. 中华人民共和国卫生部 .2009. 甲型 H1N1 流感诊疗方案 . 北京：第 3 版
3. 李兰娟 . 感染微生态学 . 北京：人民卫生出版社，3-13
4. 中华人民共和国卫生部，中华人民共和国国家中医药管理局 . 人禽流感诊疗方案（2008 版）.http://www.yxcdc.com.cn/ 文件中心 / 人禽流感诊疗方案卫办医发[2008]100 号
5. Joseph T，Subbarao K. Human infections with avian influenza viruses. Md Med，2005，6 (1)：30-32
6. Zimmerman RK. Recent changes in influenza epidemiology and vaccination recommendations. J Fam Pract，2005，54 (1)：1-8
7. Stephenson I，Nicholson KG，Wood JM，et al. Confronting the avian influenza threat：vaccine development for a potential pandemic. Lancet Infect Dis，2004，4 (8)：499-509
8. Mak TK，Mangtani P，Leese J，et al.Influenza vaccination in pregnancy：current evidence and selected national policies.Lancet Infect Dis，2008，8 (1)：44-52
9. Beigel J，Bray M. Current and future antiviral therapy of severe seasonal and avian influenza. Antivir Res，2008，78 (1)：91-102
10. Carrat F，Vergu E，Ferguson NM，et al. Time lines of infection and disease in human influenza：a review of volunteer challenge studies.Am J Epidemiol，2008，167 (7)：775-785
11. Hai-Nv G，Hong-Zhou L，Bin C，et al. Clinical findings in 111 cases of Influenza A (H7N9) virus infection. N Engl J Med，2013，368：2277-2285
12. Chen Y，Liang W，Yang S，et al. Human infections with the emerging avian influenza A H7N9 virus from wet market poultry：clinical analysis and characterisation of viral genome. Lancet，2013，381：1916-1925

第三节　流行性腮腺炎

流行性腮腺炎（epidemic parotitis，mumps，简称腮腺炎）是由腮腺炎病毒引起的急性自限性呼吸道传染病。好发于儿童和青少年，临床以腮腺非化脓性肿胀疼痛为特征。病毒可侵犯神经系统及其他腺体组织，儿童可引起脑膜炎、脑膜脑炎，青春期后易引起睾丸炎、卵巢炎和胰腺炎等。

【病原学】

腮腺炎的病原体是腮腺炎病毒（paramyxovirus parotitis），属于副黏液病毒属的单股 RNA 病毒，状似球形，大小悬殊，直径 85~300nm。腮腺炎病毒的核壳蛋白（nucleocapsid protein）为可溶性抗原（S 抗原），亦称补体结合性抗原，其相应 S 抗体在 1 周出现，似无保护性。病毒外层表面含有血凝素的神经氨酸酶（hemagglutinin neuraminidase，HN）糖蛋白，HN 蛋白具有病毒抗原（V 抗原），相应抗体出现晚，V 抗体属保护性抗体。该病毒抗原结构稳定，只有一个血清型，根据 S 抗原基因变异已经分离有 A~L 共 12 种基因型。

腮腺炎病毒对热及紫外线极其敏感，35℃下贮存的活病毒半衰期仅为数小时，加热至 55~60℃时 10~20 分钟即失去活力。暴露于紫外线下迅速死亡。对 1% 甲酚皂、乙醇、0.2% 甲醛也非常敏感。但耐寒，在 4℃时活力可保持 2 个月，在 -70℃可存活数年。

【流行病学】

（一）传染源

人是腮腺炎病毒唯一的天然宿主，早期患者及隐性感染者均是本病的传染源，从腮腺肿大

前6天至发病后9天都有传染性,但以发病前1~2天至发病后5天的传染性最强。

(二) 传播途径

病原体主要通过飞沫经呼吸道传播,也可通过接触病毒污染的物品而传播,易在幼儿和小学生中流行。妊娠早期还可经胎盘传至胚胎导致胎儿发育畸形。

(三) 流行特征

发病率为21.88/10万,人群普遍易感,1~15岁儿童多见,占90%以上,尤其是5~9岁儿童。全年均有发病,但以2~5月较多见。腮腺炎病毒抗原稳定,尚未发现与免疫相关的明显变异。感染后可获得持久性免疫,甚至被认为是终身免疫,再次感染极罕见。

【发病机制与病理】

腮腺炎病毒经上呼吸道或眼结膜侵入机体,在局部上皮细胞和淋巴结中繁殖后侵人血液循环形成第一次病毒血症并侵犯腺器官,在其中繁殖后再次入血形成第二次病毒血症并侵犯第一次病毒血症时未受累的腺器官,两次病毒血症几乎累及所有器官,致多脏器损伤并出现相应的症状。

腮腺炎病毒对神经系统有较高亲和性,儿童免疫系统发育尚未成熟,血-脑屏障功能差,病毒易侵犯中枢神经系统发生脑膜炎、脑膜脑炎等神经系统并发症。腮腺炎病毒对腺体组织也有较高亲和性,易并发睾丸炎、卵巢炎、胰腺炎等。本病毒易侵犯成熟睾丸,幼年患者很少发生睾丸炎。

腮腺炎的主要病理特征是非化脓性炎症改变,可见腺体充血、水肿,有渗出物,出血性病灶及白细胞浸润。腮腺导管壁细胞肿胀,导管周围及腺体壁有炎症细胞浸润,间质组织水肿造成腮腺导管的阻塞,其他器官受累时亦可见到炎细胞浸润和水肿。

【临床表现】

潜伏期8~30天,平均18天。大多数可无明显前驱期症状,少数有全身不适、肌肉酸痛、头痛、食欲缺乏、畏寒发热等。1~2天后出现腮腺肿痛,体温38~40℃不等,症状轻重个体差异较大,成人症状比儿童重。

腮腺肿大多从一侧开始,1~4天波及对侧,以耳垂为中心向前、向后、向下发展,状如梨形,少数病例肿胀巨大可达颈及锁骨上,边缘不清,胀痛明显,质坚韧有弹性,局部灼热而不红。因唾液腺管阻塞,摄入酸性食物时唾液分泌增加,而唾液的排出受阻碍,唾液潴留致使腮腺胀痛加剧。早期位于第二、三臼齿相对颊黏膜的腮腺管口可见充血呈一红点,但挤压腮腺无脓性分泌物流出。病程1~3天肿胀达高峰,4~5天后渐消退。

在流行期间亦单独出现颌下腺、舌下腺炎,脑膜脑炎而无腮腺肿痛,被认为是流行性腮腺炎的特殊表现形式。

【实验室检查】

(一) 血常规

白细胞计数一般正常,有并发症时白细胞计数可升高。

(二) 血清和尿淀粉酶测定

发病早期90%患者血清和尿淀粉酶均升高,增高的程度往往与腮腺肿胀程度成正比,有助诊断。如血脂肪酶也增高,则提示胰腺受累。

(三) 脑脊液检测

并发有脑膜炎、脑炎、脑膜脑炎者脑脊液蛋白升高,白细胞计数轻度升高,与其他病毒性脑炎改变相似。

(四) 血清学检测

用特异性抗体或单克隆抗体检测腮腺炎病毒抗原可作早期诊断。特异性抗体则一般要在病程第2周后方可检出。ELISA法检测血清中特异IgM抗体可作近期感染的诊断。用放射免

疫法测定唾液中腮腺炎病毒的 IgM 抗体，敏感性及特异性也高，且标本来源容易，可替代血清抗体的检测。应用 PCR 技术检测腮腺炎病毒 RNA，具有高度敏感性和特异性，可大大提高可疑患者的诊断率。

(五) 病毒分离

早期从患者唾液、血、尿、脑脊液等标本均可分离出腮腺炎病毒，但操作较繁杂，尚不能在临床普遍开展。

【并发症】

病毒常常侵袭多系统多器官，约 75% 的腮腺炎患者有并发症。

(一) 神经系统并发症

无菌性脑膜炎、脑炎、脑膜脑炎是流行性腮腺炎患儿最常见的并发症，主要表现为发热、头痛、呕吐、嗜睡与脑膜刺激症状，重者惊厥、意识障碍，脑脊液改变与其他病毒性脑炎相仿。部分患者合并其他神经系统损害与后遗症，如多发性神经炎、脊髓灰质炎而引起偏瘫、截瘫、麻痹、耳聋等。

(二) 生殖系统并发症

睾丸炎发生率在成年男性患者约占 1/3，以单侧多见，睾丸肿胀疼痛，明显触痛，持续 3~5 天后渐好转，可伴睾丸萎缩但多不影响生育。成年女性腮腺炎 5%~7% 伴有卵巢炎，但症状较轻，仅下腹疼痛，一般也不影响生育。未发育的小儿生殖器官常能幸免。

(三) 其他并发症

少数患者可发生胰腺炎、乳腺炎、甲状腺炎、心肌炎、关节炎、血小板减少性紫癜、蛛网膜下腔出血、格林巴利综合征、眩晕综合征等，有的并发症甚至发生在腮腺肿大前或无腮腺肿大，易引起临床误诊与漏诊，需引起注意。

【诊断】

根据流行病学史，当地本病流行情况及病前患者接触史，有以耳垂为中心腮腺肿大伴发热的特征，一般不难诊断。不典型的散发病例，少数脑炎患者发病时腮腺不肿大或尚未肿大，有的病例仅出现颌下腺或舌下腺肿大而无腮腺肿大极易被误诊，需要血清学检查帮助诊断。

【鉴别诊断】

(一) 化脓性腮腺炎

常为一侧腮腺肿大，局部红肿疼痛明显，后期有波动感，挤压时有脓液从腮腺管口流出，不伴有睾丸等腺体炎，外周血白细胞和中性粒细胞增高。

(二) 其他原因所致腮腺肿大

慢性肝病、糖尿病、营养不良或某些药物如碘化物、保泰松等引起的腮腺肿大常为对称性，质地较软，无触痛感。

(三) 局部淋巴结炎

下颌、耳前、耳后淋巴结炎，多伴有局部或口腔、咽部炎症，肿大淋巴结不以耳垂为中心，外周血白细胞及中性粒细胞增高。

(四) 其他病毒性腮腺炎

已知甲型流感、副流感、A 型柯萨奇、单纯疱疹、巨细胞等病毒亦可引起腮腺炎，需行血清学及病毒学检测方能鉴别。

【预后】

流行性腮腺炎绝大多数预后良好，仅个别因并发心肌炎、病毒性脑炎等严重并发症时有可能危及生命，应严密观察，积极抢救。

【治疗】

(一) 一般治疗

患者卧床休息，隔离至腮腺肿胀消退；注意口腔卫生，给流质或半流质饮食，避免进食酸性

食物；合并胰腺炎者应禁食，行静脉营养。

（二）病原治疗

干扰素每天100万~300万U，肌内注射，疗程5~7天；或利巴韦林每天10~15m/kg静脉滴注，疗程5~7天。早期应用可减轻症状、减少并发症。

（三）对症治疗

高热时可物理或药物降温；头痛、腮腺肿痛明显可用镇痛剂；对中毒症状严重，尤其合并睾丸炎、脑膜脑炎、心肌炎者短期应用肾上腺皮质激素能减轻症状，缩短病程。通常给予地塞米松每天5~10mg静脉滴注，连用3~5天；睾丸炎胀痛者局部冷敷或用棉花垫和丁字带托起以减轻疼痛。亦可加用已烯雌酚1mg/次，每天3次口服，以促进炎症更快消失，减少睾丸萎缩等后遗症。合并脑炎、脑膜炎有颅内压增高者应及时脱水降低颅内压，预防脑病，减少病死率。

（四）中医中药

中医将腮腺炎分为风热型及痰毒型，给以疏风清热，解毒消肿，可内外兼治，以柴胡葛根汤，普济消毒饮加减，外用鲜仙人掌切片贴敷或青黛散外敷，可减轻局部胀痛。

【预防】

按呼吸道传染病隔离患者至腮腺消肿后5天。

国内外应用腮腺炎、麻疹、风疹三联减毒活疫苗皮下或皮内接种，亦可用气雾、喷鼻方法，其预防感染效果可达95%以上，减少发病率。但活疫苗对胎儿有影响，可能有致畸作用，孕妇忌用。

人免疫球蛋白、胎盘球蛋白对本病无预防作用。特异性免疫球蛋白可能有用，但来源困难，临床少用，效果尚难确定。

参考文献

朱启镕．流行性腮腺炎 // 马亦林，李兰娟．传染病学．第5版．上海：上海科学技术出版社，2011：70-74

第四节 麻 疹

麻疹（measles）是由麻疹病毒（measles virus）引起的急性病毒感染性传染病，是我国传染病防治法确定的乙类传染病。其主要的临床表现有发热，咳嗽、流涕、眼结膜炎等卡他症状，口腔麻疹黏膜斑（Kopliks' spots）及皮肤斑丘疹。本病传染性极强，主要经呼吸道传播，冬春季多见，常见于青少年。2000年至2012年期间，麻疹疫苗接种使全球麻疹死亡率下降了78%。但2012年，全球仍有12.2万人死于麻疹。我国自1963年在儿童中普遍接种麻疹减毒活疫苗后，已基本控制大范围流行，但在仍有局部小流行和流行。

【病原学】

本病的病原体为麻疹病毒，属于副黏液病毒（*Paramyxovirus*）科、麻疹病毒属，只有一个血清型。电镜下病毒呈球状或丝状，直径150~300nm，病毒核心由16 000个核苷酸组成的单股负链RNA和三种核衣壳蛋白（L、P、N蛋白）构成，外有脂蛋白包膜。依据麻疹病毒基因序列可将其分为8个基因组共20个基因型，病毒包膜的主要致病物质是血凝素（hemagglutinin，H）、融合蛋白（fusion protein，F）和基质蛋白（matrix protein，M）3种结构蛋白。其中血凝素是表面主要蛋白，能识别靶细胞受体，使病毒黏附于宿主细胞；融合蛋白帮助病毒与宿主细胞融合；基质蛋白与组合病毒成分及病毒复制有关。结构蛋白刺激机体产生的特异性抗体，可用于流行病学调查和临床诊断。

麻疹病毒抵抗力较弱，对常用消毒剂、紫外线及热敏感，对寒冷及干燥抵抗力较强，病毒在56℃ 30分钟可被灭活。室温下可存活34小时，-70℃可存活数年。人是麻疹病毒的自然宿主，其他灵长类动物可以受感染但症状轻。麻疹病毒可接种于原代人胚肾细胞、人羊膜、人胚肺、狗

肾等进行分离培养。

【流行病学】

(一) 传染源

麻疹的唯一传染源是麻疹患者。无合并症的患者发疹前后各5天内均具有传染性,合并呼吸道感染者传染期延长至出疹后10天。口咽、鼻、眼结膜及气管分泌物中均含有病毒,具传染性。前驱期传染性最强,出疹后逐渐减低,恢复期不带病毒。

(二) 传播途径

主要的传播途径是经呼吸道飞沫直接传播。病毒随患者咳嗽、打喷嚏排出的飞沫侵入易感者口、咽、鼻部或眼结膜引起感染。间接传播少见。

(三) 人群易感性

人类对麻疹病毒普遍易感,感染者90%以上均可发病,病后可获得持久免疫力。6个月以内婴儿因可从母体获得抗体很少患病,发病者以6个月至5岁儿童为主。

(四) 流行特征

麻疹的传染性极强,世界各地均有麻疹流行,全年均可发生,以冬春季为多见。我国自1965年婴幼儿普遍接种麻疹减毒活疫苗以来,麻疹流行得到了有效控制。但近年来一些地方出现了年长儿或成人麻疹病例增多的现象,主要原因为婴幼儿时未接种过麻疹疫苗或未再复种,使体内抗体的水平降低所致。因此除提高婴幼儿麻疹疫苗全程接种率外,还应对重点人群进行麻疹疫苗强化免疫接种。

【发病机制与病理】

麻疹病毒随飞沫经上呼吸道或眼结膜侵入,在黏膜上皮细胞内复制,并侵入原发病灶局部淋巴组织复制于感染第2~3天后释放入血液循环,引起第一次病毒血症。病毒经血流进入全身单核-巨噬细胞系统继续繁殖。感染后第5~7天,病毒再次大量释放入血,形成第二次病毒血症。侵入呼吸道、眼结膜、口咽部、皮肤、胃肠道等全身组织器官引起一系列临床表现。在感染15天以后,机体产生的特异性免疫应答清除病毒,临床进入恢复期。麻疹的病理特征是病毒侵袭组织时出现的单核细胞浸润、融合形成多核巨细胞(Warthin Finkeldey giant cells)。多核巨细胞大小不一,内含数十至百余个核,核内外均有病毒集落(嗜酸性包涵体),此细胞在病程初期出现,可见于皮肤、眼结膜、呼吸道和胃肠道黏膜、全身淋巴组织、肝、脾等处,有早期诊断价值。皮疹及麻疹黏膜斑为病毒或免疫复合物使真皮及黏膜浅表血管内皮细胞肿胀、充血、增生、渗出,淋巴细胞浸润所致;崩解的红细胞和血浆渗出,使皮疹消退后出现色素沉着;表皮细胞坏死及退行性变形成疹后脱屑。麻疹的黏膜以呼吸道病变最显著,肠道黏膜病变相对较轻。并发脑炎时出现脑细胞充血、肿胀、点状出血甚至脱髓鞘改变。SSPE患者脑组织主要为神经组织退行性变。

【临床表现】

潜伏期为6~18天,平均为10天左右。接受过主动或被动免疫者可延长至3~4周。

(一) 典型麻疹

典型麻疹临床过程可分为三期:

1. 前驱期 此期一般是从发热到出疹的3~4天。主要表现为:①发热及感染中毒症状:患者急起发病,一般体温逐渐升高,小儿可骤起高热伴惊厥。伴有头痛,周身不适,乏力,食欲减退等感染中毒症状。②上呼吸道和眼结膜等黏膜的卡他症状:表现为咳嗽,咳痰,流涕等上呼吸道炎症表现;畏光,流泪,眼结膜充血,分泌物增多等结膜炎症表现;此外,还可出现恶心,呕吐,腹痛,腹泻,咽痛,声音嘶哑及喉头水肿等。③麻疹黏膜斑(Kopliks's pots):在病程2~3天,约90%以上患者出现麻疹黏膜斑,为0.5~1mm针尖大小的小白点,周围有红晕,多出现在面对双侧第二磨牙的颊黏膜上,初起时仅数个,迅速增多、融合,持续2~3天后消失。是麻疹前驱期的特

征性体征，具有早期诊断价值。麻疹黏膜斑也可见于唇内侧、牙龈及鼻黏膜上。一些患者可见颈、胸、腹部一过性风疹样皮疹，数小时即退去，称麻疹前驱疹。

2. 出疹期 病程的第3~4天开始顺序出现皮疹，持续1周左右。皮疹依次出现在耳后、发际、前额、面、颈部、胸、腹、背及四肢，2~3天后遍及全身，达到手掌与足底。皮疹形态为淡红色充血性斑丘疹，压之退色，疹间皮肤正常，大小不等，直径约2~5mm，可融合成片，部分病例可有出血性皮疹，压之不退色。出疹高峰时，体温及呼吸道等感染中毒症状明显加重，出现并发症。患者体温可达40℃以上，咳嗽加重，声音嘶哑，咽部充血、舌干，眼结膜充血、畏光，流泪，眼睑水肿，分泌物增多；部分患者可有嗜睡或烦躁不安，甚至谵妄、抽搐。体格检查可出现肝、脾及淋巴结肿大，双肺可闻及干、湿啰音，胸部X线片可有轻重不等弥漫性肺部浸润或肺纹理增多改变。严重者可出现心肺功能衰竭。

3. 恢复期 出疹3~5天皮疹达高峰后，体温开始下降，多于1~2天内降至正常。全身症状迅速减轻及消失，皮疹按出疹的先后顺序依次消退，疹退时有糠麸样脱屑。并可出现浅褐色色素沉着，1~2周后消失。无并发症者病程为10~14天。

麻疹过程中，可出现鼻炎、咽炎、支气管炎及肺炎，还可并发脑炎。麻疹病程中机体免疫功能明显降低，患者原有的湿疹、哮喘、肾病综合征等疾病得到暂时缓解，但结核病灶等可复发或恶化，且易继发细菌感染。

（二）非典型麻疹

由于机体的免疫状态，病毒毒力、数量及感染者的年龄、接种麻疹疫苗种类等因素的差异，临床上可出现以下非典型麻疹。

1. 轻型麻疹 多见于6个月以内婴儿、近期接受过被动免疫或曾接种过麻疹疫苗等对麻疹具有部分免疫力的感染者。表现为短时间低热，皮疹色淡稀疏，麻疹黏膜斑不典型或无麻疹黏膜斑，呼吸道及全身症状轻，一般无并发症，病程在1周左右。病后可获与典型麻疹患者相同的免疫力。

2. 重型麻疹 病死率高，多见于全身状情况差、继发严重感染或免疫功能异常的感染者。分为以下四种类型。①中毒性麻疹：起病急，迅速出现40℃以上高热，全身感染中毒症状重，皮疹迅速增多、融合，呼吸急促、口唇发绀、心率加快，并可出现谵妄、抽搐、昏迷等中枢神经系统损伤的表现。②休克性麻疹：除严重感染中毒症状外，皮疹暗淡稀少或出现后又突然隐退。迅速出现面色苍白、发绀、四肢厥冷、心音弱、心率快、血压下降等循环衰竭表现。③出血性麻疹：皮疹为出血性，压之不退色，同时可有内脏及肠道出血。④疱疹性麻疹：患者除高热、中毒症状外，出现疱疹样皮疹，可融合成大疱。

3. 异型麻疹 发生在接种麻疹灭活疫苗者，多在接种后4~6年发生，再接触麻疹患者时出现。表现为突起高热，头痛、肌痛、腹痛，与普通麻疹不同之处是无麻疹黏膜斑；病后2~3天出现皮疹，为多形性皮疹，依次从四肢远端开始逐渐到躯干，与普通麻疹的发疹顺序相反；上呼吸道卡他症状轻，肺部可闻及干湿啰音；可出现肝、脾肿大，四肢水肿。异型麻疹病情较重，但多呈自限性，病毒分离阴性，无传染性，恢复期患者血清麻疹血凝抑制抗体呈现高滴度是其最重要的诊断依据。

【实验室及辅助检查】

（一）血常规

多数患者外周血白细胞总数正常或减少，淋巴细胞增加。若淋巴细胞明显减少，常提示预后不良；如出现外周血白细胞总数增加，尤其是中性粒细胞增加，提示继发细菌感染。

（二）血清学检查

用酶联免疫吸附试验（enzyme-linked immunosorbent assay，ELISA）检测血清特异性IgM抗体阳性是诊断麻疹的标准方法。其敏感性和特异性高。病后5~20天IgM抗体阳性率最高，恢复

期血清特异性 IgG 抗体效价较病程早期呈 4 倍以上增高，也可以诊断麻疹。取病程早期和恢复期血清，应用血凝抑制试验、中和试验或补体结合试验检测麻疹病毒特异抗体，效价增高 4 倍以上，有助于诊断及流行病学调查。

（三）病原学检查

采用麻疹病程早期患者眼、鼻、咽分泌物或血、尿标本进行病原学检查进行诊断：

1. **病毒分离** 用原代人胚肾细胞接种患者标本，可分离麻疹病毒，但仅用于科学研究，不作为临床常规检查。

2. **病毒抗原检测** 用免疫荧光或免疫酶法检查患者标本麻疹病毒抗原，阳性者可早期诊断。

3. **病毒核酸检测** 采用反转录聚合酶链反应（RT-PCR）检测患者标本中麻疹病毒 RNA，可以确定麻疹诊断，对于免疫功能低下抗体阴性者更有意义。

（四）多核巨细胞检查

取麻疹病程早期患者眼、鼻、咽分泌物及尿沉渣涂片，瑞氏染色直接镜检查多核巨细胞，阳性率为 90% 以上，出疹前 2 天至出疹后 1 天为最高。

【并发症】

（一）喉炎

常见于 2~3 岁以下小儿，表现为声音嘶哑、犬吠样咳嗽、呼吸困难、发绀等，严重时须及早做气管切开，否则可因喉头水肿、窒息而导致死亡。多因继发细菌感染导致喉部组织水肿，分泌物增多所致。

（二）肺炎

肺炎是 5 岁以下麻疹患儿最常见的并发症和死亡原因，占麻疹患儿死亡原因的 90% 以上。发病早期麻疹病毒本身引起的肺炎多不严重；后期继发的细菌性肺炎较为严重，表现为病情突然加重，鼻翼扇动、口唇发绀，咳嗽、咯脓痰，肺部可闻及大量干湿啰音，病原体可为金黄色葡萄球菌、流感杆菌、肺炎链球菌等细菌的单一感染，也可是多种病原体混合感染。可因合并心功能衰竭、脓胸等危及生命。

（三）心肌炎

多发生在 2 岁以下重型麻疹、并发肺炎和营养不良的婴幼儿患者。表现为精神萎靡、面色苍白、口唇发绀，呼吸急促、烦躁不安、皮疹不能出全或突然隐退，心率加快，听诊心音低钝，心电图出现 T 波和 ST 段改变，易导致心功能衰竭。

（四）脑炎

多发生在出疹后 2~6 天，与麻疹轻重无关，发病率为 0.01%~0.5%，临床表现为高热，惊厥，意识障碍，中枢神经系统损伤的定位症状及功能障碍等，与其他病毒性脑炎相似。多数经 1~5 周恢复正常，部分患者留有智力减退、癫痫、强制性瘫痪等后遗症。病死率约 15%。发病原因为麻疹病毒直接损伤脑组织所致。

（五）亚急性硬化性全脑炎（subacute sclerosing panencephalitis，SSPE）

亚急性硬化性全脑炎发病率约 1~4/100 万，是麻疹罕见的远期并发症。潜伏期 2~17 年，平均 7 年，是一种罕见的缓慢进展的致命性脑炎，发病机制与病毒基因突变后，病毒在脑细胞中长期潜伏有关。病理变化为脑组织退行性变。临床表现为患者逐渐出现行为与精神异常、性格改变、智力与运动障碍、失语、视网膜、脉络膜视网膜炎等语言和视听障碍、癫痫发作等，最后因角弓反张、去皮质或去大脑强直、昏迷而死亡。病程多在 1 年左右，少数可长达 6~7 年。患者血液和脑脊液麻疹病毒抗体持续强阳性，脑脊液中抗体的滴度明显高于血清。但很难分离到病毒。

【诊断与鉴别诊断】

（一）诊断

典型麻疹不难诊断，根据当地有麻疹流行，没有麻疹病史、未接种过麻疹疫苗且有麻疹患者

的接触史，有急起发热、上呼吸道卡他症状、结膜充血、畏光、口腔麻疹黏膜斑及典型的皮疹等麻疹的临床表现即可作出临床诊断。非典型患者的确诊，依赖于病原学检查。

（二）鉴别诊断

本病主要与风疹、幼儿急疹、猩红热及药物疹进行鉴别（表 3-16）。

1. 风疹　前驱期短，发热 1~2 天出疹，皮疹呈向心性分布，以面、颈、躯干为主，1~2 天皮疹消退，无疹后脱屑和色素沉着，全身症状和呼吸道症状轻，无麻疹黏膜斑，常伴耳后、颈部淋巴结肿大。

2. 幼儿急疹　突起高热，上呼吸道症状轻，持续 3~5 天，热退后出疹为其特点，皮疹散在于躯干，为玫瑰色斑丘疹，1~3 天皮疹退尽。

3. 猩红热　突起发热伴咽峡炎，1~2 天后全身皮肤弥漫潮红伴鸡皮疹，疹间无正常皮肤，压之退色，伴口周呈苍白圈、草莓舌及杨梅舌，皮疹持续 4~5 天随热降而退，出现大片脱皮。外周血白细胞总数及中性粒细胞明显增高。

4. 药物疹　近期服药史，不同药物疹形态各异，呈多形性。多有瘙痒，低热或无热，无麻疹黏膜斑及卡他症状，停药后皮疹渐消退。血嗜酸性粒细胞可增多。

表 3-16　常见出疹性疾病的鉴别

	结膜炎	咽峡炎	麻疹黏膜斑	出疹时间	皮疹形态	伴随症状
麻疹	+	+	+	发热 3~4 天	红色斑丘疹	全身症状加重
风疹	±	±	–	发热 1~2 天	红色斑丘疹	全身症状无加重
幼儿急疹	–	–	–	发热 3~4 天	玫瑰色斑丘	热退疹出
猩红热	±	+	–	发热 1~2 天	全身潮红伴鸡皮疹	全身症状无加重
药物疹	–	–	–	用药时出疹	多形性	停药后疹退

【预后】

典型麻疹一般预后良好；重型麻疹预后差，病死率较高。

【治疗】

目前尚无特效治疗，抗病毒药物如利巴韦林（ribavirin）对麻疹的临床疗效有待证实。主要以对症支持治疗，预防和治疗并发症为主。

（一）一般治疗

患者应卧床休息，多饮水，给清淡饮食，保持营养平衡。做好眼、鼻、口腔黏膜护理，保持清洁。典型麻疹患者按呼吸道传染病隔离至体温正常或出疹后 5 天，有并发症的患者延长至出疹后 10 天。应保持室内空气新鲜，温度湿度适宜。

（二）对症治疗

高热以物理降温为主，可酌用小剂量解热药物，避免急剧退热大量出汗引起虚脱或皮疹隐退；咳嗽、咯痰可用祛痰镇咳药或超声雾化吸入帮助痰液咯出，剧咳或烦躁不安者可给予少量镇静药；体弱病重者早期静脉应用丙种球蛋白以增强免疫功能；角膜干燥或混浊者可应用维生素 A；通过口服或静脉补液维持机体水电解质及酸碱平衡等；有乏氧表现时给予吸氧治疗。

（三）并发症治疗

1. 喉炎　应给予超声雾化吸入治疗，喉部水肿者给予肾上腺皮质激素治疗，并同时应用抗菌药物治疗，出现喉梗阻时及早行气管切开。

2. 肺炎　麻疹病毒肺炎以对症治疗为主，合并细菌感染时，加用抗菌药物治疗。高热中毒症状重者可短期用肾上腺皮质激素，并发心功能衰竭者给予强心、利尿等治疗。

3. 心肌炎　出现心功能衰竭者应及早静脉注射毛花苷 C 或毒毛花苷 K 等强心药物，同时

应用呋塞米等利尿药减轻心脏负荷，重症者可用肾上腺皮质激素治疗。

4. 脑炎 以对症治疗为主，处理同乙型脑炎和其他病毒性脑炎。SSPE目前无有效治疗。

【预防】

采用预防接种为主的综合措施。对易感者普遍接种麻疹疫苗，提高其特异性免疫力是预防麻疹的关键。

(一) 管理传染源

对麻疹患者要做到早诊断、早隔离、早治疗，以减少传播。对诊断麻疹的患者要按规定进行疫情报告。典型麻疹患者隔离至出疹后5天，伴肺炎等并发症者应延长到出疹后10天。接触者的检疫期为3周，曾做被动免疫者应延长至4周。麻疹流行期间，应加强托幼机构及学校防控，及时发现患者。

(二) 切断传播途径

流行期间易感者应避免去公共场所或人多拥挤处；公共场所应通风保持空气流通，医疗机构和医护人员要做好消毒隔离工作；无并发症的轻症患者应居家隔离，以减少传播。

(三) 保护易感人群

1. 主动免疫 接种麻疹减毒活疫苗的主要对象为婴幼儿，但未患过麻疹的儿童和成人也应接种。中国免疫接种程序建议初种年龄为8个月。95%~98%的接种者12天后出现IgM抗体，2~6个月后渐降，而IgG抗体仍可维持一定水平。部分儿童接种4~6年后体内已测不出抗体，故需加强接种。2012年美国免疫接种程序建议初种麻疹疫苗的年龄定在12~15个月，但到国外出行的6~11月龄婴儿应注射麻疹疫苗。麻疹疫苗接种后不良反应发生率低且症状轻微，可出现短时低热。妊娠、过敏体质、免疫功能低下者等为接种禁忌；发热等急性疾病者应暂缓接种；活动性结核应治疗后再考虑接种；6周内接受过被动免疫者，应推迟3个月接种。

2. 被动免疫 麻疹病毒特异性抗体可经过胎盘从母体进入新生儿体内，使新生儿获得被动免疫，免疫的半衰期大约有3周；体弱、孕妇及年幼的易感者在接触患者5天内注射人丙种球蛋白3ml，可预防发病。接触5天后注射，则只能减轻症状，免疫有效期3~8周。

（李智伟）

参考文献

1. 窦晓光. 麻疹//李兰娟，任红. 传染病学. 第8版. 北京：人民卫生出版社，2013，63-68
2. Centers for Disease Control and Prevention (CDC).Global routine vaccination coverage, 2011, MMWR.2012, 61: 883-885
3. Saurabh S, Kumar R.Global reduction in measles mortality.Lancet, 2012, 380: 1304-1305
4. Diane E. Griffin, Wen-Hsuan Lin, Chien-Hsiung Pan. Measles virus, immune control and persistence. FEMS Microbiol Rev. 2012, 36: 649-662
5. Naim HY. Measles virus. Hum Vaccin Immunother. 2014 Aug 5: e34298
6. Pegorie M, Shankar K, Weifare W, et al.Measles outbreak in Greater Manchester, England, October 2012 to September 2013: epidemiology and control. Euro Surveill. 2014, 19(49). pii: 20982
7. Ajelli M, Merler S, Fumanelli L, et al. Estimating measles transmission potential in Italy over the period 2010-2011. Ann Ist Super Sanita. 2014, 50(4): 351-356

第五节 风疹

风疹（rubella）是由风疹病毒引起的一种急性呼吸道传染病。人主要由空气飞沫经呼吸道传播。临床症状主要表现为发热、皮疹、耳后淋巴结肿大等，症状轻，病程短。妊娠早期感染风疹病毒可经胎盘感染胎儿，引起严重的先天性风疹综合征（congenital rubella syndrome，CRS）。

【病原学】

风疹病毒属披膜病毒科(Togavirus family)风疹病毒属,为单股正链 RNA,直径为 60nm,编码三个结构蛋白:衣壳蛋白 C、包膜蛋白 E1 和 E2,E1 能刺激机体产生血凝抑制抗体和中和抗体,E2 也可刺激机体产生中和抗体。病毒黏附细胞膜,通过特异性细胞受体介导进入细胞的内体中复制,组装。病毒的释放需要包膜蛋白 E1 的胞质区域来介导,但具体机制仍不清楚。风疹病毒仅有一个血清型,可分为 Clade1 和 Clade2 两组,两组分别有 6 个(A 至 F)和 3 个(A 至 C)基因型。与披膜病毒科的 60 多种病毒无抗原交叉。人是病毒的唯一自然宿主。

风疹病毒在 37℃时的半存活期只有 1~2 小时,58℃时的半存活期为 5~20 分钟。在 -60℃ ~-70℃可保存活力 3 个月,干燥冷冻下可保存 9 个月。对外界抵抗力不强。过酸过碱、有机溶剂(乙醚和氯仿等)、紫外线、去氧胆酸、皂角苷、胰酶等都可使之灭活。

【流行病学】

风疹呈世界性流行,四季均可发病,以冬春季发病最高,病后可获得持久免疫力。在风疹疫苗使用以前,每隔 3~4 年或稍长发生一次流行,呈周期性。疫苗使用后风疹发病率明显下降,流行的周期性也明显减少。据世界卫生组织统计,截至 2012 年底,共报道风疹病例 94 030 例,较 2000 年的 670 894 例下降了 86%。

人是风疹病毒感染的唯一自然宿主,故是唯一的传染源,儿童发病较为常见。亚临床型或隐性感染者在流行病学上意义更大。从出疹前 5~7 天到出疹后 3~5 天均有传染性,患者口、鼻、咽部分泌物、血、粪便、尿液中均带有病毒,主要由空气飞沫经呼吸道传播,人与人密切接触也可传播。孕妇(特别是妊娠早期)感染风疹病毒可通过胎盘屏障感染胎儿,引起先天性风疹综合征(CRS),可在出生后数天、数月甚至一年的时间内排毒。

【发病机制与病理】

(一) 发病机制

患者感染风疹后,风疹病毒首先在上呼吸道黏膜及颈淋巴结生长增殖,然后进入血液循环引起病毒血症,病毒直接损害血管内皮细胞发生皮疹或播散至全身淋巴组织引起淋巴结肿大。目前多认为皮疹是由于风疹病毒引起的抗原抗体复合物造成真皮上层的毛细血管炎所致。先天性风疹的发病机制还不太清楚,已知孕妇感染风疹后,风疹病毒可于病毒血症阶段随血流感染胎盘最后感染胎儿。

(二) 病理改变

风疹病情一般较轻,病理发现不多,皮肤和淋巴结呈急性、慢性非特异性炎症。病毒播散至中枢神经系统,引起风疹脑炎、脑水肿、非特异性血管周围浸润、神经细胞变性等。风疹病毒直接损伤血管内皮细胞,抗原抗体复合物引起血管炎症反应,从而产生皮疹。此外,细胞介导免疫在引起皮疹和关节炎中起作用。发生宫内感染时,病毒在胎儿体内大量繁殖,形成持续的全身性感染,通过抑制细胞分裂,使胚胎发育进程滞缓或停止,致组织器官发育不良,从而导致各种先天畸形;通过血管内皮细胞炎症,局部组织供氧减少,影响组织器官功能。

【临床表现】

本病潜伏期 12~23 天,多为 14~18 天,在临床症状出现前 1~2 周即具传染性。亚临床或无症状感染最常见。

(一) 获得性风疹

潜伏期为 14~21 天,平均 18 天。

1. 前驱期 持续 1~2 天,3 天以上者少见。症状较轻或无明显症状,低热或中度发热,伴咳嗽、咽痛、流涕等上呼吸道症状和眼结膜炎,耳后、后颈部和枕部淋巴结轻度肿大,伴轻压痛。部分患者可在软腭及咽部附近见到充血性斑疹,大小如针尖或稍大,但无黏膜斑。

2. 出疹期 常于发热 1~2 天后出现皮疹,呈淡红色斑丘疹,直径 2~3mm,也可呈大片皮肤

发红或针尖样猩红热样皮疹。皮疹始于面部，迅速向颈部、躯干和四肢发展，24 小时内波及全身，但手掌足底大多无疹，2~3 天内全部消退，退疹后不留色素沉着或脱屑。在出疹前 4~10 天可出现全身淋巴结肿大，尤以耳后、颈后、枕后淋巴结肿大最为明显。肿大的淋巴结有压痛，但不融合不化脓，可伴脾轻度肿大，淋巴结肿大可持续 2~3 周。

（二）先天性风疹综合征(congenital rubella syndrome，CRS)

胎儿感染风疹病毒后可在宫内死亡、流产、早产，也可以发生先天性畸形，轻者表现为胎儿发育迟缓，出生体重、身长、头围、胸围等均比正常新生儿低，重者可出现多脏器先天性畸形，常见有白内障、视网膜病、青光眼、虹膜睫状体炎、神经性耳聋、前庭损害、中耳炎、先天性心脏病、心肌坏死、高血压、间质肺炎、巨细胞肝炎、肾小球硬化、血小板减少性紫癜、溶血性贫血、再生障碍性贫血、脑炎、脑膜炎、小头畸形、智力障碍等。多数患儿出生时即具临床症状，也可于生后数月至数年才出现进行性症状和新的畸形。CRS 患儿死亡率高，出生后一年内死亡者达 10%~20%。存活婴儿，随年龄增长，可出现晚期并发症，常见有糖尿病，进行性风疹全脑炎、智力发育异常，甲状腺功能障碍，肝、肾、眼器官损害。有报道风疹患儿在静止 10~20 年后才出现先天性风疹全脑炎，表现为运动失常、共济失调、痉挛、抽搐、智力衰退等。

【实验室及辅助检查】

（一）常规实验室检查

白细胞总数减少，淋巴细胞增多，可出现异型淋巴细胞及浆细胞。

（二）病毒学检查

于出疹前 4~5 天至疹后 1~2 天取咽拭子行病毒分离，阳性率较高。由于风疹病毒血症时间较短，故血液中分离病毒阳性率很低。CRS 患儿可采集血、尿、眼泪、脑脊液及骨髓分离病毒。用 PCR 检测风疹病毒 RNA，方便、快捷、灵敏度高、结果可靠。

（三）血清学检查

对可疑患者取急性期和恢复期血清检测风疹血凝抑制(HI)抗体，效价增长 4 倍以上为阳性。近年来，广泛使用 ELISA 法检测风疹 IgM 抗体，以疹后 5~14 天阳性率最高，阳性表示患者近期感染，对于风疹早期诊断以及决定孕妇患者是否要终止妊娠至关重要。风疹 IgG 抗体几乎与 IgM 抗体同时出现，并持续升高，如恢复期血清比急性期血清的抗体滴度有 4 倍或 4 倍以上升高，可作出近期风疹感染的诊断，抗体持续时间可达数年至十数年。测定风疹 IgG 抗体，可了解人群风疹隐性感染水平和考核疫苗的免疫效果。

【并发症】

风疹并发症少，偶可见关节炎，心肌炎，脑炎，甲状腺炎，肺炎和内脏出血等，持续约 1 月。风疹相关的慢性关节炎偶见报道。少数患者无皮疹，仅有全身和上呼吸道症状，但血清学检查证实存在风疹病毒感染，称为无皮疹风疹。

【诊断和鉴别诊断】

典型的临床表现，结合起病前有与确诊风疹患者接触史即可作出临床诊断。确诊或不典型病例诊断需依据血清学抗体检查，即一个月内未接种过风疹减毒活疫苗而在血清中查到风疹 IgM 抗体，或恢复期患者血清风疹 IgG 抗体滴度较急性期有 4 倍或 4 倍以上升高，或急性期抗体阴性而恢复期抗体阳转，或分离得到风疹病毒。

CRS 诊断依据患儿出生后表现的先天性畸形体征，结合经实验室确诊患儿母亲在妊娠早期有风疹病毒感染史，可作出临床诊断，确诊则需有实验室依据，即婴儿血清风疹 IgM 抗体阳性，或风疹 IgG 抗体水平持续升高，并超过母体被动获得的抗体水平(4 倍以上)，或婴儿咽拭、血、尿、脑脊液或脏器活检标本分离到风疹病毒或检测到风疹病毒 RNA。

风疹需与麻疹、猩红热及登革热等出疹性疾病相鉴别，仅靠临床表现和流行病学特征往往难以区别，通常需结合病原学或血清学检测加以鉴别。此外，风疹还应与药疹、幼儿急疹、传染

性单核细胞增多症及肠道病毒如柯萨奇病毒A组中2、4、9、16型及B组中1、3、5型，埃可病毒4、9、16型感染相鉴别。

【预后】

一般预后良好。并发脑炎、心肌炎、颅内出血者预后差。CRS患者常引发死胎、早产及各种先天性畸形，预后极差。

【治疗】

(一)对症治疗

尚无特效疗法，以对症治疗为主。急性期卧床休息，发热、头痛可用退热镇痛药物。干扰素、利巴韦林似有减轻病情作用。

(二)并发症治疗

高热、嗜睡、昏迷、惊厥者考虑并发脑炎，应按乙脑的治疗原则处理、出血倾向严重者可用肾上腺皮质激素，必要时输新鲜全血，加强全身支持治疗。

(三)先天性风疹综合征

CRS患儿应做好护理、教养，帮助患儿学习生活知识，培养独立生活和劳动能力，克服因先天缺陷的自卑心理。密切观察患儿生长发育状况，早期和定期进行听觉脑干诱发电位检查，以早期诊断耳聋及时干预。有严重症状者应相应处理：肺炎、呼吸窘迫、心脏瓣膜畸形、视网膜病变等处理原则同其他新生儿；出血者可考虑输血；白内障治疗最好延至1岁以后。矫正畸形，条件许可时可行手术矫正治疗。

【预防】

患者应隔离至出疹后5天，本病隐性感染者多，不易做到全部隔离。一般接触者不行检疫。妊娠期，特别是早孕妇女应尽可能避免接触风疹患者。

(一)主动免疫

对儿童和高危人群应接种风疹减毒活疫苗。大于12月龄易感者接种单剂风疹疫苗后，95%以上的人的可产生抗体，此抗体可长期存在达20年。患白血病、淋巴瘤或恶性肿瘤患者或采用皮质激素、烷化剂、抗代谢药物或放疗患者等免疫功能低下人群不应接种疫苗。因疫苗病毒可通过胎盘致胚胎感染，孕妇不宜接种风疹疫苗，育龄妇女接种疫苗至少1个月后方可怀孕。过敏体质者慎用。全球风疹疫苗普及概况见图3-33。

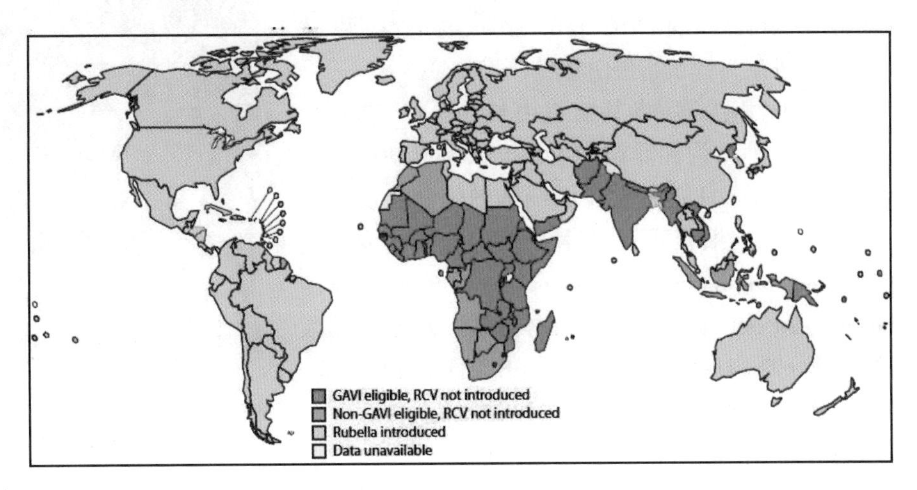

图3-33 全球风疹疫苗普及概况(GAVI：全球疫苗免疫联盟)

(二)被动免疫

已确诊为风疹的早期孕妇，应建议终止妊娠。接触风疹者注射免疫球蛋白(如人丙种球蛋白)做被动免疫，可减轻或抑制症状。

Notes 

参考文献

1. 中华人民共和国国家卫生和计划生育委员会 .2008. 中华人民共和国卫生行业标准 .WS297-2008
2. 李兰娟 . 传染病学高级教程 . 北京:人民军医出版社 .2011,113-116
3. 范学工 . 风疹 // 杨绍基 . 传染病学 . 第 1 版 . 北京:人民卫生出版社,2005,63-64
4. 陈士俊 . 发疹性感染病 . 王宇明 . 感染病学 . 第 2 版 . 北京:人民卫生出版社,2010,145-148
5. 刘克洲 . 风疹 // 刘克洲,陈智 . 人类病毒性疾病 . 第 1 版,北京:人民卫生出版社,2002
6. Dube M,Rey FA,Kielian M. Rubella virus:first calcium-requiring viral fusion protein. PLoS pathogens. 2014,10(12):e1004530
7. Wilson KM,Camillo C,Doughty L,et al. Humoral immune response to primary rubella virus infection. Clin Vaccine Immunol. 2006,13(3):380-386.Robertson SE,Featherstone DA,Gacic-Dobo M,Hersh BS. Rubella and congenital rubella syndrome:global update. Rev Panam Salud Publica 2003,14:306
8. Plotkin SA. History of rubella and the recent history of cell culture. In:Vaccinia,Vaccination,Vaccinology:Jenner,Pasteur and their Successors,Plotkin S,Fantini B(Eds),Elsevier,Paris 1996. P.271
9. Control and prevention of rubella:evaluation and management of suspected outbreaks,rubella in pregnant women,and surveillance for congenital rubella syndrome. MMWR Recommendations and reports :Morbidity and mortality weekly report Recommendations and reports / Centers for Disease Control. 2001,50(Rr-12):1-23

第六节 水痘和带状疱疹

水痘 - 带状疱疹病毒(varicella-zoster virus,VZV)感染可引起临床上两种表现不同的疾病:水痘(varicella,chickenpox)和带状疱疹(herpes zoster,shingles)。初次感染 VZV 表现为水痘,是小儿常见的急性呼吸道传染病,患儿皮肤黏膜分批出现斑疹、丘疹、疱疹及结痂,全身症状轻微。水痘痊愈后,VZV 病毒可潜伏在感觉神经节内,中老年期激活后引起带状疱疹,其特征是沿身体单侧感觉神经分布的相应皮肤节段出现成簇的斑疹和疱疹,常伴较严重的疼痛。

【病原学】

VZV 为 DNA 病毒,属疱疹病毒科(*herpesvirus*)α 疱疹病毒亚科(*Alpha-herpesviridae*)。病毒呈球形,直径 180~200nm。核心为线形双链 DNA(125kb),由 162 个壳粒组成的立体对称 20 面体核衣壳包裹,外层为针状脂蛋白囊膜(图 3-34)。

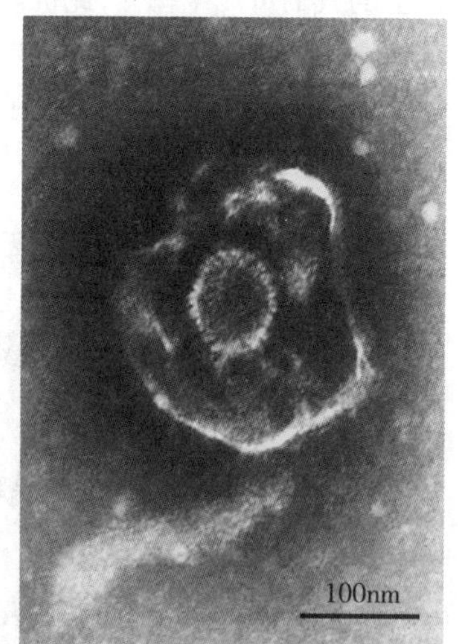

图 3-34 水痘 - 带状疱疹病毒(VZV)电子显微镜照片

VZV 为单一血清型。病毒基因组由长片段(L)和短片段(S)组成,编码多种结构和非结构蛋白。人是已知的该病毒唯一自然宿主,病毒只能在人胚成纤维细胞和上皮细胞中增殖,并产生局灶性细胞病变,其特征性改变为核内嗜酸性包涵体(eosinophilic intranuclear inclusions)及多核巨细胞(multinucleated giant cells)形成。VZV 在体外抵抗力弱,不耐酸和热,室温下 60 分钟、pH 小于 6.2 或大于 7.8 条件下即可灭活,对乙醚敏感。但在疱疹液中 –65℃可长期存活。

【流行病学】

水痘多呈散发性,冬春季节可有小流行,5~9 岁儿童占发病总数的 50%。带状疱疹多见于成人,90% 病例为 50 岁以上或有慢性疾病及免疫缺陷者。

(一) 传染源

患者是唯一传染源。病毒存在于患者疱疹液、血液及鼻咽分泌物中,出疹前 48 小时至疱疹完全结痂均有传染性。水痘传染性极强,带状疱疹患者传染性相对较小。

（二）传播途径

主要通过空气飞沫传播，直接接触水痘疱疹液或其污染的用具也可传播。处于潜伏期的供血者可通过输血传播，孕妇分娩前6天患水痘可感染胎儿。

（三）易感人群

人类对VZV普遍易感，VZV-IgG抗体阳性率在3~7岁儿童近50%、40~50岁为100%。水痘主要在儿童，20岁以后发病者 <2%。病后免疫力持久，一般不再发生水痘，但体内高效价抗体不能清除潜伏的病毒或阻止VZV激活，故患水痘后仍可发生带状疱疹。随着年龄增长，带状疱疹发病率也随之增长。免疫低下或缺陷者，如肿瘤化疗患者、艾滋病患者带状疱疹发生率为35%~50%。

【发病机制与病理】

（一）发病机制

病毒经上呼吸道、口腔、结膜侵入人体，病毒颗粒在扁桃体或其他局部淋巴组织的T细胞中复制。被感染的T细胞随后将病毒转运至皮肤组织、内脏器官及神经系统，形成病毒血症，引起皮肤及全身组织器官病变。发病后2~5天特异性抗体出现，病毒血症消失，症状随之好转。水痘的皮肤病变为棘细胞层细胞水肿变性，细胞液化后形成单房性水疱，内含大量病毒，随后由于疱疹内炎症细胞和组织残片增多，疱内液体变浊，病毒数量减少，最后结痂，下层表皮细胞再生。因病变表浅，愈合后不留瘢痕。病灶周边和基底部血管扩张，单核细胞及多核巨细胞浸润形成红晕，浸润的多核巨细胞核内有嗜酸性病毒包涵体。由于特异性抗体存在，受染细胞表面靶抗原消失，逃避致敏T细胞免疫识别，病毒可隐伏于脊髓后根神经节或脑神经的感觉神经节内，在机体受到某些刺激，如发热、疲劳、创伤等，或免疫力降低情况下，潜伏状态的病毒被激活而复制，病毒沿感觉神经向远端传播至所支配的皮区增殖引起带状疱疹。水痘-带状疱疹病毒的生命周期见图3-35。

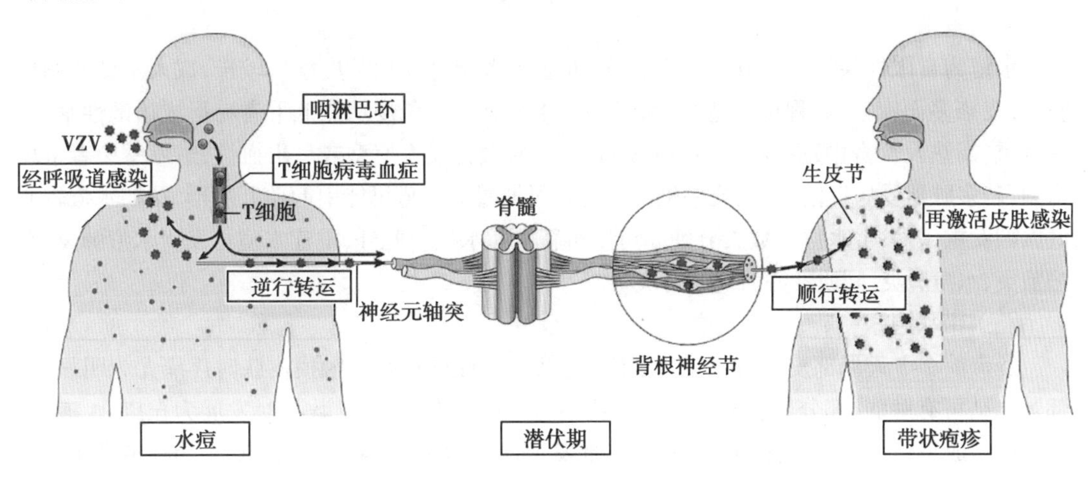

图3-35 水痘-带状疱疹病毒的生命周期

（二）病理

机体免疫缺陷者发生播散性水痘时，病理检查发现食管、肺、肝、心、肠、胰、肾上腺和肾脏有局灶性坏死和细胞核内含嗜酸性包涵体的多核巨细胞。并发脑炎者有脑水肿、点状出血、脑血管有淋巴细胞套状浸润，神经细胞有变性坏死。并发肺炎者，肺部呈广泛间质性炎症，散在灶性坏死实变区，肺泡可出血及纤维蛋白性渗出物，并可见含包涵体的多核巨细胞。

【临床表现】

（一）典型水痘

潜伏期10~21天，多为14~17天。前驱期可无症状或仅有轻微症状，也可有低或中等度发

热及头痛、全身不适、乏力、食欲减退、咽痛、咳嗽等,发热第1~2天即迅速出疹。水痘皮疹(图3-36)具特征性,其特点可概括为:向心分布,分批出现,斑丘疱(疹)痂"四代"同堂。初为红斑疹,数小时后变为深红色丘疹,再经数小时发展为疱疹。位置表浅,形似露珠水滴,椭圆形,3~5mm大小,壁薄易破,周围有红晕。疱液初透明,数小时后变为混浊,若继发化脓性感染则成脓疱,水痘皮疹有瘙痒感,常使患者烦躁不安。1~2天后疱疹从中心开始干枯结痂,周围皮肤红晕消失,再经数日痂皮脱落,一般不留瘢痕,若继发感染则脱痂时间延长,甚至可能留有瘢痕。皮疹呈向心分布,先出现于躯干和四肢近端,躯干皮疹最多,次为头面部,四肢远端较少,手掌、足底更少。部分患者鼻、咽、口腔、结膜和外阴等处黏膜可发疹,黏膜疹易破,形成溃疡,常有疼痛。水痘皮疹分批出现,每批历时1~6天,皮疹数目为数个至数百个不等,皮疹数目愈多,则全身症状亦愈重。一般水痘皮疹经过斑疹、丘疹、疱疹、结痂各阶段,但最后一批皮疹可在斑丘疹期停止发展而隐退,发疹2~3天后,同一部位常可见斑、丘、疱疹和结痂同时存在。

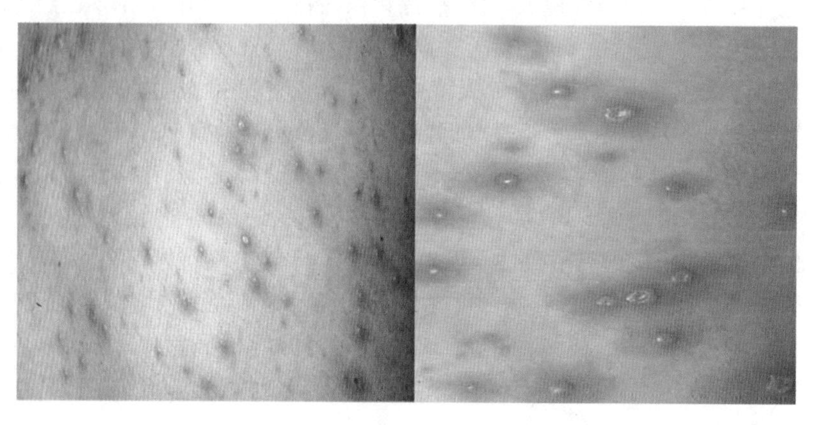

图3-36 水痘

水痘为自限性疾病,约10天左右自愈,儿童患者全身症状及皮疹均较轻,成人及婴儿病情较重,皮疹多而密集,病程可长达数周,易并发水痘肺炎。免疫功能低下者易形成播散性水痘,病情重,高热及全身中毒症状重,皮疹多而密集,易融合成大疱型或呈出血性,继发感染者呈坏疽型,若多脏器受病毒侵犯,病死率极高。妊娠早期感染水痘可能引起胎儿畸形,孕期水痘较非妊娠妇女重,若发生水痘后数天分娩亦可发生新生儿水痘。此外,重症水痘可发生水痘肺炎、水痘脑炎、水痘肝炎、间质性心肌炎及肾炎等。

(二)带状疱疹

发疹前2~5天局部皮肤常有瘙痒、感觉过敏、针刺感或灼痛,触摸皮肤时疼痛尤为明显,局部淋巴结可有肿痛,部分患者有低热和全身不适。皮疹先为红斑,数小时发展为丘疹、水疱,数个或更多成集簇状,数簇连接成片,水疱成批发生,簇间皮肤正常。带状疱疹沿周围神经相应皮区分布,多限于身体一侧,皮损很少超过躯干中线,5~8天后水疱内容浑浊或部分破溃、糜烂、渗液,最后干燥结痂。第二周痂皮脱落,遗留渐进性淡红色斑或色素沉着,一般不留瘢痕,病程约2~4周。

带状疱疹可发生于任何感觉神经分布区,但以脊神经胸段最常见。三叉神经第一支亦常受侵犯,可能会发生眼带状疱疹,常累及角膜及虹膜睫状体,若发生角膜瘢痕,可导致失明。当累及三叉神经其他支或面神经时,可出现口腔内小囊泡等不典型表现。偶可侵入第Ⅴ、Ⅷ、Ⅸ和Ⅹ对脑神经而出现面瘫、听力丧失、眩晕、咽部皮疹或咽喉麻痹等。外耳道疱疹、味觉丧失及面瘫三联症称为Ramsey-Hunt综合征。黏膜带状疱疹可侵犯眼、口腔、阴道和膀胱黏膜。免疫缺陷时,病毒可侵袭脊髓而出现肢体瘫痪、膀胱功能障碍、排泄困难,偶可引起脑炎和脑脉管炎。皮损轻重随个体而异,有的仅在某一感觉区内出现疼痛而不发疹;有的只有斑疹而无疱疹;有的局部疱

疹融合而形成大疱，或出血性疱疹；有的出现水疱基底组织坏死，形成紫黑结痂；50 岁以上患者 15%~75% 可见带状疱疹后神经痛（PHN），持续一年以上。大量研究表明，急性期皮疹越严重或皮疹愈合的时间越长，越有可能发生 PHN。皮疹的受累面积越大，发生 PHN 的风险越大。重者可发生播散性带状疱疹，局部皮疹后 1~2 周全身出现水痘样皮疹，伴高热、毒血症明显，甚至病毒播散至全身脏器，发生带状疱疹肺炎和脑膜脑炎，病死率高，此类患者多有免疫功能缺陷或免疫抑制。

【实验室及辅助检查】

（一）血常规

大多正常，偶见白细胞轻度增高。

（二）病原学检查

1. 疱疹刮片 刮取新鲜疱疹基底组织涂片，瑞氏染色见多核巨细胞，苏木素伊红染色可常见细胞核内包涵体。

2. 病毒分离 将疱疹液直接接种入人胚成纤维细胞，分离出病毒再作鉴定，仅用于非典型病例。

3. 病毒 DNA 检测 用聚合酶链反应（PCR）检测患者呼吸道上皮细胞和外周血白细胞中 VZV-DNA，比病毒分离简便。

（三）免疫学检测

补体结合抗体高滴度或双份血清抗体滴度升高 4 倍以上可确诊为近期感染。患者出疹后 1~4 天即可检出补体结合抗体，2~6 周达到高峰，6~12 个月后逐渐下降。血清学抗体检查有可能发生与单纯疱疹病毒抗体的交叉反应。取疱疹基底刮片或疱疹液，病毒膜抗原荧光抗体检查（FAMA 试验）简捷有效。

【并发症】

（一）VZV 脑炎

65% 发生在出疹后的第 3~8 天，发生率为 1‰~2‰。临床表现为发热，剧烈头痛及呕吐，颈部抵抗，脑膜刺激征阳性，深反射亢进等急性脑膜脑炎表现。部分患者渐进性加重，出现兴奋、昏睡、共济失调、惊厥等，根据神经受损部位不同而出现相应表现。部分可出现格林 - 巴利综合征（Guillain-Barre' syndrome）和 Reye 综合征（Reye's syndrome）。脑脊液常规检查淋巴细胞及蛋白质含量升高，糖和氯化物正常。脑炎程度与水痘轻重似无相关性。多数患者 7~10 天体温恢复正常，1~2 月神经功能障碍逐渐恢复。10% 患者有神经系统后遗症，病死率约为 5%。

（二）进行性播散性水痘

进行性播散性水痘又称重型水痘。见于免疫抑制或缺陷者。表现为高热、全身皮疹多而密集，出疹期长，疱疹可融合成大疱或呈出血性疹，常为离心分布，四肢多，出疹 1 周后仍可持续高热，约三分之一病例出现多脏器损害，如水痘性 肺炎、肝炎、脑炎等。病死率为 7%。

（三）水痘肺炎

水痘肺炎是水痘最严重的并发症。发生率 4%，多见于成年人（占 20%）。表现为咳嗽、呼吸困难和发热，常出现发绀、咯血、胸痛。胸部 X 线片示两肺点片状阴影，主要分布于支气管周围，也可出现胸腔积液和肺门淋巴结肿大。随着皮疹的恢复，肺炎减轻，但肺功能恢复需数周时间。

【诊断与鉴别诊断】

水痘与带状疱疹依临床表现，尤其皮疹形态、分布，典型病例不难诊断，非典型病例需靠实验室检测作出病原学诊断。

水痘需与丘疹样荨麻疹鉴别，后者多见于婴幼儿，系皮肤过敏性疾病，皮疹多见于四肢，可分批出现为红色丘疹，顶端有小水疱，壁较坚实，痒感显著，周围无红晕，不结痂。带状疱疹出疹前应注意与胸膜炎、胆囊炎、肋软骨炎、流行性肌痛等鉴别。

【预后】

水痘只要不继发严重的细菌感染，其预后良好，不会留下瘢痕。但免疫功能低下，继发严重细菌感染的水痘患者，新生儿水痘或播散性水痘肺炎、水痘脑炎等严重病例，病死率可高达5%~25%。水痘脑炎幸存者还可能会留下精神异常、智力迟钝、癫痫发作等后遗症。

皮肤带状疱疹呈自限性，预后一般良好，预后一般可获得终身免疫，仅偶有复发，不过，若疱疹病损发生于某些特殊部位（如角膜），则可能导致严重的后果。

【治疗】

一般治疗和对症治疗为主，可加用抗病毒药，注意防治并发症。

（一）一般治疗与对症治疗

水痘急性期应卧床休息，注意水分和营养补充，避免因抓伤而继发细菌感染。皮肤瘙痒可用含0.25%冰片的炉甘石洗剂或5%碳酸氢钠溶液局部涂擦，疱疹破裂可涂甲紫或抗生素软膏防继发感染。维生素B_{12} 500~1000mg肌内注射，每日一次，连用3天可促进皮疹干燥结痂。全身紫外线照射治疗，有止痒、防继发感染，加速疱疹干涸、结痂、脱落的效果。发现水痘播散应重视综合措施，积极支持治疗甚为重要。

带状疱疹局部治疗可用5%碘去氧脲嘧啶溶液溶于50%二甲基亚砜制成的溶液外涂，或阿昔洛韦溶液外敷，每日数次，同时可适当用镇静剂（如地西泮等）、镇痛剂（如阿米替林）止痛，且阿司匹林因与Reye综合征相关，应尽量避免应用。高频电疗法对消炎止痛、缓解症状、缩短病程疗效较佳。氦-氖激光照射与皮疹相关脊髓后根、神经节或疼痛区，有显著镇痛作用。

（二）抗病毒治疗

年龄大于50岁的带状疱疹患者，有免疫缺陷或应用免疫抑制剂的水痘和带状疱疹患者，侵犯三叉神经第一支有可能播散至眼的带状疱疹，以及新生儿水痘或播散性水痘肺炎、脑炎等严重患者应及早（发病24小时内）使用抗病毒药。首选阿昔洛韦（无环鸟苷acyclovir，ACV）每次200mg（800mg带状疱疹），每日5次口服或10~12.5mg/kg静脉滴注，每8小时一次，疗程7天。免疫抑制患者需静脉给药。其他核苷类似物如泛昔洛韦（famciclovir，FAV）、伐昔洛韦（valaciclovir，VCV）作用与阿昔洛韦相同，且半衰期长，副作用少。伐昔洛韦是阿昔洛韦的前体药物，只能口服给药，生物利用度是阿昔洛韦的3~5倍，并且药代动力学比阿昔洛韦更好，给药方法简单：300mg，每日2次，连用7天。泛昔洛韦是喷昔洛韦前体，也是口服给药，250mg每日3次，疗程7天。现已证实口服泛昔洛韦、伐昔洛韦治疗皮肤带状疱疹比阿昔洛韦更为便捷，用药次数少，能明显减少带状疱疹急性疼痛的持续时间。但阿昔洛韦因其价格优势，仍是目前带状疱疹抗病毒治疗的一线首选用药，特别是对于经济落后的国家地区。病情极严重者，早期加用α-干扰素100万U，皮下注射，能较快抑制皮疹发展，加速病情恢复。对于阿昔洛韦耐药者，可给膦甲酸钠120~200mg/（kg·d），分三次静脉注射。抗病毒治疗有助于减少带状疱疹患者急性神经炎症的发生，加速皮损修复；对免疫缺陷患者及早使用抗病毒药物可防治病毒扩散。但抗病毒治疗能否减少皮肤带状疱疹后神经痛的发生率及缩短神经痛时间，目前尚无定论。

（三）防治并发症

皮肤继发感染时可加用抗菌药物，因脑炎出现脑水肿颅内高压者应脱水治疗。肾上腺皮质激素对水痘病程有不利影响，可导致病毒播散，一般不宜应用。但病程后期水痘已结痂，若并发重症肺炎或脑炎，中毒症状重，病情危重者可酌情使用。关于皮质激素治疗带状疱疹后神经痛仍有争议，一些研究表明抗病毒治疗联合激素可提高患者生活质量，目前带状疱疹后神经痛治疗很困难，重在预防。除口服药物外，还可试用神经阻滞疗法。眼部带状疱疹，除应用抗病毒治疗外，亦可用阿昔洛韦眼药水滴眼，并用阿托品扩瞳，以防虹膜粘连。

【预防】

(一) 管理传染源

一般水痘患者应在家隔离治疗至疱疹全部结痂或出疹后7天。带状疱疹患者不必隔离，但应避免与易感儿及孕妇接触。

(二) 切断传播途径

应重视通风换气，避免与急性期患者接触。消毒患者呼吸道分泌物和污染用品。托儿机构宜用紫外线消毒或用非臭氧型空气净化机净化空气。

(三) 保护易感者

被动免疫：用水痘带状疱疹免疫球蛋白(VZIG)5ml肌内注射，最好在接触后72小时内使用。主要用于有细胞免疫缺陷者、免疫抑制剂治疗者、患有严重疾病者(如白血病、淋巴瘤及其他恶性肿瘤等)或易感染孕妇及体弱者，亦可用于控制、预防医院内水痘暴发流行。

主动免疫：近年国外试用减毒活疫苗，对自然感染的预防效果为68%~100%，并可持续10年以上。对于12月龄以上易感人群都推荐使用，建议所有儿童12~15月时进行第一次接种，4~6岁追加第二次。未曾感染的成人也应接种，孕妇应避免使用。

（陈　智）

参考文献

1. 李兰娟，任红．传染病学．第8版．北京：人民卫生出版社，2013：68-71
2. 马亦林，李兰娟．传染病学．第5版．上海：科学技术出版社，2011：102-106
3. 李兰娟．传染病学高级教程．北京：人民军医出版社，2011：25-32
4. Eugene Braunwald. 2001. 哈里森内科学．北京：人民卫生出版社，1106-1107
5. Leigh Zerboni, et.al. 2014. Molecular mechanisms of varicella zoster virus pathogenesis. Nat Rev Microbiol. 12：197-210

第七节　巨细胞病毒感染

巨细胞病毒(cytomegalovirus，CMV)属疱疹病毒科，为DNA病毒，人巨细胞病毒(human cytomegalovirus，HCMV)又称人疱疹病毒5型。HCMV是人类先天性病毒感染的最常见原因之一，其特征性病变为受染细胞体积明显变大、核内和胞质内出现包涵体，因而又称“巨细胞包涵体病”。本病多发生于婴儿，常为宫内感染，亦可为后天获得，常见的临床特征为肝脾大、黄疸及瘀点状皮疹。巨细胞病毒感染亦可引起多种不同的感染综合征：新生儿由于宫内感染而使中枢神经系统受累，出现如智力低下、小头畸形、脑钙化等，甚可致死；免疫缺陷者如器官移植、艾滋病患者中可引起严重的感染，甚或致死；在正常健康人中亦可引起单核细胞增多。

【病原学】

HCMV是人类疱疹病毒中最大的一组病毒，直径200nm，呈球形，其内核为64nm，含线性双链病毒DNA，全长240kb。其基因组包括长片段(UL)和短片段(US)。HCMV至少有200个开放阅读码框(open reading frame，ORF)。其外蛋白衣壳为一直径110nm、由162个壳粒构成的对称20面体。

HCMV的主要结构蛋白可分为衣壳蛋白、被膜蛋白和包膜糖蛋白。①衣壳蛋白中pUL86是衣壳蛋白的主要构成成分，约占90%，抗原性不很强，在其感染机体时可诱导特异性抗体产生。pUL80a主要在未成熟病毒中存在，机体感染主要产生特异性抗pUL80a IgM抗体。pUL46分子量较小，主要与锚定病毒DNA到衣壳有关。②被膜蛋白中ppUL83即为“pp65”蛋白，由于其抗原性强而广泛用于临床检测，在病毒感染的急性期以及恢复早期，其抗体滴度很高，可以作为病毒血症的血清学指标。③包膜糖蛋白与HCMV穿入宿主细胞、病毒在细胞间扩散以及细胞间的

融合有关；并具有中和抗体的主要识别位点，可作为亚单位疫苗的优选表位。

HCMV 原发感染后 16 周内均可检测出 IgM 抗体，接着是 IgA 和 IgG 抗体。HCMV 感染亦可引起细胞免疫应答，其感染外周血淋巴细胞时，淋巴细胞产生 IL-1、IL-2 的能力下降。单核巨噬细胞在细胞免疫中可直接吞噬、杀伤病毒，并可处理、提呈抗原、分泌细胞因子，扩大免疫反应。机体的 NK 细胞、CTL 是抗 HCMV 的重要效应细胞，可裂解受感染细胞而致病毒感染终止。HCMV 感染后使机体的免疫功能下降，其免疫抑制与病毒在免疫细胞中的复制有关。

【流行病学】

（一）传染源

患者和无症状感染者。可间歇性排病毒达数月至数年之久。唾液、尿液、子宫颈和阴道分泌物、精液、乳汁等均可以排出病毒。

（二）传播途径

1. **垂直传播** 巨细胞病毒可通过胎盘、产道及泌乳方式由母体传染给子代。

2. **水平传播** 水平传播主要由接触 HCMV 阳性分泌物引起，唾液、尿液、粪便、子宫颈和阴道分泌物、精液等均可分离出病毒。

3. **医源性感染** HCMV 可通过输血、器官移植、体外循环和心脏手术等传播并发生感染。免疫功能正常的受血者接受污染血制品后有 95% 的感染属于亚临床型；而在血液系统病患者、肿瘤患者、移植受者等免疫功能低下者中则可引起严重感染，甚至危及生命。抗体阳性者的组织器官移植给抗体阴性者可引起 80% 受体发生原发性 HCMV 感染。

（三）人群易感性

机体对巨细胞病毒的易感性取决于年龄、免疫功能状态等诸多因素。一般年龄越小，易感性越强，症状也较重。年龄大则隐性感染率较高。

宫内未成熟胎儿最易感，可致多种畸形。年长儿童及青壮年则以隐性感染居多。当患者免疫功能下降时，体内的病毒激活，则隐性感染可转化为显性感染。

（四）流行特点

巨细胞病毒感染遍布全球，人群感染率高达 40%~100%。多数人在幼年或青年时期获得感染。随着年龄增长，抗体阳性率亦增高。我国成人 80% 以上巨细胞抗体阳性，男女无明显差异。宫内未成熟胎儿最易感染，可致多种畸形。年长儿童及青壮年则以隐性感染居多。

【发病机制】

HCMV 主要是通过与细胞膜融合或经吞饮作用进入细胞，可见于各组织器官；通过淋巴细胞或单核细胞播散至各种体液中。在健康人中，巨细胞病毒在宿主体内呈潜伏状态，一旦机体免疫力受损、缺陷时，病毒开始活化并复制，引起间质炎症或灶性坏死等病变。从宫颈癌、前列腺癌、成纤维细胞癌等组织中发现 HCMV 序列和相应抗原成分提示 HCMV 可能与致癌相关。

【临床表现】

HCMV 感染临床表现变化很大，可随年龄、患者的机体状况不同而异。

宫内感染是病毒通过胎盘引起胎儿的感染，可无临床表现，但若出现表现则一般较后天获得者明显，可发生病毒血症，引起全身性内脏损害，可表现为黄疸、肝脾大、嗜睡、惊厥、呼吸窘迫综合征、脉络膜视网膜炎、痉挛、脑钙化、小头、神经运动迟缓及精神障碍等。可出现全身性斑丘疹，偶尔出现全身性丘疹结节性皮疹。多数患者在 2 月内死亡或遗留严重的神经系统障碍，常见是耳聋、智力障碍、运动障碍。

后天获得性感染常发生于出生时，此种婴儿常无症状，播散性内脏及神经系统损害较罕见，但亦可发生肝功能障碍、蜘蛛痣、百日咳样咳嗽、支气管肺炎等，有时可发生红斑及斑丘疹样皮疹。

儿童感染后多无症状，正常成人多表现为隐性感染，或呈嗜异性抗体阴性的单核细胞增多症：可表现为持续发热，出现淋巴细胞相对或绝对增多，并出现异常淋巴细胞，亦可见皮疹。与EB病毒引起的传染性单核细胞增多症不同，CMV感染者无渗出性扁桃体炎及明显的肝脾大、淋巴结肿大，嗜异性凝集试验阴性。年长儿童及成人发病，多见于造血系统及淋巴网状系统的恶性肿瘤或多次输血的患者。

免疫缺陷者的CMV感染：可无症状，亦可呈各种不同的临床表现。可以出现肺炎、肝炎、胃肠道溃疡、视网膜炎、大脑病变、内分泌系统与生殖腺受累等（包括糖尿病、肾上腺功能不全、附睾炎、卵巢炎、甲状腺炎、甲状旁腺活性降低等）。在艾滋病患者中尤为多见，其严重程度与CD4+T淋巴细胞受抑制的程度相关。

骨髓造血干细胞及器官移植CMV感染：造血干细胞移植合并CMV相关肺炎常常导致高达80%的病死率。骨髓干细胞移植受者CMV阳性是移植后死亡的独立危险因素，尤其是受者CMV阳性而供者阴性时，受者更容易出现CMV再活动，此外，还需要注意迟发CMV感染的发生。相反，在实体器官移植中，若供者CMV阳性而受者阴性，则受者CMV相关并发症及死亡发生率更高。

【并发症和后遗症】

CMV感染的胎儿能发生弥漫性疾病，能引起多系统疾病，几乎所有的主要器官系统均可受累。胎儿CMV感染后最严重的后果是中枢神经系统受累。围生期和产后感染儿多无症状，但是90%以上的有症状婴儿有明显的后遗症，一般感觉神经性耳聋占50%，智力低下和其他神经系统异常占70%，视网膜脉络膜炎及眼萎缩占20%；而无症状感染的新生儿只有10%~17%有后遗症，多为感觉性神经性耳聋。先天性CMV感染的肝脏受累并不少见。肝脏受累的病理学损害包括胆道CMV感染引起的轻度胆管炎，继发于髓外造血的肝内胆汁淤积和阻塞性胆汁淤积。CMV也可感染其他器官系统，但很少留下永久性后遗症。

【实验室检查】

（一）血常规

白细胞总数常升高，淋巴细胞增多，可出现异型淋巴细胞，且占白细胞总数的10%以上。

（二）血清学检查

肝生化检查可见丙氨酸氨基转移酶（ALT）升高。血清CMV抗体检查可发现特异性IgG和IgM抗体，特异性IgM阳性提示现症感染，特异性IgG阳性则提示既往感染。若抗-CMV IgG滴度呈4倍以上升高，则提示急性感染。

（三）病毒分离

取尿、泪、乳汁、唾液、精液、阴道及宫颈分泌物，培养24小时染色可见包涵体，而细胞病变需2~6周才能看见。虽然病毒的分离能证明HCMV的存在，但并不一定能证明与疾病有病原学联系。

（四）细胞学检查

从受染的尿液、脑脊液等或肝、肺、胃等组织中可查见巨细胞病毒感染的特征-核内或（和）胞质内含包涵体的巨大细胞，其周围有一条明亮带。

（五）HCMV白细胞抗原血症检测

白细胞抗原血症检测是在外周血中检测HCMV抗原，如即刻早期抗原、早期抗原和晚期抗原都可在外周血白细胞中检测。其中分子量为72×10^3Dal的主要即刻早期抗原（MIEA）在机体感染HCMV后1小时即可出现在外周血单核细胞、多形核粒细胞和血管内皮细胞，是反映HCMV感染的重要病毒抗原。HCMV感染的晚期合成病毒的结构蛋白，其中被膜蛋白pp65是一种重要的晚期抗原，活动性HCMV感染时表达于外周血单核细胞、多形核粒细胞和血管内皮细胞中，亦是HCMV活动性感染最早的指标之一。

Notes 

(六) 特异性核酸检测

采用 PCR 技术检测血清、血浆或外周血白细胞中 CMV DNA,并可以进行定量检测。

【诊断与鉴别诊断】

本病的诊断主要依靠临床表现、流行病学及实验室检测作出。血液中特异性 IgG 和 IgM 抗体检测有助于诊断,但致病性确定需要发现抗体效价的升高,出生 3 周内新生儿有特异性 IgM 抗体即可确定诊断。快速敏感的方法是定量 PCR 和 HCMV 白细胞抗原血症检测。

本病应与单纯疱疹、弓形虫病、新生儿败血症、传染性单核细胞增多症、病毒性肝炎、肺炎等鉴别。

【治疗】

CMV 对阿糖胞苷、阿糖腺苷、干扰素敏感性均低,可以应用更昔洛韦(ganciclovir,丙氧鸟苷)、伐昔洛韦(valaciclovir)、膦甲酸钠等抗病毒治疗。

更昔洛韦是目前抗 CMV 最有效的药物,但口服生物利用度差,只能静脉给药。最近批准上市的缬更昔洛韦(valganciclovir)是更昔洛韦缬氨酸酯前体,口服生物利用度大大提高,口服可以有效发挥抗病毒作用。由于更昔洛韦的副作用,在造血干细胞移植或器官移植中,不主张预防性治疗,但需要密切监测,若出现 CMV DNA 阳转,立即开始应用缬更昔洛韦抢先(pre-emptive)预防性治疗,降低移植后 CMV 感染的发生。晚近报道,新药 letermovir 在接受同种异体造血干细胞移植患者中进行了评价,可有效预防移植者 CMV 感染并呈剂量依赖性。

目前美国 FDA 批准用于 HIV 合并 CMV 视网膜炎治疗的药物包括缬更昔洛韦、更昔洛韦、膦甲酸钠、西多福韦(cidofovir)和福米韦生(fomivirsen)。福米韦生(fomivirsen)是 FDA 批准上市的第一个反义药物,由 21 个硫代脱氧核苷酸组成。通过对 CMV mRNA 的反义抑制发挥特异而强大的抗病毒作用,用于局部治疗艾滋病(AIDS)患者并发的 CMV 视网膜炎。

(王贵强)

参考文献

1. 范骏,赵年丰 . 巨细胞病毒感染 // 斯崇文 . 感染病学,人民卫生出版社,2004,203-210
2. Hanley PJ,Bollard CM. Controlling Cytomegalovirus:Helping the Immune System Take the Lead. Viruses,2014,6,2242-2258
3. Chemaly RF,Ullmann AJ,Stoelben S,et.al. AIC246 Study Team. Letermovir for cytomegalovirus prophylaxis in hematopoietic-cell transplantation. N Engl J Med,2014,370(19):1781-1789

第八节 传染性单核细胞增多症

传染性单核细胞增多症是由 EB 病毒(Epstein-Barr virus)感染引起的急性自限性传染病,其临床特点为发热、咽峡炎、淋巴结肿大、脾大、淋巴细胞增多及异型淋巴细胞,有嗜异性抗体。

【病原学】

EB 病毒属疱疹病毒科,最初发现于 Burkitt 淋巴瘤细胞培养中,形态上很似疱疹病毒,电镜下为二十面体对称结构的 DNA 病毒,被覆来源于宿主浆膜的包膜。EBV 基因组由长 170kb 的双股 DNA 组成,编码五种抗原:早期抗原(early antigen,EA)、核抗原(nuclear antigen,EBNA)、衣壳抗原(viral capsid antigen,VCA)、膜抗原(membrane antigen,MA)、淋巴细胞确定的膜抗原(lymphocyte- defined membrane antigen,LYDMA)等。VCA 可产生 IgM 和 IgG 抗体,IgM 抗体在早期出现,持续 1~2 个月,提示新近感染,IgG 出现稍迟,可持续数年,不能区别既往或新近感染。EA 是 EBV 进入增殖周期初期时形成的抗原,其 IgG 抗体于发病后 3~4 周达高峰,持续 3~6 个月,是新近感染或 EBV 活跃增殖的标志。EBNA、LYDMA 和 MA 的 IgG 抗体均于发病后 3~4 周出现,

持续终生，是既往感染的标志。

【流行病学】

（一）传染源

病毒携带者和患者是本病的传染源。

（二）传播途径

经口密切接触是本病主要的传播途径，如亲吻、共用餐具或咀嚼食物喂食婴儿；飞沫传播也有可能。10%~20% 的正常成年人、50% 肾移植患者和 50% 以上的白血病或淋巴瘤患者，口咽部洗液中可培养出 EB 病毒。

（三）人群易感性

人群普遍易感。发病以 15~30 岁的年龄组为多，6 岁以下多呈不显性感染。在发展中国家 90%~95% 的成年人均已获得 EBV 抗体。我国不同地区不同年龄组正常人群的 EB 病毒抗体阳性率为 87%~94%，在 3~5 岁以上年龄组的抗体阳性率达 90%。

（四）流行特征

本病分布广泛，多呈散发性，亦可引起流行。全年均有发病，似以晚秋初冬为多，一次得病后可获较持久的免疫力。

【发病机制】

病毒首选侵入咽部，感染局部 B 细胞，继而延及全身。EB 病毒选择性感染细胞表面表达 CD21 分子（补体 C3d 受体）的细胞，通过糖蛋白 gp350/220 与该受体结合黏附于 B 细胞，随之 EB 病毒通过 gp85 与小囊膜融合，经内吞作用进入细胞质。因此 EB 病毒具有嗜 B 淋巴细胞性，偶尔也感染鳞状上皮细胞。其在 B 细胞内将其基因上不同片段所编码的特异性抗原表达在 B 细胞膜表面，使 B 细胞表面抗原性发生变化，继而引起 T 淋巴细胞强烈的免疫应答而转化为细胞毒性 T 细胞（Tc）。

原发感染后 EB 病毒在休止性 B 细胞中呈潜伏状态。在一定的条件下，当休止性 B 细胞活化向终末分化或凋亡时，病毒复制、繁殖，最终被感染的细胞死亡。在上皮细胞中潜伏感染的病毒，但持续感染状态时可从上皮细胞中排出病毒，咽喉部感染的病毒来自局部分化的 B 淋巴细胞，病毒可被释放进入唾液，导致人与人之间的传染。

【临床表现】

潜伏期 5~15 天，多为 10 天左右。起病急缓不一。多数患者可有头痛、倦怠、恶心、食欲减退等前驱症状。发病期典型临床表现有发热、咽痛、淋巴结肿大、多形性皮疹。

（一）发热

大多数患者有中度发热，有时也可有高热，少数热型不典型或呈稽留热，大部分持续 5~10 天，长者发热可持续数周，可骤退或渐退。

（二）淋巴结肿大

大部分患者早期即有淋巴结肿大，常为全身性，以颈淋巴结（尤其左侧颈后组）最为常见，直径 1~4cm，呈中等硬度，分散而不粘连，无明显自发疼痛，仅有轻微触痛，不化脓，两侧不对称。肿大的淋巴结大多在热退后几周内消失，但偶有持续数月，甚至数年。

（三）咽峡炎

发病几天后出现渗出性咽峡炎，为最常见的症状。其他特点为弥漫性膜性扁桃体炎、硬腭软腭结合部可出现多数小出血点，具有特征性，一般在发热后 2~3 天出现，偶在腭或咽扁桃体上有白色斑块，为咽峡淋巴样组织的增生。患者常常自诉有咽痛和吞咽困难。

（四）肝脾大

约 50% 患者有中度脾大，有报道可以导致脾破裂。肝脏亦常受累，其血清氨基转移酶（ALT，AST）增高，常升至 60~500IU/ml，严重者可发生肝功能衰竭。

（五）皮疹

3%~16% 患者有皮肤和黏膜损害，皮疹在 4~10 天出现，形态不一，躯干、四肢的斑疹、斑丘疹最常见，面部、前臂、大腿和小腿也可累及。有些患者表现为麻疹样、猩红热样皮疹和急性荨麻疹、多形红斑等。皮疹 3~7 天消退，不留痕迹，无脱屑。25%~60% 患者在第 5~7 天于软、硬腭的交界处出现比较典型的损害，表现为多发性(5~20 个)针头大小的瘀点，偶尔可融合成瘀斑，3~4 天消退。

（六）其他

偶尔累及神经系统，表现为脑膜炎、脑膜脑炎和格林 - 巴利综合征等神经病变。累及心脏表现为心包炎和心肌炎，累及呼吸系统类似于支原体性肺炎，血液系统可出现自身免疫性溶血性贫血和血小板减少性紫癜，此外，可有眼睑水肿、鼻出血、蛋白尿、关节肿痛等。

本病病程常为 2~3 周，亦可数月，偶复发，但病情较轻。EB 病毒感染的迟发效应十分重要。Burkitt 淋巴瘤和鼻咽部肿瘤均可能为婴儿期感染的结局。免疫功能低下者 EBV 感染可引起间质性肺炎及 B 细胞淋巴瘤。

【实验室检查】

（一）血常规

外周白细胞计数可增至$(10\sim40)\times10^9/L$，淋巴细胞及单核细胞绝对数增多，是本病最主要的血液学表现，其中单核细胞占 60%~80%。异型淋巴细胞大于 10% 具有诊断意义，常常在发病的第 1~21 天出现，通常持续 2 周。异型淋巴细胞特点是比外周血中成熟的淋巴细胞大，可见胞质嗜碱性、空泡状、边缘卷曲、细胞核呈小叶状且偏心分布。

（二）血清学检查

1. EBV 抗体检测　在感染早期，血清中可出现病毒衣壳抗原（VCA）的 IgM 抗体，VCA IgM 提示新近感染，具有较高的敏感性和特异性，少部分患者（约 10%）在诊断 4 个月仍然可以阳性，而在普通人群中检测不到 VCA IgM 型抗体。VCA IgG 持续终身。抗 EB 病毒核抗原抗体（抗 EBNA）在传染性单核细胞增多症的后期出现并且终生维持。原来 VCA IgG 阳性，EBNA IgG 阴性的患者，出现 EBNA 抗体是最近 EB 病毒感染有力的证据。

2. 嗜异性凝集试验　患者血清中出现一种嗜异性凝集素，能凝集羊红细胞。抗体滴度在发病 3~4 周达到高峰，恢复期迅速下降。患者常常嗜异性凝集试验阳性率达 80%~90%。凝集价在 1∶64 以上，经豚鼠肾吸收后仍为阳性者，具有诊断价值。小于 5 岁的儿童嗜异性抗体水平不高，试验多为阴性。嗜异性凝集试验阳性出现时间不一致，早者为病后 2~3 日，晚者长至第 10 周。因此可做连续测定，抗体效价上升 4 倍以上者有诊断价值。正常人、患血清病、恶性组织细胞病、单核细胞白血病、结核病等患者嗜异性凝集试验也可为阳性，但除血清病外抗体效价均低，可应用豚鼠肾和牛红细胞吸收试验进行鉴别。

（三）病毒核酸检测

PCR 方法检测 EBV DNA，可以通过检测血液、尿液等体液中 EBV DNA 进行相应诊断。

【诊断与鉴别诊断】

本病诊断应结合临床表现、流行病学及实验室资料综合判断。对有膜性渗出性扁桃体炎及伴有全身淋巴结肿大者，应考虑本症，腭部瘀点、异型淋巴细胞大于 10%、凝集价大于 1∶64 具有诊断价值。

本病应与疱疹性咽峡炎、链球菌所致的渗出性扁桃体炎、淋巴结结核、淋巴细胞性白血病、急性感染性淋巴细胞增多症、病毒性肝炎等鉴别。

【治疗】

本病 90% 以上自限，主要是支持和对症治疗。

支持对症治疗：急性期需要卧床休息，保证热量和液体量，肝损害严重者需要应用保肝药物，脾肿大明显者要避免活动以防止脾破裂。

抗病毒治疗：由于大部分为自限性过程，一般不需要抗病毒治疗，对严重病例，若血清或血浆 EBV DNA 持续阳性，可以应用泛昔洛韦（famciclovir）500mg，3 次 / 日，3 周后改为 1 次 / 日，直至恢复期，或应用伐昔洛韦（valaciclovir）。

皮质类固醇使用的指征为：①咽部及喉头有严重病变或水肿者。②严重血小板减少症。③溶血性贫血。④中枢神经系统受累。⑤心肌炎或心包炎。

（王贵强）

参考文献

1. 徐丽中，吴炜．EB 病毒感染 // 斯崇文．感染病学，人民卫生出版社，2004；195-203
2. Field HJ，Vere Hodge RA. Recent developments in anti-herpesvirus drugs. British Medical Bulletin. 2013，106：213-249

第九节　肠道病毒感染

一、脊髓灰质炎

脊髓灰质炎（poliomyelitis）又称"小儿麻痹症"，是由脊髓灰质炎病毒（*Poliovirus*）引起的急性消化道传染病。好发于 5 岁以下儿童，经粪 - 口途径传播。临床主要表现为发热、上呼吸道炎、肢体疼痛等，随之出现肢体瘫痪，少数患者可发生迟缓性神经麻痹并留下肢体瘫痪后遗症。自小儿普遍接种疫苗后，发病率已显著下降。但我国周边阿富汗、巴基斯坦国家仍有脊髓灰质炎流行，并于 2011 年曾引起我国新疆和田地区发生输入性病例，需要继续严加防范。

【病原学】

脊髓灰质炎病毒属于小核糖核酸病毒科（*Picornaviridae*）的肠道病毒属（*Enterovirus*）。在电镜下呈小球形颗粒状，直径 27~30nm，为单股正链 RNA，由约 7500 个核苷酸组成，无包膜。病毒核衣壳为立体对称 20 面体，无包膜。根据抗原性不同，脊髓灰质炎病毒可分为Ⅰ型、Ⅱ型和Ⅲ型三个血清型，各型间很少有交叉免疫。

（一）脊髓灰质炎病毒的基因组、编码蛋白和生活史

脊髓灰质炎病毒为肠道病毒属小核糖核酸病毒科，基因组 RNA 长约 7.5kb，分为 5' 端非编码区、多聚蛋白编码区、3' 端非编码区和 3' 端 Poly（A）尾 4 个部分（图 3-37）。

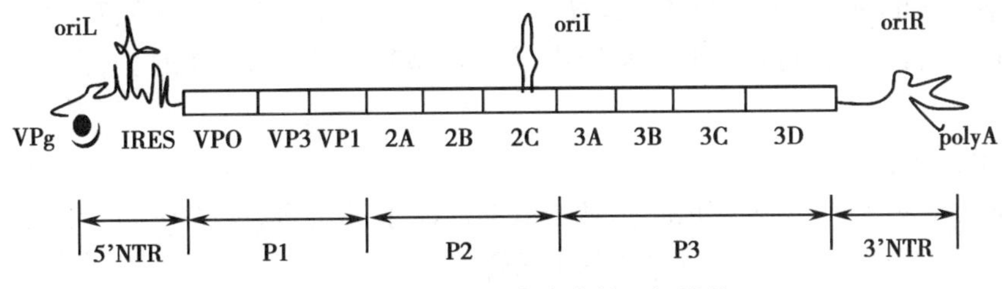

图 3-37　脊髓灰质炎病毒基因组结构

VPg：链接基因组毒粒蛋白；IRES（internal ribosome entry site）为内核糖体进入位点。ori 为顺式激活复制元件，有 3 个，分别位于 5' 端、3' 端和 2C 区；P1、P2、和 P3 为多聚蛋白。VP0~VP3D 均为病毒蛋白，由蛋白酶水解 VP1~VP3 产生

（二）脊髓灰质炎病毒蛋白功能与复制

脊髓灰质炎病毒基因组编码一个多聚蛋白前体，约 3000 个氨基酸，可分成 3 个功能区，分别称 P1、P2 和 P3 区。P1 区编码核衣壳蛋白，有 4 种结构蛋白分别称为 VP1、VP2、VP3 和 VP4，

其中 VP2 和 VP4 由 VP0 水解产生。VP1 为主要的外露蛋白,至少有 2 个抗原表位可诱导机体产生中和抗体。VP1 与人体细胞膜上的受体(CD155)有高度亲和力,故与病毒致病性和毒性有关。P2 和 P3 区水解后产生蛋白酶、RNA 聚合酶及用于识别细胞、调节基因的病毒蛋白。这些病毒蛋白的相互作用,协同完成病毒的复制过程。

(三) 脊髓灰质炎病毒的复制

脊髓灰质炎病毒在宿主细胞的复制经历吸附、脱壳、穿入、病毒蛋白合成、RNA 复制、装配与释放等过程。宿主细胞 CD155 与核衣壳蛋白 VP1 有高亲和力,即为脊髓灰质炎病毒的受体。在人类的鼻咽部、肠道和脊髓前角细胞的表面存在有脊髓灰质炎病毒的特异性受体,而在非灵长类细胞膜上无此受体。故人类是脊髓灰质炎病毒的唯一宿主。

(四) 抗原性质

脊髓灰质炎病毒的抗原不同,可分为Ⅰ、Ⅱ、Ⅲ型三个血清型,各型间少有交叉免疫。脊髓灰质炎病毒还含有两种特异抗原,一是 D(dense)抗原,存在于成熟病毒内,具有传染性;另一个是 C(coreless)抗原,存在于无核酸的空颗粒中,无感染性,保留有抗原性,可作为疫苗。

(五) 抵抗力

脊髓灰质炎病毒在外界环境中有较强的生存力,在污水、粪便和牛奶中可存活数月。耐寒不耐热。低温(-70℃)可保存数年,在 4℃冰箱中可保存数周,但对干燥很敏感,故不宜用冷冻干燥法保存。60℃ 30 分钟可灭活,煮沸和紫外线照射可迅速将其杀死。能耐受一般浓度的化学消毒剂,如 70% 酒精及 5% 煤酚皂液,但对高锰酸钾、过氧化氢、漂白粉等敏感,可将其迅速灭活。在酸性环境中较稳定,不易被胃酸和胆汁灭活。

【流行病学】

(一) 传染源

人是脊髓灰质炎病毒唯一的自然宿主,隐性感染和轻症瘫痪型患者是本病的主要传染源。患者自潜伏期末开始从鼻咽部排毒,粪便的排毒期于发病前 10 日至病后 4 周,少数可达 4 月。由于无症状感染者较多且不易发现,是最主要传染源。

(二) 传播途径

主要通过粪 - 口途径传播。粪便中含病毒量多,存活持续时间可长达数周至数月,通过污染水、食物、手、玩具等传播。初期可从鼻咽部排出病毒,亦可通过空气飞沫传播,但时间短暂。

(三) 人群易感性

人群普遍易感。感染后可获得对同型病毒的持久免疫力,罕见二次发病。6 个月至 5 岁儿童为发病高峰,5 岁后因隐性感染而获免疫力至成年时多具免疫力。感染后血清中最早出现特异型 IgM,两周后出现 IgG(中和抗体),起病后 2~3 周达到高峰,1~2 年内渐下降。唾液及肠道产生分泌型 IgA。特异抗体可通过胎盘及母乳(含分泌型 IgA)传至新生儿体内,出生后 6 个月内逐渐消失。

(四) 流行特征

过去本病遍及全球,多见温带地区,四季散发,以夏秋季为多,可呈小流行或大流行。流行时以隐性感染及轻症为多,1~5 岁小儿发病率最高。

自 1988 年 WHO 提出全球消灭脊髓灰质炎计划至今,脊髓灰质炎的发病率已下降 99% 以上,普及接种脊髓灰质炎疫苗后,许多国家和地区已消灭脊髓灰质炎。我国也于 2000 年成为无脊髓灰质炎国家,偶有疫苗相关脊髓灰质炎病例。但 2011 年 7 月至 10 月间,我国新疆南部地区发生输入性脊髓灰质炎暴发流行,确诊 21 例,临床诊断 23 例,在 673 例有接触脊髓灰质炎伴迟缓性麻痹的患者中,14 例(2.1%)检出野生型脊髓灰质炎病毒Ⅰ型,测序分析证实病毒由巴基斯坦输入。目前,在尼日利亚、巴基斯坦和阿富汗等国仍有脊髓灰质炎流行。2013 年全球有 8 个国家报道 416 例,2014 年 1 月至 5 月有 8 个国家报道 82 例新发病例。而且发现野生型脊髓灰

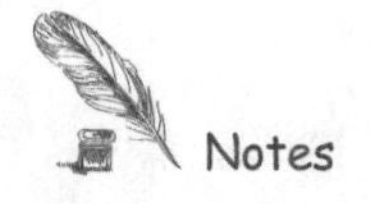

质炎病毒Ⅰ型(WPVⅠ)感染有跨国传播的趋势。

【发病机制与病理】

(一) 发病机制

脊髓灰质炎病毒经口进入人体,在咽部和肠道的淋巴组织内复制,此时多无症状,可刺激人体产生特异性抗体,形成隐性感染。若机体抵抗力低下,病毒进入血液循环引起病毒血症(即第一次病毒血症),病毒通过血流到达全身单核-巨噬细胞系统再次增殖,然后入血液循环导致第二次病毒血症。病毒侵犯呼吸道、消化道等组织,引起前驱期症状。此时体内产生的特异性抗体足以将病毒清除,则疾病发展停止(即顿挫型感染)。若机体缺乏免疫力及病毒量大、毒力强,病毒随血流通过血-脑屏障侵入中枢神经系统,并沿神经纤维扩散引起脊髓前角灰质炎,轻者不引起瘫痪(无瘫痪型),重者因脊髓前角运动神经元受损引起瘫痪症状(瘫痪型)。病毒亦可引起脑炎或脑膜炎。此时,受凉、劳累、外伤、手术、注射等,均可促进瘫痪的发生。

(二) 病理

脊髓灰质炎病毒属嗜神经病毒,引起中枢神经系统广泛受损,以脊髓损害最严重,脑干次之。病灶呈散在、不对称及多发的特点。脊髓病变以前角运动神经元受损最显著,可引起运动神经元性麻痹;病变以颈段和腰段受损最重,尤其是腰段受损导致下肢瘫痪多见。病变可波及脊髓灰质、后角和背根神经节。病变严重时可累及大脑、中脑、延髓、小脑及脑干,引起相应症状。交感神经和周围神经亦可受累,大脑皮层运动区病变轻微,软脑膜可有病变。神经细胞病变表现为胞质的尼氏小体和染色质的溶解,细胞坏死,伴周围组织充血及水肿,局灶性和血管周围炎性细胞浸润,神经胶质纤维增生。恢复期,炎症消退,大量神经细胞坏死区形成空洞和胶质纤维增生。受损神经所支配的肌纤维萎缩,在正常肌纤维中呈岛形分布。其他病变可有局灶性心肌炎、间质性肺炎、肝炎及肾炎,淋巴结增生和炎症等。

【临床表现】

潜伏期为5~14日(3~35日)。临床表现轻重不一,可分为无症状型、顿挫型,无瘫痪型及瘫痪型。

(一) 无症状型(隐性感染)

该型占全部感染者的90%以上。感染后无临床症状,但粪便中可检出病毒,双份血清特异性抗体呈4倍以上增高。

(二) 顿挫型(轻型)

顿挫型约占4%~8%。临床症状缺乏特异性,表现为发热、咽痛、乏力、头痛、关节、肌肉酸痛、食欲下降、恶心、腹泻或便秘等,1~3日自行消失。

(三) 无瘫痪型

该型特征有前驱期症状和脑膜刺激征及脑脊液改变。前驱期症状同顿挫型,数日后出现脑膜刺激征和脑脊液改变。表现为头痛、颈痛、呕吐、烦躁不安或嗜睡,克氏(Kernig)征和布氏(Brudzinski)征阳性,三脚架征(患者在床上起坐时,两臂向后伸直支撑身体)和Hoyen征(患者在仰卧位时,将其双肩提高,可见头向后仰)亦可阳性。脑脊液检查为无菌性脑膜炎改变:压力增高,细胞数及蛋白略增高,糖及氯化物正常,培养无菌生长。

(四) 瘫痪型

该型约占感染者的1%,其特征为在无瘫痪型临床表现基础上,出现瘫痪。按病变部位可分为脊髓型、延髓型、脑型和混合型,以脊髓型最常见,其临床过程可分为5期。

1. 前驱期　主要表现为上呼吸道感染和胃肠道症状,发热,多为低热或中度发热,伴全身不适、咽痛、流涕、咳嗽等症状,或有食欲缺乏、恶心、呕吐、腹泻、腹痛等消化道症状。

2. 瘫痪前期　本期特征与无瘫痪型相似,少数退热1~6日后体温再度上升,为本病典型

的双峰热型(约10%~30%),主要表现为发热及中枢神经系统症状,可因交感神经受累出现多汗、尿潴留等症状。此期脑脊液多有异常改变。若经3~6日,热退后症状消失则成无瘫痪型。

3. 瘫痪期 一般起病后3~7日或在第二次发热1~2日后发生瘫痪,热退后瘫痪不再进展。根据病变部位可分为四型:①脊髓型 最常见。表现为分布不均匀、不对称的弛缓性瘫痪,肌张力减退,腱反射消失,不伴有感觉障碍。可表现为单瘫、双瘫、截瘫或四肢瘫,以下肢单侧瘫痪最常见。可累及任何肌肉及肌群,近端大肌群较远端小肌群瘫痪出现早且较重。影响颈背肌群则不能抬头、坐起、翻身等;影响呼吸肌(膈肌、肋间肌)则出现呼吸困难、呼吸无力,吸气时上腹内凹(膈肌瘫痪),严重者出现缺氧或呼吸衰竭。腹肌或肠肌瘫痪可致顽固性便秘,膀胱肌瘫痪可出现尿潴留或尿失禁。②脑干型 在麻痹型中占5%~35%。部分患者在起病前一个月内有扁桃体摘除史。因病变在脑干的不同部位,可产生不同症状。脑神经瘫痪,多见于第Ⅶ、Ⅸ、Ⅹ、Ⅺ、Ⅻ脑神经受损最常见,多为单侧性。第Ⅶ脑神经受累时出现面瘫;第Ⅸ、Ⅹ、Ⅻ脑神经瘫痪时吞咽困难,进食呛咳、声音嘶哑及咽反射消失等。呼吸中枢瘫痪 当延髓网状结构外侧受损时可出现中枢性呼吸障碍,表现为呼吸浅弱而不规则、双吸气、叹息样呼吸、潮式呼吸、呼吸变慢及呼吸暂停;严重者缺氧或呼吸衰竭。血管运动中枢瘫痪;当延髓网状结构内侧受损时可出现心律失常,血压下降,脉细弱,四肢厥冷、发绀及循环衰竭等。③脑炎型 少见,表现与病毒性脑炎相似,高热、谵妄、震颤、惊厥、癫痫、昏迷、强直性瘫痪等。④混合型 以上各型同时存在,以脊髓型麻痹和脑干型麻痹同时存在多见。

4. 恢复期 瘫痪后1~2周肢体功能逐渐恢复,一般自肢体远端肌群先恢复,腱反射逐渐恢复。在最初1~3个月恢复较快,6个月后恢复较慢。轻者1~3个月恢复,重者常需6~18个月或更久才能恢复。

5. 后遗症期 因神经系统受损严重而引起的瘫痪,1~2年仍不能恢复者则为后遗症,并可导致肌肉萎缩,肢体或躯干畸形等。

【实验室检查】

(一) 血常规

白细胞多数正常。部分患者血沉增快。

(二) 脑脊液

顿挫型脑脊液通常正常。无瘫痪型或瘫痪型脑脊液改变类似于病毒性脑膜炎。颅内压可略高,细胞数稍高,早期以中性粒细胞为主,后期以淋巴细胞为主。热退后细胞数迅速降至正常,蛋白可略高,呈蛋白 - 细胞分离现象。

(三) 病毒分离

一般用组织培养分离病毒。起病第1周自鼻咽部及粪便中检出病毒,粪便持续阳性2~3周。偶可从脑脊液中检出病毒。也可尸检从中枢神经系统组织中检出病毒。早期从血液或脑脊液中检出病毒意义更大。近年采用PCR法检测肠道病毒RNA,较组织培养快速敏感。

(四) 血清学检查

用ELISA方法检测血及脑脊液中特异性IgM抗体,阳性率高,在第1~2周即可阳性,4周内阳性率达95%,可作早期诊断。用ELISA或放射免疫技术检测特异性IgG抗体,双份血清抗体滴度呈4倍及4倍以上增高有诊断意义,阳性率和特异性均较高。

【并发症】

多见于脑干型患者,可发生吸入性肺炎、肺不张、急性肺水肿、高血压病等。部分患者有病毒性心肌炎表现及心电图改变。胃肠道麻痹可并发急性胃扩张、胃溃疡、肠麻痹等;尿潴留易并发尿路感染;严重瘫痪、长期卧床者可引起骨骼萎缩脱钙,可并发高钙血症及尿路结石、氮质血症或肾衰。

【诊断与鉴别诊断】

（一）诊断

1. **流行病学资料** 注意当地是否有脊髓灰质炎发生，有无确切接触史，有无口服脊髓灰质炎疫苗预防接种。

2. **临床表现** 有发热、多汗、烦躁不安、嗜睡、头痛、感觉过敏应考虑本病，若出现颈背部强直，腱反射减弱或消失，肌力减弱，不愿起坐、翻身等则应怀疑本病，若出现肢体不对称弛缓性瘫痪，则本病的可能性极大。

3. **实验室检查** 确诊须依据病毒分离和血清特异性抗体检测。PCR 技术检测粪便脊髓灰质炎病毒可病毒分型。

（二）鉴别诊断

1. **感染性多发性神经根炎** 即格林-巴利综合征，好发于年长儿或成人，无发热。弛缓性瘫痪呈对称性及上行性，近躯干轻，远端重，常伴感觉障碍。脑脊液早期即出现蛋白细胞分离现象。肌电图有鉴别意义。瘫痪恢复迅速而完全，少有后遗症。

2. **急性脊髓炎** 起病急，早期有弛缓性瘫痪，逐渐演变为痉挛性瘫痪，病理反射阳性。有运动神经障碍和感觉神经及自主神经障碍。脑脊液一般无变化。

3. **家族性周期性麻痹** 好发于成年男性，常有家族史及周期性发作史。瘫痪突然发生，发展迅速，呈对称性全瘫或轻瘫。发作时血钾降低，补钾后迅速恢复，常反复发作。

4. **其他病毒性脑炎** 与脑型脊髓灰质炎鉴别，根据流行特征、血清学和病原学等鉴别。

5. **假性瘫痪** 由于骨折、骨髓炎、关节炎、骨膜下血肿等所致肢体活动障碍，无神经受损者，称为假性瘫痪。根据病史、查体及 X 线检查可鉴别。

【治疗】

本病尚无特效抗病毒治疗，以对症治疗和支持治疗为主，严格按消化道传染病隔离。

（一）前驱期及瘫痪前期

严格卧床休息至热退后 1 周。补充液量、电解质和热量。必要时可使用退热药物、镇静剂缓解全身肌肉痉挛和疼痛。症状严重者可短期应用泼尼松龙或地塞米松。适量的被动运动可减少肌肉萎缩、畸形发生。避免各种引起瘫痪发生的因素，如剧烈活动、肌内注射和手术等。

（二）瘫痪期

1. **肢体瘫痪** 护理瘫痪肢体，避免刺激受压，保持功能体位，用支架以防止肢体受压。用维生素 C 及能量合剂，有助于肌肉功能恢复。瘫痪停止进展后，加用地巴唑或加兰他敏，以促进神经传导功能。

2. **呼吸障碍** 吸氧并保持呼吸道通畅，检测血气及电解质，维持水、电解质及酸碱平衡。及时吸出呼吸道分泌物，采用头低位（床脚抬高）及侧卧位以便体位引流；注意维持心、脑、肺、肾等重要脏器功能。抽搐时应用镇静剂；发生肺部感染，及时用抗菌药物治疗；中枢性呼吸衰竭时用呼吸兴奋剂，必要时气管切开或使用呼吸机辅助通气。

（三）恢复期及后遗症期

体温正常及瘫痪停止进展后，可用按摩、针灸、理疗、高压氧等康复治疗，以促进瘫痪肌肉的恢复。应加强瘫痪肌群的功能恢复锻炼，对遗有畸形者，可行手术矫治。

【预防】

加强对脊髓灰质炎的监测和在人群中广泛开展脊髓灰质炎疫苗接种，提高人群免疫水平，是消灭脊髓灰质炎的主要措施。

（一）管理传染源

早期发现患者，及时隔离治疗，自发病之日起至少隔离 40 天，第 1 周强调呼吸道和消化道隔离，1 周后仅消化道隔离。密切接触者应医学观察 20 日。检出带病毒者按患者进行隔离。

(二)切断传播途径

加强饮食、饮水和粪便管理。对粪便及排泄物、污染物应严格消毒处理。

(三)保护易感人群

1. 主动免疫 主动免疫是预防本病的主要而有效的措施。①灭活疫苗(IPV) 安全有效,对活疫苗效果不佳的地区也有较好的预防效果。缺点是价格昂贵,抗体产生缓慢,维持时间短,需重复注射,肠道不能产生局部免疫。一般用于免疫功能缺陷者及其家庭成员和接受免疫抑制剂治疗者。②减毒活疫苗(OPV) 价廉且使用方便,可维持长期免疫,能诱导肠道产生特异性抗体(sIgA),接触者亦可获得免疫效果。缺点是对免疫功能缺陷者或用免疫抑制剂者有可能引起瘫痪,即疫苗相关性脊髓灰质炎瘫痪(VAPP)。其发生率约1/150万剂,故对这些患者应避免用口服减毒活疫苗,可用灭活疫苗接种。

我国制成的脊髓灰质炎减毒活疫苗糖丸,有三型单价糖丸、双价或三价混合糖丸。在-20℃可保存2年,2℃~10℃可保存5个月,20℃~22℃仅保存12天。免疫对象以出生2月龄幼儿为宜,在冬春季进行。口服疫苗接种程序为2、3、4月龄各服1次三价疫苗,4岁时加服1次三价疫苗。服疫苗2周后体内即产生特异性抗体,1~2月可达到有效水平,服完2剂后抗体阳性率达90%,服3剂后抗体可维持5年,4岁时加强1次口服疫苗,免疫力可保持终身。注意事项:避免用开水服糖丸,以免影响效果;极少数小儿服糖丸后发生疫苗相关性瘫痪型脊髓灰质炎;严重营养不良、佝偻病、活动性结核病及急慢性心、肝、肾疾病患者忌用;有明显免疫功能低下者禁用。

2. 被动免疫 未接种过疫苗的幼儿、孕妇、医务人员、免疫力低下者、扁桃体摘除等局部手术后或先天性免疫缺陷的患者及儿童,若与患者密切接触后,应及早肌内注射人丙种球蛋白(0.3~0.5ml/kg),每月1次,连用2次,免疫效果可维持2个月。

二、柯萨奇病毒感染

柯萨奇病毒感染是由柯萨奇病毒(Coxsackie virus,CV)经呼吸道和消化道感染,人群普遍易感,以儿童多见。感染柯萨奇病毒后可引起急性上呼吸道感染、咽峡炎、心包炎、非化脓性脑膜脑炎、手足口病等疾病。妊娠期感染可引起非麻痹性脊髓灰质炎性病变,并致胎儿宫内感染和致畸。本病在世界流行,发展中国家发病率高。

【病原学】

柯萨奇病毒是一种肠道病毒(*Enteroviruses*,EV),属于微小RNA病毒科肠道病毒属。柯萨奇病毒为二十面体球形颗粒状,直径约23~30nm,病毒由核酸和蛋白质组成,核衣壳裸露,无包膜。柯萨奇病毒为单股正链RNA病毒,其基因组长度约7.4kb,5'非编码区为750个核苷酸长度,产生约7kDa的病毒编码蛋白(VPg)和RNA多聚酶;3'非编码区相对较短,为81个核苷酸长度,这些非编码区均为病毒复制的必需结构。非编码区之间为开放读码区,分为编码结构蛋白的P1区和非结构蛋白的P2区和P3区(图3-38)。P1区编码4种衣壳蛋白VP1~VP4,P2和P3区编码7种非结构蛋白。衣壳蛋白VP1、VP2和VP3暴露于病毒衣壳的表面,有中和抗原位点,而VP4则位于衣壳内部。病毒衣壳蛋白VP1与靶细胞上的受体结合后,VP4即被释出,衣壳松动,病毒基因组脱壳穿入靶细胞内。

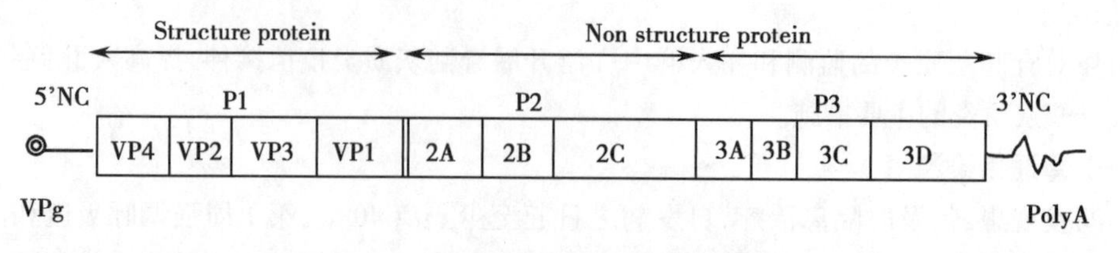

图3-38 柯萨奇病毒基因组结构图

柯萨奇病毒穿入、脱壳和核酸进入宿主胞质在数分钟即可完成。随后开始RNA的合成，感染后2.5小时负链RNA和正链子代RNA呈指数增长，全长RNA起单顺反子信使的作用，编码产生250kDa的多聚蛋白，被蛋白酶水解成3个（P1、P2和P3）多肽。随后，P2和P3被切割成7个非结构蛋白（2A、2B、2C、3A、3B、3C和3D），产生多聚酶、蛋白酶及可抑制宿主蛋白合成的多肽等。而P1产物水解后形成病毒衣壳蛋白（VP0、VP1和VP3），VP0进一步裂解成VP2和VP4，经一系列的聚集和精细装配过程形成十二面体的核衣壳，VP1~VP3在衣壳表面而VP4在衣壳内与RNA结合。每个完整病毒颗粒由60个拷贝的4种结构蛋白组成。成熟的病毒颗粒以细胞溶解的方式从细胞内释放出，每个细胞可产生10^4~10^5病毒颗粒，但具有传染性的病毒颗粒要少10~1000倍。

根据柯萨奇病毒对乳鼠的致病特点及对细胞敏感性的不同，分为A组和B组两大类，其中A组病毒有24个血清型，即A1~A24，其中A23型与ECH0 9型病毒相同，A组病毒可使乳鼠发生广泛的骨骼肌肌炎，引起迟缓性瘫痪。B组病毒有6个血清型B1~B6，可使乳鼠发生局灶性肌炎、心肌炎、肝炎、脑炎等，引起肢体震颤和强直性瘫痪。

柯萨奇病毒感染依赖于宿主黏膜上的特异性受体。目前已明确柯萨奇病毒A组（CVAs）以细胞间黏附分子1（intercellular adhesion molecular1，ICAM-1）为受体，柯萨奇病毒B组（CVBs）以CD55，一种补体调节蛋白，即衰减加速因子（decay-accelerating factor，DAF）和柯萨奇病毒腺病毒受体（coxsackievirus-adenovirus receptor，CAR）为受体感染宿主细胞。这些受体主要在上呼吸道和消化道黏膜细胞上表达较丰富，故而这些器官成为柯萨奇病毒侵入的门户和复制的主要场所。

柯萨奇病毒感染后产生血清型特异性免疫力。由抗体介导的免疫机制在肠道可阻止黏膜感染，防止进入血流侵犯靶器官。所产生的中和抗体主要封闭病毒核衣壳的VP1抗原表位。在感染的最初1~3天出现中和性IgM抗体，具有型特异性及交叉反应，1周后达高峰，3月后消失。中和性IgG抗体在感染后4天出现，2~3周达到高峰，主要是IgG1和IgG3亚型，可持续数年。感染后15天可检出IgA抗体，21天达到高峰，6周后消失。柯萨奇病毒可抑制单核巨噬细胞MHC Ⅰ类分子和Ⅱ类分子分子的表达，损伤细胞免疫功能。而体液免疫受影响较小，故体液免疫在阻止病毒入血扩散及在病毒清除中起主要作用。球蛋白缺乏者感染柯萨奇病毒后易侵及中枢神经系统。输注血清免疫球蛋白可减少病毒滴度和症状，并可预防继发感染。

柯萨奇病毒抗乙醚、乙醇等一般消毒剂，耐酸、耐低温，-70~-20℃仍可长期存活，能耐胃酸和肠液。但不耐高温，56℃半小时灭活，煮沸时立即死亡。对氧化剂如高锰酸钾敏感，在干燥环境及紫外线下不稳定，紫外线照射0.5~1小时即死亡。

【流行病学】

（一）传染源

人是柯萨奇病毒的唯一宿主，患者及隐性感染者是主要传染源。在感染后第2~28天从粪便或鼻腔排出病毒，在第6天达高峰。感染后的2~8天为病毒血症期。血液、脑脊液、胸水、皮疹疱浆、骨髓、唾液中均可分离出病毒。

（二）传播途径

柯萨奇病毒主要通过消化道及呼吸道传播，亦可通过人与人之间直接接触或间接接触被病毒污染的食品、衣物、用具而传播。饮用水、游泳池污染可引起暴发流行，海水或河水中蛤类生物亦可携带病毒导致食源性暴发流行。孕妇感染后可通过胎盘传染给胎儿，导致胎儿畸形甚至死胎。

（三）易感人群

儿童较成人易感，柯萨奇病毒感染常发生于15岁以下儿童，5岁以下儿童发病居多，主要为散居及托幼机构儿童。免疫力随年龄增长而提高，成人感染后多表现为亚临床感染或隐性感染，

而孕妇和老年人易受感染且并发症的发生率较高。柯萨奇病毒感染后产生的中和抗体可透过胎盘传给胎儿,6月内新生儿很少患病。

(四) 流行特征

柯萨奇病毒感染在全球范围均有发生,但感染发生率与季节、地区、年龄、社会经济及卫生状况均有关。由于居住条件差、卫生状况不佳,因此柯萨奇病毒感染主要发生在发展中国家。在热带和亚热带地区,且气候较为温暖、湿润的地区易流行。一年四季均可发生,但高峰一般发生在一年中温暖、湿润的季节,以夏秋季流行较多。50%~80% 的成人为无症状的感染,因此隐性感染远较显性感染多见。此外柯萨奇病毒感染存在家庭聚集现象。20%~25% 的肠道病毒感染性疾病是由柯萨奇病毒引起的。

【发病机制与病理】

柯萨奇病毒自咽部或肠道入侵,在局部淋巴结繁殖并进入血液循环形成第一次病毒血症,病毒经血液循环入侵体内网状内皮组织、深部淋巴结、肝、脾、骨髓等部位,再次大量繁殖并入血形成第二次病毒血症,病毒随血流广泛侵入全身各个脏器,如呼吸器官、中枢神经系统、皮肤黏膜、心脏、肝脏、肌肉等,在相应的组织器官内繁殖并引起病变。

不同病毒株对组织的亲嗜性不同,宿主易感性亦不同,导致病理损害广泛。中枢神经系统病变多以脑膜炎为主,脑灰质、白质和脑干可发生变性和萎缩,有单核细胞浸润及退行性变。心肌炎多为间质性心肌炎,心肌组织有单核细胞浸润、心肌纤维水肿、变性、坏死,心包炎性浸润甚至渗出性心包炎等。柯萨奇病毒还可引起肝炎、胰腺炎、胆囊炎、肾炎、膀胱炎,甚至侵及胰岛细胞引起1型糖尿病,可能与病毒的直接损伤和变态反应有关。

【临床表现】

柯萨奇病毒感染的临床表现多样,50%~80% 无症状,出现临床表现以急性上呼吸道症状为多。因柯萨奇病毒有不同血清型,而同型病毒可引起不同的临床综合征,而不同型的病毒又可引起相似的临床表现,因此呈现系列疾病谱。显性感染病例或重症病例多与宿主的年龄、性别、免疫状态以及病毒组和血清型等有关。柯萨奇病毒常可引起无菌性脑膜炎、脑炎、瘫痪性疾病、心肌心包炎、呼吸道感染、疱疹性咽峡炎、出疹性疾病、手足口病、婴儿腹泻等,临床表现极具多样化。

潜伏期为1~14天,一般为3~5天,隐性感染多见。

(一) 中枢神经系统疾病

1. **急性病毒性脑膜炎** 常由柯萨奇病毒A7、A9、B2~B5引起,夏秋季多发,14岁以下儿童多见。临床表现与其他病毒感染类似。可出现轻度发热,伴畏寒等前驱症状。头痛是突出且主要的症状,伴呕吐、肌痛,约1/3患者出现脑膜刺激征,表现为克氏征、布氏征阳性。多有咽炎或其他上呼吸道症状。严重者可并发高热性惊厥、昏睡、昏迷、运动障碍。病程多在5~10日,多数不发生瘫痪,成人较儿童症状重,病程更长。

脑脊液所见与其他病毒引起的脑膜脑炎相似,脑脊液多清亮,压力正常或轻度升高,细胞数 $(0.1\sim0.5)\times10^9/L$,少数 $>1\times10^9/L$;病初中性粒细胞占优势,其后淋巴细胞比例增高,糖及氯化物正常,蛋白略高。

2. **脑炎** 较少发生。柯萨奇病毒A2、A5、A7、A9、B2、B3、B4均可导致,以小儿多见。临床表现与其他病毒性脑炎相同,多为轻度发热、呕吐、头痛等,严重者表现为惊厥、麻痹性痴呆及不同程度的意识障碍。儿童发生局灶性脑炎表现为部分运动型癫痫发作、偏侧舞蹈症及急性小脑共济失调。尤其是B组病毒可在新生儿及婴儿中引起严重广泛性的脑炎,起病急,病情危重,易发生中枢性的呼吸衰竭而致死。MRI和脑电图的异常信号可显示脑部病变的严重程度和范围。脑脊液改变同脑膜炎。

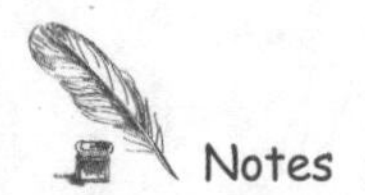

3. **瘫痪性疾病** 柯萨奇病毒A4、A5、A7、A9、A10、B1~B5均可引起类似脊髓灰质炎症状,

但一般症状轻，很快恢复，极少留后遗症。肌无力较弛缓性瘫痪多，累及脑神经偶可引起单侧动眼神经麻痹。亦有引起吉兰巴利综合征（Guillain-Barre syndrome）、横贯性脊髓炎（transverse myelitis）、瑞氏综合征（Reye syndrome）等疾病的报道。

（二）心肌炎和心包炎

主要由柯萨奇 B1~B6 引起，A4 和 A16 亦可引起，主要侵犯心肌和心包，很少侵犯心内膜。临床表现轻重不一，主要以心肌炎或心包炎的表现或体征为主，轻者无症状，重者可表现为难治性心力衰竭，甚至导致死亡。心肌炎常发生于新生儿及婴幼儿，近年来成人及年长儿童发病有所增加。起病急，先出现短暂的发热、呼吸道症状、食欲减退，新生儿更易出现呼吸困难、口唇发绀、面色苍白、心动过速、各种心律失常，心脏扩大，心音低钝等急性心衰表现。个别患儿可出现期前收缩、心动过速、各类传导阻滞等心律失常。心包可同时受累，亦可累及心内膜，出现心包摩擦音，心脏超声可发现心包积液。少数可引起慢性心肌病、缩窄性心包炎等。

（三）出疹性疾病

柯萨奇 A2、4、9、16 及 B1、3、5 感染均可出现皮疹(exanthems)。初期表现发热及呼吸道症状，3~6 日后出疹，皮疹呈多形性，可为斑疹、斑丘疹、疱疹、风疹样或麻疹样皮疹，蔷薇疹及瘀点样皮疹等。口腔黏膜初为疱疹，破溃后形成溃疡。多在 2~4 天消退，不留痕迹。

（四）手足口病

手足口病（hand，foot and mouth disease，HFMD）主要由柯萨奇病毒 A16、A5、A10、B2~B5 及肠道病毒 71 型等引起，尤其以 A16 最多见，但近年来由 EV71 型引起成为主要病原体。5 岁以下的儿童约占 91%，5~6 月发病较多。表现为发热，体温 38℃ ~39℃，伴咽痛及口腔疼痛，小儿常拒食。尤以手、足、口腔出现疱疹为特征。口腔黏膜初为小疱疹，溃破后形成溃疡，多位于舌、颊黏膜及硬腭处，偶见于软腭、牙龈、扁桃体。同时四肢，尤以手足（手背、指间）部可见斑丘疹或小疱疹，直径 3~7mm，质稍硬，偶见腿、臂和躯干，离心性分布，2~3 日自行吸收，不留痂。预后一般较好，多自愈。近年来，CVA16 和 EV71 混合感染的趋势日益严重，混合感染所致手足口病病情更重、病程更长，危重型的发生率较高。

（五）急性呼吸道感染

柯萨奇病毒 A21、A24、A16、B2~B5 可导致上呼吸道感染，类似于感冒。也可引起婴儿肺炎和毛细支气管炎等下呼吸道感染。由于柯萨奇病毒组别和型别间少有交叉免疫，儿童可多次感染柯萨奇病毒。

（六）疱疹性咽峡炎

疱疹性咽峡炎（herpangina）主要由 A 组柯萨奇病毒引起，以 A2、A16、A9、A22 型多见，偶见 B1~B5 型感染引起。夏秋季常见，好发于 3~10 岁儿童。以喉部和软腭疱疹伴有发热、咽痛和肿胀为特征。在鼻咽部、扁桃体、软腭部出现散在数枚灰白色小疱疹，直径 1~2mm，周边有红晕，逐步破溃呈黄色溃疡，通常 4~6 日可自愈，少数至 2 周。

（七）急性流行性出血性结膜炎

急性流行性出血性结膜炎即急性出血性结膜炎（acute hemorrhagic conjunctivitis，AHC）主要由柯萨奇病毒 A24 和肠道病毒 70 感染引起，在世界各地均有流行。本病传染性强，主要经手或直接接触眼睛的污染物品而感染，儿童与成人均易感，尤其在家庭中传染性强。若眼科器械消毒不彻底或医务人员忽视手卫生，可引起医院内传播。

多数患者感染后潜伏 1 日左右即出现急性眼结膜炎，表现突然眼睑红肿、结膜充血、流泪、眼痛、畏光，可有脓性分泌物，可伴有结膜下出血及角膜炎，多数 1~2 周自愈。

（八）感染性腹泻

柯萨奇病毒 A9、A17、A18、A20~A24、B2、B3 均可引起婴幼儿腹泻。四季可见，尤以夏秋季为多，为婴幼儿腹泻的常见病因。临床症状与一般婴儿腹泻相似，大便多为黄色或黄绿色稀便，

每天5~6次，无脓及黏液，较少出现脱水。多数为轻症，在1~2天恢复。

（九）新生儿全身感染

垂直传播感染，可能因孕期经胎盘感染，或出生时接触受染的宫颈分泌物及接触含病毒的母体血液而感染。临床症状多在出生后3~10天内出现，亦可2天内出现，早期症状轻及无特征性。新生儿感染后表现为急骤起病，精神萎靡、拒食、呕吐、惊厥，可有或无发热。累及心脏可表现为呼吸困难、发绀、心律失常，常伴有重型肝炎或脑炎。重型肝炎表现以低血压、大量出血、黄疸及多器官衰竭为特征，多由柯萨奇病毒B组感染所致，死亡率极高。尸检可见脑炎、心肌炎、肝炎、胰腺炎及肾上腺病变等。柯萨奇病毒A3型感染可引起新生儿肺炎。

【实验室检查】

（一）一般检查

1. 血常规检查 白细胞计数多在正常范围，分类亦无明显变化。

2. 脑脊液检查 脑膜炎、脑炎的脑脊液呈非化脓性炎症改变。压力轻度增高，白细胞计数轻度增多，多为（100~500）$\times 10^6$/L，初期以多核为主，2天后则淋巴细胞占90%左右。糖和氯化物无变化，蛋白轻度增加。

（二）病原学检查

现常用的病原学检测方法包括病毒分离、血清学检测和分子生物学检测方法。

1. 病毒分离 是实验室诊断金标准。在发病初期（1~4天）采集血液、咽拭子、肛拭子、脑脊液、心包液、疱疹液及组织中分离病毒，可作为确诊依据。如从粪便及呼吸道分泌物中分离出病毒则需结合血清学检查加以判断，以排除咽部和肠道无症状带毒者。该方法费时、费力，对样品要求高、敏感性差，不适宜在流行期间同时处理大量临床标本。

2. 血清免疫学检查 血清学检测方法包括补体结合试验、中和抗体检测以及酶联免疫吸附试验（ELISA）。由于补体结合抗体仅在感染期出现，因此补体结合试验可以区分既往感染和新近感染，但存在假阳性率较高的缺点。中和抗体检测可用于测定血清抗体效价、分析病毒的抗原性及鉴定病毒株的种型，但易受其他肠道病毒的干扰。ELISA法可以定量检测体液中的抗原或抗体成分，检测血清中柯萨奇病毒的特异性抗体IgM和IgG，是诊断的重要指标，该方法灵敏度高、特异性强，故适用于血清流行病学调查。采集双份血清测定型特异性抗体水平。特异性高的抗体为中和抗体，病后2周开始升高，3周时达高峰，可维持3~6年，故不能用于早期诊断。如恢复期抗体效价比早期有4倍以上升高，则有较大诊断意义。

3. 分子生物学检查 分子生物学方法则包括反转录聚合酶链反应（RT-PCR）和实时荧光定量聚合酶链反应（Real-time PCR）技术和基因芯片技术。RT-PCR和Real-time PCR具有较高的敏感性和特异性，实时定量检测病毒水平的优点，并可对病毒进行序列分析，目前已被临床采用。

【诊断】

婴幼儿出现疱疹性咽峡炎、急性心肌炎、无菌性脑膜炎、急性流行性眼结膜炎、流行性肌痛等感染性疾病时要想到柯萨奇病毒感染的可能。同时询问流行病史，结合必要的实验室检查可考虑临床诊断，确诊依赖于病毒学检查，血清学检查有助于诊断。但健康人可带有柯萨奇病毒，不能根据咽拭子或粪便中分离出病毒就作为最后诊断的依据，必须结合临床表现及流行病学资料综合判断。如从周围同样疾病者中检出相同的病毒且病毒分离率远高于未接触患者的对照组，则有诊断价值。血清中抗体效价较疾病早期有4倍以上升高及IgM抗体阳性有早期诊断的价值。脑脊液中检出柯萨奇病毒特异性IgM抗体亦有早期诊断意义。

【鉴别诊断】

（一）无菌性脑膜炎

1. 流行性腮腺炎伴脑膜脑炎 多在冬春季节流行，临床表现为单侧或双侧腮腺肿大，发热，

血清淀粉酶增高，但柯萨奇病毒 B3 型也可引起腮腺肿大，临床较难区别，需借病原学指标鉴别。

2. 流行性乙型脑炎 夏秋季高发，有严格的季节性，由蚊虫叮咬感染。起病急，临床表现以脑实质损伤为主，以高热、头痛、呕吐、昏迷及惊厥等表现为特征，无皮疹及皮肤瘀点、瘀斑，亦无休克表现。脑脊液检查亦有颅压升高，脑脊液外观无色透明，白细胞多在 $(50\sim500)\times10^6/L$，早期多核细胞增多，数天后单核细胞升高，蛋白轻度升高，糖及氯化物正常。血清特异性乙脑 IgM 抗体阳性可早期确诊。

3. 结核性脑膜炎 起病大多较慢，病程较长，多有结核病史或结核患者密切接触史。表现为午后低热、盗汗及消瘦、头痛、呕吐等症状，伴有明显脑膜刺激征。脑脊液检查颅压明显升高，外观轻度混浊呈毛玻璃状，白细胞轻度升高，以单核细胞增多为主，蛋白明显升高，糖及氯化物减低，脑脊液涂片抗酸染色检出抗酸杆菌可确诊。

（二）急性心肌炎、心包炎

新生儿及小儿出现心肌炎、心包炎需与其他急性感染、肺炎、败血症等鉴别，如快速进展伴有皮疹、脑脊液改变或出现心力衰竭、心律失常等表现，应注意肠道病毒感染可能，确诊依赖于病原学检查。

（三）疱疹性咽峡炎、手足口病

需与单纯性疱疹鉴别，后者多为散发，无流行性及季节性，疱疹多出现在皮肤黏膜交界处，但口腔任何部位都可发生。

【预后】

柯萨奇病毒感染所引起的疾病多数为症状较轻，较少发生并发症及留下后遗症，病程自限，多可自愈。但少数患者，尤其是新生儿、婴幼儿、免疫力低下者可出现心、脑、肝等多器官受累的全身感染，病情危重，预后差。中枢神经系统感染者很少发生瘫痪，很少遗留后遗症。心肌损害者少数可导致慢性心肌病。持续心电图异常改变、心脏肥大及慢性充血性心力衰竭提示出现永久性心肌损害，慢性缩窄性心包炎多在急性感染 5 周 ~1 年后发生。小儿患急性心肌炎预后较成人好，少数患儿可发展成难治性心力衰竭或心律失常，很少出现扩张性心肌病。

【治疗】

柯萨奇病毒感染目前尚无特效疗法，以对症治疗为主。

（一）对症处理

对急性期患者尤其新生儿应加强护理，卧床休息，保证营养。呕吐、腹泻者应及时补充水和电解质，维持酸碱平衡。颅内感染者注意观察神志、球结膜水肿情况、脑膜刺激征等，出现颅内高压表现及时用 20% 甘露醇脱水治疗。急性心肌炎伴心衰应及时给予强心、利尿以减轻心脏负荷，吸氧及预防继发感染。对病情危重者加强重症监护及营养支持治疗。

（二）抗病毒治疗

目前尚缺乏有效的抗病毒药。免疫球蛋白中存在多种肠道病毒的中和抗体，对高危患儿（母亲在围生期疑有肠道病毒感染，或新生儿室有肠道病毒感染患儿）出生后肌注人血丙种球蛋白 3~6ml，可减少发病及减轻病情。

【预防】

预防重点以切断传播途径为主。对柯萨奇病毒感染者应采取消化道及呼吸道隔离措施。流行期间注意环境卫生消毒及个人卫生，养成良好个人卫生习惯。加强饮食、饮水卫生，做好粪便管理。医院和诊室医务人员做好手卫生，医疗器械及病室做好随时消毒和终末消毒，防止医院内感染。目前尚无可用的疫苗。

三、手足口病

手足口病（hand，foot and mouth disease，HFMD）是由肠道病毒引起的急性传染病，主要通

过消化道、呼吸道和密切接触等途径传播，人群普遍易感，多见于学龄前儿童，尤以5岁以下儿童发病率最高。能引起手足口病的肠道病毒有许多种，其中以肠道病毒71型（enterovirus 71，EV71）和柯萨奇病毒A组16型（coxsackievirus，CVA16）感染最为重要和常见，近年以EV71为主要流行的病毒，引起并发症较多。一年四季均可发病，以夏、秋季节最多。临床表现以手、足、口腔等部位的斑丘疹、疱疹为特征，多数症状轻，病程自限，一周左右自愈；但部分EV71感染者可出现无菌性脑膜炎、神经性肺水肿、心肌炎、循环障碍等危重并发症，是死亡的主要原因。目前缺乏有效治疗药物，以对症治疗为主。本病传染性强，易引起暴发或流行，我国于2008年5月2日起，将之列为丙类传染病管理。

【病原学】

（一）EV71和AVA16的结构和功能

肠道病毒属的多种病毒可引起手足口病，其中EV71和柯萨奇病毒A组16型（CVA16）最重要和最常见，其他肠道病毒有柯萨奇病毒A组的CVA2、CVA4、CVA5、CVA6、CVA10、CVA12，柯萨奇病毒B组的CVB2~CVB5、CVB13等以及埃克病毒(ECHO)某些血清型也可引起手足口病。

这些肠道病毒呈球形，二十面体立体颗粒，无包膜，直径27~30nm，其衣壳由VP1、VP2 、VP3和VP4四种蛋白组成。其基因组为单股正链RNA，长约7.4~7.5kb，两端为保守的非编码区，中间为连续的开放读码区，编码一条多聚蛋白，被病毒蛋白酶（2A、3C）经过若干次水解成为11个功能蛋白。5' 端与病毒蛋白VPg结合，参与病毒RNA的合成、蛋白翻译和装配；3' 端带有polyA尾，与病毒的感染性有关。编码多聚蛋白的基因组结构顺序为：结构蛋白（由P4-P3-P2-P1基因编码）和非结构蛋白（由2A-2B-2C-3A-3B-3C基因编码）。P1~P4构成核衣壳颗粒，其中P1、P2和P3蛋白位于衣壳颗粒的表面，而P4位于衣壳内面，这4种衣壳蛋白均含有抗原决定簇，可诱导机体产生中和抗体。P1蛋白的抗原性可区分血清型，是病毒与受体结合的主要蛋白。但EV71病毒易发生变异和重组，致世界各地流行的病毒株有型的差别，给疫苗研制带来挑战。

（二）EV71的受体与病毒复制

肠道病毒侵入宿主细胞首先与特异性受体结合，在受体的参与下完成脱壳、内吞过程。目前研究已证实，EV71的受体主要是清道夫受体B类成员2（scavenger receptor class B member 2，SCARB2）和P-选择素糖蛋白配体-1（P-selectin glycoprotein ligand-1，PSGL-1）。SCARB2属CD36家族成员，在中枢神经系统的神经元细胞、心肌细胞、呼吸道上皮细胞、肠道黏膜细胞等多种细胞中表达，是溶酶体膜上最丰富的蛋白之一，参与膜转运和溶酶体的重组，在EV71的吸附、内吞和脱壳等感染和致病机制中起关键作用。此外，引起手足口病的其他肠道病毒如CVA16、CVA14、CVA7感染宿主也利用SCARB2受体感染宿主细胞。PSGL-1即CD166，主要在淋巴细胞上表达，介导EV71附着、进入及复制过程，特别是参与免疫细胞的早期炎性应答，与选择素的相互作用，在炎症反应中起关键作用。实验研究证明EV71的P1衣壳蛋白上的145位点是与PSGL-1结合的关键控制点。有的EV71病毒株并不利用PSGL-1作为受体，提示EV71感染免疫细胞有病毒株特异性。

EV71在宿主细胞内复制须经历与受体结合、脱壳和内吞、转录和翻译、装配、释放等环节。P1与宿主细胞SCARB2受体结合，借助网格蛋白（clathrin）依赖的内吞作用途径进入细胞溶酶体内。EV71进入细胞后脱壳作用需要SCARB2和酸性环境，因而此受体是病毒结合、内吞和病毒脱壳等早期感染阶段中必不可少的介质。

EV71感染诱导机体的免疫应答，其中细胞免疫应答是清除病毒的主要途径。EV71侵入中枢神经系统，可能是透过血-脑屏障或经轴突转运，同时必须逃避宿主的免疫系统的监视和清除作用。研究表明EV71可抑制宿主的抗病毒I型干扰素的表达，尤其是病毒蛋白酶（C3）可降解干扰素调节因子7(interferon regulatory factor 7，IRF7)，从而抑制宿主细胞抗病毒I型干扰素应答，促进病毒在神经细胞中复制。

(三) 抵抗力

手足口病病毒对外界环境的抵抗力较强,室温下可存活数日,污水和粪便中可存活数月。在 PH 3~9 的环境中稳定,不易被胃酸和胆汁灭活。对乙醚、脱氧胆酸盐、去污剂、弱酸等有抵抗力,能抵抗 70% 乙醇和 5% 甲酚皂溶液。对紫外线及干燥敏感,对各种氧化剂如高锰酸钾、过氧化氢溶液、漂白粉等也很敏感。病毒在 50℃可迅速灭活,在 4℃时可存活 1 年,-20℃可长期保存。

【流行病学】

(一) 传染源

本病的传染源是患者和隐性感染者。患者为流行期间主要传染源,以发病后 1 周内传染性最强,其传染性可持续至症状和体征消失后数周。隐性感染者是散发期间主要传染源。

(二) 传播途径

手足口病主要通过密切接触方式传播,病毒主要经口或呼吸道进入体内引起感染。急性期患者的口腔分泌物、皮肤疱疹液中亦含大量病毒,以及肠道均排出病毒,接触这些分泌物、排泄物或由其污染的手及生活用品而传播本病。托幼机构因密切接触可引起暴发流行,其中手被污染是最重要的传播媒介。目前尚未证明是否可经水和食品传播本病。

(三) 易感人群

人群对引起手足口病的肠道病毒普遍易感,感染后可获得长期而牢固的特异性免疫。但肠道病毒种类和型别较多,病毒感染后诱导的特异性免疫缺乏交叉保护力,因此,机体可受到反复感染或多种肠道病毒混合感染。手足口病可发生于任何年龄组,但主要为 10 岁以下儿童,其中 3 岁以下儿童发病率最高。青少年和成人多为隐性感染,婴幼儿因缺少特异性免疫力而多为显性感染。EV71 病毒隐性感染与显性感染之比约 100∶1。柯萨奇病毒感染普通型手足口病为多,而 EV71 病毒感染引起病情危重者多,易引起中枢神经系统并发症或神经性肺水肿。

(四) 流行特征

手足口病在全球范围流行,热带地区全年发病,散发和暴发均无明显季节性;温带和亚热带地区四季均可发病,但有显著的夏秋季高峰。发病以儿童为多,托幼机构可出现聚集性暴发流行。

既往柯萨奇病毒 A16 型是手足口病流行的主要病原体。自 1969 年美国加州首先发现并分离 EV71 病毒,1973 年证实 EV71 也是引起手足口病的病原体,此后,在世界各地出现 CVA16 型和 EV71 型共同或交替流行,并确认 EV71 是引起婴幼儿手足口病合并严重神经系统并发症的主要病原体。2000 年后,东南亚国家和地区手足口病流行的主要肠道病毒是 EV71,而且呈现每 2~3 年周期性流行的特点。我国自 1981 年首次报道手足口病以来,在许多地区小范围流行,以 CVA16 型病毒为主要病原体。1996 年我国首次从手足口病患者体内分离出 EV71 病毒,曾引起局部地区流行。2008 年后 EV71 成为主要流行病毒株,并遍及全国所有省市自治区。我国 CDC 对全国手足口病疫情回顾性分析显示,从 2008 年 1 月至 2012 年 12 月,我国报道手足口病疑似病例 720 万,发病率为 1.2/(千人·年),发生心脏或神经系统并发症有 82 486 例,其中 2457 例死亡(病死率 3%),12~23 月龄儿童死亡率最高。从手足口病患儿分离出 EV71、CVA16 及其他型肠道病毒,其中 EV71 感染在轻型病例中占 45%,危重病例中占 80%,而在死亡病例中占 93%。每年 6 月是我国北方地区的发病高峰,而南方地区分别在 5 月和 10 月有两次发病高峰。发病年龄以 5 岁以下儿童为主。EV71 感染、发病年龄小和居住在农村未能得到及时诊治是危重病例的危险因素。

【发病机制与病理】

(一) 发病机制

病毒从咽部或肠道侵入,在局部黏膜或淋巴组织中繁殖并排出,此时可引起局部症状。继

而病毒侵入局部淋巴结，并由此进入血液循环形成第一次病毒血症。此时，可出现轻度不适或无症状。病毒经血液循环侵入网状内皮组织、深层淋巴结、肝、脾、骨髓等处大量增殖并再次进入血液循环，引起第二次病毒血症。病毒随血流进入全身各靶器官进一步增殖引起组织器官病变。在皮肤黏膜增殖引起疱疹或溃疡，在中枢神经系统引起无菌性脑膜炎，在心脏引起心肌炎等。

EV71 具有高度的嗜神经性，侵入中枢神经系统后常导致大脑、中脑、小脑及脑干损伤，引起无菌性脑膜炎（aseptic meningitis）、脑脊髓膜炎、急性弛缓性软瘫（acute flaccid paralysis，AFP）以及感染后神经系统综合征。其中脑干脑炎（brainstem encephalitis）引起的临床症状较重，以肌阵挛、共济失调、眼球震颤、动眼神经麻痹和延髓性麻痹，伴有或无影像学改变为特征。根据病程进展可分为三个阶段：无并发症期、自主神经系统紊乱期和肺水肿期。自主神经紊乱以冷汗、皮肤发花、心悸、呼吸急促、高血压为特征。肺水肿期以呼吸窘迫伴心动过速、呼吸急促、水泡音、泡沫样痰，胸部影像显示双侧肺部渗出无心脏扩大等表现为特征。研究证实 EV71 感染导致的自主神经紊乱和肺水肿主要是脑干的血管舒缩功能及呼吸中枢受损所致，而肺组织中无 EV71 感染的证据。中枢神经系统感染引起交感神经亢进，大量儿茶酚胺释放和自主神经功能障碍。肺水肿是由脑干损伤或由细胞因子释放致全身炎症反应综合征而引起肺部血管通透性增强所致。研究显示前炎性因子（IL-6、TNFα、IL-β）与肺水肿有关，血浆 IL-10、IL-13、和 IFN-γ 水平明显升高。PSGL-1 即 CD162，是 EV71 的受体，在淋巴细胞表达。EV71 与淋巴细胞的 PSGL-1 受体结合可激活多个炎性因子或免疫应答信号途径，诱导树突状细胞、淋巴细胞等释放炎性因子以及神经毒性介质的表达，促进 EV71 病毒复制，导致神经细胞损伤。EV71 亦可诱导受染神经细胞凋亡，而病毒蛋白 C3 蛋白酶可水解宿主蛋白，损伤宿主 mRNA，参与神经细胞凋亡机制。

（二）病理

手、足部皮肤斑丘疹和口腔疱疹或溃疡为手足口病的特征性病变。口腔病变始为 2~8mm 的红色斑丘疹，进展为短暂的疱疹，继而形成带有红色晕轮的黄灰色溃疡，最后溃疡愈合。皮肤斑丘疹以 2~3mm 的红色斑疹或丘疹为特征，中心有一个灰色小疱。皮疹呈椭圆形，与皮纹纵轴相平行，皮疹消失前结硬皮，不留瘢痕。组织病理学显示皮肤棘细胞间及细胞内水肿，细胞肿胀，体积增大，胞质苍白呈气球样变，逐渐发展至细胞膜破碎，形成网状变性即表皮内水疱，逐渐发展形成表皮下水疱，内有中性粒细胞和嗜酸性粒细胞。水疱周围上皮有细胞间和细胞内水肿，水疱下真皮有多种白细胞的混合型浸润。电镜下可见上皮细胞内有嗜酸性包涵体。

脑膜脑炎、心肌炎和肺水肿是手足口病的严重并发症。少数危重患者有脑组织水肿或脑疝形成。组织学以中枢神经系统炎症为主，其中以脑干脑炎及脊髓灰质炎症最明显，神经元变性、坏死或消失，中性粒细胞浸润，脑及脊髓内小血管内皮细胞变性、坏死、血栓形成，血管周围可见单核淋巴细胞呈套袖样浸润。脑膜脑炎表现为淋巴细胞性软脑膜炎，脑灰质和白质血管周围淋巴细胞和浆细胞浸润、局灶性出血和局灶性神经细胞坏死以及胶质反应性增生。心脏受累表现为心肌肥大，局灶性心肌细胞坏死，偶见间质淋巴细胞和浆细胞浸润，无病毒包涵体。肺部受累表现为多灶性出血性水肿和局部透明膜形成，可见肺细胞脱落和增生及片状肺不张，一般无明显炎性细胞浸润及弥漫性肺泡损伤，无病毒包涵体。

【临床表现】

手足口病潜伏期多为 2~10 天，平均 3~5 天。

（一）轻症病例

急性起病，以手、足和臀部皮肤出现疱疹和口腔散在溃疡为特征。多有咽部或口痛，影响进食，婴儿可表现拒食。口腔黏膜出现散在粟粒样疱疹，或灰黄色溃疡，周围有炎性红晕。多见于舌面、硬腭、颊黏膜或口唇。手、足、臀部皮疹为斑丘疹或疱疹，无疼痛感或瘙痒感。斑丘疹多在 5 天左右由红变暗，逐渐消退；疱疹呈圆形凸起，大小不等，内有浑浊液体，5~10 天内结成硬皮逐

渐消失，不留瘢痕。部分仅表现为皮疹或疱疹性咽峡炎，病程自限，多在一周内痊愈，预后良好。

（二）重症病例

起病后病情进展迅速，在发病1~5天左右出现脑膜炎、脑炎、脑脊髓炎、神经性肺水肿、循环障碍等，病情危重，病死率高，存活病例可留有后遗症。

1. **神经系统表现** 出现在皮疹后2~4天，表现为精神差、嗜睡、易惊、头痛、呕吐、谵妄甚至昏迷。或出现肢体抖动，肌阵挛、眼球震颤、共济失调、眼球运动障碍等脑干脑炎表现。肢体无力或急性弛缓性麻痹、惊厥，可有脑膜刺激征，腱反射减弱或消失，病理征阳性。有颅内高压或脑疝则表现为剧烈头痛、脉搏缓慢、血压升高、前囟隆起、呼吸节律不规则或停止，球结膜水肿、瞳孔大小不等、对光反应迟钝或消失。

2. **呼吸系统表现** 呼吸浅促或节律改变、呼吸困难，口唇发绀，咳嗽，咳白色、粉红色或血性泡沫样痰，肺部可闻及湿啰音或痰鸣音。

3. **循环系统表现** 面色苍白、皮肤花纹、四肢发凉，指(趾)发绀，出冷汗，毛细血管再充盈时间延长。心率增快或减慢，脉搏浅快或减弱甚至消失，血压升高或下降。

【实验室及辅助检查】

（一）血常规

轻症病例一般无明显改变，或白细胞计数正常或轻度升高。病情危重者白细胞计数明显升高（$>15\times10^9/L$）或显著降低（$<2\times10^9/L$），恢复期逐渐下降至正常。

（二）血生化检查

部分病例可有轻度丙氨酸转移酶（ALT）、门冬氨酸转移酶（AST）、肌酸激酶同工酶（CK-MB）升高，升高程度与疾病严重程度成正比，与预后密切相关。病情危重者可有肌钙蛋白（cTnI）、血糖升高。C反应蛋白（CRP）一般不升高。乳酸水平升高。并发多脏器功能损害者可出现血氨、血肌酐、尿素氮等升高。

（三）血气分析

出现肺水肿时，动脉血氧分压降低、血氧饱和度下降，二氧化碳分压升高，酸中毒。

（四）脑脊液检查

中枢神经系统受累时，脑脊液外观清亮，压力增高，白细胞计数增多，多以单核细胞为主，蛋白正常或轻度增多，糖和氯化物正常。

（五）病原学检查

1. **病毒分离培养** 用组织培养方法分离肠道病毒是目前病原学诊断的金标准，取咽拭子、气道分泌物、疱疹液、脑脊液、粪便等标本行病毒分离培养，其中以粪便标本阳性率最高，但需要细胞培养设备和技术。EV71病毒感染细胞谱广，非洲绿猴肾细胞（vero细胞）、人结肠癌细胞（caco-2）、人肺腺癌细胞（A594）、人横纹肌瘤细胞、Hela细胞、人神经母细胞瘤细胞等细胞系均可用于培养分离并鉴定其细胞毒性。

2. **分子诊断技术** 用PCR技术检测肠道病毒特异性核酸序列并可鉴定其基因型或亚型，是目前常用的诊断方法之一。用RT-PCR技术检测肠道病毒VP1基因序列，可以定性或定量鉴定肠道病毒种类、血清型或亚型，亦可利用多重PCR技术在一次反应体系中同时检测多种肠道病毒。PCR技术具有快速、灵敏、特异性好的优点。

（六）血清学检查

1. **中和抗体检测** 用型特异性方法检测血清、脑脊液中肠道病毒的中和抗体是最常用的方法，可鉴定是何种病毒血清型，尤其是急性期和恢复期血清，间隔约2周，CoxA16、EV71等肠道病毒中和抗体有4倍以上的升高，具有诊断意义。此方法也可用于流行病学调查。

2. **酶联免疫吸附试验（ELISA）** 用ELISA方法检测血清中肠道病毒的IgM，在感染1周后即可检出，持续数周，具有早期诊断的意义。

（七）影像学检查

在疾病早期X线检查通常无异常，在中晚期出现双肺大片浸润影及胸腔积液，进一步发展为双侧对称性非心源性肺水肿。并发神经源性肺水肿时CT表现为弥漫而无规律的斑片状、团絮状或片状密度增高影。发生中枢神经系统症状时磁共振（MRI）可有异常改变，以脑干、脊髓灰质损害为主。

（八）其他检查

脑电图可表现为弥漫性慢波，少数可出现棘（尖）慢波。心电图，无特异性改变。少数病例可见窦性心动过速或过缓，Q-T间期延长，ST-T改变。

【并发症及后遗症】

最常见的并发症是脱水，吞咽疼痛致摄水困难是主要原因。少见而严重的并发症包括中枢神经系统、心脏和肺脏病变，主要见于肠道病毒71型感染。脑脊髓膜炎轻微且多数能够自愈，脑脊髓炎比较严重且可造成后遗症。急性弛缓性软瘫发生率约2%~10%，治疗后多可逆转，严重者治愈后留有肢体无力。病毒性心包炎和（或）心肌炎常见，大多数预后良好，重型心肌炎可导致死亡。重型肺炎和肺水肿可导致呼吸衰竭而死亡。中国台湾省对有中枢神经系统并发症和心肺衰竭救治存活者的随访显示，75%在3年后仍发育迟缓，肢体无力和萎缩等后遗症发生率较高。

【诊断与鉴别诊断】

（一）诊断

根据幼儿手、足、臀部皮疹及口腔疱疹或溃疡等临床表现应考虑本病，病原学检查发现EV71、CVA16及其他柯萨奇病毒或ECHO病毒可确诊，流行病学资料有助于诊断和鉴别。

1. 临床诊断病例　①在流行季节发病，常见于学龄前儿童，婴幼儿多见。②手、足、臀部和口腔典型皮疹，伴有或无发热。皮疹不典型时临床诊断困难，需结合病原学或血清学检查作出判断。

2. 确诊病例　临床诊断病例具有下列之一者即可确诊。①肠道病毒（EV71、CVA16等）特异性核酸检测阳性；②分离出肠道病毒并鉴定为EV71、CVA16或其他肠道病毒；③急性期与恢复期血清肠道病毒特异性中和抗体滴度4倍以上升高。

3. 临床分类　根据临床表现可分为以下几种：

（1）普通病例　手、足、口、臀部皮疹，伴或无发热。

（2）重症病例

1）重型：出现神经系统受累表现，如精神差、嗜睡、易惊、谵妄；头痛、呕吐；肌阵挛、眼球震颤、共济失调、眼球运动障碍；无力或急性弛缓性麻痹；惊厥，脑膜刺激征，腱反射减弱或消失。

2）危重型：出现下列情况之一者：频繁抽搐、昏迷、脑疝；呼吸困难、发绀、血性泡沫痰、肺部啰音等；休克等循环功能不全表现。

（二）鉴别诊断

1. 其他儿童发疹性疾病　手足口病普通病例需要与丘疹性荨麻疹、水痘、不典型麻疹、幼儿急疹、带状疱疹以及风疹等鉴别。可根据流行病学特点、皮疹形态、部位、出疹时间、有无淋巴结肿大以及伴随症状等进行鉴别，以皮疹形态及部位最为重要。最终依据病原学和血清学检测进行鉴别。

2. 其他病毒所致脑炎或脑膜炎　由其他病毒引起的脑炎或脑膜炎如HSV、CMV、EBV及呼吸道病毒等需要鉴别，临床表现与手足口病合并中枢神经系统损害的重症病例表现相似，对皮疹不典型者，应根据流行病学史尽快留取标本进行肠道病毒，尤其是EV71的病毒学检查，结合病原学或血清学检查作出诊断。

3. 脊髓灰质炎　重症手足口病合并急性弛缓性瘫痪时需与脊髓灰质炎鉴别。后者主要表现为双峰热，病程第2周退热前或退热过程中出现弛缓性瘫痪，病情多在热退后到达顶点，

无皮疹。

4. **肺炎** 重症手足口病可发生神经源性肺水肿，应与肺炎鉴别。肺炎主要表现为发热、咳嗽、呼吸急促等呼吸道症状，一般无皮疹，无粉红色或血性泡沫痰；胸片加重或减轻均呈逐渐演变，可见肺实变病灶、肺不张及胸腔积液等。

5. **暴发性心肌炎** 以循环障碍为主要表现的手足口病重症病例需与暴发性心肌炎鉴别。暴发性心肌炎无皮疹，有严重心律失常、心源性休克、阿斯综合征发作表现。心肌酶谱多有明显升高，胸片或心脏彩超示心脏扩大，心功能异常恢复较慢。最终须依据病原学和血清学检测进行鉴别。

【预后】

手足口病普通型病程自限，预后良好。合并有中枢神经系统和(或)心肺衰竭并发症的重型和危重型患儿预后较差。柯萨奇病毒感染引起的手足口病多为普通型，EV71病毒感染引起的手足口病重型和危重型病例发生率较高。危重型脑炎、心肺功能衰竭、肺出血是主要死亡原因。

【治疗】

目前尚无特效药物治疗方法，以对症、支持治疗为主。按丙类传染病要求进行报告。

(一) 普通病例

1. **隔离消毒** 注意隔离2周，避免交叉感染。轻症患儿可居家隔离，直至症状消退和皮疹结痂。症状较重或有重症倾向者应住院治疗。患儿玩具、餐具及用过的物品和排泄物应彻底消毒。

2. **对症治疗** 适当休息，清淡饮食，做好口腔和皮肤护理。有发热、消化道或呼吸道症状时采用中西医结合治疗。

(二) 重症病例

1. **神经系统受累治疗** ①降低控制颅内高压 限制入量，积极给予甘露醇降颅压治疗，每次0.5~1.0g/kg，每4~8小时一次，20~30分钟快速静脉注射，根据病情调整给药间隔时间及剂量。必要时加用呋塞米。②酌情应用糖皮质激素治疗：甲基泼尼松龙1~2mg/(kg·d)；氢化可的松3~5mg/(kg·d)；地塞米松0.2~0.5mg/(kg·d)，病情稳定后，尽早减量或停用。个别病例进展快、病情凶险可考虑加大剂量，如在2~3天内给予甲基泼尼松龙10~20mg/(kg·d)(单次最大剂量不超过1g)或地塞米松0.5~1.0mg(kg·d)。③酌情应用静脉注射免疫球蛋白总量2g/kg，分2~5天给予。④其他对症治疗 降温、镇静、止惊。⑤严密观察病情变化，密切监护。

2. **呼吸、循环衰竭治疗** ①保持呼吸道通畅，吸氧。②确保两条静脉通道通畅，监测呼吸、心率、血压和血氧饱和度。③呼吸功能障碍时，及时气管插管使用正压机械通气。④在维持血压稳定的情况下，限制液体入量(可根据中心静脉压、心功能、有创动脉压监测调整液量)。⑤头肩抬高15°~30°，保持中立位；留置胃管、导尿管。⑥药物应用：根据血压、循环的变化酌情用血管活性药物和利尿剂。⑦保护重要脏器功能，维持内环境的稳定。⑧监测血糖变化，严重高血糖时可应用胰岛素。⑨抑制胃酸分泌：可应用胃黏膜保护剂及抑酸剂等。⑩继发感染时给予抗生素治疗。

3. **恢复期治疗** ①促进各脏器功能恢复；②功能康复治疗；③中西医结合治疗。

【预防】

(一) 控制传染源

加强监测，做好疫情报告。及时发现患者，并积极采取隔离预防措施，防止疾病蔓延扩散。流行期间托幼机构和学校做好晨间体检，发现疑似患者，及时隔离治疗。医院加强预诊，设立专门诊室，严防交叉感染。

(二) 切断传播途径

做好环境卫生、食品卫生和个人卫生。强调饭前便后洗手，预防病从口入。流行期间不去

拥挤公共场所，减少被感染机会。被污染的日用品及食具等应消毒，粪便及分泌物用3%漂白粉液浸泡，衣物置阳光下暴晒，室内保持通风换气。

(三) 提高免疫力

注意婴幼儿的营养、休息，防止过度疲劳降低机体抵抗力。目前尚无可用的疫苗，但近期我国三个科研机构已研制出EV71病毒基因C4型灭活病毒疫苗，Ⅲ期临床试验显示其保护性高达90%以上。

四、病毒感染性腹泻

(一) 轮状病毒性胃肠炎

轮状病毒性胃肠炎是由轮状病毒引起的急性消化道传染病。主要经粪口传播，秋冬季节发病率高，是婴幼儿腹泻和成人病毒感染性腹泻的常见原因之一，可引起流行或大流行。临床表现为急性发热、呕吐、腹泻等，严重者可致脱水或电解质丢失。病程自限。

【病原学】

人轮状病毒(rotavirus)为呼肠病毒科，球形，有双层衣壳，从内向外呈放射状排列，似车轮状故称轮状病毒。其内含双股RNA，基因组长约18 550 bp，为11节段双链RNA，编码6种结构蛋白(VP1~VP4、VP6和VP7)和5种非结构蛋白(NSP1~NSP5)。VP1编码核糖核酸聚合酶；VP2是病毒骨架蛋白，位于病毒的核心；VP3为鸟苷酸转移酶，也称为加帽酶(capping enzyme)，参与病毒的复制。VP4为外膜蛋白，构成轮状病毒表面的棘突，可与宿主细胞表面的受体分子连接，是病毒附着宿主细胞的主要蛋白，故与病毒的感染性和宿主特异性密切相关。根据其抗原性不同可将轮状病毒进行血清学分型或基因分型(P型)，而基因型更常用。目前发现有27个基因型(P1~P27)，分布有地域差异。VP6为病毒内壳蛋白，根据其抗原性不同可将轮状病毒分为A~G 7个组，仅A组、B组和C组与人类感染有关，其中A组主要感染婴幼儿，B组主要感染成人，C组主要引起散发病例，其余主要引起动物疾病。VP7是病毒表面的糖蛋白，根据其抗原性可将病毒分型(G型)。目前，已知至少有15个G血清型(G1~G15)，其中G1~G4血清型对人类致病而被用于制备疫苗。VP4和VP7可激发宿主产生中和抗体。NSP1和NSP2是核糖核酸结合蛋白，而NSP3可与宿主细胞的eIF4G结合，抑制宿主细胞的蛋白质合成功能。NSP4具有肠毒素的作用，可诱导宿主细胞处于分泌状态，是轮状病毒导致腹泻的重要致病机制之一。NSP5和NSP6与NSP2一起调节病毒转录。轮状病毒侵入宿主细胞需要肠道胰蛋白酶的参与，并与宿主细胞膜上的受体结合，经细胞膜融合后以内吞方式进入细胞质内形成内涵体(endosome)开始复制。

轮状病毒在外界环境中较稳定，对理化因子的作用有较强的抵抗力，耐酸、碱，故可在胃肠道中生存。在室温中可存活7个月，在粪便中可存活数日或数周。95%乙醇、酚、漂白粉等对轮状病毒有较强的灭活作用，56℃ 30分钟可灭活病毒。

【流行病学】

1. 传染源 患者及无症状带毒者是主要的传染源。许多家畜、家禽可携带轮状病毒，是人类潜在的传染源。急性期患者的粪便中有大量病毒颗粒，病后可持续排毒4~8天。

2. 传播途径 主要通过粪-口途径传播感染，亦可通过呼吸道传播。水源或食物被污染、院内或幼儿园及家庭成员的密切接触可造成流行。我国曾发生的成人病毒性胃肠炎暴发流行由B组轮状病毒污染水源所致。生活接触可导致散发传播。

3. 人群易感性 儿童较成人易感，病后免疫力短暂，可反复感染。A组轮状病毒主要感染婴幼儿，以6~24月龄发病率最高。母乳喂养可明显降低婴幼儿轮状病毒的感染率。B组轮状病毒主要感染青壮年，C组轮状病毒主要感染儿童，成人偶有发病。不同组的病毒之间缺乏交叉免疫。

4. 流行病学特征 秋冬季多见，儿童多于成人。轮状病毒性胃肠炎全球流行，是发达国家

和发展中国家婴幼儿腹泻住院的主要原因。全世界每年约1亿4千万人患轮状病毒性胃肠炎，导致61万婴幼儿死亡。我国每年大约有1000万婴幼儿患轮状病毒性胃肠炎，是引起婴幼儿严重腹泻的最主要病原。

【发病机制与病理】

感染轮状病毒后，目前认为肠上皮刷状缘的乳糖酶是轮状病毒受体，病毒借此酶脱去衣壳进入上皮细胞。婴儿肠黏膜上皮细胞含大量乳糖酶，易感染轮状病毒。乳糖酶的含量随年龄增长而减少，易感性亦下降。

轮状病毒的感染部位主要在十二指肠及空肠，致使上皮细胞变性、坏死，肠黏膜微绒毛变短，有单核细胞浸润。轮状病毒在上皮细胞内复制，致肠绒毛上皮细胞受损，乳糖酶等二糖酶减少，乳糖转化为单糖减少，乳糖在肠腔内积聚造成肠腔内高渗透压，水分进入肠腔，导致腹泻和呕吐。此外，轮状病毒的非结构蛋白NSP4类似于肠毒素，可引起肠道上皮细胞分泌增加，也是导致腹泻的重要机制之一。频繁吐泻可丢失大量的水和电解质，导致脱水、酸中毒和电解质紊乱。动物研究发现，胃肠道神经系统在轮状病毒性胃肠炎的发病中起一定作用。

感染轮状病毒后，是否发病取决于侵入病毒的数量和机体的免疫状态。研究显示轮状病毒特异性血清IgA和粪便中的IgA与保护性免疫有关，而血清中和抗体不能完全阻止再次感染。机体循环中和肠道的特异性CTL在清除侵入肠道的轮状病毒机制中也起着重要的作用。

【临床表现】

1. 婴幼儿轮状病毒性胃肠炎 潜伏期1~3天。6~24月龄婴幼儿症状较重，大龄儿童或成人多为轻型。起病急，伴低热和恶心、呕吐，继而腹泻，每天十次至数十次不等，多为水样或黄绿色稀便，无黏液及脓血便。重者可出现脱水及代谢性酸中毒、电解质紊乱。部分患儿可伴有呼吸道症状。本病为自限性，病程约1周。免疫功能低下的患儿可出现肠道外症状及慢性腹泻，甚至引起呼吸道感染、坏死性肠炎、肝脓肿、心肌炎、脑膜炎等。

2. 成人轮状病毒性胃肠炎 成人感染轮状病毒多无症状，少数患者出现急性胃肠炎表现，与婴幼儿感染的表现相似。以腹泻、腹痛、腹胀为主要症状。多无发热或低热，重者症状明显。病程多为3~6天，偶可长达10天以上。使用免疫抑制剂者或患有艾滋病者亦可出现严重症状。

【实验室检查】

1. 常规检查 外周血白细胞及分类多数正常，少数可轻度升高。粪便检查多无异常。

2. 病毒检查 电镜或免疫电镜检查直接观察粪便中的病毒颗粒，具有快捷、简便的优点，但受设备限制，不能普及。应用聚丙烯酰胺凝胶电泳（PAGE）、PCR技术、基因芯片技术从粪便或肛拭子标本中直接提取或扩增病毒核酸，具有快速、灵敏和特异性高的优点。

3. 病毒抗原或特异性抗体检查 用双抗体夹心ELISA技术检测轮状病毒抗原是最常用的方法，可进行血清学分型。用ELISA方法检测血清中特异性抗体IgM，双份血清抗体滴度增加4倍以上有诊断意义。

【诊断与鉴别诊断】

根据流行季节、发病年龄、临床表现及粪便检查，综合判断。秋冬季节、婴幼儿腹泻，粪便为稀水样便应考虑本病。粪便中检出特异性病毒颗粒，或检出轮状病毒抗原，或双份血清特异性抗体滴度呈4倍以上增高均有诊断价值。

本病应与其他病毒性腹泻鉴别，主要靠病原学检查确诊。还应与细菌、真菌、寄生虫感染引起的腹泻鉴别，也应与婴儿喂养不当及其他疾病导致的水样泻进行鉴别。

【治疗】

目前尚无特效药物治疗轮状病毒性胃肠炎。治疗以饮食疗法和补液以纠正脱水和电解质丢失为主。口服补液盐对治疗纠正脱水和电解质丢失有效，严重者给予静脉补液。暂停乳类及双糖类食物。腹泻呕吐严重时可给予止吐剂。抗菌治疗无效。

【预防】

1. **管理传染源** 早发现、早诊断、早隔离治疗患者，以降低其传染性。

2. **切断传播途径** 加强饮食、饮水卫生，保护水源防止污染。对患者排泄物或分泌物应消毒后排放。做好医院新生儿室环境消毒，防止医源性传播。

3. **提高免疫力** 对6月~24月龄婴幼儿口服减毒轮状病毒疫苗是目前有效预防轮状病毒性胃肠炎的最有效方法。母乳喂养可减轻婴幼儿腹泻的症状和发病率。

（二）诺如病毒性胃肠炎

诺如病毒性胃肠炎（norovirus gastroenteritis）是由诺如病毒引起的急性消化道传染病。急性起病，传播迅速，主要经水、食物和密切接触传播。临床表现以呕吐、腹泻为主要特点。

【病原学】

诺如病毒（norovirus）为杯状病毒家族成员之一，无包膜，表面粗糙，呈对称的二十面体球形，直径约27~30nm。诺如病毒由衣壳和含单股正链RNA组成，其基因组约7.5kb（图3-39），有3个开放读码区（ORFs），ORF1编码194kD的非结构多聚蛋白，含有RNA多聚酶等酶类。ORF2编码60kD的衣壳蛋白（也称VP1）。ORF3则编码23Kd的碱性蛋白（VP2）。诺如病毒易变异，可因变异或重组形成新的病毒株。2005年建立的新分类系统，根据ORF2的氨基酸序列，将其分为5个基因群（分别称GⅠ、GⅡ、GⅢ、GⅣ和GⅤ）和至少31个基因型。GⅠ、GⅡ和GⅤ对人类致病，而GⅢ和GⅣ引起动物（牛和鼠）的疾病。分子流行病学研究显示诺如病毒引起暴发性胃肠炎70%是GⅡ4型感染所致。衣壳蛋白可诱导机体产生特异性抗体，但免疫力不持久。病毒衣壳蛋白可与宿主肠道上皮细胞的组织血型抗原（histo-blood group antigen，HBGAs）上的分子结合，故HBGAs也称为诺如病毒的受体，病毒与此受体的结合受基因型特异性的影响，故诺如病毒感染有基因易感性。

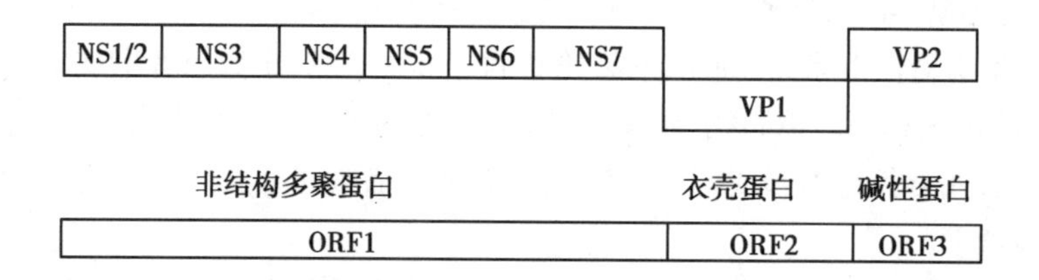

图3-39 诺如病毒基因示意图（NS3编码NTP酶；NS5编码VPs；NS6编码蛋白酶；NS7编码RNA依赖RNA聚合酶）

诺如病毒感染性很强，在较低剂量（DI50<20病毒颗粒）即可引起感染，在粪便中数量众多（10^8~10^{10}病毒颗粒/g粪便），持续约2周，但免疫低下的感染者排病毒可长达8月。诺如病毒耐热、耐酸，对乙醚和常用消毒剂抵抗力较强，加热至60℃ 30分钟仍有传染性，含氯10mg/L 30分钟方可灭活。常温下在物体表面可存活数天，冷冻数年仍有感染性。因此，诺如病毒被美国CDC列为需要防范的B类生物恐怖病原体。

【发病机制与病理】

诺如病毒主要在肠道黏膜细胞质中复制，可引起十二指肠及空肠黏膜的可逆性病变，空肠黏膜保持完整，肠黏膜上皮细胞绒毛变短、变钝，线粒体受损，无细胞坏死。在肠固有层见单核细胞及中性粒细胞浸润。病变在2周完全恢复。诺如病毒感染的致病机制不详。可能因病毒感染致上皮细胞刷状缘上多种酶的活力下降而引起对脂肪、D-木糖和乳糖等吸收障碍，肠腔液体增加而引起腹泻。

【流行病学】

1. **传染源** 患者、隐性感染者和病毒携带者是主要传染源。急性期排毒量大，时间短暂，一般72小时，但免疫功能低下的感染者排毒时间可长达8月。

2. **传播途径** 粪-口途径是诺如病毒感染的主要方式。通过污染的水、食物常引起暴发流行，而人与人接触及含病毒气溶胶也可传播。接触传播及食物亦可引起散发。

3. **易感人群** 人群普遍易感，但诺如病毒感染在人群中有基因易感性差异。研究显示人对诺如病毒的易感性与在肠道表皮细胞上表达的组织血型抗原（HBGAs）有关。HBGAs是血型糖类，包括ABO血型、路易斯蛋白以及在表皮细胞上表达的抗原前体，是诺如病毒的受体或辅助受体。宿主的基因易感性和HBGAs结合方式具有病毒株特异性，不同的病毒株结合不同的HBGA糖类。具有分泌子基因（岩藻糖基转移酶2，FUT2）编码的H1抗原对GⅠ群和GⅡ4型诺如病毒易感，而不表达FUT2基因者（即为非分泌子基因）则对诺如病毒感染有抵抗力。

诺如病毒感染后可产生特异性抗体，仅对同型病毒有短暂的免疫力（<6月），加之诺如病毒易变异，故可反复感染。

4. **流行病学特征** 本病在全球广泛流行，全年均可发病。GⅠ群诺如病毒性胃肠炎多以学龄儿童和成人为主，而GⅡ群胃肠炎以儿童和婴幼儿多见，尤以5岁以下儿童发病为主。寒冷季节呈高发，北半球多集中在10~12月，而南半球多见于春夏季。分子流行病学调查显示全球各地暴发流行的诺如病毒性胃肠炎，70%以上是由GⅡ4型诺如病毒引起。在学校、医院、养老院、幼儿园、军营、餐馆因水源或食物污染可引起暴发流行，或因接触感染而呈现散发。

【临床表现】

潜伏期一般1~2天。约30%的感染者可无症状。起病急，以恶心、呕吐、腹痛、腹泻为主要症状，腹泻为黄色稀水便或水样便，无黏液脓血，每日数次至十数次。伴有腹绞痛。儿童先出现呕吐，而后腹泻。部分患者可伴有轻度发热、头痛、寒颤或肌肉痛等症状，严重者出现脱水。病程1~3天自愈，但体弱、老年人及免疫功能低下者症状多较重。

【实验室检查】

1. **常规检查** 血常规示白细胞正常或轻度增高。大便检查多无异常。

2. **病原学检查** 电镜或免疫电镜检查粪便可见病毒颗粒。用ELISA检测粪便中病毒抗原，具有简便、快速的优点。应用PCR技术可检测粪便、环境标本中的病毒核酸，亦可定量检测病毒载量和基因分型。

3. **血清抗体检测** 用放射免疫技术检测血清中诺如病毒抗体，双份血清抗体滴度显著上升有助于诊断。

【诊断与鉴别诊断】

在秋冬季，突然出现腹痛、呕吐及水样腹泻，应考虑本病的可能，注意了解进食、饮水及腹泻患者接触史。确诊依赖病毒学检查。

需与细菌性、真菌性及寄生虫性腹泻鉴别，也应与非感染性腹泻鉴别。

【治疗】

目前无特效治疗药物。以对症治疗和支持治疗为主。本病多自限，无需用抗菌药物治疗。症状重者给予口服补液或静脉补液治疗以纠正脱水、酸中毒及电解质紊乱。次水杨酸铋可减轻胃肠炎症状，但对腹泻次数和量以及病毒载量无影响。

【预防】

采取以切断传播途径为主的综合预防措施。

1. **管理传染源** 早发现、早隔离患者及隐性感染者。做好疫情监测和上报。

2. **切断传播途径** 加强饮水和食品卫生，保护水源不被粪便污染。做好个人卫生。

3. **保护易感人群** 目前尚无预防诺如病毒性胃肠炎的疫苗。但亚单位疫苗和基因重组技术产生的病毒样颗粒作为疫苗，临床试验显示有一定的保护作用，因诺如病毒易变异及基因型繁多，单价疫苗不能覆盖所有诺如病毒，故制备多价疫苗将是今后研究的重点领域。

(三) 肠腺病毒性胃肠炎

肠腺病毒性胃肠炎(enteric adenoviral gastroenteritis)主要由腺病毒40型和41型感染引起,是我国婴幼儿腹泻的常见病原体之一。主要经消化道和接触传播,表现为水样腹泻,伴低热及呕吐,重者可出现脱水和电解质紊乱,可引起婴幼儿肠套叠。治疗以对症及支持治疗为主。

【病原学】

人腺病毒呈球形,无包膜,直径约70~90nm,其核心为36kb的线性双链DNA,外有三种衣壳蛋白组成的病毒衣壳。衣壳是由252个蛋白亚单位形成的二十面体的颗粒,由六邻体衣壳粒、五邻体衣壳基质和向外伸展的纤维组成。

人腺病毒根据其血凝素特性分为6个亚群(A~F)以及根据其中和抗体特点分为51个血清型。腺病毒可侵入人类的多种组织和器官,引起相关疾病。在肠道生存并引起病毒性胃肠炎的腺病毒主要是F群的40型、41型和30型的病毒,它们也称为肠腺病毒,亦有2型、3型、8型和31型腺病毒也可引起病毒性胃肠炎。腺病毒感染宿主细胞须经历黏附、进入、复制和释放等过程。腺病毒依赖其病毒颗粒表面突出的纤维样结构蛋白(fiber)黏附于宿主细胞表面的柯萨奇腺病毒受体(CAR),通过网格蛋白包裹囊泡(clathrin-coated vesicle)进入细胞内,此过程有宿主细胞的一系列酶的活化。六邻体衣壳粒是核衣壳的主要蛋白,其主要功能是可激活宿主的体液免疫、细胞免疫和固有免疫应答。此外,六邻体蛋白在保护病毒基因组方面起重要作用。

肠腺病毒耐酸、碱,4℃可存活70天,36℃存活7天,但加热56℃ 2~5分钟即灭活,紫外线照射30分钟可灭活。对甲醛敏感。但在室温,PH 6.0~9.5时可保持最强感染力。

【流行病学】

1. **传染源** 患者和带病毒者是腺病毒性胃肠炎的唯一传染源。

2. **传播途径** 消化道传播和人-人接触为主要途径,亦可通过呼吸道而感染。

3. **易感人群** 人群普遍易感。病后10~14天内有传染性。多见于3岁以下儿童,以6~12月龄幼儿为多。感染后有一定免疫力,但持续时间尚不清楚。

4. **流行特征** 本病世界流行,全年均可发病,以秋冬季节发病较高,多为散发或地方流行。肠腺病毒也是我国婴幼儿腹泻的第二个主要病因,仅次于轮状病毒感染,也是医院感染导致的病毒性腹泻的主要病因之一。

【发病机制和病理】

肠腺病毒主要感染空肠和回肠。病毒感染致肠黏膜绒毛变短变小,细胞变性、溶解,肠固有层有单核细胞浸润,导致小肠吸收功能障碍而引起渗透性腹泻。

【临床表现】

潜伏期3~10天,平均7天。大多数感染者无症状,但可从粪便中分离出腺病毒40型或41型。主要表现为水样腹泻,每日腹泻十余次,伴低热及呕吐,重者可出现水电解质紊乱。平均病程8~12天。少数患者还伴有咽痛、咳嗽等呼吸道感染的症状。腺病毒感染可引起肠系膜淋巴结炎,表现类似于阑尾炎,亦可引起婴幼儿肠套叠。有研究显示,婴幼儿肠套叠病例中约22%~61%病例有腺病毒感染的证据。

【实验室检查】

1. **常规检查** 外周血白细胞正常或略降低。粪便检查为水样便,偶见少许白细胞。

2. **病毒学检查** 粪便电镜检查或病毒培养;亦可从粪便及肛拭子标本检测腺病毒特异性抗体;用PCR技术检测粪便标本中的腺病毒核酸,可测序、定量及分型。

【诊断】

秋冬季节,婴幼儿水样腹泻,应考虑本病。确诊依赖病毒学或特异性血清学检查。

应与其他病毒感染性腹泻、细菌感染性腹泻、寄生虫感染性腹泻鉴别。

【治疗】

腺病毒性胃肠炎目前无特效药物，主要是饮食治疗和对症支持疗法。因腺病毒性胃肠炎多为自限性疾病，无需用抗生素治疗，预后良好。脱水是主要的死亡原因。

1. 一般治疗　消化道隔离。病毒感染性腹泻时可继续进食以促进胃肠功能恢复。以清淡及流质饮食为宜，暂停乳类及双糖类食物。吐泻重者可暂禁食 8~12 小时，然后逐步恢复正常饮食。

2. 液体疗法　及时补液，纠正脱水。可用米汤加盐，糖盐水或口服补液盐（oral rehydration salts，ORS）纠正轻度脱水及电解质紊乱。严重脱水应静脉补液，注意补钾。

3. 止泻剂　消旋卡多曲是近年上市的新型止泻剂，对水样泻有较好疗效。肠黏膜保护剂如蒙脱石散等对各种腹泻及新生儿腹泻亦有良好疗效。中医中药等也可用于止泻。

【预防】

采取以切断传播途径为主的综合性措施。加强对腹泻疫情的监测，及时发现和隔离腺病毒感染性腹泻患者；对腹泻患者应及时隔离，减少与腹泻患者的接触。对环境和分泌物及时消毒，搞好个人卫生，养成良好卫生习惯。

（张跃新）

参考文献

1. 杨绍基 . 脊髓灰质炎 // 刘克洲，陈智 . 人类病毒性疾病 . 第 2 版 . 北京：人民卫生出版社，2012.674-679
2. 高志良 . 脊髓灰质炎 // 马亦林，李兰娟 . 传染病学 . 第 5 版 . 上海：上海科学技术出版社，2011.123-133
3. 王慎玉，朱凤才，汪华 . 柯萨奇病毒 A 组 16 型研究新进展 . 中华疾病控制杂志，2014，18(1)：68-73
4. 马亦林，李兰娟 . 传染病学 . 第 5 版 . 上海：上海科学技术出版社，2011. 122-144
5. 中华人民共和国卫生计生委 . 手足口病诊疗指南 2013 版 .
6. 李兰娟，任红 . 传染病学 . 第 8 版 . 北京 . 人民卫生出版社，2013，43-55
7. 缪晓辉，冉陆，张文宏，等 . 成人急性感染性腹泻诊疗专家共识 . 中华传染病杂志，2013，31(12)：705-714
8. 窦晓光 . 轮状病毒感染 // 刘克洲，陈智 . 人类病毒性疾病 . 第 2 版 . 人民卫生出版社 . 北京 .2010，463-469
9. 赵志新 . 病毒性胃肠炎 // 马亦林，李兰娟 . 传染病学 . 第 5 版 . 上海科学技术出版社 . 上海，2011，150-153
10. Moturi EK，Porter KA，Wassilak SG，et al. Progress toward polio eradication-Worldwide，2013—2014. Morb Mortal Wkly Rep，2014，63(21)：468-472
11. Cameron CE，Suk Oh H，Moustafa I M. Expanding Knowledge of P3 proteins in the poliovirus lifecycle. Future Microbiol，2010，5(6)：867-881
12. Modlin JF Poliovirus. Seen in Mandell，Douglas，and Bennett's principles and practice of infectious diseases，Seventh Edition，edited by Mandell GL，Bennett JE.，Dolin R. published by Churchill Livingstone Elsevier 2010，2345-2351
13. Modlin JF. Coxsackievirus，Echoviruses，Newer Enteroviruses，and Parechoviruses. Seen in Mandell，Douglas，and Bennett's principles and practice of infectious diseases，Seventh Edition，edited by Mandell GL，Bennett JE，Dolin R. published by Churchill Livingstone Elsevier，2010，2353-2365
14. Dotzauer A，Kraemer L. Innate and adaptive immune responses against picornavirus and their counteractions：An overview. World J Virol，2012，1(3)：97-107
15. Lin JY，Shih SR. Cell and tissue tropism of enterovirus 71 and other enteroviruses infection. J Biomed Sci，2014，21：18
16. Emerging disease surveillance and response. Hand，Foot and Mouth Disease. World Health Organization，2013
17. Huang PN，Shih SR.Update on enterovirus 71 infection. Current Opinion in Virology，2014，5：98-104
18. Xing WJ，Liao QH，Viboud C，et al. Hand，foot，and mouth disease in China，2008-12：an epidemiological study. Lancet Infect Dis，2014，14：308-318
19. Yip CCY，Lau SKP，Woo PCY，et al. Human enterovirus 71 epidemics：what's next？ Emerg Health Threats J，

2013,6:19780

20. Dormitzer PR.Rotavirus. Seen in Mandell,Douglas,and,Bennett's Principles and Practice of Infectious Diseases(7th) edited by Mandell GL,Bennett JE,Dolin R. published by Elsevier,2010,2105-2115
21. Ramani S,Atmar RL,Estes MK. Epidemiology of human noroviruses and updates on vaccine development. Curr Opin Gastroenterol,2014,30(1):25-33
22. Arias A,Emmott E,Vashist S,et al. Progress towards the prevention and treatment of norovirus infections. Future Microbiol,2013,8(11):1475-1487
23. Rhee EG,Barouch DH. Adenoviruses. Seen in Mandell,Douglas,and,Bennett's Principles and Practice of Infectious Diseases(7th) edited by Mandell GL,Bennett JE,Dolin R. published by Elsevier,2010,2027-2033

第十节 流行性乙型脑炎

流行性乙型脑炎(epidemic encephalitis B)简称乙脑,又称日本脑炎(Japanese encephalitis,JE),是由乙脑病毒(encephalitis B virus)引起的以脑实质炎症为主要病变的中枢神经系统急性传染病。本病经蚊虫叮咬传播,常流行于夏、秋季,多发生于儿童,主要分布于亚洲和西太平洋地区。临床上以高热、意识障碍、抽搐或惊厥、病理反射及脑膜刺激征为特征,部分病例可留有严重后遗症,重症患者病死率高。

【病原学】

乙脑病毒属虫媒病毒(arborvirus)乙组的黄病毒科(*flaviviridae*),黄病毒属(*flavivirus*),直径40~50nm,呈球形,可分为核心和包膜两部分(图 3-40)。其核心含 10 976 个碱基对的单股正链RNA,由单股多肽的核衣壳蛋白包绕。包膜中镶嵌有糖基化蛋白(E 蛋白)和非糖基化蛋白(M 蛋白)。其中 E 蛋白是病毒表面的主要抗原成分,由它形成的抗原决定簇,具有血凝活性和中和活性,同时还与多种重要的生物学活性有关。

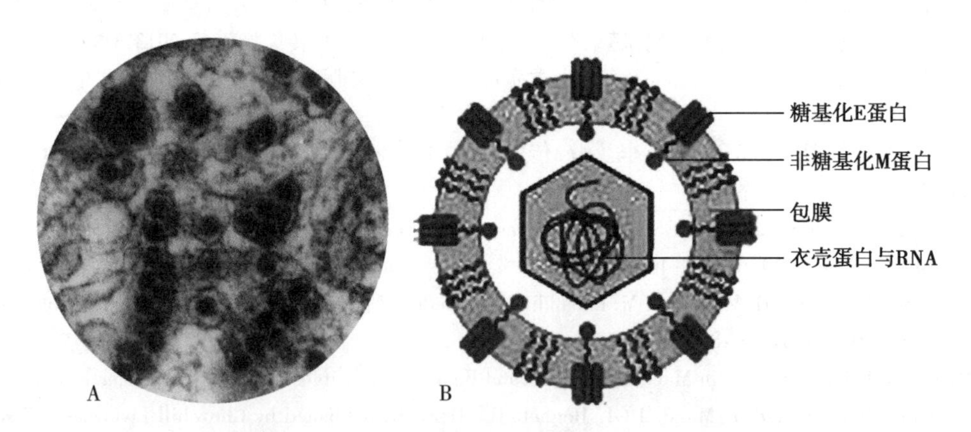

图 3-40 A. 乙脑病毒颗粒(电镜);B. 结构示意图

乙脑病毒易被常用消毒剂灭活,对热敏感,100℃ 2 分钟或 56℃ 30 分钟即可将其杀灭,但耐低温和干燥,用冷冻干燥法在 4℃冰箱中可保存数年。乙脑病毒噬神经细胞,侵入细胞后在细胞质内繁殖,可在乳鼠脑组织内传代,亦在鸡胚、Hela 细胞和猴肾细胞中生长繁殖。

乙脑病毒的抗原性稳定,较少变异,具有较好的免疫原性。人与动物感染乙脑病毒后,可产生特异性的中和抗体、补体结合抗体及血凝抑制抗体,对这些抗体的检测有助于临床诊断和流行病学调查。

【流行病学】

(一) 传染源

人与许多动物(如猪、牛、马、羊、鸡、鸭、鹅等)都易感染乙脑病毒,并成为本病的传染源,故本病是人兽共患的自然疫源性疾病。动物中的牲畜、禽鸟类均可感染乙脑病毒,特别是猪的感

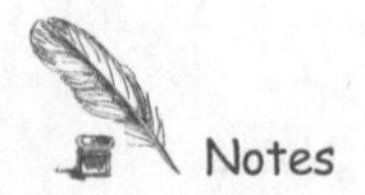

染率高，幼猪经历一个流行季节几乎100%被感染，由于感染后血中病毒量多，病毒血症持续时间长，加上猪的更新率快，饲养面广，因此猪是乙脑的主要传染源。病毒常在蚊-猪-蚊等动物间循环传播。人感染乙脑病毒后，可仅出现短暂的病毒血症，且病毒数量少，所以人不是本病的主要传染源。乙脑通常在人类流行前1~2月，先在家畜中流行(图3-41)，因此及时监测猪的乙脑病毒感染率可预测当年人群中的流行态势。

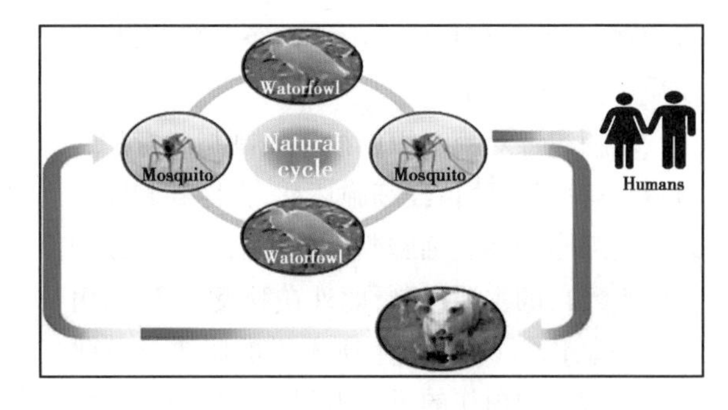

图3-41 乙脑病毒在不同宿主中的循环

（二）传播途径

乙脑主要经蚊虫叮咬传播。库蚊(culex)、伊蚊和按蚊的一些种均可传播本病，三带喙库蚊(三斑家蚊)是携带病毒率最高的蚊种，并且分布最广泛，因此是我国乙脑的主要传播媒介。该蚊在家畜的饲养圈里也是最多的蚊种，当它们叮咬感染乙脑病毒的动物(尤其是猪)后，病毒进入蚊体内迅速繁殖，随后移行入唾液腺，并在唾液中仍保持较高浓度和毒力，经叮咬将病毒传给动物和人。由于蚊可携带病毒越冬，并且可经卵传代，在蚊虫的整个生活周期均可携带乙脑病毒，所以蚊不仅为传播媒介，而且是最主要的长期储存宿主。另外，被感染的蠛蠓、蝙蝠、候鸟也可携带乙脑病毒越冬而成为重要的越冬储存宿主。

（三）人群易感性

未感染过乙脑病毒或未接种乙脑疫苗者对乙脑病毒普遍易感，感染后多为隐性感染(隐性感染/显性感染=300∶1~2000∶1)并可获得较持久的免疫力。显性感染或发病病例主见于10岁以下儿童，尤以2~6岁组发病率最高，婴儿可从母体获得胎传抗体而具有被动免疫保护作用，大多数成人因经历隐性感染而获得免疫力。近年来由于儿童和青少年广泛接种疫苗，成年人的发病率则相对增加。

（四）流行特征

乙脑的主要流行区遍及东南亚和西太平洋地区，我国除新疆、青海、西藏及东北北部外均有本病流行(图3-42)，农村发病率高于城市。随着疫苗接种的普及，我国的乙脑发病率已逐年下降。

乙脑流行与蚊繁殖、气温和雨量等因素有关，在热带地区乙脑可全年发生，在亚热带和温带地区有严格的季节性，80%~90%的病例发生在7~9月份。本病集中流行少，呈高度散发性，很少有家庭成员中多人同时发病。

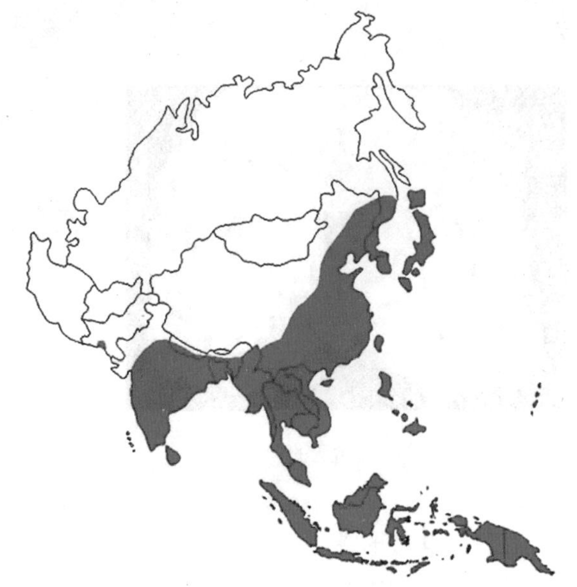
图3-42 乙脑的全球流行分布

【发病机制】

携带乙脑病毒的蚊虫叮咬人后，病毒随蚊虫唾液进入人体，先在单核-吞噬细胞系统中繁殖，然后释放入血，形成病毒血症。随后是否发病及疾病的严重程度除取决于病毒的数量与毒力外，更主要取决于机体的免疫力。免疫力强者迅速消除病毒血症，中枢神经系统不会受到病毒侵入，表现为隐性感染或轻型病例，并可获得持久免疫力。当被感染者免疫力弱，或者因高血压、脑外伤、脑血管疾病、癫痫、脑寄生虫病等原因削弱血-脑屏障，感染的病毒量大且

毒力强，则病毒容易侵入中枢神经系统，引起脑实质病变（图 3-43）。

乙脑病毒对脑组织的损伤机制与病毒的直接侵袭有关，可致神经细胞坏死、炎性细胞浸润及胶质细胞增生。细胞凋亡是乙脑病毒导致神经细胞死亡的主要机制，此外在脑炎发病时，由大量一氧化氮（NO）产生所诱发的脂质过氧化是导致脑组织损伤的重要因素之一。免疫损伤是脑组织损伤的另一重要机制，体液免疫中产生的特异性抗体（主要是 IgM）与病毒抗原结合后，就会沉积在脑血管壁上，激活补体和异常的细胞免疫，导致血管壁损伤，附壁血栓形成，导致脑组织供血障碍和坏死，炎性细胞浸润。免疫反应的强烈程度与病情的轻重及预后密切相关。

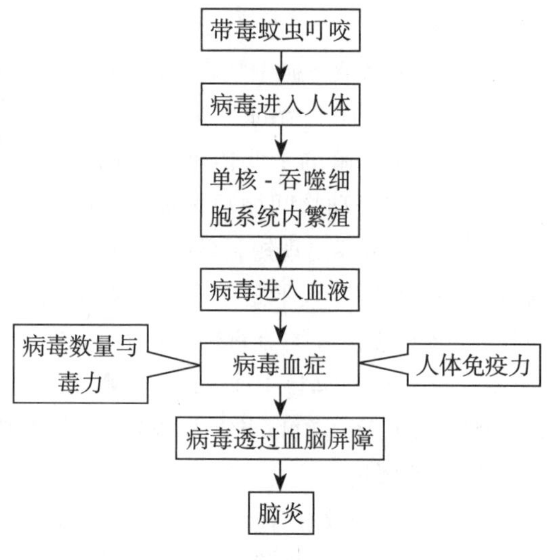

图 3-43 乙脑的发病机制

乙脑的脑组织病变范围广，整个中枢神经系统灰质可受累，其中以大脑皮层、基底核、视丘病变最重，脊髓的病变最轻。肉眼可见软脑膜充血、水肿、出血，脑沟变浅、脑回变粗，切面见大脑（顶叶、额叶、海马回）皮质深层、基底核、视丘等部位粟粒大小半透明的软化灶，或单个散在，或聚集成群，甚至可融合成较大的软化灶，以顶叶和丘脑最为显著（图 3-44）。镜检可出现以下病变。

（一）神经细胞变性、坏死

乙脑病毒在神经元内增殖，形成病毒包涵体，可见细胞肿胀、细胞质空泡形成、尼氏体消失、核偏位，神经元坏死（核固缩、溶解、消失）、周围有大量的炎性细胞和少量胶质细胞环绕（图 3-45）。

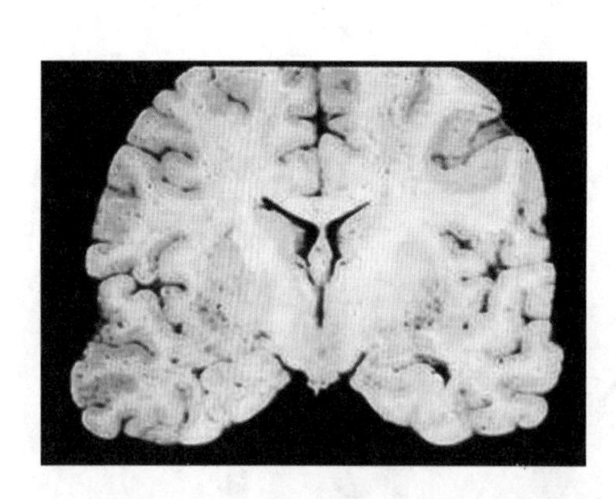

图 3-44 乙脑病变的肉眼表现

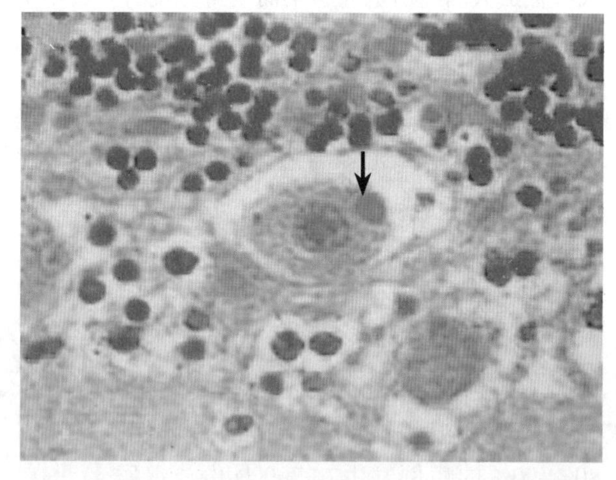

图 3-45 镜下神经细胞病变，箭头所示为病毒包涵体

（二）软化灶形成

神经细胞的坏死、液化形成圆形或卵圆形的镂空筛网状软化灶，边界清楚（图 3-46），对本病的诊断具有一定的特征性。

（三）血管变化和炎症反应

血管高度扩张充血，管腔内血流明显淤滞，血管周围间隙增宽，脑组织水肿。呈灶性浸润的炎症细胞以淋巴细胞、浆细胞和单核细胞为主。在脑实质中，炎性细胞浸润多以变性坏死的神经元为中心；在脑间质中，浸润的炎性细胞围绕血管周围间隙形成血管套（图 3-47）。

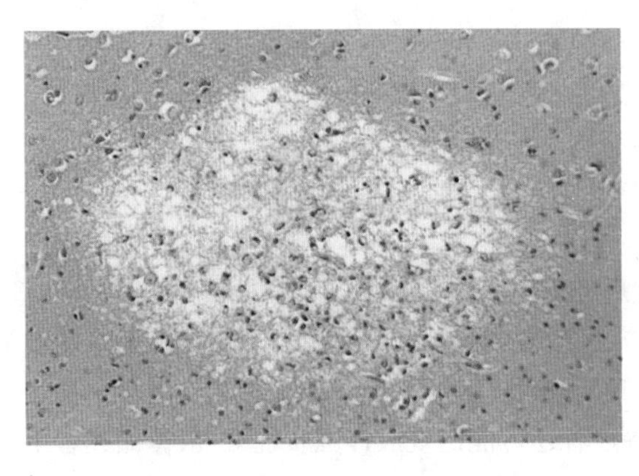
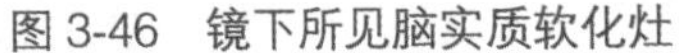

图 3-46 镜下所见脑实质软化灶

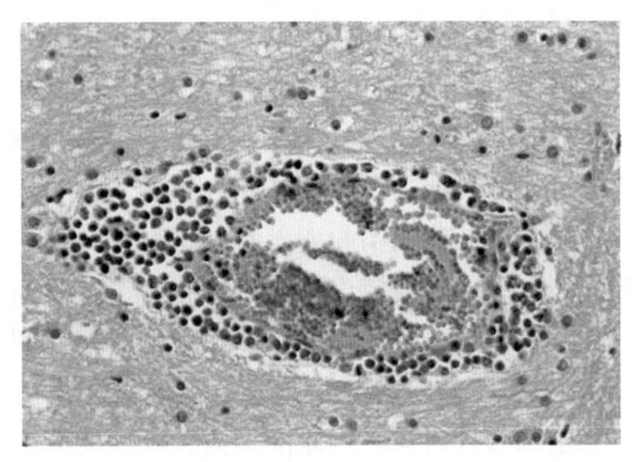

图 3-47 镜下所见的血管套样病变

(四) 胶质细胞增生

小胶质细胞(属于单核 - 巨噬细胞系统)明显增生,形成小胶质细胞结节(图 3-48),该结节多位于小血管旁或坏死的神经细胞附近。在亚急性和病程较长的病例中,可见星形胶质细胞增生和胶质瘢痕形成。

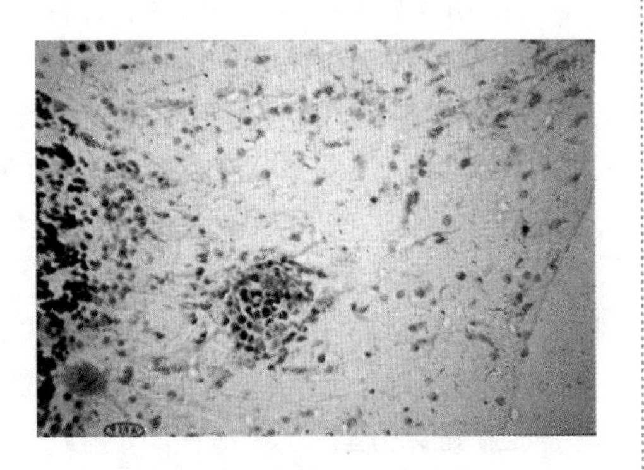

图 3-48 镜下所见结节病变

【临床表现】

潜伏期为 4~21 天,一般为 10~14 天。

(一) 典型的临床表现

典型的临床表现可分为四期。

1. **初期** 病初的 1~3 天,相当于病毒血症期。起病急,一般无明显前驱症状,体温在 1~2 天内上升至 39~40℃,伴有精神萎靡、嗜睡、食欲缺乏,大儿童可诉有头痛,婴幼儿可出现腹泻,体温持续不退,此时神经系统症状及体征常不明显而误为上感,少数患者出现神志淡漠,激惹或颈项强直。

2. **极期** 病程的第 4~10 天,除初期的病毒血症加重外,突出表现为脑实质受损的症状。

(1) 高热:体温常达 40℃,通常持续 7~10 天,重型者可达 20 天以上。热程越长,发热越高,病情越重。

(2) 意识障碍:表现为嗜睡、定向力障碍、谵妄、昏迷等。意识障碍最早可见于病程第 1~2 天,多出现于第 3~8 天,通常持续 7 天左右,重型者可持续 1 个月以上。昏迷深浅、持续时间长短与病情的严重程度和预后密切相关。

(3) 惊厥或抽搐:发生率在 40%~60%,程度可从面肌、眼肌的小抽搐,到单侧、双侧或四肢的肢体抽搐、强直性抽搐,严重者可为全身强直性抽搐。时程从数分钟到数十分钟不等。为病情严重的表现,一方面,本症由高热、脑实质炎症或脑水肿所致,另一方面,长时间或频繁抽搐可影响呼吸运动,甚至引起呼吸暂停,加重脑缺氧和脑水肿。

(4) 呼吸衰竭:多见于重型患者,是乙脑最严重的症状,也是乙脑的主要死亡原因。由脑实质炎症、脑组织缺氧、水肿、颅内高压、低血钠脑病和脑疝等所致,累及延脑呼吸中枢。主要为中枢性呼吸衰竭,表现为呼吸节律不整和幅度不均,如呼吸表浅、双吸气、叹息样呼吸、潮式呼吸、抽泣样呼吸等,最后呼吸停止。此外,也可因脊髓病变引起呼吸肌瘫痪,导致周围性呼吸衰竭,表现为呼吸困难、呼吸频率改变、呼吸幅度减弱、发绀,但呼吸节律始终整齐。脑疝患者除前述呼吸衰竭表现外,尚有其他症状。小脑幕切迹疝(颞叶疝)常表现患侧瞳孔先缩小,后随病情发展渐散大,患侧上眼睑下垂、眼球外斜,病变对侧肢体肌张力先亢进、后减弱或消失,病变对侧肌力减弱或麻痹,病理征早期阳性,后期消失;随病变发展脑干受压,可出现生命体征异常甚至紊

Notes

乱。而枕骨大孔疝(小脑扁桃体疝)的生命体征异常或紊乱较早出现，而意识障碍出现较晚。因脑干受压缺氧，瞳孔忽大忽小，因位于延髓的呼吸中枢严重受损，患者早期可突发呼吸骤停而死亡。

高热、抽搐和呼吸衰竭是乙脑极期的严重表现，三者互相影响(图3-49)，呼吸衰竭为引起死亡的主要原因。

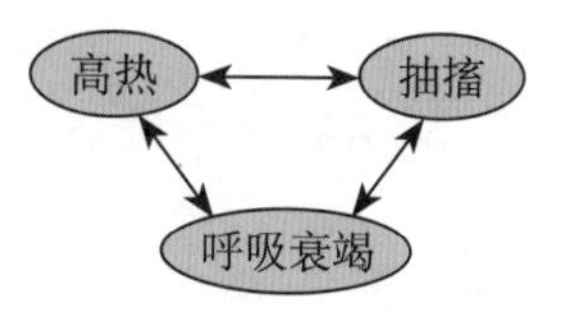

图 3-49 乙脑三大主症相互促进

(5) 其他神经系统症状和体征：大多出现在病程的10天内，很少在2周后出现新的神经系统表现。深反射常先亢进后减弱或消失，病理征阳性，浅反射减弱或消失。可有脑膜刺激征，但婴幼儿因囟门未闭脑膜刺激征不明显，而有前囟隆起。因自主神经受累，深昏迷者可出现尿潴留或大小便失禁。昏迷者还可能出现肢体强直性瘫痪，偏瘫或者全瘫，肌张力增高，单瘫少见。

(6) 循环衰竭：少见，多因脑疝、消化道失血、心功能不全、有效循环血量减少等所致。表现为血压下降、休克和胃肠道出血。

3. 恢复期 体温逐渐下降，神经系统症状、体征日渐好转，提示患者进入恢复期，此期表现可有持续低热、痴呆、失语、流涎、多汗、面瘫、吞咽困难、肢体痉挛性瘫痪，肢体不自主运动、癫痫发作等。一般患者于2周左右完全恢复，重型患者可能需1~6个月时间逐渐恢复，如超过6个月仍无法完全恢复者，进入后遗症期。

4. 后遗症期 约5%~20%的重型患者留有后遗症，主要为意识障碍、痴呆、失语、瘫痪、癫痫、精神障碍等，经治疗可有不同程度恢复，癫痫有时会持续终生。

(二) 临床分型

根据发热程度、神经系统症状和体征、病程及预后等，将乙脑分为轻型、普通型、重型和极重型。

1. 轻型 低、中度发热，体温39℃以下，可有轻度嗜睡，神志清楚，头痛、呕吐不严重，无抽搐，脑膜刺激征不明显。约7天左右可恢复。

2. 普通型 高热，体温39~40℃，患者常昏睡或浅昏迷，头痛、呕吐明显，偶有抽搐，脑膜刺激征明显，病理反射征阳性。病程大约7~14天，多无恢复期症状。

3. 重型 高热或超高热，体温持续40℃以上，患者昏迷，常反复或持续抽搐，瞳孔缩小，对光反射迟钝或消失，深反射先亢进后消失，浅反射消失，病理反射征阳性，多有神经系统定位体征，可有肢体瘫痪，多为强直性，常有呼吸衰竭。病程多在2-3周以上，多有恢复期症状，部分患者有不同程度后遗症。

4. 极重型(暴发型) 起病急骤，进展迅速，体温于1~2天内达40℃以上，出现反复或持续性强烈抽搐，深度昏迷，迅速出现脑疝及中枢性呼吸衰竭，多在极期死亡，幸存者留有严重后遗症。

乙脑流行期间以轻型和普通型患者多见。

【实验室检查】

(一) 血常规

常有白细胞总数增高，多在$(10 \sim 20) \times 10^9/L$，少数可更高；中性粒细胞常>80%。部分患者血白细胞可一直正常。

(二) 脑脊液

压力增高，外观无色透明或微混，白细胞数多在$(50 \sim 500) \times 10^6/L$，少数可$>1000 \times 10^6/L$。早期以中性粒细胞为主，随后则淋巴细胞增多。脑脊液中白细胞数不反映病情严重程度。免疫功能严重受损者(如HIV/AIDS、应用皮质激素、应用免疫抑制剂、淋巴网状细胞恶性疾病、接受化疗等的患者)，白细胞数可始终不升高。蛋白轻度增高，糖正常或偏高，氯化物基本正常。部分病例在病初脑脊液检查正常，故如有疑诊，可在过后重复脑脊液检查。

(三) 血清学检查

1. **特异性 IgM 抗体测定** 脑脊液中最早在病程的第 2 天即可检测到,血清则在病程的 3~4 天检测到,2 周达到高峰,可作为早期诊断指标。常用间接免疫荧光法、酶联免疫吸附试验(ELISA)、2- 巯基乙醇(2-ME)耐性试验等方法检测。

2. **补体结合试验** 补体结合抗体为 IgG 抗体,特异性较高,多于病程的 2 周出现,5~6 周达峰值,可维持 1 年左右,不能作为早期诊断指标,主用于流行病学调查或回顾性诊断。

3. **血凝抑制试验** 血凝抑制抗体通常在病程的第 4 天开始出现,2 周达高峰,可维持 1 年以上。该试验因操作简便,且阳性率高于补体结合试验,故较常用于诊断及流行病学调查。但乙脑病毒的血凝素抗原与同属病毒如登革热病毒、黄热病病毒等有弱交叉反应,故可出现假阳性,应予注意。

(四) 病原学检查

1. **病毒分离** 病毒主要存在于脑组织,在血及脑脊液中浓度很低,在病程 1 周内死亡患者的脑组织中可分离到病毒。

2. **病毒抗原或核酸检测** 可从血液、脑脊液、脑组织中取样行直接免疫荧光法检测乙脑病毒抗原或行 PCR 检测乙脑病毒核酸。

【并发症】

约 10% 的乙脑患者发生不同并发症,其中以支气管肺炎最常见,多因患者昏迷呼吸道分泌物难以排出或因机械通气发生呼吸机相关肺炎。其次因支气管分泌物堵塞发生肺不张,败血症、尿路感染、褥疮等也可发生,重型患者可因应激性胃黏膜病变致上消化道大出血。

【诊断】

(一) 流行病学资料

显著的季节性(夏秋季),多为 10 岁以下儿童,因人口流动量大,近年来成人病例有所增加。

(二) 临床特点

急性起病,高热、意识障碍,头痛、呕吐,抽搐,脑膜刺激征及病理反射阳性等。

(三) 实验室检查

血常规显示白细胞及中性粒细胞增高;脑脊液呈无菌性脑膜炎改变。血清特异性 IgM 抗体阳性有助确诊。如检测到乙型脑炎病毒抗原、核酸可确诊。恢复期血清抗乙脑病毒 IgG 抗体阳性、或中和抗体滴度较急性期升高 4 倍以上者,可回顾性确诊。

【鉴别诊断】

(一) 中毒性菌痢

亦多见于夏秋季,10 岁以下儿童高发,且首发症状为高热、意识障碍、抽搐,故极易与乙脑混淆。中毒性菌痢起病更急,循环衰竭出现较早(因感染性休克),无脑膜刺激征,脑脊液多正常,可做肛拭子或生理盐水灌肠后查大便常规,有大量白细胞、脓细胞,细菌培养得痢疾志贺菌,借此鉴别。

(二) 化脓性脑膜炎

流行性脑脊髓膜炎为呼吸道传染病,多见于冬春季,以脑膜炎表现为主,脑炎表现不突出,大多伴发皮下与黏膜下瘀点。脑脊液呈化脓性改变,脑脊液涂片或培养可得病原菌。其他细菌所致者多有原发病灶。早期治疗的化脓性脑膜炎,其脑脊液改变可酷似流行性乙型脑炎,应予注意。

(三) 结核性脑膜炎

无季节性,有结核病史,起病较慢,病程长,脑膜刺激征明显,脑实质病变较轻,常合并脑神经损害,脑脊液蛋白显著升高、葡萄糖降低、氯化物显著降低,脑脊液薄膜涂片或培养常可得到结核分枝杆菌。胸片、眼底检查常可发现结核灶。

(四) 其他病毒性脑炎

常见病原有单纯疱疹病毒、腮腺炎病毒、肠道病毒等,因临床表现相似,仅凭临床症状、体征较难鉴别,确诊有赖于血清学和病原学检查。森林脑炎与乙脑表现很相似,应加以鉴别。

乙脑与常见中枢神经系统感染性疾病的鉴别要点总结于表3-17。

表3-17 乙脑与常见中枢神经系统感染性疾病的鉴别

病种	流行病史	临床表现	脑脊液(CSF)检查						
			压力	外观	WBC	蛋白质	糖	氯化物	病原体
流脑	冬春季	皮肤瘀点瘀斑	↑↑↑	脓样	>数千或上万	↑↑	↓↓	↓	脑膜炎双球菌
其他化脑	无季节原发病	原发病灶	↑↑↑	脓样	似流脑	↑↑	↓↓	↓	其他化脓细菌
结脑	无季节结核史	缓起,结核中毒症状	↑↑	微混,有薄膜	数十或数百	↑↑	↓	↓↓↓	结核分枝杆菌
乙脑	夏秋季	脑实质损害	↑	清亮或微混	似结脑	↑	正常	正常	特异性IgM+

【预后】

轻型和普通型患者大多可顺利恢复,无明显后遗症。重型和暴发型患者的病死率可达20%以上,中枢性呼吸衰竭是主要死因,存活者留有不同程度后遗症。

【治疗】

目前没有特效的抗乙脑病毒药物,主要采取积极的对症和支持治疗,维持体内水、电解质及酸碱平衡,密切观察病情变化,重点处理好高热、抽搐和呼吸衰竭等危重症状,控制脑水肿与颅内高压,降低病死率和减少后遗症的发生。

(一) 一般治疗

患者应置于能防蚊和有降温设施的病房隔离,控制室温在30℃以下。保持口腔和皮肤清洁,应定时给昏迷患者翻身、拍背、吸痰,防止发生肺部感染和褥疮。昏迷、抽搐患者应防坠床。严密监测患者液体入出量,为防止加重脑水肿,重型患者不宜静脉输注过多液体。一般成人每天补液约1500~2000ml,儿童每天约50~80ml/kg,根据实验室监测结果,及时纠正电解质紊乱和酸碱失衡。昏迷者可采用鼻饲。

(二) 对症治疗

高热、抽搐及呼吸衰竭是影响患者预后、危及生命的三大主要症状,并相互影响、互为因果,形成恶性循环。高热增加机体分解代谢和耗氧量,加重脑缺氧、脑水肿和神经细胞病变,使抽搐加重;抽搐又加重缺氧和促进呼吸衰竭,进一步加重脑缺氧、脑组织病变和体温升高。因此,抢救乙脑患者的关键在于及时控制高热、抽搐和呼吸衰竭。

1. **高热** 高热患者宜将病房室温控制在30℃以下,体温控制以物理降温为主,药物降温为辅,保持体温在38℃左右。具体措施包括:①物理降温:包括在额、枕和体表大血管等部位(如腋下、颈部及腹股沟等处)冰敷;用30%~50%乙醇或温水擦浴(水温32~34℃),冷盐水(4~6℃)灌肠等。降温不宜过快、过猛,禁用冰水擦浴,以免引起寒战和虚脱;②药物降温:物理降温效果欠佳时适当应用退热药,应防止药量过大致大量出汗,引起脱水和循环衰竭;③亚冬眠疗法:对于持续高热伴反复抽搐者,可用氯丙嗪和异丙嗪每次各0.5~1mg/kg肌注,每4~6小时1次,持续3~5天,具有降温、镇静、止痉等作用。但用药过程中应保持呼吸道通畅,密切观察生命体征变化,因该类药物可抑制呼吸中枢及咳嗽反射。

2. **抽搐** 应针对引起抽搐的病因如高热、脑水肿及脑实质病变等进行治疗,同时镇静解痉。

(1) 对于高热者,降温措施如前述。

(2) 对于脑水肿,应加强脱水治疗,可予20%甘露醇静脉快速滴注或推注(20~30分钟内),每次1~2g/kg,每4~6小时重复使用,必要时可加用呋塞米、50%葡萄糖、肾上腺皮质激素静脉注射。镇静治疗适用于脑实质病变引起的抽搐。常用地西泮,成人每次10~20mg,儿童每次0.1~0.3mg/kg(每次不超过10mg),肌注或缓慢静脉注射;亦可用水合氯醛鼻饲或灌肠,成人每次1~2g,儿童每次60~80mg/kg(每次不超过1g);亦可用亚冬眠疗法。预防抽搐可用巴比妥钠,成人每次0.1~0.2g,儿童每次5~8mg/kg。

3. 呼吸衰竭 应根据病因进行相应治疗。①氧疗,可用鼻导管或面罩吸氧,并适当增加吸入氧浓度纠正患者缺氧状态;②脑水肿所致者应加强脱水治疗;③呼吸道分泌物多者应积极吸痰、定时翻身拍背以利排痰,可用化痰药物(α-糜蛋白酶、沐舒坦等)和糖皮质激素雾化吸入,并可适当加入抗生素防治细菌感染;对于严重排痰障碍者,可采用气管插管或气管切开建立人工气道,有利于吸痰管深入气道吸痰,必要时也可方便用纤维支气管镜吸痰。④呼吸衰竭经常上述处理无效时,应及时建立人工气道接呼吸机辅助通气,是保证呼吸衰竭抢救成功、降低病死率及减少后遗症的重要措施之一。对于应用呼吸兴奋剂兴奋呼吸中枢及血管扩张剂改善微循环等方法,应慎重或不提倡使用。

4. 循环衰竭 密切监测与评价血流动力学变化,维持有效循环血容量,必要时可适当应用血管活性药,利于维持有效灌注压,并注意维持水、电解质及酸碱平衡。

5. 肾上腺糖皮质激素的使用 对激素使用尚无统一意见。主张使用者认为,激素可通过抗炎、退热、降低毛细血管通透性和渗出等机制,发挥降低颅内压、防治脑水肿的作用。反对者认为,由于激素抑制机体的免疫功能,增加继发感染率,且疗效不显著,不主张常规使用。临床上可根据病情,在排除应用禁忌的情况下,在重型患者的抢救中早期、短程使用,可能有益。

(三) 恢复期及后遗症治疗

加强护理,防止发生继发感染和褥疮;进行肢体、语言、智力、吞咽、大小便等功能锻炼,还可进行针灸、推拿按摩、高压氧、理疗、中药等治疗。

【预防】

乙脑的预防应采取以防蚊、灭蚊及预防接种为主的综合措施。

(一) 控制传染源

家畜是主要传染源,特别是未经历流行季节的幼猪,极易感染乙脑病毒而成为主要传染源之一。近年来用疫苗免疫幼猪,可减少猪群的病毒血症,从而控制乙脑病毒向人群的传播。另外,应搞好家畜饲养场所的环境卫生,消除蚊滋生环境,人畜居地分开。及时隔离和治疗患者,患者隔离至体温正常。

(二) 切断传播途径

防蚊、灭蚊是预防乙脑病毒传播的重要措施。应做好人、畜环境卫生工作,消灭蚊孳生地,重点做好牲畜棚圈(特别是猪圈)等场所的灭蚊工作,可以适当喷洒灭蚊剂,灭越冬蚊和早春蚊,可以减少蚊携带病毒率,从而减少人群感染机会。使用蚊帐、蚊香,涂擦驱蚊剂等有效防止被蚊叮咬。

(三) 保护易感人群

保护易感人群的主要措施是预防接种。我国大部分省、市已将乙脑疫苗纳入计划免疫。目前我国使用的乙脑疫苗包括地鼠肾细胞灭活和减毒活疫苗,保护率达到60%~90%。10岁以下的儿童为主要接种对象,从非流行区进入流行区的人员,也应接受预防接种。一般接种2次,间隔7~10天,第二年加强注射1次,连续3次加强后,可获得较持久免疫力。疫苗接种应在流行前1个月完成。乙脑疫苗不能与伤寒三联菌苗同时注射,以免引起过敏反应;有慢性酒精中毒和中枢神经系统疾病者禁用。我国目前生产的减毒活疫苗效价比高,不良反应少,适合大规模

接种。一些新型疫苗如合成肽疫苗、基因工程亚单位疫苗以及核酸疫苗等尚在研究当中。

（孟庆华）

参考文献

1. 李兰娟，任红．传染病学．第8版．北京：人民卫生出版社，2013，86-92
2. Huang YJ，Higgs S，Horne KM，et al. Flavivirus-Mosquito Interactions. Viruses，2014，24；6（11）：4703-4730
3. Unni SK，Růžek D，Chhatbar C，et al. Japanese encephalitis virus：from genome to infectome. Microbes Infect，2011，13（4）：312-321
4. Misra UK，Kalita J. Overview：Japanese encephalitis，Prog Neurobiol，2010，91（2）：108-120
5. Griffiths MJ，Turtle L，Solomon T. Japanese encephalitis virus infection. Handb Clin Neurol，2014，123：561-576

第十一节 肾综合征出血热

肾综合征出血热（hemorrhagic fever with renal syndrome，HFRS）过去又称流行性出血热（epidemic hemorrhagic fever，EHF），是汉坦病毒属（hantaviruses）中的若干型病毒引起的以啮齿类动物为主要传染源的自然疫源性疾病，临床特征主要有发热、出血、低血压休克和肾衰竭。

本病呈世界性流行，全世界78个国家已报道本病发生或发现存在汉坦病毒。本病最早见于1913年前苏联海参崴（现称符拉第里沃斯克）地区，1931—1932年在黑龙江流域中俄边境的侵华日军和俄国军队中有HFRS发生。1935年日本士兵在东北森林草原地带发生的HFRS曾被误诊为“出血性紫斑”、“异型猩红热”、“急性肾炎”、“出血性斑疹伤寒”等。1938—1942年在东北绥芬河流域二道岗、孙吴、黑河和虎林地区训练演习的日军先后有300多人患病，死亡数十人，时称“二道岗热”、“孙吴热”、“黑河病”和“虎林热”。据文献报道，仅在当时侵驻中国东北的百万日军中，即先后有12 000人患HFRS，病死率高达30%。1942年日本陆军军医部将上述不同名称的疾病，统称为“流行性出血热”。1955年在我国内蒙古大兴安岭林区及陕西秦岭北坡山区暴发HFRS。20世纪80年代以来HFRS流行强度逐渐加大，全国年报道病例数逾10万，危害严重，目前除青海省缺乏疫情资料外，其余33个省、市、自治区包括台湾省和香港、澳门特区均已报道本病发生或流行，近80年累计发病患者数已达165万，死亡4万余人。

本病既往在我国、日本、朝鲜、韩国和俄罗斯远东地区称为流行性出血热，在欧洲国家称为流行性肾病（nephropathia epidemica）。1982年WHO建议统称为肾综合征出血热，我国学术界于20世纪90年代末统称为肾综合征出血热。

【病原学】

（一）历史和分类

汉坦病毒（hantavirus，HV）为一种RNA病毒。20世纪40年代研究证明本病病原体为一种滤过性病毒，但始终未能成功分离。1976年，韩国李镐汪教授等自韩国汉滩河畔捕捉的黑线姬鼠肺中分离获得一种能与本病恢复期患者血清发生抗原反应的病毒，并能在未曾感染的黑线姬鼠连续传代，由此定名为汉滩病毒（hantaan virus，HTNV），现已归于布尼亚病毒科（Bunyaviridae）汉坦病毒属。

（二）形态和结构

该属病毒外观为球形或卵圆形，直径为78~240nm（平均约120nm），表面包有囊膜，内质在电镜下呈颗粒丝状结构。病毒基因组为单股负性RNA，含大（L）、中（M）、小（S）三个片段，分别编码RNA聚合酶、两种囊膜糖蛋白（glycoprotein 1，2；G1，G2）及核衣壳蛋白（nucleocapsid protein，NP）。不同型别毒株L、M和S片段的碱基数有些差别，其中汉坦病毒76~118株分别由6533nt、3616nt和1696nt组成。目前已知病毒的中和抗原、血凝抗原和型特异性抗原位点主要存在于G1和G2上，而NP含有病毒的组特异性抗原。

(三) 生物学特性

汉坦病毒常用非洲绿猴肾(Vero)细胞及其克隆株 VeroE6 细胞进行分离培养。此外,我国采用地鼠肾原代细胞(GHK)和长爪沙鼠原代细胞(MGK)分离培养病毒,并可用作制备疫苗的细胞株。病毒接种于 1~3 日龄小白鼠乳鼠脑内,可引起致死性感染,成年小鼠和其他动物接种病毒后多表现为隐性感染。大多数成年灵长类动物不易感。

(四) 抗原性和血清型

依据病毒抗原反应性和基因结构的不同,本属病毒可分为至少二十余种血清型和四十多种基因型,代表型别有汉坦病毒、汉城病毒(Seoul virus,SEOV)、普马拉病毒(Puumala virus,PUUV)、希望山病毒(Prospect Hill virus,PHV)、多布拉伐 - 贝尔格莱德病毒(Dobrava-Belgrade virus,DOBV)、泰国病毒(Thailand virus,THAIV)、索托帕拉亚病毒(Thottapalayam virus,TPMV)及辛诺柏病毒(Sin Nombre virus,SNV)等。其中,SNV 对人高度致病,病死率达 50% 以上;HV 和 DOBV 所致重症较多,病死率为 3%~5%,;SEOV 多致中轻型病例,病死率不足 1%;PUUV 仅引起轻症患者,其余 3 型病毒分布地区目前尚未见人间疫情。

我国的主要流行病毒型别为 HV(血清Ⅰ型)和 SEOV(血清Ⅱ型),前者主要引起重型出血热,黑线姬鼠、大林姬鼠为主要宿主动物,代表毒株主要有 A9、陈株、A16、84-Fli、Z10 及 H8205。后者主要引起轻型出血热,褐家鼠、实验用大白鼠为主要宿主动物,代表毒株主要有 R22 和 L99 等。

(五) 病毒受体

1998 年 Gavrilovskaya 等首次提出整合素 β3 能促进汉坦病毒(HV)致病毒株如 HTNV、SEOV、PUUV 及 SNV 感染宿主细胞,抗整合素 β3 亚单位的抗体以及整合素 αvβ3 的配体可削弱致病性 HV 对细胞的感染。HV 穿入人类细胞需要有整合素 αvβ3 表达,缺乏人 β3 整合素的中国仓鼠卵巢(Chinese hamster ovary,CHO)细胞原本对汉坦病毒不易感,在转染了人 β3 整合素后则变得敏感。致病性 HV 通过细胞膜上的 β3 整合素感染细胞,而非致病性 HV 则通过细胞膜上 β1 整合素感染细胞。以上研究表明,整合素 αvβ3 是 HV 致病株的重要黏附受体之一。

(六) 理化特性

汉坦病毒为有囊膜病毒,用脂溶剂和一般消毒剂如三氯甲烷、丙酮、β- 丙内酯、乙醚、酸(pH<3)、苯酚、甲醛、70% 的乙醇和 0.5% 的碘等均很容易将其灭活。此外,60℃ 10 分钟,100℃ 1 分钟,钴 60 照射(>105 拉德)及紫外线(10~15 分钟)也可将其灭活。

【流行病学】

(一) 宿主动物和传染源

国内外已查明至少 94 种脊椎动物自然感染汉坦病毒,啮齿类动物为主要宿主动物,如鼠科姬鼠属的黑线姬鼠、大林姬鼠和黄喉姬鼠,家鼠属的褐家鼠和大白鼠,仓鼠科田鼠亚科林平属和欧洲棕背平等。其他类群动物多认为是继发(二次性)感染。

(二) 传播途径

1. **接触传播** 通过含病毒的鼠尿、粪、呕吐物及鼠血、组织液等经破损的皮肤黏膜侵入机体。

2. **呼吸道传播** 带病毒动物的排泄物、分泌物在外界形成气溶胶,经呼吸道吸入感染。

3. **消化道传播** 污染的饮食、饮水可经破损的口腔黏膜和消化道感染。

4. **虫媒传播** 国内研究认为带毒的恙螨和革螨可通过叮咬人体将本病传染给人,但尚未得到国际公认。

5. **人 - 人传播** 虽然南美国家汉坦病毒肺综合征疫区曾报道患者家庭成员及参与诊治的医护人员可以感染同类疾病,但是鲜有报道 HFRS 的人 - 人传播。

6. **母婴垂直传播** 孕妇感染和母婴传播虽不多见,但可致孕妇死亡、早产、死胎或畸形。疫区带毒孕鼠的宫内传播对于疫源地的维持具有重要意义。

（三）人群易感性与免疫性

人群对本病普遍易感，以男性青壮年为主。隐性感染率一般为0.9%~5.2%，家鼠型疫区高于姬鼠型疫区，二次发病者罕见。发病后3~5天便可从感染者外周血中检出抗汉坦病毒IgM抗体，第2周达高峰；IgG抗体多于病后1周末检出，高峰在第2~3周后，以后滴度逐渐下降，部分患者可保持终生。

（四）流行特征

本病呈世界性分布，我国疫情最严重，其次为独联体国家，朝鲜和芬兰，其他国家发病较少。

本病好发于我国海拔500米以下的地区，疫区主要分布于丰水带、多水带和过渡带的农业区（如山东、陕西、湖北、湖南、浙江、江苏、江西及安徽等省）及东北林区（如黑龙江省），流行类型主要有三种：①姬鼠型（乡村型、重型、野鼠型）：主要分布于农作物区、垦区和林区，散发为主，局部地区还可呈点状暴发；流行季节为秋末和冬季。②家鼠型（城市型、轻型、褐家鼠型）：主要分布在城镇和市郊居民区及近郊村镇，暴发为主，也有点状散发；流行季节主要为3~6月份。③混合型：同一疫区上述两型并存，具备两型的特点，一年有两次发病高峰（3~6月和10月至次年1月）。

【发病机制与病理】

（一）发病机制

1. 免疫病理反应　临床观察和研究表明，汉坦病毒（HV）感染可引发人体强烈而迅速的免疫应答，通常自发热期末即出现明显免疫异常，主要表现为体液免疫反应亢进、补体激活、特异性细胞免疫增强、促炎因子和各类细胞因子大量释放及免疫调控功能明显异常。

(1) 固有免疫：固有免疫是机体非特异性抗感染免疫早期阶段的主体，在获得性免疫应答的启动、调节和效应阶段也发挥重要作用。单核-吞噬细胞、树突状细胞、自然杀伤细胞及自然杀伤T细胞、γδT细胞和B1细胞等是固有免疫的主要执行者。已发现HV可在体外产毒性地感染不同来源的树突状细胞（DC），感染的DC未出现任何细胞病变，也未诱导细胞坏死或凋亡，但是HV的感染却能向不成熟DC传递强烈的成熟刺激信号，使其表型和功能发生变化，上调MHCⅠ类和Ⅱ类分子、共刺激分子、黏附分子表达，HV感染还能下调与DC内摄抗原作用相关的DC-SIGN分子，使DC摄取抗原的能力下降。推测HV可伴随感染的不成熟DC向全身组织器官播散；在二级淋巴组织，HV感染后诱导成熟的DC可以有效刺激T细胞活化，后者经血流到达被感染的器官。在迁移过程中，CD8+效应性T淋巴细胞可牢固结合并杀伤因HV感染而上调表达ICAM-1和MHCⅠ类分子的内皮细胞；感染的DC释放促炎因子TNF-α和IFN-α等也可加剧血管内皮细胞渗漏，导致内皮屏障破坏和渗漏综合征（leakage syndrome）。此外，已观察到非致病的汉坦病毒株和致病毒株感染后与干扰素调节因子3（IRF3）活化相关的干扰素应答存在明显差别，可能是致病毒株感染发病的重要原因。

(2) 体液免疫：早期患者微血管扩张，血浆渗出，组织水肿，血清组胺和IgE水平升高，肥大细胞脱颗粒试验阳性等，提示Ⅰ型变态反应参与早期发病过程。特异性IgM和IgG抗体早期即已形成，且迅速增加，与病毒及其抗原形成大量免疫复合物，后者广泛沉积于微血管壁、肾小球基底膜和肾小管，并附着于红细胞和血小板表面，激活补体，引起血管、肾脏和血小板损伤，从而导致血浆渗出、出血、休克和肾衰竭，血细胞聚集，血液黏滞度增加，并进而引发DIC等一系列中间病理环节。此外患者体内尚可检出抗肾小球基底膜抗体等，故认为Ⅱ型变态反应可能也参与发病。近年对汉坦病毒肺综合征患者中和抗体的测定发现，轻症患者血清抗病毒中和抗体滴度较高，而大多数重症患者较低。

(3) 细胞免疫：本病病程中细胞免疫功能有明显改变，其显著特点是异型淋巴细胞（本质是活化增殖的免疫活性细胞如淋巴母细胞）在病程早期即大量出现，免疫细胞活化抗原的表达增强，细胞毒T细胞（CTL）数量增多，功能增强，CD4+/CD8+比值下降或倒置，一些细胞因子如IFN-γ、IL-12、TNF-α、IL-6、IL-8、IL-10和PGE2等释放增加，活性增高。近年已鉴定出某些与汉

坦病毒特异性 CTL 的 TCR 结合的 T 细胞抗原表位，且这种 CTL 应答具有明显的 HLA 遗传限制性，这可能是不同患者感染后病情轻重差异的重要原因。活化 CTL 识别病毒感染的靶细胞后，可通过新生成的穿孔素、颗粒酶等溶解、杀伤和破坏靶细胞，发挥其效应功能，达到防护感染、清除病毒的目的，同时也造成机体损伤。有研究报告特异性 CD8+T 细胞产生的数量与急性 HPS 患者病情轻重相关，具有较高比率特异性 CD8+T 细胞的患者多为重症需要机械通气的患者，而轻症患者 CD8+T 细胞比率多低于 9.8%。

2. **病毒直接作用** 人们在临床诊治中早已注意到，本病主要临床病症在发病早期即已出现，且其出现，达高峰及消失时间等大多一致；绝大多数患者早期分型与最终分型相符，提示 HFRS 发病机制的特点为原发性损伤，病程为自限性经过。此外，起病早期临床病理表现已很明显，但免疫测定多无异常。病理研究也已证明，一些患者的新鲜活检标本及急性期死亡患者的尸检标本可检出病毒抗原或核酸，同时伴有相应部位不同程度的病理改变如组织变性、坏死、出血等，且病毒抗原分布多的部位病理损伤也重。体外培养也观察到，某些 HV 毒株对常用传代细胞有致细胞病变效应。以上均表明，HV 的直接致病变作用可能是机体发病的始动环节或重要因素。

（二）病理生理

1. 有效循环血量减少及休克

(1) 病程早期热退前后常发生低血压休克：主要由于血管壁损伤，通透性增加，血浆大量渗出血容量骤减所致，故本病有“渗漏综合征”之称。

(2) 患者多不同程度发生 DIC：由于血管损伤及各种致病因子作用，凝血系统被激活，引起微血管内广泛纤维蛋白沉积及血小板凝集，形成弥散的微血栓，血栓形成中大量凝血因子消耗，纤溶激活引起严重出血，并由于微血栓栓塞继发内脏损害及功能障碍等。DIC 的主要临床特点是低血压休克、出血及栓塞症状。

(3) 心肌损伤：HV 可直接造成心肌损伤，此外心肌缺血、酸中毒及神经体液调节失衡等均可造成心肌收缩力下降，心排血量减低，加重低血压休克。

2. 出血

(1) 全身小血管损伤 HFRS 基本病理改变是全身微小血管弥漫性损害，近年研究表明，位于血管内皮细胞和血小板表面的汉坦病毒受体 - 整合素对于维持毛细血管的完整性以及血小板参与血管壁修复等十分重要；此外抗原抗体复合物对血管壁的沉积以及低血压休克和酸中毒对血管内皮细胞的影响均有可能造成血管壁的病变，导致皮肤黏膜和腔道出血。

(2) 血小板减少和功能障碍 HFRS 病程中普遍存在血小板数量减少及功能障碍。其原因可能为：①生成减少：HV 可直损伤骨髓巨核细胞，使血小板成熟障碍；②消耗增多：大量的血小板在修补血管内皮中消耗；③破坏增加：免疫复合物沉积于血小板表面，激活补体，使血小板破坏增加；④功能障碍：可能与 HV 经血小板表面的病毒受体直接侵害血小板有关，免疫复合物沉积使血小板破坏增加以及尿毒症时胍类及酚类物质抑制血小板第 3 因子释放等也是重要因素。

(3) 凝血机制障碍 病程 5~7 病日时约 50% 患者可发生 DIC，主要是病毒及 IC 损伤血管内皮细胞，导致血管壁基底膜胶原的暴露和广泛组织细胞坏死，释放组织凝血酶，激活血浆Ⅻ因子和Ⅶ因子，启动内源性与外源性凝血系统所致。加上血液浓缩、血流缓慢、代谢性酸中毒以及脂质过氧化损伤，花生四烯酸代谢产物释放炎性介质，均可加重血管内皮和胃肠黏膜损伤，促进 DIC 形成，广泛微血管栓塞、凝血因子大量消耗而出血。DIC 后期继发性纤溶亢进，血中类肝素物质增多，均可加重出血。

3. **急性肾衰竭** 急性肾衰竭主要是由于有效循环血量减少、肾血流量不足，导致肾小球滤过率下降所致；肾素 - 血管紧张素增加、肾小球微血栓形成和抗原抗体复合物引起的基底膜损伤也是肾小球滤过率下降的重要原因。肾小管变性坏死、肾间质出血、水肿压迫和肾小管腔被肾

脱落细胞和蛋白凝块阻塞等可进一步加重少尿。

（三）病理改变

本病的基本病理改变为全身小血管和毛细血管广泛损害、血管内皮细胞肿胀变性，重者管壁可发生纤维蛋白样坏死和破裂崩解。内脏毛细血管高度扩张，充血淤血，管腔内可见血栓形成，引起各组织器官充血、出血、变性甚至坏死。上述病变在肾脏、腺垂体、肾上腺皮质、右心房内膜下和皮肤黏膜等部位尤为显著。各脏器和体腔都有不同程度的水肿和积液，以后腹膜、肺及其他组织疏松部最严重；少尿期可并发肺水肿和脑水肿。炎性细胞浸润以淋巴细胞、单核细胞和浆细胞为主，但不明显。

【临床表现】

潜伏期7~46天，一般为2周左右。典型病例表现发热、出血和肾损害三类主要症状及发热、低血压休克、少尿、多尿和恢复期五期经过。非典型和轻症患者临床表现差异较大，可无低血压休克、出血或肾衰竭。重症患者前二、三期可重叠。

（一）发热期

起病急，主要表现为感染中毒症状、毛细血管和小血管中毒症及肾损伤的症状体征。

1. 感染中毒症状　典型病例有高热、畏寒，体温在39~40℃之间，以弛张热、稽留热和不规则热为多，一般持续4~6天。临床病型轻重与体温高低成正比。伴头痛、腰痛、眼眶痛（三痛）及四肢关节酸痛，乏力。头痛以两颞部和前额部为主，性质以胀痛为主。腰痛轻者仅感两侧肾区胀痛及叩击痛，重者剧痛不敢平卧和翻身，局部拒按，如在低血压休克期或少尿期突发剧烈腰痛应警惕有否并发肾破裂。眼眶痛以胀痛为主，眼球活动时尤甚。

多数患者有明显消化道症状，表现为食欲减退，重者有恶心、呕吐、呃逆等。部分患者有腹痛、腹泻，腹痛剧烈者可出现腹肌紧张、压痛和反跳痛，易误诊为外科急腹症。腹泻易误诊为急性肠炎和感染性腹泻。少数患者可出现兴奋、谵妄、烦躁不安和嗜睡等神经精神症状，极少数危重患者可出现抽搐、昏迷及脑膜刺激征。

2. 充血和出血　于2~3病日，患者眼球结膜及颜面部、颈部和上胸部皮肤出现显著的潮红充血（三红），似酒醉貌。黏膜出血多在软腭及眼球结膜，前者多为网状、点状或为出血斑，后者多为点状或斑片状出血。皮肤出血好发于双侧腋下及胸背部，多为出血点或搔抓样、条索样出血斑点，静脉穿刺及肌内注射部位的皮肤也多有明显瘀斑。患者早期束臂试验可阳性。重症患者有鼻出血、咯血、呕血、便血及血尿等。

3. 渗出与水肿　水肿多见于眼球结膜，为早期特有表现。轻者眼球转动或检查者用手挤压上、下眼睑时可见球结膜出现涟漪状波纹或皱褶，中度水肿球结膜呈水泡状，明显突出于角膜平面，重度水肿是指隆起的球结膜呈胶冻样或鲜荔枝肉样，突出于睑裂平面。中、重度水肿常伴有眼睑和颜面部水肿，甚至出现渗出性腹水、胸水和心包积液。球结膜水肿不仅具有重要诊断意义，且提示毛细血管和小血管损伤严重，血浆明显渗出，发生低血压休克的可能性较大。

4. 肾损害　2~4病日即可出现，表现为蛋白尿、血尿和少尿倾向。早期蛋白尿为“+~++”，至低血压休克期前多达“+++~++++”。重症患者尿中可排出膜状物，镜检可见透明管型、颗粒管型或蜡样管型。

5. 肝脏损害　部分患者尤其是家鼠型HFRS疫区的患者，可出现黄疸、肝、脾大和肝功能异常。

（二）低血压休克期

发热4~6病日后，体温徐退或骤退，其他症状反而加重，部分患者出现低血压或休克。主要表现为：①血压下降与脉搏增快。根据血压和脉压水平分为低血压倾向、低血压和休克，其动脉收缩压分别≤13.3kPa（100mmHg）、≤12.0kPa（90mmHg）和≤9.3kPa（70mmHg）；脉压分别≤4.0kPa（30mmHg）、≤3.5kPa（26mmHg）和≤2.7kPa（20mmHg）。心率增快，脉搏细速或扪不清，浅表静脉

塌陷，伴呼吸浅快。②面色与口唇苍白或发绀，肢端发凉，皮肤发花。③意识障碍。初为烦躁不安，继之可出现谵妄及嗜睡、昏睡、昏迷。④少尿或无尿。⑤中心静脉压（CVP）<0.8kPa（6mmHg）。

当血压或脉搏测不到≥2 小时或救治后休克持续超过 12~24 小时仍不能完全纠正，可视为“难治性休克”；此时常并发心、肝、脑、肺和肾等重要脏器衰竭或功能障碍，预后不良。

此期患者渗出体征特别突出，出血倾向也十分明显，常合并 DIC 和纤溶亢进。低血压休克期多不超过 24 小时。一般认为休克出现越早，持续时间越长，病情越重。

（三）少尿期

少尿期为本病的极期，与低血压休克期常无明显界限，两期也可重叠发生或完全缺如。轻、中型患者常无低血压休克期而直接进入少尿期，部分轻型患者可直接进入多尿期。本期一般出现于第 5~8 病日，持续约 3~5 天，长者可达 2 周以上。主要表现为：

1. 少尿或无尿和氮质血症 少尿或无尿为急性肾衰竭最突出的表现。按照“全国流行性出血热防治方案”，24 小时尿量在 500~1000ml 为少尿倾向，少于 500ml 为少尿，少于 50ml 为无尿。急性肾衰竭常伴发不同程度的尿毒症、酸中毒、水中毒和电解质平衡失调。临床可见厌食、恶心、呕吐、腹胀、口干舌燥，常出现顽固性呃逆，查体可见面部和下肢水肿，部分患者可伴肺水肿、胸水和腹水。此外血尿素氮（BUN）和肌酐（Cr）多明显升高。

2. 肾性脑病 多见于 BUN>50mmol/L 或 Cr>1500μmol/L 的肾衰竭患者。不同患者对高氮质血症的耐受不同，出现肾性脑病时的血 BUN 和 Cr 水平也明显不同。临床表现有头昏、头痛、嗜睡、烦躁、谵妄以至抽搐、昏迷。重者可出现锥体束征、踝阵挛和扑翼样震颤等。

3. 出血倾向和贫血 进入少尿期几日后血小板计数即明显回升，但皮肤、黏膜出血往往加重，伴呕血、咯血、便血和血尿。少尿期持续超过 1 周的患者多有轻重不等的贫血和高血压。

4. 高血容量综合征 出现率较高，可能与发热末期和低血压休克期外渗于组织间隙和浆膜腔内的液体大量回吸收入血管有关，休克期救治时液体输入较多的患者更易出现高血容量。临床可见此类患者面容胀满、体表静脉充盈怒张，脉搏洪大，血压增高，脉压增大，心音亢进及血液稀释，严重者易合并心衰、肺水肿和脑水肿。

5. 电解质和酸、碱失衡 本病少尿期急性肾衰竭时较少合并代谢性酸中毒。酸中毒刺激呼吸中枢可使呼吸深大，重者呈 Kussmaul 呼吸；可使心肌收缩力下降，加重高血钾，诱发 DIC。低血钠和高血钾也较常见，但前者多为稀释性低钠，高钾多不超过 6.5mmol/L，两者可有相应的临床、生化和心电图表现，应注意监测。

6. 并发症 本期易合并各种严重并发症，如大出血、严重感染、急性呼吸窘迫综合征（ARDS）、心肺功能衰竭、肺水肿和脑水肿等。

（四）多尿期

由于肾小管回吸收功能的恢复迟于肾小球滤过功能的恢复，少尿期后尿量逐渐增多进入多尿期。24 小时尿量多于 500~2000ml 这一增尿阶段也称为移行期。每日尿量超过 3000ml 为多尿，但尿量增至每日 2000ml 即开始进入多尿期。重者 24 小时尿量可达 5000~10 000ml。本期多出现于病程第 2 周，持续 1~2 周。轻症患者可无低血压休克和少尿期而直接进入多尿期，也有极少数患者可无多尿期。

尿量增多的形式不同，临床意义也不同。一是骤增型，24 小时尿量突然增至 1500ml 以上，对利尿剂反应好，多为轻型经过，预后良好；二是渐增型，尿量逐渐增加，平均每日增加 200~500ml，此型较常见，预后较好；三是停滞型，尿量增至 500~1500ml/24h 左右不再增加，可持续几周甚至几个月，多见于肾损害较重、年龄较大或原有肾脏基础病者，易演变成非少尿型肾衰甚至慢性肾衰。

少尿期的各种临床表现在多尿早期仍可延续，特别是营养失衡、电解质紊乱、严重感染和出血等。大量排尿如不及时补充水和电解质极易发生脱水、低血钾和低血钠，甚至发生二次休克（失

水性休克）而导致继发性肾衰竭，重者可危及生命，因此仍需加强监护和治疗。

（五）恢复期

多数患者病后3~4周开始恢复。尿量逐渐减至每日2000ml左右。肾脏的尿浓缩稀释功能渐好转，精神、食欲和体力亦渐恢复。但少数重症患者恢复时间较长，需1~3月或更久，患者仍感无力、头晕、头痛、食欲减退、腰痛，持续多尿及夜尿增多等，检查可见轻、中度蛋白尿，低比重尿，高血压，轻、中度贫血及肾功能异常。

家鼠型出血热临床表现较轻，发热期较短，腰痛、眼眶痛及球结膜水肿多不明显，低血压休克及肾损害轻或无，因此五期经过多不全，且并发症少，病死率多低于1%。小儿出血热起病多急剧，热型不规则，热度较高。但全身中毒症状轻，可出现脑膜刺激症状；消化道症状明显；缺乏典型的“三红”，以头痛、腹痛为主，较少出血倾向和低血压休克，肾损害轻，病死率低。老年出血热临床表现不典型，中、低热多，少数患者无明显发热。低血压休克出现早，发生率高。肾损害多严重，少尿及无尿发生率高。常合并消化道大出血、肺水肿、肺部感染和中枢神经系统并发症。重型及危重型病例多，病死率高。

本病按病情轻重可分为4型：

轻型：体温39℃以下，中毒症状轻，有皮肤、黏膜出血点，尿蛋白+~++，无少尿和休克。

中型：体温39~40℃，中毒症状较重，球结膜水肿明显，皮肤黏膜有明显瘀斑，有低血压和少尿，尿蛋白++~+++

重型：体温40℃以上，有中毒症状和外渗症状或出现神经症状，可有皮肤和腔道出血，有明显休克，少尿达5天或无尿2天以内

危重型：在重型基础上出现顽固性休克、重要脏器出血、严重肾损害（少尿5天以上，无尿2天以上）或其他严重并发症如心力衰竭、呼吸衰竭、肺水肿、继发严重感染等。

【实验室及辅助检查】

（一）常规检查

患者病后3~5天外周血常规和尿常规已出现明显变化，在疫区根据临床表现和化验结果多能作出初步诊断。因此，掌握本病早期血尿常规化验特点，有助于早期排查和诊断。

1. 外周血常规　不同病期变化不同，对诊断和预后的判定有重要价值。白细胞总数自第4病日开始升高，低血压休克期及少尿期达高峰，多在$(15\sim30)\times10^9/L$，少数重症患者达$(50\sim100)\times10^9/L$；中性粒细胞增多，核左移，重型尚可见晚、中、早幼粒细胞，呈现类白血病反应。异型淋巴细胞在1~2病日即可出现，且逐日增多，至4~5天达高峰；一般为5%~14%，15%以上多属危重患者。红细胞和血红蛋白自发热期末开始上升，低血压休克期达高峰（血红蛋白多在150g/L以上），至少尿期下降，其动态变化可用于判断血液浓缩和稀释情况，指导治疗。血小板第2病日即开始减少，在低血压休克期和少尿期初降至最低水平$(40\sim60)\times10^9/L$，并有异型和巨大血小板出现，少尿中后期始恢复。

2. 尿常规　肾损害是本病的早期特征，2~3病日开始出现蛋白尿，并迅速进展，可在1天内由+突增至+++~++++，往往至多尿后期和恢复期转为阴性。部分患者可见尿红细胞或肉眼血尿，肾损伤较严重的患者可查见尿透明管型、颗粒管型和膜状物。

（二）血液生化检查

1. 尿素氮和肌酐　血尿素氮和肌酐于低血压休克期升高，少尿期和多尿早期达高峰，后逐渐下降，升高程度和速度与病情成正比。

2. 酸碱测定　动脉血的酸碱变化随病期而异。发热期和低血压早期以呼吸性碱中毒为主；休克和少尿期以代谢性酸中毒为主，可伴呼碱；多尿期以代谢性碱中毒为主，低钾性碱中毒尤为常见。

3. 电解质　发热期和低血压休克期血钾往往偏低，少尿期多上升为高血钾，多尿期又降低。

血钠和氯全程均降低，以休克和少尿期最显著。

(三) 凝血功能检查

出现 DIC 时可见血小板减少（一般低于 60×10^9/L），纤维蛋白原降低，凝血酶原时间延长，血浆鱼精蛋白副凝试验（3P 试验）阳性；凝血酶原时间、纤维蛋白原定量、纤维蛋白降解产物、D 二聚体测定等可判定继发性纤溶是否存在。与严重肝病不同的是，尽管患者呈现明显的出血或出血倾向，但其凝血酶原时间 / 凝血酶原活动度多正常。

(四) 免疫学检查

细胞免疫方面，外周血淋巴细胞亚群 CD4+/CD8+ 比值下降或倒置。体液免疫方面，血清 IgM、IgG、IgA 和 IgE 普遍增高，总补体和分补体 C3 和 C4 下降，可检出特异性循环免疫复合物。

(五) 特异性检查

1. 病毒抗体测定 由于本病特异性 IgM 和 IgG 抗体出现较早，特别是前者于 4~5 病日前后即可检出，持续时间长（IgM 抗体可保持 2 个月以上），为检测抗体特别是单份血清 IgM 抗体进行早期诊断提供了条件。单纯检测特异性 IgG 抗体需双份血清（第 1 份血样最好采自起病第 1 周内，第 2 份血样应间隔 1 周以上采集，最好于多尿 / 恢复期采血）阳性且效价递增 4 倍以上方有诊断价值。常用的检测方法有间接免疫荧光法和 IgM 抗体捕获 ELISA 法（MacELISA），近年已发展了胶体金技术用于抗汉坦病毒 IgM 和 IgG 抗体检测，据报道采用 IgM 捕获胶体金标记试纸条快速检测法 5 分钟即可判读结果，灵敏度与 ELISA 相当，但特异性略差。

2. 病毒核酸检测 采用反转录聚合酶链反应技术（RT-PCR）可从早期患者外周血的血清、血浆、白细胞或血凝块研磨物中检出汉坦病毒 RNA，但方法较复杂，且 10 病日后阳性率渐下降，国内尚未在临床常规应用。

【并发症】

随着临床经验的积累、血液透析术的普及和治疗技术的提高，近年 HFRS 的病死率已显著降低。目前除个别危重型特别是难治性休克的患者外，中、重型患者多能顺利渡过低血压休克期、少尿期和多尿期，临床救治的难点和重点已主要转向各种严重并发症的诊治。

(一) 继发感染

本病的继发感染属于院内感染或机会性感染的范畴，可见于病程各期，但以少尿期和多尿期最常见。以肺部感染为主，约占 70% 以上。其次为尿路感染、腹腔感染、皮肤软组织感染、深部脓肿和败血症等。病原以细菌和真菌为主，如金黄色葡萄球菌、大肠埃希菌、变形杆菌、铜绿假单胞菌或其他革兰阴性杆菌以及白色假丝酵母菌、热带假丝酵母菌等。

其临床表现主要有：①发热，发热期高热稽留 10 天以上或少尿、多尿期出现原因不明体温升高均应考虑继发感染。②出现系统症状如咳嗽频繁、痰量增多、呼吸急促并肺部异常体征应考虑肺炎、肺脓肿等。排尿时尿道有烧灼感，出现尿频、尿急、尿痛，尿道有脓性分泌物，尿检有脓细胞、白细胞等，特别是曾行导尿或保留导尿的患者应考虑有泌尿系感染存在。出现原因不明的腹痛、腹胀、腹肌紧张、局部压痛或反跳痛，或伴有黄疸，有腹膜透析史者出现析出液混浊或有絮状物者应考虑有腹腔感染。③长期卧床患者在褥疮、伤口或注射部位及会阴、肛周及邻近皮肤软组织，出现红、肿、热、痛、脓性渗出物或静脉炎者，应考虑皮肤软组织感染或脓肿形成。④剧烈寒战、弛张高热、皮疹、关节疼痛、肝、脾大、中毒性心肌炎或存在局部化脓灶，发生感染性休克或二次肾衰竭等均应考虑败血症的可能。⑤长期应用广谱抗生素及糖皮质激素的患者应注意是否合并鹅口疮、真菌性肠炎或呼吸道感染。

(二) 肺部并发症

肺损害是本病最常见的并发症之一，发生率约为 60%，病死率为 10.3%~18.8%。常见的肺部并发症有原发性肺水肿、尿毒症肺、急性呼吸窘迫综合征（ARDS）、继发性肺感染、心源性肺水肿和弥漫性肺泡出血。

尿毒症肺又名尿毒症间质性肺炎、尿毒症肺水肿，占本病肺部并发症的28%左右，常发生于少尿末期和多尿初期。多数患者无症状，约17%的病例表现咳嗽或胸闷气短，严重者出现不同程度呼吸困难。患者体温和外周血白细胞分类正常，血红蛋白无急剧下降，肺部呼吸音降低或闻及湿啰音。胸部X线可见肺充血型、肺间质水肿型、肺泡水肿型、胸膜反应型或混合型，可伴心影增大。诊断应排除心源性肺水肿。本症转归大多良好，进入多尿期后病变自行消散，持续时间3~15天。

HFRS并发ARDS占全部肺部并发症的9%。多见于低血压期或血压稳定后1~2天。1992年欧美等国提出急性肺损伤(ALI)的新概念，将重度ALI定义为ARDS。ARDS目前主要根据症状、体征、胸部X线和血气检查结果进行诊断。凡HFRS患者在低血压期或血压稳定后，呼吸急促，氧合指数(PaO2/FiO2)≤40kPa；正位X线胸片显示双肺均有斑片状渗出；肺动脉楔压(PAWP)≤2.4kPa，或无左心房压力增高的证据，可诊为ALI。ARDS的诊断除氧合指数≤26.7kPa外，其余与ALI相同。

继发性肺部感染约占10%。多为院内感染，主要见于重型及危重型患者的少尿期。肺部感染常与其他类型肺并发症重叠，诊断有一定难度。应密切观察患者的体温、咳痰情况和外周血常规变化。急性期患者如出现热程延长或体温复升，肺部叩诊浊音或有湿啰音，胸部X线检查显示新生或进展的浸润、实变或胸膜渗出，外周血白细胞总数及中性粒细胞增高，且具备下列条件之一才可诊为肺部感染：①出现新的脓痰或痰液性状有变化。②自血中培养出病原体。③自气管抽吸物、刷检或活检标本中分离出病原体。肺部感染的病原菌在院外以肺炎双球菌为主，院内以克雷伯肺炎杆菌、铜绿假单胞菌、大肠埃希菌和金葡菌多见，近年真菌感染也逐渐增多。

心源性肺水肿主要见于少尿期，也可见于低血压期及多尿期。早期患者自觉胸闷、情绪紧张、烦躁不安、呼吸困难，坐位时好转。检查可发现血压升高，颈静脉充盈，心音亢进，肺部呼吸音粗糙，呼吸音延长，水泡音少见。中期呼吸困难加重，喘憋明显，不能平卧，患者烦躁紧张，口唇发绀，双肺闻及散在干湿啰音，咳嗽加重，有少量泡沫痰。晚期发绀严重，呈喘鸣呼吸，咯粉红色泡沫痰，患者意识障碍，心率>120次/分，血压下降，最终因呼吸衰竭死亡。心源性肺水肿病死率甚高，达80%以上，如早期发现，及时抢救，约半数可逆转。

(三) 大出血

是HFRS的主要临床特征，常见皮肤黏膜出血、鼻出血、尿血、胃肠道出血、肺出血及颅内出血等。实验室筛查包括血小板计数和血小板功能测定、各种凝血功能和凝血因子及其标志物检测。

HFRS合并DIC主要见于低血压休克期，下列有2项异常即可诊断HFRS合并DIC：①血小板计数低于50×10^9/L或1周内进行性降低；②凝血因子激活分子标志之一(血浆凝血酶原片段1+2、凝血酶抗凝血酶Ⅲ复合物或纤维蛋白肽A)升高；③纤溶指标之一(3P试验、纤维蛋白降解产物或D-二聚体)异常。

(四) 心脏并发症

心脏损害是HFRS的常见并发症。中型以上患者几乎均有心电图异常。不同临床类型患者和病程的不同期心脏受累程度和范围不同，其临床表现迥异。轻型患者可无症状或仅表现为非特异性心前区不适、心悸、乏力、头昏等，重症患者可出现心力衰竭。

【诊断】

(一) 流行病学资料

流行季节，病前2月内有疫区野外作业及留宿史，或与鼠类等啮齿类动物或其排泄物直接或间接接触史，或食用未经充分加热的被鼠类污染的食物史。

(二) 临床表现

主要依据发热期的三类症状体征和五期经过，即以短期发热和三痛为主的感染中毒症状，以充血(三红)、渗出和出血为主的体征及肾脏损害表现。典型患者应具备发热、低血压(休克)、

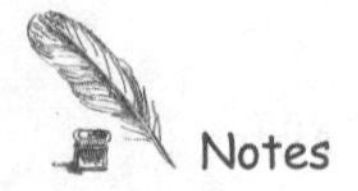

少尿、多尿和恢复五期经过，一般出现低血压休克或少尿的患者多具有典型的发热期表现，诊断并不困难。非典型轻症患者应注意有无多尿期(尿量 >3000ml/d)。热退病重为本病的特点，具有诊断价值。轻症或非典型病例的诊断常需借助实验室检查。

(三) 实验室检查

典型病例发热期和低血压休克期应具备血、尿常规化验的“三高一低”，即外周血白细胞总数、中性粒细胞分类计数和尿蛋白增高，血小板计数减低；少尿期血清尿素氮和肌酐多增高。发病第 4~7 天检测血清抗汉坦病毒 IgM 抗体多阳性，或检测间隔 1 周以上的急性期和多尿 / 恢复期双份血清，抗汉坦病毒 IgG 抗体效价递增 4 倍以上具有诊断价值。若 HV RNA 阳性也有助于本病诊断，但须排除假阳性。

【鉴别诊断】

典型病例诊断并不困难，不典型病例应注意鉴别诊断。

(一) 发热期应与下列疾病鉴别

1. 上呼吸道感染 / 流行性感冒 多有受凉史或流感接触史，或正值流感流行期。上呼吸道症状较突出，全身疾病随热退而明显好转。除咽红外，少有其他阳性体征。

2. 流行性脑脊髓膜炎 多流行于冬、春季，儿童多见，具有脑膜炎特有症状与体征如头痛显著，可有喷射性呕吐，脑膜刺激征阳性；皮肤瘀点以下身为主，血常规呈细菌感染象，脑脊液呈化脓性脑膜炎改变。

3. 流行性斑疹伤寒 多发于卫生条件不良者，以发热伴头痛最为突出，自然热程多长于 2 周，可有一过性低血压，但无渗出体征。多于第 5 病日出皮疹，皮疹数量较多。肾损轻，仅有一过性蛋白尿。外斐反应(Weil-Felix reaction) OX_{19} 效价 1∶160 以上，或双份血清效价递增 4 倍以上可确诊。高发于夏、秋季的地方性斑疹伤寒与本病表现相似，也应注意鉴别。两种斑疹伤寒出血热 IgM 抗体检测应为阴性。

4. 伤寒 发热期长，多无低血压，少见出血及尿量变化，中毒症状以面色苍白、表情淡漠、相对缓脉为主。白细胞正常或减少，尤以嗜酸性粒细胞减少为著。肥达(Widal)反应，“O”与“H”抗体效价递增有诊断价值，而 ELISA 测特异性 IgM 抗体诊断价值更大。血或骨髓培养出伤寒杆菌可确诊。

5. 钩端螺旋体病 多发于夏、秋季节，有疫水接触史，高热、乏力显著，同时伴腓肠肌压痛和全身淋巴结肿大，异型淋巴细胞少见。血液镜检查出钩端螺旋体或培养阳性可确诊。

6. 败血症 常有原发病灶，寒战高热，全身中毒症状重，但无渗出体征。血常规呈细菌感染象，异型淋巴细胞少见。血培养阳性可确诊。

(二) 低血压休克期应与下列疾病鉴别

1. 急性中毒性菌痢 好发于夏秋季，儿童多发，多有不洁饮食史。起病急骤，以高热、畏寒、精神萎靡或惊厥为主，可迅即出现中毒性休克、呼吸衰竭或昏迷。肛指或诊断性灌肠采集粪便标本检测有助于诊断。而出血热病程进展较缓慢，罕见 24 小时即发生休克者，且出血倾向和肾损害更为明显。

2. 休克型肺炎 多有受凉史，病初有咳嗽、咳痰、胸痛、气急等呼吸道症状，多于 2~3 病日即发生低血压休克，无明显渗出体征，也无异型淋巴细胞增高、血小板减低和严重蛋白尿。若能行 X 线胸片检查有助确诊。

出血倾向严重者应与急性白血病、过敏性和血小板减少性紫癜等进行鉴别。肾损为主的出血热应与肾脏疾病如原发性急性肾小球肾炎、急性肾盂肾炎等相鉴别。少数有剧烈腹痛伴明显腹膜刺激征者应排除外科急腹症。

【预后】

本病病死率约 5%~10%，死亡原因多为休克、尿毒症、肺水肿、出血等。

【治疗】

本病目前尚无特效疗法，主要采取综合性预防性治疗。抓好“三早一就”（早发现、早休息、早治疗，就近在有条件的地方治疗），把好三关（休克、少尿及出血关），对减轻病情、缩短病程和改善预后具有重要意义。

（一）发热期

1. **一般治疗** 卧床休息，给予营养丰富、易于消化的饮食。高热者可予物理降温，慎用发汗退热药物。每日静脉补入1000~1500ml平衡盐和葡萄糖等液体，发热期末输液量可增至1500~2500ml/d，并及时根据体温、血压、尿量及血液浓缩情况予以调整。

2. **抗渗出和抗出血治疗** 可给予维生素C 2g、氢化可的松100~200mg或地塞米松5~10mg加入液体中静滴，糖皮质激素兼有抗毒素、抗过敏、抗感染及促进血小板生成等多种作用。还可酌情选用20%甘露醇125ml静滴，每天1~3次；10%葡萄糖酸钙10~20ml，每天1~2次静滴及酚磺乙胺、路丁等。为防止DIC发生，可给予双嘧达莫0.1g，每天3次，低分子右旋糖酐250~500ml/d。出现DIC时可根据化验结果酌用肝素等治疗。

3. **抗病毒和免疫治疗** 可早期给予利巴韦林（病毒唑）800~1200mg（成人）或15~30mg/kg（儿童）溶于葡萄糖液内，每天1次或分两次静滴，疗程3~5天；也可选用α干扰素300万~500万U肌内注射，每天1次，疗程同上。抗病毒治疗宜早期进行，最好在起病3~5天内用药；进入少尿期后病毒血症多已消退，抗病毒治疗为时已晚。

（二）低血压休克期

1. **液体复苏** 首选平衡盐液或生理盐水等晶体液和血浆、羟乙基淀粉（706羧甲基淀粉）或低分子右旋糖酐等胶体液多通道快速滴注，150~200滴/分。发生休克时首批1000ml晶体液或300~500ml胶体液应在30分钟内滴（注）入，并继续快速输入1000ml，以后根据血压、脉压、心率、中心静脉压（CVP）、血红蛋白量、末梢循环、组织灌注及尿量的动态变化，决定滴速和用量。一般晶体液和胶体液的比例为3∶1~6∶1，右旋糖酐24小时用量不宜超过1000ml；有条件时胶体液的一部分或全部应补入血浆或酌情静滴人血白蛋白，将有助于提高血浆渗透压，稳定血压，逆转休克。

为了早期发现低血压休克并通过治疗中的实时监测评价疗效，应积极开展微创或有创的血流动力学监测，监测内容包括心脏前负荷与容量反应、心脏输出、微循环及组织氧合状况等，监测方法包括放置中心静脉导管、肺动脉漂浮导管、脉搏引导连续性心输出测定（PiCCO）、经食道心动超声等。

根据国际和国内成人感染性休克血流动力学监测及支持治疗指南，早期积极的液体复苏应在救治6小时内达到下列复苏目标：①CVP恢复至8~12mmHg；②平均动脉压（MAP，平均动脉压=舒张压+1/3脉压）>65mmHg；③尿量每小时>0.5ml/kg；④中心静脉血氧饱和度（$ScvO_2$）或混合静脉血氧饱和度（SvO_2）>70%。若液体复苏后CVP达8~12mmHg，而$ScvO_2$或SvO_2仍未达到70%，应继续液体复苏，或者根据监测情况注意有否心输出不足，酌予正性肌力药物多巴酚丁胺等。

若不具备血流动力学监测条件时，也可通过观察下列一些简易指标来判定血容量复苏是否充分：①收缩压达12.0~13.3kPa（90~100mmHg）；②脉压4.0kPa（30mmHg）以上；③心率降至100次/分钟左右；④尿量达25ml/小时以上；⑤微循环障碍缓解；⑥红细胞、血红蛋白和血细胞比容接近正常。

2. **纠正酸中毒** 有代谢性酸中毒时可选用5%碳酸氢钠静滴，用量可根据动脉血的酸碱度和血气检测结果或经验确定，24小时不宜超过600ml。

3. **调节血管张力和增强心收缩力** 经快速补液、纠酸、强心等处理血压回升仍不满意者，可酌情选用调节血管张力和正性肌力药物，以提高和保持组织器官灌注压。鉴于前负荷不足是感染性休克常见问题，血容量恢复正常或前负荷基本恢复是应用血管活性药物的前提。应用指征：

①充分液体复苏,CVP 达到 8~12mmHg(1.064~1.596kPa)或肺动脉嵌顿压达到 15mmHg(2kPa),但平均动脉压仍 <60mmHg(8kPa)。②尽管积极液体复苏,血容量难以迅速恢复,平均动脉压 <60mmHg。③虽然血压正常,但仍存在内脏器官缺氧。既往血管张力调节药物首选多巴胺和(或)间羟胺静滴,近年认为去甲肾上腺素联合多巴酚丁胺优于单用多巴胺,两者合用是治疗感染性休克最理想的血管活性药物。已证实去甲肾上腺素可迅速改善感染性休克患者血流动力学状态,改善胃肠道等内脏器官缺血,显著增加尿量和肌酐清除率,改善肾功能,但去甲肾上腺素强烈的缩血管作用,仍有可能影响内脏血流灌注,必须在血容量充分复苏的基础上使用,否则易引起和加重肾衰竭。此外联合应用多巴酚丁胺可进一步增强心肌收缩力,增加心排血量,改善内脏器官灌注。首选去甲肾上腺素(2~200μg/min);内脏灌注明显不足或心排血量降低者,联合应用去甲肾上腺素与多巴酚丁胺(每分钟 2~20μg/kg);血压正常,但内脏灌注不足的患者,可用多巴酚丁胺。多巴胺尽管具有明显的升压和正性肌力效应,显著增加胃肠道血流量,但由于血液在肠壁内分流及肠道需氧增加,加重了肠道缺氧,宜慎用。

4. 强心药物的应用 对老幼患者和心功能不全者,可酌用强心苷类药物如毛花苷 C0.4mg 或毒毛花苷 K 0.125~0.25μg,加入葡萄糖液中静脉缓慢推注。

5. 其他 可酌用氢化可的松或地塞米松静滴,并予吸氧。伴 DIC 或继发性纤溶者应根据实验室检查给予抗凝和抗纤溶治疗。

(三) 少尿期

稳定机体内环境、积极防治严重并发症和促进肾功能恢复是本期的治疗原则。“稳、促、导、透”为基本治疗措施。现分述如下:

1. 稳定机体内环境

(1) 维持水、电解质和酸碱平衡:应限制进液量,每天入量为前一天尿量和吐泻量加 500~800ml,有透析条件时液体入量可适当增加。液体种类以高渗糖为主,并限制含钾药剂应用。一般不需补钠,重度酸血症可酌用碳酸氢钠。

(2) 维持热量及氮质平衡:每天糖量不低于 150~200g,以保证所需的基本热量;酌用胰岛素、ATP 和辅酶 A 等。

2. 促进利尿 一般应在血压稳定 12~24 小时后开始。可首选 20% 甘露醇 125ml 静推或快速静滴,若无效即选用呋塞米(速尿)或布美他尼等襻利尿剂加入液体中滴注或推注,每次 20~200mg(丁脲胺 1~10mg),每天 2~4 次。酚妥拉明等有扩张肾动脉改善肾血流的作用,也可试用。

3. 导泻 可予 20% 甘露醇口服,每次 100~150ml,2~4 次 / 天;50% 硫酸镁、番泻叶等也可选用。

4. 透析疗法 有条件时可行血液透析、持续性肾脏替代治疗(CRRT)或腹膜透析治疗,治疗指征包括:①少尿超过 5 天或无尿超过 2 天以上,经利尿无效,或尿量增加缓慢,尿毒症日趋严重,血尿素氮 15~30mmol/L 或肌酐≥600μmol/L。②高血容量综合征经保守治疗无效,伴肺水肿、脑水肿及肠道大出血者,可与药物治疗同时进行。③合并高血钾(6.5mmol/L),一般方法不能缓解者。④进入少尿期后,病情进展迅速,早期出现严重意识障碍,持续性呕吐、大出血、尿素氮上升迅速,每日递增≥7.14mmol/L(高分解代谢型),应尽早透析。对于血压或血流动力学不稳定、心力衰竭或呼吸衰竭等不宜搬动的重危患者,CRRT 应为首选。为避免和减少因透析时血液肝素化导致的出血,应尽量选用无肝素透析或应用小分子量肝素。

5. 多尿期治疗 移行期及多尿早期的治疗同少尿期,随尿量增多应适时补足液体及电解质,同时加强支持治疗,防止出血、失水、低钾、低钠和继发感染。

6. 恢复期治疗 逐渐增加活动量,加强营养,可选服参苓白术散、十全大补汤和六味地黄丸等补益中药。

【预防】

肾综合征出血热病毒疫苗已在国内疫区应用多年，有明确的预防效果。但目前部分疫区仍不能普遍按期接种，因此其他预防措施仍不可偏废。

(一) 消灭传染源

啮齿类动物特别是鼠类是本病的主要传染源，防鼠灭鼠是预防本病行之有效的措施，以药物灭鼠为主，可在鼠类繁殖季节和本病流行季节前1~2月进行，配合捕鼠、堵鼠洞等综合措施。

(二) 切断传播途径

本病的传播途径尚未完全查清，可采用防鼠、灭螨防螨为主的综合措施。

1. 防鼠　疫区流行季节应避免野外宿营，旅游、短期施工或部队野外住宿时应搭“介”字形工棚。挖防鼠沟，做好食品的卫生消毒。不用手接触鼠类及其排泄物。

2. 灭螨防螨　主要采用杀虫剂，可用1%~2%敌敌畏、40%乐果与5%马拉硫磷乳剂配成1%液喷洒地面，不坐、卧野外草地；进行林区、灌木区作业训练应避免皮肤暴露等。

3. 保护易感人群　主要措施为接种汉坦病毒疫苗，近年上市的国产新型纯化双价疫苗和精制高效价疫苗接种后局部副作用轻微，仅需2针接种即可取得良好的免疫防护效果。针对已发现的新的流行病毒型别(如PUUV)，应着手研制新的多价疫苗，并深入研究疫苗免疫机制、建立新的疫苗效力检测方法和评价标准，同时继续开发新的疫苗品种如基因工程疫苗等。

(李　刚)

参考文献

1. 宋干．流行性出血热防治手册．第2版．北京：人民卫生出版社，1996
2. 杨为松．肾综合征出血热．北京：人民军医出版社，1999
3. Moolenaar RL, Breiman RF, Peters CJ. Hantavirus pulmonary syndrome. Semin Respir Infect, 1997, 12(1): 31-39
4. Schmal john CS, Hjelle B. Hantaviruses: A global diseases problem. Emerg Infect Dis, 1997, 3(2): 95-104
5. Schmaljohn CS. Bunyaviridae: the viruses and their replication//Fields BN, Knipe DM, Howley PM, et al. Fundamental Virology. 3th ed. Phlladelphia: Lippincott Raven Publishers, 1996, 649-673
6. Gavrilovskaya IN, Shepley M, Shsw R, et al. β3 integrins mediate the cellular entry of hantaviruses that cause respiratory failure. Proc Natl Acad Sci USA, 1998, 95(12): 7074-7079
7. Lee HW. Hantavirus Hunting, Forty years of battling hantaviruses around the world. Sigongsa, Seoul, Republic of Korea, 2004, 26-42
8. Geimonen E, Neff S, Raymond T, et al. Pathogenic and nonpathogenic hantaviruses differentially regulate endothelial cell responses. Proc Natl Acad Sci USA, 2002, 99(21): 13837-13842
9. Maes P, Clement J, Gavrilovskaya IN, et al. Hantaviruses: Immunology, Treatment, and Prevention. Viral Immunol, 2004, 17(4): 481-497
10. Dellinger RP, Levy MM, Carlet JM, et al. Surviving sepsis campaign: international guidelines for management of sever sepsis and septic shock: 2008, Intens Care Med, 2008, 34: 17-60
11. Tatjana Avšič-Županc, Ana Saksida, Miša Korva, et al. HANTAVIRUS INFECTIONS. Clinical Microbiology and Infection, 2013 Jun 24.

第十二节　登革热与登革出血热

一、登革热

登革热(dengue fever, DF)是由登革病毒(dengue virus, DENV)引起的由伊蚊传播的急性传染病。临床特点为突起发热，全身肌肉、骨、关节痛，极度疲乏，皮疹，淋巴结肿大及白细胞减少。

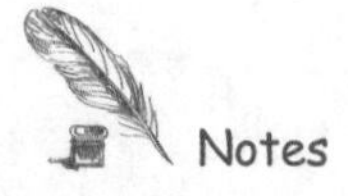

登革热主要在热带和亚热带地区流行，多在城市和半城市地区，其发病率近几十年在全球大幅度上升。占世界人口40%以上的约25亿人面临患病危险。据WHO估计，每年世界上可

能有 5000 万至 1 亿登革热感染病例。2008 年，美洲、东南亚和西太平洋区域有 120 多万病例，2010 年为 230 多万。近来，报道病例数持续增长。2013 年，仅美洲就报道了 235 万登革热病例，其中 37 687 属于重症登革热。

随着疾病向新的地方蔓延，不仅病例数量出现上升，而且还发生暴发性疫情。现在欧洲存有可能出现登革热疫情的威胁，2010 年法国和克罗地亚首次报道出现了登革热地方传播情况。另有三个欧洲国家发现了输入性病例。2012 年，在葡萄牙马德拉岛发生的疫情造成 2000 多人患病。除了葡萄牙大陆之外，还在欧洲其他 10 个国家发现了输入性病例。

2013 年，在美国佛罗里达和中国云南出现了病例。2014 年，发病趋势表明：库克群岛、马来西亚、斐济和瓦努阿图的病例数会有上升，3 型登革热（DEN-3）在经历了十多年下降之后会对太平洋岛国带来影响。2014 年，我国广东省发生登革热大暴发流行，感染病例超过 45 000 例。

我国首次经病原学证实的登革热流行发生于 1978 年的广东省佛山市。广东、中国香港、中国澳门、中国台湾省是登革热流行区，随着气候变暖和交通便利，近年发现病例的省区有向北扩展的趋势。已知的 4 个血清型登革病毒均已在我国发现。

【病原学】

(一) 形态和结构

登革病毒归为黄病毒科（flaviviridae）中的黄病毒属（flavivirus）。病毒颗粒呈哑铃状、棒状或球形，直径 40~50nm。基因组为单股正链 RNA，长约 11kb，编码 3 个结构蛋白和 7 个非结构蛋白，基因组与核心蛋白一起装配成 20 面对称体的核衣壳。外层为脂蛋白组成的包膜，包膜含有型和群特异性抗原。

(二) 血清型和抗原性

根据抗原性的差异，登革病毒可分为 4 个血清型—DEN-1、DEN-2、DEN-3 和 DEN-4。感染一种病毒并恢复后，对该病毒具有终生免疫，但对此后感染的其他三种病毒只有部分和短暂的交叉免疫。随后感染其他种类病毒会增加罹患重症登革热的危险。各型之间及与乙型脑炎病毒之间有部分交叉免疫反应。

在各种血清型中，已经确认存在不同的基因型，凸显登革热血清型的广泛遗传变异。其中，DEN-2 和 DEN-3 的“亚洲”基因型往往与重病相关，带有继发性登革热感染。初次感染者自病程第 4~5 日出现红细胞凝集抑制抗体（hemagglutination-inhibition antibody），2~4 周达高峰，低滴度可长期存在；第 8~10 日出现中和抗体（neutralization antibody），2 个月达高峰，在低滴度维持数年以上；第 2 周出现补体结合抗体（complement fixation antibody），1~2 月达高峰，3 个月后降至较低水平，维持时间较短。

(三) 生物学特性

登革病毒在伊蚊胸肌细胞、猴肾细胞及新生小白鼠脑中生长良好，病毒在细胞质中增殖，可产生恒定的细胞病变。目前最常用 C6/36 细胞株来分离登革病毒。

(四) 理化特性

登革病毒不耐热，60℃ 30 分钟或 100℃ 2 分钟即可灭活，但耐低温，在人血清中保存于 -20℃可存活 5 年，-70℃存活 8 年以上。登革病毒对酸、洗涤剂、乙醚、紫外线、0.65% 甲醛溶液敏感。

【流行病学】

(一) 传染源

患者和隐性感染者是主要传染源。患者在潜伏期末及发热期内有传染性，主要局限于发病前 6~18 小时至发病后第 3 天，少数患者在病程第 6 天仍可在血液中分离出病毒。在流行期间，轻型患者和隐性感染者占大多数，可能是更重要的传染源。本病尚未发现慢性患者和病毒携带者。在野外捕获的猴子、蝙蝠等动物体内曾分离出登革病毒，但作为传染源的作用还未肯定。

(二) 传播途径

埃及伊蚊和白纹伊蚊是本病的主要传播媒介。在东南亚和我国海南省,以埃及伊蚊为主;在太平洋岛屿和我国广东、广西,则以白纹伊蚊为主。伊蚊吸入带病毒血液后,病毒在唾腺和神经细胞内复制,吸血后10天伊蚊即有传播能力,传染期可长达174天。在非流行期间,伊蚊可能是病毒的储存宿主。曾经在致乏库蚊和三带喙库蚊中分离出登革病毒,但其密度高峰与登革热流行高峰不一致,因此,可能不是登革热的重要传播媒介。

(三) 易感人群

在新流行区,人群普遍易感,但发病以成人为主。在地方性流行区,当地成年居民,在血清中几乎都可检出抗登革病毒的中和抗体,故发病以儿童为主。

感染后对同型病毒有巩固免疫力,并可维持多年,对异型病毒也有一年以上的免疫力。对其他黄病毒属成员,如乙型脑炎病毒和圣路易脑炎病毒,有一定的交叉免疫力。

(四) 流行特征

1. 地理分布 登革热主要在北纬25℃到南纬25℃的热带和亚热带地区流行,尤其是在东南亚、太平洋岛屿和加勒比海地区。在我国主要发生于海南、台湾、香港、澳门、广东和广西,2013年在云南也出现疫情。

登革热多发生在城市和半城市地区。由于现代交通工具的便利与人员的频繁流动,登革热的远距离(如城市间、国家间)传播已逐渐引起重视。

2. 季节性 登革热流行与伊蚊滋生有关,主要发生于夏秋雨季。在广东省为5~11月,海南省为3~12月。

3. 周期性 在地方性流行区有隔年发病率升高的趋势,但近年来流行周期常表现为不规则性。

【发病机制与病理】

(一) 发病机制

DF发病机制至今尚未完全清楚,相关假说有:病毒亲嗜性、病毒毒力学说 、宿主的易感因素、抗体依赖性增强感染作用(antibody-dependent enhancement,ADE)、交叉反应性T细胞反应及细胞因子风暴。

1. 病毒细胞嗜性或组织嗜性 病毒倾向于侵入并在其中复制的细胞型(即其生物学的合适宿主),称为其细胞嗜性或组织嗜性,由于缺乏合适的动物模型,且DENV特异性受体尚未明确对DENV的细胞或组织嗜性的研究数据多数来源于体外实验和患者的组织活检结果。

(1) 免疫细胞:DENV感染皮肤的未成熟抗原提呈细胞--Langerhans细胞,细胞迁移到回流淋巴结,引起单核-巨噬细胞聚集后被感染,感染扩散至整个淋巴系统。早在1977年Halstead等就证明了人外周血单个核细胞是对DENV最易感的细胞。有研究同样表明DENV感染后首要靶细胞是单核细胞,而不是T细胞或B细胞。单核细胞对病毒清除有着重要意义,去除小鼠体内单核巨噬细胞可导致病毒滴度显著增高。但也有研究表明病毒感染单核细胞可诱导炎性介质产生,这些炎性介质可成为病毒扩散的源头。这意味着单核细胞在DENV感染过程中可能发挥着双重作用。

(2) 器官损伤:活检和尸检报道发现DENV存在于皮肤、肝脏、脾脏、淋巴结、肾脏、骨髓、肺脏、胸腺和脑,但只有肝脏和外周血单个核细胞能成功分离出DENV。后续报道也发现在皮肤和胃肠道病毒浓度较高。研究发现,大部分DF患者同时合并有肝损害,DF患者中超过2/3有肝功能异常,10.7%及11.8%患者ALT与AST水平升高5倍以上。

(3) 血管内皮细胞(vascular endothelial cells,VECs):VECs是否为DENV亲嗜性细胞还存在争议,但VECs无疑在DHF/DSS发病中起重要作用。DHF/DSS最明显的临床特征是广泛的毛细血管通透性增加而引起大量血浆渗漏和出血,这提示血管病变在DHF/DSS的发生发展中起重要

的作用。文献报道VECs可以成为DENV的靶细胞。DENV可以诱导VECs活化、炎症和免疫损伤，甚至凋亡，1978年首先报道DENV能在体外培养的HUVEC中增殖，后也证实FasL/Fas途径参与DENV-2诱导的VECs凋亡。

2. 病毒毒力学说 目前普遍认为DENV-3型毒力最强，2型和4型次之，1型最弱。DENV是RNA病毒，病毒基因组较易发生突变，即使是同一血清型的病毒也存在变异的情况。Rosen提出强毒力病毒理论，该理论认为DHF/DSS的发生是受一种毒力更强的登革病毒株的感染，病毒通过变异产生毒力更强的病毒株。病毒的变异与DENV感染的严重程度有关。但是毒力变异学说并不能完全说明DHF/DSS的发病机制，研究宿主的因素也非常重要。

3. 宿主的易感因素 DENV感染的严重程度与宿主的遗传背景有关。近年有关人类白细胞抗原（human leukocyte antigen，HLA）分型与DENV感染之间的关系报道较多。由于不同种族患者的遗传背景不同，对DENV感染的宿主易感性研究结果不尽相同。目前尚未见中国DF患者HLA分型的报道，中国人HLA基因多态性与DF临床表现的相关性研究尚属空白，值得研究。

4. 抗体依赖性增强感染作用 流行病学研究显示，与初次感染相比，二次感染的患者中DHF/DSS发病率明显增高。二次感染学说认为DENV表面存在群特异性决定簇和型特异性决定簇，前者产生的抗体对DENV感染有较强的增强作用，称增强型抗体；后者产生的抗体称中和型抗体。机体二次感染不同型DENV时，血清中和型抗体不能完全中和病毒，而增强型抗体可与病毒结合为免疫复合物，这些免疫复合物通过单核细胞或巨噬细胞膜上的Fc受体，促进病毒在这些细胞中复制，出现ADE效应，导致患者临床症状加重，出现血液浓缩和休克。Dejnirattisai等在*Science*上发表文章证明其制备的针对病毒prM的人源单克隆抗体具有高度交叉反应性，能促进ADE效应而不是中和作用。

5. 交叉反应性T细胞反应 交叉反应性T细胞激活也是促进DENV感染临床进程的关键，与DHF/DSS发生有关。CD8+T细胞可在DENV感染早期控制病毒感染，但是，在清除感染细胞的同时，CD8+T细胞也参与了DENV感染的病理过程。病毒可诱导出不同的交叉反应性T细胞反应，这些低亲和力非中和性的细胞无法有效清除病毒。在初次感染DENV的小鼠中，只产生少量的登革特异性CD4+T细胞；然而，4个血清型的DENV二次感染后将导致CD4+T细胞的反应明显增加，不但提高了CD4+T细胞的INF-γ分泌水平，也增加了CD8+T细胞活化。

6. 细胞因子风暴 盛行的学说还包括DENV感染能引起强烈的细胞因子风暴，在越南、印度、古巴和巴西的DF患者血清中都发现了INF-γ、TNF-α、IL-10、IL-1、IL-6、IL-8以及MCP1有所升高，Bozza等发现在重症DF患者中IL-1、IL-4、IL-6、IL-13、IL-7、IFN-γ等水平明显增高，血小板减少与IL-1、IL-8、TNF-α有明显相关性。研究提示Thl型反应向Th2型反应的转变是DHF/DSS发生的一个重要机制。病毒引起的感染Th1应答优势往往引起感染的痊愈，而Th2应答优势则导致严重的病理变化而加重疾病发展。过量细胞因子、炎性分子的释放可激活补体系统与凝血系统，使血管通透性增加，DIC形成，导致出血和休克。

（二）病理改变

病理改变表现为：肝、肾、心和脑的退行性变，心内膜、心包、胸膜、腹膜、胃肠黏膜、肌肉、皮肤及中枢神经系统不同程度的出血，皮疹活检见小血管内皮细胞肿胀、血管周围水肿及单核细胞浸润，瘀斑中有广泛血管外溢血。脑型患者可见蛛网膜下腔和脑实质灶性出血，脑水肿及脑软化。重症患者可有肝小叶中央灶性坏死及淤胆，小叶性肺炎，肺小脓肿形成等。

【临床表现】

潜伏期3~15天，通常为5~8天。登革病毒感染后，可导致隐性感染、登革热、登革出血热。临床上将其分为典型、轻型与重型三型。

（一）典型登革热

1. 发热 成人病例通常起病急，畏寒、高热，24小时内体温可达40℃，持续5~7天后骤退至

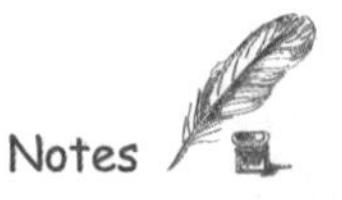

正常。部分病例发热3~5天后体温降至正常，1天后再度上升，称为双峰或马鞍热（saddle fever）。发热时伴头痛，眼球后痛，骨、肌肉及关节痛，极度乏力，可有恶心、呕吐、腹痛、腹泻或便秘等胃肠道症状。脉搏早期加速，后期可有相对缓脉。早期体征有颜面潮红，结膜充血及浅表淋巴结肿大。常需数周才能恢复健康。儿童病例起病较慢，体温较低，毒血症较轻，恢复较快。

2. 皮疹　于病程第3~6天出现，多为斑丘疹或麻疹样皮疹，也有猩红热样疹、红斑疹及出血点等，可同时有两种以上皮疹。分布于四肢、躯干或头面部，多有痒感，大部分不脱屑，持续3~4天消退。

3. 出血　25%~50%病例有出血现象，如牙龈出血、鼻出血呕血或黑便、皮下出血、咯血、血尿、阴道出血、腹腔或胸腔出血等，多发生在病程第5~8天。

4. 其他　约1/4病例有轻度肝大，个别病例有黄疸，脾肿大少见。

(二) 轻型登革热

症状体征较典型登革热轻，表现为：发热较低，全身疼痛较轻，皮疹稀少或不出疹，无出血倾向，浅表淋巴结常肿大，病程1~4天。流行期间此型病例甚多，由于其临床表现类似流感或不易鉴别的短期发热，常被忽视。

(三) 重型登革热

早期临床表现类似典型登革热，发热3~5天后病情突然加重。表现为脑膜脑炎，出现剧烈头痛、呕吐、谵妄、狂躁、昏迷、抽搐、大量出汗、血压骤降、颈强直、瞳孔缩小等。有些病例表现为消化道大出血和出血性休克。此型病情凶险，进展迅速，多于24小时内死于中枢性呼吸衰竭或出血性休克。本型罕见，但死亡率很高。它不符合登革出血热的诊断标准，故命名为重型登革热。

【实验室及辅助检查】

(一) 常规及生化检查

白细胞总数减少，发病第2天开始下降，第4~5天降至最低，可低至$2\times10^9/L$，中性粒细胞分类减少。1/4~3/4病例血小板减少。部分病例有蛋白尿和红细胞尿。约半数病例有轻度丙氨酸转氨酶（alanine aminotransferase，ALT）升高。脑型病例脑脊液压力升高，白细胞和蛋白质正常或稍增加，糖和氯化物正常。

(二) 血清学检查

单份血清补体结合试验滴度超过1/32，红细胞凝集抑制试验滴度超过1/1280有诊断意义。双份血清，恢复期抗体滴度比急性期升高4倍以上者，可确诊。IgM抗体捕捉ELISA（IgM antibody capture ELISA，MAC-ELISA）法检测特异性IgM抗体有助登革热的早期诊断。

(三) 病毒分离

将急性期患者血清接种于乳鼠脑内或C6/36细胞系可分离病毒。以C6/36细胞系常用，其分离阳性率约20%~65%。

(四) 反转录聚合酶链反应(RT-PCR)

检测急性期血清，其敏感性高于病毒分离，可用于早期快速诊断及血清型鉴定，技术要求较高。

【并发症】

以急性血管内溶血为最常见，发生率约1%，多发生于G6-PD缺乏的患者。其他并发症包括精神异常、心肌炎、尿毒症、肝肾综合征、急性脊髓炎、格林-巴利综合征及眼部病变等。

【诊断与鉴别诊断】

(一) 诊断

1. 流行病学资料　在登革热流行区，夏秋雨季，发生大量高热病例时，应想到本病。

2. 临床特征　起病急、高热、全身疼痛、明显乏力、皮疹、出血、淋巴结肿大、束臂试验阳性。

3. 实验室检查　白细胞总数减少，中性粒细胞分类减少。1/4~3/4病例血小板减少。部分

病例有蛋白尿和红细胞尿。约半数病例有轻度丙氨酸转氨酶(alanine aminotransferase,ALT)升高。脑型病例脑脊液压力升高,白细胞和蛋白质正常或稍增加,糖和氯化物正常。

（二）鉴别诊断

1. **流行性感冒** 鼻塞、流涕、咽痛、咳嗽等上呼吸道感染的症状较明显,皮疹少见。

2. **麻疹** 咳嗽、流涕、流泪,眼结膜充血、畏光,以及咽痛,全身乏力常见。在病程的第2~3天,90%以上患者的口腔出现科氏斑。皮疹为斑丘疹,首见于耳后发际,渐及前额、面、颈,自上而下至胸、腹、背及四肢。

3. **猩红热** 急性咽喉炎较明显,表现为咽痛、吞咽痛,局部充血并可有脓性分泌物,颌下及颈淋巴结肿大、触痛。发热24小时后开始出疹,始于耳后、颈部及上胸部,后迅速蔓及全身。皮疹为弥漫充血性针尖大小的丘疹,压之退色,伴有痒感。面部充血而口鼻周围充血不明显,形成口周苍白圈。

4. **肾综合征出血热** 主要表现为发热、中毒症状、充血、出血、休克、少尿、高血容量综合征。血清中可检出抗汉坦病毒的IgG、IgM抗体。

5. **钩端螺旋体病** 病前有疫水接触史。腓肠肌压痛较明显。血清中可检出抗钩端螺旋体的IgG、IgM抗体。

6. **恙虫病** 可于肿大、压痛的淋巴结附近发现特征性焦痂或溃疡。血清变形杆菌凝集试验(外-斐反应)检查,OXK凝集抗体效价达1∶160或以上有诊断意义。

7. **伤寒** 肥达反应(伤寒杆菌血清凝集反应)中"O"抗体效价可在1∶80以上,"H"抗体效价可在1∶160以上。血液和骨髓培养可有伤寒杆菌生长。

【预后】

登革热通常预后良好,病死率为3/10 000,主要死因为中枢性呼吸衰竭。

【治疗】

无特殊治疗药物,主要采取对症支持治疗。

（一）一般治疗

急性期应卧床休息,流质或半流质饮食,防蚊隔离至完全退热。重型病例应加强护理,注意口腔和皮肤清洁,保持大便通畅。

（二）对症治疗

1. 高热时先用物理降温,慎用止痛退热药物,以防在G6-PD缺乏患者中诱发急性血管内溶血。高热不退及毒血症状严重者,可短期使用小剂量肾上腺皮质激素,如口服泼尼松5mg,每天3次。

2. 出汗多,呕吐或腹泻者,应及时口服补液,非必要时不滥用静脉补液,以避免诱发脑水肿。

3. 有出血倾向者,可选用安络血、止血敏、维生素C及K等一般止血药物;出血量大时,可输新鲜全血或血小板;严重上消化道出血者,可口服冰盐水或去甲肾上腺素,静脉给予奥美拉唑。

4. 脑型病例应及早使用20%甘露醇250~500ml静脉注入脱水,同时静滴地塞米松,呼吸中枢受抑制者应及时使用人工呼吸器。

【预防】

（一）控制传染源

地方性流行区或可能流行地区要做好疫情监测预报工作,早发现,早诊断,及时隔离治疗。同时尽快进行特异性实验室检查,识别轻型患者。加强国境卫生检疫。

（二）切断传播途径

防蚊灭蚊是根本措施。改善卫生环境,消灭伊蚊滋生地。喷洒杀蚊剂消灭成蚊。

（三）保护易感人群

提高人群免疫力,注意饮食均衡,适当锻炼,增强体质。疫苗预防接种处于研究试验阶段,

Notes 

尚未能推广应用。

二、登革出血热

登革出血热(dengue hemorrhagic fever,DHF)是登革热的一种严重类型。起病类似典型登革热,发热2~5天后病情突然加重,多器官较大量出血和休克,血液浓缩,血小板减少,白细胞增多,肝大。多见于儿童,病死率高。

1950年在泰国首先发现登革出血热,目前该病在非洲、美洲、东地中海、东南亚和西太平洋100多个国家呈地方性流行。美洲、东南亚和西太平洋区域受影响最为严重。在亚洲和拉丁美洲一些国家是导致儿童严重患病和死亡的一个主要原因。

【病原学】

4型登革热病毒均可引起登革出血热,而以第2型最常见。1985年在我国海南省出现的登革出血热也是由第2型登革病毒所引起。

【流行病学】

登革出血热多发生于登革热地方性流行区的当地居民之中,外来人很少发生。可能由于多数当地居民血液中存在促进性抗体(enhancing antibody)之故。在东南亚,本病好发于1~4岁儿童,在我国海南省则以15~30岁占多数。

【发病机制与病理】

发病机制尚未完全明了。机体感染登革病毒后可产生特异性抗体,婴儿则可通过胎盘获得抗体,这些抗体具有弱的中和作用和强的促进作用,故称为促进性抗体。它可促进登革病毒与单核细胞或吞噬细胞表面的Fc受体结合,使这些细胞释放活性因子,导致血管通透性增加,血浆蛋白从微血管中渗出,引起血液浓缩和休克。凝血系统被激活则可引起DIC,加重休克,并与血小板减少一起导致各系统的出血。

病理变化主要是全身毛细血管内皮损伤,导致出血和血浆蛋白渗出。微血管周围出血、水肿及淋巴细胞浸润,单核-巨噬细胞系统增生。

【临床表现】

潜伏期同登革热,临床上分为较轻的无休克的登革出血热及较重的登革休克综合征(dengue shock syndrome,DSS)两型。

前驱期2~5天,具有典型登革热临床表现。在发热过程中或热退后,病情突然加重,表现为皮肤变冷、脉速,昏睡或烦躁,出汗,瘀斑,消化道或其他器官出血,肝大,束臂试验阳性。部分病例脉压进行性下降,如不治疗,即进入休克,可于4~6小时内死亡。仅有出血者为登革出血热,同时有休克者为登革休克综合征。

实验室检查可发现血液白细胞总数和中性粒细胞均增加,血小板减少,可低至$10 \times 10^9/L$以下。血液浓缩,血细胞容积增加。凝血因子减少,补体水平下降,纤维蛋白降解物升高。血浆蛋白降低,血清转氨酶升高,凝血酶原时间延长,纤维蛋白原下降。血清学检查和病毒分离同登革热。

【诊断与鉴别诊断】

登革出血热的诊断标准:①有典型登革热临床表现;②多器官较大量出血;③肝大。具备其中2~3项,同时血小板在$100 \times 10^9/L$以下,血细胞容积增加20%以上者,为登革出血热。同时伴有休克者,为登革休克综合征。

登革出血热应与黄疸出血型钩端螺旋体病,败血症,流行性出血热等疾病鉴别。

【预后】

登革出血热病死率1%~5%,登革休克综合征预后不良。

【治疗】

以支持疗法为主,注意水电解质平衡,纠正酸中毒。休克病例应尽快输液以扩张血容量,加

用血浆或血浆代用品，但不宜输全血，以免加重血液浓缩。严重出血者，可输新鲜全血或血小板。中毒症状严重及休克病例，可用肾上腺皮质激素静脉滴注。有 DIC 证据者按 DIC 治疗。

【预防】

同登革热。

（李 刚）

参考文献

1. 李兰娟，任红. 传染病学. 第 8 版. 北京：人民卫生出版社，2013，92-97
2. 赵治国. 中国登革热控制概述. 中华流行病学杂志，2000，21（3）：223-224
3. Gubler DJ. Dengue and Dengue Hemorrhagic Fever. Clinical Microbiology Reviews，1998，11（3）：480-496
4. Jelinek T. Dengue fever in international travelers. Clin Infect Dis，2000，31（1）：144-147
5. Anon S，James F，Kelley，et al.Endothelial cells in dengue hemorrhagic fever Antiviral Research，2014，109C：160-170
6. Usa T，Chule T，et al. Latest developments and future directions in dengue vaccines. Ther Adv Vaccines，2014，2（1），3-9
7. Rosmari R，Ernest A，et al. Understanding the Dengue Viruses and Progress towards Their Control Hindawi Publishing Corporation BioMed Research International Volume，2013，Article ID 690835，20
8. Liao H，Xu J，Huang J. FasL/Fas pathway is involved in dengue virus induced apoptosis of the vascular endothelial cells J. J Med Virol，2010，82（8），1392-1399
9. Chuang YC，Lei HY，Liu HS，et al. Macrophage migration inhibitory factor induced by dengue virus infection increases vascular permeability J. Cytokine，2011，54（2），222-231
10. Beaumier CM，Rothman AL. Cross-reactive memory CD4+T cells alter the CD8+T-cell response to heterologous secondary dengue virus infections in mice in a sequence-specific manner J.Viral Immunol，2009，22（3），215-219

第十三节 艾 滋 病

艾滋病，即获得性免疫缺陷综合征（acquired immunodeficiency syndrome，AIDS），其病原为人类免疫缺陷病毒（human immunodeficiency virus，HIV），亦称艾滋病病毒。经性接触、血液或母婴垂直传播感染，主要侵犯 CD4⁺T 淋巴细胞，导致机体细胞免疫缺陷，继发各种机会性感染（opportunistic infection）或肿瘤。目前，艾滋病不仅已成为严重威胁我国人民健康的公共卫生问题，且已影响到经济发展和社会稳定。

随着抗 HIV 药物的研发，高效抗反转录病毒治疗（highly active antiretroviral therapy，HAART），俗称“鸡尾酒疗法”，已被证实是针对 HIV 感染最有效的治疗手段，而切断传播途径是控制 HIV 感染流行的最佳方法。虽然目前尚无法根治 HIV，但 HIV 感染者如果能够早期诊断、规律接受治疗、随访，其寿命已经接近正常人群，反而和 HIV 慢性感染有关的肝衰竭、动脉粥样硬化、中枢神经系统改变、非机会性肿瘤等一系列非 AIDS 相关的疾病的发病日趋增多。如何根治 HIV、如何处理由 HIV 感染所引起的慢性炎症继发的各系统损害成为当前研究的热点。

因此，各个临床专业都会遇到和 HIV 感染相关的临床问题，本章节重点介绍艾滋病的相关基础及临床问题，旨在为 8 年制医学生将来从事的临床或基础研究打好基础。

【病原学】

HIV 属于反转录病毒科慢病毒属中的人类慢病毒组，为直径约 100~120nm 球形颗粒，由核心和包膜两部分组成。核心包括两条单股 RNA 链、核心结构蛋白和病毒复制所必须的酶类，含有反转录酶（RT，P51/P66），整合酶（INT，P32）和蛋白酶（PI，P10）。核心外面为病毒衣壳蛋白（P24，

P17)。病毒的最外层为包膜,其中嵌有外膜糖蛋白 gp120 和跨膜糖蛋白 gp41。

HIV 基因组全长约 9.2kb,含有 gag、pol、env 3 个结构基因、2 个调节基因(tat 反式激活因子、rev 毒粒蛋白表达调节子)和 4 个辅助基因(nef 负调控因子、vpr 病毒 r 蛋白、vpu 病毒 u 蛋白和 vif 病毒感染因子)。

HIV 是一种变异性很强的病毒,各基因的变异程度不同,env 基因变异率最高。HIV 发生变异的主要原因包括反转录酶无校正功能导致的随机变异;宿主的免疫选择压力;病毒 DNA 与宿主 DNA 之间的基因重组;以及药物选择压力,其中不规范的抗病毒治疗是导致耐药性的重要原因。

根据 HIV 基因差异,分为 HIV-1 型和 HIV-2 型,两型氨基酸序列的同源性为 40%~60%。目前全球流行的主要是 HIV-1(本节中如无特别说明,HIV 即指 HIV-1)。HIV-1 可进一步分为不同的亚型,包括 M 亚型组(主要亚型组)、O 亚型组和 N 亚型组,其中 M 组有 A、B、C、D、E、F、G、H、I、J、K 11 个亚型。此外,近年来发现多个流行重组型。HIV-2 的生物学特性与 HIV-1 相似,但其传染性较低,引起的艾滋病临床进展较慢,症状较轻。HIV-2 型则至少有 A、B、C、D、E、F、G 7 个亚型。

我国以 HIV-1 为主要流行株,已发现的有 A、B(欧美 B)、B'(泰国 B)、C、D、E、F 和 G 8 个亚型,还有不同流行重组型。1999 年起在部分地区发现并证实我国有少数 HIV-2 型感染者。

HIV 需借助于易感细胞表面的受体进入细胞,包括第一受体(CD4,主要受体)和第二受体(CCR5 和 CXCR4 等辅助受体)。根据 HIV 对辅助受体利用的特性将 HIV 分为 X4 和 R5 毒株。R5 型病毒通常只利用 CCR5 受体,而 X4 型病毒常常同时利用 CXCR4、CCR5 和 CCR3 受体,有时还利用 CCR2b 受体。

HIV 在人体细胞内的感染过程包括:吸附及穿入:HIV-1 感染人体后,选择性地吸附于靶细胞的 CD4 受体上,在辅助受体的帮助下进入宿主细胞;环化及整合:病毒 RNA 在反转录酶作用下,形成 cDNA,在 DNA 聚合酶作用下形成双股 DNA,在整合酶的作用下,新形成的非共价结合的双股 DNA 整合入宿主细胞染色体 DNA 中。这种整合的病毒双股 DNA 即前病毒;转录及翻译:前病毒被活化而进行自身转录时,病毒 DNA 转录形成 RNA,一些 RNA 经加帽、加尾成为病毒的子代基因组 RNA;另一些 RNA 经拼接而成为病毒 mRNA,在细胞核蛋白体上转译成病毒的结构蛋白和非结构蛋白,合成的病毒蛋白在内质网核糖体进行糖化和加工,在蛋白酶作用下裂解,产生子代病毒的蛋白和酶类;装配、成熟及出芽:Gag 蛋白与病毒 RNA 结合装配成核壳体,通过芽生从胞质膜释放时获得病毒体的包膜,形成成熟的病毒颗粒。

HIV 在外界环境中的生存能力较弱,对物理因素和化学因素的抵抗力较低。一般消毒剂如:碘酊、过氧乙酸、戊二醛、次氯酸钠等对乙型肝炎病毒有效的消毒剂,对 HIV 也都有良好的灭活作用。因此,对 HBV 有效的消毒和灭活方法均适用于 HIV。除此之外,75% 的酒精也可灭活 HIV,但紫外线或 γ 射线不能灭活 HIV。

HIV 对热很敏感,对低温耐受性强于高温。56℃处理 30 分钟可使 HIV 在体外对人的 T 淋巴细胞失去感染性,但不能完全灭活血清中的 HIV;100℃ 20 分钟可将 HIV 完全灭活。

【流行病学】

联合国艾滋病规划署(UNAIDS)和世界卫生组织(WHO)于 2009 年 11 月 24 日发布的“2009 年艾滋病流行报告”估计全球目前仍存活有 3340(3110~3580)万 HIV 感染者,2008 年有 270(240~300)万人新感染 HIV,并约有 200(170~240)万人死于艾滋病。

中国内地至 2009 年 10 月 31 日,累计报道 HIV 感染者和艾滋病患者 319 877 名,其中艾滋病患者 102 323 名,死亡 49 845 名;卫生部与联合国艾滋病规划署和 WHO 联合对中国 2009 年艾滋病疫情进行了评估。结果显示,截至 2009 年底,估计中国目前存活艾滋病病毒感染者和患者(HIV/AIDS)约 74 万人,其中,艾滋病患者为 10.5 万人。

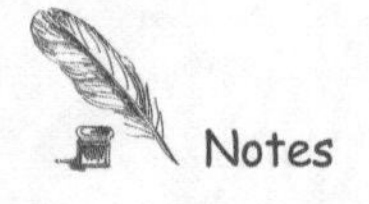

目前，我国艾滋病疫情严峻，流行范围广，已覆盖全国所有省、自治区、直辖市，且逐渐由吸毒、暗娼等高危人群向一般人群扩散。当前我国的艾滋病流行有四大特点：①艾滋病疫情上升幅度进一步减缓，近年来艾滋病综合防治效果开始显现；②性传播持续成为主要传播途径，同性传播上升速度明显；③全国艾滋病疫情总体呈低流行态势，但部分地区仍疫情严重；④全国受艾滋病影响的人群增多，流行模式多样化。

HIV 主要存在于感染者和患者的血液、精液、阴道分泌物、胸腹水、脑脊液和乳汁中。经以下三种途径传播：性接触（包括同性、异性和双性性接触）、血液及血制品（包括共用针具静脉吸毒、介入性医疗操作等）和母婴传播（包括经胎盘、分娩时和哺乳传播）。握手拥抱，礼节性亲吻，同吃同饮等日常生活接触不会传播 HIV。HIV 感染高危人群有：男同性恋者、静脉药物依赖者、与 HIV 携带者经常有性接触者。

疫情报告：推广艾滋病自愿咨询和自愿检测，一旦发现 HIV/AIDS 患者，应按照国家规定的乙类传染病及时向所在地疾病预防控制中心报告疫情和采取相应的措施。

医学管理：遵循保密原则，加强对 HIV/AIDS 患者的随访，提供医学、心理咨询。

【发病机制与病理】

（一）发病机制

HIV 主要侵犯人体的免疫系统，包括 CD4+T 淋巴细胞、巨噬细胞和树突状细胞等，主要表现为 CD4+T 淋巴细胞数量不断减少，最终导致人体细胞免疫功能缺陷，引起各种机会性感染和肿瘤的发生。

HIV 进入人体后，在 24~48 小时内到达局部淋巴结，约 5 天左右在外周血中可以检测到病毒成分。继而产生病毒血症，导致急性感染，以 CD4+ T 淋巴细胞数量短期内一过性迅速减少为特点，大多数感染者未经特殊治疗，CD4+ T 淋巴细胞数可自行恢复至正常水平或接近正常水平。由于机体的免疫系统不能完全清除病毒，形成慢性感染，包括无症状感染期和有症状感染期。无症状感染期持续时间变化较大（数月至十数年不等），平均约 8 年左右，表现为 CD4+ T 淋巴细胞数量持续缓慢减少（多在 800~350/mm^3 之间）；进入有症状期后 CD4+ T 淋巴细胞再次较快速的减少，多数感染者 CD4+ T 淋巴细胞数在 350/mm^3 以下，部分晚期患者甚至降至 200/mm^3 以下，并快速减少。

HIV 引起的免疫异常除了 CD4+T 淋巴细胞数量的减少，还包括 CD4+ T 淋巴细胞功能障碍和异常免疫激活。

在临床上可表现为典型进展者、快速进展者和长期不进展者三种转归。影响 HIV 感染临床转归的主要因素有病毒、宿主免疫和遗传背景等。

人体通过特异性免疫和非特异性免疫反应对抗 HIV 的感染，以特异性免疫反应为主。HIV 进入人体后 2~12 周，人体即产生针对 HIV 蛋白的各种特异性抗体，其中仅中和性抗体具有抗病毒作用。特异性细胞免疫主要有特异性 CD4+ T 淋巴细胞免疫反应和特异性细胞毒性 T 淋巴细胞反应（cytotoxic lymphocyte，CTL）。

经抗病毒治疗后，HIV 所引起的免疫异常改变能恢复至正常或接近正常水平，即免疫功能重建，包括 CD4+T 淋巴细胞数量和功能的恢复。

（二）病理

HIV 感染后的主要病理表现特点是：HIV 感染后组织炎症反应少，病原体繁殖多，由于存在免疫缺陷，容易发生多系统机会性感染（原虫、病毒、细菌和真菌），形成累及全身多器官系统的复杂的临床病理变化。

艾滋病的主要病理变化在淋巴结和胸腺等免疫器官。淋巴结病变早期可反应性增生，如多数 HIV 感染者在艾滋病发生前淋巴结病变为滤泡增生，表现为持续性全身淋巴结病，肿大的淋巴结一般不超过 3cm，随后淋巴结滤泡退化或耗竭，部分患者发生肿瘤性病变，如卡波西肉

瘤和不同类型的淋巴瘤，如非霍奇金淋巴瘤（non-Hodgkin's lymphoma）和伯基特淋巴瘤（Burkitt lymphoma）。成人艾滋病患者的胸腺可无明显病理变化，儿童艾滋病患者胸腺过早退化，引起淋巴组织发生萎缩和耗竭。其他免疫系统病理变化有脾大，表现为淋巴细胞高度耗竭，仅有少量白髓，甚至白髓完全消失。骨髓病变早期表现为粒系和巨核细胞增生，晚期骨髓细胞减少，可见不成熟的、发育不良的前体髓细胞、淋巴样细胞及不典型组织细胞增生。

【临床表现】

从原发性HIV感染进展至AIDS终末期，是一个较为漫长复杂的过程，在这一过程的不同阶段，与HIV相关的临床表现也是多种多样的。参照2011年制定的《HIV/AIDS诊断标准及处理原则》中华人民共和国国家标准，将艾滋病的全过程分为急性期、无症状期和艾滋病期。

（一）急性期

通常发生在初次感染HIV后2~4周左右。部分感染者出现HIV病毒血症和免疫系统急性损伤所产生的临床症状。大多数患者临床症状轻微，持续1~3周后缓解。临床表现以发热最为常见，可伴有咽痛、盗汗、恶心、呕吐、腹泻、皮疹、关节痛、淋巴结肿大及神经系统症状。

此期在血液中可检出HIV-RNA和P24抗原，而HIV抗体则在感染后数周才出现。CD4+ T淋巴细胞计数一过性减少，同时CD4/CD8比率明显倒置。部分患者可有轻度白细胞和血小板减少或肝功能异常。

（二）无症状期

可从急性期进入此期，或无明显的急性期症状而直接进入此期。

此期持续时间一般为6~8年。其时间长短与感染病毒的数量、型别、感染途径、机体免疫状况的个体差异、营养条件及生活习惯等因素有关。在无症状期，由于HIV在感染者体内不断复制，免疫系统受损，CD4+ T淋巴细胞计数逐渐下降，同时具有传染性。

（三）艾滋病期

为感染HIV后的最终阶段。患者CD4+ T淋巴细胞计数明显下降，多<200/mm^3，HIV血浆病毒载量明显升高。此期主要临床表现为HIV相关症状、各种机会性感染及肿瘤。

1. HIV相关症状 主要表现为持续一个月以上的发热、盗汗、腹泻；体重减轻10%以上。部分患者表现为神经精神症状，如记忆力减退、精神淡漠、性格改变、头痛、癫痫及痴呆等。另外还可出现持续性全身性淋巴结肿大，其特点为①除腹股沟以外有两个或两个以上部位的淋巴结肿大；②淋巴结直径≥1厘米，无压痛，无粘连；③持续时间3个月以上。

2. 各种机会性感染 随着CD4+T淋巴细胞的下降和病毒载量的增高，机会性感染逐渐常见，即在正常机体很少致病的有机物（原虫、病毒、细菌、真菌）所引发的感染，这些发生在于免疫缺陷患者时，往往是潜在性的致命性的感染。

(1) 原虫感染：刚地弓形虫（Toxoplasma gondii）的感染常发生在艾滋病患者，尤其是CD4+T淋巴细胞计数低下者。弓形虫脑病最常见，表现为局部脑炎，可出现发热、头痛、意识障碍和四肢活动障碍。弓形虫还可致视网膜脉络膜炎。隐孢子虫（Cryptosporidium）中的微小隐孢子虫（C.parvum）可致艾滋病患者持续而严重的腹泻，每天大便次数10次以上，并有严重的吸收不良和体重减轻，是艾滋病腹泻最常见原因，而其在健康人群中的感染常是自限性的。此外，阿米巴原虫、贾第鞭毛虫、贝氏孢子球虫等原虫也是艾滋病患者机会性感染的常见病原体。

(2) 病毒感染：90%的艾滋病患者合并巨细胞病毒（cytomegalovirus，CMV）感染，是艾滋病致死的一个重要并发症。感染可累及肺、消化道、肝及中枢神经系统和多个脏器，约近三成的患者合并视网膜炎。单纯疱疹病毒（herpes simplex virus，HSV）感染主要引起口腔、黏膜、皮肤疱疹，且易形成溃疡，疼痛明显；也可以见到疱疹性肺炎及脑炎。HIV感染者出现带状疱疹常是艾滋病发病的前兆，疱疹多发生在肋间神经及三叉神经部位，伴有剧痛、溃烂或出血坏死，或呈水泡样。其他病毒感染如人类乳头瘤病毒（human papilloma virus，HPV），可以引起疣病或尖锐湿疣等

良性病变(主要是 HPV-6 和 HPV-11),也可以引起生殖器(宫颈、肛门、阴道、外阴、阴茎)和上呼吸消化道的侵袭性肿瘤(主要是 HPV-16 和 HPV-18)。在西方国家,HIV 感染者合并丙型肝炎病毒(HCV)的比例高达 45%,合并乙型肝炎病毒(HBV)的感染则小于 10%。人类疱疹病毒(human herpes virus,HHV)6/8 型感染和卡波西肉瘤有关。

(3) 细菌感染:链球菌、肺炎链球菌和流感嗜血杆菌等所致的细菌性肺炎在 HIV 感染者中的发病率高于健康人群 10~20 倍,常规抗菌治疗效果尚可,但易复发。结核病是 HIV/AIDS 中最常见的细菌感染,亦是 HIV 感染的第一位死因。艾滋病患者并发非典型分枝杆菌鸟分枝杆菌复合体(Mycobacterium avium complex,MAC)感染时,可致全身性的播散性的多器官感染,以发热、乏力、盗汗、体重下降、腹痛和腹泻为典型表现,MAC 肺病可有慢性咳嗽,是重度免疫缺陷艾滋病患者机会感染的重要病原体。当存在 PCP 和 CMV 感染时,使早期艾滋病患者对播散性 MAC 更加易感。

巴尔通体属菌(Bartonella genus)为革兰阴性杆菌,HIV 感染者可出现杆菌性血管瘤病和杆菌性紫癜,系巴尔通体感染时血管增殖的表现。当艾滋病晚期,CD4+ 淋巴细胞中位数为 $22/mm^3$ 时,常发生杆菌性血管瘤病。超过半数的局灶性杆菌性血管瘤患者有菌血症。

马红球菌(Rhodococcus equi)原本常见于小驴和猪的感染,近 50% 的 HIV 感染者可发生马红球菌肺炎,表现为发热、咳嗽,患者中有 35% 出现的胸膜炎性胸痛(pleuritic chest pain),15% 出现咯血,并发症为胸腔积液、气管损害、急性心包填塞、气胸或纵隔炎。

(4) 机会菌感染:过去认为肺孢菌肺炎是由卡氏肺孢菌(pneumocystis carinii)引起,故称为卡氏肺孢菌肺炎(pneumocystis carinii pneumonia,PCP);现发现卡氏肺孢菌仅感染啮齿动物,而耶氏肺孢菌(pneumocystis jiroveci)才是感染人的肺孢菌,其所致的肺孢菌肺炎(pneumocystis pneumonia,缩写仍用 PCP)是最常见的艾滋病合并感染,在未经 PCP 预防用药和抗病毒治疗之前,约 70%~80% 的 HIV 感染者会发生这种机会性感染。PCP 起病较缓,表现为慢性咳嗽、发热、呼吸短促,随后呼吸困难,血氧分压降低,胸片为弥散性或对称性肺门周围间质性炎症,肺部 CT 典型征象呈毛玻璃样改变。从患者引流的痰、支气管灌洗液中查出耶氏肺孢菌是病原学诊断的依据。PCP 经常发生在 CD4+T 淋巴细胞计数低于 $200/mm^3$ 或是 CD4+T 淋巴细胞百分比低于 14% 者。肺部也是曲霉最容易侵及部位,常以侵袭性肺曲霉病和阻塞性支气管肺曲霉病为主要表现,典型症状有发热、咳嗽、咳痰、胸痛、呼吸困难等。结合临床表现,曲霉病可通过影像学以及检测曲霉半乳甘露聚糖抗原和痰培养进行诊断。假丝酵母菌感染是艾滋病机会性感染中最常见的一种,尤其是白色假丝酵母菌(Candida albicans),除了合并皮肤、口腔白假丝酵母菌感染外,还可引起食管假丝酵母菌病。艾滋病患者合并隐球菌病(cryptococcosis)的发病率为 6%,以隐球菌脑炎多见,也可致肺隐球菌病。新型隐球菌(cryptococcus neoformans)是真菌性脑膜炎的主要病原体,而 5%~10% 艾滋病患者可患有隐球菌脑膜炎。组织胞浆菌病(histoplasmosis)可出现在艾滋病患者的机会性感染中,表现为急、慢性肺部组织胞浆菌病、风湿热综合征和心包炎。进展的播散性组织胞浆菌病常出现在免疫低下的人群、婴儿以及老人。马尔尼菲青霉菌(penicillium marneffei)感染和组织胞浆菌病相似,主要累及单核吞噬系统,表现为发热、口腔黏膜白斑、浅表淋巴结肿大、皮损、肝、脾大和生殖器疱疹等。

3. 各种机会性肿瘤　艾滋病并发的卡波西肉瘤(Kaposi sarcoma)、淋巴瘤、宫颈侵袭性的肿瘤,这些都和感染性致病因素有关,如 HHV 6/8 导致卡波西肉瘤、HPV-16 或 HPV-18 导致宫颈侵袭性肿瘤,以及 EB 病毒导致淋巴瘤。艾滋病相关卡波西肉瘤可作为艾滋病的首发症状,侵犯下肢皮肤(足趾及腿部)和口腔黏膜,进展期病例会出现躯干的对称性的多发卵圆形皮损。在淋巴结、消化道和(或)肺脏,可出现紫红色或深褐色浸润斑或结节,可融合,表面形成溃疡向四周扩散。艾滋病患者可出现原发中枢神经系统的淋巴瘤或转移性淋巴瘤,以及皮肤的淋巴瘤等。艾

滋病患者并发的原发性浆膜腔性淋巴瘤，并非实体肿块，而是在胸腔、腹腔或心包腔形成积液，内有来自 B 细胞系的淋巴瘤细胞，预后较差。

【实验室及辅助检查】

（一）一般检查

包括白细胞、红细胞、血红蛋白以及血小板都有不同程度的降低，常出现尿蛋白和肝功能或肾功能的异常。此外还需要根据患者的具体情况检查 HAV、HBV、HCV 抗体、梅毒螺旋体感染初筛试验快速血浆反应素试验（Rapid Plasma Reagin，RPR）等。

（二）HIV/AIDS 的实验室检测

主要包括 HIV 抗体、HIV 核酸、CD4+ T 淋巴细胞计数、HIV 基因型耐药检测等。其中 HIV1/2 抗体检测是 HIV 感染诊断的金标准；HIV 核酸定量（病毒载量）检测和 CD4+ T 淋巴细胞计数是判断疾病进展、指导临床用药、评估疗效和预后的两项重要指标；HIV 基因型耐药检测可为高效抗反转录病毒治疗方案的选择和更换提供科学指导。

1. **HIV1/2 抗体检测** 包括筛查试验（含初筛和复检）和确证试验。HIV1/2 抗体筛查方法包括酶联免疫吸附试验（ELISA）、化学发光或免疫荧光试验、快速检测（斑点 ELISA 和斑点免疫胶体金或胶体硒快速试验、明胶颗粒凝集试验、免疫层析试验）等。确证试验常用的方法是免疫印迹法（WB）。

筛查试验呈阴性反应可出具 HIV1/2 抗体阴性报告，见于未被 HIV 感染的个体，但处于窗口期的新近感染者筛查试验也可呈阴性反应。若呈阳性反应，应用原有试剂和另外一种不同原理或不同厂家的试剂进行重复检测，或另外两种不同原理或不同厂家的试剂进行重复检测，如果两种试剂复测均呈阴性反应，则为 HIV 抗体阴性；如有一种或两种试剂呈阳性反应，需进行 HIV 抗体确证试验。确证试验无 HIV 特异性条带产生，报告 HIV 抗体 1/2 阴性。确证试验出现 HIV1/2 抗体特异条带，但不足以判定阳性，报告 HIV1/2 抗体不确定，可在 4 周后随访；如条带类型没有进展或呈阴性反应，则报告阴性；如随访期间发生条带类型进展，符合 HIV 抗体阳性判定标准则为 HIV 抗体阳性，如条带类型仍不满足阳性标准，继续随访到 8 周。如条带类型没有进展或呈阴性反应则报告阴性；满足 HIV 阳性诊断标准则报告阳性，不满足阳性标准可视情况决定是否继续随访。经确证试验 HIV-1/2 抗体阳性者，出具 HIV-1/2 抗体阳性确认报告，并按规定做好咨询、保密和报告工作。

2. **病毒载量测定** 一般用血浆中每毫升 HIV RNA 的拷贝数（copies/ml）或每毫升国际单位（IU/ml）来表示。病毒载量测定常用方法有反转录 PCR 系统（RT-PCR）、核酸序列依赖性扩增（NASBA NucliSens）技术、分枝 DNA 信号放大系统（bDNA）和实时荧光定量 PCR 扩增技术（real-time PCR）。

病毒载量测定的临床意义包括预测疾病进程、提供开始抗病毒治疗依据、评估治疗效果、指导治疗方案调整，也可作为 HIV 感染早期诊断的参考指标。小于 18 月龄的婴幼儿 HIV 感染诊断可以采用核酸检测方法，以 2 次核酸检测阳性结果作为诊断的参考依据，18 月龄以后再经抗体检测确认。

HIV 病毒载量检测结果低于检测下限，报告本次实验结果低于检测下限，见于没有感染 HIV 的个体、接受成功的抗病毒治疗或机体自身可有效抑制病毒复制的部分 HIV 感染者。HIV 病毒载量检测结果高于检测下限，可作为诊断 HIV 感染的辅助指标，不能单独用于 HIV 感染的诊断。

推荐病毒载量检测频率：对于已接受 HAART 6 个月以上、病毒持续抑制的患者，可每 6 个月检测一次。HAART 6 个月内或病毒载量抑制不理想或需调整治疗方案时病毒载量的检测频率需根据患者的具体情况由临床医生决定。如条件允许，建议未治疗的无症状 HIV 感染者每年检测一次，HAART 初始治疗或调整治疗方案前、初治或调整治疗方案初期每 4~8 周检测一次，

以便尽早发现病毒学失败。病毒载量低于检测下限后，每 3~4 个月检测一次，对于依从性好、病毒持续抑制达 2~3 年以上、临床和免疫学状态平稳的患者可每 6 个月检测一次。

3. $CD4^+$T 淋巴细胞检测　通常指检测其绝对计数，其临床意义是：了解机体的免疫状态和病程进展、确定疾病分期和治疗时机、判断治疗效果和 HIV 感染者的临床合并症。由于 $CD4^+$ T 淋巴细胞是 HIV 感染最主要的靶细胞，HIV 感染人体后，出现 $CD4^+$ T 淋巴细胞进行性减少，$CD4^+$/$CD8^+$ T 细胞比值倒置现象，细胞免疫功能受损。如果进行 HAART 治疗，$CD4^+$ T 淋巴细胞在病程的不同阶段可有不同程度的增加。目前常用的 $CD4^+$ T 淋巴细胞亚群检测方法为流式细胞术，可以直接获得 $CD4^+$ T 淋巴细胞数绝对值，或通过白细胞分类计数后换算为 $CD4^+$ T 淋巴细胞绝对数。

$CD4^+$ T 淋巴细胞计数的检测间隔时间需根据患者的具体情况由临床医生决定：一般建议对于 $CD4^+$T 淋巴细胞数 >350/mm^3 的 HIV 无症状感染者，每 6 个月应检测一次；对于已接受 ART 的患者在治疗的第一年内应每三个月进行一次 $CD4^+$ T 淋巴细胞数检测，治疗一年以上且病情稳定的患者可改为每半年检测一次。

4. HIV 基因型耐药检测　HIV 耐药检测结果可为艾滋病治疗方案的制订和调整提供重要参考，耐药测定方法有基因型和表型，目前国外及国内多用基因型。推荐在以下情况进行 HIV 基因型耐药检测：抗病毒治疗病毒载量下降不理想或抗病毒治疗失败需要改变治疗方案时；如条件允许，进行抗病毒治疗前，最好进行耐药性检测，以选择合适的抗病毒药物，取得最佳抗病毒效果。对于抗病毒治疗失败者，耐药检测需在病毒载量 >1000 拷贝 /ml 且未停用抗病毒药物时进行，如已停药需在停药 4 周内进行基因型耐药检测。

HIV 基因型检测出现 HIV 耐药，表示该患者体内病毒可能耐药，同时需要密切结合临床，充分考虑 HIV 感染者的依从性，对药物的耐受性及药物的代谢吸收等因素综合进行评判。改变抗病毒治疗方案需要在有经验的医生指导下才能进行。HIV 耐药结果阴性，表示该份样品通过基因型耐药检测未检出耐药性，不能确定该患者不存在耐药情况。

（三）艾滋病机会性感染的相关检查

常用于临床有症状或 CD4+ 淋巴细胞计数减低的 HIV 感染者的机会感染诊断与鉴别诊断。针对所在地区常见的机会感染的种类、根据感染者的具体情况可以进行胸部 X 线检查和支气管分泌物、肺泡灌洗、毛刷拭子及经气管镜肺活检有利于了解肺部感染和病原菌的检测。对于有中枢神经系统感染的患者应行脑脊液涂片检测普通细菌及抗酸染色、墨汁染色、隐球菌抗原检测、培养等寻找病原微生物感染的证据。血和分泌物培养可确诊继发性的细菌感染。骨髓或皮肤组织活检可确诊卡波西肉瘤和淋巴瘤。对于持续存在高危性活动的人群应每 3 个月需检测一次 RPR。

【诊断与鉴别诊断】

HIV 感染的诊断原则：HIV/AIDS 的诊断需结合流行病学史（包括不安全性生活史、静脉注射毒品史、输入未经抗 HIV 抗体检测的血液或血液制品、HIV 抗体阳性者所生子女或职业暴露史等）、临床表现和实验室检查等进行综合分析，作出诊断。诊断 HIV/AIDS 必须是 HIV 抗体阳性（经确证试验证实），而 HIV-RNA 和 P24 抗原的检测有助于 HIV/AIDS 的诊断，尤其是能缩短抗体“窗口期”和帮助早期诊断新生儿的 HIV 感染。

（一）急性期诊断标准

患者近期内有流行病学史和临床表现，结合实验室 HIV 抗体由阴性转为阳性即可诊断，或仅实验室检查 HIV 抗体由阴性转为阳性亦可诊断。

（二）无症状期诊断标准

有流行病学史，结合 HIV 抗体阳性即可诊断，或仅实验室检查 HIV 抗体阳性也可诊断。

（三）艾滋病期的诊断标准

有流行病学史、实验室检查 HIV 抗体阳性，加下述各项中的任何一项，即可诊为艾滋病。或者 HIV 抗体阳性，而 CD4+ T 淋巴细胞数 <200/mm^3，也可诊断为艾滋病。①原因不明的持续不规则发热 38℃以上，>1 个月；②腹泻（大便次数多于 3 次 / 天），>1 个月；③ 6 个月之内体重下降 10% 以上；④反复发作的口腔白假丝酵母菌感染；⑤反复发作的单纯疱疹病毒感染或带状疱疹病毒感染；⑥肺孢菌肺炎（PCP）；⑦反复发生的细菌性肺炎；⑧活动性结核或非结核分枝杆菌病；⑨深部真菌感染；⑩中枢神经系统病变；⑪中青年人出现痴呆；⑫活动性巨细胞病毒感染；⑬弓形虫脑病；⑭青霉菌感染；⑮反复发生的败血症；⑯皮肤黏膜或内脏的卡波西肉瘤、淋巴瘤。

【预后】

HIV 感染的成年患者，预后取决于给予 HAART 治疗的早晚。CD4$^+$T 淋巴细胞计数高时接受 HAART 治疗者，预后较为良好，CD4$^+$T 淋巴细胞计数低于 200/mm^3，则预期寿命（life expectancy）明显降低。通过静脉药瘾途径感染 HIV 的人群预期寿命短于其他途径感染者。早期接受 HAART 治疗者有望达到正常预期寿命。

围生期 HIV 感染的婴儿平均于 4~8 个月内发病，并于 1~5 年内死亡。新生儿期感染 HIV，常在 1 岁前出现临床症状和体征，50% 婴儿在半年内死亡，直接死亡原因为全身衰竭、电解质紊乱、代谢性酸中毒和低血容量性休克。未接受抗反转录病毒治疗的 HIV 感染儿童约 20% 于第 1 年进展为艾滋病，多数儿童于 5 年内死亡。接受抗病毒治疗的儿童 10 年存活率大于 60%。

【治疗】

（一）抗反转录病毒治疗

1. 高效抗反转录病毒治疗（HAART） 目标包括：①减少 HIV 相关的发病率和死亡率、减少非艾滋病相关疾病的发病率和死亡率使患者获得正常的期望寿命，改善生活质量；②抑制病毒复制使病毒载量降低至检测下限；③重建或者维持免疫功能；④减少免疫重建炎性反应综合征；⑤减少 HIV 的传播、预防母婴传播。

2. 抗病毒治疗监测 在抗病毒治疗过程中要定期进行临床评估和实验室检测，以评价治疗的效果，及时发现抗病毒药物的副作用，以及病毒耐药性是否产生等，必要时更换药物以保证抗病毒治疗的成功。

（1）疗效评估：抗病毒治疗的有效性主要通过以下三方面进行评估：病毒学指标、免疫学指标和临床症状，病毒学的改变是最重要的指标。

1）病毒学指标：大多数患者抗病毒治疗后血浆病毒载量 4 周内应下降 1 个 log 以上，在治疗后的 3~6 个月病毒载量应达到检测不到的水平。

2）免疫学指标：在 HAART 后 3 个月，CD4$^+$T 淋巴细胞数与治疗前相比增加了 30% 或在治疗后 1 年 CD4$^+$T 淋巴细胞数增长 100/mm^3，提示治疗有效。

3）临床症状：反映抗病毒治疗效果的最敏感的一个指标是体重增加，对于儿童可观察身高、营养及发育改善情况。机会性感染的发病率和艾滋病的死亡率可以大大降低。在开始抗病毒治疗后最初的 3 个月出现的机会性感染应与免疫重建炎性反应综合征相鉴别。

（2）病毒耐药性检测：病毒耐药是导致抗病毒治疗失败的主要原因之一，对抗病毒疗效不佳或失败者可行耐药检测。

（3）药物副作用观察：抗病毒药物的副作用及耐受性影响患者的服药依从性，进而影响抗病毒治疗的成败，所以适时监测并及时处理药物的副作用对于治疗效果至关重要。轻微的药物副作用可通过对症处理得到缓解，对于比较严重的副作用则需药物替换和方案调整。

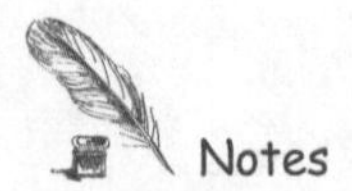

（4）药物浓度检测：特殊人群用药在条件允许情况下可进行治疗药物浓度监测，如儿童、妊

娠妇女及肾衰患者等。

3. 换药标准和二线抗病毒治疗　在初始抗反转录病毒治疗过程中出现病毒学失败应进行抗反转录病毒二线治疗。

治疗失败的定义是在持续进行 ART 的患者中，开始治疗（启动或调整）后 12 个月时血浆 HIV RNA >50copies/ml 或出现病毒反弹。

出现治疗失败时应首先评估患者的治疗依从性，如血浆 HIV RNA> 50copies/ml 而 <500copies/ml，应 1 个月后复查血浆 HIV RNA，如果复查血浆 HIV RNA>500copies/ml，则应尽快调整治疗。有条件进行耐药性测定时，根据耐药性测定的结果调整至治疗方案。二线方案的选择原则是使用至少 2 种，最好 3 种具有抗病毒活性的药物（可以是之前使用的药物种类中具有抗病毒活性的药物）；任何二线方案都应包括至少一个具有完全抗病毒活性的 PI/r 加用一种未曾使用过的药物类型（即融合、整合酶或 CCR 抑制剂）或一种 NNRTI（即 etravirine）。

新方案的治疗目标：血浆 HIV RNA 在 3 个月后 <400copies/ml，6 个月后 <50copies/ml。

（二）抗反转录病毒治疗的时机

成年及婴幼儿 HAART 的指征和开始时机分别见表 3-18，3-19。

表 3-18　成人及青少年开始抗反转录病毒治疗的时机

临床及实验室指标	推荐意见
急性期	建议治疗
有症状	建议治疗
无症状	
CD4+T 淋巴细胞数 <350/mm^3	建议治疗
CD4+T 淋巴细胞数≥350/mm^3 但 <500/mm^3	考虑治疗。存在以下情况时建议治疗：高病毒载量（>10^5copies/ml）、CD4+T 淋巴细胞数下降较快（每年降低 >100/mm^3）、心血管疾病高风险、合并活动性 HBV/HCV 感染、HIV 相关肾脏疾病、妊娠

在开始 HAART 前，如果患者存在严重的机会性感染和既往慢性疾病急性发作期，应控制病情稳定后，再开始治疗。

表 3-19　婴幼儿和儿童开始抗反转录病毒治疗的标准

免疫学指标	根据婴幼儿 / 儿童的年龄制订 HAART 指征			
	<12 月	12 ~35 月	36~59 月	5 岁
CD4+T 淋巴细胞百分比（%）	任何水平	<20	<15	<15
CD4+T 淋巴细胞数（/ mm^3）	任何水平	<750	<350	<350

（三）抗反转录病毒治疗药物

目前国际上共有六大类 30 多种药物（包括复合制剂），分为核苷类反转录酶抑制剂（NRTIs）、非核苷类反转录酶抑制剂（NNRTIs）、蛋白酶抑制剂（PIs）、整合酶抑制剂（INSTIs）、融合抑制剂（FIs）及 CCR5 抑制剂（CCRS receptor antagonist）。国内的抗反转录病毒治疗（ARV）药物有 NNRTIs、NRTIs、PIs 和整合酶抑制剂四类，共 12 种，详见表 3-20。

（四）抗反转录病毒治疗方案

1. 成人及青少年推荐用药方案　初治患者推荐方案为 2 种 NRTIs+1 种 NNRTIs 或 2 种 NRTIs+1 种加强型 PIs（含利托那韦）。基于我国可获得的抗病毒药物，对于未接受过抗病毒治疗（服用单剂奈韦拉平预防母婴传播的妇女除外）的患者推荐一线方案请见表 3-21。

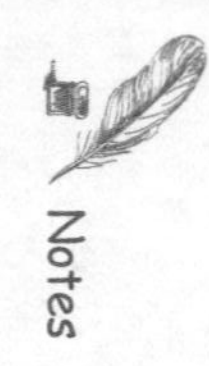

表 3-20 抗反转录病毒药物用法及副作用介绍

药物名称	缩写	类别	用法与用量	主要毒副作用	ARV 药物间相互作用和注意事项	备注
Zidovudine 齐多夫定	AZT	核苷类	成人:300mg/ 次,2 次 / 天 新生儿 / 婴幼儿:2mg/kg,4 次 / 天 儿童:160mg/ m^2 体表面积,3 次 / 天	1) 骨髓抑制、严重的贫血或中性粒细胞减少症 2) 胃肠道不适:恶心、呕吐、腹泻等 3) CPK 和 ALT 升高;乳酸酸中毒和(或)肝脂肪变性	不能与 d4T 合用	已有国产药
Lamivudine 拉米夫定	3TC	核苷类	成人:150mg/ 次,2 次 / 天或 300mg/ 次,1 次 / 天 新生儿:2mg/kg,2 次 / 天 儿童:4mg/kg,2 次 / 天	少,且较轻微。偶有头痛、恶心、腹泻等不适		
Didanosine 去羟肌苷(片)	ddI	核苷类	成人:体重≥60kg,200mg/ 次,2 次 / 天;体重 < 60kg,125mg/ 次,2 次 / 天	1) 胰腺炎 2) 外周神经炎 3) 消化道不适,如恶心、呕吐、腹泻等 4) 乳酸酸中毒和(或)肝脂肪变性	与 IDV、RTV 合用应间隔 2 小时; 与 d4T 合用会使二者的毒副作用叠加	已有国产和进口药
Stavudine 司他夫定	d4T	核苷类	成人:30mg/ 次,2 次 / 天 儿童:1mg/kg,2 次 / 天(体重 >30kg 按 30 kg 计算)	1) 外周神经炎; 2) 胰腺炎; 3) 乳酸酸中毒和(或)肝脂肪变性	不能与 AZT 合用; 与 ddI 合用会使二者的毒副作用叠加	已有国产和进口药
Abacavir 阿巴卡韦	ABC	核苷类	成人:300mg/ 次,2 次 / 天 新生儿 / 婴幼儿:不建议用本药 儿童:8mg/kg ,2 次 / 天,最大剂量 300mg,2 次 / 天	1) 高敏反应,一旦出现高敏反应应终身停用本药; 2) 恶心、呕吐、腹泻等;	有条件时应在使用前查 HLA5701,如阳性不推荐使用	已注册
Tenofovir disoproxil 替诺福韦	TDF	核苷类	成人:300mg/ 次,1 次 / 天,与食物同服	1) 肾脏毒性 2) 轻至中度消化道不适,如恶心、呕吐、腹泻等 3) 代谢如低磷酸盐血症,脂肪分布异常 4) 可能引起酸中毒和(或)肝脂肪变性		已有进口药

续表

药物名称	缩写	类别	用法与用量	主要毒副作用	ARV 药物间相互作用和注意事项	备注
Emtricitabine 恩曲他滨	FTC	核苷类	成人:0.2g/ 次,1 次 / 天,可与食物同服。	头痛、腹泻、恶心和皮疹,程度从轻到中等严重。皮肤色素沉着		已有国产药
Combivir (AZT+3TC) 齐多夫定 / 拉米夫定		核苷类	成人:1 片 / 次,2 次 / 天	见 AZT 与 3TC	见 AZT 与 3TC	已有进口药
Trizivir (AZT+3TC+ABC) 齐多夫定 / 拉米夫定 / 阿巴卡韦		核苷类	成人:1 片 / 次,2 次 / 天	见 AZT、3TC 和 ABC	见 AZT、3TC 和 ABC	已注册
Nevirapine 奈韦拉平	NVP	非核苷类	成人:200mg/ 次,2 次 / 天 新生儿 / 婴幼儿:5mg/kg,2 次 / 天 儿童:< 8 岁,4mg/kg,2 次 / 天;> 8 岁,7mg/kg,2 次 / 天 注意:奈韦拉平有导入期,即在开始治疗的最初 14 天,需先从治疗量的一半开始(每天一次),如果无严重的副作用才可以增加到足量(每天两次)	1) 皮疹,出现严重的或可致命性的皮疹后应终身停用本药 2) 肝损害。出现重症肝炎或肝功能不全时,应终身停用本药	引起 PI 类药物血浓度下降;与 IDV 合用时,IDV 剂量调整至 1000mg 3 次 / 天	已有国产药
Efavirenz 依非韦伦	EFV	非核苷类	成人:600mg/ 次,1 次 / 天 儿童:体重 15~25kg:200 ~300mg 1 次 / 天;25~40kg:300~400mg 1 次 / 天;>40kg:600mg 1 次 / 天 睡前服用	1) 中枢神经系统毒性,如头晕、头痛、失眠、非正常思维等 2) 皮疹 3) 肝损害 4) 高脂血症和高甘油三酯血症	与 IDV 合用时,IDV 剂量调整到 1000mg 3 次 / 天; 不建议与 SQV 合用	已有进口药

Notes 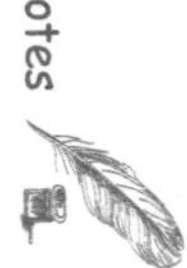

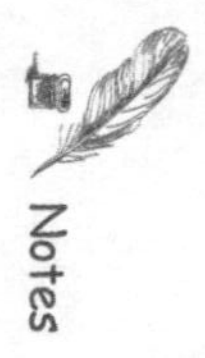

续表

药物名称	缩写	类别	用法与用量	主要毒副作用	ARV 药物间相互作用和注意事项	备注
Etravirine（TMC125，Intelence）依曲韦林	ETV	非核苷类	成人：200mg/次，每天2次，饭后服用。	皮疹、恶心、腹泻、呕吐、乏力、周围神经病、头痛、血压升高等	不建议与NVP、EFV、TPV/r和未增强的Pis合用	已注册
Indinavir 茚地那韦	IDV	蛋白酶抑制剂	成人：800mg/次，3次/天 儿童：500mg/m^2体表面积，3次/天 空腹服用	1）肾结石； 2）对血友病患者有可能加重出血倾向 3）腹泻、恶心、呕吐等 4）甲外翻、甲沟炎、脱发、溶血性贫血等 5）高胆红素血症 6）高脂血症、糖耐量异常、脂肪重新分布等PI类药物共性毒副作用	与NVP、EFV合用时，剂量增至1000mg 3次/天； 服药期间，每天均匀饮用1.5~2L水	已有国产药
Ritonavir 利托那韦	RTV	蛋白酶抑制剂	成人：在服药初至少用两周的时间将服用量逐渐增加至600mg/次，2次/天 通常为：第1~2天，口服300mg/次，2次/天 第3~5天，口服400 mg/次，2次/天 第6~13天，口服500/次，2次/天	1）恶心、呕吐、腹泻、头痛等 2）外周神经感觉异常 3）转氨酶和γGT的升高 4）血脂异常 5）糖耐量降低，但极少出现糖尿病 6）应用时间较长时可出现脂肪的重新分布	由于RTV可引起较重的胃肠道不适，大多数患者无法耐受本药。故多作为其他PI类药物的激动剂，仅在极少的情况下单独	已注册
Lopinavir/Ritonavir 洛匹那韦/利托那韦	LPV/r	蛋白酶抑制剂	成人：2片/次，2次/天（Kaletra每粒含量：LPV 200mg，RTV 50mg） 儿童：7~15kg，LPV 12mg/kg和RTV 3mg/kg，每天2次 15~40kg，LPV 10mg/kg和RTV 2.5mg/kg，每天2次	主要为：腹泻、恶心、血脂异常； 也可出现头痛和转氨酶升高	与ddI合用时，ddI应在本药服用前1小时或服用后2小时再口服	已有进口药

续表

药物名称	缩写	类别	用法与用量	主要毒副作用	ARV 药物间相互作用和注意事项	备注
Tipranavir (Aptivus) 替拉那韦	TPV	蛋白酶抑制剂	成人:500mg/次,每天2次。同时服用利托那韦200mg,每天2次 与食物同服提高血药浓度	腹泻、恶心、呕吐、头痛、乏力、转氨酶升高,甘油三酯升高等	与ddI合用时,与本药服用要间隔2小时	已注册
Darunavir(Prezista) 达瑞拉韦	DRV	蛋白酶抑制剂	成人:600mg/次,每天2次,同时服用利托那韦100mg,每天2次。与食物同服提高血药浓度	肝损害	妊娠安全分类中被列为B类药物	已注册
Raltegravir (Isentress) 拉替拉韦	RAV	整合酶抑制剂	成人:400mg/次,每天两次	1)常见的有腹泻、恶心、头痛、发热等 2)少见的有腹痛、乏力、肝肾损害等		已注册

注:服用方法中2次/天=每12小时服药1次,3次/天=每8小时服药1次

Notes

表 3-21 推荐成人及青少年初治患者抗病毒治疗方案

一线治疗推荐方案:	
TDF+3TC	基于 NNRTI:EFV 或基于 PI:LPV/r 或其他:RAV 或 ETV
替代方案:	
AZT+3TC D4T+3TC,6 个月后改为 AZT+3TC ABC+3TC	+NVP

对于基线 CD4>250/mm^3 的女性患者或基线 CD4>400/mm^3 的男性患者要尽量避免使用含 NVP 的治疗方案,合并 HCV 感染的避免使用含 NVP 的方案。

2. 儿童推荐用药方案 详见表 3-22。

表 3-22 推荐初治儿童患者抗病毒治疗方案

推荐一线方案	
3 岁以上或≥10kg 且能够吞服胶囊的儿童:	AZT 或 d4T + 3TC + NVP /EFV
3 岁以下或≤10kg 或是不能吞服胶囊的儿童:	AZT 或 d4T + 3TC + NVP
替代方案	AZT 或 d4T + 3TC + LPV/RTV

3. 哺乳期妇女推荐用药 母乳喂养具有传播 HIV 的风险,感染 HIV 的母亲尽可能避免母乳喂养。如果坚持要母乳喂养,则整个哺乳期都应继续抗病毒治疗。治疗方案与怀孕期间抗病毒方案一致,且新生儿在 6 月龄之后立即停止母乳喂养。

4. 合并结核分枝杆菌感染者 应避免同时开始抗病毒和抗结核治疗,目前研究倾向于尽早抗病毒治疗,可在抗结核治疗 2 周后进行抗病毒治疗,早期抗病毒治疗患者免疫重建炎性反应综合征的发生率可能较高;而在抗结核后 4~8 周再给予抗病毒治疗有助于减少免疫重建综合征的发生,但患者病死率有可能升高。临床上也可根据患者的 CD4+T 淋巴细胞数来决定艾滋病合并结核病患者的抗病毒治疗时机:CD4+T 淋巴细胞数 <100/mm^3 的患者,先抗结核治疗 2 周以上再抗病毒治疗;CD4+T 淋巴细胞数在 100/mm^3~200/mm^3 之间时,抗结核治疗 4 周后再抗病毒治疗;CD4+T 淋巴细胞数 >200/mm^3 时,在抗结核巩固期开始抗病毒治疗;CD4+T 淋巴细胞数 >350/mm^3 时,在抗结核治疗结束后再开始抗病毒治疗。治疗过程中监测 CD4+T 淋巴细胞计数,若 <350/mm^3,则开始抗病毒治疗。

如需同时进行抗结核和抗病毒治疗,推荐一线方案为 AZT(或 d4T)+3TC+1 种 NNRTIs 或者是 ABC。NNRTIs 首选 EFV。

5. 静脉药物依赖者 静脉药物依赖者开始抗病毒治疗的时机与普通患者相同,但应注意毒品成瘾性会影响患者的服药依从性,故在开始抗病毒治疗前应充分向患者说明依从性对治疗成败的重要性,并尽量采用简单的治疗方案、固定剂量联合方案。持续监督药物分发可有效提高依从性。另外,应注意抗病毒药物与美沙酮之间的相互作用。

6. 合并 HBV 感染者 为避免 HBV 相关的免疫重建炎性反应综合征的发生和避免单用核苷类所致耐药问题,HAART 方案中应至少包括两种对 HBV 亦有抑制作用的药物,推荐拉米夫定联合替诺福韦。当患者需要抗 HBV 治疗而暂不需抗 HIV 治疗时,抗 HBV 的药物宜选择对 HIV 无抑制活性的药物,如聚乙二醇干扰素,以避免单药使用诱导 HIV 耐药性的产生。

7. 合并 HCV 感染者 ART 药物宜选择肝脏毒性小的药物,尤其当 HCV RNA 阳性时应避免使用含 NVP 的治疗方案。HIV 感染者无论合并急性或慢性 HCV 感染,均要进行抗 HCV 治疗。一般根据患者的 CD4+T 淋巴细胞水平决定先抗 HIV 或是先开始抗 HCV 治疗:如 CD4+T 淋巴

细胞数 >350/mm^3 可先开始抗 HCV 治疗；若 CD4+T 淋巴细胞数 <200/mm^3 推荐先开始抗 HIV 治疗，待免疫功能得到一定程度恢复后再适时开始抗 HCV 治疗；当 CD4+T 淋巴细胞数 >200/mm^3 时，如肝功能异常或转氨酶升高（>2ULN）的患者宜在开始 HAART 前，先开始抗 HCV 治疗，以降低免疫重建后肝脏疾病恶化的危险。

（五）免疫重建及免疫重建炎性反应综合征

免疫重建炎性反应综合征（immune reconstitution inflammatory syndrome，IRIS）是指艾滋病患者在经抗病毒治疗后免疫功能恢复过程中出现的一组临床综合征，主要表现为发热、潜伏感染的出现或原有感染的加重或恶化。多种潜伏或活动的机会性感染在抗病毒治疗后均可发生 IRIS，如结核病及非结核分枝杆菌感染、PCP、CMV 感染、水痘 - 带状疱疹病毒感染、弓形虫病、新型隐球菌感染等，在合并 HBV 及 HCV 感染时 IRIS 可表现为病毒性肝炎的活动或加重。IRIS 多出现在抗病毒治疗后 3 个月内，需与原发或新发的机会性感染相鉴别。

IRIS 出现后应继续进行抗病毒治疗。表现为原有感染恶化的 IRIS 通常为自限性，不用特殊处理而自愈；而表现为潜伏感染出现的 IRIS，需要进行针对性的抗病原治疗；严重者可短期应用激素或非类固醇抗炎药控制。

IRIS 发生的高危因素有：首次接受抗病毒治疗、基线病毒载量高及基线 CD4+T 淋巴细胞数较低者。此类患者在抗病毒治疗后应警惕 IRIS 的发生。有效控制急性期机会性感染后再进行抗病毒治疗或抗病毒治疗前积极发现潜在的机会性感染可降低 IRIS 的发生率。

（六）机会性感染的治疗

1. 肺孢菌肺炎（PCP）

(1) 对症治疗：卧床休息，给予吸氧，注意水和电解质平衡。

(2) 病原治疗：首选复方磺胺甲噁唑（SMZ-TMP），轻～中度患者口服 TMP 20mg/（kg.d），SMZ 100mg/（kg.d），分 3~4 次用，疗程 2~3 周。重症患者给予静脉用药，剂量同口服。SMZ-TMP 过敏者可试行脱敏疗法。替代治疗：克林霉素 600~900mg，静注，每 6~8 小时 1 次，或 450mg 口服，每 6 小时 1 次；联合应用伯氨喹 15~30mg，口服，每天 1 次，疗程 21 天。氨苯砜 100mg，口服，每天 1 次；联合应用甲氧苄啶 200~400mg，口服，每天 2~3 次，疗程 21 天。或喷他脒，3~4mg/kg，每天 1 次，缓慢静滴（60 分钟以上），疗程 21 天。

(3) 激素治疗：中重度患者（PaO2<70mmHg 或肺泡 - 动脉血氧分压差 >35mmHg），早期可应用激素治疗，泼尼松 40mg 每天 2 次口服 5 天，改 20mg 每天 2 次口服 5 天，20mg 每天 1 次口服至疗程结束；静脉用甲泼尼龙剂量为上述强的松的 75%。

(4) 人工辅助通气：如患者进行性呼吸困难明显，可给予人工辅助通气。

2. 结核病　艾滋病患者结核病的治疗原则与非艾滋病患者相同，抗结核治疗药物包括一线药物：异烟肼（H）、利福平（R）、利福布汀（LB）、乙胺丁醇（E）、吡嗪酰胺（Z），根据情况也可选用二线药物：对氨基水杨酸钠（PAS）、丁胺卡那（A）、喹诺酮类抗菌药物及链霉素（S）等。使用时应注意与抗病毒药物之间的相互作用及配伍禁忌。

如果结核分枝杆菌对一线抗结核药物敏感，则使用异烟肼 + 利福平（或利福布汀）+ 乙胺丁醇（+ 吡嗪酰胺）进行 2 个月的强化期治疗，然后使用 INH+RIF（或 LB）进行 4 个月的巩固期治疗。对抗结核治疗的反应延迟（即在抗结核治疗 2 月后仍有结核病相关临床表现或者结核分枝杆菌培养仍为阳性）或胸片上出现空洞的结核病患者，抗结核治疗疗程应延长至 9 个月。对于同时使用依非韦伦或奈韦拉平的患者，建议尽可能使用 LB 以减少药物之间的相互作用。

3. 巨细胞病毒视网膜脉络膜炎　巨细胞病毒（CMV）感染是艾滋病患者最常见的疱疹病毒感染。CMV 可侵犯艾滋病患者的多个器官系统，包括眼睛、肺、消化系统、中枢神经系统等，其中巨细胞病毒视网膜脉络膜炎是艾滋病患者最常见的 CMV 感染。治疗选用更昔洛韦 10~15mg（kg·d），分 2 次静滴；2~3 周后改为 5mg/（kg·d），每天 1 次静滴；或 20mg/（kg·d）（分 3 次口服）。

或膦甲酸钠 180mg/(kg·d),分 2~3 次用(静脉应用需水化),2~3 周后改为 90mg/(kg·d),静滴,每天 1 次。病情危重或单一药物治疗无效时可二者联用。CMV 视网膜炎可球后注射更昔洛韦。

4. 弓形虫脑病 ①病原治疗:首选乙胺嘧啶(负荷量 100mg,口服,2 次 / 天,此后 50~75mg/天维持)+ 磺胺嘧啶(1~1.5g,口服,4 次 / 天)。替代治疗:SMZ-TMP(3 片,每天 3 次口服)联合克林霉素(600mg/ 次,静脉给药,每 6 小时给药一次)或阿奇霉素(0.5g,每天一次静脉给药)。疗程至少 6 周。②对症治疗:降颅压、抗惊厥、抗癫痫等。

5. 真菌感染 临床上常见的是白色假丝酵母菌感染和新型隐球菌感染。诊断依靠临床表现或感染部位发现病原体。血或脑脊液隐球菌乳胶凝胶试验可辅助诊断新型隐球菌感染。

(1) 白色假丝酵母菌感染:口腔白色假丝酵母菌感染:首选制霉菌素局部涂抹加碳酸氢钠漱口水漱口,疗效不好可口服氟康唑,首剂 200mg,后改为 100mg / 次,2 次 / 天,疗程 7~14 天。食管白色假丝酵母菌感染:氟康唑首剂 400mg 口服,后改为每天 200mg 口服,不能耐受口服者静脉使用氟康唑(每天 400mg)进行治疗,疗程为 14~21 天。肺部白色假丝酵母菌感染首选两性霉素 B[0.6~0.7mg/(kg.d)]治疗,也可选用氟康唑[6mg/(kg·d)]口服或静滴,疗程通常 3~6 月,影像学上肺部病灶吸收或钙化可停药。重症患者氟康唑可增加剂量和延长疗程。非白色假丝酵母菌或耐药白色假丝酵母菌感染可选用卡泊芬净、伏立康唑、伊曲康唑或两性霉素 B。

(2) 新型隐球菌感染

1) 新型隐球菌性脑膜炎的病原治疗:分为诱导期、巩固期和维持期三个阶段进行治疗,诱导期治疗经典方案为两性霉素 B+5- 氟胞嘧啶。两性霉素 B 从每天 0.02~0.1mg/kg 开始,逐渐增加剂量至 0.5~0.75mg/kg,最高剂量不超过 50mg/ 天,两性霉素 B 不良反应较大,需严密观察。不能耐受者可用两性霉素 B 脂质体。5- 氟胞嘧啶每天 100~150mg/kg,分 3~4 次口服。诱导治疗期至少 2 周,在脑脊液培养转阴后改为氟康唑(400mg/d)进行巩固期治疗,巩固治疗期至少 8 周,而后改为氟康唑(200mg/d)进行维持治疗,维持期至少 1 年,持续至患者通过抗病毒治疗后 CD4+T 淋巴细胞数 >200/mm^3 并持续至少 6 个月时可停药。诱导期替代方案:氟康唑(400mg/d,口服或静滴)+5- 氟胞嘧啶。脑脊液达到治愈标准后可改用氟康唑:200mg/ 次,1 次 / 天,或伊曲康唑:200mg/ 次,1 次 / 天,以预防复发。

2) 新型隐球菌性脑膜炎的降颅压治疗:首选甘露醇,颅压不易控制者可行腰椎穿刺术帮助降低颅压,重症者可行侧脑室外引流。

3) 肺新型隐球菌感染的治疗:推荐使用氟康唑:每天 400mg 口服或静滴,疗程 6~12 月,如抗病毒治疗后 CD4+T 淋巴细胞数 >100/mm^3 在治疗 1 年后停止氟康唑维持治疗。

【预防】

(一) 预防原则

树立健康的性观念,正确使用安全套,进行安全性行为;不吸毒,不共用针具;普及无偿献血,对献血员进行 HIV 筛查;加强医院管理,严格消毒制度,控制医院交叉感染,预防职业暴露感染;控制母婴传播。对 HIV/AIDS 患者的配偶、性接触者,与 HIV/AIDS 患者共用注射器的静脉药物依赖者以及 HIV/AIDS 患者所生的子女,进行医学检查和 HIV 的检测,为他们提供相应的咨询服务。

(二) 暴露后处理

HIV 暴露分为职业暴露和非职业暴露。HIV 职业暴露是指卫生保健人员在职业工作中与 HIV 感染者的血液、组织或其他体液等接触而具有感染 HIV 的危险。

1. HIV 职业暴露后的局部伤口处理

(1) 用肥皂液和流动的清水清洗被污染局部。

(2) 污染眼部等黏膜时,应用大量生理盐水反复对黏膜进行冲洗。

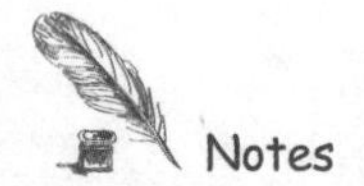

(3) 存在伤口时,应轻柔挤压伤处,尽可能挤出损伤处的血液,再用肥皂液和流动的清水冲

洗伤口。

(4) 用75%的酒精或0.5%碘伏对伤口局部进行消毒、包扎处理。

2. HIV暴露后的监测 发生HIV暴露后立即、4周、8周、12周和6月后检测HIV抗体。一般不推荐进行HIV P24抗原和HIV RNA测定。

3. 预防性用药 如果HIV暴露后评估感染HIV的风险高危,应尽可能在最短的时间内(尽可能在2小时内)进行预防性用药,最好不超过24小时,但即使超过24小时,也建议实施预防性用药。基本用药方案和强化用药方案的疗程均为连续服用28天。预防基本用药方案首选TDF和3TG在此基础上可以同时加用LPV/r或者EFV强化。妊娠妇女如发生职业暴露,如处于孕期前三月应避免使用依非韦伦,因其具有致畸作用。

(李太生)

参考文献

1. 毛青. 艾滋病 // 王宇明. 感染病学. 第2版. 北京:人民卫生出版社,2010,454-473
2. 李兰娟,任红. 传染病学. 第8版. 北京:人民卫生出版社,2013,108-118
3. 中华医学会感染病学分会艾滋病学组. 艾滋病诊疗指南(2011版). 中华传染病杂志,2011,29(10)

第十四节 狂犬病

狂犬病(rabies)是由狂犬病毒(rabies virus)引起的一种侵犯中枢神经系统为主的急性人兽共患传染病。狂犬病毒通常由病兽通过唾液以咬伤方式传给人。临床表现有狂躁型和麻痹型,狂躁型症状为特有的恐水、怕风、恐惧不安、咽肌痉挛、进行性瘫痪等,狂躁型因有典型的恐水症状又名恐水症(hydrophobia)。

我国春秋时期《左传》中已有狂犬病的记载,描述疯狗咬伤可引起人死亡,至今该病尚无特效药物治疗,一旦发病,病死率达100%。法国学者巴斯德在1885年发明了狂犬病减毒活疫苗并应用于该病的预防。

【病原学】

狂犬病毒属弹状病毒科(Rhabdoviridae)拉沙病毒属(*Lyssavirus*),形似子弹,一端圆,另一端扁平,大小大约75nm×180nm,病毒以单股负链RNA为中心,外面为核衣壳和含脂蛋白及糖蛋白的包膜。狂犬病毒含5个结构基因,为G、N、L、P和M基因,分别编码糖蛋白、核蛋白、转录酶大蛋白、磷蛋白和基质蛋白等5个结构蛋白。糖蛋白(glycoprotein,GP)是病毒表面棘突的成分,有凝集细胞的能力,能与乙酰胆碱受体结合,决定了狂犬病毒的嗜神经性;能刺激机体产生中和抗体和诱导细胞免疫产生保护性免疫反应;狂犬病毒的致病性与GP的表达水平及诱导细胞凋亡的能力有密切关系。核蛋白(nuclear protein,NP)构成核酸的衣壳,是病毒颗粒的最主要成分之一,它不仅可保护基因组RNA免受核酸酶降解,也是狂犬病毒重要的抗原成分,是荧光免疫法检测的靶抗原,有助于临床诊断,但不能刺激机体产生中和抗体。磷蛋白即衣壳基质蛋白(matrix protein 1,M_1P),也称为NS蛋白,位于病毒核心壳与包膜之间,与核酸衣壳一起,是狂犬病毒属的特异性抗原。包膜基质蛋白(matrix protein 2,M_2P)构成狂犬病毒包膜的重要成分。除上述5个结构蛋白外还有2个微小蛋白属非结构蛋白。

在组织细胞内的狂犬病毒,于室温或4℃其传染性可保持1~2周,若置于中性甘油,在室温下可保存数周,在4℃可保存数月。病毒易为紫外线、苯扎溴铵(新洁尔灭)、碘酒、高锰酸钾、乙醇、甲醛等灭活,加热100℃,2分钟可灭活。病毒可接种于鸡胚、鼠脑等,也可在地鼠肾细胞、人二倍体细胞培养中增殖、传代。从患者或患病动物直接分离得到的病毒称为野毒株(wild virus)或街毒株(street strain),致病力强,能侵入脑和唾液腺中并在其神经细胞中繁殖。野毒株在动物脑

内传代50代后其毒力减弱，对人和犬失去致病力，不能侵入脑和唾液腺中增殖，但仍保持其免疫原性，可供制备疫苗，因其潜伏期固定在4~6日，称为固定毒株（fixed strain）。

【流行病学】

（一）传染源

带狂犬病毒的动物是本病的传染源，我国狂犬病的主要传染源是病犬，占80%~90%，其次为猫、猪、牛、马等家畜。在发达国家地区由于对流浪狗控制及对家养狗的强制免疫，蝙蝠、浣熊、臭鼬、狼、狐狸等野生动物成为主要传染源。

一般来说，狂犬病患者不是传染源，不形成人与人之间的传染，因其唾液中所含病毒量较少。一些貌似健康的犬或其他动物的唾液中也可带病毒，也能传播狂犬病。

（二）传播途径

病毒主要通过咬伤传播，也可由带病的毒犬唾液经各种伤口和抓伤、舔伤的黏膜和皮肤入侵，少数可在宰杀病犬、剥皮、切割等过程中被感染。蝙蝠群居洞穴中的含病毒气溶胶也可经呼吸道传播。器官移植也可传播狂犬病。

（三）易感人群

人群普遍易感，兽医与动物饲养员尤其易感。人被病犬咬伤后发病率为15%~20%。被病兽咬伤后是否发病与下列因素有关：①咬伤部位：头、面、颈、手指处被咬伤后发病机会多；②咬伤的严重性：创口深而大者发病率高；③局部处理情况：咬伤后迅速彻底清洗者发病机会较少；④及时、全程、足量注射狂犬疫苗和免疫球蛋白者发病率低；⑤被咬伤者免疫功能低下或免疫缺陷者发病机会多。全年均可发病，但冬季较少，男多于女，以农村青少年居多。

【发病机制与病理】

狂犬病毒自皮肤或黏膜破损处入侵人体后，对神经组织有强大的亲和力，致病过程可分三阶段：①组织内病毒小量增殖期：病毒先在伤口附近的肌细胞小量增殖，在局部可停留3天或更久，然后入侵人体近处的末梢神经；②侵入中枢神经期：病毒以较快的速度沿神经的轴突向中枢神经向心性扩展，至脊髓的背根神经节大量繁殖，入侵脊髓并很快到达脑部。主要侵犯脑干、小脑等处的神经细胞；③向各器官扩散期：病毒从中枢神经向周围神经扩展，侵入各器官组织，尤以唾液腺、舌部味蕾、嗅神经上皮等处病毒量较多。由于迷走、舌咽及舌下脑神经核受损，致吞咽肌及呼吸肌痉挛，出现恐水、吞咽和呼吸困难等症状。交感神经受累时出现唾液分泌和出汗增多。迷走神经节、交感神经节和心脏神经节受损时，可引起患者心血管功能紊乱或者猝死。

狂犬病毒侵犯神经系统的原因：病毒侵犯的神经细胞的凋亡被抑制，被病毒感染的细胞继续存活，病毒得以不断传递到下一个神经细胞。特异性免疫T细胞虽可进入中枢神经系统但被破坏，使抗病毒免疫不能有效控制病毒，因此病毒不断被传递到新的神经元，并沿脊髓传到中枢神经系统。

病理变化主要为急性弥漫性脑脊髓炎，以大脑基底面海马回和脑干部位（中脑、脑桥和延髓）及小脑损害最为明显。外观有充血、水肿、微小出血等。镜下脑实质有非特异的神经细胞变性与炎症细胞浸润。具有特征性的病变是嗜酸性包涵体，称内基小体（negri body），为狂犬病毒的集落，最常见于海马以及小脑浦肯野细胞（Purkinje cell）中。该小体位于细胞质内，呈圆形或椭圆形，直径3~10μm，染色后呈樱桃红色，具有诊断意义。

【临床表现】

潜伏期长短不一，大多在3个月内发病，潜伏期可长达十年以上，潜伏期长短与年龄、伤口部位、伤口深浅、入侵病毒数量和毒力等因素相关。临床表现分为狂躁型和麻痹型，前者以急性或暴发性致死性脑炎为特征，后者呈脊髓神经及周围神经受损的表现。

狂躁型典型临床经过分为3期。

(一) 前驱期

常有低热、倦怠、头痛、恶心、全身不适,继而恐惧不安,烦躁失眠,对声、光、风等刺激敏感而有喉头紧缩感。具有诊断意义的早期症状是在愈合的伤口及其神经支配区有烧灼、痒、痛、麻及蚁走等异样感觉,约发生于 50%~80% 的病例。本期持续 2~4 天。

(二) 兴奋期

表现为高度兴奋、恐惧不安、恐水、恐风。体温常升高(38~40℃甚至超过 40℃)。恐水为本病的特征,50%~70%。典型患者虽极渴而不敢饮,见水、闻流水声、饮水,或仅提及饮水时均可引起咽喉肌严重痉挛。外界多种刺激如风、光、声也可引起咽肌痉挛。常因声带痉挛伴声嘶、说话吐词不清,严重发作时可出现全身肌肉阵发性抽搐,因呼吸肌痉挛致呼吸困难和发绀。患者常出现流涎、多汗、心率快、血压增高等交感神经功能亢进表现。因同时有过度流涎和吞咽困难而出现"泡沫嘴"。患者神志多清晰,可出现精神失常、幻视、幻听等。脑干和脑神经功能障碍可出现复视、面瘫和吞咽困难。括约肌功能障碍可出现排尿、排便困难。因累及下丘脑及杏仁核,患者可有性欲增强等改变。本期大约 1~3 天。

(三) 麻痹期

患者肌肉痉挛逐渐停止,进入全身弛缓性瘫痪,患者由安静进入昏迷状态。最后因呼吸、循环衰竭死亡。该期持续时间较短,一般 6~18 小时。

麻痹型(静型)以脊髓或延髓受损为主的。该型患者无兴奋期和典型的恐水表现,常见高热、头痛、呕吐、腱反射消失、肢体软弱无力,共济失调和大小便失禁,呈横断性脊髓炎或上行性麻痹等症状,最终因全身弛缓性瘫痪死亡。

本病全程一般不超过 6 天,一旦出现症状,病情进展迅速,几乎 100% 短期内死亡。

【实验室及辅助检查】

(一) 血、尿常规及脑脊液

外周血白细胞总数轻至中度增多,中性粒细胞一般占 80% 以上。尿常规可发现轻度蛋白尿,偶有透明管型。脑脊液压力稍增高,细胞数轻度增高,一般不超过 200×10^6/L,以淋巴细胞为主,蛋白轻度增高,糖及氯化物正常。

(二) 病原学检查

1. **病毒分离** 取患者的唾液、脑脊液、皮肤或脑组织进行细胞培养或用乳小白鼠接种法分离病毒。

2. **内基小体检查** 动物或死者的脑组织作切片染色,镜检寻找内基小体,阳性率 70%~80%。

3. **核酸测定** 取新鲜唾液和皮肤活检组织行反转录 - 聚合酶链反应(RT-PCR)法测定狂犬病毒 RNA。

(三) 免疫学检查

1. **抗原检查** 可取患者的脑脊液或唾液直接涂片、角膜印片或咬伤部位皮肤组织或脑组织通过免疫荧光法检测抗原,阳性率可达 98%。此外,还可使用快速狂犬病酶联免疫吸附法检测抗原。

2. **抗体检查** 存活一周以上者做血清中和试验或补体结合试验检测抗体、效价上升者有诊断意义。此外,中和抗体还是评价疫苗免疫力的指标。国内多采用酶联免疫吸附试验(ELISA)检测血清中特异性抗体,该抗体仅在疾病晚期出现。WHO 推荐快速荧光灶抑制试验(rapid fluorescent focus inhibition test,RFFIT)检测血清中特异性抗体,特异性和敏感性高,但测试周期长、需要仪器设备多等缺点,不适合流行病学调查。

【并发症】

患者病程晚期常出现肺部感染和其他部位感染,呼吸中枢的感染可导致呼吸麻痹而死亡。

可出现抗利尿激素异常分泌、气胸、纵隔气肿、心律不齐、心衰、动静脉栓塞、上消化道出血和急性肾衰竭等。

【诊断与鉴别诊断】

依据有被狂犬或病兽咬伤或抓伤史，出现典型症状如恐水、怕风、咽喉痉挛，或怕光、怕声、多汗、流涎和咬伤处出现麻木、感觉异常等即可作出临床诊断。麻痹型为横断性脊髓炎或上行性麻痹等症状为主要表现。确诊依靠检查病毒抗原，病毒核酸或尸检脑组织中的内基小体。

本病需与破伤风、病毒性脑膜脑炎、脊髓灰质炎等鉴别。

【预后】

狂犬病是所有传染病中最凶险的病毒性疾病，一旦发病，病死率达 100%。

【治疗】

狂犬病发病以后以对症支持等综合治疗为主。

（一）隔离患者

单室严格隔离患者，防止唾液污染，尽量保持患者安静，减少光、风、声等刺激。

（二）对症治疗

包括加强监护，镇静，解除痉挛，给氧，必要时气管切开，纠正酸中毒，补液，维持水、电解质平衡，纠正心律失常，稳定血压，出现脑水肿时给予脱水剂等。

（三）抗病毒治疗

临床曾应用 α- 干扰素、阿糖腺苷、大剂量人抗狂犬病免疫球蛋白治疗，均未获成功。还需进一步研究有效的抗病毒治疗药物。

【预防】

（一）管理传染源

以犬的管理为主。捕杀野犬，管理和免疫家犬，并实行进出口动物检疫等措施。病死动物应予焚毁或深埋处理。

（二）伤口处理

应用 20% 肥皂水或 0.1% 苯扎溴铵（新洁尔灭）彻底冲洗伤口至少半小时，力求去除狗涎，挤出污血。彻底冲洗后用 2% 碘酒或 75% 酒精涂擦伤口，伤口一般不予缝合或包扎，以便排血引流。如有抗狂犬病免疫球蛋白或免疫血清，则应在伤口底部和周围行局部浸润注射。此外，尚需注意预防破伤风及细菌感染。

（三）预防接种

1. 疫苗接种　疫苗接种可用于暴露后预防，也可用于暴露前预防。我国为狂犬病流行地区，凡被犬咬伤者，或被其他可疑动物咬伤、抓伤者，或医务人员的皮肤破损处被狂犬病患者唾液沾污时均需做暴露后预防接种。暴露前预防主要用于高危人群，即兽医、山洞探险者，从事狂犬病毒究人员和动物管理人员。世界卫生组织推荐使用的疫苗有：①人二倍体细胞疫苗，价格昂贵；②原代细胞培养疫苗，包括地鼠肾细胞疫苗、狗肾细胞疫苗和鸡胚细胞疫苗等；③传代细胞系疫苗，包括 Vero 细胞（非洲绿猴肾传代细胞）疫苗和 BHK 细胞（Baby Hamster Kidney cell，幼仓鼠肾细胞）疫苗。

我国批准的有地鼠肾细胞疫苗、鸡胚细胞疫苗和 Vero 细胞疫苗，暴露前预防：接种 3 次，每次 1ml，肌内注射，于 0、7、28 日进行；1~3 年加强注射一次。暴露后预防：接种 5 次，每次 2ml，肌内注射，于 0、3、7、14 和 28 日完成，如严重咬伤，可全程注射 10 针，于当日至第 6 日每日一针，随后于 10、14、30、90 日各注射一针。部分 Vero 细胞疫苗可应用 2-1-1 免疫程序：于 0 日在左右上臂三角肌肌内各注射一剂（共两剂），幼儿可在左右大腿前外侧区肌内各注射一剂（共两剂），7 日、21 日各注射本疫苗 1 剂，全程免疫共注射 4 剂，儿童用量相同。对下列情形之一的建议首剂狂犬病疫苗剂量加倍给予，①注射疫苗前 1 个月内注射过免疫球蛋白或抗血清者。②先天性或

Notes

获得性免疫缺陷患者。③接受免疫抑制剂(包括抗疟疾药物)治疗的患者。④老年人及患慢性病者。⑤暴露后48小时或更长时间后才注射狂犬病疫苗的人员。

2. **免疫球蛋白注射** 常用的制品有人抗狂犬病毒免疫球蛋白(human anti-rabies immunoglobulin,HRIG)和抗狂犬病马血清两种,以人抗狂犬病免疫球蛋白为佳。抗狂犬病马血清使用前应做皮肤过敏试验。

(宁 琴)

参考文献

1. 丁永祥.狂犬病//斯崇文.感染病学.北京:人民卫生出版社,2004,349-353
2. 潘孝彰.狂犬病//陈灏珠.实用内科学.第11版.北京:人民卫生出版社,2005,354-358
3. 蔡淑清.狂犬病//杨绍基.传染病学.北京:人民卫生出版社,2005,97-101
4. 宁琴.狂犬病//杨绍基.传染病学.第7版.北京:人民卫生出版社,2008,109-112
5. 全国狂犬病监测方案(试行)(2005年7月26日).http://www.chinacdc.cn
6. Lafon M. Subversive neuroinvasive strategy of rabies virus. Arch Virol Suppl. 2004,(18):149-59

第十五节 严重急性呼吸综合征

严重急性呼吸综合征(severe acute respiratory syndromes,SARS),又称传染性非典型肺炎(infectious atypical pneumonia),是由SARS冠状病毒引起的急性呼吸系统传染病,主要通过短距离飞沫、接触患者呼吸道分泌物及密切接触传播,临床上以起病急、发热、头痛、肌肉酸痛、乏力、干咳少痰、腹泻、白细胞减少等为特征,严重者出现气促或呼吸窘迫,以对症治疗为主。

本病是一种新的呼吸道传染病,2002年底首先在我国广东省出现,后迅速蔓延至全国24个省区及全世界33个国家和地区。SARS的临床表现与其他非典型肺炎类似,但具有传染性强、群体发病、病情进展迅速、病死率较高等特点。2003年4月我国将其列入法定传染病管理范畴。2004年12月传染病防治法将SARS列为乙类传染病,但其预防、控制措施采取甲类传染病的方法执行。

【病原学】

从我国出现首例不明原因肺炎开始,中国科学家在病毒学方面做了大量的探索工作,首先排除了肺炭疽和肺鼠疫等烈性传染病,也排除了甲型流感和乙型流感的可能,并证明与1997年在香港出现的禽流感无关。研究结果还逐一排除了呼吸道合胞病毒、副流感病毒1~3型、腺病毒、鼻病毒、肺炎支原体及衣原体、军团菌等。2003年3月5日,WHO首次接到SARS暴发的疫情报告,并于3月12日向全球发出警告。3月17日组织成立了全球SARS研究合作网络,先后有10个国家和地区共13个顶尖实验室加入了寻找SARS病原的研究工作。4月16日,WHO正式宣布一种以前未知的冠状病毒(coronavirus)是引起SARS的病原体,并命名为SARS冠状病毒(SARS coronavirus,SARS-Cov)。从而在短短一个多月的时间内,在全球科学家的共同努力下,获得了SARS病毒学研究的重要突破。

(一) SARS-Cov的鉴定

在全球SARS病原的寻找和确认研究中,现代分子生物学、传统的病毒分离培养、动物学实验等为SARS-Cov的发现和鉴定奠定了基础。

香港大学专家采用Vero细胞培养方法,首先从SARS患者鼻咽标本中分离培养出一种冠状病毒,随后加拿大和美国疾病控制中心等的多个实验室也培养出冠状病毒。WHO合作研究网络的各个实验室迅速对该病毒进行了分析鉴定工作,他们在冠状病毒的保守区设计引物,采用RT-PCR方法从含有冠状病毒的培养上清中扩增出冠状病毒基因。加拿大专家完成该病毒的全基因组序列测定,发现SARS-Cov核苷酸和氨基酸序列与已知人类和动物冠状病毒序列的

同源性差异较大，是一种新的冠状病毒，归属冠状病毒科（*coronaviridae*），但是否为冠状病毒属（*coronavirus*）中的成员未有定论。荷兰病毒学家进行的动物实验结果表明，SARS 冠状病毒感染的猴子出现与 SARS 患者相同的临床表现与病理特征，从实验猴子可分离出 SARS-Cov，而人类肺炎病毒单独感染并不致病，与 SARS-Cov 重叠感染也不会导致病情加重。再次从动物学方面证实引起 SARS 的病原体是 SARS-Cov。WHO 在上述研究成果的基础上，正式将引起 SARS 的病原体命名为 SARS-Cov。

（二）SARS-CoV 的分类

SARS-CoV 作为一种新发现的冠状病毒，在缺乏系统的血清学分析的情况下，其分类主要依赖于对其基因组序列和编码蛋白的序列同源性分析与系统进化分析来确定。最早获得 SARS-Cov 基因组全序列的加拿大、美国和中国北京三个研究组在发表各自基因组分析结果的同时，均对 SARS-Cov 进行了系统发生学分析。分析显示 SARS-Cov 与目前已知的冠状病毒同源，但具有与其他冠状病毒明显不同的特点，即各同源基因的演化历史彼此不同。SARS 冠状病毒与禽传染性支气管炎病毒（IBV）的亲缘关系较近，特别是在 E 蛋白和 M 蛋白水平具有特殊近缘关系。由于采用保守性相对较低的区域进行分析，如 PLpro、S 蛋白、M 蛋白及 N 蛋白等，更能反映病毒的进化过程及分类。比较 SARS-Cov 与三组已知冠状病毒编码 S 蛋白中 S1 区域的基因，同样发现 SARS-Cov 与第 2 组冠状病毒亲缘关系最近。在比较 S 蛋白的 S1 区域时还发现，SARS-Cov 的 20 个半胱氨酸中有 19 个与第二组冠状病毒在空间构象上相同，而与第 1 或第 3 组比较时，只有 5 个半胱氨酸具有以上特性。这些分析均表明，在冠状病毒进化早期，SARS-Cov 已从第二组中分离出来，并长期单独进化（图 3-50）。

到目前为止，虽然国际病毒命名委员会对于 SARS-CoV 在冠状病毒属中的分类尚未明确，但多数研究都倾向将 SARS-CoV 定为冠状病毒属中新的一组。

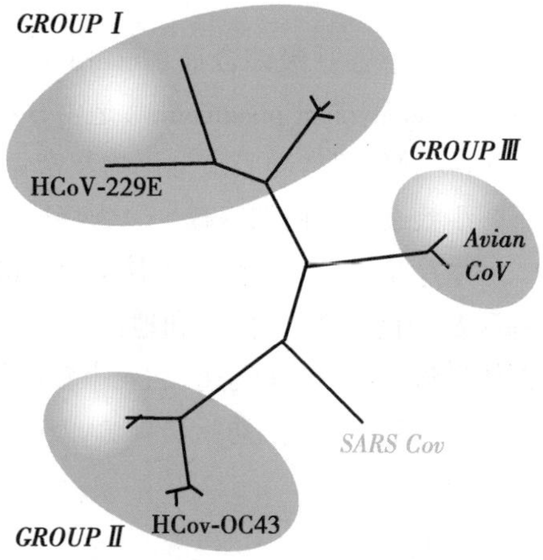

图 3-50 SARS 冠状病毒的分类示意图

（三）SARS-Cov 的形态结构和理化性质

SARS-Cov 与已知的冠状病毒形态基本一致，病毒颗粒多为圆形、椭圆形或多型性，直径为 60~220nm，表面有多个鼓锤状冠状突起，长约 20nm，突起之间的间歇较宽。电镜负染照片显示病毒颗粒形似皇冠。病毒颗粒内有由病毒 RNA 和蛋白质组成的核心，外面有脂质双层膜（图 3-51）。

冠状病毒的分子量为 4×10^8Da，在氯化铯中的浮力密度为 1.23~1.24g·cm^{-3}，在蔗糖中的浮力密度为 1.15~1.19g·cm^{-3}，沉降系数为 300~500S_{20W}。

SARS-CoV 对外界的抵抗力和稳定性要强于其他人类冠状病毒。病毒在有 Mg^{2+} 存在的情况下相对稳定。在干燥塑料表面最长可活 4 天，尿液中至少 1 天，腹泻患者粪便中至少 4 天以上。SARS-CoV 对温度敏感，随温度升高抵抗力下降，在 −80℃稳定性佳，4℃可存活 21 天，37℃可存活 4 天，56℃ 90 分钟或 75℃ 30 分钟可使病毒灭活。SARS-CoV 对乙醚、氯仿、甲醛、紫外线等敏感。

除 Vero 细胞外，在 MDCK、Hep-2、Hela、BHK-21、LLC-MK2、RDF、MRC-5、B95-8、NCI-H292 等细胞中 SARS-Cov 都能生长，目前实验显示 Vero E6 是最为敏感的细胞系。这是 SARS 冠状病毒与已知的其他人类呼吸道冠状病毒不同之处，如人类冠状病毒 229E 株和 OC43 株对生长条件的要求比较苛刻，仅适合在部分细胞系、器官培养或乳鼠中繁殖，且在人组织细胞培养中，最适生长温度为 33℃，超过 35℃生长受影响，在 37℃增殖的病毒多数缺乏感染性。在已知的其他冠状病毒中，目前只有猪流行性腹泻病毒可在 Vero 细胞中生长，但需要在培养基中加入胰蛋白酶。

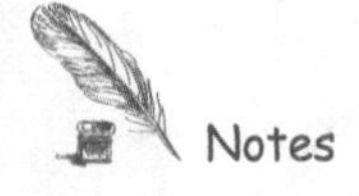

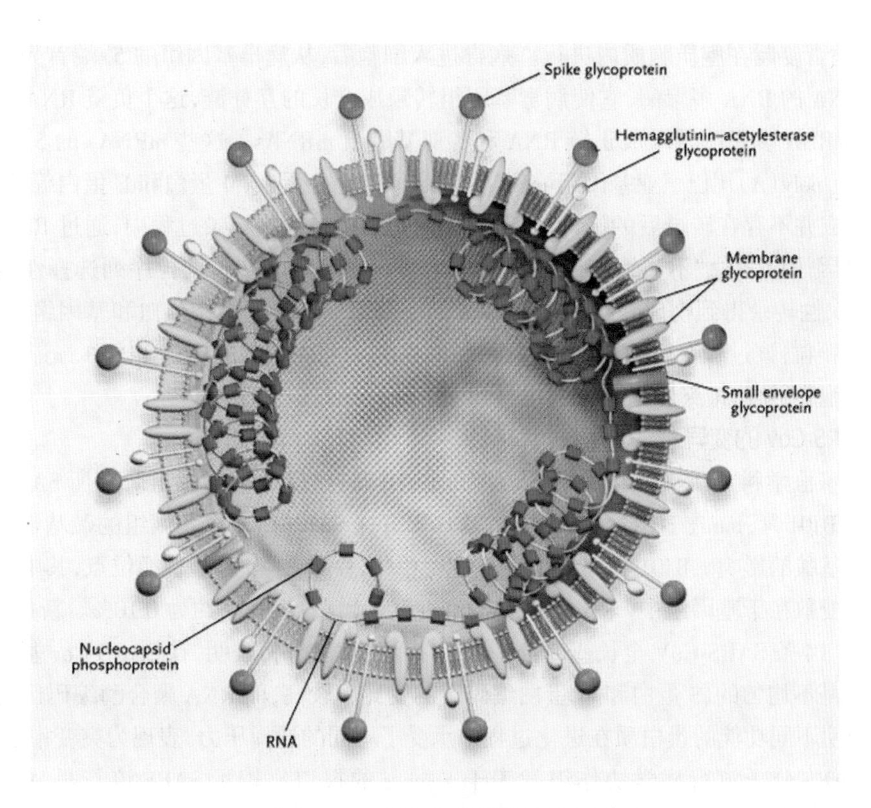

图 3-51 冠状病毒毒粒结构示意图

而利用 Vero 细胞分离的 SARS-Cov，在 37℃生长良好，培养 5 天可出现细胞病变，观察到细胞首先圆缩，出现细胞间隙，随后细胞逐渐脱落，在 24~48 小时内迅速累及整个细胞层。在细胞的粗面内质网和囊泡内质膜表面及细胞外均可见病毒颗粒。培养细胞传代稳定。

将 SARS 病毒接种于猿猴，可出现与人类相同的临床表现和病理改变。一些小型哺乳动物如白鼬和家猫对 SARS-CoV 亦易感。虽然在果子狸和貉等动物体内发现与 SARS-CoV 同源性在 99% 以上的 SARS 样冠状病毒，它们并无人类 SARS 相似的临床表现，能否作为 SARS 理想的动物模型有待探讨。

(四) SARS-Cov 的基因组和编码蛋白

2003 年 4 月 12 日，加拿大温哥华 Michael Smith 基因组科学中心及温尼伯国家微生物学实验室首先完成了 SARS-Cov TOR-2 株的全基因组测序，病毒基因组含有 29 751 个碱基；4 月 14 日美国 CDC 公布了 SARS-Cov Urbani 株的全基因组序列，病毒基因组含有 29 727 个碱基；4 月 16 日中国军事医学科学院微生物流行病研究所和中国科学院北京基因组研究所公布了从不同地区来源、不同标本中分离的 4 株新型冠状病毒的测序结果，病毒基因组分别含有 29 725、29 745、29 757 和 29 740 个碱基。这是世界上三个不同研究组最早分别独立地对各自分离的 SARS 冠状病毒株完成的全基因组序列测定。所测定的 SARS-Cov 基因组长度在 27 000~30 000nt 之间，为不分节段的单股正链 RNA 病毒，RNA 的 5' 端具有甲基化帽，3' 端有 PolyA 结构。SARS-Cov 基因组属于典型的缺乏 HE 蛋白的冠状病毒基因组结构，其 5' 端约 2/3 的区域编码病毒 RNA 聚合酶蛋白，后 1/3 区域编码结构蛋白，依次为刺突蛋白(spike，S)、包膜蛋白(envelop，E)、膜蛋白(membrane，M)、核衣壳蛋白(nucleocapsid，N)。在结构蛋白编码区可能的开放读码框(open reading frame，ORF)中，存在着一种未知蛋白(predicted unknown protein，PUP)，在已有蛋白质序列数据库中，未找到任何同源序列。

(五) SARS-Cov 的复制

冠状病毒的繁殖首先通过病毒颗粒外膜上的 S 糖蛋白与敏感细胞的受体结合，以内吞方式

进入细胞，病毒复制在胞质胞质内进行。病毒进入细胞后，从病毒基因组的5'端首先翻译出早期依赖于RNA的RNA多聚酶，它使病毒基因组转录成全长的互补链，这个负链RNA通过两个不同的晚期RNA多聚酶转录成正链RNA和各亚基因组mRNAs。这些mRNAs的5'端含帽子结构，3'端有poly(A)尾巴。亚基因组mRNAs经翻译产生S蛋白、M蛋白和E蛋白等结构蛋白。mRNA的合成并不存在转录后的修饰剪切过程，而是直接在初次转录过程中，通过RNA聚合酶和一些转录因子以一种"不连续转录"的机制，通过识别特定的转录调控序列选择性地从负链RNA上，一次性转录得到构成一个成熟mRNA的全部组成部分。结构蛋白和基因组RNA一起组装成病毒颗粒，该过程在粗面内质网进行，形成囊泡。再移入高尔基复合体中，充满病毒颗粒的囊泡与细胞膜融合，最终以出芽方式排出到细胞外。

（六）SARS-Cov的变异

中国军事医学科学院微生物流行病研究所和中国科学院北京基因组研究所SARS研究组比较分析了BJ01、Urbani、TOR2、CUHK和HKU等五株SARS-CoV全基因组的碱基替换情况及其对编码氨基酸的影响。BJ01株与其他毒株序列相比，存在31个碱基替换位点，其中有义突变为15个，突变散在于基因组中，未发现明显的高变区，计算总突变率约为0.10%。新加坡的Y.J. Ruan等人对14条SARS-CoV全长或部分基因组序列的比较分析表明，在SARS-Cov基因组内点突变的分布是不均匀的，S蛋白和M蛋白编码区的变异率较高，而RNA聚合酶编码区内基本没有突变。说明不同功能的蛋白质在进化过程中承受了不同的选择压力，表现为突变率的不同。

中国SARS分子流行病学协作组发表于*Science*的报道比较了SARS流行早、中、晚期的SARS-CoV及从果子狸中分离的冠状病毒共63株基因组全序列，发现各期SARS-Cov基因型各具特征。在SARS-Cov基因组的ORF8区观察到两类主要缺失，一是晚期分离的毒株缺失了一段29nt的序列，二是在某些毒株中缺失了一段82nt的序列。比较63株冠状病毒基因组，除缺失突变外，还有299个单碱基突变，其中有52个预计可引起有义突变。由于SARS流行早期存在的29nt和82nt两段序列都存在于动物宿主中，这一现象支持SARS冠状病毒可能来源于野生动物的说法。

同时发现SARS-Cov的基因组变异率比较恒定[8.26×10^{-6}/(核苷酸/天)]。中国科学家还发现，在SARS流行的不同时期，基因组的无义突变率比较恒定，有义突变率却变化较大。S蛋白编码区是氨基酸替换率最高的区域，其有义/无义突变率的比值则是流行早期>中期>晚期，表明S蛋白在SARS流行早期经受较大的选择压力，后期突变率趋于稳定。而SARS-Cov基因组中最保守的区域ORF1b在整个流行期间，始终处于纯化选择过程中。结果表明，SARS流行期间由于适应性选择压力，逐渐出现占优势的基因型，SARS-Cov的基因组也趋于稳定。随着有义突变率的降低及优势基因型的出现，SARS流行逐渐被控制。

遗传变异分析表明，总体上SARS-Cov是一种遗传比较稳定的病毒，不同来源的SARS冠状病毒基因组保持了相对稳定。其遗传稳定性有利于机体针对病毒特异性抗体的生成，从而降低二次感染可能性，并增加了疫苗研究的可行性。但也意味着病毒随传代毒力减低的可能性减小，这给疾病的治疗和流行控制增加一定难度。

【流行病学】

（一）传染源

患者是主要传染源。急性期患者体内病毒含量高，且症状明显，如打喷嚏、咳嗽等，经呼吸道分泌物排出病毒。一般情况下传染性随病程而逐渐增强，在发病第2周最具传播力，退热后传染性迅速下降。少数患者有腹泻，排泄物含有病毒。部分重症患者因为频繁咳嗽或需要气管插管、呼吸机辅助呼吸等，呼吸道分泌物多，传染性强。并非所有患者都有同等传播效力，个别患者可造成数十甚至成百人感染，被称之为"超级传播者"(super-spreader)。但有的患者却未传播一人。有资料表明，老年人以及具有中枢神经系统、心脑血管、肝脏、肾脏疾病或慢性阻塞性

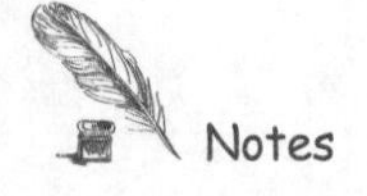

肺病、糖尿病、肿瘤等基础性疾病的患者，感染后更容易成为超级传播者。造成超级传播的机制还不清楚，但肯定与接触的人群对该病缺乏足够认识以及防护不当有关。影响超级传播的其他因素还包括患者同易感者的接触程度和频次、个人免疫功能以及个人防护情况等。超级传播者的病原是否具有特殊的生物学特征尚不清楚。

有调查表明，症状不典型的轻型患者不是重要传染源。潜伏期患者传染性低或无传染性；康复患者无传染性；隐性感染者是否存在及其作为传染源的意义，迄今尚无足够的资料佐证。本病未发现慢性患者。

有研究表明从果子狸、貉、蝙蝠、蛇等动物体内可分离出与 SARS-CoV 基因序列高度同源的冠状病毒，提示这些动物可能是 SARS-CoV 的寄生宿主和本病的传染源，但有待证实。

(二) 传播途径

1. **飞沫传播** 短距离飞沫传播，是本病的主要传播途径。急性期患者咽拭子、痰标本中可检测到 SARS-CoV，病毒存在于呼吸道黏液或纤毛上皮脱落细胞里，当患者咳嗽、打喷嚏或大声讲话时，形成气溶胶颗粒，喷出后被易感者吸入而感染。飞沫在空气中停留时间短，移动距离约 2 米，故仅造成近距离传播。

2. **接触传播** 通过直接接触患者的呼吸道分泌物、消化道排泄物或其他体液，或者间接接触被污染的物品，亦可导致感染。

3. **实验室传播** 实验人员在处理含 SARS-CoV 标本(如人体样本、培养液等)时如果未采取适当的安全措施或恰当的操作规程，可造成实验室感染。

4. **其他** 患者腹泻物中的病毒经建筑物的污水排放系统和排气系统造成环境污染，可能引起局部流行。虽然急性期患者存在短暂的病毒血症，粪便中发现病毒，但 SARS 通过血液或消化道传播尚无案例支持。尚无证据表明苍蝇、蚊子等媒介昆虫可传播 SARS-CoV。

影响本病传播的因素很多，其中密切接触是最主要因素，包括治疗或护理、探视患者；与患者共同生活；直接接触患者的呼吸道分泌物或体液等。医院病房通风不良、患者病情危重、医护或探访人员个人防护不当使感染危险性增加。另外如飞机、电梯等相对密闭的环境都是可能发生传播的场所。

(三) 易感性和免疫力

人群普遍易感。发病者以青壮年居多，儿童和老人较少见。患者家庭成员和收治患者的医务人员属高危人群。机体感染 SARS-CoV 后可产生细胞免疫和体液免疫，SARS-CoV 特异性 IgM 和 IgG 抗体在起病后约 7~14 天出现。IgM 抗体在急性期或恢复早期达高峰，约 3 个月后消失。IgG 抗体在病程第 3 周即可达高滴度，12 个月后持续高效价。实验证明 IgG 抗体能够中和体外分离的病毒颗粒，可能是保护性抗体，是具有免疫力或抵抗力的标志。患者康复后无再次发病的报道。

(四) 流行特征

SARS 病例于 2002 年 11 月首先在广东出现，随后蔓延到山西、北京、内蒙古、天津及河北等地。2003 年 2 月下旬开始在香港流行，迅速波及越南、加拿大、新加坡、中国台湾省等地。2003 年 8 月卫生部公布我国 24 个省、直辖市、自治区，266 个县市，出现病例报告。全国共 5327 例，死亡 349 例。全球约 32 个国家和地区出现疫情，累计 8422 例，死亡 916 例。医务人员发病 1725 例，约占 20%。

根据 2002—2003 年疫情发生和传播情况，可将我国内地分为四类地区：

1. 本地流行区(广东等地)。
2. 输入病例，并引起当地传播地区(北京、内蒙古、山西、河北、天津等地)。
3. 输入病例，未引起当地传播地区(上海、山东、湖南、辽宁、宁夏等地)。
4. 无报告病例地区(海南、云南、贵州、青海、西藏、新疆、黑龙江等地)。

本次流行后在新加坡，我国台湾、北京出现实验室感染案例。2004 年初广东报道 4 例 SARS 散发病例。

该次暴发流行发生于冬末春初，广东SARS发病高峰为2月份，其他地区主要在4月初到5月中旬，主要与传染源输入时间有关。该病患者以青壮年为主。据中国内地5327例资料统计，主要发病年龄在20~60岁之间，占总发病数的85%，其中20~29岁病例所占比例最高，达30%。有明显的家庭和医院聚集现象，医务人员病例的比例高达20%（个别省份可高达50%）。在流行后期，由于医护人员防护措施得力，其发病数逐渐减少。早期广东病例调查显示，部分无同类患者接触史的病例为与野生动物接触的人员，如厨师、采购员等。社区发病以散发为主，偶见点状暴发。主要流行于人口集中的大都市，农村地区甚少发病。

【发病机制与病理】

发病机制尚不清楚。SARS-CoV侵入人体后，在呼吸道黏膜上皮细胞内复制，释放入血引起短暂病毒血症。病毒再侵染其他细胞，包括气管支气管上皮细胞、肺泡上皮细胞、血管内皮细胞、巨噬细胞、肠道上皮细胞、肾脏远段曲管上皮细胞和淋巴细胞等。从体外病毒培养分离过程中可观察到病毒对细胞的致病性，推测SARS-CoV可能对人体组织细胞有直接损害作用。但是，SARS患者发病期间淋巴细胞减少，CD4+和CD8+T淋巴细胞均明显下降，表明细胞免疫可能受损；细胞因子如TNF-α、IL-6、IL-8、IL-16等水平明显升高；有证据表明SARS-CoV能直接感染淋巴细胞，可能与其细胞毒性作用以及诱导细胞凋亡作用有关；SARS的肺部病理组织学改变与以前看到的病毒性肺炎的肺部病变有明显不同，而与自身免疫性疾病患者的肺部病理变化有相似的地方，提示SARS发病机制尚有可能涉及自身免疫损伤；且临床应用肾上腺皮质激素可改善肺部炎症，减轻临床症状，故目前多认为SARS-CoV感染诱导的免疫损伤可能是发病的主要原因。

多项研究表明，SARS是一种全身多器官损伤性疾病。SARS-CoV具有较广泛的侵袭性和强烈的嗜血管性，血管内皮细胞很可能是SARS-CoV最特异的靶细胞之一。血管内皮细胞变性及连接结构破坏导致血管通透性增加，造成肺、脾、肝、心、脑等脏器间质水肿。病理变化主要包括肺部病变，免疫器官损伤、全身性小静脉炎及全身中毒性及继发感染4个方面，肺和免疫器官是病毒攻击的主要靶器官。

肺部病理改变明显。肉眼观察：肺广泛实变，表面及切面点片状出血坏死。光镜下：①肺广泛实变，兼有渗出性炎症、变质性炎症和增生性炎症的特点。渗出特点为渗出物中炎性细胞相对缺乏，肺淤血、肺水肿、红细胞漏出；弥漫性肺泡损害，肺泡细胞脱落于肺泡腔内，可见局限性肺梗死、肺坏死；脱落的肺泡细胞增生形成多核、合体肺泡细胞，肺泡纤维化呈现肾小球肉质样外观的肾小球样机化性肺炎改变。②肺泡壁透明膜形成。③肺泡上皮细胞内可见病毒包涵体。电镜下：肺泡上皮明显肿胀，线粒体及内质网明显空泡变性。肺泡上皮细胞增生，尤以Ⅱ型上皮增生明显。增生的Ⅱ型上皮细胞胞质板层小体减少，粗面内质网及滑面内质网均大量增生、扩张，扩张的内质网池内有电子密度增高的蛋白分泌物，部分扩张的内质网内可见群集的、大小一致的病毒颗粒，表面有细小的花冠状微粒。间质血管内皮细胞肿胀、空泡变性。

部分病例可见淋巴结肿大。镜下几乎所有淋巴结淋巴滤泡均有不同程度萎缩或消失，淋巴细胞分布稀疏，数量减少。血管及淋巴窦明显扩张充血，窦组织细胞明显增生。部分病例可见出血及坏死。

部分病例脾肿大，部分脾缩小。部分病例标本切面可见脾泥。镜下脾小体不清，脾白髓萎缩，淋巴细胞稀疏，数量减少；红髓充血、出血、坏死明显，组织细胞增多。

肝、肾、心、胃肠道和肾上腺实质细胞可见退行性变和坏死。部分病例在心、肝、肾、脑、肾上腺、横纹肌等可见到以小静脉为主的小血管炎病变，表现为血管壁及血管周围水肿、血管内皮细胞肿胀和凋亡、血管壁纤维素样坏死、血管壁内及血管周围单核细胞和淋巴细胞浸润。

【临床表现】

潜伏期为1~16天，常见为3~6天。

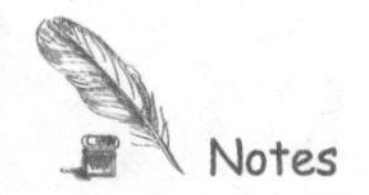

典型患者起病急，以发热为首发症状，94.4%~100%的患者有发热，伴有畏寒，体温常超过

38℃，呈弛张热、不规则热或稽留热等，热程多为 1~2 周；伴有头痛、肌肉酸痛、乏力，部分患者有腹泻，多为稀水样便。常无鼻塞、流涕等上呼吸道卡他症状。起病 3~7 天后出现干咳、少痰，偶有血丝痰，可有胸痛，肺部体征不明显，部分患者可闻少许湿啰音。病情于 10~14 天达高峰，发热、乏力等感染中毒症状加重，并出现频繁咳嗽，气促和呼吸困难，稍活动则气喘、心悸、胸闷，被迫卧床休息，此时易发生呼吸道的继发感染。病程进入 2~3 周后，发热渐退，其他症状与体征减轻乃至消失。肺部炎症的吸收则较为缓慢，体温正常后仍需 2 周左右才能完全恢复正常。

轻型患者症状轻，病程短。重症患者病情重，进展快，易出现呼吸窘迫综合征。儿童患者病情似较成人轻。有少数患者不以发热为首发症状，尤其是有近期手术史或有基础疾病的患者。

【实验室及辅助检查】

（一）血常规

病程初期到中期外周血白细胞计数正常或下降，淋巴细胞绝对值常减少，部分病例血小板减少。T 淋巴细胞亚群中 CD3+、CD4+ 及 CD8+T 淋巴细胞均减少，尤以 CD4+ 亚群减低明显。疾病后期多能恢复正常。

（二）血液生化检查

丙氨酸氨基转移酶（ALT）、乳酸脱氢酶（LDH）及其同工酶等均有不同程度升高。血气分析可发现血氧饱和度降低。

（三）血清学检测

常用酶联免疫吸附试验（ELISA）和免疫荧光试验（IFA）检测血清中 SARS-CoV 特异性抗体。上述方法对 IgG 型抗体检测的敏感性和特异性均超过 90%。IgG 型抗体在起病后第 1 周检出率低或检不出，第 2 周末检出率 80% 以上，第 3 周末 95% 以上，且效价持续升高，在病后第 6 个月仍保持高滴度。IgM 型抗体发病 1 周后出现，在急性期和恢复早期达高峰，3 个月后消失。另外，亦可采用单克隆抗体技术检测样本中的 SARS-CoV 特异性抗原，其特异性和敏感性也超过 90%，可用于早期诊断。

（四）分子生物学检测

以反转录聚合酶链反应（RT-PCR）法，检查患者血液、呼吸道分泌物、大便等标本中 SARS-CoV RNA。

（五）细胞培养分离病毒

将患者标本接种到 Vero 细胞中进行培养，分离到病毒后，还应以 RT-PCR 法或 IFA 法鉴定是否为 SARS-CoV。

（六）影像学检查

SARS 患者的 X 线和 CT 检查主要表现为磨玻璃样影像和肺实变影像。绝大部分患者起病早期胸片即可异常，多呈斑片状或网状改变。病初常呈单灶病变，短期内病灶迅速增多，常累及双肺或单肺多叶。部分患者进展迅速，呈大片状阴影。部分重症患者 X 线胸片显示两侧肺野密度普遍增高，心影轮廓消失，仅在肺尖及肋膈角处有少量透光阴影，称为“白肺”。胸腔积液、空洞形成以及肺门淋巴结增大等表现则较少见。对于胸片无改变而临床又怀疑为本病的患者，1~2 天内要复查胸部 X 线。肺部阴影吸收、消散较慢；阴影改变与临床症状体征有时可不一致。

【并发症】

常见并发症包括肺部继发感染，肺间质改变，纵隔气肿、皮下气肿和气胸，胸膜病变，心肌病变，骨质缺血性改变等。

【诊断】

（一）诊断依据

1. 流行病学资料

(1) 发病前 2 周内有与 SARS 患者密切接触（指与 SARS 患者共同生活，照顾 SARS 患者，或

Notes 

曾经接触SARS患者的排泌物，特别是气道分泌物）史；或属受传染的群体发病者之一；或有明确传染他人的证据。

(2) 发病前2周内曾前往或居住于SARS流行区。

2. 症状与体征 起病急，以发热为首发症状，体温一般>38℃，呈弛张热、不规则热或稽留热，使用糖皮质激素可对热型造成干扰，偶有畏寒；可伴有头痛、关节酸痛、肌肉酸痛、乏力、腹泻；常无上呼吸道卡他症状；可有咳嗽，多为干咳、少痰，偶有血丝痰；可有胸闷，严重者出现气促，或明显呼吸窘迫。肺部体征不明显，部分患者可闻及少许湿啰音，或有肺实变体征。有少数患者不以发热为首发症状。

3. 实验室检查 外周血白细胞计数一般正常或降低；淋巴细胞计数常减少；部分患者血小板减少。

4. 胸部影像检查 肺部有不同程度的片状、斑片状磨玻璃密度影，部分患者进展迅速，短期内融合成大片状阴影；常为多叶或双侧改变，阴影吸收消散较慢；肺部阴影与症状体征可不一致，必须动态观察肺部病变情况。若有条件，可安排胸部CT检查，有助于发现早期轻微病变或与心影和（或）大血管影重合的病变。如检查结果阴性，1~2天后应予复查。

（二）诊断标准

1. 临床诊断病例 对于有SARS流行病学依据，有症状，有肺部X线影像改变，并能排除其他疾病诊断者，可作为SARS临床诊断。

在临床诊断基础上，若分泌物SARS-CoV RNA检测阳性，或血清SARS-CoV抗体阳转，或抗体滴度4倍及以上增高，则可作确定诊断。

2. 疑似病例 对于缺乏明确流行病学依据，但具备其他SARS支持证据者，可作为疑似病例，需进行流行病学追访，并安排病原学检查以求证。

对于有流行病学依据，有临床症状，但尚无肺部X线影像学变化者，也应作为疑似病例。对此类病例，需动态复查胸部X线或CT，一旦肺部病变出现，在排除其他疾病的前提下，可作出临床诊断。

3. 医学隔离观察病例 对近2周内有与SARS患者或疑似SARS患者接触史，但无临床表现者，应进行医学隔离观察2周。

4. 重症SARS的诊断标准 具备以下三项之中的任何一项，均可诊断为重症SARS。

(1) 呼吸困难，呼吸频率≥30次/分，且伴有下列情况之一。①胸片显示多叶病变或病灶总面积占双肺总面积的1/3以上；②病情进展，48小时内病灶面积增大超过50%且占双肺总面积的1/4以上。

(2) 明显的低氧血症，氧合指数低于300mmHg（39.9kPa）。

(3) 休克或多器官功能障碍综合征（MODS）。

（三）实验室特异性病原学检测的诊断意义

1. 病毒培养 通过细胞培养方法从患者临床标本中分离到SARS-CoV，是感染的可靠证据，结合临床表现，可作出患病或病毒携带的诊断。但该法费时，无法用于快速诊断；一般情况下，病毒分离出来的机会不大，阴性结果不能排除诊断，且对技术和设备要求高，故不适于临床广泛应用。

2. RT-PCR法检测 患者SARS-CoV核酸，敏感性尚需提高；如操作不当，易引起核酸污染，造成假阳性。当对患者同一标本重复检测均为阳性，或不同标本均检验为阳性时，可明确诊断为本病或感染者。而检测结果阴性时，不能作为排除诊断的依据。

3. IFA和ELISA法检测 SARS患者血清特异性抗体，急性期阴性而恢复期阳性，或者恢复期抗体滴度比急性期升高4倍或以上时，可作为确定诊断的依据。检测阴性的结果，不能作为排除诊断的依据。

4. **单克隆抗体技术** 采用单克隆抗体技术检测SARS患者血清特异性抗原，特异性和敏感性均较高，可用于早期诊断，但其诊断价值尚须更多的临床验证。

【鉴别诊断】

临床上要注意排除上呼吸道感染、细菌性或真菌性肺炎、支原体或衣原体肺炎、获得性免疫缺陷综合征（AIDS）合并肺部感染、军团菌病、肺结核、流行性出血热、肺部肿瘤、非感染性间质性肺疾病、肺水肿、肺不张、肺栓塞症、肺嗜酸性粒细胞浸润症、肺血管炎等临床表现类似的呼吸系统疾患。

要特别注意与流感鉴别诊断，流感主要根据当时、当地疫情及周围人群发病情况，无SARS流行病学依据，卡他症状较突出，外周血淋巴细胞常增高，发病早期应用奥司他韦有助于减轻症状，必要时辅以病原学检查，可帮助鉴别。

【预后】

本病是自限性疾病。大部分患者经综合性治疗后痊愈。少数患者可进展至ARDS甚至死亡。据我国卫生部公布，在2002—2003年流行中，我国患者死亡率为6.55%；据WHO公布，全球平均死亡率为10.88%。重症患者，患有其他严重基础疾病如高血压病、糖尿病、心脏病、肺气肿及肿瘤等，以及年龄较大的患者死亡率明显升高。我国60岁以上患者的病死率为11%~14%，约占全部死亡人数的44%。少数重症病例出院后随访发现肺部有不同程度的纤维化。

【治疗】

目前尚缺少特异性治疗手段，以对症支持治疗为主。在目前疗效尚不明确的情况下，应尽量避免多种药物（如抗生素、抗病毒药、免疫调节剂、糖皮质激素等）长期、大剂量联合应用。

（一）隔离和护理

按呼吸道传染病隔离和护理。疑似病例与临床诊断病例分开收治。密切观察病情变化，监测体温、呼吸、SpO_2或动脉血气分析、血常规、胸片（早期复查间隔时间不超过2~3天），以及心、肝、肾功能等。提供足够的维生素和热量，维持水、电解质平衡。患者在隔离初期，往往有沮丧、绝望情绪，影响病情恢复，故关心安慰患者，多作解释，引导患者加深对本病的自限性和可治愈的认识等心理辅导尤为重要。

（二）一般治疗

1. 卧床休息。

2. 避免用力咳嗽，咳嗽剧烈者给予镇咳，咳痰者给予祛痰药。

3. 发热超过38.5℃者，可使用解热镇痛药，或给予冰敷、酒精擦浴、降温等物理降温，儿童禁用水杨酸类解热镇痛药。

4. 有心、肝、肾等器官功能损害，应作相应处理。

5. 腹泻患者应注意补液及纠正水、电解质失衡。

6. 早期可给予持续鼻导管吸氧（吸氧浓度一般为1~3L/min）。

（三）糖皮质激素的应用

目的在于抑制异常的免疫病理反应，减轻全身炎症反应状态，从而改善机体的一般状况，减轻肺的渗出、损伤，防止或减轻后期的肺纤维化。有以下指征之一即可应用：①有严重中毒症状，持续高热不退，经对症治疗3天以上最高体温仍超过39℃；②X线胸片显示多发或大片阴影，进展迅速，48小时内病灶面积增大>50%且占双肺总面积的1/4以上；③达到急性肺损伤或ARDS的诊断标准。

成人推荐剂量相当于甲泼尼龙80~320mg/d，具体剂量可根据病情及个体进行调整。当临床表现改善或胸片阴影有所吸收时，逐渐减量停用。一般每3~5天减量1/3，通常静脉给药1~2周后可改为口服泼尼松或泼尼松龙。一般不超过4周，不宜过大剂量或过长疗程，应同时应用制酸剂和胃黏膜保护剂，还应警惕继发感染，包括细菌和（或）真菌感染，也要注意潜在的结核病灶

感染扩散。儿童慎用。

（四）抗菌药物的应用

主要用于治疗和控制继发细菌、真菌感染，亦可用于对疑似患者的试验治疗，以帮助鉴别诊断。应根据临床情况选用适当的抗感染药物，如大环内酯类、氟喹诺酮类等。

（五）抗病毒治疗

目前尚无针对 SARS-CoV 的特异性药物。早期可试用蛋白酶抑制剂类药物 kaletra［咯匹那韦（lopinavir）及利托那韦（ritonavir）］等。

（六）免疫治疗

重症患者可试用增强免疫的药物，如胸腺肽、干扰素、丙种球蛋白等，但疗效尚未肯定，不推荐常规使用。恢复期患者血清的临床疗效和风险尚有待评估。

（七）中医药治疗

本病属于中医学瘟疫、热病范畴，应根据不同病情和病期进行辨证施治。

（八）重症病例的处理

必须严密动态观察，加强监护，及时给予呼吸支持，合理使用糖皮质激素，加强营养支持和器官功能保护，注意水、电解质和酸碱平衡，预防和治疗继发感染，及时处理合并症。

1. 加强监护　对患者的动态监护，包括对生命体征、出入液量、心电图及血糖的监测。有条件的医院，尽可能收入重症监护病房。

2. 呼吸支持治疗　监测 SpO_2 的变化，活动后 SpO_2 下降是呼吸衰竭的早期表现，应给予及时处理。

(1) 氧疗：对于重症病例，即使无缺氧表现，也应给予持续鼻导管吸氧。有低氧血症者，通常需要较高的吸入氧流量，使 SpO_2 维持在 93% 或以上，必要时可选用面罩吸氧。应尽量避免脱离氧疗的活动。若在吸氧流量 ≥5L/min 条件下，SpO_2<93%，或经充分氧疗后，SpO_2 虽能维持在 93%，但呼吸频率仍在 30 次 / 分或以上，均应及时考虑无创人工通气。

(2) 无创正压人工通气（NIPPV）：应用指征为：①呼吸频率 >30 次 / 分；②吸氧 5L/min 条件下，SpO_2<93%。禁忌证为：①有危及生命的情况，需要紧急气管插管；②意识障碍；③呕吐、上消化道出血；④气道分泌物多和排痰能力障碍；⑤不能配合 NIPPV 治疗；⑥血流动力学不稳定和有多器官功能损害。

NIPPV 常用的模式和相应参数如下：①持续气道正压通气（CPAP），常用压力水平一般为 4~10cmH_2O；②压力支持通气（PSV）+ 呼气末正压通气（PEEP），PEEP 水平一般 4~10cmH_2O，吸气压力水平一般 10~18cmH_2O。吸入氧气浓度（FiO_2）<0.6 时，应维持动脉血氧分压（PaO_2）≥70mmHg，或 SpO_2 ≥93%。NPPV 应持续应用，直到病情缓解。

(3) 有创正压人工通气：应用指征为：①使用 NIPPV 治疗不耐受，或呼吸困难无改善，氧合改善不满意，PaO_2<70mmHg，并显示病情恶化趋势；②有危及生命的临床表现或多器官功能衰竭，需要紧急进行气管插管抢救。

使用呼吸机通气，极易导致医务人员被 SARS-CoV 感染，故务必注意其防护。谨慎处理呼吸机废气，在气管护理过程中吸痰、冲洗导管等均应谨慎。

3. 糖皮质激素的应用　对于达到急性肺损伤标准的病例，应及时规律地使用糖皮质激素。成人剂量相当于甲泼尼龙 80~320mg/d，少数危重患者可考虑短期（3~5 天）甲泼尼龙冲击疗法（500mg/d）。

4. 临床营养支持　早期应鼓励患者进食易消化的食物，当病情恶化不能正常进食时，应及时给予临床营养支持，保持足量的蛋白和维生素供给。

5. 预防和治疗继发感染　重症患者通常免疫功能低下，需要密切监测和及时处理继发感染，必要时可慎重地进行预防性抗感染治疗。

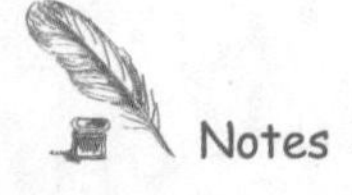

【预防】

(一) 控制传染源

1. 疫情报告 2003年4月我国将SARS列入法定传染病管理范畴。2004年12月新传染病防治法将其列为乙类传染病，但其预防、控制措施采取甲类传染病的方法执行。发现或怀疑本病时，应尽快向卫生防疫机构报告。做到早发现、早报告、早隔离、早治疗。

2. 隔离治疗患者 对临床诊断病例和疑似诊断病例应在指定医院按呼吸道传染病进行隔离观察和治疗。符合下列条件时可考虑出院：①体温正常7天以上。②呼吸系统症状明显改善。③X线胸片显示有明显吸收。

3. 隔离观察密切接触者 对医学观察病例和密切接触者，如条件许可应在指定地点接受隔离观察14天。在家中接受隔离观察时应注意通风，避免与家人密切接触，并由卫生防疫部门进行医学观察，每天测量体温。如发现符合疑似或临床诊断标准时，立即以专门的交通工具转往指定医院。

(二) 切断传播途径

1. 社区综合性预防 开展科普宣传；流行期间减少大型集会活动，保持公共场所通风换气；排除住宅建筑污水排放系统淤阻隐患；对患者的物品、住所及逗留过的公共场所进行充分消毒。如出现SARS暴发或流行，并有进一步扩散趋势时，可实施国境卫生检疫、国内交通检疫。

2. 保持良好个人卫生习惯 不随地吐痰，避免在人前打喷嚏、咳嗽；勤洗手；避免去人多或相对密闭的地方。有咳嗽、咽痛等呼吸道症状或需外出时，应戴口罩；避免与患者近距离接触。

3. 院内预防 医院应设立发热门诊，体温≥38℃的发热患者应戴口罩，建立本病的专门通道。收治病区应设无交叉的清洁区、半污染区和污染区；病房、办公室等均应通风良好。疑似患者与临床诊断患者应分开收治。住院患者应戴口罩，不得任意离开病房。患者不设陪护，不得探视。病区地面及物体表面、患者用过的物品、诊疗用品以及患者的排泄物、分泌物均须严格按照要求进行充分有效的消毒。医护人员及其他工作人员进入病区时，要切实做好个人防护工作。须戴12层棉纱口罩或N95口罩，戴帽子和眼防护罩以及手套、鞋套等，穿好隔离衣，以期无体表暴露于空气中。接触过患者或其他被污染物品后，应洗手。加强医务人员SARS防治知识的培训。

(三) 保护易感人群

保持乐观稳定的心态，均衡饮食，多喝汤饮水，注意保暖，保持足够的睡眠以及适量运动，避免疲劳等，均有助于提高人体对SARS的抵抗力。

尚无效果肯定的预防药物可供选择。恢复期患者的血清对本病的被动预防作用未见有报道。针对SARS CoV感染的灭活疫苗正处于临床验证阶段。

(李 刚)

参考文献

1. 中华医学会，中华中医药学会．传染性非典型肺炎(SARS)诊疗方案，中华医学杂志．2003，83(19)：1731-1752
2. Drosten C，Gunther S，Preiser W，et al. Identification of a novel coronavirus in patients with severe acute respiratory syndrome. N Engl J Med，2003，348：1967-1976
3. Gang Li，Xuejuan Chen，Anlong Xu.Profile of specific antibodies to the SARA-associated coronavirus. N Engl J Med，2003，349：508-509
4. Rota PA，Oberste MS，Monroe SS，et al. Characterization of a novel coronavirus associated with severe acute respiratory syndrome. Science，2003，300(5624)：1394-1399
5. Eickmann M，Becker S，Klenk HD，et al. Phylogeny of the SARS coronavirus. Science，2003，302(5650)：1504-1505
6. Ruan YJ，Wei CL，Ee AL，et al. Comparative full-length genome sequence analysis of 14 SARS coronavirus

isolates and common mutations associated with putative origins of infection. Lancet, 2003, 361 (9371): 1779-1785

7. Chinese SARS Molecular Epidemiology Consortium. Molecular evolution of the SARS coronavirus during the course of the SARS epidemic in China.Science, 2004, 303 (5664): 1666-1669
8. Groneberg DA, Poutanen SM, Low DE, et al. Treatment and vaccines for severe acute respiratory syndrome. Lancet Infect Dis, 2005, 5 (3): 147-155
9. Fumihiko Yasui, Michinori Kohara, Masahiro Kitabatake, et al. Phagocytic cells contribute to the antibody-mediated elimination of pulmonary-infected SARS coronavirus. Virology, 454-455 (2014), 157-168
10. Nicolas Escriou, Benoît Callendret, Val é rie Lorin, et al. Protection from SARS coronavirus conferre by live measles vaccine expressing the spike glycoprotein. Virology, 452-453 (2014), 32-41

第十六节 发热伴血小板减少综合征（新型布尼亚病毒感染）

发热伴血小板减少综合征（severe fever with thrombocytopenia syndrome，SFTS）由我国新发现的发热伴血小板减少综合征病毒（一种新布尼亚病毒，简称 SFTS 病毒）引起，是一种主要经蜱传播的自然疫源性疾病，在我国河南、湖北、山东等 17 个省份报道了本地病例。临床表现主要为发热、血小板减少、白细胞减少、消化道症状及多脏器功能损伤等，病情严重者可出现抽搐、昏迷、休克、全身弥散性血管内凝血等，甚至导致死亡，目前报道病死率达 10%，并可引起人 - 人传播。

【病原学】

布尼亚病毒科（Bunyaviridae）是 1975 年命名的一组有包膜的负链 RNA 病毒，因首先从乌干达西部的布尼亚韦拉（Bunyamwera）分离到而得名。由该科病毒引起的人类自然疫源性疾病中，重要的有肾综合征出血热（HFRS）、汉坦病毒肺综合征（HPS）、裂谷热（RVF）、克里米亚 - 刚果出血热（CCHF，即新疆出血热，XHF）和白蛉热（SF，又名“三日热”）等。

SFTS 病毒是我国于 2011 年首次发现和命名的，是导致发热伴血小板减少综合征的病毒，属于布尼亚病毒科（Bunyaviridae）白蛉病毒属（*Phlebovirus*）。SFTS 病毒为分节段的单股、负链 RNA 病毒。病毒颗粒呈球形，直径 80~100nm，外有脂质包膜，表面有棘突（图 3-52）。SFTS 病毒基因组包含三个单股负链 RNA 片段（L、M 和 S），L 片段全长为 6368 个核苷酸，包含单一读码框架编码 RNA 依赖的 RNA 聚合酶；M 片段全长为 3378 个核苷酸，含有单一的读码框架，编码 1073 个氨基酸的糖蛋白前体，即包膜糖蛋白（Gn 和 Gc）；S 片段是一个双义 RNA，基因组以双向的方式编码病毒核蛋白和非结构蛋白（NSs）。S 片段以双向编码的方式编码病毒核蛋白（NP）和非结构蛋白。病毒基因组末端序列高度保守，与白蛉病毒属的裂谷热病毒的氨基酸同源性约为 30%。

SFTS 病毒对热敏感，60℃ 30 分钟能够完全灭活病毒，不耐酸，对紫外线、乙醚、氯仿、β- 丙内酯、甲醛等敏感，对次氯酸等常用含氯消毒剂亦敏感。

【流行病学】

（一）传染源（宿主和传播媒介）

在 SFTS 流行地区，羊、牛、狗和鸡等动物的 SFTS 病毒感染率较高，但感染后不发病，引起的病毒血症滴度较低，且维持时间短，可能为扩散宿主。患者可做传染源。研究发现，患者的血液和血性分泌物具有传染性，有出血表现的患者可以作为传染源造成感染。哺乳动物是否为储存宿主尚不清楚。SFTS 病毒的主要传播媒介为长角血蜱（*H. longicornis*）。

（二）传播途径

本病主要通过蜱叮咬传播。目前，已从病例发现地区的长角血蜱中分离到该病毒，人被携带病毒的蜱叮咬而感染，部分病例发病前有明确的蜱叮咬史。此外，本病可以发生人 - 人传

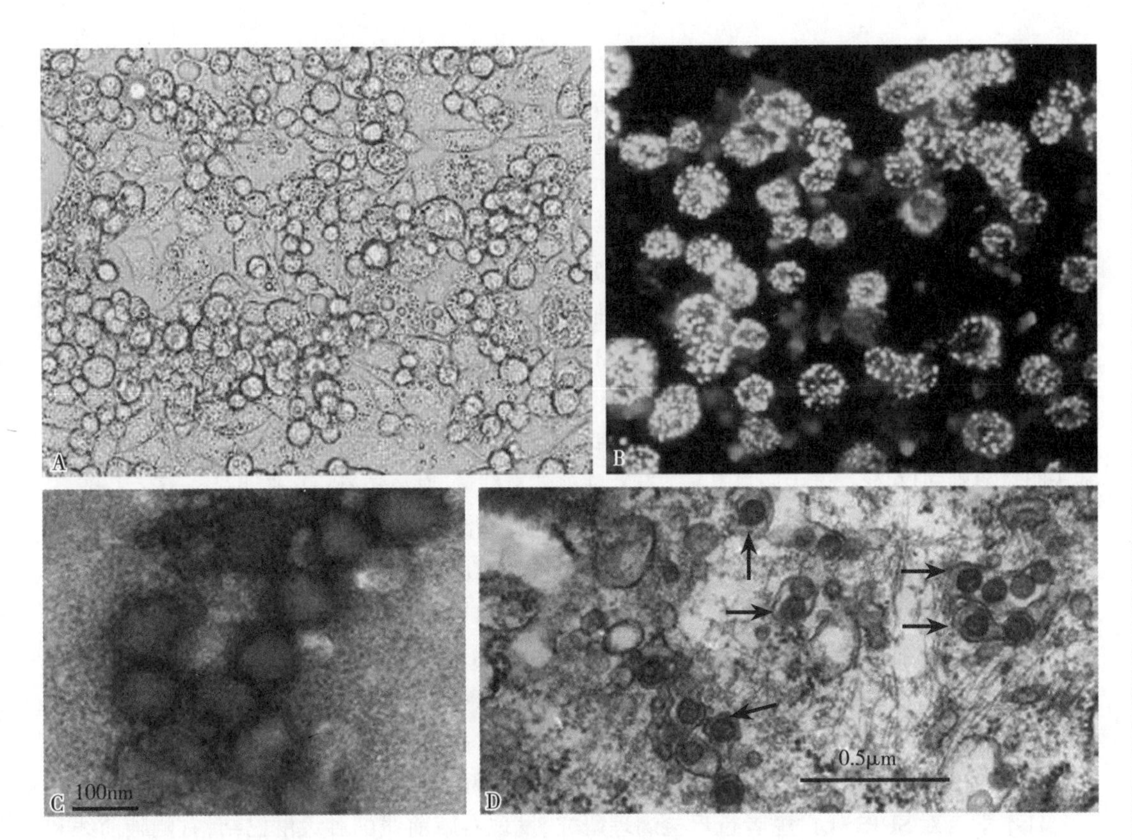

图 3-52 SFTSV
A:细胞培养;B:荧光显微镜下病毒抗原;C:透射电镜图;D:电镜下病毒颗粒(箭头所示)

播,人直接接触患者血液、分泌液或排泄物可引起感染。初步流行病学研究显示,长角血蜱体内 SFTS 抗体阳性率 2.1%~5.4%,微小牛蜱也可检出 SFTS 抗体,提示长角血蜱是该病毒传播的主要媒介。在不同流行区域羊、牛、狗、鸡和猪等家畜中 SFTS 抗体阳性率差别较大,分别为羊 67%~95%,牛 57%~80%,狗 6%~55%,鸡 1%~36%,猪 5%。

(三) 人群易感性

人群普遍易感。在丘陵、山地、森林等地区生活、生产的居民和劳动者以及赴该类地区户外活动的旅游者感染风险较高。血清监测提示在河南、山东等丘陵地区人群检测 SFTSV 抗体阳性率为 1.0%~3.8%,提示该病存在轻型病例或隐性感染可能。

(四) 流行特征

目前病例报道显示该疾病主要分布在山区和丘陵地带的农村,呈高度散发。本病多发于春、夏季,不同地区可能略有差异。疾病的流行季节为 3~11 月,发病高峰的出现时间与当年的气象条件及蜱密度有关,一般出现在 5~7 月。

目前河南、山东、湖北、安徽、浙江、江苏、辽宁、湖南、江西、北京、云南、广西、福建、广东、四川、重庆、贵州等 17 个省市自治区报告本病。其中河南、山东、湖北、安徽、辽宁、浙江和江苏等省发病较多。日本、韩国也相继报道了 SFTS 病例,美国报道了类似病例。

2011—2012 年,中国共有 2047 例 SFTSV 感染(其中有 129 例死亡,病死率 6.3%),感染主要分布在中国东部和中部的 206 个县。河南、湖北和山东的病例数最多,分别占总数的 48%、22% 和 16%。

【发病机制与病理】

该病发病机制尚不清楚。在鼠动物模型中脾、肝、肾可检测到病毒 RNA 和组织病理的改变,然而只在脾脏中发现病毒复制,提示脾脏可能是 SFTSV 重要的靶器官;脾内巨噬细胞和血小板

Notes

的数量有很大程度的增高，在脾脏的红髓中发现SFTSV与巨噬细胞胞质内的血小板共定位；体外细胞检测发现鼠的血小板容易与SFTSV黏附，进而被初始的巨噬细胞吞噬，这与动物体内检测相吻合，提示外周血血小板的减少，可能是由于黏附血小板的SFTSV被巨噬细胞吞噬所致。另有研究发现在感染SFTSV的昆明鼠肝脏内发现大片坏死，而在其他器官中未发现明显的病理损伤。

"细胞因子风暴"被认为是很多病毒感染致病性与致死性的重要因素。对49例患者的研究（其中8例死亡病例）发现，患者血清中白细胞介素-6（IL-6）、白细胞介素-10（IL-10）、γ-干扰素（IFN-γ）、粒细胞-巨噬细胞集落刺激因子（GM-CSF）、纤维蛋白原（fibrinogen）、铁调素（hepcidin）和磷脂酶A2（Phospholipase A2）明显高于健康人，且死亡病例明显高于生存者。生存者血清白细胞介素-8（IL-8）、单核细胞趋化蛋白-1（MCP-1）和巨噬细胞炎症蛋白1β（MIP-1β）和健康人比较降低或无明显差别，但在死亡者中明显升高。死亡病例病毒载量、血清转氨酶水平明显高于存活者。

细胞因子的表达模式与急性期SFTS患者病毒载量相关，病毒载量与细胞因子IL-1RA、IL-6、IL-10、MCP-1、G-CSF、IL-8、MIP-1α、MIP-1β和IP-10呈正相关，与PDGF-BB和RANTES呈负相关。在SFTS患者中，低水平的RANTES和PDGF-BB可能反映外周血中血小板浓度的降低，血小板是这两种细胞因子存储的重要靶位。低水平的RANTES与病毒感染的严重程度具有一定关系，细胞因子IL1-RA、IL-6、IL-10、MCP-1、G-CSF和IP-10在SFTS患者中表达比健康人群高，死亡患者组高于存活患者；PDGF-BB和RANTES在死亡和非死亡患者均减少；IL-1β，IL-8，MIP-1α，和MIP-1β可以作为预测SFTS生存预后的生物分子标志。

日本学者对SFTS死亡患者行尸检病理研究，发现右腋前线的肿大淋巴结，右侧腋前线和颈部淋巴结炎症坏死，以小淋巴细胞的缺失和组织细胞的增生为主。镜下发现核碎裂、非粒细胞、坏死的鬼影细胞，通过淋巴窦道从淋巴结的皮质区浸润到淋巴结的脂肪组织区域，存在微小坏死物、上皮样组织和肉芽肿散在分布。其他内脏器官未发现明显病变；SFTSV病毒的核心蛋白在出芽裂殖的细胞质中以及人的腋前线淋巴结的皮质区表达，病毒抗原在右颈部淋巴结有表达，但纵隔淋巴结无表达；在右腋窝和颈部淋巴结的切片中SFTSV RNA在每个细胞中的病毒载量较高，而骨髓、肝、脾中每个细胞中病毒载量的细胞较低。

【临床表现】

本病潜伏期一般为5~15天。根据疾病进展可以分为发热期、极期和恢复期。

（一）发热期

急性起病，主要临床表现为发热，体温多在38℃左右，重者持续高热，可达40℃以上，部分病例热程可长达10天以上，伴乏力、全身酸痛、头痛及食欲缺乏，以及恶心、呕吐和腹泻等消化道症状。

体格检查常有颈部及腹股沟等浅表淋巴结肿大伴压痛，上腹部压痛等。可有相对缓脉。部分患者伴有肝脾肿大。

（二）极期

此时仍可有发热期的各种表现，少数病例病情危重，出现意识障碍、皮肤瘀斑、消化道出血、肺出血等，可因休克、呼吸衰竭、弥散性血管内凝血（DIC）等多脏器功能衰竭死亡。

（三）恢复期

该病为自限性疾病，病程两周左右，大部分患者预后良好。伴有慢性基础性疾病的患者以及出现神经系统症状、出血倾向明显、病毒载量持续增高、LDH、AST、ALT及CK等血清酶活性持续增高者预后较差。

【实验室检查】

（一）血常规

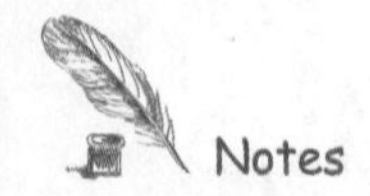

80%以上外周血白细胞计数减少，多为$(1.0\sim3.0)\times10^9$/L，重症可降至1.0×10^9/L以下，中性

粒细胞比例、淋巴细胞比例多正常；90% 以上血小板降低，多为$(30\sim60)\times10^9/L$，重症者可低于$30\times10^9/L$。

（二）尿常规

半数以上病例出现蛋白尿（+~+++），少数病例出现尿潜血或血尿，肌酐、尿素氮增高等。

（三）生化检查

可表现为不同程度的 LDH、CK 及 AST、ALT 等升高，尤以 AST、LDH 及 CK-MB 升高为主，常有低钠血症，个别病例 BUN 升高。

（四）病原学检查

1. 核酸检测　采用 RT-PCR 和 Real-time PCR 病毒核酸诊断方法进行检测和诊断，患者血清中特异性核酸检测阳性，可确诊新型布尼亚病毒感染。核酸定量检测可以动态监测病情变化，持续高病毒载量常常是重症病例的特点。

2. 病毒分离　患者急性期血清标本经处理后，可采用 Vero、Vero E6 等细胞或其他敏感细胞，分离到病毒可确诊。SFTS 病毒分离应在生物安全三级实验室进行。SFTS 病毒可感染多种细胞系，包括 Vero、Vero E6、L929 和 DH82，但是其仅在 DH82 和 Vero E6 细胞内引起细胞病变。

（五）血清学检查

新型布尼亚病毒抗体检测。

1. 血清特异性 IgM 抗体，一般在感染后 4 个月就检测不出。

2. 血清特异性 IgG 抗体：采用 ELISA、免疫荧光（IFA）抗体测定、中和试验等方法检测，新型布尼亚病毒 IgG 抗体阳转或恢复期滴度较急性期 4 倍以上增高者，可确认为新近感染。特异性 IgG 在感染 5 年后仍可检测到。

3. 血清特异性总抗体：可采用双抗原夹心 ELISA 法检测，血清特异性总抗体阳性表明曾受到病毒感染。

【诊断】

诊断标准　依据流行病学史（流行季节在丘陵、林区、山地等地工作、生活或旅游史等或发病前 2 周内有被蜱叮咬史）、临床表现和实验室检测结果进行诊断。

具有上述流行病学史、发热等临床表现且外周血血小板和白细胞降低者可以作出临床诊断。

确诊需要具备下列之一者：

1. 病例标本新型布尼亚病毒核酸检测阳性。

2. 病例标本检测新型布尼亚病毒 IgM 阳性或 IgG 抗体阳转或恢复期滴度较急性期 4 倍以上增高者。

3. 病例标本分离到新型布尼亚病毒。

【鉴别诊断】

需与人粒细胞无形体病等立克次体病、肾综合征出血热、登革热、败血症、伤寒、血小板减少性紫癜和钩端螺旋体病等疾病相鉴别。

【治疗】

本病尚无特异性治疗手段，主要为对症支持治疗。

患者应当卧床休息，流食或半流食，多饮水。密切监测生命体征及尿量等。

不能进食或病情较重的患者，应当及时补充热量，保证水、电解质和酸碱平衡，尤其注意对低钠血症患者补充。高热者物理降温，必要时使用药物退热。有明显出血或血小板明显降低（如低于$30\times10^9/L$）者，可输血浆、血小板。中性粒细胞严重低下患者（低于$1\times10^9/L$），建议使用粒细胞集落刺激因子。

继发细菌、真菌感染者,应当选敏感抗生素治疗。同时注意基础疾病的治疗。

利巴韦林在体外试验中可抑制病毒复制,但初步临床研究未获得显著疗效,仍有待于随机对照多中心研究评价其有效性和安全性。

目前尚无证据证明糖皮质激素的治疗效果,应当慎重使用。

【预防】

1. 传染源可能是家畜或野生动物,患者血液或血性分泌物具有传染性,因此,一般患者不需隔离,但有出血表现者尽量安排单间隔离。患者的血液、分泌物、排泄物及被其污染的环境和物品,采取高温、高压、含氯消毒剂等方式进行消毒处理。

2. 户外活动时注意个人防护,防治蜱虫叮咬。医务及陪护人员在接触患者血液、体液、分泌物、排泄物等时应戴乳胶手套。从事气管插管或其他可能接触患者血液或血性分泌物的操作时,应穿隔离衣并戴护目镜(或防护面罩)和外科口罩。

(王贵强)

参考文献

1. 卫生部办公厅关于印发《发热伴血小板减少综合征防治指南(2010 版)》的通知. 卫办应急发〔2010〕163 号 http://www.moh.gov.cn/zwgkzt/pwsyj1/201010/49272.shtml
2. Yu XJ, et al. Fever with thrombocytopenia associated with a novel bunyavirus in China. N Engl J Med, 2011, 364(16): 1523-1532
3. 王贵强. 新型布尼亚病毒导致的发热伴血小板减少综合征(专论). 中华内科杂志, 2011, 50(9), 717-718
4. Ding YP, Liang MF, Ye JB, et al. Prognostic value of clinical and immunological markers in acute phase of SFTS virus infection. Clin Microbiol Infect, 2014 Mar 29
5. 卫生部《发热伴血小板减少综合征经接触传播预防控制要点》(2011 年)http://www.moh.gov.cn/mohjbyfkzj/s3577/201108/52620.shtml
6. Zhang YZ, et al. Hemorrhagic Fever Caused by a Novel Bunyavirus in China: Pathogenesis and Correlates of Fatal Outcome. Clin Infect Dis, 2012, 54(4): 527-533
7. Gai ZT, et al. Person-to-Person Transmission of Severe Fever With Thrombocytopenia Syndrome Bunyavirus Through Blood Contact. Clin Infect Dis, 2012, 54(2): 249-252

第十七节 抗病毒药物的临床应用

病毒感染可引起多种疾病,严重危害人类的健康和生命。据不完全统计,约 60% 流行性传染病由病毒感染引起。迄今,全世界已发现病毒超过 3000 种,新病毒还在不断被发现。随着计算机技术、分子生物学技术和药物合成技术的发展,以及新的体外培养系统的发展与完善,抗病毒药物的研究进展较快,一批新的核苷类似物类抗病毒药物已广泛用于抗 HIV 及 HBV 感染的治疗。抗 HIV 或抗 HBV 治疗可以控制病毒复制、延缓疾病进展、提高患者生活质量。特别是 2013 年以来慢性丙型肝炎治疗研究取得重大突破,丙肝成为第一种能完全治愈的慢性病毒性疾病。新型丙肝治疗方案可将治愈率提高至 90% 以上,不仅使整个疗程大大缩短、副作用较少,同时可显著改善患者预后并降低丙肝病毒传播扩散的风险。

【抗病毒药物的作用机制】

病毒性疾病的发生、发展和转归与病毒种类、数量和毒力相关,也取决于机体的免疫状态和功能。常需通过一定的药物或治疗方法提高或抑制机体的免疫反应,以清除病原体或改善机体免疫应答类型和强度促进疾病恢复。不同类型的病毒其致病机制不同,杀细胞性病毒通过抑制宿主细胞蛋白质、DNA 或 RNA 的合成直接导致细胞死亡。一些病毒通过细胞免疫或体液免疫对宿主细胞造成损伤。机体对病毒感染的应答包括特异性和非特异性的免疫应答。

慢性持续性病毒感染的形成机制未完全阐明,应包括病毒和宿主免疫应答两个方面。当前慢性持续性病毒感染的治疗限于一般治疗和现有抗病毒化学药物的临床应用等。治疗效果较过去显著提高,但离临床治疗目标还存在很大差距。今后治疗研究方向当是以调整宿主免疫应答和联合使用作用机制不同的抗病毒药物等为主的综合治疗,最终清除体内病毒及其原始复制模板。

(一) 抗病毒化学药物

包括核苷类或非核苷类反转录酶抑制剂、蛋白酶抑制剂等,作用于病毒复制的不同环节,以求最大限度地抑制病毒、避免病毒耐药变异。合理有效的联合应用须有临床前药理研究资料及临床应用积累的循证医学证据支持。

1. 核苷类药物 核苷类抗病毒药物具有下列共同点:①均为核苷类似物。②在细胞内成为三磷酸化合物,通过与底物竞争抑制病毒的聚合酶或反转录酶。③需要长期用药,因短期应用仅有暂时效果。④长期治疗时病毒可出现变异和耐药性。⑤与不同作用靶点药物联合应用,可望提高疗效、降低耐药发生。

主要用于 HIV、HBV 和 HCV 感染的治疗,包括扎西他滨、司他夫定、齐多夫定、拉米夫定、替比夫定、阿德福韦、恩替卡韦、替诺福韦、利巴韦林和索非布韦等。用于疱疹病毒感染的药物有阿昔洛韦和更昔洛韦等。

2. 其他抗病毒化学药物 在慢性持续性病毒感染中常用的其他抗病毒药物主要有蛋白酶抑制剂、非核苷类反转录酶抑制剂。流感病毒感染类药物有唾液酸酶抑制剂如奥司他韦、扎那米韦等。

蛋白酶抑制剂主要作用于病毒感染后期,抑制病毒颗粒成熟,使细胞只能产生非感染性的病毒颗粒、可阻断病毒传播。目前 HIV 和 HCV 均有此类药物。病毒编码的多蛋白,经病毒蛋白酶裂解后才能用来组装成熟的病毒颗粒。蛋白酶抑制剂主要模拟多蛋白水解部位的构型,在感染细胞内与多蛋白竞争蛋白酶、抑制蛋白酶的活性。此类药物包括治疗丙肝的特拉匹韦、博赛匹韦、司美匹韦等,以及抗艾滋病药物茚地那韦、奈非那韦等。

非核苷类反转录酶抑制剂直接与 HIV 反转录酶结合,抑制其活性、减弱病毒复制。常用的药物有奈韦拉平和地拉韦定。

唾液酸酶抑制剂主要包括奥司他韦、扎那米韦等,与唾液酸酶(神经氨酸酶)竞争性结合,抑制病毒表面的唾液酸酶,去除细胞表面糖蛋白的唾液酸残基,降低病毒感染、复制和传播。

(二) 干扰素类生物制剂

干扰素是人体受各种诱导物刺激而产生的一类蛋白质,具有抗病毒、免疫调节及抗增殖的多重作用,抑制病毒增殖。IFN-α 抗病毒作用最显著,目前临床应用的均为基因重组干扰素。

IFN 并不直接进入宿主细胞杀伤病毒,而是在细胞表面与受体结合,诱导产生多种抗病毒细胞蛋白。IFN 抗病毒靶点较多,包括病毒进入宿主细胞、脱壳、mRNA 的合成或甲基化、病毒蛋白翻译、病毒装配和释放等而抑制病毒生长繁殖。IFN 也可作用于机体免疫系统。

【抗病毒药物的分类】

目前,对抗病毒药物的分类主要有三种方法:①根据所针对的病毒,可分为抗 HIV 药物、抗疱疹病毒类药物、抗流感病毒类药物等(表 3-23);②根据药物结构的不同,可分为核苷类似物、三环胺类、干扰素类等(表 3-24);③根据抗病毒药物作用的靶位,可分为阻止病毒融合或进入、辅助受体拮抗剂、反转录酶抑制剂、DNA 聚合酶抑制剂、整合酶抑制剂等。本文根据抗病毒药物的结构分类,对临床上应用或即将应用的抗病毒药物作简要介绍。

表 3-23 抗病毒药物的临床疾病分类

病毒	药物
乙型肝炎病毒	干扰素 α 和聚乙二醇干扰素 α、拉米夫定、阿德福韦、恩替卡韦、替比夫定、替诺福韦
丙型肝炎病毒	干扰素 α 和聚乙二醇干扰素 α、利巴韦林、特拉匹韦、博赛匹韦、索非布韦、达卡他韦、司美匹韦、来地帕韦(Ledipasvir)
艾滋病病毒	扎西他滨、司他夫定、齐多夫定、拉米夫定、阿巴卡韦、恩曲他滨、地拉韦定、依非韦仑、奈韦拉平、茚地那韦、奈非那韦、沙奎那韦、利托那韦、安普纳韦、替诺福韦
疱疹病毒	阿昔洛韦、泛昔洛韦、阿糖腺苷、喷昔洛韦、膦甲酸钠
巨细胞病毒	更昔洛韦、膦甲酸钠
埃博拉病毒	ZMapp(来自感染埃博拉病毒的实验动物体内产生的抗体)
人乳头病毒	米奎莫特、西多福韦
流感病毒	利巴韦林、金刚烷胺、金刚乙胺、扎那米韦、奥司他韦

表 3-24 抗病毒药物的结构分类

结构类别	药物
三环胺类	金刚烷胺、金刚乙胺
核苷类似物	去羟肌苷、扎西他滨、司他夫定、齐多夫定、拉米夫定、阿昔洛韦、泛昔洛韦、阿糖腺苷、喷昔洛韦、利巴韦林、阿德福韦、恩替卡韦、西多福韦、替比夫定、索非布韦、替诺福韦
蛋白酶抑制剂	沙奎那韦、利托那韦、茚地那韦、奈非那韦、特拉匹韦、博赛匹韦、达卡他韦、司美匹韦、来地帕韦
非核苷类 RT 抑制剂	地拉韦定、奈韦拉平、依非韦仑
焦磷酸类	膦甲酸钠
神经氨酸类似物	扎那米韦、奥司他韦
干扰素类	干扰素 α 和聚乙二醇干扰素 α
融合抑制剂	entuvirtide(T-20)

【常用抗病毒药物的合理选用】

(一) 三环胺类抗病毒药物

1. **金刚烷胺(amantadine)** 人工合成的三环癸烷衍生物,能特异性抑制甲型流感病毒。金刚烷胺主要用于甲型流感的防治,对乙型流感无效。金刚烷胺仅有口服制剂。治疗用药剂量为成人 200mg/d(每 12 小时 100mg),疗程为 5~7 日。肾功能减退者和老年人要相应减少剂量。孕妇禁用。常见的不良反应有头痛、易激动、头晕目眩、失眠、发音不清、共济失调、食欲减退和恶心、腹泻、口干、皮疹等。金刚烷胺与抗胆碱药同时应用时,可产生急性精神症状,应避免合用。

2. **金刚乙胺(rimantadine)** 为金刚烷胺的衍生物,作用与金刚烷胺类似。可用于成人甲型流感的防治以及儿童甲型流感的预防。常用量为 200mg/d,分 1~2 次口服,疗程同金刚烷胺。不推荐用于儿童甲型流感的治疗。

(二) 核苷(酸)类似物

近年来,核苷类抗病毒药物的研究相当活跃,相继推出了一系列高效低毒的核苷类抗病毒药物,有些已批准用于 HIV 和 HBV 感染的治疗。

1. **阿昔洛韦(acyclovir,ACV,无环鸟苷)** 阿昔洛韦为广谱抗病毒药物,主要对单纯疱疹病毒 1 型和 2 型具有强烈抑制作用,对其他病毒如水痘带状疱疹病毒、EB 病毒也有抑制作用。临床应用阿昔洛韦可作为单纯疱疹病毒性脑炎的首选药物。阿昔洛韦对免疫缺陷者皮肤、黏膜疱

疹的疗效较为显著。常见的不良反应有恶心、呕吐、腹泻等,停药后迅速消失。

2. 更昔洛韦(ganciclovir,DHPG)　该药临床主要用于艾滋病患者及其他免疫缺陷者并发的巨细胞病毒感染,如巨细胞病毒视网膜炎、骨髓移植后巨细胞病毒性肺炎、胃肠炎等。骨髓抑制作用是最常见的毒性反应。

3. 利巴韦林(ribavirin,病毒唑)　系鸟苷、次黄嘌呤核苷类似物,为广谱抗病毒药物。IFN-α联合利巴韦林治疗慢性丙型肝炎应答较好,持久病毒学应答率(SVR)可提高至43%。利巴韦林与聚乙二醇干扰素α(如Pegasys)联合使用,SVR可达56%,对非HCV RNA基因1型患者,SVR可达76%。利巴韦林与干扰素联合应用已成国际公认的慢性丙型肝炎的标准治疗方案之一。长期使用该药可致贫血、白细胞下降和免疫抑制,均可逆。孕妇慎用。

4. 齐多夫定(zidovudine,AZT,ZDV)　是第一个被获准治疗HIV感染的药物。齐多夫定治疗晚期HIV感染(艾滋病或艾滋相关综合征)能减少机会感染,延缓艾滋综合征向艾滋病发展,延长生存期。成人口服齐多夫定每次300mg,每 日2次。与双去氧胞嘧啶核苷等其他抗病毒药联用对HIV有相加或协同作用,可阻止或减少齐多夫定耐药株的出现。齐多夫定可致骨髓抑制、粒细胞缺乏病及贫血。

5. 扎西他滨(zalcitabine)　又称双去氧胞苷(2’,3’ dideoxycytidine,DDC),为人工合成的双脱氧核苷类之一。与齐多夫定联合使用对抑制HIV有相加或协同作用。最主要毒性反应是外周感觉神经病变,以双脚灼痛、刺痛为突出症状,可向小腿放射,呈手套、袜子样分布。其他的毒性反应有皮疹、发热、唇或踝部水肿。

6. 司他夫定(stavudine,D4T)　又称双脱氧胸腺嘧啶(dideoxythymidine),可用于治疗对AZT、DDI、DDC不能耐受或无效的HIV患者。主要不良反应包括周围神经病变、无症状性氨基转移酶升高和胰腺炎。

7. 拉米夫定(lamivudine,LAM)　最早合成的核苷类似物。可用于治疗HIV- 1和HIV- 2感染,对耐药株也有效。用于HBeAg阳性和阴性慢性乙型肝炎的治疗,可阻止肝硬化进展或发展为肝细胞肝癌。拉米夫定耐药率高,已产生突变耐药而又继续应用则会发生病毒学反弹和肝炎再活动,有发生肝衰竭的风险。目前主要的慢性乙型肝炎治疗指南不再把拉米夫定列为一线治疗药物。

8. 阿德福韦(adefovir,ADV)　阿德福韦酯(adefovir dipivoxil)为阿德福韦的前体药。阿德福韦对HBV YMDD变异株(即HBV聚合酶活性区点突变,Y- 酪氨酸、M- 蛋氨酸、D- 天冬氨酸、D- 天冬氨酸序列发生变异)有强的抑制作用,适用于拉米夫定耐药变异患者的治疗。阿德福韦的不良反应轻,但剂量超过30 mg/d时,可引起肾毒性,推荐剂量为10mg/d。

9. 恩替卡韦(entecavir,ETV)　是一种鸟嘌呤核苷类似物,对HBV聚合酶具有抑制作用。16岁以上的青少年和成人慢性乙型肝炎,空腹口服恩替卡韦,每次0.5mg,每日1次。长期服用很少产生HBV耐药突变,但对拉米夫定治疗相关YMDD耐药变异患者药效减低,且易产生耐药。恩替卡韦主要以原形通过肾脏清除,清除率为给药量的62%~73%。肾功能不全的患者恩替卡韦的清除率随肌酐清除率降低而降低,肌酐清除率 <50ml/min的患者,应调整用药剂量。

10. 替比夫定(telbivudine)　是一种合成的胸腺嘧啶核苷类似物,具有抑制HBV DNA聚合酶的活性。替比夫定口服后吸收良好,成人口服600mg,长期服用HBV产生耐药突变率较高,不能用于拉米夫定后已产生YMDD耐药变异的患者。替比夫定属于美国FDA药物妊娠安全性分类的B类药物,动物实验显示无致畸性,对胚胎和胚胎发育无不良作用。

11. 替诺福韦　富马酸替诺福韦二吡呋酯(tenofovir disoproxil fumarate,TDF)。通过抑制反转录酶的活性抑制HIV或HBV复制。替诺福韦是世界卫生组织艾滋病和慢性乙型肝炎治疗指南推荐的抗病毒一线药物。在国内被列为国家免费艾滋病抗病毒治疗一线药物。

12. 索非布韦(sofosbuvir)　是吉利德公司开发用于治疗慢性丙肝的新药,于2013年12

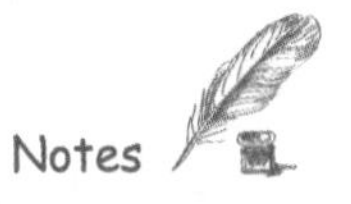

月6日经美国食品药品监督管理局(FDA)批准在美国上市,2014年1月16日经欧洲药品管理局(EMEA)批准在欧盟各国上市。每片400mg,一日一片,空腹或随餐服用。该药物是首个无需联合干扰素就能安全有效治疗某些类型丙肝的药物。临床试验证实针对1和4型丙肝,该药物联合聚乙二醇干扰素和利巴韦林的总体持续病毒学应答率(SVR)高达90%;针对2型丙肝,该药物联合利巴韦林的SVR为89%~95%;针对3型丙肝,该药物联合利巴韦林的SVR为61%~63%。值得一提的是,索非布韦的临床试验还包含了一些丙肝合并肝硬化的患者,疗效也较显著。

目前一个可能的抗埃博拉出血热药物是BCX4430,一种腺苷类似物,可以掺进病毒核酸链内终止病毒复制。在体外和啮齿类动物上验证有效,目前在进一步临床验证。

(三)病毒蛋白酶抑制剂抗病毒药物

蛋白酶抑制剂主要抑制病毒颗粒的成熟,使细胞只能产生非感染性病毒颗粒,可阻断病毒传播。蛋白酶抑制剂均有抑制细胞色素P450的作用,是引起药物不良反应的主要原因。本节介绍HIV和HCV的蛋白酶抑制剂。

1. 利托那韦(ritonavir) 主要用于HIV晚期感染者,或与其他核苷类似物或蛋白酶抑制剂联合应用。常用剂量为每12小时600mg,尽可能与食物同服。主要不良反应有恶心、呕吐、味觉倒错、口周发麻、血管扩张、周围神经病变、高尿酸血症、高血糖、肝功能损害和出血倾向。

2. 沙奎那韦(saquinavir) 剂量为600mg,每日3次,与大量食物同服。主要不良反应有高间接胆红素血症、高血糖和肝功能严重损害。

3. 茚地那韦(indinavir) 常与其他抗HIV药物联合应用。剂量为800mg,每日3次,饭前1小时或饭后2小时服用。常见不良反应有肾绞痛、间接胆红素升高、高血糖、皮肤干燥、味觉倒错、皮疹和出血倾向等。

4. 奈非那韦(nefinavir) 剂量为750mg,每日3次,与食物同服。不良反应同茚地那韦。

5. 司美匹韦(simeprevir) 用于联合治疗慢性丙肝。用法为每日1次,每次150mg(1粒)。目前尚无针对Child-Pugh B/C级的肝硬化患者的推荐剂量,因为肝硬化(尤其是Child-Pugh C级)患者体内司美匹韦浓度过高,可能会增加药物不良反应发生率。

6. 达卡他韦(daclatasvir) 达卡他韦属于丙肝病毒NS5A抑制剂,用于联合治疗慢性丙肝。用法为每日1次,每次60mg(1片)。患者具有良好的耐受性。Child-Pugh B/C级患者无需调整使用剂量。乏力、头痛和恶心是达卡他韦最常见的副作用。

7. 来地帕韦(ledipasvir) 也属于丙肝病毒NS5A抑制剂。2014年10月美国食品药品监督管理局批准了用于治疗慢性基因1型丙肝病毒感染的首个复方制剂即ledipasvir(来地帕韦)+sofosbuvir(索非布韦)。该复方制剂全口服,一天一片。对于基因1型丙肝病毒的患者,治愈率可达90-99%。

(四)非核苷类反转录酶抑制剂抗病毒药物

这类强力药物直接与HIV的反转录酶(RT)结合,抑制病毒复制。病毒易对此类药物产生耐药性。常用的药物有三种。

1. 奈韦拉平(nevirapine) 推荐剂量为300mg,每日1次,连服14日,然后200mg,每日2次。不良反应有皮疹和肝功能损害。

2. 地拉韦定(delavirdine) 推荐剂量为400mg,每日2次,不良反应有皮疹和头痛。

3. 依非韦仑(efavirenz) 适用于HIV-1感染的成人、青少年和儿童的抗病毒联合治疗。依非韦仑必须与其他抗反转录病毒药联合使用。对成人和体重在40kg或以上的儿童推荐剂量为每日1次口服600mg。可随意与食物或不与食物同服。为改善神经系统对依非韦仑不良反应的耐受性,在治疗的头2~4周以及持续出现这些症状的患者,建议临睡前服药。依非韦仑不得与特非那定、阿司咪唑、西沙必利、咪达唑仑同用,因为依非韦仑竞争CYP3A4可能导致这些药

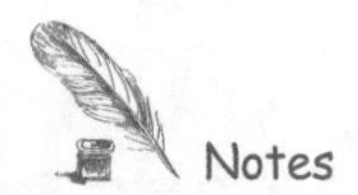

物的代谢抑制，并可能造成严重的和（或）危及生命的不良事件，如心律失常、持续的镇静作用或呼吸抑制等。

（五）焦磷酸类抗病毒药物

膦甲酸钠（phosphonoformate，foscarnet，foscavir，PFA）为焦磷酸盐衍生物，是此类主要药物。

膦甲酸钠是广谱抗病毒药，可竞争性地抑制病毒DNA聚合酶（包括巨细胞病毒、EB病毒、水痘-带状疱疹病毒、1型和2型单纯疱疹病毒）。膦甲酸钠的作用机制与核苷类药物不同，为直接作用于核酸聚合酶的焦磷酸结合部位，对阿昔洛韦、更昔洛韦等耐药病毒株仍有抑制作用。

膦甲酸钠主要用于艾滋病伴发带状疱疹、单纯疱疹及生殖器疱疹、移植患者合并巨细胞病毒性肺炎、视网膜炎，或对阿昔洛韦、更昔洛韦耐药者的治疗。

（六）神经氨酸酶抑制剂

流感病毒导致感染与其表面的两种糖蛋白有关，即血凝素（haemagglutinin，HA）和神经氨酸酶（neuraminidase，NA），两者均可与末端含有神经氨酸残基的受体相互作用。神经氨酸酶抑制剂的疗效明显优于其他抗流感病毒药物。目前应用于临床的神经氨酸酶抑制剂有以下三种。

1. 扎那米韦（zanamivir） 是第一个新型的抗流感病毒的神经氨酸酶抑制剂，由von Itzstein等于1993年基于神经氨酸酶三维结构而设计出来的唾液酸类似物，能黏附于糖结合物表面的唾液酸受体，作用于流感病毒神经氨酸酶的活性位点，选择性地抑制A型、B型流感病毒神经氨酸酶的活性。在体外扎那米韦还能特异性地抑制A型禽流感病毒的神经氨酸酶，扎那米韦具有抗人类新型A型流感亚型病毒的作用。一系列临床试验的结果显示，扎那米韦（10mg，每日2次吸入）可以减少主要症状持续时间1~2.5日，对发病30~36小时内的患者疗效明显，可减少病程中解热镇痛药物的用量，改善流感患者的一般状况，且不良反应并不比安慰剂组增加。扎那米韦还可用于流感的预防，健康成人每日1次吸入，用药4周，67%~84%能有效预防流感季节的流感发生。

2. 奥司他韦（oseltamivir） 对流感病毒的NA具有特异性的抑制作用，能够抑制流感病毒在机体内的扩散。临床应用多项随机、双盲和安慰剂对照研究显示，奥司他韦治疗流感具有较好的疗效，能够缩短病程、缓解症状、降低并发症的发生率及减少抗生素的用量。大量研究表明，奥司他韦对流感具有预防作用，能够降低流感的发生率。预防性用药推荐应用于与流感患者接触2日之内，年龄≥13岁者，剂量为75mg，每日1次，至少7日。当社区流感暴发时，服药时间应尽可能延长。

口服奥司他韦最常见的不良反应为恶心和呕吐，发生率在10%左右。奥司他韦的胃肠道反应一般比较轻微。奥司他韦与食物同时服用能够减轻胃肠道的反应。

（七）ZMapp

来自感染埃博拉病毒的实验动物体内产生的抗体，是一种单克隆抗体合成药。这种药物由三种单克隆抗体混合制成。这些单克隆抗体在一组烟草属芳香植物中生产。目前处于试验阶段，尚缺乏设计良好的临床实验数据。

【抗病毒药物使用原则和注意事项】

（一）严格掌握抗病毒治疗的适应证

不同病毒性疾病的抗病毒适应证各异。重型流感及禽流感需要抗病毒；慢性乙肝及其并发症、艾滋病、丙肝、免疫缺陷的疱疹病毒感染等均有明确的开始抗病毒治疗的适应证。

（二）针对不同慢性病毒感染采取不同初治治疗策略和药物选择

临床上无论抗HBV还是HIV治疗，若选用低耐药基因屏障的NAs如LAM长期治疗，可产生较高的耐药突变率。因此，亚太、欧洲和美国肝病学会的CHB管理共识或指南均推荐，NAs初治患者应选择强效、高耐药基因屏障的药物，即ETV和TDF作为优选或一线单药治疗。我国CHB防治指南也建议："如条件允许，初始治疗时宜选用抗病毒作用强和耐药发生率低的药物"。

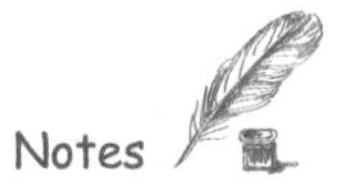

AIDS 的抗病毒治疗则要求以两个核苷类反转录酶抑制剂联合一个非核苷类反转录酶抑制剂或蛋白酶抑制剂，也是为了快速抑制病毒、减少耐药的发生。

慢性丙肝的抗病毒口服治疗目前也是以联合治疗为原则，尽快抑制病毒复制、减少耐药、清除病毒，联合的原则也是以不同治疗靶点的药物联合，如干扰素联合利巴韦林、索非布韦联合利巴韦林、索非布韦联合司美匹韦等。

（三）抗病毒药物的依从性

患者对长期治疗的依从性不仅与耐药发生有关，还与抗病毒治疗的疗效有关。临床上开始抗 HIV、HBV 和 HCV 治疗应在一个对评估和治疗有经验的多学科团队指导下进行。应告知患者良好的依从性对获得疗效的重要性。社会经济困难和移民患者的临床治疗应包括社会支持服务。对于经常注射毒品的患者，必须强制执行减害计划。依赖于同伴的支持治疗可作为改进临床治疗的一种方法。

（四）抗病毒药物治疗效果评估和耐药监测

抗病毒获益至少包括：急性感染患者治疗后不需要住院、无并发症或减轻（少）并发症、降低重症患者发生率、降低死亡率；慢性持续病毒感染患者的获益至少包括：病毒抑制或清除、传染性降低或消失、缓解或逆转器官组织损伤、提高生活质量、延长生命。获益的判定要有循证的证据，包括设计良好的临床试验、临床观察的证据支持。耐药是多种慢性病毒感染长期抗病毒治疗所面临的主要问题之一。耐药可引发病毒学突破和反弹导致治疗失败，获益减少甚至死亡。长期治疗需要制订规范的定期随访计划，主要评估指标包括病毒抑制、组织损伤的修复、耐药的发生、生活质量、依从性判断等。

（五）长期抗病毒治疗的安全性：

由于 NAs 主要从肾脏排泄，因此，在应用 NAs 前，应检测患者血清肌酐水平、计算肌酐清除率和估算肾小球滤过率（eGFR），如肌酐清除率或 eGFR<50ml/min，则应调整 NAs 治疗剂量。此外，还应对失代偿期肝病、肝硬化、肌酐清除率 <60ml/min、同时合并高血压、蛋白尿、糖尿病、活动性肾小球肾炎、实体器官移植等患者进行肾脏损害的风险评估。NAs 有可能导致肾功能下降。ADV 连续使用 4~5 年，3% 的患者出现肾毒性。有研究报道，ADV 和 TDF 治疗可导致 Fanconi 综合征、肾功能不全、低磷性骨病和骨密度下降等。因此，对用 ADV 或 TDF 治疗的患者，应定期监测血肌酐并计算肌酐清除率、血磷和骨密度等。

艾滋病药物的线粒体功能损伤及脂肪代谢障碍随着新的药物出现而减少。最近开始的丙肝口服抗病毒药物的皮肤损伤也是个常见问题。

【抗病毒药物使用存在公共卫生问题】

（一）提高抗病毒药物的可及性

由于受药物价格、报销政策、认知水平及支付能力等因素的制约，我国仍有许多慢性病毒感染的患者未接受抗病毒治疗；已接受抗病毒治疗的患者，也有许多未采用国内外指南所推荐的高效低耐药抗病毒药物治疗。因此，应通过政府部门、学术界、企业界和民间团体之间的良性互动，建立和完善药物审批及价格形成机制，充分发挥政府大量采购和报销政策对降低价格和优先选择药物的强大杠杆作用，以公共卫生策略来推动临床治疗，尽早实现政府、企业、患方和医方均受益的多赢结局。以慢性丙型肝炎为例，目前中国临床上丙型肝炎标准治疗方案不能满足临床与公共卫生的需求。中国丙肝感染人群的主体集中在 30~60 岁的人群，这与有些发达国家的感染主体在 70~80 岁有明显的差异。若不加以积极的治疗与控制，随着感染者的年龄老化，未来丙肝将造成极大的社会负担。大量患者，特别是不能耐受或不适用目前干扰素联合利巴韦林方案的患者，亟需有效、副作用少、更方便的口服治疗。国际上已上市的最新的丙肝治疗全口服药物已达到 90% 左右的临床治愈率，这些最新的丙肝口服药因能满足丙肝患者人群的巨大需求，获得国外许多国家药品监管单位的加快上市审批；其还可通过批准上市前市场准入（early

market access)项目或"同情用药"(compassionate use)等方式让患者更早获益,控制疾病的传播。有的发展中国家,如埃及也将丙肝作为国家公共卫生政策策略。而基于目前中国审批的程序,中国丙肝患者接受这类治疗方案将是全世界最晚,而且是在其他众多发展中国家之后,至少晚三年才能用到全口服的药物。

(二) 制订行业规范抗病毒治疗管理的水平

我国目前有相当一部分患者未按现行管理指南或共识的建议进行规范的抗病毒治疗和定期随访。因此,应该充分发挥专业团体的学术引领作用和有关政府部门的规范管理功能,进一步加大对指南的宣传推广力度,并制订具有可操作性、且有一定强制性的行业规范,提高我国的诊治水平和整体卫生经济效益。

(侯金林)

参考文献

1. 王宇明.抗病原体化学疗法 // 王宇明.感染病学.第 2 版.北京:高等教育出版社,2010,384-399
2. EASL. Clinical Practice Guidelines: management of hepatitis C virus infection. European Association for Study of Liver. J Hepatol, 2014, 60(2): 392-420
3. 中国疾病预防控制中心性病艾滋病预防控制中心.国家免费艾滋病抗病毒药物治疗手册.第 3 版.北京:人民卫生出版社,2012

第四章 衣原体感染

第一节 肺炎衣原体感染

肺炎衣原体感染（*Chlamydia pneumonia* infection）是由肺炎衣原体（*Chlamydia pneumonia*）引起的感染性疾病，主要引起成人及青少年的非典型肺炎，也可引起咽炎、支气管炎、虹膜炎、心内膜炎、脑膜炎及结节性红斑等。研究发现肺炎衣原体感染与冠心病及心肌梗死等心血管疾病的发生明显相关。

本病在世界各地广泛存在且高度流行，无明显地区性及季节性，几乎每人一生中均会感染且常反复感染。据统计在引起肺炎的病因中，肺炎衣原体是继肺炎双球菌、流感嗜血杆菌之后引起社区获得性肺炎的第三位主要病原体。

【病原学】

本病的病原为肺炎衣原体。1965 年 Grayston 首次在美国一名中国台湾儿童的眼结膜分泌物中，分离出一株新型的衣原体，当时命名为 TW-183。1983 年又在另一名美国急性呼吸道感染的学生咽部分泌物中，分离出另一株衣原体，并命名为 AR-39，后经研究证实两者实为同一种衣原体。肺炎衣原体外膜蛋白具有属特异性，其包涵体形态与鹦鹉热衣原体类似，但其网状体超微结构、单克隆抗体反应及 DNA 同源性均有别于沙眼衣原体及鹦鹉热衣原体，其与沙眼及鹦鹉热衣原体 DNA 同源性不足 10%。1989 年正式命名为 TWAR，又称肺炎衣原体，为衣原体属中第三种衣原体。

肺炎衣原体独特的生活周期要经历几种生长形式的转变（图 4-1），包括感染形式的原体（elementary body，EB）和繁殖形式的网状体（reticulate body，RB）。原体是造成人 - 人之间肺炎衣原体传播的病原体形式，它可以以飞沫形式在人群中通过呼吸系统进行传播。此时，肺炎衣原体没有明显的生物学活动，但可以抵抗环境压力而使自身在细胞外存活一段时间。原体有高度

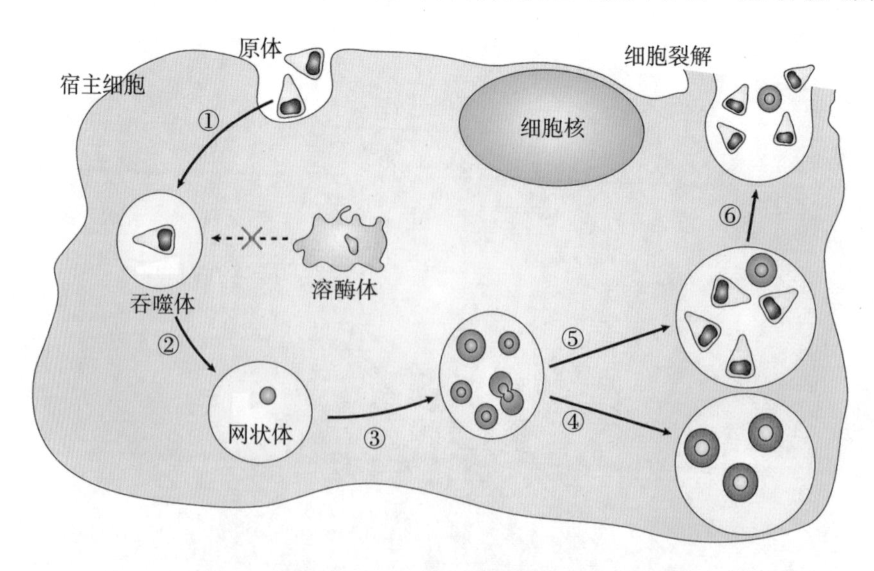

图 4-1 肺炎衣原体在宿主细胞内的生长发育过程

的感染性，在宿主细胞外较稳定，无繁殖能力，一旦进入肺组织，原体即黏附于易感宿主细胞表面，通过细胞的吞噬、胞饮或受体介导的内吞作用被细胞摄取、内化，在宿主细胞膜内陷形成的空泡中逐渐发育，增大形成网状体。与典型的吞噬过程不同，原体在进入细胞几小时后逐渐发育成网状体，在宿主细胞中形成一个或多个包涵体，以避免溶酶体的融合和破坏，并利用宿主细胞的能量和养分通过二分裂的方式繁殖大量的子代原体，完成一个生长周期后，成熟的子代原体通过胞吐作用或细胞裂解，被重新释放出来，再感染其他细胞，开始新的发育周期。

(一) 形态特征

肺炎衣原体的形态与另两种衣原体不同，包涵体为致密卵圆形，不含糖原，碘染色阴性，电镜下原体典型的为梨形，亦可呈多球形，平均直径约 380nm，周围原浆区较大，网状体为球形，平均直径为 510nm（图 4-2）。

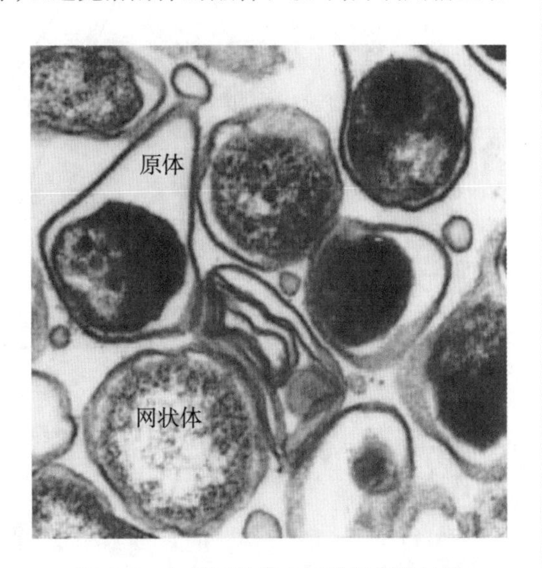

图 4-2 电镜下肺炎衣原体的超微结构

(二) 结构特点

主要外膜蛋白（major outer membrane protein，MOMP）为其主要结构蛋白，分子量为 39.5kD。目前所知肺炎衣原体仅有一个血清型。

(三) 组织培养

肺炎衣原体组织培养较其他衣原体困难，可用 HeLa 229 细胞、HEP-2（人喉癌）细胞、McCoy 细胞及 HTED（人气管上皮）细胞培养。

(四) 抵抗力

病原体对热敏感，易被冻融交替（freeze-thaw cycle）所灭活，可在 4℃存活较短时间（1~4 小时），-70℃条件下较稳定。在相对湿度高的室温条件下虽然可以存活，但其感染能力持续下降，30 秒内可丧失一半的感染活性，在塑料表面能存活 30 小时，在餐巾纸上能存活 12 小时，在手上存活时间仅为 10~15 分钟。

(五) 致病性

肺炎衣原体是一种人兽共患衣原体。一直以来，公认肺炎衣原体是一种人类专性寄生的病原体，无动物宿主。最近几年，陆续从动物体内分离获得肺炎衣原体，经研究证实肺炎衣原体可以感染人、考拉、马、两栖动物、爬虫等，而且感染动物和人类的菌株具有遗传相似性（图 4-3），从动物体内分离获得的肺炎衣原体被认为具有潜在的致人兽共患病的能力，但目前尚未得到证实。因此，推测肺炎衣原体原本就是一种起源于动物的致病菌，在自然进化过程中才逐渐感染人类的。

(六) 免疫性

肺炎衣原体感染后能诱导机体产生特异性细胞免疫和体液免疫应答，以细胞免疫为主。但免疫力不持久，保护性不强。因此肺炎衣原体感染常表现为隐性感染、持续感染和反复感染。细胞免疫方面，肺炎衣原体感染的细胞免疫包括能诱导 IFN-γ 产生的 CD8+T 和 CD4+T 细胞免疫，小鼠实验中以 CD8+T 细胞免疫为主，与沙眼衣原体以 CD4+T 细胞免疫为主不同。首次感染肺炎衣原体的患者初期以激活 CD8+T 细胞免疫为主，晚期则以 CD4+T 细胞激活为主，急性发作时的 CD4+T 细胞与病情好转有关。体液免疫分为两种情况：初次感染肺炎衣原体的青少年体内早期出现的是补体结合抗体，检测 IgM 通常要在三周后，IgG 的检测则在六周后。重复感染的人体内，IgG 出现较快，而 IgM 效价很低。肺炎衣原体感染后，血清中的中和抗体可以阻止衣原体对宿主细胞的吸附，也能通过调理作用增强吞噬细胞对衣原体的摄入。

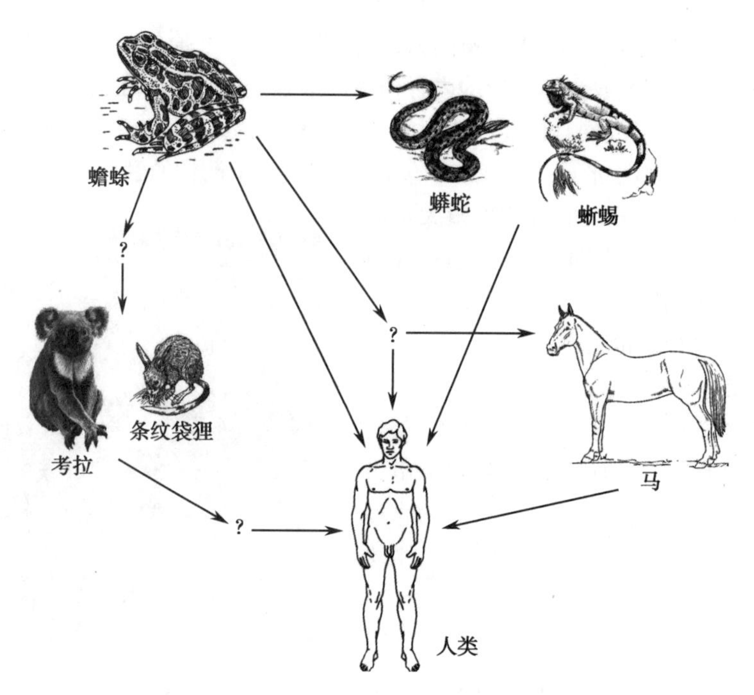

图 4-3 肺炎衣原体的人畜感染范围

【流行病学】

(一) 传染源

患者及无症状病原携带者,后者数量较多且不易觉察,故在本病传播上意义更大。

(二) 传播途径

经呼吸道飞沫传播。

(三) 易感人群

肺炎衣原体感染分布于世界各地,人群普遍易感,以隐性感染为主,显性感染常表现为肺炎。人群血清学调查显示 8 岁以下儿童肺炎衣原体阳性者少见,以后随年龄增加,至 30 岁达高峰,成人血清中,抗体的阳性率为 25%~45%,感染后抗体滴度迅速下降,但以后可能再次升高,提示本病可以反复感染。男性稍多于女性。

(四) 流行特征

热带国家和地区的感染发病率高于北部寒冷国家。5~14 岁年龄组发病率高于成人,婴幼儿少见。有散发与流行交替出现的周期性,散发发病持续 3~4 年后,可有 2~3 年的流行期,此间可有短期暴发。

【发病机制】

肺炎衣原体感染发病机制尚不明确。肺炎衣原体侵入人体后,主要引起单核 - 巨噬细胞反应,肺泡巨噬细胞作为病原体贮存和传播的载体,造成其在宿主体内的持续感染。在非人哺乳动物如小鼠及猴的动物实验研究中发现,感染早期多无症状,大部分在 2 个月出现肺部病变,主要表现为间质性肺炎,早期局部有多核细胞浸润,以后则为巨噬细胞和淋巴细胞浸润。可从肺部及脾脏中分离出肺炎衣原体。其感染易转为慢性,与许多慢性感染有关,如冠心病、动脉粥样硬化、慢性阻塞性肺病、支气管哮喘、结节病及反应性关节炎等。

(一) 黏附素

肺炎衣原体黏附于上皮细胞是衣原体在细胞内生长、繁殖并导致病变的前提。衣原体通过创面侵入机体后,原体吸附于易感的柱状或杯状黏膜上皮细胞并在其中繁殖,其中,MOMP 作为黏附因素之一发挥了重要作用,它可与宿主细胞受体 - 硫酸乙酰肝素结合,促进肺炎衣原体吸附于宿主细胞表面,引起肺炎衣原体感染。最新研究表明,GroEL1 蛋白也可能与肺炎衣原体入侵

宿主细胞有关。

(二) 内毒素样物质

衣原体能产生内毒素样物质，抑制宿主细胞代谢，直接溶解宿主细胞。这种物质还可引起宿主的炎症反应和超敏反应。在慢性心血管疾病方面，肺炎衣原体的热稳定成分脂多糖(lipopolysaccharides，LPS)可以引起巨噬细胞泡沫化。有研究表明，用抗衣原体LPS的单克隆抗体可以同时抑制体内外的肺炎衣原体感染。

(三) 主要外膜蛋白

除了在黏附过程发挥作用外，MOMP在肺炎衣原体致病过程中还起着直接或间接的作用。有证据显示肺炎衣原体MOMP可以促进巨噬细胞分泌MMP-9(92kD明胶酶)，加强细胞外基质的蛋白水解酶活性，导致基质降解。还可促进单核细胞产生IL-1等细胞因子，从而介导炎症发生、瘢痕形成，直接损伤宿主细胞，造成相关病变。MOMP富含半胱氨酸，二硫键使这些半胱氨酸广泛交联形成网状结构，维持外膜结构的坚韧性，增强肺炎衣原体抗机械作用能力，稳定其渗透压。同时，这种结构为肺炎衣原体原体与网状体的转换提供了足够的可塑性。MOMP有类似于孔蛋白的功能，通过β-折叠形成跨膜通道，经二硫键调控开/关状态，由此控制ATP等营养物质的进出；此外，它还能阻止吞噬体与溶酶体融合，致肺炎衣原体抗吞噬，有利于其生存并破坏宿主细胞。在进化过程中，MOMP还可以发生基因突变，以此来逃避免疫反应而继续感染细胞。

(四) 热休克蛋白

肺炎衣原体的热休克蛋白(heat shock protein，HSP)除了作为分子伴侣的蛋白折叠功能外，还在衣原体病的致病机制及免疫/炎症病理损伤中发挥重要作用。目前的研究显示，HSP60是肺炎衣原体参与动脉粥样硬化形成的重要成分，是与冠状动脉疾病最相关的危险因子。HSP10与HSP60在遗传上密切相连，在蛋白结构和功能上也具有一定相关性。有研究发现哮喘患者体内的肺炎衣原体HSP10抗体明显高于健康对照组人群，说明肺炎衣原体HSP10抗体与成人哮喘可能具有相关性，但具体机制有待进一步研究。HSP70与HSP60均属于免疫优势抗原，同时，HSP70可能参与衣原体对宿主细胞的黏附作用，并可能作为一种信号分子激活与炎症相关的信号通路，调节细胞因子的表达。

(五) 其他

肺炎衣原体上还有多种成分参与衣原体的致病。最新研究热点之一是Ⅲ型分泌系统(type Ⅲ secretion system，T3SS)可能与之相关。CPAF是第一个发现的由衣原体基因编码合成并分泌到宿主细胞内的蛋白酶样活性因子，具很强免疫活性，在衣原体的致病过程中及衣原体与宿主的相互作用中发挥重要作用。另外，Pmp20、Pmp21、Cpn0980、Cpn0809及Omp2等可诱导宿主分泌细胞因子，引起多种炎症介质失控性释放，造成机体持续的炎症反应。

【临床表现】

本病的潜伏期为10~65天。本病缺乏特异临床表现。隐性感染及轻症患者常见，仅10%有临床表现。

(一) 急性呼吸道感染

急性呼吸道感染最为常见，临床主要表现为肺炎、支气管炎、咽炎、喉炎、鼻窦炎及中耳炎等。其中以肺炎最常见，占50%以上。支气管炎次之。老年人以肺炎多见，20岁以下的青少年，则多表现为支气管炎及上呼吸道感染。起病时有发热，体温37.5~39.1℃，持续1~7日。常伴全身不适、咽痛及声音嘶哑等。数日后出现咳嗽，此时体温多已正常。亦可引起支气管炎、支气管哮喘，还可引起咽炎、鼻窦炎及中耳炎，多与肺炎及支气管炎同时存在。病变一般均较轻，但即使使用抗生素治疗，病情恢复仍较慢，咳嗽及全身不适等症状可持续数周至数月。病情严重者可因基础疾病加重或因发生并发症如细菌感染而死亡。

(二) 伤寒型

少数患者表现为高热、头痛、相对缓脉及肝脾肿大，易并发心肌炎、心内膜炎和脑膜炎，重症患者出现昏迷及急性肾衰竭，表现类似重症伤寒。

(三) 肺炎衣原体感染与动脉硬化、冠心病及急性心肌梗死的发病相关

据统计 50% 的慢性冠心病及 68% 的急性心肌梗死患者血清中，可检出抗肺炎衣原体 IgG 和(或)IgA 抗体，对照组仅 17%。用肺炎衣原体单克隆抗体免疫组化染色或用 PCR 法，在冠状动脉或主动脉的硬化斑中，可检出肺炎衣原体抗原或其 DNA，证实在病灶内存在病原体，而在正常动脉组织中未检出(图 4-4)。在电镜下观察亦发现在硬化的冠状动脉壁上，可见大小和形态与肺炎衣原体相似的梨状物。Gloria 等报道用单克隆抗体免疫荧光法，分别在主动脉和冠状动脉硬化的标本中检出肺炎衣原体抗原，阳性率分别为 13% 和 79%，正常主动脉为 4%。其机制可能为衣原体脂多糖(LPS)与低密度脂蛋白结合，经修饰的脂蛋白或与低密度脂蛋白结合的抗体在体外可导致泡沫细胞形成，这恰恰是动脉粥样硬化的第一步(图 4-5)。因而，对冠心病患者应注意除外肺炎衣原体感染，并认为防治肺炎衣原体感染有可能减少冠心病的发生。

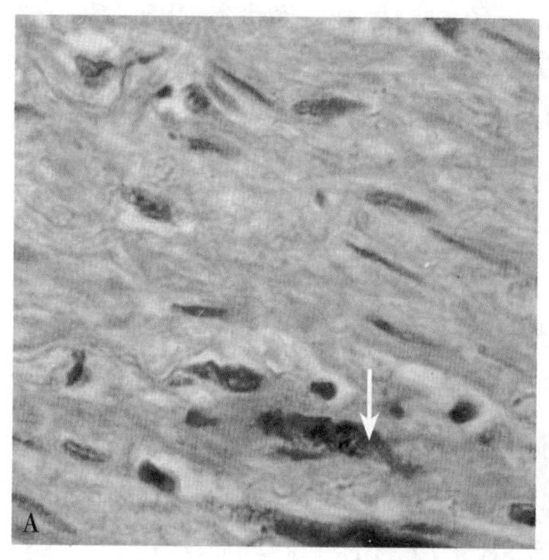

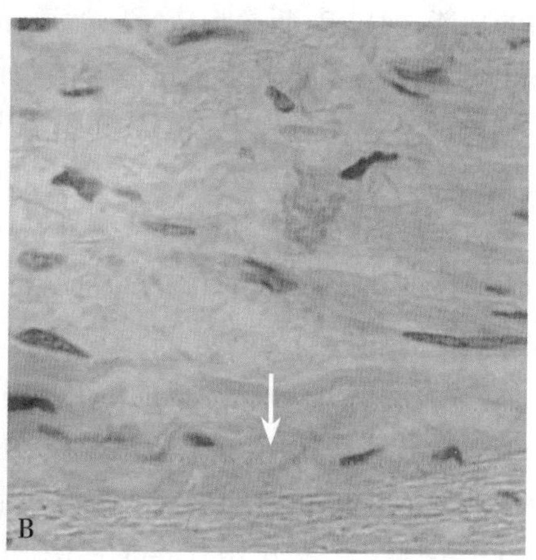

图 4-4 冠状动脉粥样斑块的免疫细胞化学染色

A. 肺炎衣原体单克隆抗体标记的泡沫细胞中的肺炎衣原体；B. A 的阴性对照

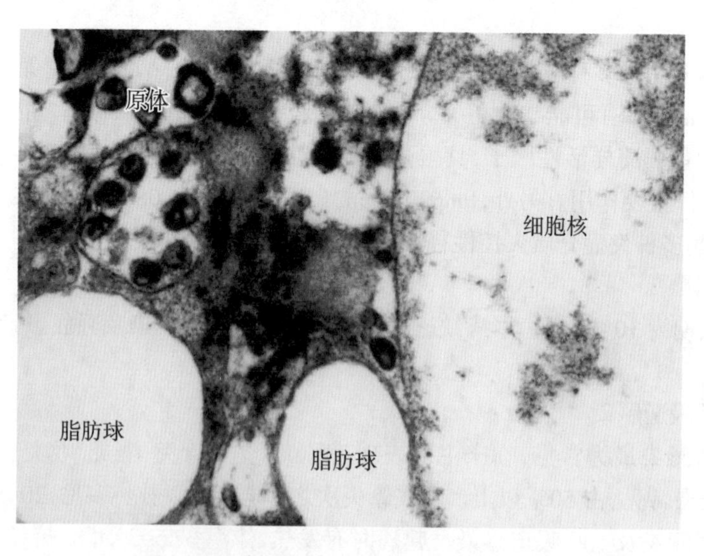

图 4-5 泡沫细胞中的肺炎衣原体原体

(四) 其他感染

其他感染可引起虹膜炎、肝炎、心内膜炎、脑膜炎及结节性红斑等。是艾滋病、恶性肿瘤或白血病等疾病发生继发感染的重要病原体之一。另发现在一些疾病如恶性肿瘤、脑血管病、肾

功能不全、帕金森综合征、肝硬化和糖尿病患者，均可检出较高阳性率的肺炎衣原体抗体，二者间的确切关系尚不明确。近年来发现，肺炎衣原体感染在慢性阻塞性肺病患者中常见(65%)，尤其是 >50 岁的慢性阻塞性肺病患者，4% 以上的急性发作与肺炎衣原体感染有关。与肺炎衣原体相关的急慢性疾病见表 4-1。

表 4-1　与肺炎衣原体相关的急慢性疾病

呼吸系统疾病	心血管系统疾病	神经系统疾病	其他
感冒	冠心病	头痛	肺癌
咽炎	腹主动脉瘤	格林 - 巴利综合征	Sezary 综合征
鼻窦炎	急性心肌梗死	多发性硬化	非霍奇金淋巴瘤
中耳炎	血管炎	脑炎	结节性红斑
肺炎	心肌病	阿尔茨海默病	反应性关节炎
支气管炎	高血压		结膜炎
反复咳嗽	卒中		虹膜炎
慢性阻塞性肺病	短暂性脑缺血发作		葡萄膜炎
结节病			Sweet 综合征
哮喘			

【实验室及辅助检查】

(一) 临床检查

1. 血液检查　外周血白细胞计数多正常，重症患者可升高，血沉常增快。

2. 肺部 X 线检查　呈非典型肺炎表现，常表现为单个浸润灶，多位于 1 个肺叶(中叶或下叶)，少数患者也可为多发性及双侧性，可伴有胸膜炎或胸腔积液。病变多于第一次 X 线查出后 12~30 日才消失。

(二) 病原学检查

1. 直接涂片　用咽拭子或自患者下呼吸道采集标本，用特异性单克隆抗体染色，检查其特异性包涵体及原体。

2. 组织培养法　可用细胞培养法培养肺炎衣原体 24 小时，再用肺炎衣原体特异性单克隆抗体染色，检查其特异性包涵体。

3. 血清学检查　目前仍是临床上常用的诊断方法。①直接免疫荧光法：使用肺炎衣原体直接免疫荧光单克隆抗体试剂，可以直接检查临床涂片标本中的肺炎衣原体。②免疫荧光试验：微量免疫荧光试验被广泛用于衣原体的血清学诊断和定型，微量免疫荧光试验检测特异性 IgM 及 IgG，当 IgM>1：16 或 IgG>1：512，或双份血清抗体滴度呈 4 倍以上增高时均可诊断急性感染。IgM 抗体 >1：32 为高度可疑。病程中抗体滴度 4 倍以上升高者可确诊。如仅 IgG 抗体 >1：32，病程中无 4 倍升高者常为既往感染。③补体结合试验：该实验是一种特异性强、敏感度高的经典血清学方法，被广泛应用于衣原体感染的诊断和衣原体抗原研究上。补体结合试验可用于诊断，但不能区分是哪种衣原体感染。④琼脂免疫扩散试验：琼脂免疫扩散实验是将蛋白质抗原和相应的抗体分别加在琼脂板上相应的孔中，两者互相扩散，在比例适宜处形成沉淀线，如果抗原和抗体无关，则不会产生沉淀线。

(三) PCR 检测

该法检测肺炎衣原体的 DNA，具有敏感性高、简便、快速等特点，且可分辨不同型衣原体感染，其特异性和敏感性均高于其他方法。有报道 PCR-ELA 法是一种快速简便的酶联免疫测定法，可提高 PCR 法对肺炎衣原体 DNA 的扩散检测效率，理论上是一种较为理想的诊断方法。

【诊断与鉴别诊断】

(一) 诊断

由于本病在X线及临床上均无明显特异性，确诊主要依靠有关病因的特殊实验室检查，如病原体分离和血清学检测。应结合呼吸道和全身症状、X线检查、病原学和血清学检查作综合分析。

(二) 鉴别诊断

1. 沙眼衣原体（*chlamydia trachomatis*,Ct）感染性肺炎 Ct感染性肺炎多发生于新生儿体内，由受感染的母体传染，可先造成眼部感染，再经鼻泪管传入呼吸道。症状多在出生后2~12周出现，虽也先有上呼吸道感染表现，但多不发热或偶有低热、气促，吸气时常有细湿啰音或捻发音，少有呼气性喘鸣。X线胸片显示双侧广泛间质和肺泡浸润，过度充气征比较常见，偶见大叶实变。血常规显示嗜酸性粒细胞增多，从鼻咽拭子标本中可检测到Ct抗原，也可用PCR法直接检测出Ct的DNA。

2. 鹦鹉热衣原体（*chlamydophila psittaci*,Cps）感染性肺炎 Cps感染性肺炎常为禽类饲养、贩卖和屠宰者的职业病。患者有家禽接触史或受染于鸟粪。Cps通过呼吸道进入人体，在单核细胞内繁殖并释放毒素，经血流播散至肺及全身组织，引起肺实质及血管周围细胞浸润，肺门淋巴结肿大。潜伏期6~14天，发病呈感冒样症状，多伴肝、脾肿大。X线胸片检查，从肺门向周边，可见毛玻璃样阴影中间有点状影。患者分泌物或排泄物可检测出病原体。

3. 传染性非典型肺炎 传染性非典型肺炎（severe acute respiratory syndromes，SARS）潜伏期为1~14天。多数患者感染4天后发病，以发热为主要症状，体温持续39℃以上数天，病情进展快。呼吸道症状明显，5天后可出现呼吸加速、憋气等呼吸困难症状，极个别患者出现呼吸衰竭，如诊治延误可引起死亡。实验室检查可进一步确诊。同时，还应考虑其他因素：曾经接触过患者或近期到过该病流行区；外周血白细胞数量不上升，甚至进行性降低；胸片有不同程度的阴影；抗菌药物治疗无明显效果。

4. 其他非典型病原体肺炎 肺炎支原体肺炎、病毒性肺炎、军团菌肺炎的临床表现与肺炎衣原体肺炎不易鉴别，明确诊断必须根据病原体的分离培养鉴定和特异性血清学检查。

【预防】

迄今为止，仍没有推广有效的肺炎衣原体疫苗应用于人群的免疫接种。由于肺炎衣原体可引起人类呼吸道的感染性疾病，因此应从呼吸道传染性疾病的共性及其自身感染的特性着手，采取有效的预防措施及治疗手段以对其进行控制。

(一) 个人卫生

保持良好的个人卫生习惯，勤洗手，尤其在咳嗽、打喷嚏后要洗手，不要与他人共用毛巾等。

(二) 保健

注意饮食均衡、适量运动、充足休息、经常进行户外运动，呼吸新鲜空气，增强体质。

(三) 环境卫生

保持工作场所和住所的清洁环境，经常打开窗户，使空气流畅，勤打扫卫生，勤晒衣服和被褥等。保持空调设备的良好运行，并经常清洗隔尘网。

【治疗】

(一) 一般治疗

包括充足休息、合理饮食等。病室保持环境安静清洁，空气流通，使患者保持良好的休息状态。重症患者应密切观察神志、呼吸、血压、心率及尿量等。发热患者应卧床休息，进食容易消化的高蛋白、高热量、富含维生素食物。鼓励患者多饮水，对于进食困难的患者可通过静脉输注葡萄糖和生理盐水等，以补充机体消耗并保证正常生理需求。

(二) 对症治疗

保持呼吸道通畅，及时纠正水、电解质和酸碱失衡。对发热、咽痛、头痛、胸痛、干咳者给予

相应的对症治疗。

（三）抗生素药物治疗

肺炎衣原体对四环素类、大环内酯类及喹诺酮类药物均极敏感，对磺胺、β- 内酰胺类和氨基糖苷类耐药。传统认为四环素、红霉素及多西环素为该病的一线治疗用药。四环素或红霉素通常用法为每日 2g，分 4 次口服。多西环素通常用法为口服每次 0.1g，2 次 / 天，疗程应大于 3 周。近年来发现阿奇霉素和克拉霉素对本病有良好的疗效，且较红霉素耐受性更好，故被列为新的一线用药，也可用作四环素和红霉素的替代药物。阿奇霉素用法为每日一次，1g 顿服。

（王　凯）

参考文献

1. 贾辅忠，李兰娟 . 感染病学 . 南京：江苏科学技术出版社，2010，619-624
2. 斯崇文，贾辅忠，李家泰 . 感染病学 . 北京：人民卫生出版社，2004，706-708
3. Campbell LA，Kuo CC. Chlamydia pneumoniae-an infectious risk factor for atherosclerosis? Nat Rev Microbiol，2004，2(1)：23-32
4. Roulis E，Polkinghorne A，Timms P. Chlamydia pneumoniae：modern insights into an ancient pathogen. Trends Microbiol，2013. 21(3)：120-128
5. Kern JM，Maass V，Maass M. Chlamydia pneumoniae-induced pathological signaling in the vasculature. FEMS Immunol Med Microbiol，2009，55(2)：131-139
6. Grau AJ，Urbanek C，Palm F. Common infections and the risk of stroke. Nat Rev Neurol，2010，6(12)：681-694
7. Di Pietro M，Filardo S，De Santis F，et al. Chlamydia pneumoniae infection in atherosclerotic lesion development through oxidative stress：a brief overview. Int J Mol Sci，2013，14(7)：15105-15120
8. Shimada K，Crother TR，Arditi M. Innate immune responses to Chlamydia pneumoniae infection：role of TLRs，NLRs，and the inflammasome. Microbes Infect，2012，14(14)：1301-1307
9. Ribera A，Llatjós R，Casanova A，et al. Chlamydia pneumoniae infection associated to acute fibrinous and organizing pneumonia. Enferm Infecc Microbiol Clin，2011，29(8)：632-634
10. Villegas E，Sorlózano A，Gutiérrez J. Serological diagnosis of Chlamydia pneumoniae infection：limitations and perspectives. J Med Microbiol，2010，59(11)：1267-1274
11. Blasi F，Tarsia P，Aliberti S，et al. Chlamydia pneumoniae and Mycoplasma pneumoniae. Semin Respir Crit Care Med，2005，26(6)：617-624
12. Borghi A，Caselli E，Di Luca D，et al. Detection of Chlamydophila pneumoniae and human herpesvirus 8 in primary cutaneous anaplastic large-cell lymphoma：a case report. Infect Agent Cancer，2013，8(1)：41
13. Bébéar C，Raherison C，Nacka F，et al. Comparison of Mycoplasma pneumoniae Infections in asthmatic children versus asthmatic adults. Pediatr Infect Dis J，2014，33(3)：71-75
14. Manam S，Chaganty BK，Evani SJ，et al. Intranasal vaccination with Chlamydia pneumoniae induces cross-species immunity against genital Chlamydia muridarum challenge in mice. PLoS One，2013，8(5)：e64917

第二节　沙眼衣原体感染

沙眼衣原体（*chlamydia trachomatis*，CT）感染是由沙眼衣原体引起的感染性疾病，可引起沙眼及成人包涵体结膜炎。沙眼呈世界范围流行，全世界沙眼患者约 3 亿 ~6 亿，数百万人因沙眼致盲，为致盲的重要病因。此外，沙眼衣原体还可引起泌尿生殖系统感染，如尿道炎、附睾炎、宫颈炎、子宫内膜炎、输卵管炎及性病淋巴肉芽肿等，是西方国家最流行的性传播疾病，其感染发病率及危害性已远远超过淋病奈瑟菌感染而居首位，成为严重的社会问题。不同年龄、性别人群均可感染沙眼衣原体，其中女性感染更严重且危害更大，育龄妇女感染可因输卵管粘连扭曲造成不孕、异位妊娠、流产、早产、死胎或低体重儿，并可引起围生期感染，如新生儿结膜炎及肺炎。新生儿感染后多数成为慢性病原携带者及本病传染源，因而预防妊娠期沙眼衣原体感染是

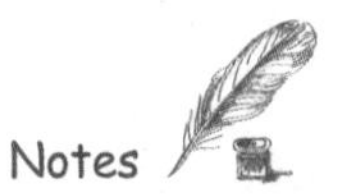

优生优育的重要措施。

【病原学】

病原为沙眼衣原体，是衣原体目(chlamydiales)衣原体科(chlamydiaceae)衣原体属(*chlamydia*)中的代表菌种，为我国学者汤飞凡于1955年采用鸡胚卵黄囊接种法首次分离培养成功。

(一) 形态结构

沙眼衣原体在宿主细胞内生长繁殖，具有独特的发育周期，其形态和大小因处于不同发育阶段而有所差别，在进入细胞前为具有感染性的小的致密的原体(elementary body)，进入宿主细胞后逐渐增大繁殖成为始体，无感染性，当成熟后又成为原体。原体呈球形或椭圆形，直径约0.3μm，吉姆萨染色呈红色，在细胞外性质稳定，具有高度感染性。网状体(reticular body)，又称始体，是发育周期中的繁殖型，直径0.5~1.0μm，吉姆萨染色为深蓝色，不具有感染性。原体利用硫酸乙酰肝素作为桥梁，吸附于易感细胞，而后通过受体介导的内吞作用进入胞内，被置于膜包裹的空泡内，后者即包涵体(inclusion)。包涵体为衣原体在宿主细胞内的生长繁殖提供屏障保护作用，同时也是衣原体与宿主细胞进行物质交换和信息传递的门户，衣原体独特的发育周期在包涵体内完成。

(二) 血清型

沙眼衣原体有3种生物变种：①沙眼生物变种，②性病淋巴肉芽肿生物变种，③鼠生物变种。前两种对人类致病，可分为19个血清型，其中沙眼生物变种15个(A~K、Ba、Da、Ia和Ja)，性病淋巴肉芽肿生物变种4个(L1、L2、L2a和L3)。其中A、B、Ba和C血清型可引起沙眼，D~K血清型可引起包涵体性结膜炎及泌尿生殖系统感染。

(三) 培养特性

所有沙眼衣原体均可在细胞培养中生长，现多采用McCoy细胞或HeLa229细胞培养分离病原体。

(四) 抵抗力

沙眼衣原体耐冷不耐热，在56~60℃仅可存活5~10分钟，在-70℃可存活达数年之久。对常用消毒剂敏感，如0.1%甲醛溶液24小时、2%氢氧化钠或1%盐酸2~3分钟、75%乙醇溶液1分钟均可将其杀死。紫外线照射可迅速灭活。四环素类、大环内酯类及氟喹诺酮类药物均可抑制其繁殖。

【流行病学】

(一) 传染源

患者和无症状病原携带者。

(二) 传播途径

主要通过眼-手-眼传播，也可通过共用毛巾、洗浴用品、游泳池水污染等接触传播，成人可通过性接触传播，孕妇可能有宫内传播，产妇可经产道及产褥期传染新生儿。

(三) 人群易感性

人群普遍易感，孕妇感染率较高。

(四) 流行特征

本病分布广泛，亚洲、非洲及中南美洲为高发地区，全世界约有3亿~6亿患者。目前认为沙眼衣原体感染的危险因素包括：① 15~24岁感染率较高，随年龄增加呈下降趋势；②过去1~6个月内有多个性伴侣者增加感染危险；③有性病史或现患性传播疾病者；④社会经济地位及受教育程度低者；⑤宫颈糜烂者；⑥避孕方式，不避孕可增加感染机会，口服避孕药物可增加宫颈上皮细胞易感性，与感染几率呈正相关，应用其他工具避孕不增加感染几率。

性病淋巴肉芽肿呈全球分布，以热带和亚热带如南美、非洲、印度和东南亚多见，主要通过性接触直接传播，故青壮年多发，男性患者多于女性，推测可能是由于男女性的淋巴回流不同所

致。我国仅有少数疑似病例报道。

【发病机制】

多数情况下沙眼衣原体易侵入柱状上皮细胞，眼、鼻咽部、尿道、子宫颈及直肠黏膜等部位最常受累，除沙眼衣原体本身引起病变外，机体免疫病理反应（包括固有免疫和适应性免疫）也发挥重要作用，衣原体膜上的脂多糖可诱发机体免疫反应，但同时病原体可寄生于细胞内而逃避免疫应答，造成病原体持续感染及繁殖，导致机体反复持续感染。炎症初期以中性粒细胞、巨噬细胞浸润为主，继而淋巴细胞增多并形成淋巴滤泡，长期反复感染可导致局部发生粘连、坏死及瘢痕。

【临床表现】

沙眼衣原体感染临床上主要有以下表现：

(一) 沙眼

因在睑结膜表面形成粗糙不平的外观，形似沙粒而得名沙眼（trochoma）。一般起病缓慢，潜伏期 5~14 天，多为双眼发病。幼儿患病后表现为急性沙眼感染，可自行缓解，不遗留后遗症。成人患病表现为急性或亚急性过程，早期即出现并发症。沙眼初期表现为滤泡性慢性结膜炎，以后逐渐进展到结膜瘢痕形成，具体可有如下表现：

1. 乳头增生及滤泡形成　病变早期，结膜由于受到炎症刺激，毛细血管扩张充盈，淋巴细胞浸润，结膜上皮细胞增生，结膜下淋巴细胞、浆细胞、肥大细胞及嗜酸性粒细胞聚集形成滤泡，表现为睑结膜充血、乳头增生、肿胀和表面粗糙不平，其上可有大小不等的类圆形或不规则形滤泡，为沙眼活动期病变，与一般结膜炎病变表现相似，不具有特异性（图 4-6）。

2. 瘢痕形成　病变进入修复期，炎症逐渐减弱，此时睑结膜上可有不同走向的黄白色或灰白色细线相互联结成网，甚至形成黄白色片状瘢痕（图 4-7）。睑结膜和睑板由于纤维化瘢痕形成及挛缩，导致睑板缩短变形、睑内翻及倒睫，这是沙眼的典型病变特点。穹窿部因瘢痕收缩而变浅，形成球后粘连。

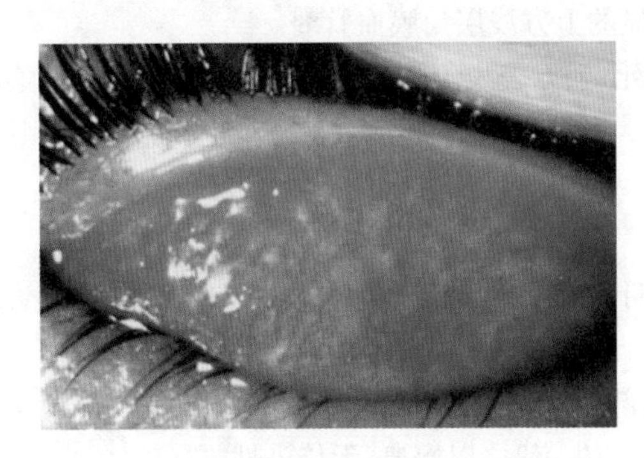

图 4-6　沙眼活动期病变（黏液脓性分泌物，结膜充血及滤泡形成）

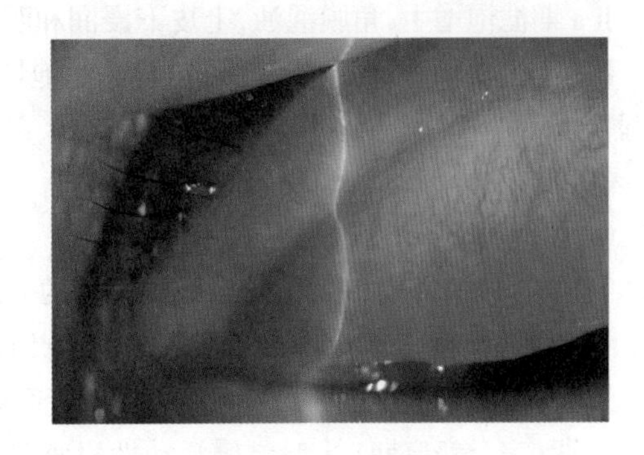

图 4-7　瘢痕形成

3. 角膜血管翳　是沙眼衣原体侵犯角膜的原发损害，由起自角膜缘的纤维血管膜进入透明角膜形成，是沙眼具有诊断价值的特有体征之一。在感染早期，除结膜病变外，角膜也可受到侵犯而出现病变，角膜上缘出现上皮下细胞浸润，结膜毛细血管末端出现新生血管，越过角膜缘并向透明角膜内生长形成血管翳，血管之间有细胞浸润，使角膜失去透明度。血管翳根据严重程度由轻到重可分为：①稀薄血管翳：角膜上的血管翳充血轻、细胞浸润少，须借助裂隙灯才能看见。②血管性血管翳：角膜上血管翳侵入较多，血管明显扩张充血，肉眼即可看到。③肉样血管翳：血管翳充血扩张明显、浸润渗出严重，隆起呈暗红色厚膜，多伸入角膜瞳孔处，引起视力下降及明显刺激症状，见于病变广泛的活动期沙眼。④全角膜血管翳：血管翳占据整个角膜，加之角膜浸润及混浊，对视力影响最大常致失明。重症血管翳不仅在角膜上皮层与前弹力层之间，还

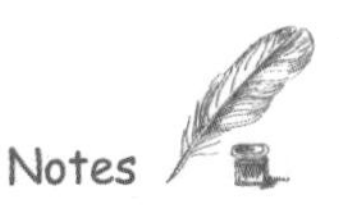

可破坏前弹力层并侵入实质浅层，故沙眼治愈后仍残留永久性血管支及瘢痕。

4. 沙眼的并发症及后遗症

(1) 睑内翻与倒睫：是沙眼最常见的并发症，由于眼睑瘢痕挛缩牵拉使睫毛改变了正常生长方向而发生倒睫，可引起角膜混浊及溃疡，是沙眼致盲的主要原因(图 4-8)。

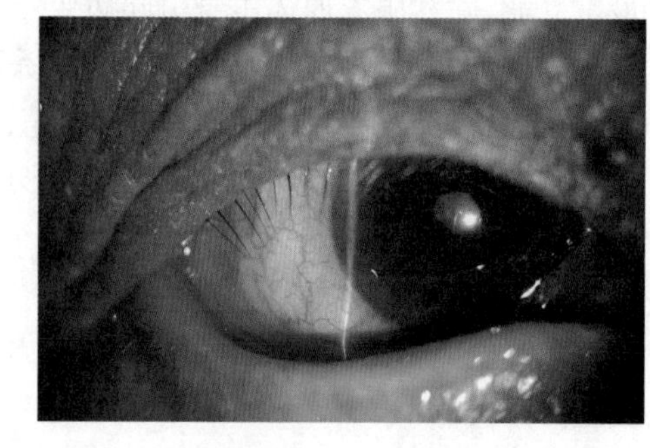

图 4-8 睑内翻倒睫可造成睫毛摩擦眼球

(2) 角膜溃疡：血管之间的散在滤泡常因瞬目动作被粗糙的上睑结膜摩擦破溃形成角膜溃疡。可为角膜血管翳前端的新月形溃疡，可有明显刺激症状；也可为角膜血管翳之间的小圆形溃疡，常有局部充血或更明显的刺激症状，愈合后可遗留小圆形凹陷；也可为发生在角膜中央部的浅层溃疡，局部刺激症状较轻，但病变顽固愈合较慢。

(3) 上睑下垂：因瘢痕形成，损伤苗勒肌丧失收缩功能所致。

(4) 慢性泪囊炎：由于瘢痕累及泪道系统导致泪道阻塞所致。

(5) 球后粘连：穹窿部因瘢痕挛缩而变浅，局部结膜缩短失去弹性所致。

为满足防治沙眼和调查研究的不同需要，对沙眼采用多种临床分期方法，目前最常用的主要有三种：Mac-Callan 分期法，我国制定的沙眼分期法和 WHO 沙眼分期法。

为了统一进行流行病学调查和指导治疗，国际上对沙眼的表征进行了分期，常用 Mac-Callan 分期法：

① Ⅰ期早期沙眼，上睑结膜出现未成熟滤泡，轻微上皮下角膜混浊、弥漫点状角膜炎和上方细小角膜血管翳。

② Ⅱ期沙眼活动期。

Ⅱa 期滤泡增生，角膜混浊、上皮下浸润和明显的上方浅层角膜血管翳。

Ⅱb 期乳头增生，滤泡模糊，可以看到滤泡坏死、上方表浅角膜血管翳和上皮下浸润，瘢痕不明显。

③ Ⅲ期：瘢痕形成，同我国Ⅱ期。

④ Ⅳ期：非活动性沙眼，同我国Ⅲ期。

我国在 1979 年也制定了符合我国国情的分期方法：

Ⅰ期(进行活动期)：上睑结膜乳头与滤泡并存，上穹窿结膜模糊不清，有角膜血管翳。

Ⅱ期(退行期)：上睑结膜自瘢痕开始出现至大部分变为瘢痕，仅留少许活动病变。

Ⅲ期(完全瘢痕期)：上睑结膜活动性病变完全消失，代之以瘢痕，无传染性。

1987 年世界卫生组织(WHO)介绍了一种新的简单分期法来评价沙眼的严重程度，标准如下：

结膜滤泡(follicular conjunctival inflammation)：上睑结膜 5 个以上滤泡。

弥漫性结膜感染(diffuse conjunctival inflammation)：弥漫性浸润、乳头增生、血管模糊区 >50%。

睑结膜瘢痕(tarsal conjunctival scarring)：典型的睑结膜瘢痕。

倒睫(trichiasis)：严重倒睫或眼睑内翻。

角膜混浊(corneal opacification)：不同程度的角膜混浊。

(二) 包涵体结膜炎

包涵体结膜炎(inclusion conjunctivitis)是 D~K 血清型引起的一种通过性接触或产道传播的急性或亚急性滤泡性结膜炎，如不治疗症状可自行缓解或持续数月，一般不留有后遗症。由于表现不同，临床上又分为成人包涵体结膜炎和新生儿包涵体结膜炎。

1. 成人包涵体结膜炎　好发于性生活频繁的年轻人，接触病原体后 1~2 周发病，单侧或双侧发病。病变早期表现为急性滤泡性结膜炎，眼睑肿胀、结膜充血和黏脓性分泌物，睑结膜和穹窿部结膜滤泡形成，多位于下方，并伴有耳前淋巴结肿大。3~4 个月后炎症逐渐减轻消退，但结膜肥厚和滤泡持续 3~6 个月方可恢复正常。

2. 新生儿包涵体结膜炎　婴儿通过产道时感染，潜伏期为出生后 5~14 天，有胎膜早破时可在出生后第 1 天即出现体征。双眼急性或亚急性发病，起初表现为少许黏液样分泌物，随之出现较多黏脓性分泌物，故又称为包涵体性脓漏眼。结膜炎持续 2~3 个月后出现乳白色光泽滤泡，严重病例可有假膜形成和结膜瘢痕化。大多数新生儿包涵体结膜炎是轻微自限的，但应注意的是衣原体还可引起新生儿其他部位的感染威胁其生命，如呼吸道感染、肺炎等。

（三）泌尿生殖系统感染

由 D~K 血清型引起，主要经性接触传播，以成人最常见，新生儿可经产道分娩时感染，潜伏期为 1~3 周。约一半以上无症状，有症状者表现如下：

1. 男性患者

(1) 尿道炎：约 50%~60% 的非淋菌性尿道炎是由沙眼衣原体感染引起，临床表现与淋病类似但程度较轻。常见症状为尿道刺痒、刺痛或烧灼感，少数有尿频、尿痛，体检可见尿道口轻度红肿，分泌物呈稀薄浆液性，量少，有时可呈脓性，通常在晨起时发现尿道口有少量分泌物结痂封住了尿道口（糊口现象）或内裤被污染。不经治疗虽可自行缓解，但不及时彻底治疗易转为慢性，呈周期性加重。沙眼衣原体与淋病奈瑟菌感染关系密切，二者可相互激活和促进导致共同感染，表现为混合性尿道炎，更易转为慢性。

(2) 附睾炎和前列腺炎：附睾炎是男性尿道炎最主要的并发症，多为急性，表现为一侧或双侧附睾疼痛及触痛。前列腺炎多见亚急性发病，表现为后尿道、会阴部、肛门部等区域钝痛或坠胀，慢性前列腺炎可表现为无症状或会阴钝痛、阴茎痛。

(3) 结直肠炎：多发生在同性性行为者，轻者无症状，重者可有腹痛、腹泻和便血。

(4) Reiter 综合征：表现为尿道炎、结膜炎和关节炎三联症。

2. 女性患者

(1) 宫颈炎和尿道炎：最常见的是宫颈炎，半数以上患者无明显症状，也可表现为阴道分泌物增多，体检时可见宫颈水肿、糜烂等，如不及时治疗，易发展为持续感染或无症状携带者，感染也可上行发展为子宫内膜炎和输卵管炎。仅 25% 女性患者出现尿道炎，表现为尿道口充血、尿频、排尿困难等泌尿系统症状。

(2) 子宫内膜炎和输卵管炎：输卵管炎主要为急性输卵管炎，起病时下腹部疼痛、压痛、反跳痛，常伴发热。部分患者可扪及增粗的输卵管或炎性肿块。慢性输卵管炎表现为下腹疼痛，若输卵管炎反复发作，可导致不孕或异位妊娠等严重并发症。

(3) 不孕和异位妊娠：输卵管炎反复发作可使管腔黏膜变窄，最终导致不孕。即使受孕，受精卵往往难以通过因炎症粘连增厚的输卵管进入宫腔着床，常发生异位妊娠。妊娠期感染可损伤胚胎导致流产、早产、死胎、胎膜早破及产后盆腔炎，并能经产道传给新生儿引起新生儿结膜炎或肺炎。

（四）性病淋巴肉芽肿

性病淋巴肉芽肿（lymphogranuloma venereum，LGV）是沙眼衣原体感染引起的急性或慢性性传播疾病，又称第四性病，主要病变累及外生殖器、腹股沟、直肠和肛门引流部位淋巴系统，引起局部溃疡和坏死，晚期可有象皮肿或直肠狭窄。本病潜伏期 1~6 周，一般 3 周左右，根据临床发展过程的不同特点可分为三期：

1. 早期（外生殖器初疮期）　男性好发于龟头、包皮内侧及冠状沟，女性好发于大小阴唇、阴道或宫颈，有时也可发生于生殖器以外的部位（手指、肛门、口唇等），潜伏期后可出现针头大小的

丘疹或脓疱(初疮),很快破溃形成糜烂或溃疡,直径 2~3mm,周围有红晕,单个或多个,因症状体征不明显而常被患者忽视,一般 10 天左右自愈,愈后不留瘢痕。

2. 中期(腹股沟横痃期) 起病 1~4 周后男性患者可发生腹股沟淋巴结肿大,称为第四性病横痃,病变多为单侧,约 1/3 为双侧。起初肿大的淋巴结散在、孤立、质硬,可有疼痛及触痛,后逐渐融合形成与周围组织粘连、沿腹股沟分布的肿块,鸡蛋大小或更大,与周围组织粘连,表面皮肤青紫色或紫红色(图 4-9)。由于腹股沟韧带将肿大的淋巴结肿块分为上下两部分,形成上下隆起、中间凹陷呈沟状的特征,称为"沟槽征",为本病的特征性表现,其表面皮肤发红并有压痛。1~2 周后肿大的淋巴结肿块软化、波动,可破溃流脓,皮肤表面形成多个瘘管,经数周至数月愈合留下凹陷性瘢痕。也可有一侧横痃化脓破溃,而另一侧横痃不化脓,称为顿挫型性病淋巴肉芽肿横痃。女性外生殖器初疮部位如在外阴或阴道下 1/3 时临床表现与男性患者相似;若为阴道上 2/3 或宫颈,由于此处淋巴结主要引流至肛门直肠淋巴结,故主要引起直肠下段周围淋巴结炎,并可形成直肠壁脓肿、导致生殖器肛门直肠综合征,出现腹痛、腹泻、便中带血及腰背痛等症状,并可形成肛周脓肿或瘘管,也可因瘢痕形成导致直肠狭窄、排便困难。病变较轻者可无全身症状,重者可有发热、头痛、关节疼痛、全身不适,并可出现多形性或结节性红斑样皮肤损害。

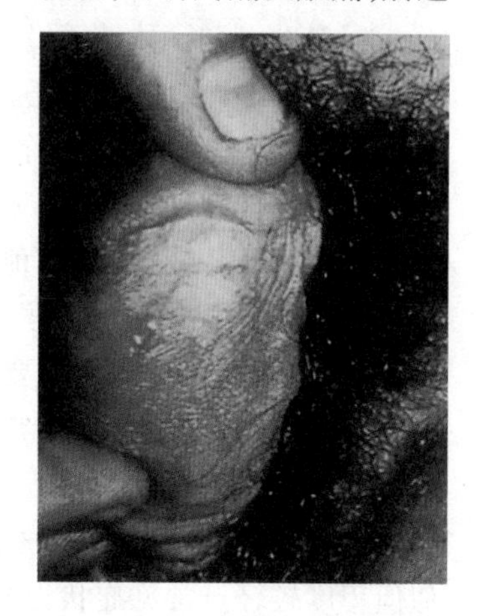

图 4-9 性病性淋巴肉芽肿

3. 晚期(外生殖器象皮肿和直肠狭窄期) 出现在起病数年后,由于外生殖器周围淋巴结炎症及淋巴管阻塞,而出现外生殖器象皮肿,男性主要累及阴茎和阴囊,女性常累及大小阴唇和阴蒂,表现为坚实肥厚性肿块。此外,直肠及其周围炎症、溃疡及瘘管愈合后留下的瘢痕收缩,可引起直肠狭窄,导致排便困难、腹部绞痛等,肛门指诊可发现肠壁增厚及肠腔狭窄,此更多见于男性同性恋者。女性患者由于组织破坏可形成直肠阴道瘘、阴道尿道瘘及肛门周围瘘等。

(五) 新生儿肺炎

孕妇感染后约 50%~70% 新生儿受染,感染沙眼衣原体的新生儿 10%~20% 可发生新生儿肺炎,一般在出生后 1~6 个月,多发生于 2 个月内,50% 有结膜炎史或同时有结膜炎。肺炎表现为阵发性咳嗽、气促及双肺啰音,多数患儿不伴发热。血常规检查嗜酸性粒细胞多增高,X 线检查双肺有间质性浸润改变。患包涵体结膜炎的新生儿发生肺炎时应考虑本病。

(六) 直肠炎

少数患者有直肠炎,表现为下腹部痛、腹泻及血便。1995 年报道的 1 例匈牙利直肠炎患者,病程 10 年,抗生素及激素治疗均无效,后经血清学检出沙眼衣原体特异性抗体,肠活检用免疫荧光法检出沙眼衣原体抗原而确诊为沙眼衣原体直肠炎,用红霉素及多西环素治愈。

(七) 复发与再感染

临床可出现二次发病,如病原体为同一血清型则多为复发,如间隔时间较长也不能排除再感染。如二次发病为不同血清型感染则为再感染。

【实验室检查】

(一) 病原学检查

1. 涂片检测衣原体包涵体 取眼结膜刮片或宫颈拭子做涂片,下呼吸道感染患者纤维支气管镜检查时用毛刷取分泌物或灌洗液,Giemsa 染色或碘染色检测胞内沙眼衣原体包涵体,改良的 Diff-Quik 染色将检测包涵体的时间缩短为几分钟。也可采用直接荧光抗体染色,将涂片用甲醇固定,加入抗沙眼衣原体荧光抗体,孵育洗片干燥后,在荧光显微镜下检查,方法简便快速,可用于高危人群的快速筛查,但其敏感性受人群感染率影响,阳性结果的判定带有主观性。

2. 细胞培养法　常用经放线菌酮处理的单层McCoy细胞或Hela细胞进行细胞培养，再用单克隆荧光抗体染色检测其特异性包涵体，是确诊沙眼衣原体感染的重要方法，敏感性及特异性均较高，曾被认为是检测沙眼衣原体的“金标准”。但此法费时且对实验设备技术条件要求较高，限制了其作为快速诊断方法的应用，其“金标准”的地位已受到PCR等检测方法的挑战。

（二）血清免疫学检查

1. 直接免疫荧光法　是检测沙眼衣原体抗原最常用的非培养方法，采精液、尿液、直肠液或子宫内膜等标本刮片，用荧光标记的沙眼衣原体单克隆抗体检测，敏感性及特异性均较高，且方法简便快速，已广泛应用于临床。

2. 酶联免疫吸附法(ELISA)　用其多克隆或单克隆抗体检测抗原，敏感性及特异性均较高，且简便快速，但可与某些细菌感染有交叉反应。

3. 血清特异性抗体检测　所有衣原体有共同的属抗原，用补体结合法可检测，但因感染后产生抗体滴度低难以检出，故一般不用此法诊断。

（三）分子生物学检查

1. 原位杂交法检测　用DNA探针检测宫颈或直肠活检标本中沙眼衣原体DNA，具有很高的敏感性和特异性，可鉴别衣原体的种、型，但操作烦琐，主要用于流行病学调查。

2. PCR检测　方法简便、快捷，具有良好的检测敏感性和特异性，且可用于鉴定其种及血清型，可用于诊断、疗效判断及流行病学调查，此方法检出率高于其他方法，但可能存在非特异性DNA扩增而出现假阳性。据报道热启动PCR方法可明显降低非特异性扩增，提高敏感性和特异性。

现代沙眼衣原体的检测是以培养方法+两个不同原理的非培养方法作为“金标准”，如培养阳性，则无需使用非培养方法；如培养阴性，则使用两个非培养方法，只有在后者同时阳性时才能判断为阳性，否则判断为阴性。

【诊断及鉴别诊断】

（一）诊断

除具有上述沙眼、包涵体结膜炎、尿道炎、宫颈炎、子宫内膜炎及性病淋巴肉芽肿等临床表现外，确诊须进行病原学和(或)血清免疫学检查。

1. 用眼结膜拭子或刮片　涂片Giemsa染色法检测沙眼衣原体包涵体，方法简便，但检出率较低。

2. 细胞培养法检测沙眼衣原体包涵体　敏感性及特异性均好，但费时且需一定技术设备条件，无法作为快速诊断方法。

3. 免疫法　常用直接免疫荧光法或ELISA法检测沙眼衣原体抗原，并可确定其亚型。

4. 原位杂交法或PCR法检测　沙眼衣原体DNA具有较高的敏感性和特异性，PCR法可明显提高检出率，热启动PCR法可降低其非特异性扩增而减少假阳性。

（二）鉴别诊断

需与其他病原引起的泌尿生殖系统感染、结膜炎及肺炎鉴别。主要鉴别依据是进行相应的病原学及免疫检查。

1. 沙眼衣原体泌尿生殖系统感染　有不洁性生活史者应考虑本病，并行病原学及血清免疫学检查，需与淋菌性尿道炎鉴别，后者潜伏期较短(10~20天)，起病急，尿痛明显，但需注意两者混合感染的可能。

2. 性病淋巴肉芽肿　需要与下腹部、臀部、下肢、外生殖器、肛门区炎症及腺鼠疫、软下疳、梅毒螺旋体及钩端螺旋体病等引起的腹股沟淋巴结炎鉴别，主要依赖流行病学史、临床表现及病原学检查进行鉴别。

3. 新生儿衣原体肺炎　一般在新生儿出生后1~6个月发生，如合并包涵体结膜炎则高度提

示为沙眼衣原体感染，应及时行病原学检查，并需除外病毒、细菌及支原体肺炎。

【治疗】

多种抗菌药物对沙眼衣原体均有良好的抑制作用，如四环素族（四环素、多西环素、米诺环素）、大环内酯类（红霉素、螺旋霉素），此外，利福平、氟喹诺酮类及青霉素类也有效。因四环素和氟喹诺酮类对淋病也有效，尤其适合高度怀疑两者混合感染的患者。

（一）沙眼

1. 局部治疗　应坚持长期用药，可局部滴用0.1%利福平、15%磺胺醋酰钠滴眼液，3~6次/日，连续用药1~3个月，或使用四环素、红霉素软膏，每晚睡前涂于下穹窿部结膜囊内，连续用药1~3个月。

2. 全身治疗　急性期或严重的沙眼应全身应用抗生素治疗，可口服多西环素100mg，每日2次；或红霉素1g/日，分四次口服。

3. 手术治疗　针对沙眼的后遗症及并发症进行手术治疗，滤泡多者可行挤压术，因结膜瘢痕所致睑内翻和倒睫者可行外科矫正手术。

（二）包涵体结膜炎

1. 局部治疗　局部使用抗生素滴眼液及眼膏，如0.1%利福平、15%磺胺醋酰钠滴眼液。

2. 全身治疗　婴幼儿可口服红霉素40mg/(kg·d)，分四次服下，至少用药14天。如有复发，需再次全程给药。成人可口服多西环素100mg，每日2次，或红霉素1g/日，分四次口服，治疗3周。

（三）泌尿生殖系统感染

1. 推荐方案　阿奇霉素1g，饭前1小时或饭后2小时一次顿服，或多西环素200mg/日，分两次口服，治疗7天。

2. 替代方案　米诺环素100mg，每日2次，治疗10天；或四环素500mg，每日4次，治疗2~3周；或红霉素碱500mg，每日4次，治疗7天；或罗红霉素150mg，每日2次，治疗10天；或克拉霉素500mg，每日2次，治疗10天；或氧氟沙星300mg，每日2次，治疗7天；或左氧氟沙星500mg，每日1次，治疗7天；或司帕沙星200mg，每日1次，治疗10天。

3. 妊娠期　红霉素2g/日，分四次口服，治疗7天；或红霉素1g/日，分四次口服，治疗14天；或阿奇霉素1g，一次顿服。不宜使用四环素类药物。

（四）性病淋巴肉芽肿

1. 药物治疗　可用多西环素200mg/日，分两次口服；或米诺环素200mg/日，分两次口服；或四环素2g/日，分四次口服；或红霉素2g/日，分四次口服，疗程均为14~21天，可根据病情适当延长治疗时间。

2. 手术治疗　局部淋巴结有波动时可穿刺吸脓并注入抗生素，但严禁切开引流，以免导致瘘管形成，不易愈合。若出现瘘管或窦道者可行外科修补术或成形术，直肠狭窄早期可行扩张术，晚期严重者和生殖器象皮肿者可行外科手术治疗。

【预防】

沙眼的预防是注意个人卫生，不共用毛巾及脸盆等生活用具。泌尿生殖系统感染的预防方法同其他性病预防。患者生活用具应定期煮沸消毒以防再感染，家庭成员集体同时治疗可减少相互再感染的机会。孕妇沙眼衣原体感染的筛查和及时治疗可大大减少新生儿感染机会，并可减少围生期并发症。高危人群可预防服药，如红霉素0.5g，每日四次，或阿莫西林0.5g，每日3次，治疗7天。

（王　凯）

参考文献

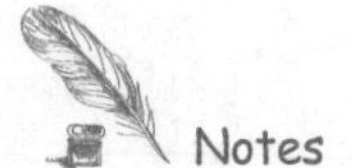

1. 斯崇文，贾辅忠，李家泰. 感染病学. 北京：人民卫生出版社，2004，708-713

2. 贾辅忠,李兰娟.感染病学.南京:江苏科学技术出版社,2010,626-629
3. 赵堪兴,杨培增.眼科学.北京:人民卫生出版社,2008,91-94
4. 张学军,何春涤,陆洪光.皮肤性病学.北京:人民卫生出版社,2009,230-236
5. Lipozencic J. Update on sexually transmitted infections. Clin Dermatol, 2014,32(2):179-180
6. Rogers SM, Turner CF, Miller WC, et al. Gender-Based Screening for Chlamydial Infection and Divergent Infection Trends in Men and Women. PLoS One,2014,9(2):e89035
7. Pitt RA, Alexander S, Horner PJ, Ison CA. Presentation of clinically suspected persistent chlamydial infection: a case series.Int J STD AIDS, 2013,24(6):469-475
8. Clarke IN.Evolution of Chlamydia trachomatis. Ann N Y Acad Sci,2011,1230:E11-18
9. Nunes A, Gomes JP. Evolution, phylogeny, and molecular epidemiology of Chlamydia. Infect Genet Evol, 2014,23:49-64
10. Rours GI, de Krijger RR, Ott A, et al. Chlamydia trachomatis and placental inflammation in early preterm delivery. Eur J Epidemiol, 2011,26(5):421-428
11. Mishra KN, Bhardwaj P, Mishra A, Kaushik A. Acute Chlamydia trachomatis respiratory infection in Infants. J Glob Infect Dis, 2011,3(3):216-220
12. Hammerschlag MR, Kohlhoff SA.Treatment of chlamydial infections. Expert Opin Pharmacother, 2012,13(4): 545-552

第五章　立克次体病

第一节　流行性斑疹伤寒与地方性斑疹伤寒

一、流行性斑疹伤寒

流行性斑疹伤寒（epidemic typhus）又称虱传斑疹伤寒（louse-borne typhus），是由普氏立克次体（*Rickettsia prowazekii*）以人虱为传播媒介所致的急性传染病。临床上以急性起病，稽留高热，剧烈头痛、皮疹及中枢神经系统症状为主要特征。

【病原学】

普氏立克次体为立克次体属，斑疹伤寒群，呈多形态性，以短杆状为主，大小约为(0.3~1.0)μm×(0.3~0.4)μm。革兰染色阴性，但不易着色，常用吉姆萨染色呈紫红色。

病原体的化学组成及其代谢产物包括蛋白质、内毒素样物质、糖、脂肪、磷脂、DNA、RNA及各种酶类，因酶系统不完整，只能进行三羧酸循环中的部分代谢过程，必须从所寄生的真核细胞中获取辅酶A（Co A）、NAD（烟酰胺腺嘌呤二核苷酸，Co Ⅰ）等物质才能生长繁殖。其胞壁组成近似革兰阴性杆菌的细胞壁，脂多糖层有内毒素样作用。普氏立克次体有不耐热颗粒抗原，具有种特异性，可用来区分莫氏立克次体引起的地方性斑疹伤寒；还含有可溶性耐热性特异性抗原，具有群特异性，可与斑疹伤寒以外的立克次体病相鉴别。与变形杆菌OX_{19}有部分共同抗原，故可用变形杆菌OX_{19}与患者血清发生凝集反应。

体外只能在活细胞培养基上生长，可用鸡胚卵黄囊做组织培养，也可做动物接种。接种雄性豚鼠腹腔，可引起发热及血管病变，但不引起阴囊红肿，可以此与莫氏立克次体相鉴别。

普氏立克次体耐低温及干燥，-20℃以下可长期保存，在干燥虱子粪中可存活数月，但对热、紫外线及一般消毒剂均敏感，56℃、30分钟或37℃、5~7小时均可灭活。

【流行病学】

（一）传染源

患者是本病唯一传染源，自潜伏期末至热退后数天均有传染性，发病后第1周传染性最强，一般不超过3周。

个别患者病后立克次体可长期存在于单核巨噬细胞内，当机体免疫力降低时引起复发，称为复发性斑疹伤寒。国外报道从东方鼯鼠、飞鼠以及牛、羊、猪等家畜体内分离出普氏立克次体，表明哺乳动物可能成为立克次体的贮存宿主。但尚未证实为传染源。

（二）传播途径

人虱是本病的传播媒介，主要为体虱，头虱次之，阴虱一般不传播。当虱叮咬患者后，立克次体随血进入虱肠内，侵入肠壁上皮细胞进行繁殖，4~5天后胀破细胞，大量立克次体进入肠腔，可随虱粪排出，或因虱体被压碎而散出。其唾液内无立克次体，故虱叮咬人时不传播，而通过抓痕侵入人皮肤。干燥虱粪内的立克次体可污染空气形成气溶胶，偶可通过呼吸道或眼结膜感染人体。人虱适宜生活于29℃左右，当患者发热或死亡，人虱将迁移至新宿主，致使本病在人群中以人-虱-人方式传播。

(三) 人群易感性

人普遍易感,病后可获较持久免疫力,但少数因免疫力不足偶尔可再次感染或体内潜伏的立克次体再度繁殖引起复发。

(四) 流行特征

本病多发生在寒冷地区,冬春季发病较多,因天冷衣服少换洗,有利于虱的孳生及活动。战争、饥荒、贫困及不良的卫生条件等,均易引起本病的发生和流行。随着卫生条件的改善及预防措施的加强,本病的群体发病率显著下降,但散发病例持续存在。

【发病机制及病理】

(一) 发病机制

本病的发生主要是病原体所致的血管病变、毒素引起的毒血症及变态反应。病原体侵入人体后,首先在小血管及毛细血管内皮细胞内繁殖,引起血管内皮细胞病变。当细胞溶解破裂,大量立克次体进入血液形成立克次体血症,使机体多个脏器的内皮细胞受到感染。立克次体对血管内皮细胞的直接损伤和其释放的内毒素将引起全身微循环障碍。临床上则表现出组织器官受损的相应临床症状。病程第 2 周出现的变态反应加重病变。

(二) 病理解剖

基本病变是小血管炎,典型病变为增生性、血栓性、坏死性血管炎及其周围炎性细胞浸润而形成立克次体肉芽肿,称为斑疹伤寒结节。此种病变可遍及全身,尤以皮肤真皮、心肌、脑及脑膜、肺、肾、肾上腺及睾丸等部位明显。皮疹部位的表皮毛细血管及小血管内皮细胞肿胀,内有立克次体大量繁殖,病变可扩展至真皮及皮下组织的小血管内,并可引起坏死及血栓形成,血管周围有单核细胞浸润,一般不侵犯血管平滑肌。心肌细胞水肿,灶性或弥漫性心肌炎症,有斑疹伤寒结节,间质有淋巴细胞、浆细胞和巨噬细胞浸润。肺为间质性肺炎,肺泡壁有充血、水肿及单核细胞浸润。肾主要是间质性肾炎,可并发肾小球肾炎。肾上腺有出血、水肿及斑疹伤寒结节。脑及脑膜也可见斑疹伤寒结节,以小脑、大脑皮质内多见。脾可因单核 - 巨噬细胞、淋巴母细胞及浆细胞增生而呈急性肿大。

【临床表现】

潜伏期为 5~23 天,通常为 10~14 天。可分为以下临床类型:

(一) 典型斑疹伤寒

1. 发热　起病多急骤,体温在 1~2 天内迅速上升至 39℃以上,第 1 周呈稽留热,第 2 周起有弛张热趋势。可伴寒战,高热持续 2~3 周后,于 3~4 天内体温迅速降至正常。伴乏力、剧烈头痛、周身肌肉疼痛、面部及眼结膜充血等全身毒血症状。

2. 皮疹　约 90% 以上患者有皮疹,为本病重要特征。多于第 4~5 病日开始出疹,初见于胸背部,1~2 天内遍及全身,而手掌、足底无皮疹,面部也多无疹。开始为鲜红色充血性斑丘疹,压之退色,以后转为暗红色,也可为出血性皮疹,多孤立存在。皮疹多于 1 周左右消退,轻者 1~2 天即消失,常遗留色素沉着(图 5-1)。

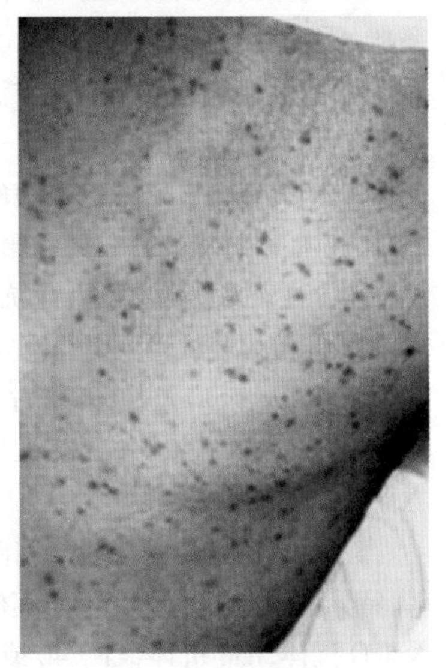

图 5-1　流行性斑疹伤寒皮疹

3. 中枢神经系统症状　持续剧烈头痛是本病突出的症状,若不用强力止痛药常不能缓解。可伴有头晕、失眠、耳鸣及听力减退,甚至出现反应迟钝、谵妄、狂躁,双手震颤及脑膜刺激征。中枢神经系统表现多较明显,且出现早持续时间长。

4. 肝脾大　约 90% 患者有轻度脾大,少数患者有肝大,偶见黄疸。

5. 其他 可有食欲差、恶心、呕吐、便秘、腹胀等消化道症状。合并中毒性心肌炎时可有心率快、心律失常、奔马律、低血压甚至循环衰竭。严重病例可发生多器官功能紊乱、严重肺炎和肢端坏疽。

（二）轻型

近年来，我国散发病例多为此型。其特点为：热程短，平均8~9天，热度较低，体温多在39℃以下，多呈弛张热。全身中毒症状较轻，虽有明显的头痛和全身疼痛，但很少出现意识障碍和其他神经系统症状。常无皮疹，或仅有少量充血性皮疹，1~2天即消退。肝脾大者少见。

（三）复发型

复发型斑疹伤寒也称Brill-Zinsser病，是指既往有流行性斑疹伤寒史，第一次感染或发病后，立克次体未完全清除，在人体内长期存在（可达数年至数十年），当机体免疫力下降、外科手术和免疫抑制剂的应用时，可引起潜伏的普氏立克次体再度繁殖，导致的无虱源性流行性斑疹伤寒。多呈轻型表现，我国很少见。临床特点为无季节性、散发、大龄人群组发病率高。病情常较轻，表现低热，呈不规则热型，热程7~11天。可有明显头痛，但无其他神经系统症状。无皮疹或仅有少数斑丘疹。并发症少，病死率低。外斐反应常为阴性。如复发与首发时间间距10年以上者可呈阳性。普氏立克次体补体结合试验常阳性。

【实验室及辅助检查】

（一）血、尿常规

白细胞计数多在正常范围内，中性粒细胞常升高，嗜酸性粒细胞减少或消失；血小板常减少。蛋白尿常见，偶有红白细胞及管型。

（二）脑脊液检查

有脑膜刺激征者作腰穿可见压力、脑脊液白细胞和蛋白稍高，葡萄糖常在正常范围。

（三）血清学检测

1. 外斐反应（Weil-Felix test，变形杆菌 OX_{19} 凝集实验） 过去流行性斑疹伤寒的诊断主要依靠外斐反应，利用变形杆菌的某些菌株的菌体抗原代替立克次体抗原以检测相应抗体的凝集反应。多在第1周出现阳性，第2~3周达高峰，持续数周至3个月，当抗体效价≥1∶160时或病程中有4倍以上增高者有诊断价值，阳性率为70%~85%。但特异性差，不能与地方性斑疹伤寒鉴别，与回归热螺旋体、布鲁杆菌和结核分枝杆菌等也可发生交叉凝集而出现假阳性。复发型斑疹伤寒的外斐试验往往阴性。

2. 立克次体凝集反应 以普氏立克次体颗粒抗原与患者血清作凝集反应，特异性强，阳性率高，且阳性反应出现时间早。病程第5病日阳性率达85%，第16~20病日可达100%，第4周后逐渐下降，消失也较早。此方法虽然与莫氏立克次体有一定交叉，但后者效价较低，故仍可与莫氏立克次体感染相鉴别。

3. 补体结合试验 以提纯的普氏立克次体颗粒性抗原与患者血清做补体结合试验，效价≥1∶32有诊断意义。在病程第1周内阳性率为50%~70%，第2周可达90%以上，特异性强，可与地方性斑疹伤寒鉴别。此抗体可低效价维持10~30年，故可用于流行病学调查。

4. 间接血凝试验 用普氏立克次体可溶性抗原致敏的红细胞与患者血清进行的凝集反应。灵敏度较外斐反应及补体结合试验高，阳性反应出现早，便于流行病学调查及早期诊断。特异性强，与其他群立克次体无交叉反应，可以与其他群立克次体感染鉴别，但不能区别流行性和地方性斑疹伤寒。

5. 间接免疫荧光试验 用两种斑疹伤寒立克次体作抗原进行间接免疫荧光试验，检查抗体，特异性强，灵敏度高，可与其他立克次体感染包括地方性斑疹伤寒相鉴别。检测特异性IgM及IgG抗体，IgM抗体≥1∶40或IgG抗体≥1∶160，或两次血清标本的抗体效价提高4倍或4倍以上为斑疹伤寒现症感染，IgM抗体的检出有早期诊断价值。

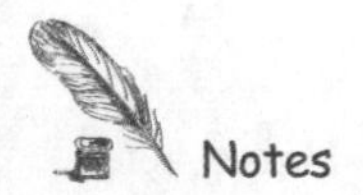

（四）病原体分离

一般不用于临床诊断。取急性期尚未应用抗生素治疗的患者血液3~5ml接种于雄性豚鼠腹腔，7~10天后豚鼠发热，阴囊仅有轻度发热而无明显肿胀。取其脑、肾上腺、脾、睾丸鞘膜或腹膜，涂片或刮片染色镜检，可在细胞质内查见大量立克次体。亦可将豚鼠脑、肾上腺、脾等组织制成悬液接种于鸡胚卵黄囊分离立克次体。

（五）核酸检测

用DNA探针或PCR方法检测普氏立克次体核酸特异性好、快速、敏感，有助于早期诊断。

【并发症】

支气管肺炎、心肌炎、中耳炎及腮腺炎，也可并发感染性精神病及指（趾）、鼻尖等坏疽，现已少见。

【诊断与鉴别诊断】

（一）诊断

流行区居民或1个月内去过流行区，有与带虱者接触史或被虱叮咬可能性的患者，出现发热，第4~5天出现出血性皮疹；剧烈头痛及意识障碍；实验室检查外斐反应滴度大于≥1∶160或效价呈4倍以上升高即可诊断。也可做立克次体凝集试验、补体结合试验、间接血凝或间接免疫荧光试验检测特异性抗体。

（二）鉴别诊断

1. 其他立克次体病　恙虫病患者除高热、头痛及皮疹外，恙螨叮咬处皮肤可有焦痂和淋巴结肿大，变形杆菌OX_{19}凝集试验阳性。Q热除发热及头痛外主要表现为间质性肺炎，无皮疹，外斐反应阴性，贝纳立克次体的补体结合试验、凝集试验及荧光抗体检测阳性。与地方性斑疹伤寒的鉴别见表5-1。

表5-1　流行性斑疹伤寒和地方性斑疹伤寒的鉴别

鉴别要点	流行性斑疹伤寒	地方性斑疹伤寒
病原	普氏立克次体	莫氏立克次体
传播媒介	体虱	鼠蚤
流行特征	可流行，多发生于冬春季	地方散发性，一年四季都可发生，但更多见于夏秋季
病情	多较重	轻
皮疹	斑丘疹，瘀点或瘀斑常见；多遍及全身	斑丘疹；稀少
神经系统症状	明显	轻
血小板减少	常见	不常见
外斐试验	强阳性，1∶320~1∶5120	1∶160~1∶640
接种试验	一般不引起豚鼠睾丸肿胀；偶可引起但甚轻	可引起豚鼠睾丸严重肿胀

2. 伤寒　多见于夏、秋季，起病较缓慢，全身中毒症状较轻，皮疹出现较晚，特征性表现如淡红色玫瑰疹、数量较少、多见于胸腹；可有相对缓脉。白细胞减少，肥达反应阳性，诊断依赖于血和骨髓培养出伤寒杆菌。

3. 回归热　也是由虱传播，有急起骤退的发热、全身痛、中毒症状及肝脾大。但发热间断数日可再次发热。凡诊断斑疹伤寒用广谱抗生素治疗无效者，应怀疑本病。血液和骨髓涂片暗视野检查可见螺旋体。

4. 钩端螺旋体病　夏秋季节发病，有疫水接触史。无皮疹，多有腹股沟和（或）腋窝淋巴结肿大，腓肠肌压痛明显。可有黄疸、出血或咯血。钩端螺旋体补体结合试验或显微镜下凝集试验阳性。乳胶凝集试验有助于早期诊断。

5. 肾综合征出血热 有明显的区域性。以发热、出血、休克和肾损害为主要表现，典型患者有发热期、低血压休克期、少尿期、多尿期和恢复期5期经过。血清检测特异性IgM抗体阳性可以确诊。

【预后】

预后与病情轻重、年龄、治疗早晚、有无并发症等有关。未经治疗的典型斑疹伤寒患者死亡率为10%~60%。老年人、孕妇及合并严重并发症者预后不良。如能早期诊断并及时应用有效抗生素治疗，多可治愈，病死率在1.4%以下。

【治疗】

（一）一般治疗

卧床休息，供给足够热量，维持水、电解质平衡。做好护理，防止并发症。

（二）病原治疗

病原治疗是本病的主要治疗措施。多种能抑制细菌的抗生素，如多西环素、四环素常规剂量给药对本病及复发型斑疹伤寒均具特效，服药后12~24小时病情即有明显好转，热退后再用3~4天。氯霉素也有效，因有骨髓抑制而不作为首选。磺胺类药物可加重病情，禁止应用。

（三）对症治疗

剧烈头痛者予以止痛镇静剂。有严重毒血症症状伴低血容量者可考虑补充血浆、低分子右旋糖酐等，并短期应用肾上腺皮质激素；慎用退热剂，以防大汗虚脱。

【预防】

应采用灭虱为中心的综合措施，改善卫生条件、普及个人卫生知识，灭虱是控制流行及预防本病发生的关键措施。

（一）管理传染源

及时发现、早期隔离、正确治疗患者，密切接触者医学观察21天。管理对象均应剃发，更衣和洗澡，剃下的头发烧掉，衣服消毒灭虱。不能剃发者，可用10%百部煎液灭虱。

（二）切断传播途径

防虱、灭虱是关键。加强卫生宣教，勤沐浴更衣。发现患者后，同时对患者及接触者进行灭虱。

（三）保护易感者

对疫区居民及新入疫区人员进行疫苗接种，国内常用鼠肺灭活疫苗。第一年注射3次，以后每年加强1次，6次以上可获较持久的免疫力。减毒E株活疫苗曾在国外被广泛使用，但因其较重的不良反应，现已较少使用。新一代的DNA疫苗将有望控制流行性斑疹伤寒。

二、地方性斑疹伤寒

地方性斑疹伤寒（endemic typhus）又称鼠型斑疹伤寒（murine typhus）或蚤传斑疹伤寒（flea-borne typhus），是由莫氏立克次体（*richettsia mooseri*）引起，以鼠蚤为传播媒介的急性传染病。其临床表现与流行性斑疹伤寒相似，但病情较轻、病程短，病死率低。

【病原学】

莫氏立克次体的形态、染色特点、生化反应、培养条件及其对热和消毒剂的抵抗力，均与普氏立克次体相似。但DNA同源性的比较研究结果显示二者无密切关系。二者有相同的耐热可溶性抗原而有交叉反应，而具有不同的不耐热型颗粒抗原，可用补体结合试验或立克次体凝聚试验区别。接种雄性豚鼠可引起阴囊及睾丸明显肿胀，称之为豚鼠阴囊现象，是与普氏立克次体的重要鉴别点。对豚鼠、大鼠和小鼠均有明显的致病性，莫氏立克次体接种能使其感染并有致病性，亦可用于分离及保存病原体或传代，而普氏立克次体对大、小鼠均无致病性。

【流行病学】

（一）传染源

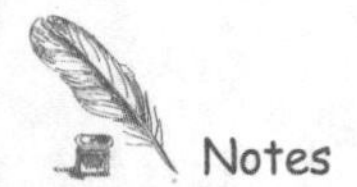

家鼠为本病的主要传染源，以鼠-鼠蚤-鼠的循环形式在鼠间传播。鼠感染后不立即死亡，

鼠蚤在鼠死后才离开鼠体叮咬人而使人受感染。此外,患者及牛、羊、猪、马、骡等也可能作为传染源。

(二) 传播途径

主要通过鼠蚤为媒介传播。鼠感染后,立克次体在其血液内循环,此时鼠蚤吸血,莫氏立克次体随血入蚤肠细胞大量繁殖,鼠蚤叮咬人时不是直接将莫氏立克次体注入人体内,而是将含有病原体的蚤粪和呕吐物排出在皮肤上,或蚤被压碎后,其体内病原体通过抓痕进入人体。蚤干粪内的病原体偶可形成气溶胶,经呼吸道和眼结膜使人受染。如有虱寄生人体,亦可作为传播媒介,此时患者为传染源。

(三) 人群易感性

人群普遍易感,隐性感染率高,在流行区的健康人群中 50%~80% 可测得特异性抗体。感染后可获强而持久的免疫力,与流行性斑疹伤寒有交叉反应。

(四) 流行特征

本病属自然疫源性疾病,全球散发,多见于热带和亚热带。国内华北、西南、西北诸省发病率较高。以晚夏和秋季多见,可与流行性斑疹伤寒同时存在于同一地区。

【发病机制与病理】

与流行性斑疹伤寒相似,但病情较轻,血管病变较轻,小血管中血栓形成少见。

【临床表现】

潜伏期 1~2 周,临床表现与流行性斑疹伤寒相似,但症状轻,病程短。

(一) 发热

起病多急骤,体温逐渐上升,第 1 周末达高峰,多在 39℃左右,为稽留热或弛张热,热程多为 9~14 天,体温多逐渐恢复正常。伴发冷、头痛、全身酸痛及结膜充血等。35% 患者有干咳,23% 患者胸部 X 线检查可见致密影。有研究发现,50% 患儿仅表现夜间发热,而白天可正常活动。

(二) 皮疹

50%~80% 患者有皮疹。出现时间及特点与流行性斑疹伤寒相似,皮疹数量少,但足底和手掌有时可见,多为充血性斑丘疹,出血性皮疹少见,持续数日皮疹消退,一般不留痕迹。

(三) 中枢神经系统症状

大多表现为头痛、头晕、失眠等轻度神经系统症状,意识障碍及脑膜刺激征等少见。

(四) 其他

大多有便秘、恶心、呕吐、腹痛等,约 50% 患者伴脾脏轻度肿大,肝大者较少。其他脏器很少受累,并发症少见,以支气管炎最多见。

【实验室及辅助检查】

(一) 血常规

白细胞总数及分类多正常,少数于病程早期出现血小板减少。

(二) 生化检查

约 90% 患者血清 AST、ALT、ALP 和 LDH 轻度升高。

(三) 血清学检查

外斐反应呈阳性,但效价较流行性斑疹伤寒低。可依赖补体结合试验和立克次体凝集实验来鉴别。最近采用的间接免疫荧光抗体技术具有一定临床意义。

(四) 病原体分离

将发热期患者血液接种人雄性豚鼠腹腔内,接种后 5~7 天动物发热,阴囊因睾丸鞘膜炎而肿胀,鞘膜渗出液涂片可见肿胀的细胞质内有大量的病原体。

(五) 核酸检测

用 DNA 探针或 PCR 方法检测患者血中立克次体核酸有助于早期诊断。

【诊断与鉴别诊断】

本病的临床表现无特异性，且病情较轻，容易漏诊。流行病学资料对诊断有帮助。对居住地有本病发生，或发病前1个月内去过疫区者，居住区有鼠及有被鼠蚤叮咬史更有助于诊断。临床表现与流行性斑疹伤寒相似，但症状轻，病程短。结合外斐反应变形杆菌 OX_{19} 凝集试验阳性可作出临床诊断。确诊应做补体结合试验或立克次体凝集试验。

本病需与流行性斑疹伤寒鉴别(参阅流行性斑疹伤寒)。还需与伤寒、流感、恙虫病、钩端螺旋体病及流行性出血热等鉴别。

【预后】

本病病情较轻，并发症少，预后良好，病死率低，偶见多脏器衰竭病例。未经治疗者，病死率一般不到5%。用抗生素治疗后，患者很少死亡。

【治疗】

治疗同流行性斑疹伤寒，可应用多西环素或四环素治疗，患者的体温常于开始治疗后1~3天内降至正常；体温正常后再用药3~4天。

【预防】

主要是灭鼠灭蚤，早期发现、隔离患者，并及早治疗。因本病多散发，故一般不用预防注射疫苗，但从事动物实验和灭鼠工作的人员应进行预防接种。

(李用国)

参考文献

1. 马亦林，李兰娟．传染病学．第5版．上海：上海科学技术出版社，2011，314-318
2. 李兰娟，任红．传染病学．第8版．北京：人民卫生出版社，2013，134-140
3. Yassina Bechah, Christian Capo, Jean-Louis Mege, et al. Epidemic typhus. Lancet Infect Dis, 2008, 8(7): 417-426
4. 杨绍基．传染病学．第1版．北京：人民卫生出版社，2005，117-122

第二节 恙 虫 病

恙虫病(tsutsugamushi disease)又名丛林斑疹伤寒(scrub typhus)，是由恙虫病东方体(*orientia tsutsugamushi*)引起的一种急性人兽共患传染病。鼠类是主要的传染源，通过恙螨幼虫(chigger)叮咬将本病传播给人。其临床特点为发热、皮疹、淋巴结肿大、肝脾肿大、叮咬部位焦痂(eschar)或溃疡形成和周围血液白细胞数减少等。

1927年日本学者首先从患者血液中分离出病原体，并命名为恙虫病立克次体，也称东方立克次体。后发现其生物学特征与立克次体属有所不同，于1995年另设东方体一属，并将东方立克次体改称为恙虫病东方体。我国于1948年在广州首次分离出恙虫病病原体，证明我国是恙虫病流行区。经积极防治，近年来恙虫病的发病率和病死率都已明显下降。

【病原学】

恙虫病东方体呈球形、椭圆形或短杆状，大小为(0.3~0.6)μm×(0.5~1.5)μm。革兰染色呈阴性，Giemsa染色呈紫蓝色，为专性细胞内寄生，在细胞质内靠近细胞核旁成团丛状排列。恙虫病东方体呈二分裂方式进行繁殖，繁殖一代所需时间约8小时。在多种动物实验中，小鼠最易感，因此可通过小鼠腹腔内接种来分离病原体。恙虫病东方体在原代鼠肾细胞、原代鸡胚细胞、Hela细胞中生长良好，用鸡胚卵黄囊接种也可分离本病病原体。

恙虫病东方体与变形杆菌 OX_K 株有交叉免疫原性，临床上利用变形杆菌 OX_K 的抗原与患者的血清进行凝集反应，协助本病的诊断。

恙虫病东方体抵抗力弱，有自然失活、裂解倾向，不易在常温下保存，在液氮中亦仅存活1

年左右。它对各种消毒方法都很敏感，如在0.5%苯酚溶液中或加热至56℃，10分钟即死亡。对氯霉素、四环素类和红霉素类均极敏感，但对青霉素类、头孢菌素类及氨基糖苷类抗生素有抵抗力。

恙虫病东方体较易出现遗传基因突变，因此，较常出现株间抗原性和致病力的差异。人被恙虫病东方体感染后可产生特异性免疫力，不同血清型之间亦有一定的交叉免疫作用。不同血清型、不同株间的抗原性与致病力可出现较大的差异，因此，病情的严重程度和病死率也可有较大的差异。

【流行病学】

本病分布很广，多发生于亚洲太平洋地区，尤以东南亚多见。在我国，本病流行区包括广东、福建、广西、江西、湖南、云南、四川、贵州、西藏、安徽、陕西、江苏、浙江、山东、台湾和海南等省、自治区，以东南沿海地区和岛屿居民为多发。

（一）传染源

鼠类是本病的主要传染源。我国广东省的城镇以家鼠为主，而农村以社鼠、黄毛鼠为主。此外，兔、猪、猫和鸡等也能感染本病，有可能成为传染源。恙螨被恙虫病东方体感染后，可经卵传给后代，亦能起到传染源的作用。人患病后，虽然血液中也有恙虫病东方体，但被恙螨幼虫叮咬的可能性很小，故患者作为传染源的意义不大。

（二）传播途径

恙螨（mite）是本病的传播媒介。我国已知的恙螨有350多种，能传播本病的仅数十种，在我国最主要的是地里纤恙螨和红纤恙螨。恙螨的生活周期可分为卵、幼虫、蛹、稚虫和成虫5期，其中只有幼虫是寄生性，稚虫和成虫皆为自营生活，当人在疫区的草地上工作、活动或坐卧时，被带有病原体的幼虫叮咬致病。

（三）人群易感性

人对恙虫病普遍易感，但患者以青壮年居多。职业以农民、从事野外劳动者居多，因上述人群较多接触丛林杂草，因此暴露机会较多。

（四）流行特征

本病一般为散发，但亦可发生流行。由于鼠类及恙螨的孳生繁殖受气候及地理因素影响较大，故恙虫病的发病具有明显的季节性和地区性。但我国南北流行的季节有差异，南方省区多发生于夏、秋季，一般见于5~11月，以6~8月为高峰，此期间降雨集中，尤其暴雨期，能够引起地面恙螨扩散，病例发现也较多。但北方省份多发于秋、冬季，一般见于9~12月，流行高峰出现在10月，与恙螨及野鼠的密度增加有关。本病多分布于热带及亚热带的河溪两岸，且多见于灌木及杂草丛生的平坦地带。其中以海岛、沿海地区较多，山区较少。

【发病机制与病理】

人被受感染的恙螨幼虫叮咬后，病原体从叮咬处侵入，先在局部组织细胞内繁殖，引起局部的皮肤损害，然后直接或经淋巴系统进入血流，形成恙虫病东方体血症，再到达身体各组织器官，出现毒血症临床症状。恙虫病东方体死亡后所释放的毒素是致病的主要因素。

本病的基本病理变化为局灶或广泛性血管炎、血管周围炎及单核-巨噬细胞增生。以肺、脑、心、肾最为显著。在局部皮肤形成丘疹、焦痂、溃疡等。在全身可引起淋巴结肿大，焦痂或溃疡附近的淋巴结肿大尤为显著。内脏普遍充血，肝脾因充血及单核-巨噬细胞增生而肿大，也可出现局灶性或弥漫性心肌炎、出血性肺炎、淋巴细胞性脑膜炎及间质性肾炎等。

【临床表现】

潜伏期为4~20天，常为10~14天。一般无前驱症状，多起病急骤，体温迅速上升，1~2天内可达39~41℃，多呈弛张热型，亦可呈持续热型或不规则热型，持续1~3周，个别病例可超过1个月。常伴有畏寒或寒战、剧烈头痛、全身酸痛、疲乏、嗜睡、食欲下降、恶心、呕吐、畏光和咳嗽等，

体征可有颜面及颈胸部潮红、结膜充血、皮疹、焦痂或溃疡、淋巴结肿大、肝脾肿大等。病程进入第2周后，可出现神经系统、循环系统、呼吸系统的症状。少数患者可有广泛的出血现象。危重病例呈严重的多器官损害，出现心、肝、肾衰竭，还可发生弥散性血管内凝血。第3周后，患者体温下降，症状减轻，并逐渐康复。如未及时得到有效的病原治疗，部分患者可病重，甚至死亡。

(一) 焦痂与溃疡

为本病之特征，可见于70%~100%的患者，对临床诊断最具意义。焦痂是恙螨幼虫叮咬的部位、恙虫病东方体侵入人体的地方。人被受感染的恙螨幼虫叮咬后，局部随后出现红色丘疹，继成水疱，然后发生坏死、出血，随后结成黑色痂皮，形成焦痂(图5-2)。焦痂呈圆形或椭圆形，边缘突起，如堤围状，周围有红晕，大小不等，直径可为2~15mm，多为4~10mm。如无继发感染，不痛不痒，也无渗液。痂皮脱落后即成溃疡，其基底部为淡红色肉芽组织，起初常有血清样渗出液，随后逐渐减少，形成一个光洁的凹陷面，偶有继发性化脓现象。多数患者仅有1个，偶见2~3个，亦有多至11个焦痂或溃疡的报道。焦痂可见于体表任何部位，但由于恙螨幼虫喜好侵袭人体湿润、气味较浓以及被压迫的部位，故焦痂多见于腋窝、阴囊、外生殖器、腹股沟、会阴、肛周和腰带压迫等处。患者发病时通常已有焦痂，因此需仔细查体，以免遗漏。

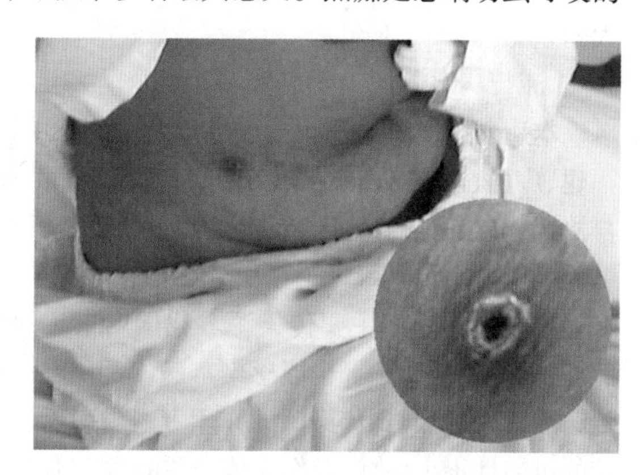

图5-2 焦痂

(二) 淋巴结肿大

焦痂附近的局部淋巴结常明显肿大(可借此寻找焦痂)，常伴疼痛和压痛。一般大者如核桃，小者如蚕豆，可移动，无化脓倾向，多见于腹股沟、腋下、耳后等处，消退较慢，常于疾病的恢复期仍可扪及。全身表浅淋巴结肿大者也相当常见。

(三) 皮疹

皮疹出现于病程的第2~8天，多见于病程的第4~6天，少数病例可于发病时即出现，或迟至14天后才出现。皮疹的发生率在各次流行中也有较大差异(自30%~100%不等)，可能与不同株、病情轻重及就诊早晚等因素有关。皮疹多为暗红色充血性斑丘疹，少数呈出血性，无痒感，大小不一，直径为2~5mm，多散布于躯干和四肢，面部很少，手掌和脚底部更少，极少数可融合呈麻疹样皮疹，多经3~7天后消退，不脱屑，可有色素沉着。有时，于病程第7~10天可在患者口腔软、硬腭及颊部黏膜上发现黏膜疹或出血点。

(四) 肝脾肿大

肝肿大约占10%~30%，脾肿大约占30%~50%，质软，表面平滑，一般无触压痛，偶有轻微触痛。

(五) 其他

舌尖、边常呈红色，伴白色和黄色厚苔。眼结膜充血为常见的体征之一。部分患者皮肤充血，故有颜面及全身皮肤潮红现象。心肌炎较常见，心率可达120次/分以上，心电图可呈T波低平或倒置、束支传导阻滞现象。严重者可发生心力衰竭与循环衰竭。肺部体征依病情轻重而异，轻者可无明显体征，重者可发生间质性肺炎，以呼吸困难为主，可出现发绀现象。危重病例可出现多器官损害，心、肝、肾衰竭，出现休克、氮质血症、出血倾向和昏迷。

【并发症】

较常见的并发症有中毒性肝炎，支气管肺炎，心肌炎，消化道出血，脑膜脑炎和急性肾衰竭等。

Notes

【诊断】

(一) 流行病学资料

应注意发病前3周内是否到过恙虫病流行区,在流行季节有无在户外工作、露天野营或在灌木草丛上坐、卧等。

(二) 临床表现

起病急、畏寒或寒战、高热、颜面潮红、皮疹、焦痂或溃疡、浅表淋巴结肿大、肝脾肿大。尤以发现焦痂或特异性溃疡临床诊断价值最大。对怀疑患本病的患者应重视寻找焦痂或溃疡,它多位于肿大、压痛的淋巴结附近。

(三) 实验室检查

1. 血常规　外周血白细胞数多减少或正常,重型患者或出现并发症时可增多,分类常有核左移现象、淋巴细胞数相对增多。

2. 血清学检查

(1) 变形杆菌 OX_K 凝集试验(外斐反应 Weil-Felix reaction):患者血清中的抗恙虫病东方体特异性抗体能与变形杆菌 OX_K 抗原起凝集反应,为临床诊断提供依据。外斐反应最早可于第4日出现阳性,到病程第1周末仅30%阳性,第2周末为75%左右,第3周可达90%左右,效价可达1∶160~1∶1280。第4周开始下降,至第8~9周多转为阴性。效价在1∶160或以上有诊断意义。在病程中,若隔周进行检查,如效价升高4倍以上,则诊断意义更大。但本试验的特异性较低,其他疾病如钩端螺旋体病也可出现阳性。

(2) 补体结合试验:阳性率较高,特异性较强,且持续阳性时间较长,可达5年左右。最好选用当地流行株作抗原,也可采用多价抗原,这样可以提高检测的阳性率。

(3) 免疫荧光试验:用间接免疫荧光抗体试验检测患者血清中特异性抗体,在病程的第1周末开始出现阳性,第2~3周末达高峰,2个月后逐渐下降,但可持续数年。有病后10年仍呈阳性的报告。

(4) 斑点免疫测定(dot immunoassay):用各种血清型的恙虫病东方体或部分蛋白质作为抗原,吸附在硝酸纤维膜上作斑点酶免疫测定,检测患者血清中各血清型的特异性IgM或IgG抗体,其中特异性IgM抗体的检测有助于早期诊断。该法敏感性高,特异性强,可区分各种血清型。

(5) 酶联免疫吸附试验(ELISA)与酶免疫测定(EIA):以基因重组技术表达的恙虫病东方体56kDa蛋白质作为抗原,可用于各种血清型恙虫病东方体的特异性IgM或IgG抗体检测,敏感度为86%~88%,特异度为84%~90%,与斑点免疫测定相仿,亦可用于血清分型,但操作更简便。

(四) 病原学检查

(1) 病原体分离:常用小鼠作恙虫病东方体分离,也可采用鸡胚卵黄囊接种或HeLa细胞培养等方法来分离恙虫病东方体。

(2) 分子生物学检查:采用聚合酶链反应(PCR)技术可检测血液、细胞等标本中的恙虫病东方体基因,具有敏感度高、特异性强的特点,可用于对本病的诊断及血清型的鉴定。

【鉴别诊断】

本病主要与钩端螺旋体病、斑疹伤寒、伤寒、败血症、登革热和肾综合征出血热进行鉴别,其他如流行性感冒、疟疾、急性上呼吸道感染、恶性组织细胞病、淋巴瘤等均应注意鉴别。

【预后】

若能及时诊断,得到有效的病原治疗,绝大部分患者预后良好。病死率除与恙虫病东方体不同株的毒力相关外,还与病程长短有关。应用有效抗生素治疗后,病死率已降低至1%~5%。进入病程病程第3周和第4周后,患者可因多器官功能衰竭、肺水肿或消化道大出血而死亡。

【治疗】

（一）一般治疗

应卧床休息，进食流质或半流质易于消化的食物，补充B族维生素和维生素C。加强护理，注意口腔卫生，定时翻身。重症患者应加强监护，及时发现各种并发症和合并症，采取有效的治疗措施。高热可用冰敷、乙醇拭浴等物理方式降温，酌情使用解热药物，慎用大量发汗的解热药。出现烦躁不安时可适量应用镇静药物。保持大便通畅，每日尿量为2000ml左右。

（二）病原治疗

1. 大环内酯类　包括红霉素、罗红霉素、阿奇霉素、克拉霉素等，对恙虫病有良好疗效。红霉素常用剂量为成人1.2g/d，儿童25~30mg/(kg·d)，分3~4次口服或2~3次静脉滴注。罗红霉素，成人300mg/d，儿童体重12~23kg者，每日100mg，24~40kg者，每日200mg，分2次口服，首次剂量可加倍。阿奇霉素，成人0.25g/d，每日口服1次，首次剂量可加倍。克拉霉素，成人500mg/d，每日口服2次，退热后可改为每日口服250mg。患者多于用药后24小时内退热，疗程均为8~10天。有明显肝功能损害的患者不宜使用。

2. 四环素类　包括四环素、多西环素等，对恙虫病亦有良好疗效。四环素的常用剂量为成人2g/d，儿童25~40mg/(kg·d)，分4次口服。多西霉素，成人0.2g/d，儿童每日4mg/kg，分1次或2次服用，首次剂量可加倍。有明显肝功能损害的患者、8岁以下的儿童、孕妇和哺乳期妇女不宜应用。

3. 氯霉素　氯霉素对恙虫病有良好的疗效。常用剂量为成人2g/d，儿童25~40mg/(kg·d)，分4次口服，口服困难者可静脉滴注给药。患者多于用药后24小时内退热，热退后剂量减半，再用7~10天，以防复发。因氯霉素有诱发再生障碍性贫血的可能性，故不宜作为首选药物。幼儿、孕妇和哺乳期妇女不宜应用。

喹诺酮类对本病亦有疗效，但青霉素类、头孢菌素类和氨基糖苷类抗生素对本病无治疗作用，因为恙虫病东方体是专性细胞内寄生的微生物，而这些抗生素很难进入细胞内发挥作用。通常只需要选用一种抗菌药物，无需联合应用。

少数患者可出现复发，复发时不再出现焦痂，用相同的抗生素治疗同样有效。已有发现恙虫病东方体对四环素、氯霉素耐药的报道。

【预防】

（一）控制传染源

主要是灭鼠。应发动群众，采取综合措施，用药物灭鼠与各种捕鼠器相结合。常用的灭鼠药物有磷化锌、安妥和敌鼠等。患者不必隔离，接触者也不检疫。

（二）切断传播途径

关键是避免被恙螨幼虫叮咬。发病季节不要在草地上坐卧、晒衣服，在野外工作活动时，须扎紧衣袖口和裤脚口，同时涂上防虫剂，如邻苯二甲酸二苯酯或苯甲酸苄酯等。此外，可通过改善环境卫生、除杂草来消除恙螨滋生地，也可在丛林草地喷洒杀虫剂消灭恙螨。

（三）保护易感人群

目前恙虫病疫苗尚处于实验研究阶段，尚无可供人群应用的疫苗。

（阮　冰）

参考文献

1. 李刚．恙虫病//李兰娟，任红．传染病学．第8版．北京：人民卫生出版社，2013，140-144
2. 杨绍基．恙虫病//马亦林，李兰娟．传染病学．第五版．上海：上海科学技术出版社，2011，318-323
3. Mandell GL，Bennett JE，Dolin R.Principles and practice of infectious diseases.7th ed. New York：Churchill Livingstone，2009

第三节　人无形体病

人粒细胞无形体病(human granulocytic anaplasmosis,HGA)也称无形体病,是一种经蜱传播的人兽共患自然疫源性疾病,由嗜吞噬细胞无形体(*anaplasma phagocytophilum*)侵染人血中性粒细胞引起的一种急性、发热性的全身疾病。临床上以头痛、肌痛、全血细胞减少和血清转氨酶升高为主要表现。本病呈世界性分布,在我国是新发传染病。1994年美国报道首例人粒细胞无形体病病例。2006年,我国在安徽省发现人粒细胞无形体病病例。该病的临床症状无特异性,虽然通常症状较轻,但如果误诊、误治或为免疫抑制的患者,也可能会导致严重甚至致命的结果。

【病原学】

嗜吞噬细胞无形体是引起人粒细胞无形体病的病原体,属于立克次体目无形体科,曾被命名为"人粒细胞埃立克体"(human granulocytic ehrlichiosis,HE),但后来经研究发现,应该将其单独列为无形体科、无形体属中的一个新种,于2003年被命名为人粒细胞无形体。无形体科中对人致病的病原体主要有:无形体属(anaplasma)的嗜吞噬细胞无形体,引起人粒细胞无形体病;埃立克体属(ehrlichia)的查菲埃立克体(*E. chaffeensis*),引起人单核细胞埃立克体病(human monocytic ehrlichiosis,HME);埃文埃立克体(*E.ewingii*),引起埃文埃立克体感染;新立克次体属(*neorickettsia*)的腺热新立克次体(*N. sennetsu*),引起腺热新立克次体病。

该病原体为革兰染色阴性专性细胞内寄生菌;菌体可呈球形、卵圆形、梭标形等多种形态,平均长度为0.2~1.0μm,Giemsa法染色为紫色。感染中性粒细胞后,以包涵体的形式生存和繁殖,由空泡膜包裹,集合成簇呈桑葚状,每个包涵体含有数个到40个菌体,多见于嗜吞噬细胞无形体感染早期的血涂片中。

【流行病学】

(一) 传染源

嗜吞噬细胞无形体的动物宿主主要为白足鼠、野鼠类等。在欧洲,红鹿、牛、羊等也可持续感染嗜吞噬细胞无形体。人也是嗜吞噬细胞无形体的宿主。

(二) 传播途径

主要通过蜱叮咬传播。蜱叮咬携带病原体的宿主动物,将无形体保存在体内,当蜱再叮咬人时传播给人。此外,直接接触危重病患者或带菌动物的血液也会导致本病传播。

(三) 易感人群

人对嗜吞噬细胞无形体普遍易感,各年龄组均可发病,发病率随年龄上升而增加。高危人群主要为接触蜱的人群,如疫源地(主要为森林和丘陵地区)的居民、劳动者及旅游者。与危重患者密切接触者、直接接触患者血液或体液等人员,如不注意防护,也可能被感染。目前尚不清楚病后能否获得免疫力。

(四) 流行特征

人粒细胞无形体病主要流行于欧美国家,但在中东和亚洲也有该病的报道。该病的地理分布与莱姆病相似,因此,在我国莱姆病流行区亦应关注此病。全年均可发病,发病高峰在5~7月,可能与蜱虫活动频繁有关。

【发病机制与病理】

嗜吞噬细胞无形体通过蜱的叮咬进入人体内,经微血管或淋巴管进入有关的脏器。无形体无菌毛和荚膜,亦缺乏脂多糖和肽聚糖,因此推测其进入粒细胞主要是通过受体介导的内吞途径。

无形体感染粒细胞后,可导致细胞功能明显改变,如使内皮细胞的黏附功能、脱颗粒作用以及吞噬功能明显下降,影响宿主细胞的基因转录、细胞凋亡,进而使细胞因子产生紊乱、吞噬功

能缺陷，造成免疫病理损伤。

另外，无形体感染后可诱导机体的免疫应答，产生抗无形体抗体与宿主细胞表面的无形体抗原相结合，介导免疫活性细胞对宿主细胞的攻击。由于嗜吞噬细胞无形体属于细胞内寄生菌，故细胞免疫（CD4+T 淋巴细胞为主）在清除病原体时，也会引起机体的组织损伤。

主要病理改变为多器官淋巴细胞浸润、肝脏、脾脏和淋巴结单核细胞增生。在骨髓中可见骨髓肉芽肿形成，骨髓增生及巨核细胞增生；在肝脏形成环状肉芽肿及局灶性肝坏死；在肺脏可见广泛性滤泡损害、间质性肺炎及肺出血。在肾、脾、心、肝、脑等脏器的血管周围可见淋巴细胞浸润，但外周血淋巴细胞减少。

【临床表现】

潜伏期为 5~21 天。本病常累及全身多个系统，临床表现无特异性。多数患者有发热、畏寒、头痛、肌痛、乏力、厌食、恶心、呕吐等症状，少数患者可有浅表淋巴结肿大及皮疹。一般表现为轻度、自限性疾病，大多数患者无需抗生素治疗，在 1 个月内所有的临床症状和体征消失。老年、免疫功能低下患者常继发细菌、病毒及真菌等感染。重症病例因血小板减少及凝血功能异常，导致肺部、消化道出血及弥散性血管内凝血死亡，也可伴有心、肝、肾等多脏器功能损害，病死率为 8% 左右。由粒细胞无形体导致的慢性感染尚无报道。

【实验室检查】

（一）常规及生化检查

1. 外周血常规　白细胞总数减少，多在起病后 5~7 天为最低，并出现异型淋巴细胞。血小板明显降低，严重者呈进行性减少。半数患者有贫血。其中白细胞、血小板减少可作为早期诊断的重要线索。

2. 尿常规　可出现蛋白尿、血尿、管型尿。

3. 合并脏器损害的患者　肝、肾功能异常，AST、ALT、肌酐升高；心肌酶谱升高；少数患者出现血、尿淀粉酶和血糖升高；部分患者出现凝血功能障碍，凝血酶原时间延长，纤维蛋白原降解产物升高。也可有血电解质紊乱，如低钠、低氯、低钙等。

（二）血清学检查

最敏感的方法是用间接免疫荧光抗体（IFA）检测急性期和恢复期血清，抗体效价 >1：80 或呈 4 倍上升者可诊断，仅检测急性期的血清不够敏感。对于已经接受了抗菌治疗的患者，血清抗体检测是诊断的唯一方法。

（三）病原学检查

1. 血涂片　在血涂片中发现中性粒细胞内的特征性桑葚状包涵体，是最快速的诊断方法，但这样的包涵体通常数量少且有时不存在。

2. 细胞培养　体外细胞培养分离到无形体是确诊本病最可靠的方法。多采用人粒细胞白血病细胞（HL60）作为培养细胞。

3. 分子生物学检查　根据无形体 16SrRNA 基因序列设计引物，用 PCR 方法扩增血中嗜吞噬细胞无形体的 DNA，诊断本病的特异性和敏感性均较高。

【诊断】

根据流行病学史、临床表现和实验室检测结果等进行诊断。

（一）流行病学史

近期在有蜱活动的丘陵、山区（林区）工作或生活史；或发病前 3 周内有被蜱叮咬史；或直接接触过危重患者的血液等体液。

（二）临床表现

起病急，常见症状为寒战、发热，多为持续性高热，体温可高达 40℃以上；全身不适、乏力、厌食、头痛、肌肉酸痛、恶心、呕吐、腹泻等。重症病例可出现皮肤瘀斑、出血，同时伴多脏器损伤、

弥散性血管内凝血等。

(三) 实验室检查

包括血常规、生化检查、血清学检查、病原学检查等，有助于诊断。

(四) 诊断标准

1. 疑似病例　具有上述流行病学史、临床表现和实验室检查结果。也有部分病例可能缺乏明确的流行病学史。

2. 临床诊断病例　疑似病例同时在血涂片中见到中性粒细胞内的特征性桑葚状包涵体，间接免疫荧光抗体(IFA)检测血清抗体阳性。

3. 确诊病例　为疑似病例或临床诊断病例，同时具备下述三项中的任一项：①恢复期血清抗体滴度较急性期抗体有4倍及以上升高；②全血或血细胞标本PCR检测嗜吞噬细胞无形体特异性核酸阳性；③细胞培养分离到病原体。

【鉴别诊断】

(一) 其他蜱传疾病、立克次体病

人单核细胞埃立克体病(HME)、腺热新立克次体病、恙虫病、斑疹伤寒、斑点热以及莱姆病等，可以通过相应的抗体和病原学检测来鉴别。

(二) 发热、血白细胞、血小板降低的疾病

伤寒和血液系统疾病，如血小板减少性紫癜、骨髓异常增生综合征等，可以通过血培养、骨髓穿刺检查及相应病原学检测进行鉴别。还需与免疫系统疾病相鉴别，如系统性红斑狼疮、风湿热、皮肌炎，可以通过自身抗体等免疫学指标进行鉴别。

(三) 发热、出血及酶学升高的疾病

如肾综合征出血热、登革热等，可以通过临床经过及实验室检查鉴别。

(四) 其他

如支原体感染、新型布尼亚病毒感染、钩端螺旋体病、鼠咬热、药物反应等。

【预后】

大多数患者为隐性感染，发病患者中的1/3到1/2需要住院接受治疗。如能及时就诊，绝大多数患者预后良好。病死率约为0.5%。如出现中毒性心肌炎、脓毒血症、中毒性休克、急性肾功能不全、呼吸窘迫综合征、弥漫性血管内凝血及多脏器功能衰竭等严重并发症的患者，预后差。

【治疗】

(一) 病原治疗

所有怀疑为人粒细胞无形体病且有症状的患者都应使用抗生素，避免延误病情或出现并发症。抗生素治疗应早期进行。

1. 强力霉素　为首选药物。成人常用剂量为200mg/d，分2次口服，疗程10天。重症患者可考虑静脉给药。儿童常用剂量为4mg/(kg·d)，分2次口服，最大剂量为100mg/次，对不能口服的患儿采取静脉给药。8岁以上儿童可采用成人10天的疗程。对于小于8岁且病情严重不伴有莱姆病的儿童，可缩短疗程为4~5天(即发热缓解后3天)。采用短疗程的儿童应密切观察，确保临床和实验室指标异常的恢复。

2. 利福平　对强力霉素过敏、妊娠、小于8岁的儿童轻症人粒细胞无形体病患者，可选用利福平口服，成人600mg/d，分2次口服，儿童10mg/kg，分2次口服(最大剂量为300mg/次)。疗程为7~10天。

对于血清粒细胞无形体抗体阳性但无症状的个体不建议进行病原治疗。

(二) 对症治疗

对于体温升高的患者，可采用物理降温；对肌痛、头痛者，可酌情应用解热镇痛剂；出现机会性感染者，可应用相应病原体敏感的抗菌药物。

无形体病患者使用糖皮质激素后，可能会加重病情且增强疾病的传染性。对中毒症状明显的重症患者，在使用有效抗生素治疗的情况下，可考虑短期使用糖皮质激素。

【预防】

降低感染风险的主要措施是避免蜱叮咬，发现蜱叮咬后应尽快除去蜱，加强对媒介与宿主动物的控制。

对患者的血液、分泌物、排泄物以及被其污染的环境和物品，应及时进行消毒处理。一般不需要对患者实施隔离。

（阮 冰）

参考文献

1. 中华人民共和国卫生部办公厅．人粒细胞无形体病预防控制技术指南（试行）．中华实验和临床感染病杂志电子版，2010，4(3)：350-365
2. 喻艳林，杨进孙，芮景．人粒细胞无形体病的诊治进展．中国临床药理学与治疗学，2007，12(9)：980-983
3. Wormser GP，Dattwyler RG，Shapiro ED，et al.The clinical assessment，treatment，and prevention of lyme Disease，human granulocytic Anaplasmosis and babesiosis：clinical practice guidelines by the infectious diseases society of America.Clin Infect Dis，2006，43：1089-1134
4. Zhang LJ，Liu Y，Nin DX，et al.Nosocomial transmission of human granulocytic Anaplasmosis in China.JAMA，2008，300(19)：2263-2270

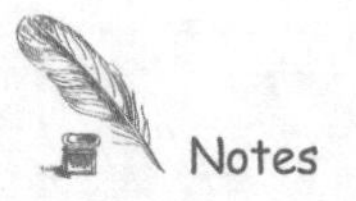

第六章 支原体感染

第一节 支原体肺炎

支原体肺炎(mycoplasmal pneumonia)是由肺炎支原体(*mycoplasma pneumonia*)引起的一种流行性感冒样急性呼吸道传染病,既往因其细菌学检查阴性而曾称为冷凝集素阳性肺炎或非典型肺炎(atypical pneumonia)或原发性非典型肺炎等。其病原于1898年由法国Nocard和Roux首先从牛传染性胸膜肺炎病灶中发现,并命名为胸膜肺炎微生物(pleuropneumonia organism,PPO),其后从多种禽类、家畜中分离出类似微生物。1961年Chanock和Hayflick在人工培养基上分离出伊藤(Eaton)因子后命名为肺炎支原体。本病约占非细菌肺炎的1/3,占成人肺炎的15%~18%,仅次于链球菌肺炎。好发于青少年,约20%为隐性感染。可散发,亦可流行。临床表现为缓慢起病,发热、头痛、乏力,阵发性刺激性咳嗽,肺部体征不明显,病情常较轻,可表现为气管炎及鼻咽炎。可引起肺外多种病变。一般预后良好,如出现严重并发症,尤其是呼吸功能衰竭可致患者死亡。

【病原学】

肺炎支原体是对人有致病作用的5种支原体(mycoplasma)之一。支原体是一类介于病毒与细菌之间、能自行繁殖的最小原核细胞微生物。无细胞壁、能在细胞外无生命培养基中复制和生存。不易被革兰染色着色,有可塑性,形态高度多形性,基本形态(图6-1)为球形、双球形和丝状,有时呈棒状、星状、环状、哑铃状等。支原体属于柔膜体纲(molicute)、支原体目(mycoplasmatales),其下分为支原体科(mycoplasmataceae)、无胆甾原体科(acholeplasmataceae)、螺原体科(spiroplasmataceae)3个科。支原体科分为:支原体属(*mycoplasma*),包括100种;脲原体属(*ureaplasma*),包括5个种。迄今发现支原体150多种,其中对人有明确致病力的是肺炎支原体、人型支原体(*M.hominis*)、生殖支原体(*M.genitalium*)、发酵支原体(*M.fermentens*)和解脲脲原体(*Ureaplasma urealyticum*)等。近年电镜及分子微生物学技术确定了某些难培养分离的支原体,如穿透支原体(*M.penetrans*)和梨支原体(*M.pirum*)等。以支原体对糖酵解作用将其分为发酵葡萄糖和非发酵型两类。常见支原体生化反应特点见表6-1。

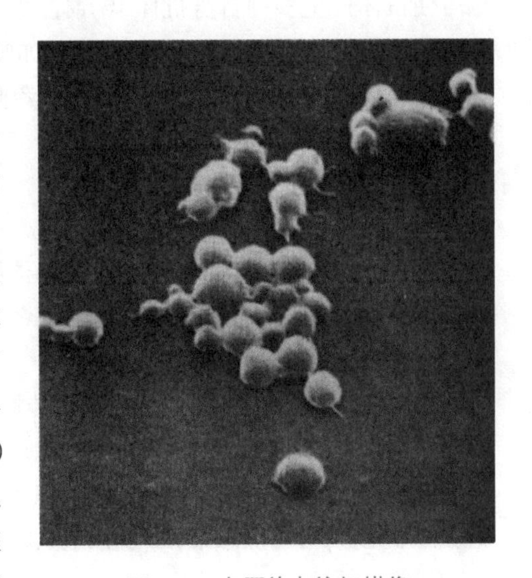

图6-1 支原体电镜扫描像

肺炎支原体为非专性厌氧,呈短细丝状,大小为10nm×200nm,能活动。丝状体尖端有一致密电子区,以此吸附于呼吸道上皮细胞。其吸附借助于黏附因子P_1蛋白(分子量170kD)与P_{32}蛋白(32kD)附着于细胞膜表面的神经氨酸酶受体(neuraminic acid receptor),其核酸酶借助于该受体位点中的微管注入宿主细胞内,再将酶分解获得的核苷酸等物质吸回支原体利用,并可影

表 6-1 人体常见支原体的生化反应特点

生化反应	发酵葡萄糖	分解精氨酸	分解尿素	吸附细胞
人型支原体	−	+	−	红细胞
唾液支原体	−	+	−	−
口腔支原体	−	+	−	−
发酵支原体	+	+	−	−
肺炎支原体	+	−	−	−
生殖支原体	+	−	−	−
解脲脲原体	−	−	+	−
穿透支原体	+	+	−	$CD4^+$T 细胞、红细胞、吞噬细胞

响宿主的糖代谢及大分子物质的合成。在有氧和无氧环境中均能生长，可以发酵葡萄糖并产酸，生长速度缓慢，一般需 7~10 天。反复传代后生长加快。在培养基中加入含 1% 醋酸铊和 20 万 U/ml 的青霉素，可抑制标本中的细菌及真菌，提高支原体阳性率，目前这种培养基已少用。可吸附豚鼠红细胞，产生溶血素，可迅速溶解哺乳动物红细胞，在液体培养基中常呈极浅淡的混浊，有时可呈丝状或小圆球体黏附于玻璃表面，在半固体培养基中呈肉眼可见的细小砂粒状集落(也称“菌落”)，平皿上集落呈草莓状，经反复传代后呈“荷包状”菌落。

肺炎支原体的抗原物质主要来源于细胞膜，如糖脂抗原和蛋白抗原。糖脂抗原是主要抗原成分。这些糖脂也存在于许多细菌和宿主细胞，因而可导致补体结合试验呈假阳性反应，也可使机体产生多种自身抗体，导致自身免疫性损伤。自身抗体是冷凝集反应（cold hemolytic reaction）的基础，可出现各种交叉反应，如肺炎链球菌 23 和 32 型刺激金田鼠产生的抗体可对抗肺炎支原体的攻击，肺炎支原体肺炎患者血清可与 MG 链球菌发生凝集，支原体的磷脂可与梅毒患者的血清发生交叉反应。

【流行病学】

(一) 传染源

患者及肺炎支原体携带者为主要的传染源，鼻、咽、喉、气管分泌均可排出肺炎支原体，病初 4~6 天传染性最强，3~5 周后消失。

(二) 传播途径

主要经口、鼻分泌物与痰的飞沫而传播，长期密切直接接触也可以被感染发病。

(三) 人群易感性

普遍易感，5~30 岁人群发病较多，以 10~19 岁青少年最多见。免疫力低下者较易受染，病后免疫力不充分，可再次感染，50 岁以上人群大多有抗体。婴幼儿感染并不少见。

(四) 流行特征

本病呈世界性分布，四季均可发病，以夏秋季较为多见，可散发，也可间隔 4~5 年呈周期性、地区性小流行。流行年发病数增加 3~5 倍，主要在家庭、学校及军营，传播缓慢，持续时间数月至 1 年。

【发病机制及病理】

(一) 发病机制

包括病原体对宿主细胞的破坏和机体对病原体及其代谢产物的免疫反应两方面。肺炎支原体主要侵犯呼吸系统，吸附于黏膜上皮细胞膜，借助于滑行运动穿过上皮细胞纤毛屏障，隐藏在细胞间隐窝内，一方面逃避吞噬细胞对其的吞噬，另一方面通过黏附因子（P_1 蛋白、P_{32} 蛋白）黏附于上皮细胞神经氨酸受体，但一般不侵入肺实质。黏附后吸取宿主细胞的养料以生长、繁

Notes

殖，并抑制纤毛活动、破坏上皮细胞，释放毒性代谢产物进一步引起局部组织细胞膜的损伤。也可穿透支气管黏膜，吸引多形核粒细胞至纤毛损伤处，白细胞产物很可能是黏膜表面炎症延续的重要原因。

肺炎支原体感染后有多种因素对人体气道的影响，涉及气道的炎症与 IgE 介导的变态反应及其相互作用。主要由免疫机制致病，如尽管可引起任何器官、组织、黏膜或浆膜的病变，但很难从非呼吸道部位分离出。严重病变几乎均发生在免疫功能正常者；而免疫功能低下者感染很少引起严重病变。肺炎支原体可刺激 T 淋巴细胞，并激活 B 淋巴细胞，近半数感染者出现循环免疫复合物。由于其抗原与人体角蛋白、肌凝蛋白和其他组织蛋白存在同源性，这些免疫复合物及感染产生的多种自身组织抗体（如肺、心、脑、肝、脾、肾、平滑肌等）可引起相应靶器官、靶组织的损伤和炎症反应，引起肺内外多种病变。宿主免疫反应强烈可能为肺炎支原体感染容易引起肺炎（而非单纯支气管炎）及肺外损害的主要原因。重复的亚临床感染及随之的免疫效应细胞的致敏，可能是发生严重病变的重要因素之一。许多细胞因子，如白细胞介素（interleukin，IL）中的 IL-6、IL-8、IL-18、IL-17 等均参与其发病，且与疾病的严重程度有关，Th、CD+8 细胞也在发病中起一定作用。近年通过共聚焦激光扫描显微镜及电镜观察到细胞内的支原体，认为肺炎支原体可能具有细胞内侵袭力。感染者血中可出现具有保护作用的抗体，如特异性的 IgG、IgA 等，抵抗肺炎支原体感染及其后的恢复均与这些抗体的产生有关。IgG 在补体参与下可溶解或有利于单核 - 巨噬细胞、多形核粒细胞的黏附及破坏肺炎支原体。IgA 可阻止肺炎支原体附着于呼吸道上皮细胞并抑制其生长，循环抗体可增加宿主对感染的抵抗力。但感染后机体免疫力并不牢固持久；有的感染已愈但血清中仍可出现抗体，并可继续排出肺炎支原体。

（二）病理改变

本病主要病变是气管、支气管、毛细支气管黏膜充血，镜检可见支气管、细支气管周围、肺泡间隔水肿及单核细胞浸润，上皮细胞脱落，肺泡内可含少量渗液。肺部病变有片状融合性支气管肺炎、间质性肺炎或大叶肺炎，以下叶为常见。可发生灶性肺不张，部分可见胸膜炎并少量胸腔积液。肺外器官、组织损害时可见相应的炎症性病理改变。

【临床表现】

（一）主要症状体征

潜伏期为 2~3 周。75% 表现为气管、支气管炎，5% 为非典型肺炎，20% 可无任何症状，典型肺炎约占 10%。

缓慢起病，病初有乏力、发热、咽痛、头痛、鼻塞、流涕、肌肉酸痛等全身不适及咳嗽等症状，2~3 天后症状加重。多为中等度发热，少数高达 39℃，常为弛张热型。剧烈顽固性干咳为本病的重要特征。常于起病后 2~3 天出现阵发性刺激性呛咳，无痰或有少量黏液痰或痰中带血，很少出现呼吸急促及发绀。肺部体征多不明显，肺实变体征少见，约半数患者可有哮鸣音、湿性啰音及偶有胸膜摩擦音。部分年幼患者可有明显耳痛，或鼻咽炎或耳鼓膜炎表现，可伴局部疱疹并可引起咽痛及淋巴结肿大。病程长短不一，一般发热持续 2~3 周，但体温恢复正常后可持续咳嗽长达 4~6 周。可伴胸骨下疼痛，但胸痛少见。病情还可于数周后复发。少数病情可相当严重，可出现呼吸困难、缺氧，甚至急性呼吸窘迫综合征（ARDS）等。继发细菌感染时可咳黄色脓痰，发生肺脓肿时可有大量脓痰等。

（二）肺外表现

1. **皮肤黏膜**　约 25% 出现多发性皮肤黏膜损害，常有斑疹、出血点、麻疹样和丘疹样皮疹、结节性红斑和荨麻疹，可有疱疹性皮炎、溃疡性口腔炎、结膜炎、尿道炎（Stevens-Johnson 综合征），眼角膜受损可致失明。约 5% 患者指、趾远端对冷刺激发生苍白、疼痛，甚至坏疽，高滴度冷凝集素对远端微循环中微血栓的形成可能起一定作用。

2. **血液系统**　病程 2~3 周约 5% 可发生暂时性溶血性贫血。可能因产生单克隆 IgM 型抗

体(在 4℃以下可凝集红细胞),当红细胞运送到身体较冷部位(如四肢、鼻、耳等)时,红细胞表面与这些抗体结合便可导致溶血。约 80% 患者 Coomb 试验呈阳性,常有轻症亚临床溶血,50% 以上患者网织红细胞增高,严重溶血者少见。少数可出现血小板减少性紫癜等。

3. 消化系统 可出现恶心、呕吐、腹泻等消化道症状,但多可较快恢复。食欲下降可持续数周,个别可发生急性胰腺炎等。

4. 肌肉骨骼系统 约 40% 可发生非特异性肌痛和关节痛。肺炎支原体肺炎起病 2 周内可出现游走性关节炎或多关节疼痛,类似于急性风湿性关节炎表现,常累及大关节,滑膜渗出,晨僵明显。关节症状缓解常较慢。

5. 心血管系统 发生心包炎或心肌炎并不少见。心脏症状常较轻微,临床隐匿,可仅表现为心电图异常(如完全性房室传导阻滞等)。少数可出现大量心包积液、心功能不全、充血性心力衰竭,发展为慢性心肌病者十分罕见。

6. 神经系统 少数可于呼吸系统症状出现 2 周后,有神经系统损害表现。如无菌脑膜炎、脑膜脑炎、多发性神经炎、周围神经炎、脑神经麻痹、视神经萎缩、横贯性脊髓炎及格林 - 巴利综合征等,症状恢复缓慢,常持续数月。

7. 其他 个别可有全身淋巴结长大、脾肿大、输卵管卵巢脓肿、肝功能异常、免疫复合物性间质性肾炎、肾小球肾炎或阵发性血红蛋白尿等。

【并发症】

严重病例可出现肺脓肿、气胸、肺气肿、支气管扩张、闭塞性细支气管炎、脑膜炎、心功能不全、ARDS、DIC 等并发症。

【实验室及辅助检查】

(一) 常规检查

血白细胞总数多正常,约 1/4 患者超过 10.0×10^9/L,偶可高达 $(25.0\sim56.0)\times10^9$/L。分类可见淋巴细胞增高,也可为中性粒细胞或单核细胞增多,或嗜酸性粒细胞轻度升高,白细胞减少者罕见。血沉增快。尿常规可见蛋白尿。

(二) 病原学检查

1. 肺炎支原体培养 培养分离出肺炎支原体对诊断和鉴别诊断有决定性意义。采集痰、咽拭子、鼻咽洗液、气管分泌物、支气管肺泡灌洗液(bronchoalveolar lavage fluid,BALF)、胸水、皮肤病变、受累组织、脓液、脑脊液等标本培养,10 天左右可获阳性结果,并做红细胞溶解试验或特异性抗体抑制生长试验确定。目前多采用 Hayflied 培养基,其主要成分是脑心浸液、马血清、酵母浸膏、青霉素和亚甲蓝。由于检出率低,技术条件要求高,所需时间长,尚不能作为临床常规诊断方法。

2. 血清学检查 为常用的诊断方法。主要有冷凝集试验(cold agglutination test,CAT)、免疫荧光试验、间接血凝试验、ELISA 等。

(1) 冷凝集试验:患者血清中含的非特异性冷凝集素属于 IgM 抗体,于病程第 1 周末第 2 周初产生,能在 0~4℃时凝集人红细胞,50%~70% 患者 CAT 阳性,其阳性率及效价与病情严重程度成正比。因 CAT 操作较繁,敏感性和特异性均不理想,已趋于淘汰。

(2) 抗体检测

1) 特异性 IgM 抗体:感染后 1 周开始上升,4~5 周达高峰,可用于早期诊断,但此抗体可持续较长时间,且重症及再感染者可呈阴性。常用间接免疫荧光法(IFA)检测 IgM 效价≥1∶16 或双份血清抗体 4 倍以上增高者均有诊断意义,此法较灵敏;ELISA 检测 IgM 抗体,灵敏性及特异性均较高,发病后 1 周即可检出,10~30 天达高峰,12~26 周消失;间接血凝试验(IHA)检测 IgM 抗体,灵敏性及特异性分别为 89% 和 93%。

2) 特异性 IgG 抗体:除上述方法检测外,补体结合试验急性期单份血清抗体滴度≥1∶32

为阳性，双份血清抗体滴度 4 倍以上增高提示近期感染，灵敏性及特异性分别为 90% 和 94%，但因可与其他支原体或军团菌有交叉反应，且操作烦琐，临床不常用。

(3) 抗原检测

1) 固相酶免疫技术可用于肺炎支原体抗原检测。以醋酸纤维膜为固相的抗原 - 酶免疫技术(Ag-EIA)可于 3~4 小时内快速鉴定支原体。以聚苯乙烯反应板为固相建立抗体夹心 ELISA 法，直接检测鼻咽部分泌物或痰标本中的肺炎支原体，检出下限为 10^4~10^5 菌落形成单位(cfu)/ml，而对生殖支原体的反应性较低，并与其他支原体、衣原体及细菌的抗原无反应。对培养阳性肺炎支原体感染者的标本检出率可达 90%，对培养阴性而血清学阳性标本的检出率约为 40%。该法与补体结合试验、特异性 IgM 检测及分离培养符合率较高，检出率超过分离培养，且操作比较简便。

2) 特异性多克隆抗体(polyclonal antibody，PcAb)法直接检测支原体感染者呼吸道分泌物中的特异性抗原，80% 以上可获阳性结果。并可观察到两种荧光抗原，一种是存在于黏膜中的大小不等的荧光颗粒聚集；另一种为存在于少量上皮细胞整个表面上散在的微小荧光颗粒。应用乳胶凝集试验，用肺炎支原体 PcAb 检测呼吸道分泌物中的肺炎支原体，其检测范围为 2×10^5cfu/ml。而积聚于患者咽部被检靶分子的半衰期长，肺炎支原体阳性效价可达 1∶256，操作步骤简单，只需 20 分钟。肺炎支原体的主要抗原之一是一种膜蛋白(分子量为 43kD)，其相应的单克隆抗体具有种特异性，在此基础上建立的单克隆抗体免疫印迹法(monoclonal antibody immunoblot assay，MAIA)可以直接检测患者的痰和咽拭子标本中的 43kD 的肺炎支原体蛋白抗原，检出下限为 3200 变色单位(ccu/ml)，相当于 10^4~10^6cfu/ml，或标本中病原体的量为 10μg/ml。此方法虽然敏感性和特异性均较强，但需要经过标本液化、蛋白转印、显色等多个步骤，操作比较复杂，并需要制备高度特异的单克隆抗体。此外，须注意该单克隆抗体与生殖支原体同分子量的蛋白抗原有交叉反应，但呼吸道中很少分离到生殖支原体。

3. 特异性核酸检测

(1) 核酸杂交技术：根据两条互补的核酸单链可以杂交结合为双链的特点，用一段已知的核酸，经过杂交可以探知受检标本中有无与之互补的目标核酸；采用放射性核素探针，检测特异性核酸具有快速、特异和灵敏的特点。如一种 ^{125}I 标记的 DNA 探针与肺炎支原体的 rRNA 杂交，2 小时即可能获得结果；其敏感性可达 70%~95% 以上，特异性达 90% 左右，阳性预测值为 70%~80%，阴性预测值为 93%~95%；但因其放射危害性、设备要求高而广泛应用尚受到一定的限制。

(2) 聚合酶链反应(PCR)：利用肺炎支原体特有的一个含 144bp 的 cDNA 片段作为目标基因，再人工合成 3 个寡核苷酸，后者分别与其两个末端和中端 3 个区域互补，以此为引物对待测标本进行 PCR 扩增，然后直接用溴乙锭染色，一天内可获得检测结果，敏感性(为 10^2~10^3cfu)较放射性同位素标记探针(10^4~10^5cfu)还高。如增加 PCR 循环次数，其敏感度还可以再提高。PCR 法扩增后再检测可以大大提高灵敏性，是一种肺炎支原体感染简便、快速、敏感和特异的诊断方法。但须结合其他检查，如抗体滴度分析以证实感染是否为现症，或以前感染后肺炎支原体在体内持续存在，或是再感染过程中的短暂肺炎支原体携带状态。另有一种基于核酸序列的扩增技术(nucleic acid sequence-based amplification，NASBA)用于检测肺炎支原体 RNA，敏感性高，操作简便。

(三) 影像学检查

X 线或 CT 等影像检查，可显示肺部病变多样化，早期为肺纹增多及网织状阴影，其后发展为斑点或片状，均匀或不规则模糊阴影，肺门部较致密，向外逐渐变浅而呈扇形分布。多为一叶受累，左下叶最多见，少数呈多叶病变。可有少量胸腔积液。小儿可伴肺门淋巴结肿大。肺部 X 线表现较体征变化明显，但缺乏特异性。肺部影像显示的阴影一般 2~3 周消退，偶可 4~6 周

消退，长期存在异常病变者十分罕见。

(四) 其他检查

可有肝功能异常，如ALT水平升高等。有胸膜炎时，胸水特征为渗出性，葡萄糖正常、蛋白增高，多核细胞、单核细胞可增高或不高。约70%的肺炎支原体肺炎患者有肺功能异常，主要表现为通气功能下降，可持续2周左右，部分可持续异常1~6个月，其中2/3患者为轻至中度阻塞性通气功能障碍，1/3为限制性通气功能障碍。

【诊断与鉴别诊断】

(一) 诊断依据

1. 流行病学　与肺炎支原体肺炎患者接触史，在家庭或集体中出现呼吸道感染伴肺炎流行时，对本病的诊断有参考意义。

2. 临床特征　发病缓慢，发热、乏力、阵发性刺激性咳嗽，无痰或有少量黏液痰，肺部体征不明显，偶有湿啰音，而肺部X线所见病变显著。或在上述表现基础上出现出血性疱疹性耳鼓膜炎，可疑诊为肺炎支原性肺炎。

3. 病原学检查　血清冷凝集试验阳性对诊断有参考意义。病程10天后血清补体结合试验或其他血清学试验阳性是诊断的较重要依据。鼻咽洗液和痰培养分离出肺炎支原体即可确诊。单克隆抗体免疫印迹法(MAIA)检测痰或咽拭子中肺炎支原体蛋白抗原，或PCR检测肺炎支原体核酸阳性可作为确诊的重要参考。

(二) 鉴别诊断

本病早期表现并无特异性，合并细菌、真菌或病毒感染时表现更为复杂，应注意与下列疾病相鉴别。

1. 葡萄球菌肺炎　多见于老年、体弱、免疫功能降低患者，尤其是糖尿病、肝脏疾病、慢性支气管-肺部疾病、酒精中毒及慢性肾功能不全等患者。临床某些表现可与肺炎支原体肺炎相似，但与后者不同的是：起病常较急，病程长，病情较重；黏液脓痰或脓血痰；部分可发生末稍循环衰竭；肺部常出现多个化脓性病灶，X线影像学检查可发现片状阴影伴空洞或液平，可并发气胸、脓胸、脓气胸等；外周血白细胞常显著增高。痰培养等病原学检查，发现金黄色葡萄球菌即可确诊。

2. 肺炎链球菌肺炎　早期表现与肺炎支原体肺炎相似。但与肺炎支原体肺炎不同之处是：多以寒战突然起病，继而高热，常为稽留热型；临床症状常较重；可有唇疱疹，铁锈色痰，白细胞总数及中性粒细胞比例明显增高，核左移与中毒颗粒。痰涂片及培养可查见肺炎球菌；青霉素及头孢菌素等治疗有效。血清学检查也有助于鉴别。

3. 肺炎杆菌肺炎　某些表现可相似于肺炎支原体肺炎。与肺炎支原体肺炎不同之处主要是：常见于老年体弱、心肺慢性疾病、ADIS等免疫功能缺损患者；常起病较急，多有呼吸困难与发绀；砖红色痰最具有特征性，可有血样或胶冻状类似果酱样痰，或黏痰；全身中毒症状较重，严重患者可迅速出现脓毒性休克、肺水肿、呼吸功能衰竭等；X线影像学显示可有肺叶实变，或多发性蜂窝状肺脓肿，叶间隙下坠等。外周血白细胞中度升高。痰培养细菌学阳性为确诊的依据。

4. 军团菌肺炎　临床无特征性表现。军团菌肺炎患者在咳嗽、发热、肌肉疼痛等症状的同时，可出现呕吐等消化道症状，甚至出现神经精神症状等，均相似于肺炎支原体肺炎。但前者，尤其严重病例发生呼吸功能衰竭、DIC或多器官功能障碍综合征(MODS)较常见。确诊有赖于痰培养，或支气管分泌物、胸水、肺活检组织病原学检查阳性，血清学检测军团杆菌抗体有诊断的参考意义。

5. 厌氧菌肺炎　肺炎支原体肺炎继发细菌感染尤其是咳脓痰时，与厌氧菌肺炎表现相似。但后者主要是具有坏死性肺炎、肺脓肿和脓胸的基本特点。常有发热、咳嗽、咳痰、胸痛等表现，以及相应的肺、胸部体征。常有吸入口腔内容物史，咳恶臭脓性痰液，同时患肠道或女性生殖泌尿道感染或口咽部感染，痰涂片可见大量细菌而普通培养阴性，厌氧培养获得病原菌有助于诊断。

6. 病毒性肺炎 流感病毒、副流感病毒、SRAS、EBV、CMV、呼吸道合胞病毒(RSV)等病毒引起的呼吸系统感染,早期表现与肺炎支原体肺炎相似。但病毒感染症状常较轻, 起病可急可缓,可高热或低热。鉴别的关键是病毒学检查,包括病毒分离、血清检查、病毒抗原抗体检测或病毒核酸测定;必要时肺活检标本培养分离病毒,或检测组织内包涵体或病毒抗原;病程早期行病毒特异性 IgM 型抗体检测单份血清阳性有助于初步诊断。

7. 过敏性肺炎 出现发热、咳嗽等表现时与肺炎支原体肺炎相似。但与肺炎支原体肺炎不同的是:过敏性肺炎为肺泡短暂性变态反应表现;引起过敏的原因很多,以急性寄生虫感染和药物反应最为常见;除呼吸道症状外,可有明显肌肉酸痛、头痛等,全身症状多不显著;肺部 X 线影像学检查显示一过性、游走性炎症浸润样改变,常 1 周左右消失;外周血嗜酸性粒细胞常增高(可达 10%~70%),IgE 可以增高等。结合流行病学史或药物使用史,以及肺炎支原体感染指标均为阴性,有助于临床诊断。

8. 风湿免疫性肺炎 很少见。咳嗽、咳痰、胸痛等呼吸道症状相似于肺炎支原体肺炎。但风湿免疫性肺炎多见于风湿热的病程初期,体温常波动较大,X 线影像学显示肺内浸润病变为游走性、暂时性、可变性。鉴别的关键是咽拭子培养链球菌阳性;抗链球菌溶血素"O"滴度增高或其他链球菌抗体(抗 M 蛋白抗体、抗 DNA 酶 β、抗核酶等)效价增加;抗菌药物治疗不改变病程;水杨酸制剂或糖皮质激素可获良好疗效;而肺炎支原体感染的各项指标均为阴性。

9. 其他 还应注意与麻疹肺炎、鹦鹉热、Q 热、百日咳、腺病毒肺炎、单纯疱疹病毒肺炎、肺结核、肺栓塞等疾病相鉴别。

【治疗】

(一) 病原治疗

肺炎支原体无一般细菌所具有的细胞壁,故对影响细胞壁合成的青霉素、头孢菌素、万古霉素、磺胺等抗菌药物均耐药,而对干扰膜蛋白和胞质蛋白合成的四环素、红霉素、阿奇霉素、氟喹诺酮类等药物敏感。阿奇霉素对肺炎支原体的治疗作用是大环内酯药物中最强者(MIC_{90} 为 0.002mg/L)。氯霉素、林可霉素、氨基苷类抗菌药物体外试验虽有抑制作用,但临床应用显示作用很弱或无效。肺炎支原体肺炎病原治疗首选大环内酯类(macrolides)抗菌药物。常用四环素口服,0.5g/ 次,4 次 / 天,或环丙沙星(200~400mg/d)或左氧氟沙星(200~400mg/d)或洛美沙星(lomefloxacin)(400mg/d),或加替沙星(gatifloxacin)(400mg/d),或阿奇霉素(250mg/ 天,疗程 3~5 天),孕妇及 8 岁以下儿童禁用四环素和氟喹诺酮类药物。亦可用红霉素口服,0.5g/ 次,3 次 / 天,小儿 30mg/(kg·d)~50mg/(kg·d),分 3~4 次。一般疗程为 7~10 天。治疗过程中注意防治抗菌药物不良反应。常于治疗后 24 小时体温下降,临床症状好转,影像学表现需 1~2 周后才可恢复。但呼吸道分泌物中的肺炎支原体可较长期存在。

(二) 一般及对症治疗

患者宜休息。病情严重者可酌情短期用肾上腺糖皮质激素治疗。明显咳嗽患者可用止咳、祛痰药物,剧烈咳嗽者可口服可待因等。

【预防】

(一) 控制传染源

早期诊断、及时治疗患者。家庭成员中有肺炎支原体肺炎患者,应注意呼吸道隔离,对患者所用物品可用常用消毒剂进行消毒。

(二) 切断传播途径

避免密切接触肺炎支原体肺炎患者,尤其病初传染性强时避免接触患者,可减少被感染的机会。保持良好个人卫生习惯,不随地吐痰,避免在人前喷嚏、咳嗽、清洁鼻子,并勤洗手。

(三) 保护易感人群

在学校或军营的集体人群中有本病流行时,易感者用大环内酯类(红霉素、阿奇霉素等)抗

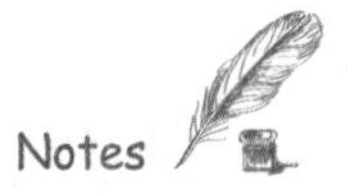

菌药物预防虽不能有效阻止肺炎支原体的传染,但可减轻发病的严重程度。肺炎支原体疫苗的预防效果尚无定论。鼻内接种减毒活疫苗可能有一定的预防作用。

(唐 红)

第二节 泌尿生殖系统支原体感染

泌尿生殖系支原体感染(urogenital mycoplasma infection)是由解脲脲原体(*Ureaplasma urealyticum*)、人型支原体(*M.hominis*)及生殖支原体(*M.genitalium*)等多种支原体引起的泌尿生殖道炎症。成人泌尿生殖道支原体感染与性生活有关,国外将其归为性传播疾病。其中人型支原体和生殖支原体主要引起盆腔炎;也可引起胎儿宫内感染。解脲脲原体主要引起非淋病奈瑟菌性尿道炎(nongonococcal urethritis,NGU)、前列腺炎、附睾炎等。艾滋病(AIDS)及免疫功能缺陷患者对发酵支原体(*Mycoplasma fermentans*)、穿透支原体(*M.penetrans*)等易感性增加。本类感染可以病程较长,易反复发作成为慢性感染。可引起男性不育及女性不孕症等。

【病原学】

支原体结构较简单,无细胞壁,仅有细胞膜,共外、中、内三层结构。内、外两层为蛋白质和多糖的复合物,中层为脂质。基因组为双股环状DNA。引起泌尿生殖道感染的支原体主要有下列几种。

(一) 解脲脲原体

又称溶脲脲原体,隶属于脲原体属(ureaplasma)中的一种。目前已知有14个血清型,其中2型和5型有共同抗原成分,各血清型间的致病力有差异,以4型致病频率最高。解脲脲原体以球形为主,直径50nm~300nm,单个或成双排列,丝状体少见。无动力,吉姆萨染色法(Giemsa stain)呈紫蓝色。外膜蛋白中有主要表面抗原MB,是宿主细胞识别的主要靶位。不同菌株中的MB抗原N端长短不一、C端有数目不等的重复序列,与人唾液腺管和输精管上皮、IgA的Fc受体、DNA结合蛋白有不同程度的序列相似性。解脲脲原体ATCC3699株染色体为一个874 478bp的环状DNA。

解脲脲原体微需氧,营养要求较高。在厌氧条件下生长良好,在马丁培养基中形成集落微小,直径仅数十微米,故曾称为支原体微小株(tiny strain,T株)。因能分解尿素而被命名为解脲脲原体。在含95%氮和5%CO_2环境生长快,一般为16~48小时,能耐酸,生长最适pH 6.0,最适培养温度为37℃。液体培养物在相差显微镜下多呈单个或双短链状,可出芽生长。营养条件较好固体培养基上呈15~60μm颗粒状或油煎蛋状或呈"荷包状",营养差时周边变窄。生长需要胆固醇和尿素。其尿素酶(urease)可分解尿素产生氨和CO_2,提供自身代谢的能源,所产生的氨可使培养基中酚红变红。不分解葡萄糖和精氨酸。

解脲脲原体耐低温,不耐热,冷冻干燥后可长期保存干燥。对铊盐敏感,0.05%醋酸铊即可抑制其生长。

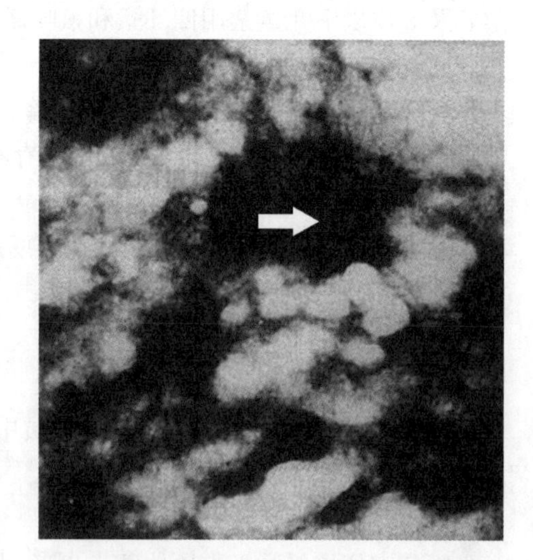

图6-2 取自自然流产阳性培养物负染电镜下球形解脲脲原体颗粒(箭头所示)×16 000(周丽萍 周洁方周溪 提供)

(二) 人型支原体

是条件致病或协同其他微生物致病的支原体,至少有7个血清型。人型支原体在有氧环境中均能生长,其生长除需要胆固醇(cholesterol)外还需要精氨酸(arginine),生长最适pH 7.0。液体培养基中2~3天即可生长。液体培养物在相差显微镜下可见球形、双球形或丝状体。在电镜下观察多呈单个、成双或成串排列(图6-2)。有吸附红细胞(hemadsorption)作用。不含尿素酶,不能分解尿素,不产氨,缺乏自身代谢的

Notes

能源。

（三）发酵支原体

发酵支原体可以发酵葡萄、分解精氨酸作为主要的自身能源。但一般不能分解尿素，不吸附红细胞。在人体的下段生殖道、口腔和下呼吸道等部位常处于共生状态（commensalism），即发酵支原体与宿主及其他寄生菌之间相互适应、互不损害，一般不导致感染发病。但对于白血病（leukemia）、AIDS、接受化学药物或放射治疗的恶性肿瘤等免疫抑制患者可发生感染，其中包括泌尿生殖道感染。严重者可使病情急剧恶化，常因伴有呼吸窘迫综合征（ARDS）、多器官功能衰竭综合征（MODS）或多器官功能衰竭（MOF）而死亡。

（四）生殖支原体

生殖支原体具有条件致病性特点；能发酵葡萄糖，分解精氨酸，为自身提供能源；可以产酸，不分解尿素，也不吸附红细胞。生殖支原体常存在于女性子宫颈和尿道中，是 NGU 的重要致病因子，从女性 NGU 患者子宫颈和尿道中检出率约为 40%。非衣原体性非淋病奈瑟菌尿道炎患者中，生殖支原体检出率 18.4%~45.5%。

（五）其他支原体

另有两种支原体也可引起泌尿生殖道感染。一种为穿透支原体，于 1991 年自艾滋病患者尿液中分离出，以后又反复从艾滋病同性恋者尿液中分离到。另一种称为梨支原体（*M.pirum*），自艾滋病患者淋巴细胞培养物和血液中分离出。这两种支原体均可能是人类免疫缺陷病毒（HIV）的协同因子。正常人群或性病患者中检出率很低，AIDS 患者免疫缺陷使机体对穿透支原体的易感性增加，而穿透支原体感染又促进 HIV 的复制，加速 HIV 感染进程，但相互协同的机制尚未明确。穿透支原体一端的尖形顶端结构（图 6-3）具有黏附和穿入宿主细胞的功能，能吸附 CD4+T 细胞、红细胞、吞噬细胞。能发酵葡萄、分解精氨酸，不能分解尿素。

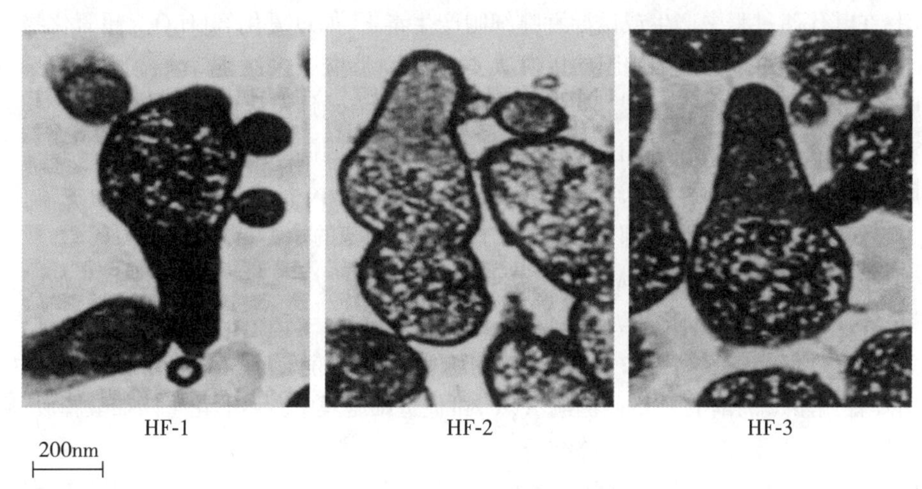

图 6-3　穿透支原体的形态

【流行病学】

（一）传染源

泌尿生殖道支原体感染患者及病原携带者是主要的传染源。人型支原体寄居于人体生殖道。解脲脲原体寄生于泌尿道与生殖道。新生儿经产道感染后可成为带“菌”状态，约 1/3 经阴道产出的女婴生殖器中可分离出解脲脲原体，新生儿带“菌”可持续 2 年左右。生殖支原体主要存在于女性的子宫和尿道。发酵支原体在人体的下段生殖道常处于共生状态，在生殖道损伤或局部免疫功能下降时，可成为重要的传染源。

（二）传播途径

成年人主要经性接触传播。新生儿可经感染的产道获得解脲脲原体和人型支原体等支原

Notes 

体感染。孕妇生产造成生殖道创伤时，人型支原体可侵入血液循环引起“菌血症”。生殖支原体、解脲脲原体等还可通过胎盘感染胎儿，导致早产，宫内生长迟缓和新生儿呼吸道感染引起肺炎等。

（三）易感人群

人群对支原体具有普遍易感性。人群中解脲脲原体感染非常广泛，性传播疾病中感染率高达67%以上，无性传播疾病的性监人群感染率为50%以上，一般人群中无性传播疾病的泌尿生殖道感染率46%，健康人群中感染率10%~20%。感染好发于20~40岁年龄段。约20%患者为解脲脲原体与人型支原体混合感染。免疫功能降低或免疫性疾病患者，如AIDS、系统性红斑狼疮（SLE）患者生殖泌尿道感染有增加趋势；并可导致人型支原体“败血症”或腹膜炎等。

【发病机制与病理】

（一）发病机制

多种支原体均可侵犯人体的泌尿生殖器官。一般不侵入细胞内和血液，常黏附于泌尿生殖道上皮细胞膜的受体，具有特殊的宿主组织细胞亲嗜性，通过与宿主细胞膜间的相互作用，引起细胞损伤。但发病机制尚未完全明确。

解脲脲原体不同株MB抗原分子的异质性，如N端长短不一、C端数目不等的重复序列，与IgA的Fc受体、DNA结合蛋白序列不同程度的相似性，均可能与致病性有关。现已知其吸附宿主细胞后产生的多种侵袭性酶（invasive enzyme）和毒性代谢产物具有致病作用。存在于质膜上的磷脂酶（phospholipase）可以分解宿主细胞膜中的磷脂，磷脂酶A1和A2水解宿主细胞膜上的磷脂后，产生溶血磷脂和游离脂肪酸，磷脂酶C作用于质膜上的磷脂成分，分解磷酰基，并释放甘油酸；分解宿主细胞膜上的卵磷脂产生的代谢产物主要影响生物合成；各种血清型解脲脲原体均可产生IgA蛋白酶，以降解分泌性免疫球蛋白A（sIgA），削弱泌尿生殖道黏膜的特异性抗感染免疫力。解脲脲原体含的尿素酶分解尿素而产生大量的氨类物质，对宿主的红细胞等有毒性作用；在其代谢过程中产生或诱导吞噬细胞产生毒素，如过氧化氢（H_2O_2）、超氧化物自由基（superoxide radicals）可致宿主细胞膜的蛋白质、酶类及磷脂交联，蛋白质变性，遗传信息突变，使细胞质膜和细胞器膜的过气化损害，从而引起膜通透性、流动性及抗原性发生改变，直接影响细胞结构和功能等。解脲脲原体利用宿主细胞膜中的脂类和胆固醇为养料，结果也可致宿主细胞损伤。解脲脲原体可致不孕不育，其机制可能为：侵入精曲小管，干扰精子正常发生；吸附于精子表面，掩盖精子识别卵细胞的部位，影响精子通过卵细胞的能力；影响精子的代谢，减少精子数量，畸形精子增多；解脲脲原体MB抗原分子的异质性可能引起输精管上皮损害，抑制精子运动；诱导机体产生抗精子抗体；启动凋亡信号，诱导精子凋亡；干扰精子与卵细胞相结合；子宫内膜不能为着床孕卵提供足够营养；女性阴道携带解脲脲原体能影响精子的穿透力，干扰妊娠和早期胚胎发育；解脲脲原体产生的磷脂酶A、C，可促进细胞膜中游离的花生四烯酸释放，启动分娩，可致早产。还可形成磷酸盐性尿路结石。

其他支原体的致病机制与解脲脲原体相似。组织培养显示人型支原体可引起输卵管纤毛肿胀。猴体内试验证明人型支原体可引起自限性输卵管炎、子宫内膜炎及子宫旁炎。生殖支原体可以引起输卵管炎、瘢痕形成并导致不育，还可引起急性子宫内膜炎。穿透支原体感染2小时不仅可以黏附并侵入人或动物的红细胞、单核-巨噬细胞和淋巴细胞（如$CD4^+T$细胞），而且在胞质中大量繁殖形成空泡，细胞出现肿胀、融合、裂解等病变，导致宿主细胞损伤与死亡。

（二）病理改变

主要病理变化是肾盂肾盏、输尿管、附睾、睾丸、子宫、输卵管、卵巢等器官充血、发红、水肿、肿大或灶性坏死区等炎症表现。附睾可呈结节状；睾丸表面可有出血点，病程长者睾丸可缩小；输卵管管腔变窄，输卵管可卷曲、伞端封闭。并发盆腔腹膜炎者，子宫、附件、肠管可广泛粘连成团，形成包裹性炎性肿块。

显微镜检主要可见：各种细胞变性、肿胀，红、白细胞或浆细胞浸润；肾小管、间质病灶轻者

愈合后可形成微小瘢痕；附睾管周围纤维化、瘢痕组织形成；睾丸炎后期有生精小管萎缩，睾丸间质可正常；子宫内膜炎症时间较长者有成纤维细胞及毛细血管增生；输卵管淋巴管和毛细血管扩张并充满多形核白细胞及血栓等。

【临床表现】

临床表现随感染部位不同而异。不同支原体可引起相同的器官炎症，一种支原体可引起多个器官感染。解脲脲原体及人型支原体与泌尿生殖系疾病的关系见表6-2。

表6-2　与解脲脲原体及人型支原体相关的疾病

疾病	解脲脲原体	人型支原体
非淋病奈瑟菌尿道炎	++++	+
前列腺炎	+++	+
附睾炎	+++	–
肾盂肾炎	+	++++
Reiter综合征	+	–
盆腔炎	+	++++
流产后发热	–	++++
产后热	++	++++
不孕不育、流产、死胎	++	–
羊膜炎	++	–

（一）尿道炎

解脲脲原体是尿道炎（urethritis）的重要致病因子，NGU中约30%由人型支原体引起，其他支原体也可能引起尿道炎。急性下尿道炎主要表现为尿频、尿急、尿痛、尿道烧灼感、排尿困难及尿道出现分泌物。查体可见尿道外口红肿，沿尿道可有压痛。尿道炎可因病原体逆行感染引起膀胱炎或肾盂肾炎等，出现腰痛等相应的临床症状。

（二）前列腺炎

解脲脲原体和人型支原体等均可引起前列腺炎（prostatitis）。急性发期可出现脓尿或终末期血尿。若炎症累及尿道或膀胱三角区，可出现膀胱刺激症状。常伴会阴部、腰骶部及直肠内胀痛及剧痛（大便时加重），并发精囊炎时可因邻近器官伴发感染而引起腹部疼痛。直肠指检（急性期）可扪及前列腺肿胀、压痛，前列腺液检查：白细胞显著增高或成堆分布（正常时WBC<10个/高倍镜），而卵磷脂小体减少（正常有多量卵磷脂小体）。可呈慢性经过，反复急性发作。

（三）附睾-睾丸炎

附睾和睾丸同时遭受病原感染或其他因素损伤而发炎即为附睾-睾丸炎（epididym-orchitis）。附睾炎（epididymitis）可由人型支原体等感染引起前列腺炎和睾丸炎（orchitis）沿输精管蔓延至附睾，也可由淋巴系统侵入附睾而引起。急性附睾炎多为突然发病，患侧阴囊胀痛，伴有下坠感、下腹痛，常在站立或行走时加重，疼痛可向精索、同侧腹股沟和下腹部放射，可伴有全身不适感，附睾及睾丸肿胀，局部硬肿明显，界限不清。患侧精索也可变粗变硬。白细胞也可以增高。如未及时控制可发展为慢性附睾炎。此时虽常无症状，但附睾不同程度长大、变硬，患侧输精管变粗。睾丸炎可表现为突发性睾丸疼痛，可有发热等症状。睾丸可迅速肿大，柔软，阴囊红肿。伴有附睾与精索急性炎症，数日后可继发睾丸鞘膜积液等。

（四）肾盂肾炎

人型支原体、解脲脲原体等均可引起肾盂肾炎（pyelonephritis）。人型支原体还可引起慢性肾盂肾炎急性发作。急性肾盂肾炎病程不超过6个月，主要表现为明显的腰酸痛、尿急、尿痛等

尿路症状;可有急性畏寒,或发热。肾区可有压痛或叩击痛,也有不同程度的脓尿或白细胞管型、蛋白尿等。

(五) 盆腔炎

女性盆腔炎(pelvic inflammatory disease,PID)包括子宫炎(ueritis)、输卵管炎(salpingitis)、卵巢炎、盆腔结缔组织炎及盆腔腹膜炎。人型支原体是引起急性盆腔炎的常见支原体。急性盆腔炎主要表现为发热、下腹疼痛和白带增多。体温可明显升高或低热。起病时即可有下腹痛,疼痛常较剧烈,多由输卵管卵巢急性炎性肿胀及盆腔腹膜炎所致。输卵管炎常扩展至卵巢引起卵巢炎(常为双侧受累,可能一侧病变较轻)。输卵管炎与卵巢炎合并发生者即为输卵管卵巢炎或附件炎。如有宫颈炎(cervicitis)及阴道炎(vaginitis)时可有外阴瘙痒、阴道分泌物增多。体检可发现双侧下腹部有明显压痛与肌紧张,部分患者可肌紧张不明显。盆腔可扪及肿块。阴道及宫颈黏膜可见充血。肛门指检两侧均有压痛,移动子宫颈时引起疼痛。白细胞及中性粒细胞均常明显增高。

(六) 流产及产后热

人型支原体感染可引起流产后发热和产后发热或产褥热。主要与人型支原体引起的急性子宫内膜炎(endometritis)有关。典型的产后发热,起病较急,常于生产后即发热,可以高热或中度发热,也可低热,多为持续发热。下腹疼痛、坠胀、腰酸,水样或脓性白带。下腹部可有压痛。常有白细胞及中性粒细胞增高。内镜检查可见子宫口有分泌物外溢。

(七) 生育影响

解脲脲原体等支原体感染是不育不孕症的重要病因之一。支原体感染对精子生成、游动及精子与卵子的结合均有影响,可导致男性不育(infertility)及女性不孕(acyesis)。女性急性或慢性输卵管炎还可因输卵管管腔狭窄而异位妊娠,也可流产、死胎等。孕妇感染后可导致羊水过多、妊娠中毒症、早产、胎膜早破、绒毛膜炎等。可经血源性感染或宫内感染胎儿,可致胎儿畸形、先天性心脏病,可发生围生期 感染,也可引起新生儿死亡等。

(八) Reiter 综合征

解脲脲原体等感染可引起 Reiter 综合征。表现为非淋病奈瑟菌尿道炎、结膜炎及关节炎三联症。多见于 20~40 岁男性患者,病情常由极期逐渐缓解,或迁延数月至数年。病初常先有尿道炎症状,数日后出现结膜炎,结膜充血、水肿、分泌物增多、眼睑红肿,少数侵犯角膜,可出现角膜炎及虹膜炎,可致穿孔而失明。眼部和尿道症状多于数日或数周消失,继而出现突出的关节炎症状。常在发病后 2 周内出现急性多发性关节炎表现,可有剧烈疼痛与灼热,甚至肿胀。最常侵犯负重的大关节,如膝关节和踝关节,髋、指、趾、腕、脊椎关节也均可受累。多从一个关节开始,逐渐波及其他关节,最后固定于 1~2 个关节,如膝与骶髂关节。一般经 2~6 月可痊愈,也可反复发作,迁延数年,常遗留肌肉萎缩,偶尔可产生脊椎关节强直。

(九) 其他

低蛋白血症患者持续人型支原体感染可引起膀胱炎,也可感染关节、移植器官及伤口。免疫缺陷者可发生人型支原体"败血症"和腹膜炎,新生儿经产道感染可引起脑膜炎、脑脓肿等。有发现在肾小球肾炎患者中支原体分离率达 90% 以上。解脲脲原体感染也可在尿路结石形成中起一定的作用。

【实验室及辅助检查】

(一) 常规检查

泌尿生殖道支原体急性感染时,外周血白细胞可以增高或正常,合并细菌感染时白细胞及中性粒细胞比例均可明显增高;慢性感染时白细胞多在正常范围。尿道炎明显时,尿镜检有多数白细胞、红细胞等。

(二) 病原学检查

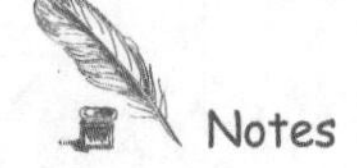

1. **分离培养** 为确诊的重要方法。可根据不同的泌尿生殖器官炎症表现,采集相应的尿道

分泌物，或阴道分泌物或宫颈分泌物等标本进行培养分离，但试验条件要求较高。如解脲脲原体，采用加尿素和血清的支原体肉汤培养基。解脲脲原体因分解尿素产氨而使培养基中的酚红变红，培养基可因解脲脲原体生长数量少而无浑浊现。固体培养基上解脲脲原体形成微小菌落可用低倍显微镜观察，用特异性免疫血清斑点试验（immunodot test，IDT）对可凝菌落进行鉴定。

2. 血清学检查　目前仍缺少特异性的诊断试剂。可采用培养分离的解脲脲原体为抗原，用ELISA法检测患者血清中的抗体，由于解脲脲原体一般为浅表感染，免疫应答较微弱，血清抗体效价低且不稳定，因而较少采用。

3. 特异性核酸检测　可采用基因探针法及聚合酶链反应（PCR）法检测解脲脲原体、人型支原体、穿透支原体等的特异性核酸。按照解脲脲原体等支原体的两条互补核酸单链可以杂交相结合为双链的基本原理，用一段已知核酸经杂交可探知受检标本中有无与之互补的目标核酸。如以尿素酶基因为靶基因，用特异性核酸探针检测宫颈分泌物或阴道分泌物中的解脲脲原体DNA等。也可采用PCR荧光定量检测法检测宫颈分泌物解脲脲原体DNA。这些检测方法虽然快速、敏感，但可出现假阳性，故常作为初筛的手段。

（三）内镜检查

可以直接观察泌尿生殖系统炎症病变的器官、病变部位与范围，亦可自子宫内膜及输卵管取标本进行支原体分离与培养，如鉴定为解脲脲原体、人型支原体等即可确诊。

【诊断与鉴别诊断】

（一）诊断要点

1. 流行病学　发病前数周与泌尿生殖道支原体感染患者或带支原体者有密切的接触史，尤其是性接触者，对诊断具有重要的参考意义。

2. 临床依据　具有尿道炎、前列腺炎、附睾炎或盆腔炎等泌尿生殖道急性感染的临床症状，或有相应器官炎症反应的体征，无论是否伴有发热，多次采集尿道分泌物、阴道分泌物或宫颈分泌物等标本培养，均无细菌、真菌生长者，应高度疑诊泌尿生殖道支原体感染。

3. 实验室诊断　从阴道等分泌物中培养分离出人型支原体、解脲脲原体或穿透支原体等，并有相应的抗体反应即可确诊。采用基因探针法或PCR法检测出特异性核酸，不仅可以作为确诊支原体感染的参考依据，而且还有助于确定支原体的种类。

（二）鉴别诊断

1. 淋病奈瑟菌尿道炎　由淋病奈瑟菌主要经性交传播引起的淋病奈瑟菌尿道炎（gonococcal urethritis，GU）即淋病（gonorrhea），与泌尿生殖道支原体感染临床表现相似。但根据其急性化脓性尿道炎症状，特别是尿道口流脓，结合冶游史，脓性分泌物涂片革兰染色查见革兰阴性双球菌或培养出淋病奈瑟菌，即可与支原体感染相鉴别。荧光抗体染色或PCR检查发现淋病奈瑟菌抗原或特异性核酸也可作为鉴别诊断的重要参考。

2. 泌尿生殖道衣原体感染　沙眼衣原体（chlamydia trachomatis）所致的泌尿生殖器官感染，同样可表现为尿道炎、盆腔炎及Reiter综合征等，与泌尿生殖道支原体感染相似，鉴别诊断的关键是分泌物接种于鸡胚卵黄囊或细胞培养分离衣原体。采用单克隆抗体、免疫荧光染色或ELISA检测子宫颈、子宫内膜等标本中衣原体抗原阳性，或连接酶链反应（Ligase chain reaction，LCR）检测出特异性核酸，或补体结合（CF）试验双份血清效价上升高4倍以上，均可作为鉴别诊断的参考。

3. L型细菌感染　L型细菌是一种因基因突变或抗菌药物作用下形成的缺乏细胞壁的细菌。L型细菌十分普遍，革兰阳性与革兰阴性细菌，如在芽胞杆菌属、变形杆菌属、链球菌属中均容易见到。这类细菌的生物学特性与支原体相似，在引起泌尿生殖道感染时与支原体所致的临床表现也相似。但这些细菌感染常具有化脓性的特点，分泌物多为脓性，发热常较明显。鉴别诊断的关键是阴道分泌物等在高渗低琼脂含血清的培养基中培养分离出细菌，而分泌物培养分

离、支原体抗原与特异性核酸检测均为阴性。

4. **寄生虫感染** 较常见的是滴虫、蛲虫性阴道炎。滴虫阴道炎(trichomonal vaginitis)主要表现为外阴痒,阴道分泌物增多,呈泡沫状,稀薄色黄,可带血性,合并细菌感染时可为脓性,分泌物查见毛滴虫即可确诊。蛲虫所致生殖系统和盆腔炎临床表现也与生殖系统支原体感染相似。鉴别的关键是宫颈或阴道分泌物,或宫内膜括出物或盆腔引流物涂片查见蛲虫卵。

5. **真菌感染** 最常见的是泌尿道假丝酵母菌病和假丝酵母菌阴道炎。前者主要表现为膀胱炎或肾盂肾炎,多由泌尿道逆行感染所致,也可经血行播散所致;主要症状与支原体泌尿道炎相似,也可为无症状性假丝酵母菌尿。假丝酵母菌阴道炎 80%~90% 由白色假丝酵母菌所致;阴道痒多在月经前,月经期及月经后缓解。典型的阴道分泌物呈白色稠厚豆腐渣样或乳酪状,多含凝乳块,阴道炎可有白膜。分泌物涂片和(或)培养查见假丝酵母菌即可与支原体泌尿生殖道感染相区别。

6. **泌尿生殖道结核病** 肾脏、输尿管、膀胱、男性睾丸与附睾结核,女性输卵管、卵巢或盆腔结核病临床表现,与泌尿生殖系统支原体感染相似。但生殖泌尿道结核患者常有结核病史,或体内有结核活跃性病灶,可有低热或微热、盗汗等。尿或生殖道分泌物结核分枝杆菌培养阳性,或尿抗酸染色阳性,或结核感染 T 细胞斑点试验(T-SPOT-TB),以及尿结核菌 PCR 检查等有助于与泌尿生殖系统支原体感染相鉴别。

7. **其他** 泌尿生殖道支原体感染出现盆腔包裹性炎性肿块时,应与细菌性或结核性所致等相区别;出现明显关节炎症状时需与风湿性关节炎相鉴别;解脲脲原体感染引起的羊膜炎应与细菌性羊膜炎进行鉴别诊断等。

【治疗】

(一)病原治疗

泌尿生殖道感染支原体对影响细胞壁合成的抗菌药物均耐药,对干扰膜蛋白和胞质蛋白合成的药物多有效。人型支原体常对红霉素耐药,可用四环素或克林霉素类等治疗。解脲脲原体对红霉素、四环素、多西环素等常有效。人型支原体和解脲脲原体对米诺环素、多西环素、交沙霉素、克拉霉素均有较好疗效,少数对这类药物耐药者可用氟喹诺酮类药物(儿童、孕妇禁用)。发酵支原体常对红霉素耐药,可用四环素或氟喹诺酮类等治疗。生殖支原体虽对多数广谱抗菌药物敏感,但仍有主张首选阿奇霉素 1.0g,单次口服。穿透支原体对克拉霉素、阿奇霉素、克林霉素、吉米沙星(gemifloxacin)均敏感(MIC 均≤ 0.008μg/ml),对左氧氟沙星、司帕沙星(sparfloxacin)也敏感,均可选用。用法、用量及疗程见表 6-3。治疗过程中注意抗菌药物的不良反应,并酌情给予相应处理。

表 6-3 泌尿生殖道支原体感染病原治疗常用药物用法表

药物	用法用量	疗程	备注
四环素	0.5g/次,4次/天	7~10天	孕妇及8岁以下儿童禁用
克林霉素	0.5g~1.8g/天,分3~4次服	5~7天	小儿:15~40mg/(kg·d)
米诺环素	100mg/次,2次/天	7天	孕妇及8岁以下儿童禁用
红霉素	0.5g/次,3次/天	7~10天	小儿:30mg~50mg/(kg·d)
多西环素	0.1g/次,2次/天	7~10天	孕妇及8岁以下儿童禁用
左氧氟沙星	0.5g/次,4次/天	5~7天	儿童、孕妇禁用
交沙霉素	0.8-1.2g/d,分3-4次服	7~10天	儿童:10mg/(kg·d),分3次服
克拉霉素	0.25-0.5g,2次/d	7-14天	儿童:7.5mg/d,分2次服
阿奇霉素	1.0g(顿服),或0.3g	3天	儿童:首日10mg/(kg·d),其后为5mg/kg顿服,用4天

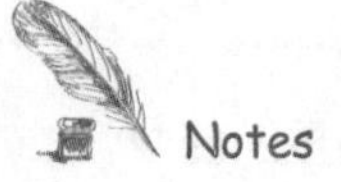

(二)一般及对症治疗

急性期患者宜休息,接触隔离。根据泌尿生殖道不同器官感染及其症状严重程度,酌情予以相应的对症治疗。急性期禁止性交,做好外阴清洁。

(三)治愈标准

症状体征消失,尿液涂片检查无白细胞或高倍镜少于10个。治疗结束后1~3周尿道或宫颈管涂片或培养阴性。

【预防】

(一)控制传染源

彻底治疗泌尿生殖道支原体感染患者,并对患者配偶或性伴同时治疗。解脲脲原体等支原体可被脂溶剂和常用消毒剂灭活,因此用一般消毒剂消毒内衣裤及便器,方便有效。

(二)切断传播途径

强化道德观教育,加强泌尿生殖道传播支原体感染等性传播疾病的卫生宣传。注意性卫生,严禁性混乱。

(三)保护易感人群

密切接触的体弱或免疫功能降低者或有其他严重疾病者,可用四环素、红霉素、氟喹诺酮类药物预防。疫苗预防尚未用于临床。在深入研究支原体诱导宿主免疫应答的分子机制基础上,采用新型疫苗研制技术,有可能研制出安全、有效的支原体疫苗。

(唐 红)

参考文献

1. 张瑞祺.支原体感染//李梦东,王宇明.实用传染病学.第3版.北京:人民卫生出版社,2004,664-672
2. 严杰.支原体//贾文祥.医学微生物学.第2版,北京:人民卫生出版社,2010,201-208
3. Loens K,Goossens H,Ieven M. Acute respiratory infection due to Mycoplasma pneumoniae: current status of diagnostic methods,Eur J Clin Microbiol. Infect Dis,2010,29(9):1055-1069
4. Narita M. Pathogenesis of extrapulmonary manifestations of Mycoplasma pneumoniae infection with special reference to pneumonia.J Infect Chemother,2010, 16(3):162-169
5. Kurai D,Nakagaki K,Wada H. Mycoplasma pneumoniae extract induces an IL-17-associated inflammatory reaction in murine lung: plication for mycoplasmal pneumonia. Inflammation,2013,32(6):285-293
6. Shi JL,Yang ZM,Wang M,et al. Screening of an antigen target for immunocontraceptives from cross-reactive antigens between human sperm and *ureaplasma urealyticum*.Infect Immune,2007,75:2004-2011
7. Pilo,Vilei EM,Peterhans E,et al.A metabolic enzyme as a primary virulence factor of *mycoplasma mycoides* subsp. mycoides small colony. J Bacteriol,2005,187(19):6824-6831
8. Ma LD,Chen B,Dong Y,et al. Rapid mycoplasma culture for the early diagnosis of Mycoplasma pneumoniae infection. J Clin Lab Anal,2010,24(4):224-229
9. Takei T,Morozumi M,Ozaki H,et al. Clinical features of mycoplasma pneumoniae infections in the 2010 epidemic season: report of two cases with unusual presentations.Pediatr Neonatol,2013,54(6):402-405
10. Hancock EB,Manhart LE,Nelson SJ,et al. Comprehensive assessment of sociodemographic and behavioral risk factors for mycoplasma genitalium infection in women.Sex Transm Dis,2010,37(12):777-783
11. Kurai D,Nakagaki K,Wada H,et al. Mycoplasma pneumoniae extract induces an IL-17 associated inflammatory reaction in murine lung: implication for mycoplasmal pneumonia.Inflammation,2013,32(6):285-293
12. Bosnic D,Baresic M,Anic B,et al. Rare zoonosis hemotrophic mycoplasma infection in a newly diagnosed systemic lupus erythematosus patient followed by a Nocardia asteroides pneumonia.Braz J Infect Dis,2010,14(1):92-95
13. Al-Momani W,Abo-Shehada MN,Nicholas RA. Seroprevalence of and risk factors for mycoplasma mycoides subspecies capri infection in small ruminants in Northern Jordan.Trop Anim Health Prod,2011,43(2):463-

469

14. Izumikawa K, Takazono T, Kosai K.et al. Clinical features, risk factors and treatment of fulminant Mycoplasma pneumoniae pneumonia: A review of the Japanese literature. J Infect Chemother, 2014, 20(3): 181-185
15. Wu HM, Wong KS, Huang YC. Macrolide-resistant Mycoplasma pneumoniae in children in Taiwan.J Infect Chemother, 2013, 19(4): 782-786

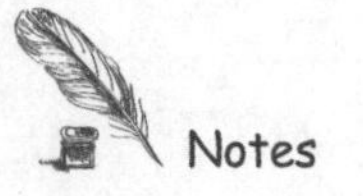

第七章 细菌感染

第一节 猩红热

猩红热(scarlet fever)是由 A 组 β 型溶血性链球菌引起的急性呼吸道传染病。临床主要特征为发热、咽部红肿、疼痛、皮肤出现弥漫性红色皮疹和疹退后脱屑等。少数患者恢复期可出现变态反应引起的肾炎,风湿热等非化脓性并发症。

【病原学】

A 组链球菌呈 β 型溶血反应,有 70 多个血清型,β 型溶血性链球菌致病力强。A 组溶血性链球菌占人类链球菌感染的 90%。该组菌的抗原分为三种:①核蛋白(P 抗原),各型都有,无特异性。②多糖抗原(C 抗原),是细胞壁成分,有"组"特异性。③表面蛋白质抗原,位于细胞壁外层,具有型特异性。其中又分为耐热的 M 抗原(毒力抗原)和不耐热的 T 抗原。M 抗原有抵抗机体白细胞吞噬的作用,与细菌的致病性密切相关。T 蛋白抗原的分布与 M 蛋白的分布没有直接联系,某一 M 型的不同菌株可以有相同或者不同的 T 抗原。近 30 年来全世界较为流行的是 M1T1 血清型的菌株,该类菌株的基因组上整合了能编码链道酶(Sdal)和外毒素(SpeA)等毒力因子的噬菌体基因。

A 组链球菌生长繁殖中,可产生多种毒素和酶类,都与致病力有关。红疹毒素(erythrogenic toxin),能致发热和猩红热皮疹,可抑制粒细胞吞噬功能,影响 T 细胞功能及触发内毒素引起出血性坏死(schwartzman);链激酶(溶纤维蛋白酶),可溶解血块或阻止血浆凝固;透明质酸酶(hyaluronidase),扩散因子,能溶解组织中的透明质酸,对细菌在组织中的扩散具有一定的意义;溶血素(streptolysin),分 O 和 S 两种,可溶解红细胞,杀伤白细胞和血小板,溶血素有抗原性,感染后可产生抗体。

链球菌为球形或卵圆形,直径 0.5~1μm,革兰染色阳性,常成对或成链排列。该菌对热及干燥的抵抗力较弱,加热 56℃ 30 分钟及一般消毒剂均可将其杀死。但在痰及脓液中可生存数周。若冷冻干燥保存,致病力可保存数月,数年之久。

【流行病学】

(一) 传染源

本病的传染源为患者和带菌者。人群的带菌率与季节、流行强度及与患者接触的程度等有关。A 组 β 型溶血性链球菌引起咽峡炎,因排菌量大且不被隔离,是重要的传染源。咽炎的潜伏期约为 2~5 天。一般在使用适当的抗生素治疗后的 24 小时内,儿童患者已经没有传染性。这个临床观察结果对儿童返回到幼儿园或学校环境具有重要的指导意义。链球菌携带者(如慢性无症状的咽部或者鼻咽部带菌者)通常没有传染的风险,因为这种情况下,他们一般携带少量的低毒力菌株。

(二) 传播途径

主要经空气飞沫传播。偶尔可经被污染的玩具,生活用具,饮料及食物而传播。亦可经破损皮肤或产道而传播,被称为"外科型猩红热"或"产科型猩红热"。也有因肛门、阴道等途径带菌而引起暴发流行的相关报道。

(三) 人群易感性

人群普遍易感。儿童为主要易感人群。感染后可获得较持久的抗菌和抗红疹毒素免疫力。抗菌免疫力主要为抗 M 蛋白抗体,故具有型特异性,型间多无交叉免疫,再感染 A 组链球菌可不发疹,但仍可引起咽峡炎。抗红疹毒素抗体可抵抗同种红疹毒素的侵袭,目前已知有 A、B、C 三种不同的红疹毒素,故可见到 2 次或 3 次患猩红热者。

(四) 流行特点

本病全年可发病,但冬春季较多,5~15 岁为好发年龄。事实上,猩红热已被认为是威胁学龄儿童健康的一个危害,该病也有可能在托儿所的年幼孩子中引起暴发流行。但其导致的新生儿疾病是比较罕见的,部分原因可能是由于从胎盘获得的抗体起到的保护效果。我国 20 世纪 20 年代流行时多为严重病例,病死率为 15%~20%,近年来明显下降,不过由于疫情的周期性特点,2011 年又处于高发年份。近 40 年来,猩红热临床表现渐趋向轻型化,脓毒型和中毒型者明显减少。轻型化的原因可能与以下因素有关:①敏感抗生素的广泛应用,引起链球菌的变异。②病程早期应用抗生素致使链球菌很快被抑制或杀灭,病原得到早期控制。③机体抵抗力增强。

【发病机制与病理】

(一) 发病机制

在感染过程中,A 群链球菌首先通过磷壁酸和菌毛黏附定植在皮肤或者咽喉的鳞状上皮细胞上,再通过凝集素 - 碳水化合物 / 蛋白质 - 蛋白质等亲和力较强的相互作用决定组织特异性,目前多个毒力相关因子已被证实参与该过程,如:菌毛、M 蛋白、透明质酸和多种细胞外基质(ECM)黏附蛋白。在突破皮肤或者黏膜等第一道屏障后,往深层次组织和全身性扩散的过程中,A 群链球菌利用已有的因子抵抗并逃避固有免疫系统的攻击:包括借助位于细胞壁上的白介素 -8 蛋白酶(SpyCEP)降解 IL-8 或者其他 CXC 趋化因子;利用菌体表面的 C5a 肽酶(ScpA)特异水解趋化因子 C5a;分泌链球菌分泌性酯酶(SsE)水解血小板活化因子(PAF),PAF 受体被认为在 A 群链球菌的感染过程中对中性粒细胞募集起重要作用。通过这些从而抑制中性粒细胞向感染部位募集并逃避中性粒细胞对 A 群链球菌的杀伤作用,这是 A 群链球菌在体内建立感染并减少其被宿主清除所必须具有的特性。此外,链球菌溶血素 S、链球菌溶血素 O 可直接损伤宿主上皮细胞、中性粒细胞和巨噬细胞。荚膜多糖透明质酸、M 蛋白、细胞外链球道 D、链球菌补体抑制因子、免疫球蛋白 G 内肽酶则有助于抵抗中性粒细胞的吞噬和杀伤。

(二) 病理

主要病理变化为皮肤真皮层毛细血管充血、水肿,表皮有炎性渗出,毛囊周围皮肤水肿、上皮细胞增生及炎性细胞浸润,表现为丘疹样皮疹,恢复期表皮角化、坏死、大片脱落。少数可见中毒性心肌炎,肝、脾、淋巴结有充血等变化。主要产生三种病变:

1. 感染化脓性病变 A 组 β 型链球菌侵入咽峡部或其他部位,M 蛋白抗原抵抗机体白细胞的吞噬,黏附于黏膜上皮细胞,侵入组织,致局部化脓性炎症反应,出现咽部及扁桃体充血,水肿,炎症细胞浸润及纤维蛋白渗出形成脓性分泌物。细菌亦可经淋巴直接侵犯附近组织而引起炎症或脓肿,如扁桃体周围脓肿、中耳炎、乳头炎、颈淋巴结炎、蜂窝织炎等。细菌如进入血流可引起败血症。

2. 中毒性病变 病原菌所产生的红疹毒素及其他产物经咽部丰富的血管进入血流,引起发热,头痛,食欲缺乏,呕吐,中毒性休克等症状。可使皮肤充血,水肿,上皮细胞增生,白细胞浸润,以毛囊周围最为明显,形成典型的猩红热皮疹,黏膜亦可出现充血及出血点,称为“内疹”。肝、脾,淋巴结等间质血管周围单核细胞浸润,肝、脾肿大,心肌可出现肿胀,变性甚至坏死,肾脏亦可出现间质炎症。

3. 变态反应病变 仅发生于个别病例。少数患者在病程的 2~3 周可出现急性肾小球肾炎

或风湿性全心炎，风湿性关节炎等表现。其发生可能与免疫复合物在组织间隙沉积有关。

【临床表现】

猩红热患者病情的轻重可因机体反应性的差异而有所不同，但大部分表现为轻症患者。典型患者起病急骤，主要有发热、咽痛和全身弥漫性红疹三大临床特征性表现。主要分为以下四期：

(一) 普通型猩红热

1. 潜伏期 最短1天，最长12天，一般为2~5天，此期细菌在鼻咽部繁殖。

2. 前驱期 发热多为持续性，体温可达39℃左右，伴寒战，头痛，全身不适，食欲缺乏等中毒症状，发热的高低，热程长短与皮疹的多少密切相关，自然病程约1周。咽喉炎可与发热同时，表现有咽痛，吞咽时咽部疼痛加重，检查时可见咽部及扁桃体明显充血、水肿，扁桃体隐窝处可见点片状脓性分泌物，重者可形成大片状假膜，俗称“火焰咽”。软腭黏膜亦可见充血和出血性黏膜疹(内疹)。

3. 出疹期 发热的第二天开始出疹，最先见于耳后，颈及上胸部，24小时内迅速蔓延至全身。典型皮疹是在弥漫性充血的皮肤上出现均匀的针尖大小的丘疹，压之退色，伴有痒感。少数呈黄白色脓头不易破溃的皮疹，这称为“粟粒疹”，严重者呈出血性皮疹。在皮肤皱褶处，皮疹密集或因摩擦出血而呈紫红色线状，称为“线状疹”(pastia线)。颜面部仅有充血而无皮疹。口鼻周围充血不明显，与面部充血相比而发白，称为“口周苍白圈”。皮疹多与毛囊一致，且碍手感，又称“鸡皮疹”。皮疹多于48小时达高峰。

病程早期与发疹的同时即可出现舌乳头肿胀，初期舌覆以白苔，肿胀的舌乳头凸出于白苔之外，此称为草莓舌(strawberry tongue)，2~3天后白苔开始脱落，舌面光滑呈肉红色，舌乳头凸起，此称为杨梅舌(raspberry tongue)，该表现可作为猩红热的辅助诊断。

4. 恢复期 皮疹依出疹顺序于3~4天内消退。消退1周后开始脱皮，脱皮程度与皮疹轻重一致，皮疹越多越密脱屑越明显。颜面及躯干常为糠屑状，手、足掌、指(趾)处由于角化层厚，片状脱屑常完整，呈手足套状。

(二) 脓毒型猩红热

较罕见，一般见于营养不良，免疫功能低下及卫生习惯较差的儿童。发热达40℃以上，有头痛、咽痛、腹痛、呕吐等症状，咽部及扁桃体可有明显充血水肿，溃疡形成及大量脓性分泌物而形成大片假膜，引起邻近组织炎症反应，出现化脓性中耳炎、乳突炎、鼻窦炎、颈淋巴结炎等。如果治疗不及时可发展为败血症，出现弛张热，皮疹增多，出血，可出现带脓头的粟粒疹，引起败血症性休克。

(三) 中毒型猩红热

本型患者毒血症状明显，体温达40℃以上，头痛、恶心严重，可出现不同程度的意识障碍，病情进展迅速，可出现低血压，休克及中毒性心肌炎，中毒性肝炎等，该型近年少见。

(四) 外科型或产科型猩红热

病原经伤口或产道侵入人体而致病。咽部常无炎症表现，皮疹首先出现在伤口或产道周围，然后蔓及全身，中毒症状大多较轻。

【实验室及辅助检查】

(一) 血常规

白细胞总数升高，多为$(10\sim20)\times10^9/L$，中性粒细胞常在80%以上，严重者白细胞中可出现中毒颗粒。

(二) 尿常规

通常无明显异常。若发生肾脏变态反应并发症时，可出现尿蛋白，红、白细胞及管型。

(三) 细菌学检查

咽拭子或其他病灶分泌物培养可有β型溶血性链球菌生长。亦可用免疫荧光作咽拭子病

原菌的快速诊断。

【并发症】

病后可发生化脓或中毒性并发症，如化脓性中耳炎、乳突炎、鼻窦炎、淋巴结炎及非化脓性的关节炎、中毒性心肌炎、中毒性肝炎等，一般持续时间较短。病程 2~3 周，部分患者可出现风湿性关节炎、风湿性全心炎及肾小球肾炎等，但由于近年来早期应用抗生素病情得以及时控制，故并发症少见。

【诊断与鉴别诊断】

(一) 诊断依据

流行病学资料，当地是否有本病流行及有无接触史。临床表现骤起发热，咽峡炎，病程 2 天内出现典型的猩红热样皮疹，口周苍白圈，帕氏线，疹退后可见皮肤脱屑。实验室资料咽拭子或其他病灶分泌物，培养分离出 A 组溶血型链球菌，急性期白细胞总数多在 $(10\sim20)\times10^9/L$，中性粒细胞增多 80% 以上，均有助于诊断。

(二) 鉴别诊断

猩红热患者咽峡部脓性分泌物成片时，应与白喉形成的假膜相鉴别。出疹后应与金黄色葡萄球菌感染，药疹及其他出疹性疾病如麻疹、风疹等相鉴别。

【预后】

早发现，早用青霉素治疗能很快治愈。重症患者及伴有严重化脓病灶者已很少见到，但猩红热恢复后变态反应性的肾炎或风湿热仍有发生。

【治疗】

(一) 一般治疗

急性期应卧床休息，呼吸道隔离。中毒症状严重者，可补液对症治疗。加强护理，保持皮肤与口腔卫生。

(二) 病原治疗早期病原治疗

可缩短病程，减少并发症。药物首选青霉素，成人患者每次 80 万 U，6~8 小时 / 次，儿童每天 2~4 万 U/kg，分 2~4 次肌内或静脉注射，疗程为 7~10 天。中毒型或脓毒型患者剂量要加大。通常用药后 80% 患者于 24 小时左右退热。对青霉素过敏者可选用红霉素，螺旋霉素或头孢类抗生素，疗程同青霉素。

(三) 并发症的治疗

除加强抗生素治疗外，对风湿病，关节炎，肾小球肾炎等应给予相应治疗。

【预防】

应对患者隔离治疗 6 天，有化脓性并发症隔离至痊愈为止。对接触者医学观察 7 天。儿童机构内有本病流行时，对有咽峡炎或扁桃体炎者，应按猩红热治疗，对其工作人员，应暂时调离工作。该病流行期间应避免到人群密集的公共场所，接触患者应戴口罩。

（陈 智）

参考文献

1. 李兰娟，任红．传染病学．第 8 版．北京：人民卫生出版社，2013，203-207
2. 李兰娟．传染病学(研究生)．北京：人民卫生出版社，2008
3. 李梦东．实用传染病学．第 3 版．北京：人民卫生出版社，2004
4. 王季午．传染病学．第 2 版．上海：科学技术出版社，1979
5. 李雷雷．中国 2005—2011 年猩红热疫情流行病学分析．中国公共卫生，2012，(06)：826-827
6. Simmons TL. Rash and fever in a school-aged child. PediatrNurs，2012，38：289-290
7. Liu M. Group A Streptococcussecreted esterase hydrolyzes platelet-activating factor to impede neutrophilrecruitment and facilitate innate immune evasion. PloS Pathog，2012，8：e1002624

Notes

8. Chang H. Molecular analysis of *Streptococcus pyogenes* strains isolated from Chinese children with pharyngitis. Diagn Microbiol Infect Dis, 2011, 69, 117-122
9. Liang Y. Characteristics of Streptococcus pyogenes strains isolated from Chinese children with scarlet fever. Acta Paediatr, 2008, 97(12): 1681-1685

第二节 白 喉

白喉(diphtheria)是由白喉棒状杆菌(*Corynebacterium diphtheriae*)引起的一种急性呼吸道传染病。人主要通过呼吸道飞沫传播而感染。临床表现主要为上呼吸道黏膜局部形成假膜(图 7-1),严重者可并发心肌炎、神经炎和全身中毒症状。

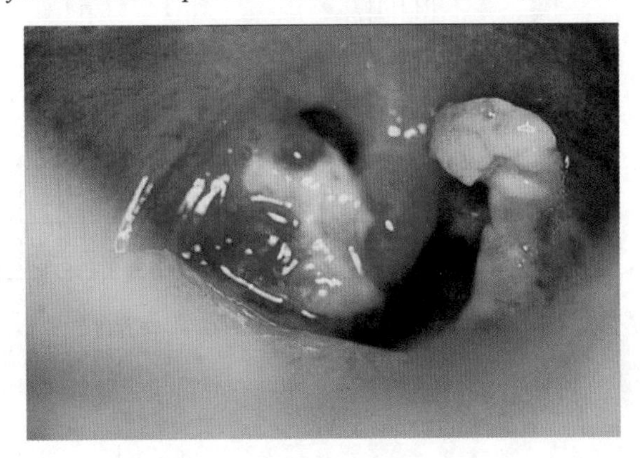

图 7-1 假膜

【病原学】

白喉棒状杆菌简称白喉杆菌,为革兰染色阳性需氧菌。细菌呈杆状,稍弯曲,菌体两端因含异染颗粒而钝圆,可呈 Y、V 或 L 形。在 0.033% 亚锑酸钾培养基上生长能使锑盐还原,菌落呈灰黑色,可与其他类杆菌相鉴别。

白喉杆菌可分为重型(gravis)、中间型(intermedius)、轻型(mitis)和 belfanti 型 4 种生物型,各个生物型均可引起白喉流行,但轻型毒性较弱,引起的病情较轻。

白喉杆菌产生的外毒素,又称白喉毒素(diphtheria toxin),是致病的主要因素。白喉毒素分子由 A、B 两个片段经二硫键连接而成,A 片段是毒性功能区,但无直接毒性,能使肽链延长因子 -2 失活;B 片段能与细胞受体结合,并嵌入细胞膜脂质双层形成通道,使 A 片段进入细胞内发挥毒性作用。白喉毒素能抑制细胞蛋白质的合成和杀伤敏感细胞,毒性强,豚鼠最小致死剂量为 0.1μg,在人类其致死量约为 0.1μg/kg。该毒素不稳定,以 0.3%~0.5% 甲醛处理成为类毒素,可用于预防接种或制备抗毒素血清。

白喉杆菌对寒冷和干燥有较强抵抗力,在干燥的假膜中可生存 3 个月,在衣物、被单、玩具上可生存数天至数周。对常用的消毒剂和紫外线敏感,煮沸 1 分钟或加热至 58℃ 10 分钟都可灭活。

【流行病学】

(一) 传染源

白喉患者和带菌者为本病的传染源。潜伏期末即可排菌,发病第 1 周传染性最强。无症状带菌者、轻症患者在本病的传播中具有重要意义。

(二) 传播途径

主要经呼吸道飞沫传播,也可经被污染的食物及物品间接传播。曾有报道,含菌牛奶经破损的皮肤传播。

(三) 人群易感性和流行特征

人群对白喉普通易感。近年由于大力推行白喉、百日咳、破伤风三合一疫苗免疫接种,在发达国家已甚为少见。感染后免疫力持久。锡克试验(Schick test)可用于检测人体对白喉的免疫力。

本病呈全球性散发性分布,以温带地区多见,疫苗推广,罕见流行或暴发。全年均可发病,以冬春季多发。1980—2013 年全球年白喉报道病例如图 7-2 所示。根据 2014 年 9 月 WHO 公布的数据,2013 年全球报道了 4680 例白喉(图 7-3)。

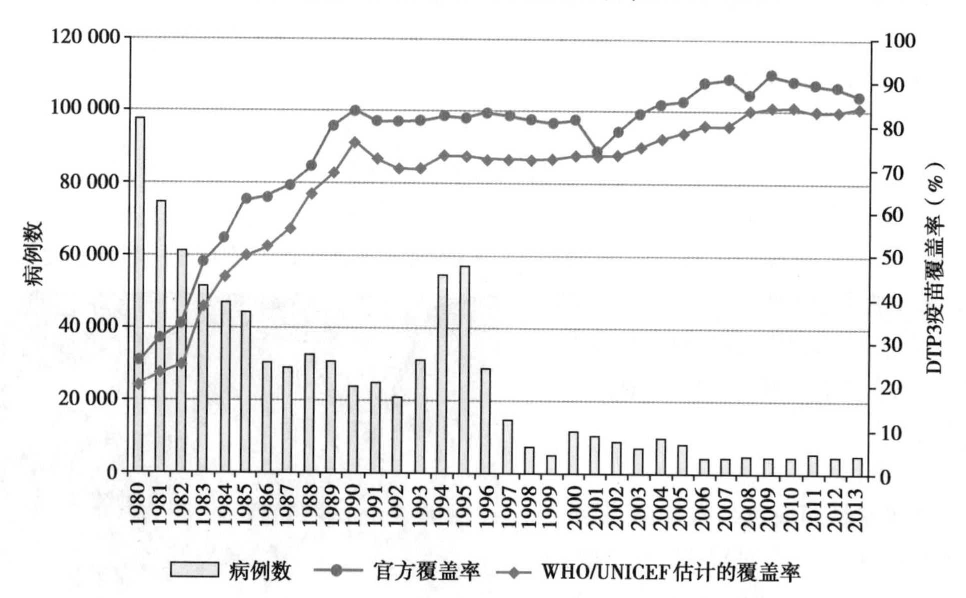

图 7-2 1980—2013 年全球年白喉报道病例数及 DTP3 覆盖程度

2013 全球数据

报道 4680 例
估计死亡 2500 例(2011 年)
估计 DTP3 覆盖率 84%
30% 国家在其所有地区达到≥80% DIP3 覆盖率

图 7-3 2013 年关于白喉的全球数据

【发病机制与病理】

白喉杆菌侵袭力较弱，仅黏附于呼吸道黏膜表面繁殖，常不侵入深部组织或血流。白喉杆菌释放的外毒素是主要的致病因素，可引起组织炎症性坏死，大量炎症细胞浸润，纤维蛋白渗出，局部形成特征性白喉假膜(diphtheric pseudomembrane，DPM)。咽部假膜不易脱落，强行剥离易致出血。喉、气管及支气管等部位的假膜因受局部纤毛运动作用易脱落而引起窒息。白喉毒素从局部经淋巴组织和血液散布全身，引起全身中毒症状和多脏器病变，其中以中毒性心肌炎和白喉性神经炎最显著。心肌可有水肿、脂肪变性、玻璃样及颗粒样变性，肌纤维断裂并累及传导系统。神经炎以外周神经为主，呈脂肪变性，神经轴肿胀，髓鞘变性。肾脏病变为肾小管上皮细胞脱落，间质性肾病等。

【临床表现】

本病潜伏期 1~10 天，多为 2~5 天，潜伏期末可具传染性。假膜范围越大，毒素吸收越多，临床症状越重。按假膜形成的部位分下列类型：

(一) 咽白喉

最常见，约占白喉的 80%，按病情严重程度又可分为四型：

1. **轻型** 假膜局限于扁桃体上，呈点状或小片状，有时无假膜形成，仅有轻微发热和咽痛，全身症状轻。

2. **普通型** 起病缓慢，有咽痛、轻至中度发热、乏力、食欲减退、恶心、呕吐、头痛等非特异症状。咽充血，扁桃体肿大，其上可见灰白色大片假膜，可累及悬雍垂与咽后壁，假膜不易剥脱，强行剥离易致出血。可伴有下颌淋巴结肿大。若未予及时有效治疗可向重型发展。

Notes

3. 重型 全身中毒症状明显，中至高度发热，面色苍白，乏力明显，严重者出现低血压。扁桃体和咽部水肿、充血明显。假膜蔓延至喉部与鼻咽部，甚至口腔黏膜，呈淡灰色甚至黑色，口臭。可伴颈淋巴结肿大和软组织水肿。

4. 极重型 起病急，进展快。假膜范围更广泛，呈黑色，局部坏死明显，具有特殊腐败口臭气味。扁桃体和咽部高度肿胀，严重影响呼吸和吞咽。外毒素弥散至颈部软组织引起严重水肿，形成特有的颈部肿胀，称为“牛颈”（bullneck）。全身中毒症状严重，并发有重症心肌炎和严重的周围神经炎，亦有血小板减少、出血等表现。病死率极高，常于6~10天内死亡。

（二）喉白喉

多为咽白喉蔓延而来，原发性喉白喉仅占25%。表现为声音嘶哑，甚至失声，可有特征性“犬吠样”咳嗽，喉白喉常因喉部水肿、痉挛以及假膜引起呼吸道部分阻塞而产生窒息，出现吸气性呼吸困难和“三凹征”。

（三）鼻白喉

多来自咽白喉。主要表现为鼻塞、黏液脓性或血性鼻涕，全身症状轻。鼻孔周围皮肤发红、糜烂及结痂，鼻前庭或中隔上可见白色假膜。

（四）其他部位白喉

皮肤白喉、外阴、食管、中耳、眼结膜等处偶尔可发生白喉。全身症状轻，但在疾病传播上有重要意义。

【实验室及辅助检查】

（一）常规实验室检查

通常是非特异性的，白细胞计数可轻至中度升高，以中性粒细胞增高为主，重症患者可有血小板减少。部分患者尿中可见白细胞、红细胞和蛋白尿。

（二）细菌学检查

从假膜和黏膜交界处取标本以提高阳性率。细菌涂片为革兰阳性杆菌，当用2%亚碲酸钾溶液涂抹假膜变为黑色或深灰色，提示有棒状杆菌感染。确诊需行细菌培养或白喉毒素试验。当临床上高度怀疑白喉杆菌感染时，需用特殊培养基（Loffler或Tindale血清培养基）进行培养。

（三）聚合酶链反应（PCR）

PCR检测白喉毒素基因的A片段，阳性提示存在该毒素基因，但不能确定是否有白喉杆菌持续产毒素，需进一步行细菌培养确诊。阴性有助于排除白喉感染。

（四）白喉毒素试验

取假膜或分泌物涂片，用荧光抗体法检测出白喉外毒素也可作出诊断。

【并发症】

白喉的大多数并发症，包括死亡，均由毒素引起。疾病和并发症的严重程度一般与局部病变程度相关。毒素吸收后，可从入侵位置影响远端的器官和组织。白喉最常见的并发症是心肌炎和神经炎。

（一）心肌炎

表现为不正常的心脏节律，可发生在病程早期或几周后，可导致心力衰竭。如果心肌炎出现早，结果往往是致命的。

（二）周围神经麻痹

最常累及运动神经，通常可完全缓解。在疾病的第3周软腭瘫痪是最常见的。眼部肌肉、肢体和膈膜的瘫痪于第5周后发生。膈神经麻痹可能会导致继发性肺炎和呼吸衰竭。

（三）其他并发症

包括中耳炎和呼吸功能不全引起的气道阻塞，特别是婴儿。

Notes 

【诊断和鉴别诊断】

白喉的诊断主要依靠流行病学资料和临床表现。凡有典型临床表现(发热、咽痛,咽部黏附灰白色假膜,全身乏力,淋巴结肿大等全身中毒症状),同时从呼吸道分泌物或黏膜病变处培养到白喉杆菌者,或者毒素试验阳性者可确诊。对临床上高度怀疑白喉感染的病例,需从假膜与黏膜交界处取标本进一步做白喉细菌培养和白喉毒素试验以明确诊断。

咽白喉需与急性扁桃体炎、鹅口疮、毛状白斑、疱疹性咽峡炎、溃疡膜性咽峡炎、A组链球菌性咽炎、传染性单核细胞增多症和严重的口腔念珠菌病等疾病进行鉴别。喉白喉需和急性喉炎、喉头水肿等疾病鉴别。

【治疗及预后】

早期治疗极为重要,凡临床症状提示白喉可能性大者,可不必等待细菌学检查结果而尽快给予白喉抗毒素(diphtheria antitoxin,DAT)治疗。

(一)一般治疗和对症治疗

卧床休息,减少活动,一般不少于3周,假膜广泛者延长至4~6周。高热量流质饮食,维持水电解质平衡。因有气道阻塞的风险,要注意口腔和鼻部卫生,保持呼吸道通畅至关重要。假膜脱落堵塞气道者需气管切开或喉镜取膜。重症患者动态监测心电图和心肌酶谱,评估心肌损伤程度,并发心肌炎或全身中毒症状严重者可用肾上腺皮质激素。神经炎可自愈,一般不需特殊治疗,吞咽困难者给予鼻饲饮食,咽肌麻痹者可行呼吸机辅助治疗。

(二)病原学治疗

1. 抗毒素 DAT从马的白喉免疫血清中提取,可以中和白喉毒素,主要用于白喉杆菌感染的预防和治疗。DAT不能中和进入细胞内的毒素,只对游离毒素有中和作用,因此宜尽早、足量使用。给药剂量取决于病变部位、范围、严重程度及治疗时机。病程小于48小时:白喉病变局限于咽部和喉部的患者,推荐2万~4万单位;鼻咽部的患者推荐4万~6万单位。病程超过72小时或发生弥漫颈部水肿(牛颈征)者,推荐8万~12万单位。抗毒素应静滴,持续时间超过60分钟。不良反应主要为过敏反应,白喉抗毒素来源于马,注射抗毒素前应询问过敏史,并作1∶100稀释皮试,阳性者按脱敏法给予,高度过敏患者禁忌静脉使用抗毒素。

2. 抗生素 抗生素治疗可以杀菌,抑制毒素进一步产生,减缓局部感染扩散,缩短病程。选青霉素G 2.5~5.0万U/kg,最大剂量120万U,静滴,每日2次,直至患者可口服药物,改为口服青霉素V,250mg每日4次,总疗程14天。对青霉素过敏者,可选用红霉素,每日10~15mg/kg,分3~4次口服,疗程7~10天。部分患者在疗程结束后细菌培养仍阳性,可根据药敏结果使用其他敏感抗生素。为保证彻底清除细菌,应在治疗结束后至少2周重复做细菌培养。

虽然无症状或轻度感染是最常见的,但未经处理的白喉也可能是致命的。许多患者死于喉白喉或中毒性心肌炎引起的呼吸道阻塞。白喉病死率约为5%~10%,年龄少于15岁患者的死亡率高于年龄大于15岁患者(5.5% vs 1.7%)。合并心肌炎患者死亡率更高。

【预防】

(一)控制传染源

及时隔离患者,病愈后连续2次咽拭子白喉杆菌培养阴性,可解除隔离。带菌者需隔离7天,并用抗生素治疗,可不用抗毒素。培养连续3次阴性可解除隔离。

(二)切断传播途径

呼吸道隔离,患者鼻咽部分泌物及接触过的物品,必须进行严格消毒。

(三)保护易感人群

新生儿出生3个月应预防接种白喉类毒素-破伤风类毒素-百日咳菌苗三联疫苗,分别在4、5和18~24月龄再肌注3次,6岁时可加强注射1次。7岁以上儿童首次免疫,应接种白喉类毒素,对于流行期易感者或密切接触者,最好同时给予白喉类毒素和抗毒素注射(图7-4)。

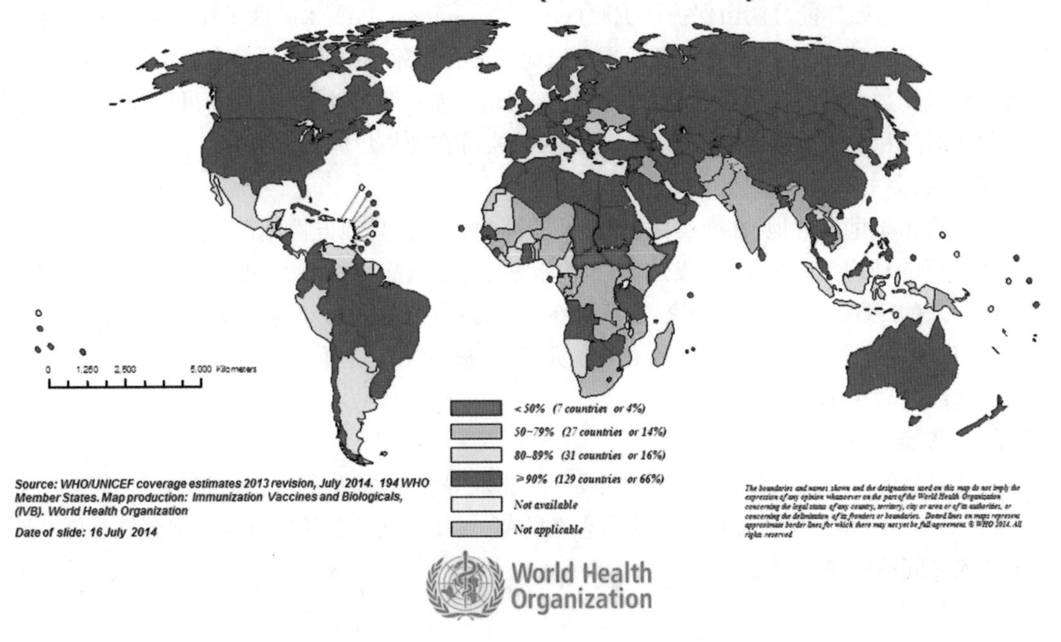

图 7-4　2013 年婴儿含 DTP3 疫苗的免疫覆盖度

（陈　智）

参考文献

1. 李兰娟，任红．传染病学．第 8 版．北京：人民卫生出版社．2013，196-199
2. 马亦林，李兰娟．传染病学．第 5 版．上海：科学技术出版社．2011，383-388
3. 李兰娟．传染病学高级教程．北京：人民军医出版社．2011，142-147
4. Hadfield TL，McEvoy P，Polotsky Y，et al. 2000. The pathology of diphtheria. J Infect Dis，181（Suppl 1）：S116-S120
5. Robert C George. 2005. Diphtheria. Bacterial Tropical Infections，33（7）：3133
6. Efstratiou A，Engler KH，Mazurova IK，et al. 2000. Current approaches to the laboratory diagnosis of diphtheria. J Infect Dis，181（Suppl 1）：S138-S145
7. MacGregor RR. Corynebacterium diphtheriae. In：Principles and Practice of Infectious Diseases，6th ed，Mandell GL，Bennett JE，Dolin R（Eds），Churchill Livingstone，Philadelphia 2005. p. 2487
8. American Academy of Pediatrics. Diphtheria. In：Red Book：2012 Report on the Committee on Infectious Diseases，29th ed，Pickering LK（Ed），American Academy of Pediatrics，Elk Grove Village，IL 2012

第三节　炭　　疽

炭疽（anthrax）是由炭疽芽胞杆菌引起的一种自然疫源性传染病，主要发生于牛、羊和马等草食动物。人类主要通过接触病畜毛皮和食肉而感染。临床表现为局部皮肤坏死、特征性的焦痂、周围组织广泛水肿及毒血症症状，肺部、肠道及中枢神经系统的急性感染，部分患者可出现炭疽杆菌性败血症。人类炭疽病例以皮肤炭疽最为常见，多为散发病例，肺炭疽及肠炭疽病死率高。

【病原学】

炭疽杆菌（*Bacillus anthracis*）是两端钝圆、形体最大的革兰阳性需氧芽胞杆菌，菌体大小为（5~10）×（1~3）μm，芽胞呈卵圆形居中，排列成长链，呈竹节状。在宿主体内形成具有抗吞噬作用和很强致病性的荚膜。炭疽杆菌具有荚膜抗原、菌体抗原、保护性抗原及芽胞抗原 4 种抗原。

荚膜抗原具有抗吞噬和抑制调理作用，与细菌的侵袭力、生长和扩散有关；菌体抗原无毒性，具种特异性；保护性抗原具有很强的免疫原性；芽胞抗原有免疫原性及血清学诊断价值。

炭疽杆菌繁殖体能分泌由保护性抗原（protective antigen，PA），水肿因子（edema factor，EF）和致死因子（lethal factor，LF）等三种毒性蛋白组成的复合多聚体外毒素。只有三种成分混合注射方可致小鼠死亡。炭疽杆菌在有氧条件下的普通培养基可良好生长，在体外可形成芽胞。细菌的繁殖体对热和常用消毒剂均敏感；芽胞抵抗力强，可在动物尸体及土壤中存活数年。

【流行病学】

炭疽散布于世界各地，在南美洲、亚洲及非洲的牧区仍呈地方性流行。由于施行普遍接种疫苗和广泛的动物类医疗工作，发达国家动物及人类炭疽病几乎消灭，重点防控炭疽被作为生物武器带来的威胁。在发展中国家，本病仍在一定范围内流行，每年发病数估计为 1 万 ~20 万。近年来，我国仅有个别暴发案例。多集中在贵州、新疆、甘肃、四川、广西、云南等西部地区，每年炭疽发病数波动在 40 到 1000 人。

（一）传染源

人类炭疽的主要传染源是患病的牛、马、羊、骆驼等食草动物；其次是猪和狗。它们的皮毛、肉、骨粉等均可携带细菌造成传播。炭疽患者的痰、粪便及病灶分泌物可检出细菌具有传染性，但人与人之间的传播极少见。

（二）传播途径

人类炭疽主要通过接触传播，常因肢体直接接触病畜或污染的畜产品、土壤及用具等感染。通过呼吸道吸入带芽胞的粉尘或气溶胶可引起肺炭疽；进食被炭疽杆菌污染的肉类和乳制品可引起肠炭疽如吸血昆虫牛虻等叮咬病畜后，再叮咬人类，亦可能传播炭疽，但较少见。

（三）人群易感性

人群普遍易感，动物饲养、屠宰、制品加工、销售、以及兽医等行业的从业人员为高危人群。炭疽多为散发，病后可获得持久的免疫力。

（四）流行特征

全年均有发病，7~9 月为高峰，吸入型多见于冬、春季。患者多见于牧区，呈地方性散发流行；由于皮毛加工等集中于城镇，使炭疽病在城市暴发的可能性增大。

【发病机制与病理】

炭疽杆菌通过皮肤、黏膜侵入人体，被吞噬细胞吞噬后在局部繁殖，之后播散至局部淋巴结，并经淋巴管或血管扩散，引起局部出血、坏死、水肿性淋巴结炎、毒血症或败血症。细菌繁殖过程中产生外毒素和抗吞噬作用的荚膜。外毒素是炭疽杆菌致病的主要物质，保护性抗原（PA）结合于细胞表面受体，促进致死因子（LF）和水肿因子（EF）进入细胞内。LF 和 PA 结合形成致死毒素（LT），EF 和 PA 结合形成水肿毒素（ET）。引起明显的细胞水肿和组织坏死，形成原发性皮肤炭疽，严重时可导致多器官衰竭死亡。

炭疽的病理特征是组织和脏器的水肿、出血和坏死。皮肤炭疽的病灶呈痈样，出现周界明显的红色浸润，中央隆起，呈炭块样黑色痂皮，四周为凝固性坏死区。肺炭疽为出血性气管炎及小叶性肺炎，常累及胸膜和心包，纵隔呈胶冻样水肿团块。肠炭疽主要病变在回盲部，呈局限性痈样病灶及弥漫性出血性浸润，肠系膜淋巴结肿大，腹腔有血性浆液性渗出液。炭疽杆菌脑膜炎的软脑膜及脑实质均有极度充血、出血及坏死，大脑、脑桥和延髓等组织切面均见显著水肿和充血。炭疽杆菌败血症患者，全身各组织及脏器均表现广泛性的出血性浸润、水肿及坏死，并有肝、肾脓肿和脾肿大。上述病灶内均可检出炭疽杆菌。

【临床表现】

潜伏期因侵入途径不同而异，皮肤炭疽的潜伏期一般为 1~5 天，可短至几小时，长至 2 周左右，肺炭疽的潜伏期较短，一般在几小时之内。肠炭疽潜伏期短于 24 小时。

(一) 皮肤炭疽

皮肤炭疽(cutaneous anthrax)为最常见的临床类型,占90%以上。病变多见于面、颈、手、足、前臂等裸露部位皮肤。初为红斑疹或丘疹,次日变为内含淡黄色液体的水泡,周围组织肿胀变硬。第3~4天病变中心呈现出血性坏死而稍下陷,周围出现成群小水泡,水肿区扩大。第5~7天坏死区形成浅溃疡,其血样渗出物结成黑色坚硬的焦痂,焦痂周围皮肤发红,肿胀,病变部位有轻微痒感,无脓肿形成,因末梢神经受压而疼痛不明显,是皮肤炭疽的特征性表现。焦痂直径一般1~5cm,大小不等,痂内有肉芽组织(即炭疽痈);焦痂周围皮肤浸润及水肿直径可达5~20cm。病程8~21天水肿消退,黑痂脱落,逐渐愈合形成瘢痕。少数严重病例,局部呈大片水肿和坏死。大多数病例为单灶性发病,但个别病例可因挠抓病变部位而出现多处疱疹,致自身感染。病程1~6周。

病程中常有轻至中度发热、头痛和全身不适等中毒症状以及局部淋巴结和脾肿大。

(二) 肺炭疽

肺炭疽(pulmonary anthrax)多为原发性,较少见,诊断困难。急性起病,多在暴露后2~5天出现低热、疲劳和心前区压迫感等短期、非特异流感样表现,持续2~3天后,症状突然加重,轻者表现为胸闷、胸痛、发热、咳嗽、咯带血黏液痰。重者除寒战、高热、出现严重的呼吸困难外,由于纵隔淋巴结肿大、出血并压迫支气管造成呼吸窘迫、气急喘鸣、咳嗽、发绀、咯血样痰等,并可伴有胸腔积液。肺部体征与病情常不相符,仅可出现散在的细小湿啰音、摩擦音、呼吸音降低等胸膜炎体征。X线检查见纵隔增宽、胸水及肺部浸润性阴影。常并发败血症及脑膜炎,若诊治不及时,多在急性症状出现1~2天内发生感染中毒性休克、呼吸或循环衰竭而死亡。

(三) 肠炭疽

肠炭疽(intestinal anthrax)极罕见,临床表现不一,诊断困难。轻者出现恶心、呕吐、腹痛、腹泻,但便中无血,里急后重不明显,多于数日内恢复。重者出现高热、腹胀、剧烈腹痛、腹泻、血样便或血水样便,恶心、呕吐、呕吐物中含血丝及胆汁、并很快出现腹水。腹部出现明显的压痛、反跳痛及肌紧张,类似急腹症,易并发败血症及感染性休克,如不及时治疗常于病后3~4天内死于感染性休克。

(四) 炭疽杆菌脑膜炎

炭疽杆菌脑膜炎可继发于炭疽败血症,也可直接发生。病情凶险,进展迅速,预后很差。患者有剧烈头痛、呕吐、颈强直,继而出现意识障碍、谵妄、昏迷、抽搐及呼吸衰竭等。脑脊液压力增高.多呈血性,细胞数增多。

(五) 炭疽败血症

炭疽败血症常继发于肺、肠道和严重皮肤炭疽,也可直接发生。除局部症状加重外,全身毒血症状更为严重,出现高热、寒战、感染性休克和弥散性血管内凝血(DIC)等表现,皮肤出现出血点或大片瘀斑,腔道中出现活动性出血,迅速出现呼吸与循环衰竭。在循环血液中可检出大量炭疽芽胞杆菌。此型患者常很快死亡,病死率几乎100%。

【实验室及辅助检查】

(一) 血常规

白细胞增高,一般为$(10\sim20)\times10^9/L$,病情严重时高达$(60\sim80)\times10^9/L$,中性粒细胞显著增多。

(二) 病原学检查

患者的病灶渗出物、痰液、呕吐物、粪便、血液、脑脊液培养阳性是确诊依据。上述标本涂片染色,镜下见革兰阳性粗大、呈竹节样排列的杆菌有助于临床诊断。同时须与类炭疽杆菌相鉴别。

(三) 血清学检查

血清抗炭疽特异性抗体滴度出现4倍以上升高具有诊断意义,主要用于炭疽的回顾性诊断和流行病学调查,对未获得细菌检查证据患者的诊断具有较好的特异性和敏感性。此外,还可

进行抗荚膜抗体和PA外毒素抗体的免疫印迹试验。

(四) 细菌核酸检测

在正常的无菌标本(如血液、脑脊液)涂片镜检中,未发现大量均一的革兰阳性杆菌,而仅依靠细菌分离培养才能获得可疑的炭疽杆菌的细菌时,可采用PCR方法进行细菌核酸检测以帮助确诊。

(五) 动物接种

将患者的病灶渗出物、痰液、呕吐物、粪便、血液、脑脊液等注射于豚鼠或小白鼠皮下,动物可出现局部肿胀、出血等阳性反应,并多于48小时内死亡。

【诊断与鉴别诊断】

患者具有生活在疫区或在发病前14天内到达过疫区;有与病畜接触史或从事与动物及其产品接触的工作等流行病学史。临床出现皮肤无痛性非凹陷性水肿、焦痂等特征性皮肤改变即可临床诊断皮肤炭疽。肺部X线表现为出血性肺炎和纵隔影增宽是肺炭疽的特点,出血性肠炎是肠炭疽的特点。细菌培养阳性即可确定诊断。

具有典型皮肤损害,或具有流行病学线索,并具有其他类型炭疽的临床表现之一者可诊断炭疽疑似病例;具有患者标本镜检发现炭疽芽胞杆菌并具有各型炭疽临床表现之一者可诊断为炭疽临床诊断病例;具有炭疽芽胞杆菌分离阳性或血清抗炭疽特异性抗体滴度出现4倍以上升高者可诊断为炭疽确诊病例。

皮肤炭疽应同痈、蜂窝织炎、恙虫病、兔热病等鉴别;肺炭疽需与肺炎链球菌肺炎、肺大出血型钩端螺旋体病及肺鼠疫等疾病进行鉴别;肠炭疽主要与出血坏死性肠炎等疾病进行鉴别。

【预后】

炭疽病死率较高,皮肤炭疽的病死率为5%~11%,肺炭疽的病死率在80%以上,肠炭疽的病死率为25%~75%,炭疽败血症病死率为80%~100%。及时诊治可改善预后。未经治疗的皮肤炭疽的病死率约为20%~25%。

【治疗】

炭疽治疗原则是严密隔离、对症支持、积极抗菌。

(一) 一般治疗和对症治疗

患者应严密隔离,卧床休息。尤其是肺炭疽患者,严防其通过空气导致感染扩散。对其分泌物和排泄物按芽胞的消毒方法进行彻底的消毒。患者应多饮水及给予流食或半流食,给予足量维生素B、C。对呕吐、腹泻或进食困难者给予静脉补液以维持水电解质及热量平衡。对有出血、休克和神经系统症状者给予止血、抗休克、镇静、降低颅内压等治疗。对皮肤恶性水肿和重症患者,可短期应用肾上腺皮质激素治疗,以控制局部水肿的发展及减轻毒血症。氢化可的松一般100~300mg/天,分1~2次静脉滴入,泼尼松30~60mg/天,分1~2次口服,疗程1~3天。高热、惊厥患者可给予退热药及镇静药。皮肤炭疽禁忌挤压和切开引流,局部可用1∶20 000高锰酸钾温敷或2%过氧化氢液喷洗。重度颈部肿胀导致呼吸困难者,可考虑气管插管或气管切开。

(二) 病原治疗

病原治疗是关键。目前青霉素G尚未发现耐药菌株,仍是治疗炭疽的首选药物。皮肤炭疽可以口服给药,其他型炭疽开始均须静脉点滴,病情控制后可序贯口服给药。用药前应采集标本做细菌培养及药物敏感性试验,并及时按试验结果调整抗菌药物。皮肤型炭疽用青霉素G,每天240~320万单位,分3~4次,口服或肌注;疗程7~10天;恶性水肿病例用青霉素G 400万单位~1200万单位/天,分4次,加入葡萄糖200ml内静滴。青霉素过敏者,可用氧氟沙星400mg或环丙沙星500mg,2次/天;多西环素0.1g,2次/天,肌内或静脉注射。肺炭疽,重症肠炭疽,炭疽败血症及炭疽性脑膜炎:青霉素G 1000万~2000万单位/天,分4次,加入5%葡萄糖200ml内静脉滴注,疗程2~3周。或用喹诺酮类环丙沙星500mg,2次/天,加头孢唑林2~4g/天,静脉

滴注治疗；同时联合应用氨基糖苷类阿米卡星，0.2~0.4g/天，分2次静脉滴注。脑膜炎患者则必须选用能透过血-脑屏障的药物如青霉素、头孢曲松、左氧氟沙星等静脉滴注治疗。

（三）抗炭疽血清治疗

因抗生素只对炭疽杆菌有效，而对炭疽毒素无效，故重症病例可在应用抗生素治疗的同时加用抗炭疽血清中和毒素。原则应是早期给予大剂量，第1天2mg/kg，第2、3天1mg/kg，应用3天。应用前必须先做过敏试验。

【预防】

（一）严格管理传染源

炭疽属乙类传染病，但肺炭疽需按甲类传染病进行管理，患者严密隔离至创口愈合，痂皮脱落，或症状消失，分泌物或排泄物培养每5天一次，连续2次阴性为止。患者分泌物和排泄物应彻底消毒，接触者医学观察8天。对病畜应隔离治疗或处死，死畜焚毁或深埋于撒布有漂白粉或生石灰的坑内。

（二）切断传播途径

对从事兽医、牧畜、饲养、收购、贩运、销售、屠宰及加工等高危行业从业人员应严格进行劳动保护，加强对牛羊等动物的检验检疫，防止水源、食物、及乳制品的污染。患者的分泌物和排泄物污染的敷料及用品等均应焚毁，也可用煮沸、高压蒸气或20%漂白粉液等严格消毒处理。

（三）保护易感人群

对流行区的动物进行预防接种是最重要的预防措施。从事畜牧产品饲养、收购、加工、屠宰及兽医等工作的人员及疫区的人群注射炭疽减毒活疫苗，可有效阻止易感者感染，接种后2天即产生免疫力，可维持1年，发生疫情时可进行应急接种。

（李智伟）

参考文献

1. 窦晓光．炭疽//杨绍基，任红．传染病学．第7版．北京：人民卫生出版社，2013，193-196
2. Friedman A，Yakubu AA.Anthrax epizootic and migration：Persistence or extinction. Math Biosci，2012，5(2)：231-235
3. Hugh-Jones M，Blackburn J.The ecology of Bacillus anthracis.Mol Aspects Med，2009，30(6)：356-367
4. Kaur M，Singh S，Bhatnagar R. Anthrax vaccines：present status and future prospects. Expert Rev Vaccines. 2013，12(8)：955-970
5. Elad D. An unholy disease in the Holy Land：the history of anthrax between the Jordan River and the Mediterranean Sea(1909—2012).Vet J. 2014 Mar，199(3)：319-323

第四节 流行性脑脊髓膜炎

流行性脑脊髓膜炎（meningococcal meningitis，epidemic cerebrospinal meningitis），简称流脑，系由脑膜炎奈瑟菌（*Neisseria meningitides*，Nm）所致的急性化脓性脑膜炎。流脑主要经呼吸道传播，多发于冬春季节，在儿童化脓性脑膜炎的发病率居首位。其主要临床表现为突发高热、剧烈头痛、频繁呕吐、皮肤黏膜瘀点、瘀斑及脑膜刺激征，严重者可有败血症休克及脑实质损害，常可危及生命。部分患者暴发起病，可迅速致病。

【病原学】

脑膜炎奈瑟菌（又称脑膜炎球菌），是一种有荚膜的革兰染色阴性的专性需氧双球菌，大小为0.6~0.8μm，常呈凹面相对成对排列或呈四联菌排列。无芽胞，不活动。在普通培养基上该细菌不易生长，通常用巧克力琼脂平板（CAP）进行培养。

脑膜炎奈瑟菌的细胞膜结构如图7-5，其细胞壁含有特异性多糖、蛋白质、脂多糖及脂肪

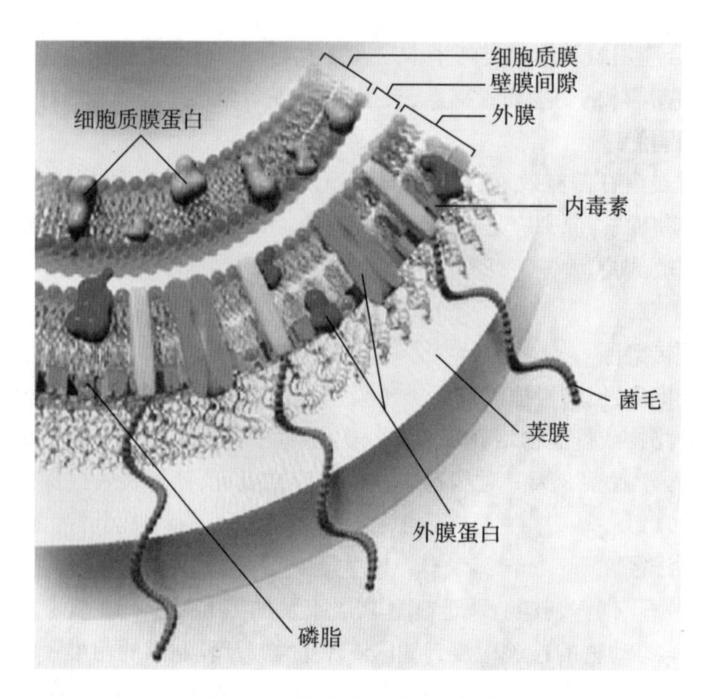

图 7-5 脑膜炎奈瑟菌细胞膜

4 种主要物质，特异性多糖是分群的基础，外膜蛋白及脂多糖是分型物质，对人的致病性及免疫性起重要作用。其主要抗原有血清群特异性荚膜多糖、型特异性外膜蛋白、脂寡糖抗原及菌毛抗原等。按表面特异性荚膜多糖抗原之不同分为 A、B、C、D、X、Y、Z、29E、W135、H、I、K、L 13 个亚群。95% 病例由 A、B、C、Y 及 W135 群所致，其中又以 A、B、C 群 Nm 为主，约占 90%，X、Z、29E 群 Nm 很少致病，其余几群 Nm 尚未发现致病。A 群 Nm 可导致全球性大流行，B 和 C 群 Nm 可致地区性流行，A 群 Nm 流行的优势基因型周期性的变换是引起此病周期性流行的一个重要原因。各亚群在全球流行的分布(图 7-6)。不同群 Nm 所致的流脑病死率亦不同，A 群及 W135 群 Nm 所致的流脑病死率分别为 14.13% 与 10.18%；C、Y 及 B 群流脑的病死率分别为 8.10%、4.5% 及 4.3%。

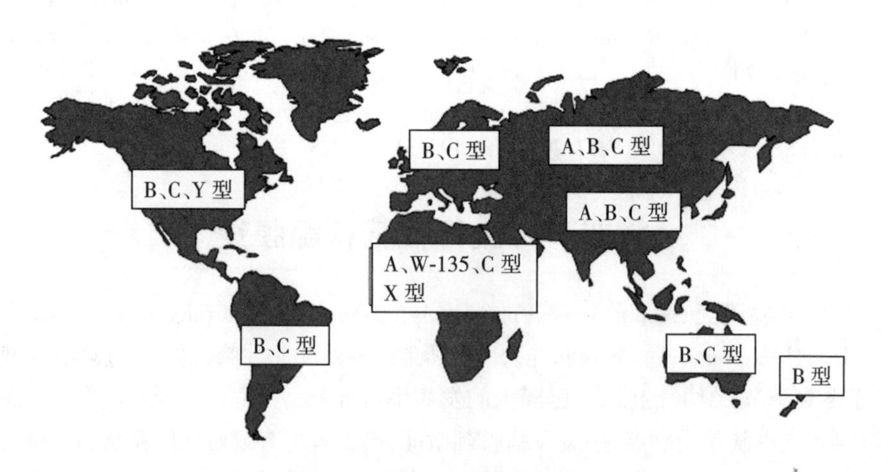

图 7-6 脑膜炎奈瑟菌各亚群在全球的分布情况

人是本菌唯一的天然宿主，可从带菌者鼻咽部及患者的血液、脑脊液、皮肤瘀点中检出，在脑脊液中多见于中性粒细胞内(图 7-7)，仅少数在细胞外，对干燥、湿热、寒冷、阳光、紫外线及一般消毒剂均极敏感，在体外极易自溶死亡。本菌可通过多因素过程包括菌毛、脂寡糖及其他外膜蛋白定植于黏膜表面。众多因素可影响脑膜炎奈瑟菌的毒力，包括荚膜多糖的表达、表面吸

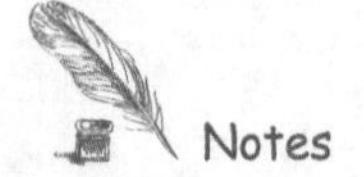
Notes

附蛋白的表达、铁螯合机制及内毒素。本菌裂解时可释放内毒素，是重要的致病因子。目前认为细菌表面成分与致病力有关，菌毛、外膜蛋白等几种可变成分可能为其毒力因子。菌毛是脑膜炎球菌的黏附器，可黏附于鼻咽部上皮细胞上，使该菌能够侵入鼻咽部黏膜细胞。外膜蛋白可介导脑膜炎球菌吸附和侵入宿主表皮和内皮细胞，在致病和免疫应答方面发挥重要作用。

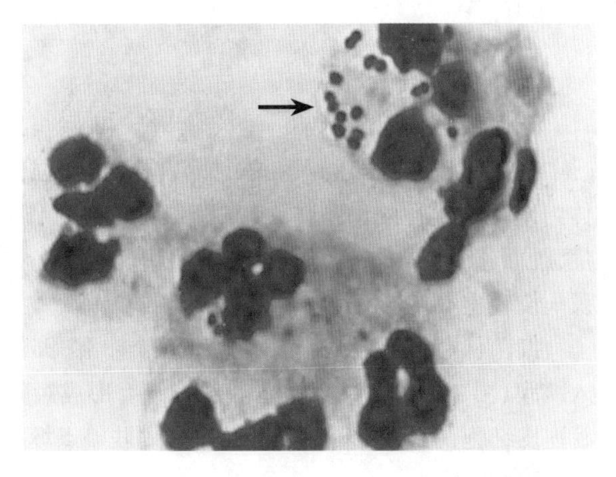

图 7-7 流行性脑脊髓膜炎患者脑脊液中的脑膜炎奈瑟菌

【流行病学】

(一) 传染源

带菌者和流脑患者是本病传染源。本病隐性感染率高，流行期间人群带菌率高达 50%，感染后细菌寄生于正常人的鼻咽部，患者经治疗后细菌很快消失。因此，带菌者是主要传染源。人群带菌率超过 20% 时提示有发生流行的可能。非流行期的带菌菌群以 B 群为主，流行期间则 A 群所占百分比较高，但进入 21 世纪以来，逐渐出现向 C 群的变迁现象。

(二) 传播途径

病原菌主要经咳嗽、打喷嚏借飞沫由呼吸道直接传播。因病原菌在体外的生活力极弱，很少间接传播。密切接触对 2 岁以下婴儿的发病有重要意义。

(三) 人群易感性

人群对本病普遍易感，但 6 个月以内的婴儿因从母体获得免疫而很少发病，成人在多次流行过程中隐性感染获得免疫力，故儿童发病率较高，以 5 岁以下儿童，尤其是 6 个月至 2 岁的婴幼儿发病率最高。人感染后可对本菌群产生持久的免疫力，各菌群间有交叉免疫，但不持久。人群感染后仅 1% 出现典型临床表现，60%~70% 为无症状带菌者，约 30% 为上呼吸道感染型和出血点型。

(四) 流行特征

本病全年均可发生，但有明显季节性，多发生在冬春季，3~4 月为高峰。发达国家的年平均发病率为 1~5/10 万人，流行时增高。发展中国家以非洲发病率最高，年平均发病率为 70/10 万人。非洲流脑流行带（东起埃塞俄比亚西至塞内加尔的亚撒哈拉非洲地区）仍是全球流脑的高发地区。WHO 报道，在过去的 20 年里（1987—2006 年），该地带内的脑膜炎暴发引起了 100 万例以上的病例，且近 9 万例死亡。A 群血清群是最为流行的血清群，在苏丹、肯尼亚和乌干达部分地区出现 W135 群流行，尼日尔西部及肯尼亚和乌干达出现 X 群暴发流行。

我国曾有四次大流行，1990 年以后我国流脑发病率维持在 1/10 万人以下，2002—2006 年流脑全国平均发病率为 0.18/10 万人。自 2005 年以来，中国连续 5 年的流脑监测结果显示，全国流脑发病水平呈持续下降趋势，2005 年发病率为 0.1773/10 万人，2008 年降至 0.0698/10 万人，2009 年进一步降至 0.0471/10 万人，2011 年起降至 0.02/10 万人以下。病例以 <15 岁人群为主，儿童及学生仍是发病的主要人群。中西部地区的发病高于东部地区，安徽、新疆及贵州省的发病始终位居全国前列；以散发为主，在个别省局部地区出现流脑聚集性病例疫情，且主要发生在学校。20 世纪 80 年代当时的流脑病原学监测结果表明，中国流脑流行优势菌为 A 群 Nm；90 年代的流脑监测结果表明，由 B 群 Nm 引起的流脑病例显著增加；而近年来流脑实验室监测结果显示，目前中国 C 群流脑病例检出呈逐年增多趋势，检出 A、B 群流脑阳性病例构成比均低于 C 群；Y 群、W135 群、其他群及未分群流脑病例亦有散在发生。目前已从 26 个省检出 C 群流脑菌株（包括患者及健康人群），其中 20 个省已发现 C 群流脑病例，安徽等省已转变成以 C 群

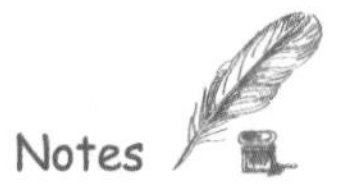

流脑病例为主。

【发病机制与病理】

(一)发病机制

病原菌自鼻咽部侵入人体,如人体免疫力强,则可迅速将病原菌杀灭,或成为带菌状态;若体内缺乏特异性杀菌抗体,或细菌毒力较强时,则病菌可从鼻咽部黏膜进入血液,发展为败血症,继而累及脑脊髓膜,形成化脓性脑脊髓脑炎。细菌和宿主间的相互作用最终决定是否发病及病情轻重。

细菌从鼻咽部侵入脑脊髓膜分三个步骤,即细菌黏附并透过黏膜、细菌进入血流及最终侵入脑膜(图 7-8)。病原菌经鼻咽部入侵后形成短暂菌血症,仅少数发展为败血症。细菌侵袭血管内皮细胞,引起局部出血坏死,出现皮肤瘀点坏死。病原菌可通过血 - 脑屏障进入脑脊髓膜导致化脓性脑膜炎。

细菌释放的内毒素是本病致病的重要因素。内毒素引起全身的施瓦兹曼反应(Shwartzman reaction),激活补体,血清炎症介质明显增加,产生微循环障碍和休克。在败血症期,细菌常侵袭皮肤血管内壁导致栓塞、坏死、出血及细胞浸润,从而出现瘀点或瘀斑。由于血栓形成,血小板

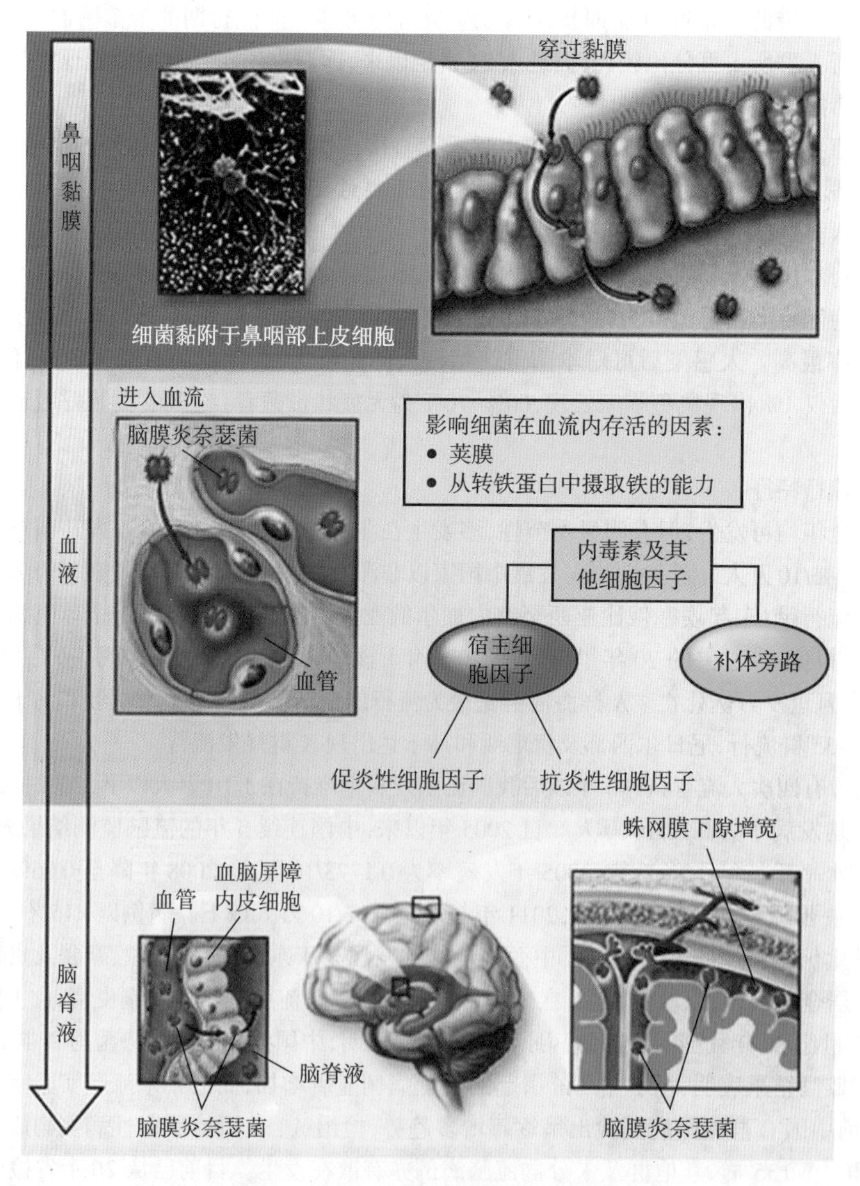

图 7-8 流行性脑脊髓膜炎的发病机制

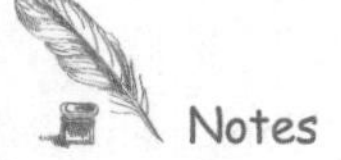

减少或内毒素作用，内脏有不同程度出血。脑膜炎期间，脑膜及脊髓膜血管内皮细胞坏死、水肿、出血及通透性增加，导致脑脊髓膜化脓性炎症及颅内高压，可产生抽搐、昏迷等症状。重者脑实质发生炎症、水肿和充血，严重脑水肿形成脑疝，可迅速死亡。

暴发型败血症型（休克型）是一种特殊类型，过去称为华 - 佛综合征（Waterhouse-Friderichsen syndrome），曾认为是由于双侧肾上腺皮质出血和坏死，引起急性肾上腺皮质功能衰竭所致。现已证明肾上腺皮质功能多数并未衰竭，在发病机制中并不起主要作用，而脑膜炎球菌的脂多糖内毒素引起微循环障碍及内毒素性休克，继而导致 DIC 则是其主要病理基础。

暴发型脑膜脑炎的发生及发展亦和内毒素有关。第Ⅲ型变态反应亦可能在发病机制中起某些作用，如在受损的血管壁内可见免疫球蛋白、补体及脑膜炎球菌抗原的沉积。

（二）病理改变

败血症期的主要病变为血管内皮损害，血管壁有炎症、坏死和血栓形成，同时血管周围有出血，皮下、黏膜及浆膜亦可有局灶性出血。暴发型败血症的皮肤及内脏血管有内皮细胞破坏和脱落，血管腔内有血栓形成。皮肤、心、肺、胃肠道及肾上腺均有广泛出血，心肌炎及肺水肿亦颇为常见。

脑膜炎期的病变以软脑膜为主，早期有充血，少量浆液性渗出及局灶性小出血点，后期则有大量纤维蛋白，中性粒细胞及细菌出现，病变累及大脑半球表面及颅底。颅底部由于脓性粘连压迫及化脓性改变的直接侵袭，可导致视神经、展神经、动眼神经、面神经及听神经等脑神经损害，甚至为永久性。此外，炎症可沿着血管侵入脑组织，引起充血、水肿、局灶性中性粒细胞浸润及出血。

暴发型脑膜脑炎的脑组织病变严重，有明显充血和水肿，颅内压明显增高，易发生昏迷及抽搐等脑炎症状，部分患者有天幕裂孔疝及枕骨大孔疝，即出现瞳孔改变、偏瘫、去大脑强直及呼吸衰竭等严重症状。少数慢性患者由于脑室孔阻塞和脑脊液循环障碍而发生脑积水。

【临床表现】

流脑的病情复杂多变，轻重不一，临床上可分为普通型、暴发型、轻型及慢性败血症型。潜伏期为 1~7 日，一般为 2~3 日。

（一）普通型

本型占典型发病者的 90% 左右，按其发展过程可分为前驱期（上呼吸道感染期）、败血症期、脑膜炎期及恢复期四个阶段，但临床各分期之间并无明显界线。

1. 前驱期（上呼吸道感染期） 患者主要表现为上呼吸道感染症状，如低热、咽痛、咳嗽及鼻塞等。约持续 1~2 日，但因发病急、进展快，此期易被忽视。鼻咽拭子培养阳性。

2. 败血症期 多数起病后迅速出现此期表现。患者突然高热、寒战，伴头痛、食欲减退及神志淡漠等毒血症状，体温迅速升高达 40℃左右。幼儿则有啼哭吵闹，烦躁不安，皮肤感觉过敏及抽搐等。70% 的患者皮肤黏膜有瘀点（或瘀斑），见于全身皮肤及黏膜，大小约 1~2mm 至 1cm（图 7-9）。病情严重者的瘀点、瘀斑可迅速扩大，其中央因血栓形成而发生皮肤大片坏死。少数患者有脾肿大。多数患者于 1~2 日内进入脑膜炎期。

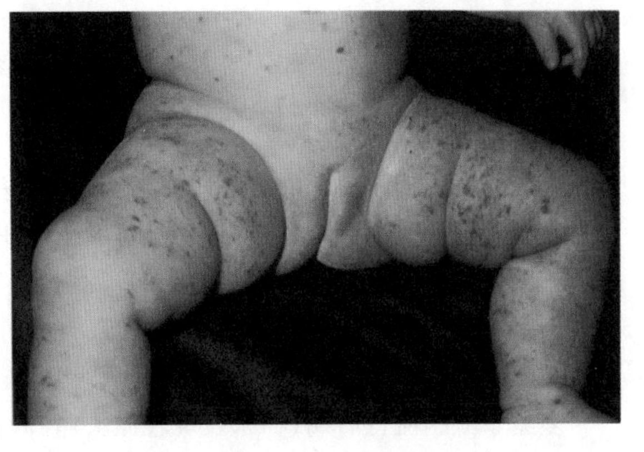

图 7-9 流行性脑脊髓膜炎患者典型的出血性皮疹

3. 脑膜脑炎期 此期症状多与败血症期症状同时出现。患者高热及毒血症持续，全身仍有瘀点、瘀斑，但中枢神经系统症状加重。剧烈头痛，频繁呕吐，呈喷射状，烦躁不安，可出现颈项强直、克匿格征及布

鲁津征阳性等脑膜刺激征。重者可有谵妄、神志障碍及抽搐。经治疗后患者通常在2~5日进入恢复期。

婴儿发作多不典型，除高热、拒食、烦躁及啼哭不安外，抽搐、腹泻及咳嗽较成人为多见，而脑膜刺激征可能缺如，前囟未闭者大多突出，对诊断极有帮助，但有时因频繁呕吐失水反而可出现前囟下陷。

4. 恢复期 经治疗后，患者体温逐渐下降至正常，皮肤瘀点、瘀斑逐渐吸收或结痂愈合，意识及精神状态改善，神经系统检查均恢复正常。病程中约10%患者的唇周等处可见单纯疱疹，1~3周内痊愈。

（二）暴发型

少数患者起病急骤，病情凶险，若不及时抢救，常于24小时内死亡。

1. 休克型 旧称华-佛综合征，多见于儿童，但成人病例亦非罕见。以高热、头痛、呕吐开始，中毒症状严重，精神极度萎靡，可有轻重不等的意识障碍，时有惊厥。常于12小时内出现遍及全身的广泛瘀点、瘀斑，且迅速扩大融合成大片瘀斑伴皮下坏死。循环衰竭是本型的主要表现，面色苍白、四肢厥冷、唇及指端发绀、脉搏细速、血压明显下降、脉压缩小，不少患者血压可降至零，尿量减少或无尿。脑膜刺激征大都缺如，脑脊液大多澄清，仅细胞数轻度增加。血及瘀点培养多为阳性，易并发DIC。

2. 脑膜脑炎型 主要表现为脑膜和脑实质损害，常于1~2日出现严重的中枢神经系统症状。患者除高热、头痛、呕吐外，迅速进入昏迷，惊厥频繁，锥体束征常阳性，两侧反射不等，血压持续升高，眼底可见视盘水肿。部分患者发展为脑疝（图7-10），天幕裂孔疝为颞叶的钩回或海马回疝入天幕裂口所致，能压迫间脑及动眼神经，致使同侧瞳孔扩大，光反应消失，眼球固定或外展，对侧肢体轻瘫，继而出现呼吸衰竭。枕骨大孔疝时小脑扁桃体疝入枕骨大孔内，压迫延髓，此时患者昏迷加深，瞳孔明显缩小或散大，瞳孔边缘亦不整齐，双侧肢体肌张力增高或强直，上肢多内旋，下肢呈伸展性强直；呼吸不规则，或快、慢、深、浅不等，或呼吸暂停，或为抽泣样、点头样呼吸，成为潮式呼吸，常提示呼吸将突然停止。

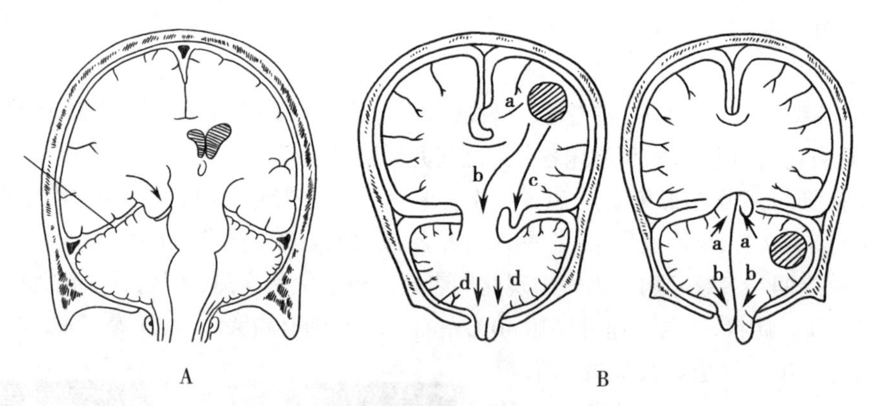

图7-10 小脑幕切迹疝及枕骨大孔疝

A. 天幕裂孔疝（小脑幕切迹疝）；B. 枕骨大孔疝（a：大脑，b：小脑幕切迹；c：疝；d：脑干）

呼吸衰竭出现前患者可有下列预兆：①面色苍白、呕吐频繁、头痛剧烈、烦躁不安；②突然发生昏迷、抽搐不止、肌张力持续升高；③瞳孔大小不等、明显缩小或扩大、边缘不整齐、对光反应迟钝或消失、眼球固定；④呼吸节律改变；⑤血压上升。

3. 混合型 兼有上述两型的临床表现，常同时或先后出现，是本病最严重的一型。

（三）轻型

多见于流脑流行后期，临床表现轻微头痛、低热及咽痛等上呼吸道症状，可见少数出血点。此型以儿童及青少年多见，患者无意识障碍，脑脊液多无明显变化，咽拭子培养可有脑膜炎奈瑟

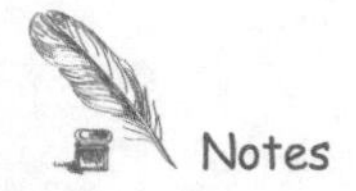

球菌生长。

(四) 慢性败血症型

本型较为少见，多见于不完全免疫缺陷或有其他慢性疾病的患者，成年患者较多。病程常迁延数月之久，表现为间歇性发冷、寒战、发热、皮疹、关节痛及全身无力等。约持续12小时后退热，常为1~4日发作1次，在发病后约有90%以上患者出现皮疹，以红色斑丘疹最为常见，有些可出现结节性红斑样皮疹，中心可有出血区，呈暗紫色，皮疹多见于四肢，热退后皮疹消退，再次发热时皮疹又复出现。四肢关节痛呈游走性，尤其以发热期为甚。诊断主要依据发热期的血培养，常需多次检查才获阳性，瘀点涂片阳性率不高。病程中有时可发展为化脓性脑膜炎或心内膜炎而使病情急剧恶化。

(五) 特殊人群流脑的特点

1. 婴幼儿流脑的特点 婴幼儿颅骨骨缝及囟门未闭合，中枢神经系统发育尚不完善，故脑膜炎表现常不典型。可有突然高热、咳嗽等呼吸道感染症状及拒乳、呕吐、腹泻等消化道症状；有嗜睡、两眼凝视、烦躁不安、惊叫、抽搐及囟门紧张、饱满或隆起等症状，脑膜刺激征多不明显。

2. 老年流脑的特点

(1) 老年人免疫力低下，血中备解素不足，对内毒素的敏感性增加，故暴发型发病率较高。

(2) 临床表现以呼吸道感染症状多见，意识障碍明显，皮肤黏膜瘀点、瘀斑发生率高。

(3) 病程长，多10日左右；并发症多，预后差，病死率高。

(4) 实验室检查血白细胞数可能不高，提示病情重，机体反应差。

【并发症】

本病并发症包括继发感染，败血症期播散至其他脏器所致的化脓性病变及脑膜炎本身对脑及其周围组织造成的损害：①继发感染以肺炎多见，尤多见于老年与婴幼儿。其他有褥疮、角膜溃疡及因小便潴留而致的尿道感染等；②化脓性迁徙性病变有中耳炎、化脓性关节炎、脓胸、心内膜炎、心肌炎、全眼炎、睾丸炎及附件炎等；③脑及其周围组织因炎症或粘连所致的损害有动眼神经麻痹、视神经炎、听神经及面神经损害、肢体运动障碍、失语、大脑功能不全、癫痫及脑脓肿等。慢性患者，尤其是婴幼儿，因脑室孔或蛛网膜下腔粘连及间脑膜间的静脉发生栓塞性静脉炎，可分别发生脑积水及硬膜下积液。

【后遗症】

可由任何并发症引起，其中常见为耳聋(小儿发展为聋哑)、失明、动眼神经麻痹、瘫痪、智力或性情改变，精神异常等。

【实验室及辅助检查】

(一) 血常规

白细胞总数明显增加，一般在$(10\sim30)\times10^9/L$以上，中性粒细胞比例在80%~90%以上。并发DIC者血小板减少。

(二) 脑脊液检查

确诊的重要方法。病初或休克型患者，脑脊液多无改变，可在12~24小时后复查。典型的脑膜炎期，脑脊液压力升高、外观仍清亮，稍后则浑浊似米汤样或脓样；白细胞数常达$1\times10^9/L$，以中性粒细胞为主。蛋白含量显著增高，糖及氯化物明显减少。须强调的是临床上表现为脑膜炎时脑脊液检查应是影像学检查之前的选择。对颅内压高的患者，腰穿要慎重，以免引起脑疝。必要时先脱水，穿刺时不宜将针芯全部拔出，而应缓慢放出少量脑脊液做检查。作完腰穿后患者应平卧6~8小时，不要抬头起身，以免引起脑疝。

(三) 细菌学检查

确诊的重要手段，应注意标本及时送检。

1. 涂片检查 包括皮肤瘀点和离心沉淀后的脑脊液做涂片染色。皮肤瘀点检查时，用针尖

刺破瘀点上的皮肤，挤出少量血液和组织液涂于载玻片上染色后镜检，阳性率可达80%左右。脑脊液离心沉淀后涂片阳性率为60%~70%。

2. 细菌培养 取瘀斑组织液、血或脑脊液，进行细菌培养。应在使用抗菌药物前收集标本。有脑膜炎奈瑟菌生长时，应做药物敏感性试验。脑膜炎奈瑟菌的鉴定程序如图7-11。

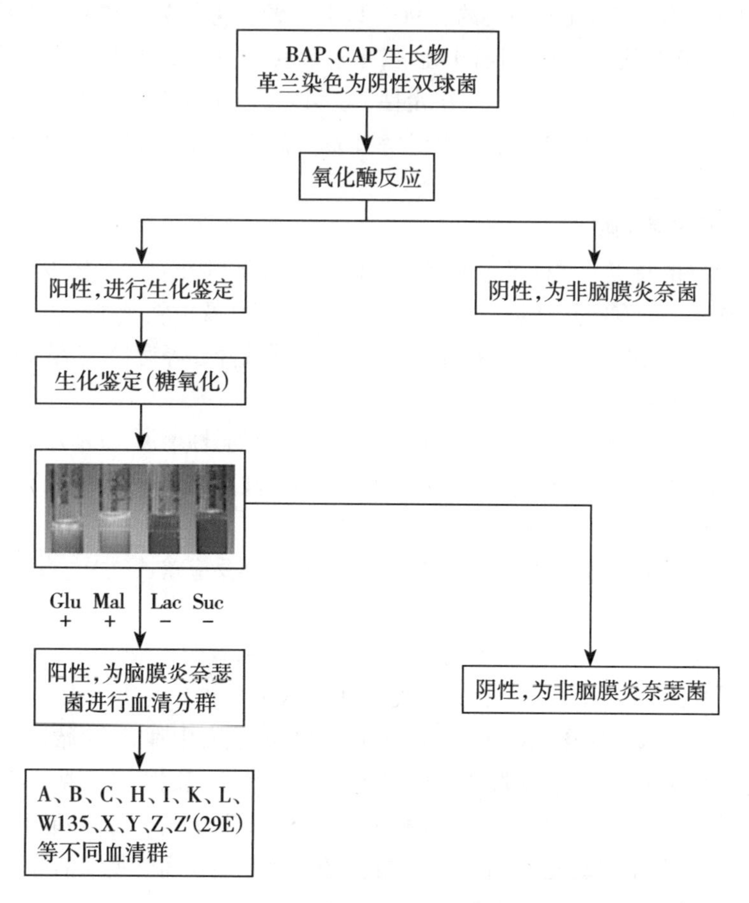

图7-11 脑膜炎奈瑟菌鉴定程序

（四）血清免疫学检查

可协助诊断，多用于已使用抗生素而细菌学阴性者，是近年来开展的流脑快速诊断方法。目前临床常用的抗原检测方法有对流免疫电泳、乳胶凝集、反向间接血凝试验、放射免疫法、SPA协同凝集试验及酶联免疫吸附试验(ELISA)等。方法灵敏、特异、快速。抗体检测方法有间接血凝、杀菌抗体测定等，如血清IgG抗体滴度4倍增高：恢复期血清抗体滴度较急性期4倍增高，则有诊断价值。

（五）其他检查

其他检查包括：①核酸检测：本方法具有灵敏度高及特异性强等特点，且不受抗生素的影响，亦可对细菌进行分离；②RIA法检测脑脊液β2微球蛋白：流脑患者此蛋白明显升高，并与脑脊液中的蛋白含量及白细胞数平行，甚至早期脑脊液尚正常时即已升高，恢复期降至正常。因此该项检测更敏感，有助于早期诊断、鉴别诊断、病情检测及预后判断；③鲎溶解试验：用以检测血清和脑脊液中的内毒素，有助于革兰阴性菌的诊断；④应用PCR技术：检测流脑疑似病例脑脊液和血清标本中脑膜炎奈瑟菌种属及各群的特异性DNA片段，以快速诊断流脑疑似病例。

【诊断与鉴别诊断】

（一）诊断

将流脑分为疑似病例、临床诊断病例及确诊病例。

1. 疑似病例　疑似病例有以下特点:①有流脑流行病学史冬春季节发病(2~4 月为流行高峰),1 周内有流脑患者密切接触史,或当地有本病发生或流行;既往未接种过流脑菌苗;②临床表现及脑脊液检查符合化脓性脑膜炎表现。

2. 临床诊断病例　临床诊断病例有以下特点:①有流脑流行病学史;②临床表现及脑脊液检查符合化脓性脑膜炎表现,伴有皮肤黏膜瘀点、瘀斑。或虽无化脓性脑膜炎(简称化脑)表现,但在感染后中毒性休克表现的同时伴有迅速增多的皮肤黏膜瘀点、瘀斑。

3. 确诊病例　在临床诊断病例基础上,细菌学、流脑特异性血清免疫学检查阳性。

(二) 鉴别诊断

流脑误诊为其他疾病的,前 3 位分别为上呼吸道感染、其他原因的败血症、各种原因的紫癜。而其他疾病误诊为流脑的前 3 位分别为:其他细菌所致的化脓性脑膜炎、结核性脑膜炎、脑脓肿。从误诊病例的年龄分布分析,婴幼儿多为上呼吸道感染、高热惊厥、败血症、婴儿腹泻,在成年患者中则多为其他细菌所致的化脓性脑膜炎、结核性脑膜炎等。表 7-1 为流脑与其他化脓性脑膜炎及脑炎的鉴别诊断。

表 7-1　流脑与其他化脓性脑膜炎及脑炎的鉴别诊断

疾病名称	流行病史	临床特征	CSF 检查						
			压力	外观	WBC	蛋白质	糖	氯化物	病原体
流脑	冬春季	皮肤瘀点	明显增高	脓样	常达 $1\times10^9/L$	增高	降低	降低	脑膜炎奈瑟菌
其他化脑	无季节	原发病灶,无皮肤瘀点	明显增高	脓样	似流脑	增高	降低	降低	其他化脓细菌
结核性脑膜炎	无季节,结核病史	起病缓慢,病程较长,有低热、盗汗、消瘦等症状,无皮肤瘀点	增高	混浊呈毛玻璃状	多在 $50\times10^6/L$ 以下	增高	降低	降低	结核杆菌
乙脑	夏秋季	脑实质损害为主	明显增高	清亮或微浊	似结脑	增高	正常	正常	特异性 IgM(+)

【预后】

本病普通型如及时诊断,合理治疗则预后良好,并发症及后遗症少见。暴发型病死率较高,其中脑膜脑炎型及混合型预后较差。以下因素与预后有关:①暴发型患者病情凶险,预后较差;②年龄以 2 岁以下及高龄者预后较差;③流行高峰时预后较差;④反复抽搐,持续昏迷者预后差;⑤治疗较晚或治疗不彻底者预后不良。

【治疗】

(一) 普通型流脑的治疗

1. 一般及对症治疗　强调早期诊断,就地住院隔离治疗,密切监护,预防并发症。卧床休息,保持病室安静、空气流通。给予流质饮食,昏迷者宜鼻饲,并予足量输入液体,使每日尿量在 1000ml 以上。密切观察病情,保持口腔、皮肤清洁,防止角膜溃疡形成。经常变换体位以防褥疮发生,防止呕吐物吸入。高热时给予物理降温及退热药物;颅内高压者可用 20% 甘露醇脱水治疗,每次 1~2g/kg,静推或快速静滴,每 4~6 小时重复使用;严重毒血症及颅内高压者可应用肾上腺皮质激素。

2. 病原学治疗　一旦高度怀疑流脑,应在 30 分钟内给予抗菌治疗。尽早、足量应用对细菌敏感并能透过血 - 脑屏障的抗菌药物。

(1) 青霉素 G(penicillin G):脑膜炎球菌对青霉素仍高度敏感,国内尚未发现明显的耐药菌

株。虽然青霉素不易透过血 - 脑脊液屏障，但是加大药物剂量可使脑脊液中药物达到治疗的有效浓度，获得良好疗效。尤其是用于治疗败血症患者，其疗效更佳。剂量成人每日 20 万 U/kg，儿童 20 万 ~40 万 U/kg，疗程 5~7 日。

(2) 氯霉素：氯霉素具有良好抗菌活性，易透过血 - 脑屏障，脑脊液浓度为血液浓度的 30%~50%，对流脑及其他化脓性脑膜炎均有较好疗效。成人每日 1~2g，小儿每日 25~50mg/kg，分别加入葡萄糖中静脉滴注，症状好转后口服。但氯霉素不良反应较大，特别是对骨髓造血功能有抑制作用，甚至引起再生障碍性贫血，故选用时要非常慎重，一般不作为首选，新生儿不宜使用，用药时应密切观察氯霉素不良反应。

(3) 磺胺药：磺胺药最早用于治疗流脑，磺胺药主要阻碍细菌合成核酸，影响其核蛋白的合成，使细菌不能繁殖，从而发挥抑菌作用。治疗流脑多选用磺胺嘧啶（SD）或磺胺甲噁唑（SMZ），其能通过血 - 脑屏障渗入脑脊液，较为稳定，不易变质，疗效亦较理想。SD 剂量为成人每次 1g，每日 4g，儿童按每日 100~150mg/kg 服用；复方新诺明（SMZ-TMP）每片含 SMZ 0.4g，TMP 0.08g，成人每次 2 片，每日 2 次，儿童服用儿童片（每片含 SMZ 0.1g、TMP 0.02g）1~2 片。鉴于当前磺胺药对败血症期疗效欠佳，急性期颅内压高导致呕吐时难以口服，并有可能在输尿管等处沉淀形成结石，故实际应用时受到一定限制。且我国 60 年代已报道耐药菌株出现，提示临床选用药物时应加以注意。

(4) 头孢菌素：第三代头孢菌素对脑膜炎球菌抗菌活性强，易通过血 - 脑屏障，且毒性低。头孢噻肟剂量，成人 2g，儿童 50mg/kg，每 6 小时静脉滴注 1 次；头孢曲松成人 2g，儿童 50~100mg/kg，每 12 小时静脉滴注 1 次，疗程 7 日。价格相对昂贵，对于不适用于青霉素、氯霉素、磺胺药的患者可作为备选。

（二）暴发型流脑的治疗

1. 休克型的治疗原则

(1) 尽早应用抗菌药物：可联合用药，用法同前。

(2) 迅速纠正休克。

1) 扩充血容量及纠正酸中毒治疗：酌情使用晶体液和胶体液，补液量应视具体情况，原则为“先盐后糖、先快后慢”。

2) 血管活性药物使用：在扩充血容量及纠正酸中毒基础上，使用血管活性药物，常用药物为莨菪类如 654-2。

(3) DIC 的治疗：高度怀疑有 DIC 时宜尽早应用肝素，应用肝素时，监测凝血时间，要求凝血时间维持在正常值的 2.5~3 倍为宜。高凝状态纠正后，应输入新鲜血液、血浆及应用维生素 K。

(4) 肾上腺皮质激素的使用：适应证为毒血症症状明显的患者。

(5) 保护重要脏器功能：注意脑、心、肝、肾、肺功能，根据情况，予对症治疗。

2. 脑膜脑炎型的治疗 其治疗原则如下：

(1) 尽早应用抗菌药物：可联合用药，用法同前。

(2) 防治脑水肿、脑疝：治疗关键是及早发现脑水肿，积极脱水治疗，预防发生脑疝。

(3) 防治呼吸衰竭：在积极治疗脑水肿的同时，保持呼吸道通畅，必要时气管插管，使用呼吸机治疗。

3. 混合型的治疗 此型患者病情复杂严重，应积极治疗休克的同时，兼顾脑水肿的治疗。

4. 慢性败血症的治疗 抗生素的应用同普通型。

【预防】

（一）管理传染源

早期发现患者并进行呼吸道隔离及治疗，应隔离至症状消失后 3 日，一般不少于病后 7 日，同时对接触者进行医学观察 7 日，对健康带菌者或疑似患者均应给予足量磺胺类药物治疗，疗

程是 5 日。

(二) 切断传播途径

流行期做好卫生宣教工作,搞好环境及个人卫生。居室温度要在 18~20℃,湿度 50%~60% 最适宜,每天开窗通风 3~4 次,每次 15 分钟左右,桌面及地面应采用湿式擦拭,使室内空气新鲜湿润。在流脑的好发季节,室内可用食醋及艾叶等熏蒸,以消毒杀灭病菌。在流行区域尽量避免到人多拥挤、通风不畅的公共场所,外出时戴口罩,防止交叉感染。

(三) 保护易感人群,提高人群免疫力

1. 菌苗注射 目前国内外广泛应用 A 和 B 两种夹膜多糖菌苗,经过超速离心提纯的 A 群多糖菌苗,保护率为 94%,免疫后平均抗体滴度增加 14.1 倍。国内尚有用多糖菌苗作应急预防者,若 1~2 月的流脑发病率大于 10/10 万人或发病率高于上一年同时期时,即可在人群中进行预防接种。国内多年来应用脑膜炎多糖体菌苗,保护率达 90% 以上,使我国流脑发病率大大下降。以 6 个月 ~15 岁以下儿童为主要对象,由农村入伍的新兵、由农村进城人员、有免疫缺陷者都应给予预防接种。多年未见本病流行的地区,一旦出现流行,应考虑全员接种,剂量为 0.5ml 皮下注射 1 次,一般无明显不良反应。

2. 药物预防 对密切接触者,特别是易感、体弱及带菌者可药物预防,药物最好根据该地区的流行菌群及药敏情况选择。可用 SD,成人每日 2g,儿童每日 50~100mg/kg 与等量的碳酸氢钠同服,连服 3 日,但其耐药率较高。在流行时,凡具有发热或头痛、精神萎靡、急性咽炎、皮肤或口腔黏膜出血等 4 项中两项者可给予足量全程的磺胺药治疗,能有效地降低发病率和防止流行。亦可采用利福平或米诺环素进行预防。利福平每日 600mg,儿童 5~10mg/kg,连服 5 日。

(四) 流脑疫苗研究新进展

目前中国流脑疫苗有多糖疫苗及结合疫苗 2 种。多糖疫苗系基于 Nm 荚膜多糖抗原研发,该类疫苗应用后能激活具有群特异性的机体免疫反应,对相应群的菌株感染具有免疫作用。目前全球已经临床应用的多糖疫苗有 A、A+C、A+C+Y+W135 三种,基本涵盖了当前致病性较高引发病例较多的菌群,前两种目前已纳入国家免疫规划。流脑结合疫苗有 A+C 群 1 个剂型。研究表明,用流脑 A+C 结合疫苗代替 A 群多糖疫苗,可使小月龄婴儿得到免疫保护,有利于进一步降低婴幼儿流脑的发病率,用 A+C+Y+W135 群多糖疫苗代替 A+C 多糖疫苗,可同时获得 4 种常见脑膜炎球菌菌群的免疫保护,有利于防止 Y 和 W135 群引起的发病或流行。对于在欧美国家流行较多而全球各地散发的 B 群 Nm 菌株,尚未开发出有效疫苗,而当前全球流行菌群正从少数菌群向多菌群共同流行,流行菌群的变迁对疫苗的预防会产生一定的影响。

(王宇明)

参考文献

1. 刘丹青,王建军,王斌冰,等. 安徽省 C 群流行性脑脊髓膜炎人群分布特征研究. 中华疾病控制杂志,2010,14(3):240-244
2. Brust JC. Meningococcal meningitis, dexamethasone, and Class Ⅲ evidence. Neurology, 2012, 79(15):1528-1529
3. Rada N, Draiss G, Elrharras S, et al. A rare complication of meningococcal meningitis: Ataxia of thalamic origin. Arch Pediatr, 2013, 20(1):90-91
4. Levy C, Taha MK, Bingen E, et al. Paediatric meningococcal meningitis in France: ACTIV/GPIP network results. Arch Pediatr, 2012, 19(Suppl 2):S49-54
5. Heckenberg SG, Brouwer MC, van der Ende A, et al. Adjunctive dexamethasone in adults with meningococcal meningitis. Neurology, 2012, 79(15):1563-1569
6. Nicolas P. Meningococcal meningitis epidemics in sub-Saharan Africa and the meningococcal A conjugate vaccine. Med Sante Trop, 2012, 22(3):246-258

7. Irving TJ, Blyuss KB, Colijn C, et al. Modelling meningococcal meningitis in the African meningitis belt. Epidemiol Infect, 2012, 140(5): 897-905
8. Artenstein AW, LaForce FM. Critical episodes in the understanding and control of epidemic meningococcal meningitis. Vaccine, 2012, 30(31): 4701-4707

第五节 霍　　乱

霍乱(cholera)是由霍乱弧菌(*Vibrio cholerae*)感染引起的烈性肠道传染病,是我国法定甲类传染病,为亚洲、非洲、拉丁美洲等第三世界国家导致腹泻的重要原因,属国际检疫传染病。霍乱弧菌通过污染的水或食物感染人体,产生肠毒素而引起发病。典型的临床霍乱患者表现为:急性起病,剧烈腹泻、多伴呕吐,以及由此引起的脱水、电解质紊乱和肌肉痉挛,严重者可发生循环衰竭,甚至死亡。治疗的关键是补充液体,纠正脱水和电解质紊乱。

【病原学】

(一) 霍乱弧菌的分类

根据霍乱弧菌细胞壁表面抗原分为139个血清群,其中只有O1和O139可引起霍乱流行。WHO腹泻控制中心根据霍乱弧菌的菌体(O)抗原特异性、生化性状、致病性等不同,将霍乱弧菌分为以下三群。

1. O1群霍乱弧菌 O1群霍乱弧菌包括两个生物型,即古典生物型(Vibrio Cholerae classical bio-type, CVC)和埃尔托生物型(Vibrio Cholerae El Tor biotype, EVC)。过去将前者引起的疾病称为霍乱,后者称为副霍乱(paracholera)。1962年世界卫生大会上将这两个生物型引起的疾病统一命名为霍乱。

2. 非O1群霍乱弧菌 本群弧菌鞭毛抗原与O1群相同,而O抗原不同,不被O1群多价血清所凝集,故也称为不凝集弧菌(non-agglutinable Vibro, NAG Vibro)。根据O抗原的不同,可分为不同血清型。其中一些弧菌能产生类霍乱肠毒素的毒素,另一些则产生类似大肠埃希菌耐热肠毒素。

3. O139群霍乱弧菌 1992年10月首次发现一种新的血清群,后来证实该菌群与O1群和非O1群的137个菌群不发生凝集反应,是一个新的血清型,被命名为O139群霍乱弧菌。

(二) 霍乱弧菌的生物学特点

1. 形态与染色 霍乱弧菌为革兰阴性呈弧形或逗点状杆菌。一般长1.5~3.0μm,宽0.3~0.4μm,尾端有鞭毛,活动活泼,在暗视野悬滴镜检可见穿梭状运动,患者粪便直接涂片时可见弧菌纵列呈"鱼群"样。O139霍乱弧菌长2~3μm,宽0.5μm,有荚膜。

2. 培养特性 霍乱弧菌属兼性厌氧,在普通培养基中生长良好,在碱性环境中生长繁殖快,故一般增菌培养常用pH 8.4~8.6的1%碱性蛋白胨水。O139霍乱弧菌能在无氯化钠或30g/L氯化钠蛋白胨水中生长,但不能在80g/L浓度下生长。

3. 生化反应 O1群和非O1群霍乱弧菌均能发酵蔗糖和甘露糖,不发酵阿拉伯糖。埃尔托生物型能分解葡萄糖产生乙酸甲基甲醇,即用VP试验鉴定该型。O139群能发酵葡萄糖、麦芽糖、蔗糖、甘露糖,产酸不产气,不发酵肌醇和阿拉伯糖。氧化酶试验和明胶试验呈阳性,靛基质试验阳性。

4. 抗原结构 霍乱弧菌有耐热的O抗原和不耐热的鞭毛(H)抗原。H抗原为霍乱弧菌所共有;O抗原特异性高,有群特异性和型特异性两种抗原,是霍乱弧菌分群和分型的基础;群的特异性抗原有两百余种。O1群弧菌的特异性抗原有A、B、C三种,其中A抗原为O1群霍乱弧菌所共有,B、C抗原可以因变异而相互转化,O139群和O1群霍乱弧菌的多价血清不发生交叉凝集,与O1群特异性的ABC因子单克隆抗体也不发生反应。

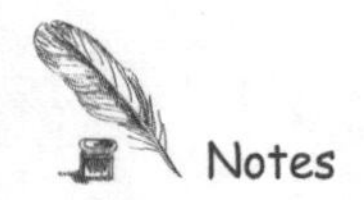

5. 致病力 霍乱弧菌的致病力包括鞭毛运动、黏蛋白溶解酶、黏附素、霍乱肠毒素(cholera enterotoxin,CT)、内毒素、弧菌的代谢产物以及其他毒素。古典型、埃尔托生物型和O139群霍乱弧菌均能产生。此外,霍乱弧菌还能产生小带联结毒素(zonulaoccludens toxin,Zot)和辅助霍乱肠毒素(accessary cholera enterotoxin,Ace),前者可破坏肠黏膜上皮细胞的紧密联结,扩大细胞间隙,使液体漏出,引起腹泻;后者类似CT。霍乱弧菌菌体有一种特殊的菌毛,能与CT协同调节表达,故称之为毒素协同调节菌毛(toxin coregulated pilus,Tcp),其主要亚单位为TcpA和TcpA,在霍乱弧菌定居于人类肠道中起重要作用,被称为"定居因子"。

神经氨酸酶是霍乱弧菌分泌多糖复合物中的一种酶,其活性可被神经氨酸酶抗体IgG所中和,神经氨酸酶结构基因N端有24个氨基酸分泌信号肽,推测其功能在于促进CT与受体结合能力,从而提高细菌菌株的毒力。血凝素根据排列模式分为2种,一种是与细胞相连的,另一种为可溶性血凝素(SHA),精制SHA在电镜下呈长丝状多聚体,它是一种含锌离子的金属肽链内切酶,其活性被螯合物zincor(抑制含锌蛋白酶活性的氧酸衍生物)抑制,在恢复期,患者SHA滴度可升高,抗体特异性地抑制霍乱弧菌的血凝及黏附,但对动物不显示保护作用,也杀灭弧菌活性。霍乱弧菌可产生溶血素,埃尔托型产生不耐热溶血素,是单体蛋白质,除溶血活性外,尚有细胞毒性及心脏毒性等。

6. 抵抗力 霍乱弧菌对干燥、加热和一般消毒剂均敏感。一般煮沸1~2分钟,即可杀灭,干热消毒需2小时。在正常胃酸中,霍乱弧菌仅能存活5分钟。在自然环境的自来水及深井水中加0.5ppm的氯,经15分钟即可杀死。但霍乱弧菌在自然环境中存活时间较长,如在河水、海水和井水中,埃尔托生物型一般可存活1~3周在鱼、虾和贝类食物中,存活1~2周,在合适的外环境中可存活1年以上。

【流行病学】

霍乱在人群中流行已有两个多世纪。自1817年以来,霍乱发生了七次世界性大流行。1883年第五次大流行时,Koch从患者粪便中发现霍乱弧菌,明确了本病的病原体;第六次大流行(或许包括第五次大流行)与古典生物型霍乱弧菌有关;1961年以来的第七次大流行,则以埃尔托生物型霍乱弧菌为主;1992年在印度、孟加拉等地发生霍乱暴发流行,已证实是由新血清群—O139群霍乱弧菌所引起,波及巴基斯坦、泰国、斯里兰卡、尼泊尔、英格兰、美国、日本、德国和我国部分地区,有人认为有形成第八次大流行的趋势。霍乱全球流行史见表7-2。

表7-2 霍乱全球流行史

次	时间(年)	地区	霍乱弧菌(分群)
1	1817—1823	从印度恒河三角洲蔓延到欧洲	O1群古典生物型
2	1826—1837	穿越俄罗斯后扩散到整个欧洲	O1群古典生物型
3	1846—1863	波及整个北半球	O1群古典生物型
4	1865—1875	亚、欧、非、美	O1群古典生物型
5	1883—1896	亚、欧、非、美	O1群古典生物型
6	1899—1923	亚、欧、美	O1群埃尔托生物型
7	1861—	印度尼西亚、波及五大洲140多个国家和地区	O139群

自1820年霍乱传入我国,以后的每次世界性大流行均受到波及。新中国成立后古典生物型霍乱在我国得到了控制,但随着国际交流和人员往来频繁,20世纪60年代埃尔托生物型霍乱传入我国沿海一带,并于1993年5月首先在新疆发现O139群霍乱病例。从2002年开始,霍乱在我国总体处于低发水平,2006年至2012年,我国平均每年报告病例100例左右。

（一）传染源

霍乱患者和带菌者是主要传染源。发病期一般可连续排菌5天，也有2周以上者。患者吐泻物中可有大量霍乱弧菌，可达10^7~10^9个/ml。其中轻型和隐性感染者由于病情轻，或无任何临床症状，不易确诊。隐性感染者可呈排菌状态，称之为接触带菌者或健康带菌者，是重要的传染源，应隔离治疗。

（二）传播途径

霍乱弧菌污染水源和食物引起传播，日常生活接触和苍蝇亦引起间接传播。近年来发现不论埃尔托和O139霍乱弧菌均能通过污染鱼、虾等水产品引起传播。

（三）人群易感性

人群对霍乱弧菌普遍易感，病后获一定的免疫力，能产生抗菌抗体和抗肠毒素抗体，但持续时间短。本病隐性感染较多，显性感染较少，亦有再感染的报道。

（四）流行季节与地区

在我国霍乱流行季节为夏秋季，以7~10月为多。流行地区主要在沿海一带如广东、广西、浙江、江苏、上海等省市为多。

（五）O139群霍乱的流行特征

O139群感染病例无家庭聚集性，以成人为主，男多于女。主要经水和食物传播，人群普遍易感。在霍乱地方性流行区，人群对O1群霍乱弧菌有免疫力者，却不能保护免受O139群感染。地方疫区表现为长期散发，也可有流行高峰，新传入地常呈暴发流行。

【发病机制与病理】

（一）发病机制

食入霍乱弧菌后是否发病，取决于机体的免疫力、弧菌的数量和致病力。人体正常分泌的胃酸可杀灭一定数量的霍乱弧菌，不引起发病。但若胃大部切除使胃酸分泌减少，大量饮水和大量进食使胃酸稀释，或者食入霍乱弧菌的量超过10^8~10^9均能引起发病。霍乱弧菌经胃抵达肠道后，通过鞭毛运动以及弧菌产生的蛋白酶作用，穿过肠黏膜上的黏液层，在毒素协同调节菌毛TcpA和霍乱弧菌血凝素的作用下，黏附于小肠上段肠黏膜上皮细胞刷状缘，定居于人类肠道中，并不侵入肠黏膜下层。在小肠碱性环境中细菌大量繁殖，产生CT，也称霍乱原（choleragen），引起发病。

霍乱肠毒素CT有A、B两个亚单位，前者为毒性部分，后者为结合部分，是引起霍乱症状的主要致病物质。当肠毒素与肠黏膜接触后，其B亚单位通过识别肠黏膜上皮细胞上的受体-神经节苷脂（ganglioside，GM1），并与之结合。继而具有酶活性的A亚单位进人肠黏膜细胞内，其中A1肽链能从烟酰胺腺嘌呤二核苷（NAD）中转移二磷酸腺苷（ADP）一核糖至靶蛋白磷酸鸟嘌呤核苷调节酶（GTP酶活称G蛋白）中并与之结合，使GTP酶活性受抑制，导致腺苷环化酶（AC）持续活化，使三磷酸腺苷不断转变为环磷酸腺苷（cAMP）。当细胞内cAMP浓度升高，刺激肠黏膜隐窝细胞过度分泌水、氯化物及碳酸盐。同时抑制绒毛细胞对钠和氯离子的吸收，使水和NaCl等在肠腔聚集，引起本病特征性的剧烈水样腹泻。CT还能促使肠黏膜杯状细胞分泌黏液增加，使水样便中可含大量黏液。当腹泻导致的失水，胆汁分泌减少，腹泻出的粪便可成为“米泔水”样。

除肠毒素外，Zot毒素、Ace毒素、内毒素及霍乱弧菌产生溶血素、酶类及其他代谢产物，亦有一定的致病作用。尤其是内毒素在致病方面的作用应引起重视，已有O139霍乱弧菌引起败血症、脑膜炎的报道，尤常见于婴幼儿。

（二）病理生理

霍乱患者剧烈呕吐和无痛性腹泻，可导致脱水、电解质紊乱和酸碱失衡。

1. 水和电解质紊乱 霍乱患者的粪便为等渗性，剧烈的吐泻，体内水和电解质大量丧失，因而导致脱水和电解质紊乱。严重脱水患者可出现循环衰竭，进一步引起急性肾衰竭。虽然霍乱患者丢失的液体是等渗液体，但其中含钾的量是血清钾的4~6倍，而钠和氯稍低于血清，故补液

时，在有尿的时候应及时补钾，否则严重低血钾可导致心律失常。

2. 代谢性酸中毒 因腹泻丢失大量碳酸氢盐所引起。此外，失水导致的周围循环衰竭，组织因缺氧进行无氧代谢，乳酸产生过多加重代谢性酸中毒。当发生急性肾衰竭时，不能排泄代谢产生的酸性物质，也是加重酸中毒的原因。

（三）病理

本病主要病理改变为严重脱水，脏器实质性损害不重。可见小肠仅有轻微炎症，绒毛细胞有变形的微绒毛或无微绒毛相伴的大伪足样胞质突起，自尖端细胞表面伸入肠腔内。上皮细胞有线粒体肿胀，嵴的消失、高尔基体泡囊数增加，内质网的扩张和囊泡的形成。可见皮肤苍白、干瘪、无弹性，皮下组织和肌肉脱水，心、肝、脾等脏器因脱水而缩小。肾小球和肾间质毛细血管扩张，肾小管变性和坏死。唯独小肠明显水肿，色苍白暗淡，黏膜面粗糙。

【临床表现】

本病潜伏期短者为数小时，长者可达3~6日，一般为1~3日。古典生物型与O139型霍乱弧菌引起者症状较重；埃尔托生物型所致者常为轻型，隐性感染较多。

（一）临床分期

典型患者多突然发病，少数发病前1~2日可有头昏、乏力或轻度腹泻等症状。一般将典型病例病程分三期。

1. 吐泻期 以剧烈腹泻开始，继之出现呕吐，一般不发热，仅少数有低热。本期持续数小时至1~2日。

(1) 腹泻：发病的第一个症状，其特点为无里急后重感，多数不伴腹痛（O139型除外），排便后自觉轻快。少数患者有腹部隐痛，个别病例可有阵发性腹部绞痛。排出的粪便初为黄色稀便，后为水样便，无粪臭，有淡甜味或鱼腥味，以黄色水样便多见。腹泻严重者排出白色混浊的“米泔水”样大便。有肠道出血者排出洗肉水样大便。出血多者则呈柏油样便，以埃尔托生物型霍乱弧菌引起者多见。腹泻次数由每天数次至数十次不等，重者则大便失禁。

(2) 呕吐：一般发生在腹泻之后，不伴恶心，多为喷射性呕吐。呕吐物初为胃内食物，后为水样，严重者可呕吐“米泔水”样液体，与粪便性质相似。轻者可无呕吐。

2. 脱水期 频繁地呕吐与腹泻使体内大量水分和电解质丧失，出现脱水、电解质紊乱和代谢性酸中毒，严重者发生循环衰竭。此期一般持续数小时至2~3天，病程长短主要取决于治疗是否及时和正确。

(1) 脱水：可分轻、中、重三度。轻度脱水可见皮肤黏膜干燥，皮肤弹性差，一般约失水1000ml，儿童70~80ml/kg体重；中度脱水见皮肤弹性差，眼窝凹陷，声音轻度嘶哑，血压下降和尿量减少，丧失水分3000~3500ml，儿童80~100ml/kg体重；重度脱水则出现皮肤干皱、缺乏弹性，声音嘶哑，并可见眼眶下陷、两颊深凹，神志淡漠或不清的“霍乱面容”。出现循环衰竭和酸中毒者，若不积极抢救，可危及生命。脱水的分度见表7-3。

表7-3 脱水的分度

特征	轻度	中度	重度
皮肤弹性	轻度减低	中度减低	重度减低
皮皱恢复时间	2s	2~5s	5s以上
眼窝	稍凹陷	明显下陷	深度凹陷，眼不能紧闭
指纹	正常	皱瘪	干瘪
声音	正常	轻度嘶哑	嘶哑或无声
神志	正常	呆滞或烦躁	嗜睡或昏迷
尿量	正常	少尿	无尿
血压	正常	轻度下降	出现休克

Notes 

(2) 循环衰竭:是严重失水所致的失水性休克。临床表现四肢厥冷、脉搏细速甚至不能触及,血压下降或不能测出。继而由于脑部供血不足,脑缺氧而出现意识障碍,开始为烦躁不安、呆滞、嗜睡甚至昏迷。

(3) 尿毒症酸中毒:临床表现为呼吸增快,严重者除出现库斯莫尔(Kussmaul)呼吸外,可有神志意识障碍,如嗜睡、感觉迟钝,甚至昏迷。

(4) 肌肉痉挛:呕吐、腹泻使大量的盐丧失,严重低血钠可引起腓肠肌和腹直肌痉挛。临床表现为痉挛部位的疼痛和肌肉呈强直状态。

(5) 低血钾:腹泻使钾盐大量丧失,血钾可显著降低。临床表现为肌张力减弱,膝反射减弱或消失,腹胀等亦可出现。

3. 恢复期 腹泻停止,脱水纠正后多数患者症状消失,体温、脉搏、血压恢复正常,尿量增加,体力逐步恢复。有约1/3病例由于血液循环的改善,残留于肠腔的内毒素被吸收进入血流,可引起轻重不一的发热,一般患者体温高达38~39℃,持续1~3日后自行消退。尤以儿童多见。

(二) 临床类型

对显性感染者根据失水程度、血压和尿量情况,可分为轻、中、重3型。O139型霍乱弧菌多引起重型,已有因菌血症死亡的报道。

除上述3种临床类型外,尚有一种罕见的暴发型或称中毒型,又称“干性霍乱”(cholerasicca)。本型起病急骤,尚未出现腹泻和呕吐症状,即迅速进入中毒性休克而死亡。

【实验室及辅助检查】

(一) 一般检查

1. 血常规 脱水患者可表现为红细胞和白细胞计数均升高。

2. 尿常规 可有少量蛋白,镜检有少许红细胞、白细胞和管型。

3. 粪便常规 可见黏液和少许红细胞、白细胞。

4. 生化检查 可有尿素氮、肌酐升高,而碳酸氢离子下降。电解质可受治疗因素影响,治疗前由于细胞内钾离子外移,血清钾可在正常范围,当酸中毒纠正后,钾离子移入细胞内而出现低钾血症。

(二) 病原菌检查

1. 粪便涂片染色 粪便涂片并做革兰染色,显微镜下可见革兰染色阴性的弧菌,呈“鱼群”样排列。

2. 动力试验和制动试验 取发病早期的新鲜粪便或碱性胨水增菌培养6小时后,做暗视野显微镜检,可见穿梭状运动的弧菌,即为动力试验阳性。随后加上1滴O1群抗血清,如细菌停止运动,提示标本中有O1群霍乱弧菌;如细菌仍活动,再加1滴O139抗血清,细菌活动消失,则证明为O139霍乱弧菌。

3. 增菌培养 所有怀疑霍乱的患者均应留取粪便,除做显微镜检外,还要进行增菌后分离培养。粪便留取应在使用抗菌药物之前,并尽快送到实验室作培养。增菌培养基一般用pH 8.6的碱性蛋白胨水,置37℃培养6~8小时后,再转种到霍乱弧菌能生长的选择性培养基,如庆大霉素琼脂、TCBS、四号琼脂和碱性营养琼脂等,18~24小时后菌落生长,然后与O1群、O139群特异性的单克隆抗体或诊断血清进行玻片凝集实验。

4. 快速辅助检测 目前使用较多的是霍乱弧菌胶体金快速检测法,该方法主要检测O1群和O139群霍乱弧菌抗原成分,操作简单。应用纯化的弧菌外膜蛋白抗血清,采用ELISA方法,可快速检测粪便中的弧菌抗原,用于快速诊断。

5. PCR检测 通过PCR方法识别霍乱弧菌毒素基因来诊断霍乱,该方法的特异性和灵敏度均较高,需要在符合PCR实验条件的实验室中进行,同时需要严格的核酸提取操作。

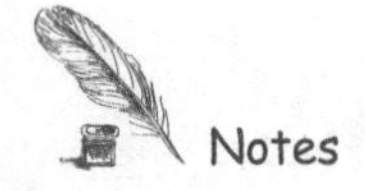

(三) 血清免疫学检查

霍乱弧菌感染后,能产生抗菌抗体和抗肠毒素抗体。抗菌抗体中的抗凝集素抗体一般在发病第 5 天出现,病程 8~21 天达高峰。血清免疫学检查主要用于流行病学的追溯诊断和粪便培养阴性的可疑患者的诊断。抗凝集素抗体双份血清滴度 4 倍以上升高有诊断意义。

【并发症】

(一) 急性肾衰竭

发病初期由于剧烈吐泻导致脱水,可出现肾前性少尿,如得不到及时纠正,可由于肾脏供血不足,肾小管缺血性坏死,出现氮质血症,严重者可出现尿毒症而死亡。如早期得到及时补液,尿量迅速增加,可不发生肾衰竭。

(二) 急性肺水肿

由于本病脱水严重,往往需要快速补液,如不注意及时纠正酸中毒,则往往发生肺水肿。代谢性酸中毒容易导致肺循环高压,后者又可因补充大量不含碱的盐水而加重。

【诊断与鉴别诊断】

在霍乱流行地区,流行季节,任何有腹泻和呕吐的患者均有疑似霍乱可能,因此,均需做排除霍乱的粪便细菌学检查。凡有典型症状者,应先按霍乱处理。

(一) 诊断

1. 诊断标准 具有下列之一者,可诊断为霍乱:

(1) 有腹泻症状粪便培养霍乱弧菌阳性。

(2) 霍乱流行期间,在疫区内发现典型的霍乱腹泻和呕吐症状,并迅速出现严重脱水、循环衰竭和肌肉痉挛者。虽然粪便培养未发现霍乱弧菌,但无其他原因可查者。如有条件可做双份血清凝集试验,滴度 4 倍上升者可诊断。

(3) 疫源检索中发现粪便培养阳性前 5 天内,有腹泻症状者,可诊断为轻型霍乱。

2. 疑似诊断 具有以下之一者:

(1) 具有典型霍乱症状的首发病例,病原学检查尚未肯定前。

(2) 霍乱流行期间与霍乱患者有明确接触史,并发生泻、吐症状,而无其他原因可查者。

疑似患者应进行隔离、消毒,并每日做粪便培养,若连续 2 次粪便培养阴性,可作否定诊断,并作疫情订正报告。

3. 带菌者 无霍乱临床表现,但粪便、呕吐物或肛拭子细菌培养分离到霍乱弧菌者。

(二) 鉴别诊断

本病应与其他病原微生物引起的腹泻相鉴别,主要包括以下疾病。

1. 细菌性食物中毒 主要病原菌包括副溶血性弧菌、葡萄球菌、变形杆菌、蜡样芽胞杆菌等,由于细菌及其毒素污染了食物,进食者发病。一般起病急骤,潜伏期短,常先吐后泻,可伴有肠鸣、阵发性腹部剧痛症状,粪便为黄色水样便,偶带脓血。收集患者粪便、呕吐物或可疑食物可检出相应的病原菌。

2. 急性细菌性痢疾 由志贺菌属侵袭肠黏膜,引起肠黏膜炎症及溃疡。典型患者有发热、腹痛、腹泻、里急后重和黏液脓血便等临床症状,易与霍乱鉴别。轻型患者仅有腹泻黏液稀便,需与轻型霍乱鉴别,主要依靠粪便病原学检查。从粪便或肛拭子等标本中检出志贺菌可确诊。

3. 大肠埃希菌性肠炎 产肠毒素性大肠埃希菌(ETEC)性肠炎,潜伏期 4~24 小时,有发热、恶心呕吐及腹部绞痛,黄水或清水样便,无脓血便,严重腹泻者亦可产生重度脱水,婴幼患儿常因此而危及生命。肠致病性大肠埃希菌(EPEC)性肠炎,主要症状为腹泻,粪便为黄色或黄绿色蛋花样便,量较多,常有特殊腥臭味,重者也会有脱水及全身症状。两者粪便培养均可获得相应的大肠埃希菌。

4. 病毒性胃肠炎 常由人轮状病毒、如诺克病毒、腺病毒、冠状病毒和星状病毒等引起。各

年龄组均可发病，但多见于婴幼儿，好发于秋冬季。患者一般有发热，除腹泻、呕吐外，可伴有腹痛头痛和肌痛，少数有上呼吸道感染症状。大便为黄色水样便，粪便培养霍乱弧菌阴性，病毒学检查阳性。

【预后】

本病的预后与所感染霍乱弧菌的生物型、临床病情轻重、治疗是否及时和正确有关。此外，年老体弱、婴幼儿或有并发症者预后差。死亡原因主要是循环衰竭和急性肾衰竭。

【治疗】

治疗原则：严格隔离，及时补液，辅以抗菌和对症治疗。重症患者应加强护理，密切观察病情，监测生命体征变化，记录出入量变化。

（一）严格隔离

应按甲类传染病进行严格隔离，及时上报疫情。确诊患者和疑似病例应分别隔离，患者排泄物应进行彻底消毒。患者症状消失后，隔天粪便培养1次，连续两次粪便培养阴性方可解除隔离。

（二）补液疗法

及时正确地补充液体和电解质是治疗霍乱的关键，可以使病死率从5%以上降低到1%以下。轻度脱水患者以口服补液为主。

1. 口服补液疗法 现代医学倡导口服补液治疗霍乱，口服补液是治疗轻度脱水霍乱患者的主要方法，对中、重型脱水患者，或呕吐剧烈不能口服的患者，先进行静脉补液，待病情稳定、脱水减轻、呕吐停止后尽快开始口服补液治疗。

口服补液盐(oral rehydration salts，ORS)由WHO推荐用于治疗急性腹泻导致的轻、中度脱水。ORS的配方为：葡萄糖20g，氯化钠3.5g，碳酸氢钠2.5g，氯化钾1.5g，溶于1000ml可饮用水内。配方中各电解质浓度均与患者排泄液的浓度相当。口服补液不仅适用于轻、中度脱水患者，而且适用于重度脱水患者，因其能减少中度脱水患者的静脉补液量，从而减少静脉输液的不良反应及医源性电解质紊乱。这对年老体弱患者，心、肺功能不良的患者以及需要及时补钾的患者尤为重要，因为口服补液能防止补液量不足或者过多而引起的心、肺功能紊乱以及医源性低血钾。呕吐不一定是口服补液的禁忌，只是速度要慢一些，特别是儿童病例。

2. 静脉补液疗法 原则是：早期、迅速、足量，先盐后糖，先快后慢，纠酸补钙，见尿补钾。对老人、婴幼儿及心肺功能不全的患者补液不可过快，边补边观察治疗反应。

液体种类的选择非常重要，应以维持人体正常电解质与酸碱平衡为目的。目前国内常选择541溶液，即每升含氯化钠5g，碳酸氢钠4g和氯化钾1g，另加50%葡萄糖20ml，以防低血糖。541液配方组成：0.9%氯化钠550ml，1.4%碳酸氢钠300ml，10%氯化钾10ml，以及10%葡萄糖140ml。幼儿由于肾脏排钠功能较差，为避免高血钠，其比例调整为每升液体含氯化钠2.65g，碳酸氢钠3.75g，氯化钾1g，葡萄糖10g。

补液量应根据失水程度决定。最初24小时，轻型脱水者3000~4000ml，儿童120~150ml/kg，含钠液量60~80ml/kg；中型脱水者4000~8000ml，儿童150~200ml/kg，含钠液量80~100ml/kg；重型脱水者8000~12 000ml，儿童200~250ml/kg，含钠液量100~120ml/kg。最初1~2小时宜快速滴入，中型者输液速度为5~10ml/min，重型者开始按40~80ml/min的速度快速输入，以后按20~30ml/min的速度滴入。一般需多条静脉通路和（或）加压输液装置，视脱水情况改善，逐步减慢输液速度。在脱水纠正且有排尿时，应注意补充氯化钾，剂量按0.1~0.3g/kg计算，浓度不超过0.3%。及时补充钾盐对儿童病例尤为重要，因其粪便含钾量高，腹泻时容易出现低钾血症。开始治疗24小时后的补液量和补液速度应根据病情再作调整，输液过快易致急性心功能衰竭。

（三）抗菌治疗

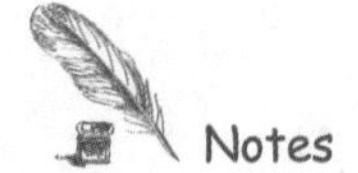

应用抗菌药物控制病原菌后能缩短病程、减少腹泻次数，并迅速从粪便中清除病原菌，但仅

作为液体疗法的辅助治疗。目前常用药物：环丙沙星，成人每次250~500mg，每天2次口服；或诺氟沙星，成人每次200mg，每天3次；或多西环素，成人每次100mg，每天2次；或复方磺胺甲噁唑片，成人每次2片，每天2次。

（四）对症治疗

重症患者补足液体酸中毒纠正后，血压仍较低者，可加用肾上腺皮质激素及血管活性药物。注意发现急性肺水肿和心力衰竭的临床表现时，应调整输液速度，给予镇静剂、利尿剂及强心剂，可应用地塞米松或氢化可的松，静脉滴注。严重低钾血症者应静脉滴注氯化钾治疗，浓度不能超过0.3%。对急性肾衰竭者应纠正酸中毒及电解质紊乱，如出现高血容量、高血钾、严重酸中毒，必要时可采用透析治疗。氯丙嗪和盐酸小檗碱（黄连素）有抗肠毒素作用，目前认为氯丙嗪能抑制上皮细胞腺苷环化酶的活性，而盐酸小檗碱能抗菌及抑制霍乱肠毒素的毒性作用，临床应用可减轻腹泻。

【预防】

（一）控制传染源

及时发现患者和疑似患者，进行隔离治疗，并作好疫源检索，是控制霍乱流行的重要环节。在我国，建立腹泻肠道门诊，对密切接触者进行粪便培养检查和预防性治疗，一般应用多西环素200mg顿服，次日口服100mg，亦可应用诺氟沙星。此外，搞好国境卫生检疫等措施，一旦发现患者或疑似患者，应立即进行隔离治疗，并对交通工具彻底消毒，取得了很好的防控效果。

（二）切断传播途径

加强饮水消毒和食品管理，确保用水安全，建立良好的卫生设施，可以明显减少霍乱传播的危险。在霍乱尚未侵袭和形成季节性流行的地区，制定有效的控制霍乱的计划是对控制霍乱流行的最好的准备。改善环境卫生，对患者和带菌者的排泄物进行彻底消毒，是预防霍乱的理想方法，消灭苍蝇等传播媒介也是重要措施之一。

（三）提高人群免疫力

对霍乱疫苗的研究工作已经开展100多年。目前国外应用基因工程技术制成并试用的有多种疫苗，现仍在扩大试用，包括亚单位-全菌体菌苗、减毒口服活疫苗、O139疫苗等。口服菌苗可使肠道产生特异性IgM、IgG和IgA抗体，亦能阻止弧菌黏附于肠壁而免于发病。目前口服霍乱疫苗主要有两种：一种是由纯化的重组霍乱类毒素B亚单位和灭活O1群霍乱全菌体组成的疫苗rBS/WC；另一种是利用基因工程技术使霍乱弧菌缺失主要毒力基因，保留有效抗原基因构建成高效的口服减毒活疫苗-CVD103-HgR。目前，这些霍乱疫苗主要用于保护地方性流行区的高危人群。对于O139疫苗的研究仍处于实验阶段，O139的荚膜脂多糖不仅是重要的毒力因子，也是重要的保护性抗原，以血清白蛋白为载体蛋白制作O139荚膜脂多糖疫苗，应用EDC或CDAP为激活因子注射于小鼠，可使小鼠产生杀弧菌抗体。将O139荚膜脂多糖与白喉毒素共价结合可使小鼠产生针对荚膜多糖的IgG，具有杀弧菌作用，同时也可产生针对白喉毒素的抗体。

（贾战生）

参考文献

1. 中华人民共和国卫生行业标准——霍乱诊断标准 WS 289—2008. 北京：人民卫生出版社，2008
2. Singhl AK, et al.Differential roles of NHERF1, NHERF2 and PDZK1 in regulating CFTR-mediated intestinal anion secretion in mice.J Clin Invest, 2009, 119(3):540-550
3. 马亦林，李兰娟．传染病学．第5版．上海：上海科学技术出版社，2011，418-425
4. 缪晓辉，冉鹿，张文宏，等．成人急性感染性腹泻诊疗专家共识．中华消化杂志，2013，33(12);793-802

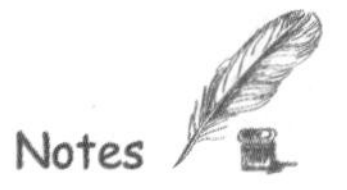

第六节 细菌性痢疾

细菌性痢疾（bacillary dysentery）简称菌痢，是由志贺菌（也称痢疾杆菌）引起的肠道传染病。主要通过消化道传播，终年散发，夏秋季可流行。其主要病理变化为直肠、乙状结肠的炎症与溃疡，主要表现为腹痛、腹泻、排黏液脓血便以及里急后重等，可伴有发热及全身毒血症状，严重者可出现感染性休克和（或）中毒性脑病。由于痢疾杆菌各组及各血清型之间无交叉免疫，但有交叉耐药性，且病后免疫力差，故可反复感染。一般为急性，少数迁延成慢性。

【病原学】

志贺菌属于肠杆菌科志贺菌属（*Shigella*），该菌为革兰阴性杆菌，有菌毛，无鞭毛、荚膜及芽胞，无动力，兼性厌氧，但最适宜于需氧生长。培养24小时后，成为凸起圆形的透明菌落，直径约为2mm，边缘整齐。

（一）抗原结构

志贺菌血清型繁多，根据生化反应和O抗原的不同，将志贺菌属分为4群（即痢疾志贺菌、福氏志贺菌、鲍氏志贺菌、宋内志贺菌，又依次称为A、B、C、D群），共40余个血清型（包括亚型）（表7-4）。我国以福氏和宋内志贺菌占优势。福氏志贺菌感染易转为慢性；宋内志贺菌感染引起症状轻，多呈不典型发作；痢疾志贺菌的毒力最强，可引起严重症状。

表7-4 志贺菌属的分类

菌种	群	型	亚型	甘露醇	乌氨酸脱羧酶
痢疾志贺菌（*S.dysenteriae*）	A	1~10	8a，8b，8c	−	−
福氏志贺菌（*S.flexneri*）	B	1~6，x，y 变型	1a，1b，2a，2b，3a，3b，4a，4b	+	−
鲍氏志贺菌（*S.boydii*）	C	1~18		+	−
宋内志贺菌（*S.sonnei*）	D	1		+	+

（二）抵抗力

志贺菌存在于患者与带菌者的粪便中，在体外生存力较强，温度越低，志贺菌保存时间越长。如在60℃ 10分钟死亡，阳光直射30分钟死亡，在水中（37℃）存活，室温通常可存活10天。在粪便中数小时内死亡，但在污染物品及瓜果、蔬菜上可存活10~20天。志贺菌对酸和一般消毒剂敏感。D群宋内志贺菌抵抗力最强，A群痢疾志贺菌抵抗力最弱。

（三）毒素

志贺菌的致病力与其侵袭过程有关，当其侵入上皮细胞后，可在细胞内繁殖并播散到邻近细胞，由毒素作用引起细胞死亡。志贺菌可以产生内毒素和外毒素，内毒素是引起全身反应如发热、毒血症及休克的重要因素，外毒素又称为志贺毒素（shiga toxin，Stx），有肠毒性、细胞毒性和神经毒性，分别导致相应的临床症状。

1. **肠毒性** 具有类似大肠埃希菌、霍乱弧菌肠毒素的作用，此可解释疾病早期出现的水样腹泻。将其外毒素注入家兔的游离肠段内，可引起肠毒素样反应，局部产生大量液体，其电解质含量和霍乱肠毒素引起的肠液相似，但蛋白含量较高，而且出现渗出液时间较迟。

2. **细胞毒性** 对人肝细胞、HeLa细胞和Vero细胞均有毒性，其中以HeLa细胞最为敏感。

3. **神经毒性** 将其外毒素注射入家兔体内，48小时即可引起动物麻痹。严重的痢疾志贺菌感染可引起中枢神经系统病变，并可能致命。

志贺毒素由位于染色体上的StxA和StxB基因编码，由1个A亚单位和5个B亚单位组成。B亚单位与宿主细胞糖脂（Gb3）结合，导入细胞内的A亚单位可以作用于60S核糖体亚单位的28S rRNA，阻止与氨酰tRNA的结合，导致蛋白质合成中断。毒素作用的基本表现是上皮细胞的

损伤，在少数患者可介导肾小球内皮细胞的损伤，导致溶血性尿毒症综合征。有研究表明，志贺毒素除了见于痢疾志贺菌1型、2型(施密茨型)，还可见于福氏志贺菌2a型。

【流行病学】

(一) 传染源

包括急、慢性菌痢患者和带菌者。急性典型菌痢患者有黏液脓血便，排菌量大，非典型患者仅有轻度腹泻，往往诊断为肠炎，容易误诊。在流行期间典型和非典型菌痢的比例约为1∶1，急慢性菌痢患者粪便内均可分离出志贺菌，由于慢性菌痢患者发现和管理比较困难，在流行中起着不容忽视的作用。慢性菌痢病情迁延不愈，排菌量虽然较少，但持续时间长，提示慢性菌痢患者有长期储存病原体的作用，而且在春季复发较多，对这个阶段维持流行过程起了重要作用。

(二) 传播途径

本病主要经消化道传播。志贺菌随患者粪便排出后，通过手、苍蝇、食物和水，经口感染。另外，还可通过生活接触传播，即接触患者或带菌者的生活用具而感染。

食物型传播与水型传播均可引起暴发流行，多数发生于夏季进食受污染的食物，常易引起流行。水型暴发不受当地流行季节特点的限制，凡有构成粪便污染水源的条件(如降雨、化雪后)均可造成水型暴发。

(三) 人群易感性

人群普遍易感。年龄分布有2个高峰，第一个高峰为学龄前儿童，第二个高峰为青壮年期。病后可获得一定的免疫力，但持续时间短，不同菌群及血清型间无交叉保护性免疫，易反复感染。

(四) 流行特征

菌痢主要集中发生在发展中国家，尤其是医疗条件差且水源不安全的地区。在志贺菌感染者中，约70%的患者和60%的死亡患者均为5岁以下儿童。

我国目前菌痢的发病率仍显著高于发达国家，但总体看发病率有逐年下降的趋势。我国各地区菌痢发生率差异不大，终年散发，但有明显的季节性，一般从5月开始上升，8~9月达高峰，10月以后逐渐下降。本病夏秋季发病率升高可能和降雨量大、苍蝇多，以及进食生冷瓜果食品的机会增加有关。若在环境卫生差的地区，更易引起菌痢的暴发流行。

【发病机制与病理】

(一) 发病机制

志贺菌进入机体后的发展过程取决于细菌数量、致病力和人体抵抗力相互作用的结果。目前认为志贺菌致病必须具备3个条件：①具有光滑型脂多糖(LPS)O抗原；②具有能侵袭上皮细胞并在其中繁殖的基因编码；③侵袭后能产生毒素。

志贺菌进入消化道后，大部分被胃酸杀死，少数进入下消化道的细菌也可因正常菌群的拮抗作用、肠道分泌型IgA的阻断作用而不能致病。致病力强的志贺菌即使10~100个细菌进入人体也可引起发病。当人体抵抗力下降时，少量细菌也可致病。起病时常先有水样腹泻，然后出现痢疾样大便。志贺菌如何引起水样腹泻的机制尚不完全清楚。该菌在小肠和大肠中均可增殖，但在小肠内不引起侵袭性病变，所产生的肠毒素引起水样腹泻。由于不同的人或动物的肠上皮细胞上肠毒素受体数量不相同，所以人或动物感染等量细菌后，有的出现水样腹泻症状，有的则不出现。志贺菌侵袭结肠黏膜上皮细胞后，经基底膜进入固有层，并在其中繁殖、释放毒素，引起炎症反应和小血管循环障碍，炎性介质的释放使志贺菌进一步侵入并加重炎症反应，结果导致肠黏膜炎症、坏死及溃疡，但很少进入黏膜下层，一般不侵入血液循环引起败血症。感染痢疾志贺菌1型可引起溶血性尿毒症综合征，福氏志贺菌则罕见。有人发现引起这种综合征的患者有内毒素血症及循环免疫复合物，肾小球内有纤维性血栓沉积，可引起肾皮质坏死，提示由志贺菌严重结肠炎引起的内毒素血症，导致凝血机制障碍、肾性微血管病变及溶血性贫血。

中毒性菌痢主要见于儿童，发病机制尚不十分清楚，可能和机体产生强烈的过敏反应有关。

志贺菌内毒素从肠壁吸收入血后，引起发热、毒血症及急性微循环障碍。内毒素作用于肾上腺髓质及兴奋交感神经系统释放肾上腺素、去甲肾上腺素等，使小动脉和小静脉发生痉挛性收缩。内毒素直接作用或通过刺激单核-巨噬细胞系统，使组氨酸脱羧酶活性增加，或通过溶酶体释放，导致大量血管扩张物质释放，使血浆外渗，血液浓缩；还可使血小板聚集，释放血小板因子3，促进血管内凝血，加重微循环障碍。中毒性菌痢的上述病变在脑组织中最为显著，可发生脑水肿，甚至脑疝，出现昏迷、抽搐及呼吸衰竭，是中毒性菌痢死亡的主要原因。

（二）病理解剖

菌痢的肠道病变主要发生于大肠，以乙状结肠与直肠为主，严重者可以波及整个结肠及回肠末端。少数病例回肠部的损害可以较结肠明显，甚至直肠病变轻微或接近正常。

急性菌痢的典型病变过程为初期的急性卡他性炎，随后出现特征性假膜性炎和溃疡形成，最后愈合。肠黏膜的基本病理变化是弥漫性纤维蛋白渗出性炎症。早期黏液分泌亢进，黏膜充血、水肿、中性粒细胞和巨噬细胞浸润，可见点状出血。病变进一步发展，肠黏膜浅表坏死，表面有大量的黏液脓性渗出物。在渗出物中有大量纤维素，与坏死组织、炎症细胞、红细胞及细菌一起形成特征性的假膜。假膜首先出现于黏膜皱襞的顶部，呈糠皮状，随着病变的扩大可融合成片。假膜一般呈灰白色，如出血明显则呈暗红色，如受胆色素浸润则呈灰绿色。大约一周左右，假膜开始脱落，形成大小不等、形状不一的“地图状”溃疡，溃疡多浅表。经适当治疗或病变趋向愈合时，肠黏膜渗出物和坏死组织逐渐被吸收、排出，经周围健康组织再生，缺损得以修复。轻症病例肠道仅见弥漫性充血水肿，肠腔内含有黏液血性渗出液。肠道严重感染可引起肠系膜淋巴结肿大，肝、肾等实质脏器损伤。

中毒性菌痢肠道病变轻微，多数仅见充血水肿，个别病例结肠有浅表溃疡，突出的病理改变为大脑及脑干水肿、神经细胞变性。部分病例肾上腺充血，肾上腺皮质萎缩。

慢性菌痢肠道病变此起彼伏，原有溃疡尚未愈合，新的溃疡又形成，因此新旧病灶同时存在。由于组织的损伤修复反复进行，慢性溃疡边缘不规则，黏膜常过度增生而形成息肉。肠壁各层有慢性炎症细胞浸润和纤维组织增生，乃至瘢痕形成，从而使肠壁不规则增厚、变硬，严重的病例可致肠腔狭窄。

【临床表现】

潜伏期一般为1~4天，短者数小时，长者可达7天。菌痢患者潜伏期长短和临床症状的轻重主要取决于患者的年龄、抵抗力、感染细菌的数量、毒力及菌型等因素。所以任何一个菌型，均有轻、中、重型。但大量病例分析显示，痢疾志贺菌引起的症状较重，根据最近国内个别地区流行所见，发热、腹泻、脓血便持续时间较长，但大多预后良好。宋内菌痢症状较轻，非典型病例多，易被漏诊和误诊，以儿童病例较多。福氏菌痢介于两者之间，但排菌时间较长，易转为慢性。

根据病程长短和病情轻重可以分为下列各型：

（一）急性菌痢

根据毒血症及肠道症状轻重，可以分为4型：

1. 普通型（典型） 急起畏寒、高热，体温可达39℃以上，伴头痛、乏力、食欲减退，并出现腹痛、腹泻，多先为稀水样便，1~2天后转为黏液脓血便，每日10余次至数十次，大便量少，有时纯为脓血便，此时里急后重明显。部分病例开始并无稀水样便，以脓血便开始。患者常伴肠鸣音亢进，左下腹压痛。自然病程为1~2周，多数可自行恢复，少数转为慢性。

2. 轻型（非典型） 全身毒血症状轻微，可无发热或仅低热。表现为急性腹泻，每日便10次以内，稀便有黏液，可无脓血。有轻微腹痛及左下腹压痛，里急后重较轻或缺如。一周左右可自愈，少数转为慢性。

3. 重型 多见于老年、体弱、营养不良患者，急起发热，腹泻每天30次以上，为稀水脓血便，偶尔排出片状假膜，甚至大便失禁，腹痛、里急后重明显。后期可出现严重腹胀及中毒性肠麻痹，

常伴呕吐,严重失水可引起外周循环衰竭。部分病例表现为中毒性休克,体温不升,常有酸中毒和水、电解质平衡失调,少数患者可出现心、肾功能不全。由于肠道病变严重,偶见志贺菌侵入血液循环,引起败血症。

4. **中毒性菌痢** 以2~7岁儿童为多见,多数患儿体质较好,成人偶有发生。起病急骤,病势凶险,突起畏寒、高热,体温39~41℃或更高,同时出现烦躁、谵妄、反复惊厥,继向出现面色苍白、四肢厥冷,迅速发生中毒性休克。惊厥持续时间较长者可导致昏迷,甚至呼吸衰竭。临床以严重毒血症状、休克和(或)中毒性脑病为主,而局部肠道症状很轻或缺如。开始时可无腹痛及腹泻症状,常于发病数小时后才出现痢疾样大便,部分病例肠道症状不明显,往往需经灌肠或肛拭子检查发现大便中白细胞、红细胞方得以确诊。按临床表现可分为以下三型:

(1) 休克型(周围循环衰竭型):较为常见,以感染性休克为主要表现。表现为面色苍白、四肢厥冷、皮肤出现花斑、发绀、心率加快、脉细速甚至不能触及,血压逐渐下降甚至测不出,并可出现心、肾功能不全及意识障碍等症状。重型病例休克不易逆转,并发DIC、肺水肿等,可致外周性呼吸衰竭或多脏器功能损害,而危及生命。个别病例起病呈急性典型表现,可于24~48小时内转化为中毒性菌痢。

(2) 脑型(呼吸衰竭型):中枢神经系统症状为主要临床表现。由于脑血管痉挛,引起脑缺血、缺氧,导致脑水肿、颅内压增高,甚至脑疝。患者可出现剧烈头痛、频繁呕吐,典型呈喷射状呕吐;面色苍白、口唇发绀;血压可略升高,呼吸与脉搏可略减慢;伴嗜睡或烦躁等不同程度意识障碍,为颅内压增高、脑水肿早期表现。严重者可出现中枢性呼吸衰竭。由于频繁或持续性惊厥引起昏迷,开始表现为呼吸节律不齐、深浅不均,进而出现双吸气、叹息样呼吸、下颌呼吸及呼吸暂停等;开始时瞳孔忽大忽小,以后两侧瞳孔不等大,对光反射消失,有时在1~2次惊厥后突然呼吸停止。此型较为严重,病死率高。

(3) 混合型:此型兼有上两型的表现,病情最为凶险,病死率很高(90%以上)。该型实质上包括循环系统、呼吸系统及中枢神经系统等多脏器功能损害与衰竭。惊厥、呼吸衰竭和循环衰竭是中毒性痢疾的3种严重表现。一般先出现惊厥,如未能及时抢救,则迅速发展为呼吸衰竭和循环衰竭。

(二) 慢性菌痢

菌痢反复发作或迁延不愈达2个月以上者,即为慢性菌痢。菌痢慢性化的原因大致包括两方面:

1. 患者抵抗力低下,如原有营养不良、胃肠道疾患、肠道分泌性IgA减少等,或急性期未得到有效治疗。

2. **细菌菌型** 如福氏志贺菌感染易发展为慢性;有些耐药性菌株感染也可引起慢性菌痢。根据临床表现可以分为3型:

(1) 慢性迁延型:急性菌痢发作后,迁延不愈,时轻时重。长期出现腹痛、腹泻、稀黏液便或脓血便,或便秘与腹泻交替出现。常有左下腹压痛,可扪及增粗的乙状结肠,呈条索状。长期腹泻可导致营养不良、贫血、乏力等。大便常间歇排菌,大便培养志贺菌的结果有时阴性有时阳性。

(2) 急性发作型:有慢性菌痢史,间隔一段时间又出现急性菌痢的表现,但发热等全身毒血症状不明显。常因进食生冷食物或受凉、受累等因素诱发。

(3) 慢性隐匿型:有急性菌痢史,无明显临床症状,但大便培养可检出志贺菌,结肠镜检可发现黏膜炎症或溃疡等病变。

慢性菌痢中以慢性迁延型最为多见,急性发作型次之,慢性隐匿型比较少见。

【实验室及辅助检查】

(一) 一般检查

1. **血常规** 急性菌痢白细胞总数可轻至中度增多,以中性粒细胞为主,可达$(10\sim20)\times10^9$/L。

慢性患者可有贫血表现。

2. 粪便常规 粪便外观多为黏液脓血便，镜检可见白细胞（≥15个/高倍视野）、脓细胞和少数红细胞，如有巨噬细胞则有助于诊断。

（二）病原学检查

1. 细菌培养 粪便培养出痢疾杆菌对诊断及指导治疗都有重要价值。在抗菌药物使用前采集新鲜标本，取脓血部分及时送检和早期多次送检均有助于提高细菌培养阳性率。留取标本的病期也可影响结果的阳性率，发病第1日阳性率最高，可达50%，第6日降至35%，第10日为14.8%。为便于分离致病菌，常采用选择培养基，过去常用SS琼脂平板，近年发现对志贺菌属有抑制作用，采用木糖-赖氨酸去氧胆酸盐琼脂平板可以提高阳性率，国内采用HE（Hektoen Enteric）培养基及MacConkey琼脂平板，取得较好效果。

2. 特异性核酸检测 采用核酸杂交或聚合酶链反应（PCR）可直接检查粪便中的痢疾杆菌核酸，具有灵敏度高、特异性强、快速简便、对标本要求低等优点，是较有发展前途的方法。

（三）免疫学检查

采用免疫学方法检测抗原具有早期、快速的优点，对菌痢的早期诊断有一定帮助，但由于粪便中抗原成分复杂，易出现假阳性。荧光抗体染色技术为快速检查方法之一，较细胞培养灵敏。国内采用免疫荧光菌球法，方法简便，灵敏性及特异性均高，采样后8小时即可作出诊断，且细菌可继续培养并作药敏试验。

（四）其他检查

乙状结肠镜检查可见：急性期肠黏膜弥漫性充血、水肿，大量渗出，有浅表溃疡，有时有假膜形成；慢性期肠黏膜呈颗粒状，可见溃疡或息肉形成，自病变部位刮取分泌物作培养，可提高检出率。

另外，X线钡剂检查在慢性期患者可见肠道痉挛、动力改变、袋形消失、肠腔狭窄、肠黏膜增厚或呈节段状。

【并发症】

菌痢的肠外并发症并不多见。

（一）志贺菌败血症

发病率为0.4%~7.5%，主要见于婴幼儿，有营养不良及免疫功能低下者。福氏志贺菌引起者多见。其主要临床表现是持续高热、腹痛、腹泻、恶心及呕吐，大便为黏液水样便或黏液血性便，多有严重脱水，少数患者无腹泻。可有嗜睡、昏迷及惊厥，亦可有麻疹样、紫癜样皮疹，部分患者肝脾肿大，严重病例可有溶血性贫血、感染性休克、溶血性尿毒症综合征、肾衰竭及DIC。其病死率远远高于普通菌痢。死亡原因主要是感染性休克及溶血性尿毒症综合征。血培养志贺菌阳性可确诊。

（二）溶血性尿毒症综合征

主要见于痢疾志贺菌感染，有些病例开始时有类白血病反应，继而出现溶血性贫血及DIC。部分病例出现急性衰竭，肾脏大小动脉均有血栓及肾皮质坏死，肾小球及动脉壁有纤维蛋白沉积，约半数病例鲎试验阳性，多数病例血清中免疫复合物阳性。内毒素血症可能和发病有关，但其他细菌引起的内毒素血症并无类似表现。本病预后差。

（三）关节炎

急性期或恢复期偶可并发大关节的渗出性关节炎，局部肿胀疼痛，无后遗症，与菌痢严重程度关系不大，可能是变态反应所致。用激素治疗可以迅速缓解。

（四）赖特（Reiter）综合征

以关节炎、尿道炎和结膜炎三联症为特征的一种特殊临床类型反应性关节炎，常表现为突发性急性关节炎并且伴有独特的关节外皮肤黏膜症状。眼部炎症及尿道炎于数天至数周内消

失，关节炎症状可长达数月至数年。

后遗症主要是神经系统后遗症，可产生耳聋、失语及肢体瘫痪等症状。

【诊断与鉴别诊断】

通常根据流行病学史，症状体征及实验室检查进行综合诊断，确诊依赖于病原学的检查。菌痢多发于夏秋季，有不洁饮食或与菌痢患者接触史。急性期临床表现为发热、腹痛、腹泻、里急后重及黏液脓血便，左下腹有明显压痛。慢性菌痢患者则有急性痢疾史，病程超过2个月而病情未愈。中毒性菌痢以儿童多见，有高热、惊厥、意识障碍及呼吸、循环衰竭，起病时胃肠道症状轻微，甚至无腹痛、腹泻，常需盐水灌肠或肛拭子行粪便检查方可诊断。粪便镜检有大量白细胞（≥15个/高倍视野），脓细胞及红细胞即可诊断。确诊有赖于粪便培养出痢疾杆菌。

菌痢应与多种腹泻性疾病相鉴别，中毒性菌痢则应与夏秋季急性中枢神经系统感染或其他病因所致的感染性休克相鉴别。

（一）急性菌痢

与下列疾病相鉴别：

1. 急性阿米巴痢疾 鉴别要点参见表7-5。

表7-5 急性菌痢与急性阿米巴痢疾的鉴别

鉴别要点	急性菌痢	急性阿米巴痢疾
病原体	志贺菌	溶组织内阿米巴滋养体
流行病学	散发性，可流行	散发性
潜伏期	数小时至7天	数周至数月
临床表现	多有发热及毒血症状，腹痛重，有里急后重，腹泻每日十多次或数十次，多为左下腹压痛	多不发热，少有毒血症状，腹痛轻，无里急后重，腹泻每日数次，多为右下腹压痛
粪便检查	便量少，黏液脓血便，镜检有大量白细胞及红细胞，可见吞噬细胞。粪便培养有志贺菌生长	便量多，暗红色果酱样便，腥臭味浓，镜检白细胞少，红细胞多，有夏科-莱登晶体。可找到溶组织内阿米巴滋养体
血白细胞	总数及中性粒细胞明显增多	早期略增多
结肠镜检查	肠黏膜弥漫性充血、水肿及浅表溃疡，病变以直肠、乙状结肠为主	肠黏膜大多正常，其中有散在深切溃疡，其周围有红晕，病变主要在盲肠、升结肠，其次为乙状结肠和直肠

2. 其他细菌性肠道感染

(1) 侵袭性大肠埃希菌（*Entero-invasive Escherichia coli*，EIEC）肠炎：本病发病季节与临床症状极似菌痢，也表现为发热、腹泻、脓血便，重者类似中毒性菌痢的表现。鉴别需依据粪便培养出致病菌。

(2) 空肠弯曲菌肠炎：发达国家的发病率超过菌痢。有发热、腹痛、腹泻或有脓血黏液便。少数人可有家禽或家畜接触史，依靠临床表现和粪便镜检常难鉴别。需采用特殊培养基在微需氧环境中分离病菌。

3. 细菌性胃肠型食物中毒 因进食被沙门菌、金黄色葡萄球菌、副溶血弧菌、大肠埃希菌等病原菌或它们产生的毒素污染的食物引起。有进食同一食物集体发病病史，大便镜检通常白细胞不超过5个/高倍视野。确诊有赖于从可疑食物及患者呕吐物、粪便中检出同一细菌或毒素。

4. 其他 急性菌痢还需与急性肠套叠及急性出血坏死性小肠炎相鉴别。

（二）中毒性菌痢

1. 休克型 其他细菌亦可引起感染性休克（例如金葡菌或革兰阴性杆菌），需与本型鉴别。

血及大便培养检出不同致病菌有助于鉴别。

2. 脑型

(1) 流行性乙型脑炎(简称乙脑):也多发于夏秋季,且有高热、惊厥、昏迷等症。乙脑起病后进展相对较缓,循环衰竭少见,意识障碍及脑膜刺激征明显,脑脊液可有蛋白及白细胞增高,乙脑病毒特异性IgM阳性可资鉴别。

(2) 流行性脑脊髓膜炎(简称流脑):二者均为急起高热,都有内毒素所致微循环障碍表现,可合并惊厥。但流脑有多发于冬末春初,多可见皮肤黏膜瘀点、瘀斑,且常有头痛、颈强等中枢神经系统感染症状。

(三) 慢性菌痢

慢性菌痢需与下列疾病相鉴别,确诊依赖于特异性病原学检查、病理和结肠镜检。

1. 直肠癌与结肠癌　直肠癌或结肠癌常合并有肠道感染,当有继发感染时可出现腹泻和脓血便。所以凡是遇到慢性腹泻患者,不论何种年龄,都应该常规肛门指检和乙状结肠镜检查,对疑有高位肿瘤应行钡剂X线检查或纤维结肠镜检查。

2. 血吸虫病　可有腹泻与脓血便。有流行区疫水接触史,常伴肝大及血中嗜酸性粒细胞增多,粪便孵化与直肠黏膜活检压片可获得阳性结果。

3. 非特异性溃疡性结肠炎　病程长,有脓血便或伴发热,乙状结肠镜检查肠黏膜充血、水肿及溃疡形成,黏膜松脆易出血。常伴有其他自身免疫性疾病表现,抗菌痢治疗无效。

【预后】

大部分急性菌痢患者于1~2周内痊愈,只有少数患者转为慢性(菌痢)或带菌者。中毒性菌痢预后差,病死率较高。

【治疗】

(一) 急性菌痢

1. 一般治疗　消化道隔离至临床症状消失,大便培养连续2次阴性。毒血症状重者必须卧床休息。饮食以流食为主,忌食生冷、油腻及刺激性食物。

2. 抗菌治疗　轻型菌痢患者可不用抗菌药物,严重病例则需应用抗生素。近年来志贺菌对多种抗生素的耐药性逐年增长,并呈多重耐药性。因此,应根据当地流行菌株药敏试验或大便培养的结果进行选择,并且在一定地区内应注意轮换用药。抗生素治疗的疗程一般为3~5天。

常用药物包括以下几种:

(1) 喹诺酮类药物:抗菌谱广,口服吸收好,副作用小,耐药菌株相对较少,可作为首选药物。首选环丙沙星,其他喹诺酮类也可酌情选用。不能口服者也可静脉滴注。儿童、孕妇及哺乳期妇女如非必要不宜使用。

(2) 其他:WHO推荐的二线用药:匹美西林(pivmecillinam)和头孢曲松(ceftriaxone)可应用于任何年龄组,同时对多重耐药菌株有效。阿奇霉素(azithromycin)也可用于成人治疗。2005年世界卫生组织(WHO)推荐菌痢抗菌治疗方案见表7-6。二线用药,只有在志贺菌菌株对环丙沙星耐药时才考虑应用。

(3) 小檗碱(黄连素):因其有减少肠道分泌的作用,故在使用抗生素时可同时使用,0.1~0.3g/次,每日3次,7天为一疗程。

3. 对症治疗　只要有水和电解质丢失,无论有无脱水表现,均应口服补液,只有对严重脱水者,才可考虑先静脉补液,然后尽快改为口服补液。可采用世界卫生组织推荐的口服补液盐溶液(ORS)。高热可物理降温为主,必要时适当使用退热药;毒血症状严重者,可以给予小剂量肾上腺皮质激素。腹痛剧烈者可用颠茄片或阿托品。

表 7-6 抗生素治疗菌痢一览表

抗生素名称	用法及用量	
	儿童	成人
一线用药		
环丙沙星	每次 15mg/kg 每日 2 次,疗程 3 天,口服给药	每次 500mg
二线用药		
匹美西林	每次 20mg/kg 每日 4 次,疗程 5 天,口服给药	每次 100mg
头孢曲松	每次 50~100mg/kg 每日 1 次肌注,疗程 2~5 天	每次 50~100mg/kg
阿奇霉素	每次 6~20mg/kg 每日 1 次,疗程 1~5 天,口服给药	每次 1~1.5g

(二) 中毒性菌痢

应采取综合急救措施,力争早期治疗。

1. 对症治疗

(1) 降温止惊:高热应给予物理降温,必要时给予退热药;高热伴烦躁、惊厥者,可采用亚冬眠疗法。

(2) 休克型

1) 迅速扩充血容量纠正酸中毒　快速给予葡萄糖盐水、5% 碳酸氢钠及低分子右旋糖酐等液体,补液量及成分视脱水情况而定,休克好转后则继续静脉输液维持。

2) 改善微循环障碍　可予山莨菪碱(654-2)、酚妥拉明、多巴胺等药物,以改善重要脏器血流灌注。

3) 保护重要脏器功能　主要是心、脑、肾等重要脏器的功能。

4) 其他　可使用肾上腺皮质激素,有早期 DIC 表现者可给予肝素抗凝等治疗。

(3) 脑型:可给予 20% 甘露醇每次 1~2g/kg 快速静脉滴注,每 4~6 小时注射一次,以减轻脑水肿。应用血管活性药物以改善脑部微循环,同时给予肾上腺皮质激素有助于改善病情。防治呼吸衰竭需保持呼吸道通畅、吸氧,如出现呼吸衰竭可使用洛贝林等药物,必要时可应用人工呼吸机。

2. 抗菌治疗　药物选择基本与急性菌痢相同,但应先采用静脉给药,可采用环丙沙星、左旋氧氟沙星等喹诺酮类或三代头孢菌素类抗生素。病情好转后改为口服,剂量和疗程同急性菌痢。

(三) 慢性菌痢

由于慢性菌痢病因复杂,可采用全身与局部治疗相结合的原则。

1. 一般治疗　注意生活规律,进食易消化、吸收的食物,忌食生冷、油腻及刺激性食物,积极治疗可能并存的慢性消化道疾病或肠道寄生虫病。

2. 病原治疗　根据病原菌药敏结果选用有效抗菌药物,通常联用 2 种不同类型药物,疗程需适当延长,必要时可予多个疗程治疗。也可药物保留灌肠,选用 0.3% 小檗碱液、5% 大蒜素液或 2% 磺胺嘧啶银悬液等灌肠液 1 种,每次 100~200ml,每晚 1 次,10~14 天为一疗程,灌肠液中添加小剂量肾上腺皮质激素可提高疗效。

3. 免疫治疗　有研究者应用自身菌苗或混合菌苗进行治疗。菌苗注入后可引起全身反应,并导致局部充血,促进局部血流,增强白细胞吞噬作用,也可使抗生素易于进入病变部位而发挥效能。

4. 调整肠道菌群 慢性菌痢由于长期使用抗菌药物，常有菌群失调，可采用微生态制剂，如乳酸杆菌或双歧杆菌制剂治疗。

5. 对症治疗 有肠道功能紊乱者可采用镇静或解痉药物。

【预防】

采用以切断传播途径为主的综合预防措施，同时做好传染源的管理。

(一) 管理传染源

急、慢性患者和带菌者应隔离或定期进行访视管理，并给予彻底治疗，隔日1次大便培养，连续2次阴性才可解除隔离。从事饮食业、保育及水厂工作的人员，必须定期进行大便培养，必要时暂调离工作岗位。各级医疗部门应加强疫情报告，早期发现患者，特别对轻症的不典型病例，进行详细登记以便及时治疗。

(二) 切断传播途径

养成良好的卫生习惯，特别注意饮食和饮水卫生。抓好"三管一灭"，即饮水、饮食、粪便的管理，消灭苍蝇。

(三) 保护易感人群

世界卫生组织报告，目前尚无获准生产的可有效预防志贺菌感染的疫苗。近年主要采用口服活菌苗，一般采用三种菌苗：自然无毒株；有毒或无毒痢疾杆菌与大肠埃希菌杂交的菌株；变异菌株。目前国内主要采用变异菌株，如F2a型依链株。活菌苗对同型志贺菌保护率约为80%，而对其他型别菌痢的流行可能无保护作用。

(李用国)

参考文献

1. 马亦林，李兰娟．传染病学．第5版．上海：上海科学技术出版社，2011，426-433
2. 杨绍基，任红．传染病学．第8版．北京：人民卫生出版社，2008，172-179
3. 张玲霞，周先志．现代传染病学．北京：人民军医出版社，2010，698-706
4. WHO. Guidelines for the control of shigellosis, including epidemics due to Shigella dysenteriae type 1.2005
5. 杨绍基．传染病学．第1版．北京：人民卫生出版社，2005，162-170

第七节 沙门菌感染

沙门菌感染(*salmonellosis*)是沙门菌所致感染的总称，包括伤寒、副伤寒(甲、乙、丙)及其他非伤寒沙门菌感染。沙门菌属(*Salmonella*)多为人兽共患菌。沙门菌为革兰阴性杆菌，无荚膜，有鞭毛，能运动。根据群特异性菌体"O"抗原差异，可将其分为A、B、C_1、C_2、D和E六个血清群；根据鞭毛"H"抗原可分为2000多个血清型(serotype)；根据细菌DNA基因组同源性可将2300种沙门菌分为7个基因亚群。约200多血清型菌株对人有致病性，且多在第1亚群中。沙门菌感染临床表现复杂多样，可分为胃肠炎型、伤寒型、菌血症型及局部化脓感染型(表7-7)。此外，沙门菌还可作为条件致病菌而致病，较易造成医院感染。由于广泛使用抗生素作为动物饲料添加剂，使沙门菌耐药性日益严重。

一、伤　寒

伤寒(typhoid fever)是由伤寒沙门菌经肠道引起的全身性急性传染病。基本的病理特征是持续菌血症和全身单核-巨噬细胞系统的增生性反应，以回肠下段淋巴组织病变最明显。临床特点为持续发热、相对缓脉、全身中毒症状与消化道症状、玫瑰疹、肝脾肿大与白细胞减少等。可并发心肌炎、中毒性肝炎、肠出血和肠穿孔。

表 7-7　常见沙门菌及其致病性

群	菌型	宿主	常见病理	临床表现		
A				肠炎型	伤寒型	菌血症型
B	副伤寒甲	人	肠炎	+	+	+
	副伤寒乙	人	肠炎 / 菌血症	+++	++	+
C	鼠伤寒	人 / 动物	肠炎 / 菌血症	++++	++	+++
	副伤寒丙	人	菌血症 / 肠炎	++		++
	猪霍乱	人 / 动物	菌血症 / 肠炎	++		++
	新港	人 / 动物	肠炎	+++		
D	伤寒	人	肠淋巴结炎 / 菌血症		++++	+
	肠炎	人 / 动物	肠炎	++		+
E	鸭	人 / 动物	肠炎	++		

【病原学】

伤寒沙门菌属于沙门菌属 D 群，在普通培养基中能生长，但在含有胆汁的培养基中更佳。菌体裂解释放出内毒素，并在该病发病过程中起重要作用。伤寒杆菌具有脂多糖（lipopolysaccharide）菌体 O 抗原和鞭毛 H 抗原，感染宿主产生相应的 IgM 与 IgG 抗体。以凝集反应检测患者血清中的“O”与“H”抗体，即肥达试验，有助于本病的临床诊断。此外，该菌还有多糖毒力抗原（Vi 抗原），Vi 抗原的抗原性较弱，Vi 抗体的效价低，临床诊断价值不大，但大多数伤寒杆菌带菌者 Vi 抗体阳性，因此有助于伤寒慢性带菌者的检测。沙门氏菌属可发生自发性突变，其中有 S-R 变异其结果为 O 抗原消失；H-O 变异，失去 H 抗原；V-W 变异，Vi 抗原消失。这三种变异较稳定，其他位点变异是可逆的。

伤寒沙门菌在自然环境中生活力强，耐低温，水中可存活 2~3 周，粪便中可维持 1~2 个月，冷冻环境可维持数月。对热与干燥的抵抗力较弱，60℃ 15 分钟或煮沸后即可杀死。对一般化学消毒剂敏感，消毒饮水余氯达 0.2~0.4mg/L 时迅速死亡。

【流行病学】

随着经济发展与社会卫生状况改善，发病率呈下降趋势，但世界各地均有伤寒病发生，在一些发展中国家仍有地方性流行或暴发流行，发病率可高达 540/10 万。全球每年约 2100 万人感染伤寒，60 万人死于伤寒。我国 80 年代发病率 50/10 万，90 年代都在 10/10 万以下，洪涝灾害的 1998 年发病率为 4.8/10 万，2011 年 CDC 报告病例数为 11 798 例，死亡 1 例。近年我国伤寒的流行特点为：地区发病呈不均衡性，全年各月都有病例，但以夏秋季为高峰（8~10 月）；各年龄组均可发病，高发年龄段为 20~40 岁；散发为主，但个别地区时有暴发流行，其中以水型暴发为主，食物型暴发约 10%~15%；从沙门菌收集到的菌种中伤寒沙门菌占 25%，副伤寒甲占 1%，副伤寒乙占 2%，丙型副伤寒仅 0.4%。

（一）传染源

患者与带菌者均是传染源。患者从潜伏期起即可由粪便排菌，起病后 2~4 周排菌量最多，传染性最强。恢复期或病愈后排菌减少，仅极少数（2%~5%）持续排菌达 3 个月以上。排菌期限在 3 个月以内称为暂时性带菌者，3 个月以上称为慢性带菌者。原先有胆石症或慢性胆囊炎等胆道系统疾病的女性或老年患者容易变为慢性带菌者，慢性带菌者是本病不断传播或流行的主要传染源，有重要的流行病学意义。

（二）传播途径

伤寒杆菌通过粪 - 口途径感染人体。伤寒可通过污染的水或食物、日常生活接触、苍蝇与蟑

Notes 

螂等传递病原菌而传播。水源污染是本病传播的重要途径，也常常是伤寒暴发流行的主要原因。食物受污染亦可引起本病流行。散发病例一般以日常生活接触传播为多。

（三）人群易感性

人对本病普遍易感，病后免疫力持久，少有第二次发病者（仅约 2%）。免疫力与血清中“O”、“H”、“Vi”抗体效价无关。伤寒、副伤寒之间并无交叉免疫力。

【发病机制与病理】

（一）发病机制

人体摄入伤寒杆菌后是否发病取决于所摄入细菌的数量、致病性以及宿主的防御能力。例如，当胃酸的 pH 值小于 2 时伤寒杆菌很快被杀灭。伤寒沙门菌有效感染的半数感染量（ID_{50}）为 10^6 菌落单位（CFU），细菌数量越大，潜伏期相应缩短。伤寒沙门菌进入消化道后，未被胃酸杀灭的细菌进入小肠，在肠腔内碱性环境、胆汁和营养物质的适宜条件下繁殖。伤寒沙门菌达回肠下段，侵入肠黏膜，侵入回肠集合淋巴结（Peyer patches），在单核 - 巨噬细胞内繁殖形成初发病灶；进一步侵犯肠系膜淋巴结经胸导管进入血液循环，形成第一次菌血症。此时患者无症状，临床上处于潜伏期。第一次菌血症后伤寒沙门菌进入肝脾、胆囊、骨髓等组织器官内，继续大量繁殖后再次入血流引起第二次菌血症，伤寒杆菌释放脂多糖内毒素可激活单核 - 巨噬细胞释放白细胞介素 -1 和肿瘤坏死因子等细胞因子，引起持续发热、表情淡漠、相对缓脉、白细胞减少等表现（相当于病程第 1~3 周）。伤寒沙门菌继续随血流播散全身，经胆囊入肠道，大量细菌随粪便排出体外。来自胆囊的伤寒沙门菌，部分通过小肠黏膜，再次入侵肠道淋巴组织，使原已致敏的肠道淋巴组织产生严重炎症反应，加重肠道病变，肠坏死或溃疡可引起肠出血和肠穿孔（相当于病程第 3~4 周）。随着机体免疫反应，尤其是细胞免疫作用的发展，细胞内伤寒沙门菌逐渐被消灭，病变亦逐渐愈合，患者随之恢复健康。少数患者在病愈后，由于胆囊长期保留病菌而成为慢性带菌者。

（二）病理解剖

伤寒的病理特点是全身单核 - 巨噬细胞系统的增生性反应，回肠下段的集合淋巴结与孤立滤泡的病变最具有特征性。病程第 1 周，肠道淋巴组织增生肿胀呈纽扣样突起。镜下可见淋巴组织内有大量巨噬细胞增生，胞质内常见被吞噬的淋巴细胞、红细胞和伤寒杆菌，称为“伤寒细胞”（typhoid cell），伤寒细胞聚集成团，形成小结节，称为“伤寒小结”（typhoid nodule）或“伤寒肉芽肿”（typhoid granuloma），具有病理诊断意义。第 2 周肿大的淋巴结发生坏死。第 3 周坏死组织脱落，形成溃疡。若波及病灶血管可引起肠出血，若侵入肌层与浆膜层可导致肠穿孔。儿童病者因淋巴组织尚未发育完全，少见溃疡形成。第 4 周后溃疡逐渐愈合，不留瘢痕。肠系膜淋巴结肿大、充血。镜下见淋巴窦内有大量巨噬细胞，亦可发生坏死。脾脏显著增大，包膜紧张，质软。镜下见红髓明显充血，亦可见灶性坏死。肝脏亦肿大，包膜紧张，边缘变钝。镜下见肝细胞混浊肿胀，变性和灶性坏死。

【临床表现】

伤寒潜伏期 3~21 天，一般为 7~14 天。

（一）典型伤寒

典型伤寒的自然病程为 4 周，分为 4 期（图 7-12）：

1. 初期（侵袭期） 病程第 1 周。多以发热起病，常伴全身不适、乏力、食欲减退等。起病大多缓慢，体温呈阶梯形上升，可在 5~7 天内高达 39℃~40℃。发热前可有畏寒，少有寒战，出汗不多。可伴有全身疲倦、乏力、头痛、干咳、食欲减退、恶心、呕吐胃内容物、腹痛、轻度腹泻或便秘等表现。

2. 极期 病程第 2~3 周。常有伤寒的典型表现，肠出血、肠穿孔等并发症较多在本期出现。

（1）发热：以稽留热为主要热型，少数可呈弛张热型或不规则热型，发热一般持续 10~14 天，长者可达 3~4 周。

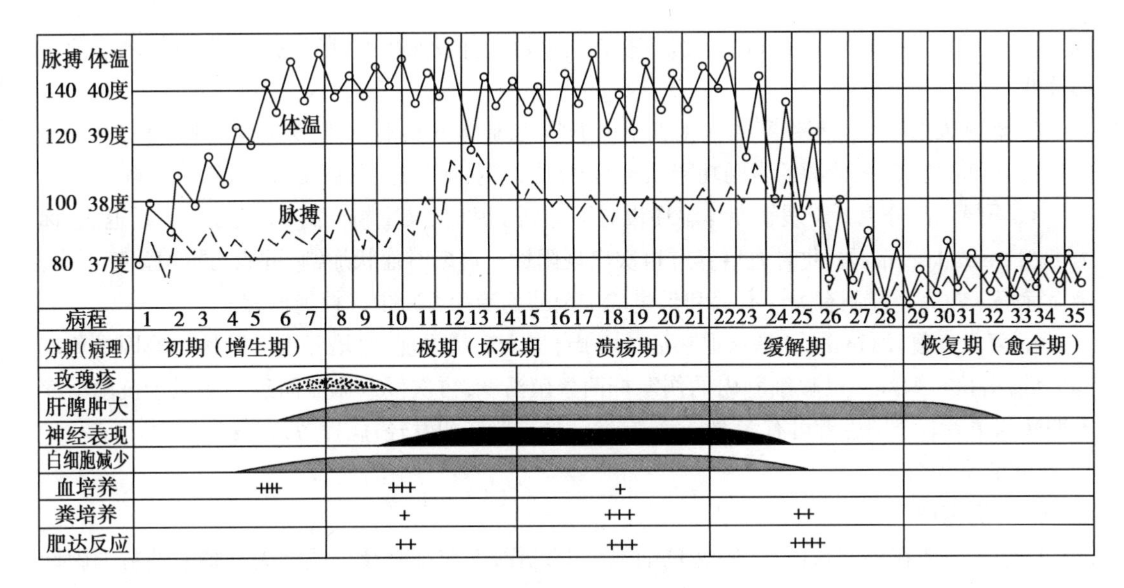

图 7-12　典型伤寒自然病程示意图

(2) 消化道症状：食欲缺乏明显，腹部不适，腹胀，多有便秘，少数以腹泻为主。右下腹可有轻压痛。

(3) 神经系统症状：一般与病情轻重密切相关。病者精神恍惚、表情淡漠、呆滞、反应迟钝(称为伤寒面容)，部分患者听力减退，重者可出现谵妄、昏迷、出现病理反射等中毒性脑病表现。这些表现多随病情改善、体温下降而恢复。

(4) 循环系统症状：常有相对缓脉或有重脉，如并发心肌炎，则相对缓脉不明显。

(5) 肝脾肿大：病程第 1 周末可有脾肿大，质软有压痛。肝脏亦可见肿大，质软，可有压痛。并发中毒性肝炎时，肝功能异常(如 ALT 上升等)，部分病者可有黄疸。

(6) 皮疹：部分病者皮肤出现淡红色小斑丘疹(玫瑰疹，rose spots)，多见于病程 6~13 天，直径约 2~4mm，压之褪色，多在 10 个以下，偶有超过数 10 个；多分布于胸腹部，偶可见于背部或四肢；皮疹多在 2~4 天内消退，但呈分批出现。出汗较多者，可见水晶型汗疹(白痱)。

3. 缓解期　病程第 3~4 周。体温出现波动，并开始逐步下降。食欲渐好，腹胀逐渐消失，肿大的脾脏开始回缩。本期仍有可能出现肠出血、肠穿孔等各种并发症。

4. 恢复期　病程第 5 周。体温恢复正常，食欲好转，常在 1 个月左右完全康复。体弱、原有慢性疾患或出现并发症者，病程往往较长。

由于多数患者能得到早期的抗菌素治疗，目前典型表现患者已不多见。

(二) 其他临床类型

1. 轻型　发热 38℃左右，全身性毒血症状轻，病程短，1~3 周即可恢复。起病早期已接受有效抗菌素治疗，病情可较轻，年幼儿童也稍多呈轻型。本型患者易被误诊或漏诊。

2. 迁延型　起病初的表现与普通型相同，由于机体免疫力低，发热持续长，可达 5 周以上，甚至数月之久，弛张或间歇热型，肝脾肿大较显著。常见于合并慢性血吸虫病者。

3. 逍遥型　毒血症状轻，病者常照常生活、工作而未察觉。部分病者以肠出血或肠穿孔为首发症状而被诊断。

4. 暴发型　起病急，毒血症状严重，常为畏寒、高热、休克、中毒性脑病、中毒性肝炎或心肌炎等。如能早期诊断，及时积极抢救，仍可治愈。

(三) 特殊临床背景伤寒的特点

1. 小儿伤寒　小儿伤寒的临床表现不典型，随年龄增长，逐渐近似成人伤寒。起病较急，发热弛张型为多，胃肠道症状明显，肝脾肿大较常见，易并发支气管肺炎。外周血白细胞数一般不

减少,甚或可增高。年长儿童病情一般较轻,病程较短,并发肠出血、肠穿孔的机会较少,病死率亦较低。

2. 老年人伤寒 老年伤寒的临床表现也不典型,通常发热不高,但易出现虚脱,常可并发支气管肺炎和心力衰竭,持续的胃肠功能紊乱,记忆力减退,病程迁延,恢复慢,病死率较高。

3. 再燃 部分患者于缓解期体温还没有下降到正常时,又重新升高,持续5~7天后退热,称为再燃(recrudescence)。此时血培养可再次出现阳性。再燃时症状加剧,可能与抗菌治疗不当,菌血症仍未被完全控制有关。有效和足量的抗菌药物治疗可减少或杜绝再燃。

4. 复发 复发(relapse)是指退热后1~3周,临床症状再现,血培养再度阳性。原因是免疫能力低,潜伏在病灶中巨噬细胞内的伤寒杆菌繁殖活跃,再次侵入血流而致。多见于抗菌治疗不彻底的患者。个别患者可有多次复发,复发病情一般较初发轻,病程短,并发症较少。

【实验室检查】

(一) 血常规

白细数一般在(3~5)×10^9/L,中性粒细胞减少,嗜酸性粒细胞减少或消失。嗜酸性粒细胞计数随病情好转而恢复正常,复发者再度减少或消失,对伤寒的诊断与病情评估有一定参考价值。

(二) 伤寒沙门菌培养

是伤寒诊断的"金标准",可以从血液、骨髓液、粪便、尿液和玫瑰疹中培养出伤寒沙门菌。

1. 血培养 病程第1~2周的阳性率最高(80%~90%),第3周约为50%,第4周不易检出。复发时血培养可再度阳性。已接受抗菌治疗者可作血凝块培养,去除血清中所含抗菌药物,增加阳性机会。

2. 骨髓液培养 由于骨髓中巨噬细胞丰富,含菌多,培养阳性率高于血培养,阳性持续时间亦较长。对已用抗菌药物治疗,血培养阴性者尤为适用。

3. 粪便培养 第3~4周的阳性率较高,慢性带菌者可持续阳性1年。

4. 尿培养 早期常为阴性,病程第3~4周有时可获阳性结果,但须排除粪便污染尿液。

(三) 肥达试验(Vidal test,伤寒血清凝集反应)

对未经免疫者,"O"抗体的凝集效价在1/80及"H"抗体在1/160或以上时,可确定为阳性,有辅助诊断价值。通常在病后1周左右出现抗体,第3~4周的阳性率可达70%以上,效价亦较高,并可维持数月。应用标准试剂检测,评价肥达试验结果,应注意"同时高"("O"抗体与"H"抗体同时增高)、"步步高"(每5~7日复检,抗体效价4倍增高),方有诊断价值。

"Vi"抗体的检测可用于慢性带菌者的调查,如"Vi"抗体效价平稳下降,提示带菌状态消除。亦有一些带菌者"Vi"抗体阴性。

(四) 其他检查

近年来建立了一些新的免疫学诊断方法,检测伤寒沙门菌抗原、抗体,例如ELISA法可以检测伤寒沙门菌抗原,亦可用本法检测特异性IgM或IgG型抗体,有助于早期诊断。近期分子生物学技术的发展,利用DNA探针或PCR技术检测伤寒沙门菌的方法也有所报道。这些技术灵敏度高,但临床常规应用还有很多问题有待解决。

【并发症】

(一) 肠出血

为较常见的严重并发症,多见于病程第2~4周,发生率约2%~8%。饮食不当、腹泻等常为诱因。肠出血轻重不一,从大便潜血阳性至大量血便。出血量少者可无症状,或仅有头晕、脉快;大量出血则体温突然下降,继而回升,头晕、烦躁、面色苍白、冷汗、脉细速、血压下降等休克表现。大便可呈暗红色血便。

(二) 肠穿孔

最严重的并发症,发生率约3%~4%,多见于病程第2~4周,好发于回肠末段。发生肠穿孔

前常先表现腹痛或腹泻、肠出血等。穿孔发生时,突然腹痛,右下腹为甚,冷汗、脉快、体温与血压下降。随后出现明显腹胀、腹部压痛、反跳痛、腹壁紧张等急性腹膜炎征象,肝浊音界缩小至消失,外周血白细胞数增高伴核左移,体温再度升高,腹部X线检查可见膈下游离气体征。

(三) 中毒性肝炎

发生率约10%~50%,常见于病程1~3周,肝大,压痛,ALT轻至中度升高,少数患者可有轻度黄疸。发生肝衰竭少见。随着伤寒病情好转,肝脏损害一般在2~3周内恢复正常。

(四) 中毒性心肌炎

见于病程第2~3周有严重毒血症的患者。患者心率加快,第一心音低钝、期前收缩、血压下降等。心电图可有P-R间期延长、T波改变与ST段下降、平坦等改变。

(五) 支气管炎或支气管肺炎

支气管炎多见于病程早期,支气管肺炎则以极期或病程后期较多见。通常是继发感染,极少由伤寒杆菌引起。

(六) 其他

严重者可有中毒性脑病、溶血性尿毒综合征。急性胆囊炎、血栓性静脉炎、脑膜炎与肾盂等局灶感染亦偶可发生。孕妇可发生流产或早产。

【诊断与鉴别诊断】

(一) 诊断依据

主要根据临床特征与实验室检查结果,流行病学资料亦有参考价值。

1. **流行病学资料** 有不洁饮食史、既往病史、预防接种史以及曾与患者接触史。

2. **临床表现** 持续发热1周以上,表情淡漠、呆滞、腹胀、便秘或腹泻,相对缓脉,玫瑰疹、脾肿大等。并发肠出血或肠穿孔则有助诊断。对不典型的轻症患者亦应注意,以免误诊、漏诊。

3. **实验室检查** 外周血白细胞总数减少,淋巴细胞相对增多,嗜酸性粒细胞计数减少或消失。肥达试验阳性有辅助诊断意义。确诊的依据是检出伤寒沙门菌。早期以血培养为主,后期则可考虑作骨髓液培养。血培养阴性者,进行骨髓液培养有助于提高阳性率。粪便培养对确定排菌状态很有帮助。

(二) 鉴别诊断

1. **病毒性上呼吸道感染** 患者有高热、头痛、白细胞减少等表现与伤寒相似。但起病急,咽痛、鼻塞、咳嗽等呼吸道症状明显,没有表情淡漠、玫瑰疹、肝脾肿大,肥达试验与血培养均阴性。病程一般在1~2周以内。

2. **疟疾** 患者有发热、肝脾肿大、白细胞减少与伤寒相似。可借助患者发热前常有畏寒与寒战,热退时大汗,体温波动大,退热后一般情况好,红细胞和血红蛋白降低,外周血或骨髓涂片可找到疟原虫等临床特点与伤寒相鉴别。伤寒与恶性疟的鉴别诊断较为困难尤其应予重视。

3. **钩端螺旋体病** 近期有疫水接触史。起病急,伴畏寒发热,眼结膜充血,急性热性病容易于伤寒淡漠面容区别。钩体病特殊的全身酸痛,腓肠肌痛与压痛,腹股沟淋巴结肿痛表现也是伤寒罕有的。部分病例有黄疸与出血征象。尿少甚至无尿,尿中有蛋白质,红、白细胞与管型。白细胞数上升与核左移,血沉加速。血清凝集溶价试验阳性。

4. **流行性斑疹伤寒** 有虱咬史,多见于冬春季。急起高热、寒战、脉快,结膜充血,神经系统症状出现早,皮疹常在病程3~5天出现,量多,分布广,色暗红,压之不褪色。白细胞多为正常,外斐反应(Weil-Felix反应)阳性。病程一般2周左右。地方性斑疹伤寒则以8~9月多见,有鼠蚤叮咬史,病情较轻,病程较短,外斐反应 OX_{19} 亦呈阳性,临床表现相似。

5. **血行播散性结核病** 患者有长期发热、白细胞降低与伤寒相似。可借助患者常有结核病史或结核患者接触史,发热不规则、伴有盗汗,结核菌素试验阳性,X线胸部照片可见粟粒性结核病灶等临床特点,以及抗结核病治疗有效与伤寒相鉴别。

6. 革兰阴性杆菌败血症 起病急，发热伴全身中毒表现，常伴有寒战、多汗。可早期出现休克，持续较长时间。白细胞总数亦可正常或稍有下降，常伴核左移。可发现有胆道、尿路或肠道等处的原发感染灶。常需血培养发现致病菌确诊。

7. 恶性组织细胞病 不规则高热，进行性贫血、出血、淋巴结肿大、脾肿大，病情进展较快，病程可达数月。外周血常规全血细胞减少，骨髓的细胞学检查可发现恶性组织细胞。

【预后】

有效抗菌药物应用使伤寒病死率从 20% 降至 0.5% 以下。老年人、婴幼儿、营养不良、明显贫血者预后较差。并发严重肠出血、肠穿孔、心肌炎、严重毒血症表现者，病死率较高。病后一般可获持久免疫力。约有 3% 左右患者粪便排菌持续，成为慢性带菌者。

【治疗】

（一）一般治疗

1. 隔离与休息 患者应按肠道传染病隔离处理，严格卧床休息，排泄物应彻底消毒。临床症状消失后，每隔 5~7 天送粪便进行伤寒杆菌培养，连续 2 次阴性才可解除隔离。

2. 饮食与护理 必须向患者交代清楚饮食，肠出血或肠穿孔常常是因饮食不当所诱发。应给予易消化、少纤维的营养丰富饮食。发热期可给予流质或半流质饮食，多饮水，必要时静脉输液以维持足够的热量与水电解质平衡。恢复期患者食欲好转明显，可开始进食稀饭或软饭，然后逐渐恢复正常饮食。饮食恢复必须循序渐进，切忌过急。注意观察体温、脉搏、血压、腹部情况及大便性状的变化，以及早发现并发症。注意保持口腔及皮肤清洁，对重症患者尤其重要。还要注意变换体位，预防褥疮和肺部感染。

3. 对症治疗 高热时酌用冰敷、酒精拭浴等物理方法，不宜用大量退热药，以免虚脱。烦躁不安者可用地西泮等镇静剂。便秘时以生理盐水低压灌肠，或开塞露入肛，禁用泻药。腹胀时给予少糖低脂肪饮食，必要时可用松节油涂腹部及肛管排气，禁用新斯的明。毒血症状严重的患者，在足量、有效的抗菌素治疗同时，可加用肾上腺皮质激素减轻毒血症状，可选择地塞米松（dexamethasone），2~4mg 静脉滴注，每日 1 次；或者氢化可的松（hydrocortisone），50~100mg 静脉滴注，每日 1 次，疗程一般 3 天。腹胀显著者慎用肾上腺皮质激素，以免诱发肠穿孔或肠出血。

（二）病原治疗

1. 氟喹诺酮类 为首选药物。第三代喹诺酮类药物口服吸收良好，在血液、胆汁、肠道和尿路的浓度高，能渗透进入细胞内，作用于细菌 DNA 旋转酶影响细菌 DNA 合成，与其他抗菌药物无交叉耐药性，对氯霉素敏感的伤寒菌株、氯霉素耐药的伤寒菌株均有良好的抗菌活性。但随着第三代喹诺酮类药物的广泛应用，已报道伤寒菌株对第三代喹诺酮类药物出现耐药，耐药机制与伤寒杆菌 DNA 旋转酶（gyrase enzyme）83 和 87 位发生点突变造成抗菌靶位改变有关。第三代喹诺酮类药物副作用轻，可有胃肠不适、失眠等，但通常不影响治疗。但孕妇与儿童不宜应用。用药后一般在 3~5 天内退热。体温正常后均应继续服用 10~14 天。

（1）左旋氧氟沙星（levofloxacin）：每次 0.1~0.2g，每日 2 次口服。

（2）氧氟沙星（ofloxacin）：每次 0.2~0.3g，每日 2 次口服。对于重型或有并发症的患者，每次 0.2g，每日 2 次，静脉滴注，症状控制后改为口服。

（3）环丙沙星（ciprofloxacin）：每次 0.5g，每日 2 次口服。对于重型或有并发症的患者，每次 0.2g，静脉滴注，每日 2 次，症状控制后改为口服。

其他新开发的第三代喹诺酮类药物有培氟沙星（pefloxacin）、洛美沙星（lomefloxacin）和司氟沙星（sparfloxacin）等均有令人满意的临床疗效。

2. 头孢菌素类 第三代头孢菌素在体外抗伤寒沙门菌作用强，临床应用也有良好的效果，孕妇与儿童亦可选用。

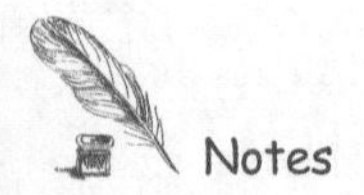

（1）头孢噻肟（cefotaxime）：每次 2g，静脉滴注，每日 3 次；儿童每次 50mg/kg，静脉滴注，每日

3 次，疗程 14 天。

(2) 头孢哌酮(cefoperazone)：每次 2g，静脉滴注，每日 2 次；儿童每次 50mg/kg，静脉滴注，每日 2 次，疗程 14 天。

(3) 头孢他啶(ceftazidime，头孢噻甲羧肟)：每次 2g，静脉滴注，每日 2 次；儿童每次 50mg/kg，静脉滴注，每日 2 次，疗程 14 天。

(4) 头孢曲松(ceftriaxone)：每次 1~2g，静脉滴注，每日 1 次；儿童每次 50mg/kg，静脉滴注，每日 1 次，疗程 14 天。

3. 氯霉素　用法为成人每天 1.5~2g，分 3~4 次口服，退热后减半，再用 10~14 天，总疗程约为 2~3 周。必要时最初可用静脉滴注给药的方法，病情改善后改为口服。曾被作为治疗伤寒的首选药物，但由于氯霉素的不良反应严重，耐药菌株增多，以及已有其他有效治疗药物等原因，目前氯霉素已不推荐用于伤寒首选治疗药物。

4. 氨苄西林(ampicillin)　用于敏感菌株的治疗。每次 4~6g，静脉滴注，每日 1 次，疗程 14 天。使用之前需要做皮肤过敏试验。如果出现皮疹应及时停药，更换其他抗菌药物。

5. 复方磺胺甲基异噁唑(sulfamethoxazole-trimethoprim，SMZ-TMP)　用于敏感菌株的治疗。2 片 / 次，每日 2 次口服，疗程 14 天。

(三) 并发症治疗

1. 肠出血　严格卧床休息，暂禁饮食或只给少量流质。严密观察血压、脉搏、神志变化及便血情况。适当输液并注意水电解质平衡。使用一般止血剂，视出血量之多少适量输入新鲜红细胞。患者烦躁不安时，可适当使用地西泮等药物。大量出血经积极的内科治疗无效时，可考虑手术处理。

2. 肠穿孔　应早期诊断，及早处理。禁食，经鼻胃管减压，静脉输液维持水电解质平衡与热量供应。加强抗菌药物治疗，控制腹膜炎。视具体情况予手术治疗。

3. 中毒性心肌炎　在足量有效的抗菌药物治疗下，应用肾上腺皮质激素；应用改善心肌营养状态的药物。如出现心功能不全时，可在严密观察下应用小剂量洋地黄制剂。

(四) 慢性带菌者的治疗

应用氨苄西林与丙磺舒联合治疗，氨苄西林每日 3~6g，分次口服，丙磺舒每日 1~1.5g，连用 4~6 周。或可用复方磺胺甲基异噁唑(SMZ+TMP)，每日 2 次，每次 2 片，疗程 1~3 个月。亦可用喹诺酮类治疗，氧氟沙星每次 300mg，每天 2 次，疗程 6 周。内科治疗效果不佳时，合并胆道炎症、胆石症者，可考虑手术切除胆囊。

【预防】

(一) 控制传染源

患者应及早隔离治疗，体温正常后 15 天，或每隔 5 天做粪便培养 1 次，连续 2 次阴性，可解除隔离。患者的大小便、便器、食具、衣服、生活用品等均须消毒处理。

饮食业从业人员定期检查，及时发现带菌者。带菌者应调离饮食服务业工作。慢性带菌者要进行治疗、监督和管理。

接触者要进行医学观察 21 天(副伤寒为 15 天)。有发热的可疑患者，应及早隔离治疗观察。

(二) 切断传播途径

是预防本病的关键性措施。应大力开展爱国卫生运动，做好卫生宣教，搞好粪便、水源和饮食卫生管理，消灭苍蝇。养成良好个人卫生习惯与饮食卫生习惯，饭前与便后洗手，不吃不洁食物，不饮用生水、生奶等。

(三) 提高人群免疫力

易感人群可进行预防接种。以往使用的伤寒、副伤寒甲、乙三联菌苗国内已不供应。近几年来，口服伤寒菌苗的研究有了较大的发展，例如口服减毒活菌苗 Ty21A 株的疫苗，保护效果可

达 50%~96%，副作用也较低。此外，注射用的多糖菌苗（外膜抗原 -Vi）在现场试验中初步证明有效，成人剂量 0.5ml（含多糖菌苗 30μg），前臂外侧肌注射，一年一次，保护率为 70% 左右，反应轻微。应急性预防服药，可用复方新诺明 2 片，每天 2 次，服用 3~5 天。

二、副 伤 寒

副伤寒（paratyphoid fever）包括副伤寒甲、副伤寒乙及副伤寒丙三种，分别由副伤寒（甲、乙、丙）沙门菌所引起。副伤寒的流行病学、发病机制、病理解剖、临床表现、诊断、治疗与预防基本上与伤寒相同。但副伤寒丙除表现为轻症伤寒外，还可引起急性胃肠炎、脓毒血症及局部感染表现。

【副伤寒甲、乙】

我国成人的副伤寒以副伤寒甲为主，儿童以副伤寒乙较常见。潜伏期为 2~15 天，一般在 8~10 天。起病时可有急性胃肠炎症状，如腹痛、呕吐、腹泻等。2~3 天后出现发热等伤寒临床表现，胃肠炎症状减轻。弛张型发热较多见，每天波动大，热程较短（副伤寒甲平均 3 周，副伤寒乙 2 周），毒血症状较轻，但胃肠症状明显（副伤寒乙尤为多见）。玫瑰疹出现较早、较多、较大，颜色较深。肠道病变较少且较表浅，故肠出血与肠穿孔均少见。病死率较低。副伤寒甲的复发机会较伤寒多。

【副伤寒丙】

临床表现复杂，起病急，体温上升快，不规则热型，常伴寒战。主要表现为败血症型，其次为伤寒或胃肠炎型。热程一般约 2~3 周，重症者则持续较长时间。败血症型并发症多而顽固，最常见为肺部并发症，骨及关节的局限性化脓性病灶。偶可并发化脓性脑膜炎、中毒性脑病、心内膜炎、肾盂肾炎、胆囊炎、皮下脓肿、肝脓肿等。肠出血、肠穿孔少见。局部化脓病灶脓液可检出副伤寒丙杆菌。

副伤寒甲、乙、丙的治疗与伤寒相同。并发化脓性病灶者，脓肿一旦形成，应在加强抗菌治疗的同时，进行外科手术处理。

三、非伤寒沙门菌感染

非伤寒沙门菌感染（non-typoidal salmonellosis）指除伤寒、副伤寒以外的沙门菌感染引起的急性传染病。其中最常见的是鼠伤寒沙门菌（salmonella typhimurium）感染。临床表现复杂，一般分为胃肠炎型、伤寒型、菌血症型、局部感染型。

【流行病学】

（一）传染源

主要为感染的家禽、家畜及鼠类和其他野生动物。人感染后带菌时间可长达数周，也可作为重要传染源，成为医院内感染的重要途径。

（二）传播途径

污染的食物、水源、污染用具接触传播。进食污染的肉、蛋、奶、鱼类，及其加工产品（包括动物原料制成的药物等）和植物性食品等均可患病。昆虫媒介如苍蝇和蟑螂等也可机械携带传播。

（三）易感人群

婴幼儿、免疫功能低下者和严重慢性病患者易感。尤其鼠伤寒沙门菌易引起医院感染流行，感染者多为婴幼儿（90%），病死率高达 50%。本病发病潜伏期短，全年发病，但以 7~11 月为高峰。

【发病机制】

病原菌经口入胃肠道，不同菌种引起病理改变和临床表现有其特点。鸭沙门菌仅引起胃肠道感染，可无症状。猪霍乱沙门菌和鼠伤寒沙门菌常引起菌血症和迁徙性病灶。沙门菌引起感染病理损害取决于其侵袭力和内毒素。沙门菌进入肠道后在小肠和结肠内繁殖，侵入肠黏膜固

有层，引起肠黏膜充血、水肿、糜烂等病变，临床表现为肠炎型；如侵及肠内集合淋巴结及全身其他淋巴结，则表现为伤寒型；如患者免疫力低下，病菌可经淋巴组织入血，引起菌血症和迁徙性化脓病灶。鼠沙门菌产生肠毒素，作用于肠黏膜上皮细胞表面的神经苷脂（GM1），激活腺苷酸环化酶，使细胞内三磷酸腺苷转化为环磷酸腺苷，促使肠黏膜上皮细胞分泌亢进，引起腹泻。

【临床表现】

潜伏期：胃肠炎型 8~48 小时，菌血症和伤寒型 1~2 周。

(一) 胃肠炎型

最常见，占沙门菌病的 70%。急起腹泻、呕吐，每日排便 3~5 次或数十次不等，呈稀便、黄色或墨绿色黏液便，偶有脓血便，带腥臭味，伴脐周或右下腹绞痛，部分患者有发热，热程常超过 1 周。早产儿和营养不良的小儿可出现严重脱水及循环衰竭。常见病原菌有鼠伤寒沙门菌、猪霍乱沙门菌、病牛沙门菌和鸭沙门菌。

(二) 伤寒型

与轻症伤寒相似，病程 1~2 周。肠出血、肠穿孔少见。偶有以胃肠炎为前驱表现者。此型常见病原体为猪霍乱沙门菌。

(三) 菌血症型

发病可急或缓慢，发热热型多不规则，伴寒战、出汗及胃肠道症状。全身中毒症状重者可有贫血、肝脾肿大及黄疸等。常见病原体为猪霍乱沙门菌、都柏林沙门菌。

(四) 局部感染型

菌血症进一步发展，可在身体任何部位出现局部感染病变。常见有支气管肺炎、肺脓肿、心内膜炎、心包炎、肾盂肾炎、关节炎、肋软骨脓肿、腰大肌脓肿、脑膜炎等。

以上四型常常互相重叠，胃肠炎型常伴发或继发菌血症型；菌血症型常并发局部迁徙性感染。

【实验室检查】

(一) 血常规

多正常，伤寒型白细胞可降低，局部迁徙感染白细胞可增高。

(二) 粪常规

部分为黏液便或黏液血便，以婴幼儿多见。

(三) 细菌培养

可疑食物、呕吐物、粪便（胃肠炎型）、血液（伤寒型和菌血症型）培养分离致病菌。血清型鉴定较复杂。

(四) 血清学及分子生物学检测

采用单克隆抗体酶联免疫吸附方法（ELISA）检测沙门菌特异性抗原，具有较高的特异性和灵敏性。用核酸分子杂交或聚合酶链反应（PCR）方法测定沙门菌 DNA 及细菌质粒分析方法均已在临床实际应用。

【诊断与鉴别诊断】

根据流行病学史，如进食可疑食物（肉类、蛋类等）者集体发病、同病室或家属中有沙门菌感染者。临床表现为急性胃肠炎症状，继而发热、畏寒、全身中毒症状或出现局部化脓感染表现。实验室分离病原菌为诊断的主要依据。

需与以下疾病进行鉴别诊断。

(一) 胃肠型食物中毒

各种细菌性胃肠炎型食物中毒临床表现大致相似，腹痛、呕吐、腹泻，发热少见，病程短，多在 1~3 天恢复。均有不洁饮食史。葡萄球菌或蜡样芽胞杆菌食物中毒可出现剧烈呕吐，呕吐物可呈胆汁性或含血液。肠出血性大肠埃希菌 O157:H7 感染可表现为无症状带菌、非血性腹泻、出血性结肠炎及溶血性尿毒综合征。沙门菌感染病程相对较长，3~5 天，偶达 2 周。依赖细菌培

养鉴定明确诊断。金黄色葡萄球菌食物中毒，多为细菌耐热肠毒素引起，可进行动物实验观察。

（二）伤寒、副伤寒

发热时间长，中毒症状（伤寒面容等）、玫瑰疹，可出现肠出血或肠穿孔并发症。非伤寒沙门菌感染少有肠出血、肠穿孔。可通过血液、粪或骨髓液细菌培养确诊。

【治疗】

胃肠炎型仅对症治疗。休息、流质饮食或禁饮食（呕吐严重者）、口服或静脉补液（轻度以上脱水者）。腹痛严重者给予解痉剂，如山莨菪碱等。

伤寒型、菌血症型、局部感染型及严重胃肠炎型需给予抗菌素治疗。首选氟喹诺酮类，第二、三代头孢菌素也较敏感，疗程2~4周，局部感染形成脓肿的应手术引流。

（侯全林）

参考文献

1. 郭亚兵．沙门菌感染 // 李兰娟．传染病学．第1版．北京：高等教育出版社，2004，121
2. 林厚基，张永涛．非伤寒沙门菌感染 // 宫道华，吴升华．小儿感染病学．北京：人民卫生出版社，2002，850-856
3. 王艳（译）. 沙门菌病 //Eugene Braunwald. 哈里森内科学．北京：人民卫生出版社，2003，1210-1216
4. 任红．伤寒与副伤寒 // 杨绍基主编．传染病学．第7版．北京：人民卫生出版社，2008，140-149
5. 中国疾病预防控制中心网站．http://www.chinacdc.net.cn/
6. Hutta ZA. Current concepts in the diagnosis and treatment of typhoid fever. BMJ. 2006，333（7558）：78-82

第八节 鼠 疫

鼠疫（plague）是鼠疫耶尔森菌（*Yersinia pestis*）引起的烈性传染病，主要流行于鼠类、旱獭及其他啮齿动物，属于自然疫源性疾病。人间主要通过带菌的鼠蚤为媒介，经人的皮肤传入引起腺鼠疫；经呼吸道传入发生肺鼠疫，均可发展为败血症。临床主要表现为高热、淋巴结肿痛、出血倾向、肺部特殊炎症等。由于其传染性强，病死率高，属国际检疫传染病和我国法定的甲类传染病。我国有12种类型鼠疫自然疫源地，分布于19个省区，近十年人间鼠疫病例数逐年增多，以腺鼠疫为主，需引起高度重视。

【病原学】

鼠疫耶尔森菌亦称鼠疫杆菌，属肠杆菌科，耶尔森氏菌属，革兰染色阴性。外观为两端钝圆，两极浓染的椭圆形小杆菌（图7-13）。长约1~1.5μm，宽约0.5~0.7μm，有荚膜，无鞭毛、无芽胞。在普通培养基上生长，培养的适宜温度为28~30℃，酸碱度为pH 6.9~7.2。

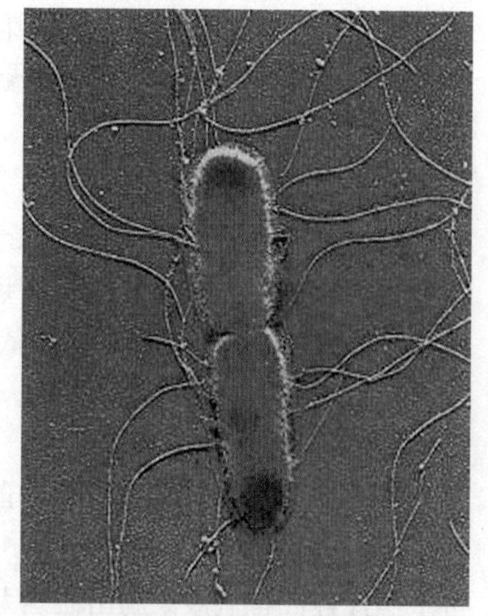
图7-13 鼠疫耶尔森菌

鼠疫耶尔森菌的抗原成分为：①荚膜FI（fraction I）抗原，分为两种，一种是多糖蛋白质（F-I），另一种为蛋白质（F-IB）。抗原性较强，特异性较高，有白细胞吞噬作用，可通过凝集试验、补体结合试验或间接血凝试验检测；②毒力V/W抗原，为菌体表面抗原，V抗原为蛋白质，可使机体产生保护性抗体，W抗原为脂蛋白，不能使机体产生有保护力的抗体。V/W抗原结合物有促使产生荚膜，抑制吞噬作用，与细菌的侵袭力相关。

鼠疫耶尔森菌产生两种毒素，一种为鼠毒素或外毒素（毒性蛋白质），主要作用于末梢血管，引起血液浓缩、休克、肝脏脂肪变性、局部出血坏死性病变，对大鼠和小鼠有很强

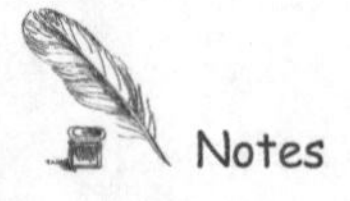

的毒性。另一种为内毒素(脂多糖),能引起发热、DIC、组织器官内溶血、中毒休克、局部及全身施瓦茨曼反应(Shwartzman reaction),较其他革兰阴性菌内毒素毒性强。

本菌对外界抵抗力较弱,对光、热、干燥及一般消毒剂均敏感。日光直射4~5小时即死,加热55℃ 15分钟或100℃ 1分钟、5%苯酚、5%甲酚皂、0.1%升汞、5%~10%氯胺均可将病菌杀死。但在潮湿、低温与有机物内存活时间则较久,在痰和脓液中可存活10~20天,在蚤粪中可存活1个月,在尸体中可存活数周至数月。

【流行病学】

(一)传染源

鼠疫为典型的自然疫源性疾病,自然感染鼠疫的动物都可作为鼠疫的传染源,主要是鼠类和其他啮齿动物。黄鼠属和旱獭属为主要储存宿主。褐家鼠、黄胸鼠是次要储存宿主,但却是人间鼠疫的主要传染源。其他如猫、羊、兔、骆驼、狼、狐等也可能成为传染源。

各型患者均为传染源,以肺型鼠疫最为重要。败血症型鼠疫早期的血液有传染性。腺鼠疫仅在脓肿破溃后或被蚤叮咬时才起传染源作用。

(二)传播途径

1. 媒介昆虫 主要以鼠蚤为媒介,构成“啮齿动物 - 鼠蚤 - 人”的传播方式。鼠蚤叮咬是主要传播途径。

2. 经皮肤传播 少数可因直接接触患者的痰液、脓液或病兽的皮、血、肉经破损皮肤或黏膜受染。

3. 呼吸道飞沫传播 肺鼠疫患者痰中的鼠疫耶尔森菌可借飞沫构成人 - 人之间的传播,造成人间的大流行。

(三)人群易感性

人群普遍易感,无性别年龄差别,存在一定数量的隐性感染。病后可获持久免疫力。预防接种可获一定免疫力,可降低易感性。

(四)流行特征

1. 流行情况 人间鼠疫以非洲、亚洲、美洲发病最多。亚洲主要在越南、尼泊尔、缅甸、印度、俄罗斯和蒙古有流行或病例发生。我国近年有19个省区发生鼠疫疫情,发病最多的是滇西黄胸鼠疫源地和青藏高原喜马拉雅旱獭疫源地。

2. 流行性 本病多由疫区通过交通工具向外传播,形成外源性鼠疫,引起流行。

3. 人间鼠疫与鼠间鼠疫的关系 人间鼠疫流行,均发生于动物间鼠疫之后。人间鼠疫多由野鼠传至家鼠,由家鼠传染于人引起。

4. 季节性 与鼠类活动和鼠蚤繁殖情况有关。人间鼠疫多在6~9月。肺鼠疫多在10月以后流行。

5. 职业性 职业感染性差异与接触传染源的机会和频次有关。

6. 隐性感染 已发现无症状咽部鼠疫耶尔森菌携带者。

【发病机制与病理】

鼠疫耶尔森菌经皮肤侵入后,首先在局部被中性粒细胞和单核 - 巨噬细胞吞噬,迅速经由淋巴管至局部淋巴结繁殖,引起原发性淋巴结炎(腺鼠疫)。鼠疫耶尔森菌的组织破坏性和抗吞噬作用使其易进入血液循环,形成败血症。鼠疫耶尔森菌可经血液循环进入肺组织,引起“继发性肺鼠疫”。由呼吸道排出的鼠疫耶尔森菌通过飞沫传入他人体内,则引起“原发性肺鼠疫”。不同于大多数细菌,鼠疫杆菌通过一系列逃避天然免疫系统成分的作用而致感染。逃逸过程与其pCD1质粒编码的Ⅲ型分泌系统T3SS和分泌的6种毒力蛋白Yops(YopE、YopJ、YopH、YopO、YopT、YopM)密切相关。这6种毒力蛋白分别从破坏细胞骨架、诱导细胞凋亡、抑制细胞因子分泌、抵抗细胞吞噬及破坏肌动蛋白微丝等多方面干扰宿主细胞的正常免疫功能,实现逃逸体内

免疫反应而导致持续感染。

鼠疫的基本病理改变为淋巴管、血管内皮细胞损害和急性出血坏死性炎症。腺鼠疫为淋巴结的出血性炎症和凝固性坏死。肺鼠疫肺部病变以充血、水肿、出血为主。发生鼠疫败血症时，全身各组织、脏器均可有充血、水肿、出血及坏死改变，多浆膜腔发生血性渗出物。

【临床表现】

潜伏期：腺鼠疫2~5天。原发性肺鼠疫数小时至3天。曾经接受预防接种者，可长达9~12天。

根据病理过程，临床上将鼠疫分为腺型、肺型、败血型及轻型等。鼠疫的主要表现为发病急剧，寒战、高热、体温骤升至39~41℃，呈稽留热。剧烈头痛，有时出现中枢性呕吐、呼吸急促，心动过速，血压下降。重症患者早期即可出现血压下降、意识不清、谵妄等。

(一) 腺鼠疫

最为常见，除具有鼠疫的全身表现以外，受侵部位所属淋巴结肿大为其主要特点。好发部位依次为腹股沟淋巴结、腋下、颈部及颌下淋巴结，多为单侧(图7-14)。淋巴结肿大出现于发热的同时，表现为迅速的弥漫性肿胀，典型的表现为淋巴结明显触痛而坚硬，与皮下组织粘连，失去移动性，周围组织显著水肿，可有充血和出血。由于疼痛剧烈，患者常呈被动体位。

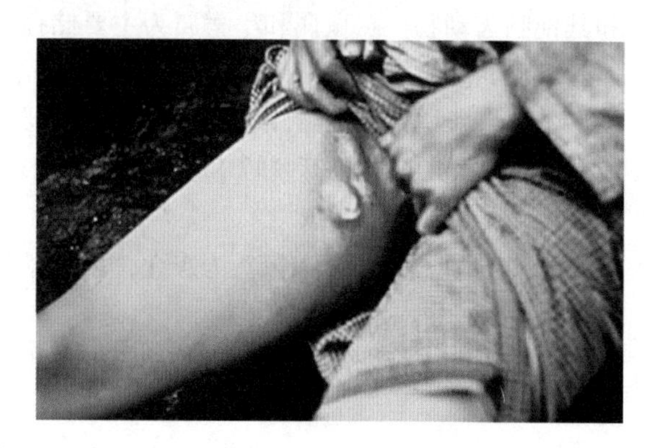

图7-14 腹股沟淋巴结肿大

(二) 肺鼠疫

根据传播途径不同，肺鼠疫可分为原发性和继发性两种类型。原发肺鼠疫起病急骤，寒战高热，在起病24~36小时内可发生剧烈胸痛、咳嗽、咳大量泡沫粉红色或鲜红色血痰；呼吸急促并呼吸困难；肺部仅可闻及少量散在湿啰音或轻微的胸膜摩擦音，较少的肺部体征与严重的全身症状常不相称。X线胸片检查呈支气管肺炎改变。

继发性肺鼠疫是在腺鼠疫或败血症型鼠疫症状基础上，病情突然加剧，出现原发性肺鼠疫呼吸系统表现。

(三) 败血症型鼠疫

亦称暴发型鼠疫。为最凶险的一型，病死率极高。亦可分为原发性和继发性两种类型。继发性者病初有肺鼠疫、腺鼠疫或其他类型的相应表现而病情进一步加重。主要表现为寒战高热或体温不升、神志不清，谵妄或昏迷，进而发生感染性休克。病情进展异常迅猛，常于1~3天死亡。因皮肤广泛出血、瘀斑、发绀、坏死，故死后尸体呈紫黑色，俗称"黑死病"。原发败血症型鼠疫少见。

(四) 轻型鼠疫

又称小鼠疫，发热轻，局部淋巴结肿大，轻度压痛，偶见化脓。血培养可阳性。多见于流行初、末期或预防接种者。

(五) 其他类型鼠疫

如皮肤鼠疫、肠鼠疫、眼鼠疫、脑膜炎型鼠疫、扁桃体鼠疫等，均少见。病程一般1周左右。

【实验室检查】

(一) 常规检查

1. 血常规 外周血白细胞总数大多升高，常达$(20\sim30)\times10^9/L$以上。初为淋巴细胞增高，以后中性粒细胞显著增高，红细胞、血红蛋白与血小板减少。

2. 尿常规 有蛋白尿及血尿。尿沉渣中可见红细胞、白细胞和细胞管型。

3. 粪常规 粪便潜血可阳性。

4. 凝血功能　肺鼠疫和败血症型鼠疫患者在短期即可出现弥散性血管内凝血，表现为纤维蛋白原浓度减少（小于200mg/dl），凝血酶原时间和部分凝血激酶时间明显延长，D-二聚体和纤维蛋白原降解产物明显增加。

5. 脑脊液　脑膜炎型病例可表现为压力升高，外观混浊，白细胞常大于4000/mm^3，中性粒细胞为主，蛋白明显增加，葡萄糖和氯化物明显下降，脑脊液鲎（limulus）试验阳性。

（二）细菌学检查

1. 涂片检查　用血、尿、粪及脑脊液作涂片或印片，革兰染色，可找到G^-两端浓染的短杆菌。阳性率约为50%~80%。

2. 细菌培养　动物的脾、肝等脏器或患者的淋巴结穿刺液、脓、痰、血、脑脊液等，接种于普通琼脂或肉汤培养基可分离出鼠疫耶尔森菌。

（三）血清学检查

血清学应以双份血清升高4倍以上为诊断依据。

1. 间接血凝法（IHA）　用FI抗原检测患者或动物血清中FI抗体。FI抗体持续1~4年，常用于流行病学调查及回顾性诊断。

2. 酶联免疫吸附试验（ELISA）　较IHA更为敏感。适合大规模流行病学调查。

3. 荧光抗体法(FA)　用荧光标记的特异性抗血清检测可疑标本，可快速准确诊断。特异性、灵敏性较高。

（四）分子生物学检测

主要有DNA探针和聚合酶链反应（PCR），检测鼠疫特异性基因，近来应用较多。环介导等温扩增技术（LAMP）作为一种新型基因检测方法，具有快速、敏感、特异的优点，为鼠疫耶尔森菌的检测提供了新的发展方向。

【诊断】

对10天内到过鼠疫流行区，有与可疑鼠疫动物或患者接触史。起病急骤，病情迅速恶化的高热患者，且具有下列临床表现之一者，应作出鼠疫的疑似诊断。①起病急剧，高热，白细胞剧增，在未用抗菌药物或仅用青霉素族抗菌药物情况下，病情迅速恶化，在48小时内进入休克或更严重的状态。②急性淋巴结炎，淋巴结肿胀，剧烈疼痛并出现强迫体位。③出现重度毒血症、休克综合征而无明显淋巴结肿胀。④咳嗽、胸痛、呼吸急促，咳痰带血或咯血。⑤重症结膜炎伴有严重上下眼睑水肿。⑥剧烈头痛、昏睡、颈部强直、谵语妄动、颅压高、脑脊液浑浊。⑦未接种过鼠疫菌苗，FI抗体效价在1∶20以上者。

本病应先作出疑似诊断，以便早期治疗，提高治愈率。对疑似诊断病例在获得明确病原学诊断依据前或该区域有人间鼠疫流行，亦可对继发病例作出疑似鼠疫的诊断。

【鉴别诊断】

（一）腺鼠疫

1. 急性淋巴结炎　常继发于其他感染病灶，受累区域的淋巴结肿大、压痛，常有淋巴管炎，一般全身症状较轻。

2. 丝虫病淋巴结肿大　本病急性期，淋巴结炎与淋巴管炎常同时发生，数天后可自行消退，全身症状轻微，夜间血涂片检查可找到微丝蚴。

（二）肺鼠疫

1. 大叶性肺炎　临床特点为咳铁锈色痰，肺部可有肺实变体征，痰液培养可获相应病原体诊断。

2. 肺型炭疽　发病后多出现低热、疲劳和心前区压迫感等，持续2~3天后突然加重。而肺鼠疫病例临床表现重，进展快。

（三）败血症型鼠疫

应及时检测疾病的病原或抗体，并根据流行病学、症状体征与其他原因所致败血症、钩端螺旋体病、流行性出血热、流行性脑脊髓膜炎等相鉴别。

【预后】

以往的病死率极高，近年来，由于抗生素的及时应用，病死率降至10%左右。

【治疗】

凡确诊或疑似鼠疫患者，均应迅速组织严密的隔离，就地治疗，不宜转送。直至患者症状消失，血液、分泌物或痰培养连续3次阴性（每3天1次），肺鼠疫需6次阴性，方可出院。

（一）一般治疗及护理

1. **严格的隔离消毒患者** 病区内必须做到无鼠无蚤。入院时对患者做好卫生处理（更衣、灭蚤及消毒）。病区、室内定期进行消毒，患者排泄物和分泌物应用含氯石灰或甲酚皂液彻底消毒。

2. **饮食与补液** 急性期应卧床休息，给予患者流质饮食，或葡萄糖和生理盐水静脉滴注，维持水、电解质平衡。

（二）病原治疗

治疗原则是早期、联合、足量、应用敏感的抗菌药物。

1. **腺鼠疫** 链霉素成人首次1g，以后0.5g~0.75g，q4h或q6h肌注（2~4g/d）。治疗过程中可根据体温下降至37.5℃以下，全身症状和局部症状好转逐渐减量。患者体温恢复正常，全身症状和局部症状消失，按常规用量继续用药3~5天。疗程一般为10~20天，链霉素使用总量一般不超过60g。腺体局部按外科常规进行对症治疗。

2. **肺鼠疫和败血症型鼠疫** 链霉素成人首次2g，以后1g，q4h或q6h肌注（4~6g/d）。全身症状和呼吸道症状显著好转后逐渐减量。疗程一般为10~20天，链霉素使用总量一般不超过90g。儿童参考剂量为30mg/（kg·d），q12h。

3. **皮肤鼠疫** 按一般外科疗法处置皮肤溃疡，必要时局部滴注链霉素或敷磺胺软膏。

4. **有脑膜炎症状的患者** 在特效治疗的同时，辅以氯霉素治疗，成人50mg/（kg·d），儿童（>1岁）50mg/（kg·d），q6h，静脉滴注，疗程10天，注意氯霉素的骨髓毒性等不良反应。

亦可选用氨基糖苷类、氟喹诺酮类、第三代头孢菌素及四环素等。

（三）对症治疗

高热者给予冰敷、酒精擦浴等物理降温措施。发热>38.5℃，或全身酸痛明显者，可使用解热镇痛药。儿童禁用水杨酸类解热镇痛药。烦躁不安或疼痛者用镇静止痛剂。注意保护重要脏器功能，有心衰或休克者，及时强心和抗休克治疗。有DIC者在给予血小板、新鲜冷冻血浆和纤维蛋白原等进行替代治疗的同时给予肝素抗凝治疗。中毒症状严重者可适当使用肾上腺皮质激素。

【预防】

（一）管理传染源

应灭鼠、灭蚤，监控鼠间鼠疫。加强疫情报告。严格隔离患者，患者和疑似患者应分别隔离。腺鼠疫隔离至淋巴结肿大完全消散后再观察7天。肺鼠疫隔离至痰培养6次阴性。接触者医学观察9天，曾接受预防接种者应检疫12天。患者的分泌物与排泄物应彻底消毒或焚烧。死于鼠疫者的尸体应用尸袋严密包扎后焚化。

（二）切断传播途径

加强国际检疫与交通检疫，对来自疫区的车、船、飞机进行严格检疫并灭鼠灭蚤。对可疑旅客应隔离检疫。

（三）保护易感者

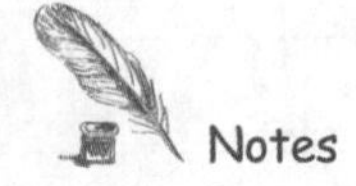

1. **加强个人防护** 参与治疗或进入疫区的医护人员必须穿防护服和高筒靴、戴面罩、厚口

罩、防护眼镜、橡皮手套等。

2. **预防性服药**　药物可选用四环素、多西环素、磺胺、环丙沙星等。必要时可肌内注射链霉素进行预防性治疗，疗程均为 7 天。

3. **预防接种**　主要对象是疫区及其周围的人群，参加防疫工作人员及进入疫区的医务工作者。非流行区人员应在鼠疫菌苗接种 10 天后方可进入疫区。

（赵英仁）

参考文献

1. 李兰娟，任红 . 传染病学 . 第 8 版 . 北京：人民卫生出版社，2013，269-272
2. 鼠疫诊疗方案 . 中国疾病预防控制中心 .2011
3. 魏东，汪洁英，王国治 . 鼠疫耶尔森氏菌环介导等温扩增检测方法的建立 . 中国卫生检验杂志，2012，22：2074-2077

第九节　细菌性食物中毒

细菌性食物中毒（bacterial food poisoning）是指由于进食被细菌或细菌毒素所污染的食物而引起的急性感染中毒性疾病。依据国内外统计，各种类型的食物中毒中，以细菌性食物中毒最多见。其根据临床表现的不同，分为胃肠型和神经型。

细菌性食物中毒的特点是多呈暴发起病，发病与饮食有密切关系，未进食污染食品者不发病，污染食品去除后不再有新病例出现。其全年均可发生，潜伏期短，突然发病，对人类健康可构成广泛影响。细菌性食物中毒的主要病原菌有沙门氏菌、志贺氏菌、致病性大肠埃希菌、副溶血弧菌、变形杆菌、空肠弯曲菌、金黄色葡萄球菌、溶血性链球菌等。近年来出现了许多新的致病菌，如“O157”大肠埃希菌、“O139”霍乱弧菌等。

一、胃肠型食物中毒

胃肠型食物中毒临床上最为常见，多发生于夏、秋两季，以恶心、呕吐、腹痛、腹泻等急性胃肠炎症状为主要表现。

【病原学】

引起胃肠炎食物中毒的细菌很多，常见的有沙门氏菌、副溶血性弧菌、大肠埃希菌、变形杆菌、葡萄球菌及蜡样芽胞杆菌等 6 种：

（一）沙门菌属（*Salmonella*）

据其抗原结构和生化试验，目前已有 2000 余种血清型，可依据菌体抗原 O 及鞭毛抗原 H 的不同而区别之。其中以鼠伤寒沙门氏菌、肠炎沙门氏菌和猪霍乱沙门菌较为多见。该菌为需氧的革兰阴性肠道杆菌，无芽胞及荚膜。沙门菌在水中不易繁殖，但可生存 2~3 周，冰箱中可生存 3~4 个月，在自然环境的粪便中可存活 1~2 个月。沙门菌最适繁殖温度为 37℃，在 20℃以上即能大量繁殖。但不耐热，60℃，15~30 分钟即可被杀灭。由于此类细菌广泛存在于猪、牛、羊、狗、鸭等动物肠道内，细菌可由粪便排出，污染饮水、食物、餐具以及新鲜蛋品、冰蛋、蛋粉等，人进食后造成感染。

（二）副溶血性弧菌（嗜盐菌）

副溶血性弧菌（*Vibrio parahaemolyticus*）为革兰阴性、椭圆形、荚膜球杆菌。菌体两端浓染，一端有鞭毛，运动活泼。本菌嗜盐生长，广泛存在于海水中，偶亦见淡水。在海水中能存活 47 日以上，淡水中生存 1~2 日。在 37℃、pH7.7、含氯化钠 3%~4% 的环境中生长最好。对酸敏感，食醋中 3 分钟即死。不耐热，56℃、5 分钟即可杀死，90℃、1 分钟灭活。对低温及高浓度氯化钠

Notes

抵抗力甚强。根据其菌体抗原O及鞭毛抗原H的不同可分为25个血清型，B、E、H是引起食物中毒的主要血清型。致病性菌株能溶解人及家兔红细胞，称为“神奈川”试验（Kanagawa test）阳性。其致病力与其溶血能力平行，这是由一种不耐热的溶血素（分子量42 000）所致。本菌能否产生肠毒素尚待证明。带鱼、黄鱼、乌贼、梭子蟹等海产品带菌率极高，被海水污染的食物、某些地区的淡水产品如鲫鱼、鲤鱼等及被污染其他含盐量较高的食物如咸菜、咸肉、咸蛋亦可带菌。

（三）大肠埃希菌

大肠埃希菌是一种两端圆钝、能运动、无芽胞的革兰阴性短杆菌。体外抵抗力较强，在水和土壤中能存活数月，在阴凉处室内尘埃可存活1月，含余氯0.2mg/L的水中不能生存。大肠埃希菌的抗原成分复杂，可分为菌体抗原（O）、鞭毛抗原（H）和表面抗原（K），后者有抗机体吞噬和抗补体的能力。根据菌体抗原的不同，可将大肠埃希菌分为150多型，引起胃肠炎型食物中毒的大肠埃希菌主要有以下几种：①致病性大肠埃希菌（enteropathogenic E. coli，EPEC），其致病因素尚不明确，主要引起婴幼儿腹泻；②产肠毒素大肠埃希菌（enterotoxigenic E. coli，ETEC），为儿童者及旅行者腹泻的主要致病菌；③侵袭性大肠埃希菌(enteroinvasive E. coli，EIEC)不产生肠毒素，但可侵入结肠上皮细胞生长繁殖，产生内毒素，可使成年人出现类似痢疾的临床表现；④肠出血性大肠埃希菌（enterohemorrhagic E. coli，EHEC），其致病性可能与毒素产生有关，导致出血性肠炎的临床表现。

（四）变形杆菌

变形杆菌（*bacillus proteus*）为革兰阴性、无芽胞多形性小杆菌。其抗原结构有菌体（O）及鞭毛（H）抗原2种。依生化反应的不同，可分为普通、奇异、莫根、雷极及不定变形杆菌5种。其中可引起食物中毒的主要是前三种。主要存在于土壤、水源等以及人和家禽包括家禽的肠道中。本类细菌在外界环境中适应力强，营养要求低，极易生长繁殖，即便在蔬菜中亦可大量繁殖。此菌在食物中能产生肠毒素。莫根变形杆菌并可使蛋白质中的组氨酸脱羧成组织胺，从而引起过敏反应。致病食物以鱼蟹类为多，尤其以赤身青皮鱼最多见。近年来，变形杆菌食物中毒有相对增多趋势。

（五）葡萄球菌

主要是由能产生血浆凝固酸的金黄色葡萄球菌（*Staphylococcus aureus*）引起，少数可由表皮（白色）葡萄球菌引起。该菌为球形或椭圆形，无鞭毛，不能运动，无芽胞，除少数菌株外一般不形成荚膜，革兰染色为阳性。其在肉类食物、乳产品中繁殖力极强，在30℃的环境下1小时后会产生一种可溶性低分子量的肠毒素（enterotoxin），肠毒素耐热，100℃，30分钟不能使其灭活，它包括A、B、C、D、E共5个血清型，其中A型更易导致食物中毒。此菌可存在于人的皮肤、鼻咽部、指甲及化脓性感染灶中，因而可污染各种食物，如鱼、肉、蛋、乳制品及淀粉类食物。

（六）蜡样芽胞杆菌

蜡样芽胞杆菌（*Bacillus cereus*）为需氧、有芽胞、革兰阳性粗大杆菌。常单独、成双或短链状排列，芽胞常位于次极端；在体内形成荚膜，无鞭毛，不活动。芽胞体外抵抗力极强，能在110℃存活1~4天，可分泌强烈的外毒素，依毒素性质可分为六型（A、B、C、D、E、F），引起食物中毒者主要是A和F型。此菌广泛存在于自然界中，土壤、尘埃、水、草和腐物均可检出，也可存在于人、畜肠道中，随粪便排出污染食物、炊具等。

【流行病学】

（一）传染源

带菌的动物如家畜、家禽及其蛋品、鱼类及野生动物为本病主要传染源，患者带菌时间较短，作为传染源意义不大。

（二）传播途径

被细菌及其毒素污染的食物经口进入消化道而得病。食品本身带菌，或在加工、贮存过程

中污染。苍蝇、蟑螂亦可作为沙门氏菌、大肠埃希菌污染食物的媒介。

(三) 人群易感性

普遍易感,病后无明显免疫力,且致病菌血清型多,可反复感染发病。

(四) 流行因素

本病在5~10月较多,7~9月尤易发生,此与夏季气温高、细菌易于大量繁殖密切相关。常因食物采购疏忽(食物不新鲜、或病死牲畜肉)、保存不好(各类食品混合存放、或贮存条件差)、烹调不当(肉块过大、加热不够、或凉拌菜)、生熟刀板不分或剩余物处理不当而引起。节日会餐时、饮食卫生监督不严,尤易发生食物中毒。

【发病机制与病理】

病原菌在污染的食物中大量繁殖,并产生肠毒素类物质,或菌体裂解释放内毒素。进入体内的细菌和毒素,可引起人体剧烈的胃肠道反应。

(一) 肠毒素

上述细菌中大多数能产生肠毒素或类似的毒素,致病作用基本相似。肠毒素通过刺激肠壁上皮细胞,激活腺苷酸活化酶,从而催化胞质中的三磷酸腺苷成为环磷酸腺苷(cAMP),它的浓度增高可促进胞质内蛋白质磷酸化,促进液体及氯离子的分泌,引起腹泻。而耐热肠毒素则使肠黏膜细胞的鸟苷酸环化酶激活,使环磷酸鸟苷浓度增高,肠隐窝细胞会增强分泌,绒毛顶部细胞减低吸收能力,从而导致腹泻。

(二) 侵袭性损害

上述菌群可通过对肠黏膜上皮细胞的侵袭性损害,导致黏膜充血、水肿、溃疡。侵袭性细菌性食物中毒潜伏期较长,多见黏液脓血便。

(三) 内毒素

沙门氏菌菌体裂解后可释放内毒素,其具有较强的致病性,症状主要表现为发热、胃炎、呕吐、腹泻等。

(四) 过敏反应

莫根变形杆菌会使蛋白质中的组氨酸成为组织胺,导致过敏反应。但是因为细菌不侵入组织,所以其病理改变较轻,一般无炎症改变。

【临床表现】

潜伏期短,超过72小时的病例可基本排除食物中毒。金黄色葡萄球菌食物中毒由积蓄在食物中的肠毒素引起,潜伏期1~6小时。蜡样芽胞杆菌1~2小时。侵袭性细菌如沙门氏菌、副溶血弧菌、变形杆菌等引起的食物中毒,潜伏期一般为16~48小时。

临床表现以急性胃肠炎为主,如恶心、呕吐、腹痛、腹泻等。葡萄球菌、蜡样芽胞杆菌食物中毒呕吐较明显,呕吐物含胆汁,有时带血和黏液。腹痛以上腹部及脐周多见。腹泻频繁,多为黄色稀便和水样便。侵袭性细菌引起的食物中毒,可有发热、腹部阵发性绞痛和黏液脓血便。鼠伤寒沙门菌食物中毒的粪便呈水样或糊状,有腥臭味,也可见脓血便。副溶血弧菌食物中毒的部分病例大便呈血水样。莫根变形杆菌会导致颜面潮红,并且出现头痛、荨麻疹等过敏表现。严重腹泻时会脱水、酸中毒、休克。

【实验室及其他检查】

(一) 一般检查

1. 血常规 大肠埃希菌、沙门菌等感染者血白细胞计数多在正常范围。副溶血弧菌及金黄色葡萄球菌感染者,白细胞数可增高达10×10^9/L以上,中性粒细胞比例增高。

2. 粪便常规 粪便呈稀水样镜检可见少量白细胞,血水样便镜检可见多数红细胞,少量白细胞;血性黏液便则可见到多数红细胞及白细胞,与痢疾样便无异。

(二) 血清学检查

患者患病早期及病后两周的双份血清特异性抗体4倍升高可明确诊断。由于患病数日即可痊愈,血清学检查较少应用。但确诊变形杆菌感染应采患者血清,进行对 OX_{19} 及 OX_k 的凝集反应,效价在1∶80以上有诊断意义。因为变形杆菌极易污染食物及患者的吐泻物,培养阳性亦不足以证明为真正的病原。患者血清凝集效价增高,则可认为由于变形杆菌感染引起。

(三) 病原学检查

1. 细菌培养　将患者的吐、泻物及进食的可疑食物做细菌培养,如能获得相同病原菌有利于确诊。

2. 特异性核酸检查　近年有采用特异性核酸探针进行核酸杂交和特异性引物进行聚合酶链反应以检查病原菌,同时可做分型。

【诊断】

根据集体伙食单位短期内暴发大批急性胃肠炎患者,结合季节及饮食情况(厨房卫生情况、食物质量、保管及烹调方法的缺点)即可作出临床诊断。

有条件时,应取患者吐泻物及可疑的残存食物进行细菌培养,重症患者血培养,首先留取发病初期及发病后2周的血清,将其培养分离的细菌进行血清凝集试验,双份试验效价递增者具诊断价值。近年来采用琼脂扩散沉淀试验检测污染食物中毒的肠毒素,效果良好。动物试验:葡萄球菌与条件致病菌培养阳性者,可取纯培养滤液加热后喂猴或小猫,或行腹腔注射。副溶血型弧菌可用鼠或猫做试验,观察是否发病。

【鉴别诊断】

(一) 非细菌性食物中毒

食用了有毒的植物、动物、化学物品或重金属类物质,例如有机磷农药、桐油、野毒蕈、亚硝酸盐等。多表现为频繁呕吐,较少出现腹痛、腹泻等,且有明显的神经症状,病死率较高。

(二) 霍乱及副霍乱

一种急性腹泻疾病,病发高峰期在夏季,可在数小时内造成腹泻脱水甚至死亡。多有典型的米泔水样大便,粪便荧光染色剂培养可确诊。

(三) 急性菌痢

偶见食物中毒型暴发。多表现分为发热、腹泻、里急后重、可见黏液脓血便,查体下腹部压痛阳性,粪便镜检可见红白细胞及巨噬细胞,约50%会培养处痢疾杆菌生长。

(四) 病毒性胃肠炎

一组由多种病毒引起的急性肠道传染病,潜伏期24~72小时,临床特点为起病急、恶心、呕吐、腹痛、腹泻,排水样便或稀便,严重者可脱水、电解质及酸碱平衡紊乱。

【治疗】

暴发流行时应先将患者按轻重分类,轻者在原就诊处集中治理,重症患者送往医院或卫生队治疗,并进行流行病学调查及检验检疫工作,从而助于明确病因。

(一) 对症治疗

卧床休息,流食或半流食,宜清淡,多饮盐糖水。吐泻腹痛剧者暂禁食,给复方颠茄片口服或注射654-2,腹部放热水袋。及时纠正水与电解质紊乱及酸中毒。血压下降者予升压药。高热者用物理降温或退热药。变形杆菌食物中毒过敏型。以抗组织胺药物治疗为主,如苯海拉明等,必要时加用肾上腺皮质激素。精神紧张不安时应给镇静剂。有腹泻症状的可以给予蒙脱石散口服。

(二) 抗菌治疗

通常无需应用抗菌药物,可以经对症疗法治愈。症状较重考虑为感染性食物中毒或侵袭性腹泻者,应及时选用抗菌药物,如更换新抗菌药物方案如喹诺酮类等,葡萄球菌的食物中毒可用

苯唑西林等治疗。但抗菌药物不能缩短排菌期。

【预防】

做好饮食卫生监督，认真贯彻《食品卫生法》。

一旦发生可疑食物中毒，立即报告当地卫生防疫部门，进行调查，制定防疫措施，控制疫情。其次需加强食品卫生管理，进行卫生宣传教育，要求居民不吃腐败、变质、未熟透食物。

二、神经型食物中毒

神经型食物中毒(clostridium botulinum food poisoning)，亦称肉毒中毒(botulism)，是因进食含有肉毒杆菌外毒素的食物而引起的中毒性疾病。临床上以恶心、呕吐及中枢神经系统症状如眼肌及咽肌瘫痪为主要表现。如抢救不及时，病死率较高。

【病原学】

肉毒杆菌(*Clostridium botulinum*)亦称腊肠杆菌，属革兰阳性厌氧梭状芽胞杆菌，次极端有大形芽胞，有周鞭毛，能运动。本菌芽胞体外抵抗力极强，干热180℃、15分钟，湿热100℃、5小时，高压灭菌120℃、20分钟则可消灭。5%苯酚、20%甲醛，24小时才能将其杀灭。其广泛存在于自然界，以芽胞形式存在于土壤或海水沉渣中，亦可存在于牛、羊、猪等动物粪便中，还可附着在蔬菜、水果及各种谷物上，故极易污染食物及食物原料。

本菌按抗原性不同，可分A、B、C、D、E、F、G，7种血清型，对人致病者以A、B、E、3型为主，F型较少见，C、D型主要见于禽畜感染。各型均能产生外毒素，是一种嗜神经毒素，剧毒，对人的致死量为0.01mg左右，毒素对胃酸有抵抗力，但不耐热。A型毒素80℃、5分钟即可破坏，B型毒素88℃、15分钟可破坏。毒素在干燥、密封和阴暗的条件下，可保存多年。由于此毒素的毒性强，且无色、无臭、无味、不易察觉，必须注意防范。

【流行病学】

(一) 传染源

家畜、家禽及鱼类为传染源。本菌芽胞广布于自然界，病菌由动物(主要是食草动物)肠道排出，污染土壤及岸沙土，由此污染饮食品制作罐头，如加热不足，则其所产芽胞不被消灭，加之缺氧环境，造成肉毒杆菌大量繁殖，产生大量外毒素。

(二) 传播途径

主要通过食物传播，多见于腌肉、腊肉、猪肉及制作不良的罐头食品，也可通过使用不新鲜的鱼、猪肉等发病。即使没有严格的厌氧环境及温度，肉毒杆菌仍可繁殖，A型、B型菌可产生蛋白水解酶，使食物变质，但E型菌不产生该酶，其在6℃低温繁殖并产生毒素。战争环境中，敌方可利用肉毒毒素经气溶胶方式传播，广泛污染饮水，粮食及器物，如不及时处理，可造成集体中毒。

(三) 易感性

普遍易感，不引起人与人之间传染，亦不产生病后免疫力。

【发病机制与病理】

肉毒毒素是一种嗜神经毒素，主要由上消化道吸收，毒素进入小肠和结肠后，则吸收缓慢，胃酸及消化酶均不能将其破坏，故多数患者起病缓慢，病程较长。肉毒毒素吸收后主要作用于脑神经核，外周神经、肌肉接头处及自主神经末梢，阻断胆碱能神经纤维的传导，神经冲动在神经末梢突触前被阻断，从而抑制神经传导介质—乙酰胆碱的释放，使肌肉收缩运动障碍，发生软瘫，但肌肉仍能保持对乙酰胆碱的反应性，静脉注射乙酰胆碱能使瘫痪的肌肉恢复功能。

病理变化主要是脑神经核及脊髓前角产生退行性变，使其所支配的相应肌群发生瘫痪，脑干神经核也可受损。脑及脑膜显著充血、水肿，并有广泛的点状出血和血栓形成。显微镜下可见神经节细胞变性。

【临床表现】

潜伏期一般为12~36小时，最短为2~6小时，长者可达8~10天。中毒剂量愈大则潜伏期愈短，病情亦愈重。但也可先轻型起病，后发展成重型。

临床表现轻重不一，轻者仅轻微不适，无需治疗，重者可于24小时内致死。起病突然，病初可有头痛、头晕、乏力、恶心、呕吐（E型菌恶心呕吐重、A型菌及B型菌较轻）；随后出现眼内外肌瘫痪，表现为视力模糊、复视、眼睑下垂、瞳孔散大，对光反射消失。口腔及咽部潮红，伴有咽痛，如咽肌瘫痪，则致呼吸困难。肌力低下主要见于颈部及肢体近端。由于颈肌无力，头向前倾或倾向一侧。腱反射可呈对称性减弱。

自主神经末梢先兴奋后抑制，故泪腺、汗腺及涎腺等分泌先增多而后减少。血压先正常而后升高。脉搏先慢后快。常有顽固性便秘、腹胀、尿潴留。病程中神志清楚，感觉正常，不发热。血、尿与脑脊液常规检查无异常改变。轻者5~9日内逐渐恢复，但全身乏力及眼肌瘫痪持续较久。重症患者抢救不及时多数死亡，病死率30%~60%，死亡原因多为延髓麻痹所致呼吸衰竭，心功能不全及误吸肺炎所致继发性感染。

患者不发热。可于5~9天内逐渐恢复，但全身乏力及眼肌瘫痪持续较久，有时视觉恢复需数月之久。重症患者抢救不及时多数死亡，病死率30%~60%。

婴儿偶而吞入少量肉毒杆菌芽胞，在肠内繁殖，产生神经毒素，吸收后可因骤发呼吸麻痹而猝死（婴儿猝死综合征 the sudden infant death syndrome，SIDS）。

【实验室及其他检查】

（一）病原学检查

将食物、呕吐物或排泄物加热煮沸20分钟后，接种血琼脂做厌氧培养，检出致病菌。

（二）毒素检查

1. 动物试验 将检查标本浸出液饲喂动物，或做豚鼠、小白鼠腹腔内注射，同时设对照组，以加热80℃、30分钟处理的标本或加注混合型肉毒抗毒素于标本中，如实验组动物发生肢体麻痹死亡，而对照组无，则本病的诊断即可成立。

2. 中和试验 将个性抗毒素血清0.5ml注射小白鼠腹腔内，随后接种标本0.5ml，同时设对照组，从而判断毒素有无和型别鉴定。

3. 禽眼接种试验 将标本液0.1~0.5ml注射于鸡、麻雀或鸽子等一侧下眼睑皮下，另侧注射稀释用液做对照。如眼睑闭合，可判定标本中含有肉毒毒素。根据标本中毒素量不同，检出时间从十几分钟到48小时不等。如将不同型别的抗毒素分别加入标本液，则可借以判定毒素的型别。

【诊断】

有进食可疑食物，特别是火腿、腊肠、罐头或瓶装食品史，同餐者集体发病。有复视、斜视、眼睑下垂、吞咽及呼吸困难等特殊的神经系统症状及体征。

确诊可用动物试验查患者血清及可疑食物中的肉毒毒素，亦可用可疑食物进行厌氧菌培养，分离病原菌。在战争环境中，须警惕敌人施放含肉毒素的气溶胶；如有可疑，可将气溶胶从附着处洗下，进行动物试验。

【鉴别诊断】

与脊髓灰质炎、白喉后神经麻痹、流行性乙型脑炎、急性多发性神经根炎、毒蕈及葡萄球菌肠毒素中毒等相鉴别。

【治疗】

（一）对症治疗

患者应严格卧床休息，并予适当镇静剂，以避免瘫痪加重。患者于食后4小时内可用5%碳酸氢钠或1∶4000高锰酸钾溶液洗胃及灌肠，以破坏胃肠内尚未吸收的毒素。咽肌麻痹宜用鼻

饲及输液。呼吸困难者吸氧，及早气管切开，呼吸麻痹者用人工呼吸器。为消灭肠道内的肉毒杆菌，以防其继续产生肠毒素，可给予大剂量青霉素。还应根据病情给予强心剂及防治继发性细菌感染等措施。出院后 10~15 日内应避免体力劳动。

（二）抗毒素治疗

多价肉毒素（A、B、E 型）对本病有特效，必须及早应用，有效用药时间为起病后 24 小时内或出现瘫痪前，使用肉毒素 10 万单位静脉或肌注，必要时可 6 小时后重复一次。在病菌型别已确定者，应注射同型抗毒素，每次 1~2 万单位。病程已过两日者，抗毒素效果较差，但应继续注射，以中和血中残存毒素。

（三）化学疗法

近年有人采用盐酸胍（Guanidine hydrochloride）35~50mg/（kg·d），分 4~6 次口服。据报道有促进末梢神经纤维释放乙酰胆碱的作用，因而能改善神经肌肉传递功能，增加肌张力，缓解中毒症状。

【预防】

（一）管理传染源

一旦发生可疑中毒，立即报告当地卫生防疫部门。

（二）切断传播途径

严格管理与检查食品，尤应注意罐头食品、火腿、腌腊食品的制作和保存。食品罐头的两端若有膨隆现象，或内容物色香味改变者，应禁止出售和禁止食用，即使煮沸也不宜食用。谷类及豆类亦有被肉毒杆菌污染的可能，因此禁止食用发酵或腐败的食物。

（三）保护易感人群

遇有同食者发生肉毒素中毒时，其余人员应立即给予多价精制肉毒抗毒血清预防，1000~2000U 皮下注射，每周 1 次，共 3 次。经常食用罐头者，可考虑注射肉毒杆菌类毒素。

（李家斌）

参考文献

1. 李兰娟，任红．传染病学．第 8 版．人民卫生出版社，2013，157-164
2. Dileep V，Kumar HS，Kumar Y，et al. Application of polymerase chain reaction for detection of vibrio para haemolyticus associated with tropital seafoods and coastal environment. Lett Appl Microbiol，2003，36：423
3. Sandrine Auger. The genetically remote pathogenic strain NVH-391-98 of the bacillus cereus group is representative of a cluster of thermophilic.App Environ Microbiol，2008，74：1276-1280

第十节 百 日 咳

百日咳（pertussis）是由百日咳杆菌引起的急性呼吸道传染病，病程较长，未经治疗，咳嗽症状可持续 2~3 个月，故名“百日咳”。临床特点为阵发性、痉挛性咳嗽，以及咳嗽终止时伴有鸡鸣样吸气吼声为特征。本病在不同年龄组均有发病，但多发生于儿童，尤其是 5 岁以下的小儿。

【病原学】

病原菌为鲍特菌属（*Bordetella*）的百日咳鲍特菌（*B. pertussis*），又称百日咳杆菌。革兰染色阴性，两端着色较深的短杆菌，长约 1.0~1.5μm，宽约 0.3~0.5μm（图 7-15）。该菌为需氧菌，最适生长温度为 35℃ ~37℃，最适 pH 值为 6.8~7.0。本菌初次分离时，常需用含甘油、马铃薯和新鲜血液的鲍 - 金（Border-Gengous）培养基。

百日咳杆菌能够产生以下物质：外膜蛋白中的凝集抗原（丝状血凝素，filamentous hemagglutinin，FHA）、百日咳杆菌黏附素（pertactin，分子量 69kD）。其他毒性物质还包括百日咳外毒素（PT）、内毒素（ET）、不耐热毒素（HLT）、腺苷酸环化酶毒素（ACT）、气管细胞毒素（TCT）和

皮肤坏死毒素(DNT)等。目前认为外膜蛋白中的凝集抗原、黏附素与外毒素等具有诱导宿主产生保护性抗体的作用。

本菌对理化因素抵抗力弱,56℃经30分钟或干燥3~5小时可死亡,对紫外线和一般消毒剂敏感。

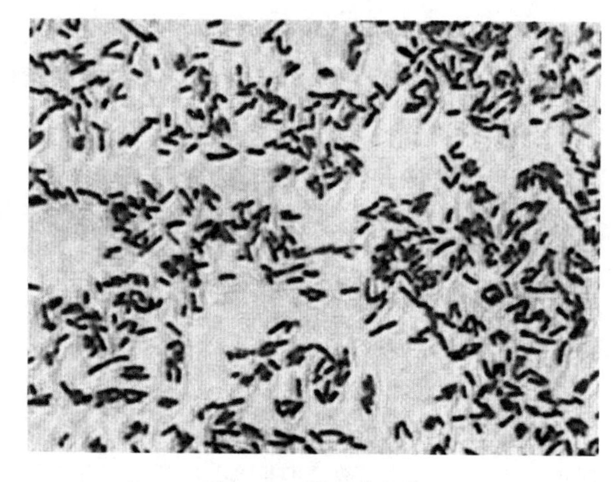

图 7-15 百日咳杆菌

【流行病学】

百日咳多见于温带与寒带地区。一般为散发,在儿童集体机构、托儿所、幼儿园等可引起流行。该病四季都可发生,但以冬春季节多见。

(一) 传染源

百日咳患者、隐性感染者以及带菌者为本病的传染源。从潜伏期开始至发病后6周均有传染性,尤以潜伏期末到病后卡他期2~3周内传染性最强。

(二) 传播途径

主要由呼吸道飞沫传播,咳嗽、说话、打喷嚏时分泌物散布在空气中形成气溶胶,通过吸入传染,所以家庭内传播较为多见,间接传染的可能性小。

(三) 人群易感性

人群对百日咳普遍易感,5岁以下小儿易感性最高。由于母体缺乏足够的保护性抗体传递给胎儿,所以6个月以下婴儿发病率较高,新生儿也可以发病。儿童经菌苗接种若超过12年,体内抗体水平下降,其发病率仍可达50%以上,近年来国外报道为数不少的成人百日咳患者。

百日咳病后不能获得终生免疫,保护性抗体为IgA与IgG。IgA能抑制细菌对上皮细胞表面的黏附,而IgG具有长期保护作用。

【发病机制与病理】

百日咳发病机制不完全清楚。百日咳杆菌侵入易感者呼吸道后,首先黏附于呼吸道上皮细胞的纤毛上,繁殖并产生各种毒素与毒素性物质,引起上皮细胞纤毛的麻痹与细胞变性坏死以及全身反应。目前认为69kD的黏附素和丝状血凝素,在百日咳杆菌黏附于易感者呼吸道上皮细胞时起重要作用,而外毒素在致细胞病变中起重要作用。百日咳外毒素由5种非共价链亚单位所组成(S_1~S_5),其中S_2~S_5是没有毒性作用的非共价链亚单位,但它能与细胞表面受体结合,而且在S_1亚单位移位进入细胞溶质中起作用。S_1具有酶活力,进入细胞后能抑制细胞腺苷酸环化酶系统的调节,抑制鸟苷三磷酸结合蛋白即G蛋白的合成,导致细胞变性、坏死。毒性物质、淋巴细胞促进因子进入血流后,使脾、胸腺和淋巴结等释放淋巴细胞增多,因而白细胞计数与淋巴细胞分类增高。

由于呼吸道上皮细胞纤毛的麻痹和细胞的破坏,使呼吸道炎症所产生的黏稠分泌物排出障碍,潴留的分泌物不断刺激呼吸道神经末梢,通过咳嗽中枢引起痉挛性咳嗽,直到分泌物排出为止。由于长期咳嗽刺激,使咳嗽中枢形成持续的兴奋灶,所以其他刺激,如检查咽部、进食等亦可引起痉挛性咳嗽。疾病恢复期或病愈后一段时间内仍可因哭泣或其他病因引起的上呼吸道感染,诱发百日咳样痉咳。

百日咳杆菌主要引起支气管和细支气管黏膜的损害,但鼻咽部、喉和气管亦可见到病变,主要是黏膜上皮细胞基底部有中性粒细胞和单核细胞浸润,并可见细胞坏死。支气管和肺泡周围间质炎性浸润明显,气管和支气管旁淋巴结常肿大,分泌物阻塞支气管时可引起肺不张或支气管扩张。并发脑病者脑组织可有水肿、充血或弥散性出血点、神经细胞变性等。

【临床表现】

潜伏期约2~21天，平均7~10天。典型临床经过可分为以下三期。

(一) 卡他期

从起病到阵发性痉咳的出现。此期可有低热、咳嗽、喷嚏、流泪和乏力等症状，类似感冒，持续约7~10天。咳嗽开始为单声干咳，3~4天后热退，但咳嗽加剧，尤以夜晚为甚。此期传染性最强，若及时有效的治疗，能够控制病情发展。由于本期缺乏特征性症状，如不询问接触史及作相关检查常易漏诊。

(二) 痉咳期

病期2~6周或更长。此期已不发热，但有特征性的阵发性、痉挛性咳嗽，简称痉咳。阵咳发作时连续10余声至20~30声短促的咳嗽，继而深长的吸气。吸气时由于声带仍然处于紧张状态，空气通过狭窄的声带而发出鸡鸣样吸气声，接着连续阵咳，如此反复，直至排出大量黏稠痰液和吐出胃内容物为止。痉咳一般以夜间为多，情绪波动、进食、检查咽部等均可诱发痉咳。痉咳发作前可有喉痒、胸闷等不适。痉咳发作时儿童表情痛苦，面红耳赤，部分患者因胸腔压力增高影响静脉回流，出现颈静脉怒张，此外腹压增高可导致大小便失禁。痉咳频繁者可出现颜面水肿，毛细血管压力增高破裂可引起球结膜下出血、鼻出血或眼睑下皮下出血，表现为局部瘀斑(图7-16)。痉咳时舌外伸，舌系带与下门齿摩擦引起系带溃疡。无并发症者肺部无阳性体征。

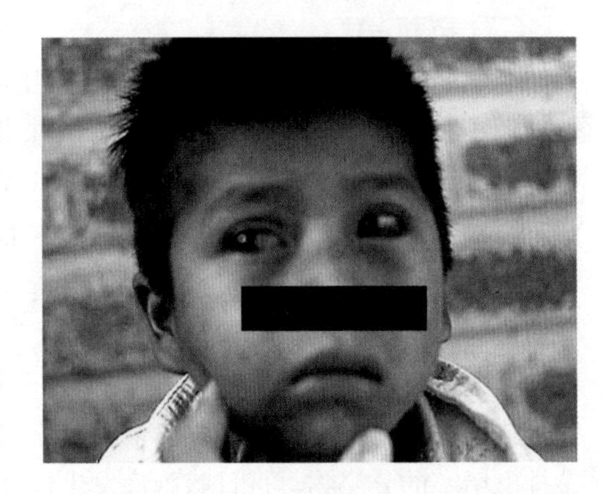
图7-16 百日咳眼睑、皮下出血性瘀斑

婴幼儿和新生儿由于声门较小，可无痉咳就因声带痉挛使声门完全关闭，加以黏稠分泌物的堵塞而发生窒息，出现深度发绀，亦可因脑部缺氧而发生抽搐，称为窒息性发作。此发作常在夜晚发生，若抢救不及时，常可因窒息而死亡。

(三) 恢复期

阵发性痉咳次数减少至消失，持续2~3周后咳嗽好转痊愈。若有并发症，病程可长达数周。

【实验室检查】

(一) 血常规检查

发病第一周末白细胞计数与淋巴细胞分类计数开始升高。痉咳期白细胞一般为$(20\sim40)\times10^9/L$，最高可达$100\times10^9/L$。淋巴细胞分类一般在60%以上，也可高达90%。

(二) 细菌学检查

目前常用鼻咽拭培养法。培养越早阳性率越高，卡他期培养阳性率可达90%，发病第3~4周培养阳性率下降，仅50%左右。

(三) 血清学检查

ELISA检测特异性IgM，可作早期诊断。

(四) 分子生物学检查

应用百日咳杆菌克隆的基因片段或百日咳杆菌部分序列，对百日咳患者的鼻咽吸出物进行分子杂交或PCR检查百日咳杆菌特异性插入序列(IS481)，特异性和敏感性均很高，且可作快速诊断，但有假阳性病例，目前国内外已经应用于临床诊断。

【并发症】

最常见并发症是支气管肺炎，严重者可并发肺不张、肺气肿及皮下气肿和百日咳脑病，由于诊断水平提高和抗菌药物的应用，近年来这些并发症少见。

【诊断与鉴别诊断】

根据当地流行病学史，若患儿有发热，体温下降后咳嗽反而加剧，尤以夜间为甚且无明显肺部体征，结合白细胞计数和淋巴细胞分类明显增高可以作出临床诊断。确诊需靠细菌学、分子生物学或血清学检查。

痉咳期患者较易诊断，但需与百日咳综合征、痉挛性支气管炎、肺门结核等疾病鉴别。

【预后】

1岁以下婴儿，特别是3个月以下婴儿预后差。有严重并发症如并发百日咳脑病、支气管肺炎者预后差。

【治疗】

（一）一般治疗和对症治疗

按呼吸道传染病隔离，保持室内安静、空气新鲜和适当温度、湿度。半岁以下婴儿常突然发生窒息，应有专人守护。痉咳剧烈者可给镇静剂，如苯巴比妥钠、地西泮等。沙丁胺醇（嗽必妥，salbutamol）亦能减轻咳嗽，可以试用。

（二）抗菌治疗

卡他期应用抗生素治疗可以减轻或阻断痉咳发生。红霉素，每日30~50mg/kg分3~4次给药。但新近在我国西安发现有耐红霉素的菌株出现，其MICs>256mg/L，导致治疗失败。也可使用罗红霉素，小儿每日2.5~5mg/kg分2次服用；成人每次150mg，每日2次，疗程不少于10天。

（三）肾上腺皮质激素与高效价免疫球蛋白治疗

重症婴幼儿可应用泼尼松每日1~2mg/kg，能减轻症状，疗程3~5天。亦可应用高效价免疫球蛋白，能减少痉咳次数和缩短痉咳期。

（四）并发症治疗

肺不张并发感染给予有效抗生素治疗。单纯肺不张可采取体位引流，必要时用纤维支气管镜排出堵塞的分泌物。百日咳脑病发生惊厥时可应用苯巴比妥钠每次5mg/kg肌内注射或地西泮每次0.1~0.3mg/kg静脉注射，出现脑水肿时静脉注射甘露醇每次1~2g/kg。

【预防】

（一）控制传染源

在流行季节，确诊的患者应立即隔离至病后40天，对密切接触者应观察至少3周，若有前驱症状应尽早治疗。

（二）切断传播途径

保持室内通风，对痰液和口鼻分泌物进行消毒处理。

（三）提高人群免疫力

目前常用白喉、百日咳、破伤风三联制剂，每月注射1次，共3次。若百日咳流行时，可提前至出生后1个月接种。菌苗接种后有效免疫期为4~5年，因此对密切接触的曾注射过菌苗的7岁以下儿童，可以加强注射一次菌苗。国内外研究利用百日咳杆菌的某些抗原成分组成疫苗，不良反应明显减少，预防效果亦较满意。

（周 智）

参考文献

1. 周智．百日咳//李兰娟，任红．传染病学．第8版．北京：人民卫生出版社，2013，200-203
2. Bryan Grenfell. Boosting understanding of pertussis outbreaks，PNAS，2011，108(18)：7279-7280
3. Wang Z，Cui Z，Li Y，et al. High prevalence of erythromycin-resistant *Bordetella pertussis* in Xi'an，China. Clin Microbiol Infect，2014，doi：10.1111/1469-0691.12671

第十一节 布鲁菌病

布鲁菌病(brucellosis)又称波状热,是布鲁菌(*Brucella*)所引起的人兽共患性传染病,属自然疫源性疾病。临床上以长期发热、多汗、乏力、肌肉关节疼痛、肝脾及淋巴结肿大为特点。

【病原学】

布鲁菌是一组球杆状的革兰阴性菌,无鞭毛,不形成芽胞或荚膜。本菌生长对营养要求高,但即使在良好培养条件下生长仍较缓慢,因此培养至少4周仍无菌生长才能判为阴性。根据储存宿主、生化、代谢和免疫学的差异分类,布鲁菌属分为6个种19个生物型,牛种(流产布鲁菌,*B. abortus*)、猪种(*B. suis*)、羊种(马尔他布鲁菌,*B. melitensis*)、犬种(*B. canis*)、绵羊附睾种(*B. ovis*)及沙林鼠种(*B. neotomae*)。本菌生物型较多,可能是由于同一个种可在不同种类宿主体内繁殖,从而发生遗传变异较多的缘故。各种的毒力、生物学形状、人畜感染后的临床表现等都有较大差别。其中前四种对人类致病,羊种布鲁菌致病力最强,可致严重的急性病理过程和致残性并发症;猪种布鲁菌次之,感染时常伴化脓性损害,病程较长;牛种布鲁菌常与轻型和散发病例有关,化脓性和致残性并发症少见;犬种布鲁菌感染多呈隐匿性发病,常复发,呈慢性过程,与牛种布鲁菌相似。

布鲁菌含20余种蛋白抗原和脂多糖,其中脂多糖在致病中起重要作用。本菌各种之间有共同抗原,故一种有效菌苗对各种均有预防作用,可用毒力较弱的牛种布鲁菌制成活疫苗,预防毒力较强的羊种和猪种布鲁菌感染。在抗生素等的作用下本菌可变成L型,此型可在体内长期存在并可逆转为普通型,这可能和复发有关。

该菌在自然环境中生命力较强,故可通过多种途径传播。在乳及乳制品、皮毛中能长时间存活。在病畜的分泌物、排泄物及死畜的脏器中能生存4个月左右,但对常用的物理消毒方法和化学消毒剂敏感,加热60℃或日光下暴晒10~20分钟,或3%漂白粉澄清液数分钟均可被杀死。

【流行病学】

(一)传染源

目前已知有60多种家畜、家禽,野生动物是布鲁菌的宿主。与人类有关的传染源主要是羊、牛及猪,其次是犬、鹿、马、骆驼等。染菌动物首先在同种动物间传播,造成带菌或发病,然后波及人类。应当注意的是,各种布鲁菌在不同种动物之间可有转移现象,羊、牛、猪是重要的经济动物,与人类接触较多,从而增加了人类感染的机会。病畜可出现流产或死胎,其阴道分泌物传染性较大,并且皮毛、脏器、胎盘、羊水、乳汁、尿液也常染菌,其中乳汁中含菌量较多,排菌可达数月至数年之久。患者也可从粪、尿、乳汁中排菌,也有人传人的报道(夫妻间),但作为传染源的意义很小。

(二)传播途径

1. **经皮肤及黏膜接触传染** 直接接触病畜或其排泄物、阴道分泌物、娩出物;在饲养、挤奶、剪毛、屠宰以及加工皮、毛、肉等过程中没有注意防护,可经受损的皮肤或眼结膜感染;也可间接接触病畜污染的环境及物品而感染。

2. **经消化道传染** 食用染菌的生乳、乳制品和未煮熟的病畜肉类等,病菌可通过消化道进入体内而感染。

3. **经呼吸道传染** 病菌污染环境后形成气溶胶,可发生呼吸道感染。

4. **其他** 如苍蝇携带,蜱虫叮咬也可传播本病。人与人之间传播极为罕见。

(三)人群易感性

人群普遍易感,病后可获较强免疫力,疫区居民也可因隐性感染而获免疫。因不同种布鲁

菌之间存在交叉免疫，因此再次感染者很少。其高危人群主要包括兽医、畜牧者、屠宰工人、皮毛工和进食被污染的动物产品或制品者。在流行区小儿布鲁菌病很为常见，占当地发病数的1/5~1/4。

（四）流行特征

本病感染率的高低主要取决于与病畜接触机会的多少，因此地区分布以牧区最高，半农半牧区次之，农业区又次之，城市最低；职业以兽医、畜牧工作者、屠宰工人为多；年龄以青壮年为多；性别以男性为多；季节以春末夏初（在家畜流产高峰后1~2个月）为多。

该病为全球性疾病，来自100多个国家每年上报WHO的布鲁菌病超过50万例，但疫情分布不均。我国于20世纪60年代到70年代曾进行大规模的动物布鲁菌感染防治，使发病率显著降低，但近年来有增高趋势。目前，主要流行于西北、东北、青藏高原及内蒙古等牧区，其分布逐渐从牧区向半农半牧、农区及城市蔓延；流行的形势也以多发的、散在的点状流行代替了大规模暴发流行。我国主要为羊种流行，其次为牛种，猪种仅存在于少数地区。

【发病机制与病理】

（一）发病机制

本病的发病机制较为复杂，细菌、毒素以及变态反应均不同程度地参与疾病的发生和发展过程。

病菌自皮肤或黏膜侵入人体，随淋巴液到达淋巴结，被吞噬细胞吞噬。如吞噬细胞未能将其杀灭，则细菌在胞内生长繁殖，形成局部原发病灶。细菌在吞噬细胞内大量繁殖导致吞噬细胞破裂，随之大量细菌进入淋巴液和血液循环形成菌血症。在血液里细菌又被血流中的单核细胞吞噬，并随血流带至全身，在肝、脾、淋巴结、骨髓等处的单核-巨噬细胞系统内繁殖，形成多发性病灶。在机体各因素的作用下，病原菌释放出内毒素及菌体其他成分，可造成临床上的菌血症、毒血症和败血症。内毒素在病理损伤、临床症状方面起着重要作用。机体免疫功能正常，通过细胞免疫及体液免疫清除病菌而获痊愈。如果免疫功能不健全，或感染的菌量大、毒力强，则部分细菌被吞噬细胞吞噬带入各组织器官形成新感染灶。经一定时期后，感染灶的细菌生长繁殖再次入血，导致疾病复发，如此反复成为慢性感染。至慢性期细菌主要局限于各器官组织，形成局部病变。也可出现细菌已被清除，而由变态反应引起病理损伤。

（二）病理解剖

本病的病理变化极为广泛，几乎所有器官组织均可被侵犯，其中以单核-巨噬细胞系统最为常见。本病病理改变初期为炎性细胞渗出，组织细胞变性、坏死。亚急性和慢性期以组织细胞增生和肉芽肿形成为特点。此肉芽肿主要由上皮细胞、巨噬细胞、浆细胞及淋巴细胞组成，主要为变态反应所致，乃本病的典型病变。部分慢性期患者肉芽组织发生纤维硬化性改变，是患者产生后遗症的基础。变态反应还可导致血管的增生破坏性病变，主要累及肝、脾、脑、肾等小血管及毛细血管，导致血管内膜炎、血栓性脉管炎、脏器的浆液性炎症和坏死等。骨、关节和神经系统的变态反应性炎症主要表现为关节炎、关节强直、脊椎炎、骨髓炎、神经炎、神经根炎等。心脏病变较血管病变少见，有心内膜炎、心肌炎等。肾浑浊肿胀，偶见弥漫性肾炎和肾盂肾炎。此外，尚有睾丸炎、附睾炎和子宫内膜炎等。

【临床表现】

本病临床表现各异，轻重不一。潜伏期一般1~3周，平均2周，也可长至数月甚至1年以上。临床上可分为亚临床感染、急性感染、亚急性感染、慢性感染、局灶性感染和复发。急性感染，指患病3个月以内；亚急性感染，3个月到1年；慢性感染，1年以上。

（一）亚临床感染

常发生于高危人群，血清学检测30%以上有高水平的抗布鲁菌抗体，不能追溯明确的临床感染史。

（二）急性和亚急性感染

病多缓起，主要症状为发热、多汗、乏力、肌肉关节痛、睾丸肿痛等。发热多为不规则热，仅5%~20% 表现为典型的波浪形，其特点为：发热 2~3 周后，间歇数日至 2 周，发热再起，反复多次，故本病又曾被称为波状热（undulant fever）。多汗亦为本病突出的症状之一，较其他发热性疾病为著，常于夜间或凌晨热退时大汗淋漓，大多患者感乏力、软弱。关节痛主要累及骶髂、髋、膝、肩、腕等大关节，呈游走性，锥刺样疼痛，常较剧烈，一般镇痛药物无效。可有局部肿胀，如滑膜炎、腱鞘炎、关节周围炎等。肌肉痛多见于大腿及臀部，后者有时可出现痉挛性疼痛。睾丸肿痛最具特征性，占男性患者的 20%~40%，乃睾丸炎及附睾炎所致，多为单侧，可大如鹅卵。女性可出现卵巢炎、输卵管炎、子宫内膜炎等。肝、脾、淋巴结肿大常见。其他尚可有头痛、神经痛、皮疹等。

（三）慢性感染

可由急性期发展而来，也可无急性期病史而直接表现为慢性。凡慢性炎症表现明显者如低热、症状体征反复出现或加重者为活动型，凡无明显慢性炎症表现者如体温正常、症状体征或功能障碍较固定，仅于气候变化、劳累过度时才加重，则为相对稳定型。

本期表现更是多种多样，基本上可分两类：一是全身性非特异性症状，类似神经症和慢性疲劳综合征；另一类是器质性损害，可累及全身器官，其中以骨骼 - 肌肉系统最为常见，如大关节损害、肌腱挛缩等，神经系统病变也较常见，如周围神经炎、脑膜炎等。泌尿生殖系统病变也可见到，如睾丸炎、附睾炎、卵巢炎等。

（四）局灶性感染

布鲁菌病可以局限在几乎所有的器官，最常局限在骨、关节、中枢神经系统，表现为相应临床症状和体征。

（五）复发

经抗菌治疗后约 10% 患者出现复发。复发往往发生在初次治疗结束后 3~6 个月。复发与细菌的耐药性、细菌在细胞内的定位以及不规范治疗有关。

【实验室及辅助检查】

（一）血常规

白细胞计数正常或偏低。淋巴细胞相对或绝对增加，可出现少数异型淋巴细胞。血沉在急性期加快，慢性期则正常或偏高，持续增速提示有活动性。

（二）病原学检查

可取血液、骨髓、脑脊液、乳汁、子宫分泌物和尿液等进行细菌培养，一般认为血培养阳性率急性期高、慢性期低。骨髓培养的阳性率较血培养高。牛种布鲁菌初分离时不易生长，需有适当的二氧化碳环境。近年开展的 PCR 检测布鲁菌 DNA，速度快，与临床符合率高，但尚未推广应用。

（三）免疫学检查

1. **血清凝集试验**　试管法较灵敏，特异性高，故一般实验室常用。平板法操作更为简单，灵敏性也比较高，但可有假阳性，适用于筛查，其中以虎红缓冲玻片凝集试验（RBPT）效果最佳。凝集试验于病程第 1 周即可出现，第 2~3 周常呈强阳性。在急性期时阳性率可达 80%~90%，慢性期为 30%~60%。

试管法滴度为 1∶100 以上或病程中效价有 4 倍以上升高者，提示近期感染。但接种过霍乱菌苗、兔热病菌苗、布鲁菌菌苗或做过布鲁菌素皮内试验者均可使凝集效价增高。另外，凝集反应可有钩状效应（即指免疫检测中由于抗原、抗体浓度比例不合适而致检测结果呈假阴性的现象），本检测多为抗体浓度相对较高，沉淀反应不明显，即前带现象，故稀释度至少应在 1∶100 以上。

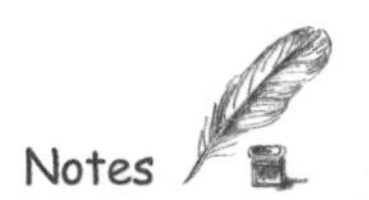

2. 酶联免疫吸附试验（enzyme-linked immunosorbent assay，ELISA） 灵敏度高于凝集试验，且可分别测定 IgM、IgG 和 IgA 抗体。其中 IgM 抗体出现早，感染后 1 个月左右达高峰。IgG 抗体产生较晚，至 6 个月达高峰，10 个月后开始下降。IgA 抗体的消长规律与 IgG 相似。因此，本法可有助于区分急、慢性患者，并且可用于复发的判断（复发时 IgG 抗体重新升高，而 IgM 和 IgA 抗体常继续下降）。

3. 补体结合试验 补体结合抗体主要为 IgG 抗体，出现阳性时间较晚，多于病程第 3 周才开始阳性，持续较久。急性期及慢性期的阳性率均较高，特异性强。

4. 抗人球蛋白试验（Coomb's test） 用于测定不完全抗体。不完全抗体可阻断完全抗体与抗原的凝集反应，使凝集试验呈假阴性。此检测使不完全抗体与不可见抗原结合的复合物通过抗人球蛋白血清结合成块，直接可见。比凝集试验和补体结合试验更敏感，急性期和慢性期阳性率均较高，特异性也较强。鉴于本法操作复杂，只适用凝集试验阴性的可疑患者。

5. 皮内试验 为迟发型超敏反应，发病后 2~3 周开始阳性，痊愈后仍能持续数年。皮试在病程 6 个月内的阳性率很低，慢性期患者几近 100% 呈阳性或强阳性反应。因此，阴性有助于除外布鲁菌感染，阳性时不能鉴别是现症感染还是既往感染，接种疫苗也可呈阳性。一般用于流行病学调查。

6. 2- 巯基乙醇（2-mercaptoethanol，2-ME）试验 可检测 IgG 抗体，用于鉴别自然感染与菌苗免疫。自然感染达 1 个月后，体内凝集素即以 IgG 型为主，该 IgG 对 2-ME 有耐受；而菌苗免疫后 3 个月内的凝集素均以 IgM 为主，可被 2-ME 破坏。

（四）特殊检查

并发骨关节损害者可行 X 线检查。有心脏损害可做心电图。有肝损伤做肝功能检查。对于肿大的淋巴结必要时可做淋巴结活检。有脑膜或脑实质病变者可做脑脊液及脑电图检查，脑脊液变化类似结核性脑膜炎。

【并发症和后遗症】

（一）血液系统

可见贫血，白细胞和血小板减少。血小板减少性紫癜的发生率为 1%~4%，有时非常严重且持续时间很长，需要应用激素或切脾治疗。

（二）眼睛

可见色素膜炎、视神经炎、视盘水肿及角膜损害，多见于慢性布鲁菌病。

（三）神经系统

发生率 3%~5%。可见脑膜炎、脑膜脑炎、脊髓炎、多发性神经根神经病（polyradiculoneuropathy）等。脑膜炎时脑脊液的变化类似结核性脑膜炎：脑脊液中淋巴细胞增多，蛋白质增多，葡萄糖轻度减少。细菌培养及抗体检测均可出现阳性。

（四）心血管系统

主要为心内膜炎，多侵犯主动脉瓣，病死率较高。此外，偶可见心肌炎、心包炎、主动脉炎等。

（五）其他

妊娠妇女罹患布鲁菌病如不进行抗菌治疗，流产、早产、死产均可发生。此外，肝脓肿、脾脓肿、肺炎、肾小球肾炎、胸膜炎等均有人报道。胸腔积液的改变类似结核性胸膜炎。

【诊断】

急性、亚急性感染通过流行病学史，临床表现和实验室检查作出诊断：①流行病学接触史：有传染源密切接触史或疫区生活接触史；②具有该病临床症状和体征并排除其他疑似疾病；③实验室检查：病原分离、试管凝集试验、补体结合试验、抗人免疫球蛋白试验等检查阳性。凡具备①、②项和第③项中的任何一项检查阳性即可诊断为布鲁菌病。慢性感染者和局灶性感染者诊断有时相当困难，获得细菌培养结果最为可靠。

【鉴别诊断】

本病急性和亚急性感染应与长期发热性疾病进行鉴别，特别是同时有多汗、关节疼痛、肝脾肿大者，如伤寒、结核、类风湿关节炎、淋巴瘤、胶原病等。慢性感染则需与慢性骨关节病、神经症、慢性疲劳综合征等进行鉴别。

【预后】

本病一般预后良好，经规范治疗大部分是可治愈的，未经抗菌药物治疗的病死率为2%~3%。在死亡病例中，主要的致死原因是心内膜炎、严重的神经系统并发症等。少数病例可遗留骨和关节的器质性损害，使肢体活动受限。有的病例出现中枢神经系统后遗症。因诊治不及时、不彻底所导致的慢性病例，其治疗较为复杂，部分患者治疗效果较差。

【治疗】

（一）急性和亚急性感染

1. 对症和一般治疗　注意休息、在补充营养的基础上，给予对症治疗。

2. 病原治疗　应选择能进入细胞内的抗菌药物，且应采用联合治疗。

(1) 成人及8岁以上儿童：WHO推荐一线治疗方案为多西环素(每次100mg，每日2次，口服，6周)联合利福平(每次600~900mg，每日1次，口服，6周)或多西环素(每次100mg，每日2次，口服，6周)联合链霉素(每次1000mg，每日1次，肌内注射，2~3周)。如果不能使用上述药物或效果不佳，可采用二线药物治疗，即多西环素联合复方新诺明或利福平联合氟喹诺酮类药物。难治性病例可应用一线药物联合氟喹诺酮类或三代头孢菌素类药物。

(2) 8岁以下儿童：可采用利福平联合复方新诺明治疗，也可采用利福平联合氨基糖苷类药物治疗。

(3) 孕妇：可采用利福平联合复方新诺明治疗。如果在妊娠12周内发生布鲁菌病，可选用三代头孢菌素类药物联合复方新诺明治疗，可减少妊娠中断的发生；药物治疗对孕妇存有潜在的危险，应权衡利弊使用。

(4) 并发症：合并睾丸炎，除采用多西环素联合利福平外，可短期加用小剂量糖皮质激素；合并脑膜炎、心内膜炎、血管炎和脊柱炎等，可在上述抗菌治疗基础上联合三代头孢菌素，必要时适当延长疗程，并分别对症治疗。合并心内膜炎，常需同时采取瓣膜置换术；合并脊柱炎，必要时需外科手术治疗。

（二）慢性感染

治疗较为复杂，包括病原治疗、脱敏治疗及对症治疗。慢性活动型患者一般采用病原治疗合并用脱敏治疗，而相对静止型患者一般多不采用抗菌治疗，而以脱敏治疗和对症治疗为主。

（三）病原治疗

与急性和亚急性感染者治疗相同，必要时需要重复治疗几个疗程。

（四）脱敏治疗

采用少量多次注射布鲁菌抗原避免引起剧烈的组织损伤，又起到一定的脱敏作用。

（五）对症治疗

根据患者的具体情况采取相应的治疗方法。由于慢性病例常有局限性器质性病变，为消除或减轻病变、减少痛苦、恢复功能，常采用理疗、针灸和外科治疗。

【预防】

应采取以家畜预防接种为中心的综合措施进行预防。

（一）控制传染源

对家畜进行定期检疫、治疗或屠宰病畜、病健畜分群放牧和菌苗免疫。患者虽然作为传染源意义不大，仍需隔离治疗，患者的排泄物（主要是尿）应予消毒，直至症状消失且血、尿培养均阴性。

(二) 切断传播途径

加强畜产品的消毒和卫生监督。加强粪、水管理,防止病畜、患者的排泄物污染水源。病畜流产物应深埋,污染场地应严格消毒。乳类及乳制品采用巴斯德消毒或煮沸。来自疫区的毛皮需放置4个月,达到自然灭菌目的。家畜粪便要经过无害化处理后才能用做肥料及燃料。

(三) 保护易感人群

健康牲畜的预防接种应做到连续性(连续免疫3~5年)和连片性,采用减毒活疫苗,做皮下注射或气溶胶吸入。

疫区人群应加强个人防护,尤其是高危人群接触病畜时应着防护装备,工作后应用消毒水或肥皂水洗手。牧民、兽医、实验室工作人员等均应预防接种,采用减毒活疫苗皮上划痕法。需注意的是菌苗有效期一般为1年,每年应加强复种1次,且疫区人群应在产羔羊前2~4个月接种。

(李用国)

参考文献

1. 马亦林,李兰娟. 传染病学. 第5版. 上海:科学技术出版社,2011,509-514
2. 李兰娟,任红. 传染病学. 第8版. 北京:人民卫生出版社,2013,184-187
3. WHO.Brucellosis in humans and animals,2006
4. Salata RA,Brucellosis,Lee G,et al. In:Goldman's Cecil Medicine.24th Ed,United States of America,Elsevier Saunders,2011,1891-1893
5. 中华人民共和国卫生部. 布鲁氏菌病诊疗指南(试行),2012
6. 杨绍基. 传染病学. 第1版. 北京:人民卫生出版社,2005,170-173

第十二节 弯曲菌与幽门螺杆菌感染

一、弯曲菌感染

弯曲菌感染是由弯曲菌(*Campylobacter*)引起的以腹泻等消化系统症状为主要临床表现的感染性疾病,部分患者可出现菌血症等肠外表现,又称弯曲菌病(campylobacteriosis)。弯曲菌最初发现于动物,当时认为是在家畜中流行的病原体,1972年首次自腹泻患者大便样品中成功分离到弯曲菌,之后逐渐认识到它可以引起人类腹泻、牙周炎、血流感染等疾病,属于人兽共患病。弯曲菌肠炎(campylobacter enteritis)是由各种弯曲菌引起的小肠结肠炎,临床表现为发热、腹痛、腹泻、里急后重、黏液便、甚至脓血便等症状,其中最常见的为空肠弯曲菌和结肠弯曲菌感染引起的肠炎。

【病原学】

弯曲菌属可分为12个种,含5个亚种,目前认为空肠弯曲菌(*C.jejuni*)和结肠弯曲菌(*C.coli*)是人类弯曲菌病的主要病原体,胎儿弯曲菌(又分为胎儿亚种和性病亚种)是肠外感染的主要病原体。

弯曲菌属螺菌科,革兰染色阴性,体形细长,有一个或多个螺旋样弯曲,呈螺旋形、弧形、海鸥状或S形,大小为(0.2~0.5)μm×(1.5~5)μm,无荚膜、无芽胞,菌体一端或两端有单根鞭毛,运动活泼,呈特征性的螺旋状运动。弯曲菌为微需氧菌,空肠弯曲菌最适生长温度是42℃,而胎儿弯曲菌在25~30℃生长良好。本菌的生化特征是氧化酶和过氧化氢酶阳性,不发酵糖类,不分解尿素,不产色素,甲基红和(二乙酰)VP试验阴性,大多数弯曲菌还能还原硝酸盐,触酶试验为阳性,空肠弯曲菌马尿酸水解试验和氯化三苯基四氮唑(TTC)阳性。该菌抗原结构复杂,具有菌体抗原O、鞭毛抗原H和K抗原。该菌具有侵袭力,可产生内毒素和肠毒素、细胞毒素等外毒

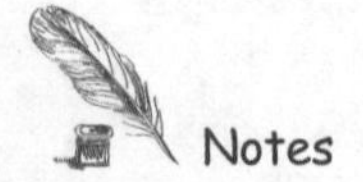

素。空肠弯曲菌易被高温、干燥、阳光直射、冷冻及一般消毒剂杀灭，58℃ 5 分钟即可杀死，但在合适的环境中活力较强，如 4℃牛奶中可存活 5 个月以上，室温下可存活 2 个月以上。

【流行病学】

（一）传染源

弯曲菌感染是食源性人兽共患病，该病的主要储存宿主为家禽、家畜、宠物及野生动物，如鸡、鸭、鹅、鸽子、麻雀、狗、猫、牛及啮齿动物。动物感染后常无明显症状，弯曲菌大量存在于其肠道、口腔及生殖器中，向外界排菌，从而感染人类。人感染后可短暂带菌，大多 5 周内消失。

（二）传播途径

弯曲菌主要通过消化道和直接接触传播，由动物宿主传播给人类，不同国家、地区因饮食习惯和卫生条件等不同，有所差异，最常见的方式为摄入被弯曲菌污染的食物或者水源经口感染，如进食未煮熟的家禽、家畜的肉制品、未消毒的鲜牛奶。

（三）易感人群

人类对弯曲菌普遍易感，但患者以儿童及青少年居多。患病后可产生一定的免疫力，然而持续时间较短。发病率随年龄增长而下降。在发展中国家，发病者主要为 2 岁以下儿童。

（四）流行特征

全年均可见发病者，散发多见，亦可暴发流行，发病率在发展中国家无明确季节性，发达国家大多夏秋季节为感染高峰。

【发病机制与病理】

目前认为弯曲菌直接侵袭是致病的主要因素。弯曲菌能够黏附肠道上皮细胞，通过特殊的分泌系统，如Ⅳ型分泌系统（T4SS）和Ⅵ型分泌系统（T6SS），向宿主细胞分泌效应蛋白，如细胞毒素、致死性肿胀毒素等毒性蛋白，损伤肠道上皮细胞、破坏肠道物理屏障的完整性及其功能。此外，弯曲菌在菌体外包被有表层结构，可抵抗宿主免疫系统对其攻击。

弯曲菌经口到达胃部后，由鞭毛运动穿过胃酸屏障，进入氧气含量低富含胆汁的十二指肠、空肠，大量繁殖，并可进一步侵袭回肠、结肠，感染肠上皮细胞，破坏肠黏膜；也可通过受损的肠壁进入血液引起菌血症和其他脏器感染。

病理变化主要在空肠、回肠和结肠。肠镜下可见黏膜出血、水肿、渗出，有时可见溃疡和隐窝脓肿。光镜下可见肠黏膜内大量中性粒细胞、淋巴细胞浸润。

【临床表现】

本病潜伏期 2~11 天，一般 3~5 天，病情轻重不一，25% 的感染者表现为无症状带菌者，多数表现为胃肠炎，典型表现有发热、腹痛、腹泻和黏液脓血便。发热常为首发症状，可达 40℃以上，持续 2~3 天，伴有全身乏力、头痛、眩晕、肌肉酸痛，可有寒战和谵妄。发热 12~24 小时后开始水样腹泻，多者每天可达 20 余次，量多，恶臭，1~2 天后部分患者可出现痢疾样黏液血便，可伴有里急后重。多数患者在发病早期即可出现腹痛，多为间歇性痉挛性疼痛，排便前加剧，便后缓解。腹痛位于脐周及下腹。少数患者以腹痛为主，伴有腹膜炎体征。部分患者可出现呕吐。病程多在 1 周内自行缓解，但少数患者可持续数周，腹泻反复发作。

少数患者可出现弯曲菌菌血症、牙周炎、腹膜炎、胆囊炎、尿道炎、脑膜炎等肠外病变，多见于胎儿弯曲菌感染。另有部分患者弯曲菌感染后发生格林 - 巴利综合征（Guillain-Barre syndrome，GBS）。

【实验室及辅助检查】

（一）常规检查

1. 大便常规　大便呈水样或黏液血样，镜下可见少量白细胞和多量红细胞及脓细胞。

2. 血常规　白细胞总数及中性粒细胞计数可轻至中度增加。

（二）病原学检查

1. 直接涂片检查　新鲜大便标本在相差显微镜或暗视野显微镜下观察，见到呈特征性急速运动的螺旋形细菌即可明确诊断。

2. 细菌培养　确诊弯曲菌感染的金标准。目前国内多采用 Campy-BAP 培养基，含有万古霉素、甲氧苄啶、多黏菌素 B，可以抑制正常肠道菌群，有利于弯曲菌生长。新鲜大便标本接种在不加触媒的厌氧罐内，微需氧条件下，置于 42℃孵箱内培养 48 小时。患者高热时可在上述条件下行血培养。

3. 血清学检查　试管凝集法、间接荧光法、ELISA 或补体结合试验检测血清中弯曲菌特异性抗体。多数患者在发病后数日即可出现阳性反应，数月后逐渐下降。

4. 分子生物学检查　提取大便等标本细菌 DNA 之后，使用弯曲菌特异性引物对其进行 PCR 扩增，从而检测是否存在弯曲菌感染，该法具有快速、敏感、特异等特点。

【诊断与鉴别诊断】

根据患者的流行病学资料，如与感染的动物有接触史，或进食了可疑污染的食物、水，结合临床表现为急性起病，有发热、腹痛、腹泻、黏液脓血便，应考虑弯曲菌感染可能。大便直接镜检找到弯曲菌、细菌培养阳性、恢复期血清效价增长 4 倍以上或 PCR 阳性即可确诊本病。

本病应与细菌性痢疾、致病性大肠埃希菌、轮状病毒肠炎、阿米巴痢疾、沙门菌肠炎、急性阑尾炎以及其他病原菌所致腹泻相鉴别。

【预后】

大多数感染者能自愈，老年患者及合并其他严重疾病者预后不佳，部分患者可复发，少数形成慢性腹泻。

【治疗】

（一）一般治疗

消化道隔离，急性期卧床休息，维持水和电解质平衡，降温、止痛等对症支持治疗。

（二）病原学治疗

轻症者不需使用抗菌药物。中、重度患者，如高热、便血、全身症状重、症状持续 1 周以上或有怀孕、HIV 感染或其他免疫功能不全时，需选用抗生素，以加速恢复、减少复发及缩短排菌时间。

常用抗生素有大环内酯类，可首选红霉素，成人 500mg，口服，2 次 / 日；儿童每日 40~50mg/kg，分两次口服，疗程 5~7 天。新型大环内酯类疗效亦较好，不良反应有所降低，如阿奇霉素、罗红霉素。其他可以选用的药物有氨基糖苷类的庆大霉素、妥布霉素，喹诺酮类的诺氟沙星、氧氟沙星，氨苄西林、多西环素、呋喃唑酮以及氯霉素。合并有肠外临床表现者疗程应适当延长。弯曲菌败血症患者，抗菌药物疗程至少 4 周。多数菌株对大环内酯类药物及庆大霉素敏感，但对喹诺酮类药物耐药性在日益增加。

【预防】

目前尚无特异性疫苗。预防主要是对感染该菌的动物加强管理和治疗，对患者进行消化道隔离，防止食物和水源受到弯曲菌污染，做好奶制品等食物的消毒，个人养成良好的卫生习惯。

二、幽门螺杆菌感染

幽门螺杆菌（*Helicobacter pylori*，Hp）是一种定植于胃黏膜的微需氧、螺旋状革兰阴性杆菌，是引起慢性胃炎、消化性溃疡的主要致病因子，并与胃癌、胃黏膜相关淋巴组织（mucosal-associated lymphoid tissue，MALT）淋巴瘤等疾病密切相关。

【病原学】

幽门螺杆菌是一种革兰阴性杆菌，长 2.5~4.0μm，宽约 0.5~1.0μm，弯曲成螺旋形、S 形或海鸥状（图 7-17）。菌体一端伸出 2~6 根带鞘鞭毛，可起到运动推进和定植锚定的作用。Hp 微需氧，

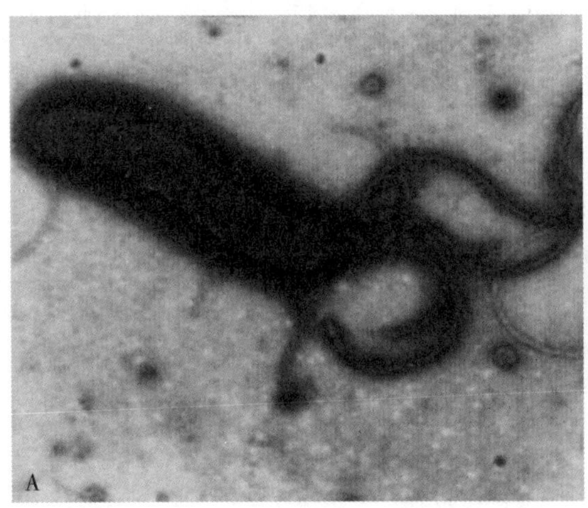

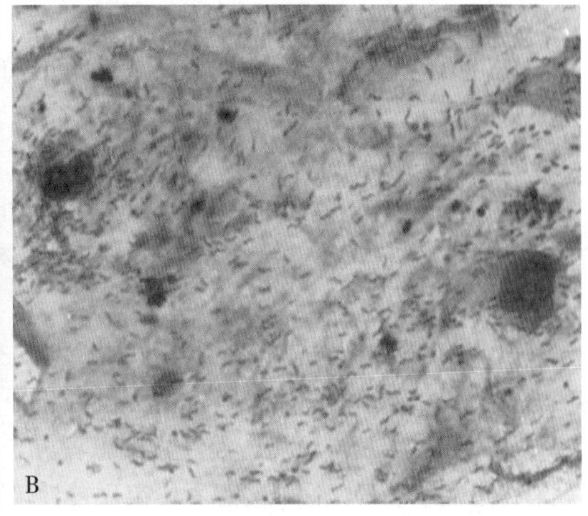

图 7-17 幽门螺杆菌透射电镜图(A)及革兰染色光镜图(B)

体外培养营养要求高,需动物血清或血液,最适温度 37.0℃,最适 pH 7.0~7.2(5.5~8.5 均能生长),相对湿度在 95% 以上,生长缓慢,3~5 天方可长出肉眼可见菌落。Hp 生化反应不活泼,不分解糖类,尿素酶丰富,可分解尿素产氨,是鉴定该菌的主要依据;此外还可产生氧化酶、过氧化氢酶、碱性磷酸酶等。Hp 在 4℃水中至少可存活 1 年,但在室温空气中只能存活数小时。

【流行病学】

(一) 传染源

一般认为 Hp 仅寄居于人类,感染者是目前唯一肯定的传染源。

(二) 传播途径

目前认为 Hp 主要通过人 - 人之间的口 - 口或粪 - 口途径传播,此外,内镜污染也可导致 Hp 交叉感染。

(三) 易感人群

人群对 Hp 普遍易感。

(四) 流行特征

世界范围内自然人群的感染率约为 50%,但感染率在不同国家和地区的人群、不同种族之间有较大差异。Hp 感染率在发展中国家一般为 50%~80%,发达国家一般为 25%~50%,我国平均约为 60%。贫穷、卫生条件差、居住拥挤等为 Hp 感染高危因素。胃镜室医务人员 Hp 感染率高于普通人群。随着年龄增长 Hp 感染率增高。

【发病机制】

(一) 黏附

Hp 进入人体胃内后,首先黏附于胃黏膜黏液表层,其后通过螺旋状结构和鞭毛运动到达黏膜表面,经菌体表面特异性的黏附素等与胃黏膜上皮细胞紧密黏附。Hp 分泌的黏素酶、磷脂酶,可溶解黏液,便于 Hp 穿透黏液层。此外,Hp 产生的尿素酶能将尿素分解为氨和二氧化碳,可中和胃酸,在菌体周围形成保护层。

(二) 直接细胞病变

空泡毒素(VacA)和细胞毒素相关蛋白 A(CagA)是 Hp 主要的毒力因子。VacA 可诱导胃黏膜上皮细胞出现空泡样改变;而 CagA 可能在消化性溃疡和胃恶性病变中起重要作用。

(三) 免疫及炎症损伤

Hp 感染可刺激中性粒细胞和巨噬细胞产生 TNF-α、IL-1、IL-8、白三烯等炎性介质,促进胃黏膜的炎症损伤。Hp 感染者细胞免疫应答下调,导致感染慢性化。Hp 可产生超氧化物歧化酶、过氧化氢酶,防止其受到机体免疫系统的杀伤。

(四) 胃肠激素和胃酸代谢紊乱

Hp 感染者生长抑素释放减少，胃泌素增加，促进了胃酸分泌，胃蛋白酶活性增加，加重胃黏膜的破坏。

(五) 癌变

Hp 感染破坏胃黏膜上皮细胞增殖和凋亡的平衡，导致慢性萎缩性胃炎，并进一步发展为肠上皮化生、不典型增生和癌变。WHO 已将 Hp 列为第一类生物致癌因子。

【临床表现】

Hp 感染的临床表现取决于其所致疾病。一般 Hp 感染后大多无任何症状，新近感染者可出现急性胃炎，约 30% 的感染者发展为慢性胃炎，10%~20% 感染者发展为消化性溃疡，少数可发展为胃癌和 MALT 淋巴瘤。慢性胃炎患者可表现为上腹疼痛、饱胀、不适、反酸、嗳气、晨起恶心等消化道症状。消化性溃疡患者可出现慢性、节律性上腹痛，周期性发作。

Hp 感染还与功能性消化不良、Barrett 食管、胃食管反流、淋巴细胞性胃炎、增生性息肉、不明原因的缺铁性贫血、特发性血小板性紫癜、Ménétrier 病等疾病密切相关。另有研究表明 Hp 感染是冠心病、儿童生长发育迟缓等肠外疾病的高危因素。

【实验室及辅助检查】

(一) 侵入性方法

1. 快速尿素酶实验(rapid urease test, RUT) 胃镜活检胃黏膜组织置于含尿素的试剂中，如该组织有 Hp，其产生的尿素酶水解尿素生成氨和二氧化碳，氨引起 pH 值升高，使指示剂变色，即为阳性反应；如试剂不变色，即为阴性反应，表示无 Hp 感染。该法具有简便、快速、准确等特点，敏感性 80%~95%，特异性 95%~100%，是临床常用的方法之一，接受胃镜检查时可常规行 RUT。建议胃窦和胃体两处同时取材送检，以提高敏感性。

2. 直接涂片 活检胃黏膜组织，置于玻片上涂抹，行革兰染色，镜下若见到红色 S 型杆菌，即为 Hp。该法简单方便，但在菌量少时易漏诊，主要用于快速诊断。

3. 组织学检查 活检胃黏膜组织固定液固定，可选用 Warthin-Starry 银染色、改良 Giemsa 染色、HE 染色、免疫组化、荧光原位杂交等方法染色。该法敏感性和特异性均可达 98% 左右，但耗时、烦琐。

4. 细菌培养 胃黏膜组织置于生理盐水或 20% 葡萄糖水中，尽快送检。常用的培养基有脑心浸琼脂、哥伦比亚琼脂。该法耗时耗力，但可进一步行药敏试验，并可收集菌株用于科学研究。

5. 分子生物学检测 取胃黏膜活检组织等标本，提取 DNA，进行 PCR 扩增和凝胶电泳鉴定。该法敏感性高达 98%，特异性为 95% 左右，可进行 Hp 分型和耐药基因突变的检测，费用较高，主要用于科研，亦可用于临床诊断。

(二) 非侵入性方法

1. 尿素呼气试验(urea breath test, UBT) 原理为 Hp 的尿素酶能分解带核素的尿素而产生带标记的二氧化碳，检测受试者呼出气体中否存在带标记二氧化碳即可诊断是否存在 Hp 感染。该法包括 ^{13}C-UBT 和 ^{14}C-UBT，后者可造成放射性污染，不适用于小孩和孕妇。该法具有快速和无痛苦等优点，敏感性和特异性均在 98% 左右，已广泛运用于 Hp 感染的诊断和疗效评估。

2. 血清抗体检测 Hp 感染后可诱导机体产生相应的抗体，如抗 Hp 特异性抗体。使用纯化尿素酶、全菌超声粉碎物作为抗原，用 ELISA 测抗 Hp-IgG 抗体。Hp 根除后抗体仍可维持较长时间，因此阳性表示既往或现症感染。该法简便易行、费用低，敏感性可达 98%，特异性约为 88%，多用于流行病学调查。

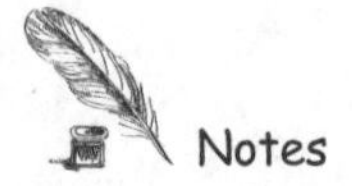

3. 粪便 Hp 抗原(HpSA)检测 留取患者粪便标本，用 ELISA 检测 HpSA。本法具有快速、简单、方便等优点，敏感性和特异性为 90% 左右，阳性反应活动性感染，适用于 Hp 感染的筛查。

【诊断】

符合下列任何一项者为 Hp 现症感染:①胃黏膜组织 RUT、组织切片染色或 Hp 培养三项中任一项阳性;② ^{13}C-UBT 或 ^{14}C-UBT 试验阳性;③单克隆抗体法 HpSA 检测阳性。④从未治疗者,血清 Hp 抗体检测阳性。

【治疗】

(一) 抗 Hp 的适应证

1. Hp 阳性慢性胃炎 Hp 阳性慢性胃炎可进展为萎缩性胃炎,根除 Hp 可防止萎缩性胃炎的发生,起到预防胃癌发生的作用。

2. 消化性溃疡 根除 Hp 有利于胃、十二指肠溃疡的愈合,并显著降低其并发症和复发率。根除 Hp 可使消化性溃疡不再是一种慢性复发性疾病,而成为可彻底治愈的疾病。

3. 胃癌术后及有胃癌家族史者 此类患者有再次发生胃癌的高风险,根除 Hp 可显著降低这一风险。

4. MALT 淋巴瘤 抗 Hp 治疗是 Hp 阳性低级别胃 MALT 淋巴瘤的一线治疗,可使大部分患者获得完全应答,但病灶深度超过黏膜下层者疗效下降。

5. Hp 阳性非溃疡性消化不良 Hp 感染者几乎均存在慢性胃炎,根除 Hp 可部分使此类患者症状得到长期缓解,并可预防消化性溃疡及胃癌。

6. 个人要求治疗者 对于 Hp 阳性,无症状要求治疗者,年龄小于 45 岁,且无消化道出血、持续呕吐、消瘦、吞咽困难、或腹部肿块等报警症状,可行抗 Hp 治疗;年龄大于 45 岁或有报警症状,需先行胃镜检查,避免漏检肿瘤、掩盖病情和药物不良反应。

7. 其他疾病 见表 7-8。

表 7-8 抗 Hp 治疗指征

Hp 阳性疾病	强烈推荐	推荐
慢性胃炎		+
消化性溃疡(无论是否活动)	+	
MALT 淋巴瘤	+	
早期胃肿瘤术后	+	
胃癌家族史		+
非溃疡性消化不良		+
长期服用质子泵抑制剂		+
计划或正在长期使用非甾体抗炎药		+
不明原因缺铁性贫血		+
特发性血小板减少性紫癜		+
淋巴细胞性胃炎		+
增生性胃息肉		+
Ménétrier 病		+
个人要求治疗者		+

(二) 抗 Hp 治疗方案

1. 经典三联方案 该方案为质子泵抑制剂(PPI)或铋剂加两种抗生素组成三联治疗方案。抗生素可根据当地 Hp 耐药情况合理选择。疗程 1~2 周。

抗生素耐药显著影响根除率。我国推荐用于治疗的 6 种抗菌药物,甲硝唑的耐药率高达 60%~70%,克拉霉素为 20%~38%,而阿莫西林、呋喃唑酮和四环素的耐药率相对较低(1%~5%)。

因此既往推荐的标准三联疗法(PPI+ 克拉霉素 + 阿莫西林或 PPI+ 克拉霉素 + 甲硝唑),根除率已明显降低。

2. 四联疗法 目前推荐铋剂 +PPI+ 两种抗菌药物组成的四联疗法,抗菌药物组成方案有 4 种:①阿莫西林 + 克拉霉素;②阿莫阿林 + 左氧氟沙星;③阿莫西林 + 呋喃唑酮;④四环素 + 甲硝唑或呋喃唑酮。抗菌药物餐后即服,剂量为阿莫西林 1g/ 次,2 次 / 日;克拉霉素 500mg/ 次,2 次 / 日;左氧氟沙星 500mg/ 次,1 次 / 日或 200mg/ 次,2 次 / 日;呋喃唑酮 100mg/ 次,2 次 / 日;四环素 750mg/ 次,2 次 / 日;甲硝唑 400mg/ 次,2~3 次 / 日。PPI 及铋剂均为每日 2 次,餐后半小时服,可选药物有奥美拉唑、泮托拉唑、兰索拉唑、埃索美拉唑以及枸橼酸铋钾等。四联方案的疗程为 10 日或 14 日。

初次治疗失败,可在剩余的方案另选一种进行补救治疗。青霉素过敏者可选择不含阿莫西林的方案,或选用克拉霉素 + 左氧氟沙星(或呋喃唑酮、甲硝唑)。

对铋剂有禁忌者或证实 Hp 耐药率仍较低的地区,也可选用非铋剂方案,包括三联方案、序贯疗法或伴同疗法。

【预防】

注意饮食和环境卫生,防止"病从口入"。发现感染者,根据指征抗 Hp 治疗。做好消化内镜的清洁消毒工作,防止交叉感染。Hp 疫苗尚处于研发中。

(范学工)

参考文献

1. 梅浙川 . 弯曲菌感染 . // 马亦林,李兰娟 . 传染病学 . 第 5 版 . 上海:上海科学技术出版社,2011,514-517
2. 范学工 . 幽门螺杆菌感染 // 新发传染病学 . 长沙:中南大学出版社,2007,190-209
3. 马亦林,李兰娟 . 传染病学 . 第 5 版 . 上海:上海科学技术出版社,2011,517-520
4. 中华医学会消化病学分会幽门螺杆菌学组 . 第四次全国幽门螺杆菌感染处理共识报告 . 中华内科学杂志,2012,51(10):832-837
5. Man SM. The clinical importance of emerging Campylobacter species. Nat Rev Gastroenterol Hepatol,2011,8(12):669-685
6. Samuel MC,Vugia DJ,Shallow S,et al. Epidemiology of sporadic Campylobacter infection in the United States and declining trend in incidence,Food Net 1996—1999. Clin Infect Dis,2004,38(3):S165-174
7. Islam Z,Jacobs BC,van Belkum A,et al. Axonal variant of Guillain-Barre syndrome associated with Campylobacter infection in Bangladesh. Neurology,2010,74(7):581-587
8. Coker AO,Isokpehi RD,Thomas BN,et al. Human campylobacteriosis in developing countries. Emerg Infect Dis,2002,8(3):237-244
9. Malfertheiner P,Megraud F,O'ain C,et al. Management of Helicobacter pylori infection-the Maastricht Ⅳ/ Florence Consensus Report. Gut,2012,61(5):646-664

第十三节 结 核 病

结核病(tuberculosis)是结核分枝杆菌(mycobacterium tuberculosis)引起的慢性感染性疾病,可累及全身多个脏器,以肺结核(pulmonary tuberculosis)最为常见,占各器官结核病总数的 80%~90%,是最主要的结核病类型。痰中排菌者称为传染性肺结核病,除少数可急起发病外,临床上多呈慢性过程。

【病原学】

(一) 生物学分类

结核分枝杆菌在分类学上属于放线菌目(*Actinomycetes*)、分枝杆菌科、分枝杆菌属(*Mycobacterium*)。分枝杆菌属包含结核分枝杆菌、非结核分枝杆菌和麻风分枝杆菌。分枝杆菌

所致感染中,结核分枝杆菌感染约占90%。结核分枝杆菌再分为人结核分枝杆菌、牛结核分枝杆菌、非洲分枝杆菌和田鼠分枝杆菌。其中人结核分枝杆菌为人类结核病的病原体,而免疫接种常用的卡介苗(Bacillus Calmette Guérin,BCG)则来源于牛结核分枝杆菌,利用人结核分枝杆菌与牛结核分枝杆菌的抗原交叉免疫原性提供免疫保护。

(二) 生物学特性

结核分枝杆菌细长而稍弯,约0.4μm×40μm,两端微钝,不能运动,无鞭毛或芽胞。不易染色,但经品红加热染色后不能被酸性乙醇脱色,故称抗酸杆菌。电镜下结核分枝杆菌细胞壁厚约20nm,其表层粗糙,伴有横式排列的绳索状皱褶物。细胞质外紧包一层质膜。

结核分枝杆菌是专性需氧菌,最适宜生长温度为37℃。结核分枝杆菌对营养要求较高,对一些营养成分有特殊的要求,在特殊的培养基中才能生长。常用的培养基为罗氏培养基。结核分枝杆菌培养生长缓慢,增殖周期约15~20小时,至少需要2~4周才有可见菌落,培养是确诊结核病的重要手段,但往往耗时过长,给临床工作带来了较大的影响。

结核分枝杆菌细胞的结构十分复杂,它含有许多结合成大分子复合物的不同蛋白质、糖类和脂类。菌体成分含大量类脂质,占菌体干重20%~40%,胞壁含量最多,使之具疏水性和对环境的较强抵抗力。结核分枝杆菌的脂质成分与其感染致病特点密切相关:①磷脂:刺激单核细胞增生,抑制蛋白酶的分解作用,使病灶形成干酪样坏死。②索状因子:是分枝菌酸与海藻糖的复合物,具有破坏细胞线粒体膜,毒害微粒体酶类,引起慢性肉芽肿。③蜡质D:是一种肽糖脂与分枝菌酸复合物,能引起迟发型变态反应。④硫酸脑苷脂:能抑制吞噬细胞中的吞噬体与溶酶体融合,使脑苷脂在细胞内存活。

【流行病学】

(一) 流行环节

1. 传染源 开放性肺结核患者的排菌是结核传播的主要来源。

2. 传播途径 主要为患者与健康人之间经空气传播。患者咳嗽排出的结核分枝杆菌悬浮在飞沫核中,当被人吸入后即可引起感染。而飞沫直径亦是重要影响因素,大颗粒多在气道沉积随黏液纤毛运动排出体外。高声讲话、用力咳嗽以及打喷嚏所产生的飞沫直径小,最易传播。患者随地吐痰,痰液干燥后结核分枝杆菌随尘埃飞扬,亦可造成吸入感染,但非主要传播方式。患者污染物传播机会甚少。其他途径如饮用带菌牛奶经消化道感染,患病孕妇经胎盘引起母婴间传播,经皮肤伤口感染和上呼吸道直接接种均极罕见。

3. 易感人群 生活贫困、居住拥挤、营养不良等因素是社会经济落后地区人群结核病高发的原因。免疫抑制状态包括免疫缺陷性疾病,如HIV感染患者和接受免疫抑制剂治疗的患者尤其好发结核病。

(二) 流行概况

世界卫生组织《2012年全球结核病报告》指出目前罹患结核病的人数不断下降,但全球的结核病负担仍然很重,2011年全年新发病例870万,140万人死于结核病,估计仍有五分之四的患病者未获得诊断和治疗。艾滋病与结核病共感染以及耐药结核病是目前威胁全球结核病防控的两大主要问题。

据世界卫生组织估计,目前我国结核病年发患者数约为130万,占全球年发病患者病例数的14%,仅次于印度,居世界第二。我国每年新发生的耐药结核病患者数占全世界的四分之一,高耐药率是我国结核病难以控制的原因之一。我国虽不属于艾滋病高发地区,但耐多药结核(multi-drug resistant tuberculosis,MDR-TB)问题日益严重。中国于2007年对全国的耐多药肺结核情况进行调查显示,新发肺结核患者中MDR-TB比例为5.7%,而复治肺结核患者中MDR-TB比例高达25.6%。

【发病机制与病理】

(一)发病机制

结核分枝杆菌入侵宿主体内,从感染、发病到转归均与多数细菌性疾病有显著不同,宿主反应在其发病、临床过程和转归上具有特殊意义。结核分枝杆菌在空气中的飞沫核中可存活数小时,被人体吸入而入侵呼吸道后,结核分枝杆菌被肺泡巨噬细胞吞噬。结核分枝杆菌被吞噬后可抵抗巨噬细胞内吞噬体和溶酶体的杀伤作用,从而避免被杀灭。巨噬细胞与树突状细胞均是重要的抗原提呈细胞,吞噬结核分枝杆菌后可以提呈结核抗原,并且释放细胞因子,引起局部免疫反应,从附近的血管中募集中性粒细胞到达病灶处。结核分枝杆菌可以继续感染新的吞噬细胞并逐渐深入肺泡上皮。此后更多中性粒细胞、巨噬细胞、单核细胞被募集至病灶处,巨噬细胞逐渐分化为多核巨细胞、类上皮细胞、泡沫样巨噬细胞,最终形成分层结构的结核结节或结核肉芽肿(granuloma)(图7-18)。巨噬细胞位于结核肉芽肿中心,外周是淋巴细胞及纤维条索,并随着获得性免疫启动与结核特异性淋巴细胞出现,结核菌的繁殖处于被抑制状态。随着肉芽肿外周的纤维致密化,进入肉芽肿的血管消失,加剧了巨噬细胞的泡沫化,形成干酪样坏死(caseous necrosis),导致肉芽肿中心缺氧状态,结核菌处于静止状态。大部分感染者体内的结核分枝杆菌可以处于静止状态持续存活,细菌与宿主共生,感染者不发病,处于结核潜伏感染状态。宿主的免疫机制是抑制细菌增殖的重要因素,倘若免疫功能损害便可导致受抑制的结核分枝杆菌重新活动和增殖,肉芽肿破裂,结核菌释放进入气道,演变为活动性结核。此时痰涂片或者痰培养可检测到结核菌,引起局部的播散和人际间的传播。此外,结核分枝杆菌在巨噬细胞内的最初生

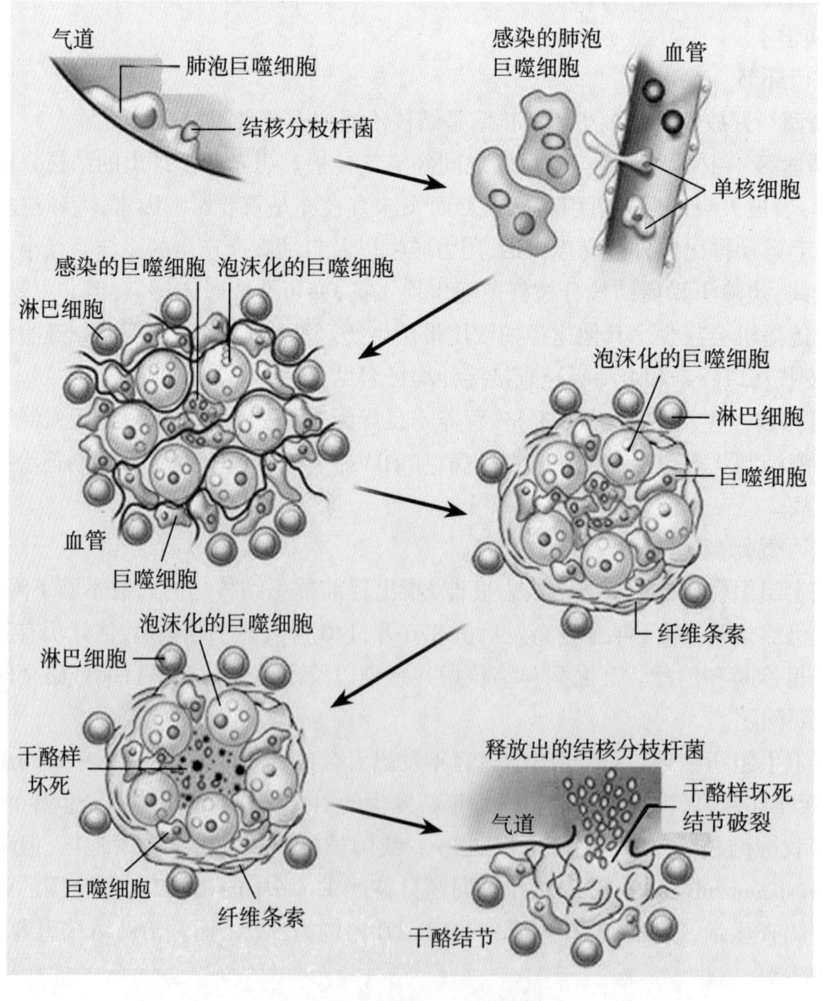

图7-18 结核菌的致病机制

长，形成中心呈固态干酪样坏死的结核灶，可以限制结核分枝杆菌继续复制。固体干酪灶中包含具有生长能力、但不繁殖的结核分枝杆菌。干酪灶一旦液化便给细菌增殖提供了理想环境。即使免疫功能健全的宿主，从液化的干酪样坏死病灶中释放的大量结核分枝杆菌亦足以突破局部免疫防御机制，引起播散。

结核感染的发病机制中，由T细胞介导的细胞免疫（cell mediated immunity，CMI）对结核病发病、演变及转归产生决定性影响。CMI是宿主获得性抗结核免疫力的主要免疫反应，它包括巨噬细胞吞噬结核分枝杆菌以及处理与提呈抗原、T细胞对抗原的特异性识别与结合、增殖与分化、细胞因子释放以及杀菌等过程。迟发性变态反应（delay type hypersensitivity，DTH）则是宿主对结核分枝杆菌形成免疫应答的标志。DTH是德国微生物学家Robert Koch在1890年观察到的重要现象，用结核分枝杆菌注入未受过感染的豚鼠皮下，经10~14日后出现注射局部肿结，随后溃烂，形成深溃疡，很难愈合，并且进一步发展为肺门淋巴结肿大，最终发生全身播散而死亡，此时对结核菌素试验仍呈阴性反应。但对3~6周前受染、结核菌素反应转阳的豚鼠注射同等量的结核分枝杆菌，2~3日后局部呈现剧烈反应，迅速形成浅表溃疡，以后较快趋于愈合，无淋巴结肿大和周身播散，动物亦无死亡，此即Koch现象。其解释是前者为初次感染，宿主无DTH，尚未建立CMI；后者由于事先致敏，再次接触病原菌后可出现剧烈的局部反应，是DTH的表现，而病灶则趋于局限化，为获得CMI的重要证据。

（二）病理

结核病是一种慢性病变，其基本病变包括：①渗出型病变，表现组织充血水肿，随之有中性粒细胞、淋巴细胞、单核细胞浸润和纤维蛋白渗出，可有少量类上皮细胞和多核巨细胞，抗酸染色中可以发现结核分枝杆菌，常常是病变组织内菌量多、致敏淋巴细胞活力高和变态反应强的反映。其发展演变取决于机体变态反应与免疫力之间的相互平衡，剧烈变态反应可导致病变坏死、进而液化，若免疫力强，病变可完全吸收或演变为增生型病变。②增生型病变，当病灶内菌量少而致敏淋巴细胞数量多，则形成结核病的特征性病变结核结节。中央为巨噬细胞衍生而来的朗格汉斯巨细胞（Langhans giant cell），胞体大，胞核多达5~50个，呈环形或马蹄形排列于胞体边缘，有时可集中于胞体两极或中央。周围由巨噬细胞转化来的类上皮细胞成层排列包绕。增生型病变的另一种表现是结核性肉芽肿，是一种弥漫性增生型病变，多见于空洞壁、窦道及其周围以及干酪坏死灶周围，由类上皮细胞和新生毛细血管构成，其中散布有朗格汉斯细胞、淋巴细胞及少量中性粒细胞，有时可见类上皮结节。③干酪样坏死，为病变进展的表现。镜下先是出现组织混浊肿胀，继而细胞质脂肪变性，细胞核碎裂溶解，直至完全坏死。肉眼可观察到坏死组织呈黄色，似乳酪般半固体或固体密度。坏死区域逐渐出现肉芽组织增生，最后成为纤维包裹的纤维干酪性病灶。由于机体反应性、免疫状态、局部组织抵抗力的不同，入侵菌量、毒力、类型和感染方式的差别，以及治疗措施的影响，上述三种基本病理改变可以互相转化、交错存在，很少单一病变独立存在，而以某一种改变为主。除渗出、增生和干酪样变三种特异性改变外，亦可见非特异性组织反应，多见于神经、内分泌腺、心血管、肝、肾等器官的结核病。

【临床表现】

原发结核感染后结核菌可向全身传播，可累及肺脏、胸膜以及肺外器官。免疫功能正常的宿主往往将病灶局限在肺脏或其他单一的脏器，而免疫功能较弱的宿主往往造成播散性结核病或者多脏器的累及。除结核病患者外，一般人群中的结核病约80%的病例表现为肺结核，15%表现为肺外结核，而5%则两者均累及。

（一）肺结核的症状和体征

1. 全身症状　发热为肺结核最常见的全身毒性症状，多数为长期低热，每于午后或傍晚开始，次晨降至正常，可伴有倦怠、乏力、夜间盗汗，或无明显自觉不适。有的患者表现为体温不稳

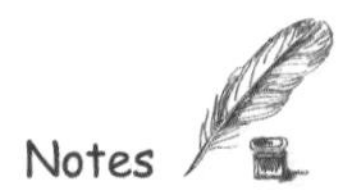

定，于轻微劳动后体温略见升高，虽经休息半小时以上仍难平复；妇女于月经期前体温增高，月经后亦不能迅速恢复正常。当病灶急剧进展扩散时则出现高热，呈稽留热或弛张热热型，可以有畏寒，但很少寒战。

2. 呼吸系统症状 浸润性病灶咳嗽轻微，干咳或仅有少量黏液痰。有空洞形成时痰量增加，若伴继发感染，痰呈脓性。合并支气管结核则咳嗽加剧，可出现刺激性呛咳，伴局限性哮鸣或喘鸣。约 1/3~1/2 患者在不同病期有咯血，破坏性病灶固然易于咯血，而愈合性的纤维化和钙化病灶亦可直接或由于继发性支气管扩张间接地也均可引起咯血。此外，重度毒血症状和高热可引起气急，广泛肺组织破坏、胸膜增厚和肺气肿时也常发生气急，严重者可并发肺心病和心肺功能不全。

3. 体征 取决于病变性质、部位、范围或程度。粟粒性肺结核偶可并发急性呼吸窘迫综合征，表现为严重呼吸困难和顽固性低氧血症。病灶以渗出型病变为主的肺实变且范围较广或干酪性肺炎时，叩诊浊音，听诊闻及支气管呼吸音和细湿啰音。继发型肺结核好发于上叶尖后段，故听诊于肩胛间区闻及细湿啰音有较大提示性诊断价值。空洞性病变位置浅表而引流支气管通畅时有支气管呼吸音或伴湿啰音；巨大空洞可闻带金属调空瓮音。慢性纤维空洞性肺结核的体征有患侧胸廓塌陷、气管和纵隔移位、叩诊音浊、听诊呼吸音降低或闻及湿啰音，以及肺气肿征象。支气管结核患者可闻及局限性哮鸣音，于呼气或咳嗽末较为明显。

（二）肺外结核的临床类型和表现

肺结核是结核病的主要类型，此外，其他如淋巴结结核、骨关节结核、消化系统结核、泌尿系统结核、生殖系统结核以及中枢神经系统结核构成整个结核病的疾病谱。腹腔内结核病变，包括肠结核、肠系膜淋巴结结核及输卵管结核等，在发展过程中往往涉及其邻近腹膜而导致局限性腹膜炎。由于原发病灶与感染途径的不同，人体反应的差异以及病理类型的区别，发病情况可缓急不一，起病症状轻重不等，但急性发作者也不在少数。肾结核（renal tuberculosis）则占肺外结核的 15%，系结核分枝杆菌由肺部等原发病灶经血行播散至肾脏所引起，起病较为隐匿，多在原发性结核感染后 5~20 年才发病。多见于成年人，儿童少见。最早出现的症状往往是尿频，系干酪样病灶向肾盂穿破后，含有脓液和结核分枝杆菌的尿对膀胱刺激所致。当病变累及膀胱、出现膀胱结核性溃疡时，则尿频更为严重，并可出现尿急、尿痛等症状。血尿亦常见，约 60% 患者可有无痛性血尿，在部分患者可作为首发症状，肉眼血尿占 70%~80%。此外，骨关节结核常在发生病理性骨折、运动障碍时发现。女性生殖系统结核则可在出现不明原因月经异常、不育等情况下发现。结核性脑膜炎则可表现出头痛、喷射性呕吐、意识障碍等中枢神经系统感染症状。总之，结核病是一个全身性的疾病，肺结核仍是结核病的主要类型，但其他系统的结核病亦不能忽视。

【诊断与鉴别诊断】

（一）诊断依据和方法

1. 病史和临床表现 凡遇下列情况者应高度警惕结核病的可能性：

(1) 反复发作或迁延不愈的咳嗽咳痰，或呼吸道感染经抗感染治疗 3~4 周仍无改善。

(2) 痰中带血或咯血。

(3) 长期低热或所谓“发热待查”。

(4) 体检肩胛间区有湿啰音或局限性哮鸣音。

(5) 有结核病诱因或好发因素尤其是糖尿病、免疫功能低下疾病或接受糖皮质激素和免疫抑制剂治疗者。

(6) 关节疼痛和皮肤结节性红斑等变态反应性表现。

(7) 有渗出性胸膜炎、肛瘘、长期淋巴结肿大既往史以及有家庭开放性肺结核密切接触史者。

2. **痰结核分枝杆菌检查** 是确诊肺结核最特异性的方法。痰涂片抗酸染色镜检快速简便，在我国非结核分枝杆菌尚属少数，抗酸杆菌阳性肺结核诊断即基本成立。除非已经化疗的病例偶可出现涂片阳性培养阴性，在未治疗的肺结核患者痰菌培养的敏感性和特异性均高于涂片检查，涂片阴性或诊断有疑问时培养尤其重要。

3. **影像学检查** X线影像取决于病变类型和性质。原发型肺结核的典型表现为肺内原发灶、淋巴管炎和肿大的肺门或纵隔淋巴结组成的哑铃状病灶(图7-19:原发综合征)。急性血行播散型肺结核在X线胸片上表现为散布于两肺野、分布较均匀、密度和大小相近的粟粒状阴影(图7-20:急性粟粒型肺结核)。继发性肺结核的X线表现复杂多变，或云絮片状(图7-21:浸润性肺结核)，或斑点(片)结节状，干酪性病变密度偏高而不均匀，常有透亮区或空洞形成(图7-22:结核空洞)。胸部CT有助于发现隐蔽区病灶和孤立性结节的鉴别诊断。在显示纵隔/肺门淋

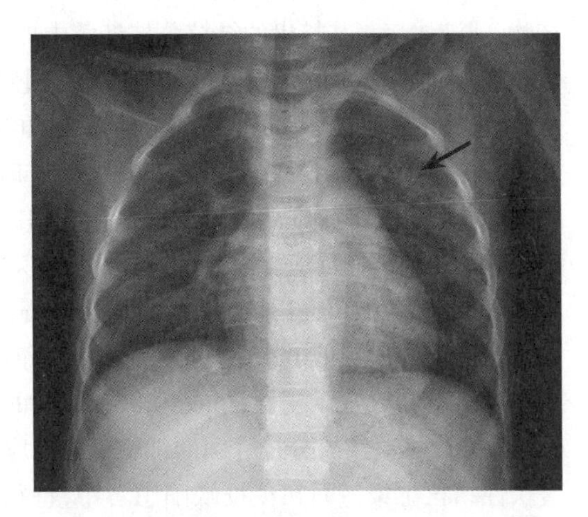

图7-19 原发综合征(男，6岁)

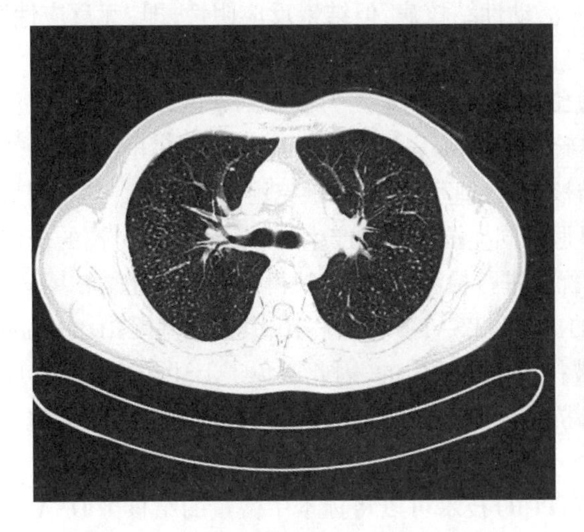

图7-20 急性粟粒型肺结核(男，43岁)

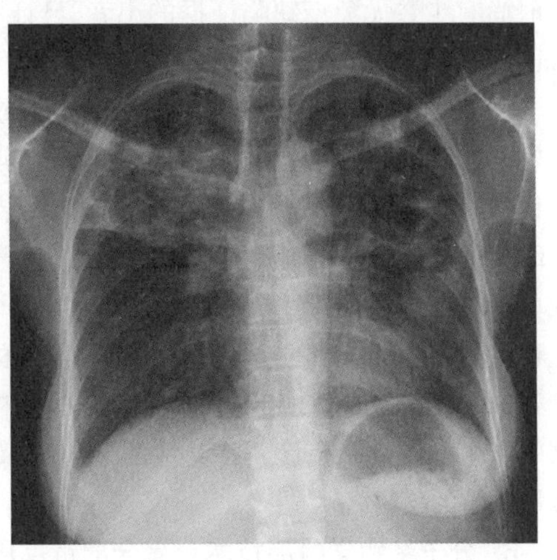

图7-21 浸润性肺结核(女，46岁，两上肺野多发斑片结节影)

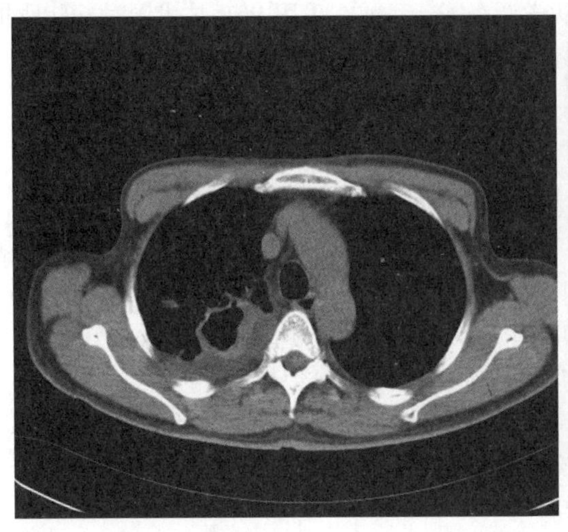

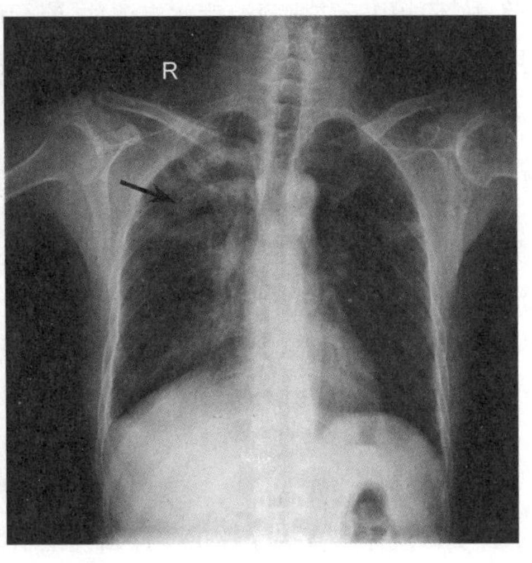

图7-22 结核空洞(男，50岁)

Notes

巴结、肺内空洞、钙化、支气管充气征和支气管扩张等方面较胸部X线敏感，于诊断困难病例有重要参考价值。X线影像对于诊断肠道结核、泌尿系统结核、生殖系统结核以及骨关节结核亦具重要价值。

4. 结核杆菌素(简称结素)试验(tuberculin skin test, TST) 结素是结核分枝杆菌的代谢产物，从液体培养基长出的结核分枝杆菌中提炼而成，主要成分为结核分枝杆菌的分泌性蛋白。目前我国推广的方法系国际通用的结核分枝杆菌素纯蛋白衍化物(purified protein derivative, PPD)皮内注射法(Mantoux法)。将PPD 5IU(0.1ml)注入左前臂内侧上中三分之一交界处皮内，使局部形成皮丘。48~96小时(一般为72小时)观察反应，结果判断以局部硬结直径为依据：<5mm阴性反应，5~9mm一般阳性反应，10~19mm中度阳性反应，≥20mm或不足20mm但有水疱或坏死为强阳性反应。阳性反应提示存在对结核分枝杆菌的细胞免疫反应，表示存在结核感染的可能性大，强阳性反应提示活动性结核病可能；阴性反应特别是较高浓度试验仍阴性则一般可排除结核病。但PPD与卡介苗(BCG)存在交叉反应，在接种卡介苗的人群中虽无结核感染亦可出现PPD皮试阳性，可视为PPD试验的假阳性反应。此外，由于潜伏性结核感染和活动性结核均存在对结核分枝杆菌的细胞免疫反应，目前尚不能凭借其来区分活动性结核感染或者潜伏性结核感染。而在免疫缺陷患者中，特别是在有免疫缺陷的HIV/AIDS患者，PPD试验可能会因细胞免疫功能受损而产生假阴性率增高，虽有明确结核感染但PPD试验却呈阴性反应。同时尚有少数无免疫缺陷证据的患者，已证明活动性结核病，但结素反应阴性，即"无反应性"(anergy)，其机制尚不完全清楚。

5. 特异性结核抗原多肽刺激后的全血或细胞IFN-γ测定 为克服结素试验的不足，近年来发展的以T细胞为基础的γ-干扰素释放实验(interferon gamma release assays, IGRAs)，作为新一代的检测结核感染的免疫学诊断技术，比结核菌素试验有更高的敏感性与特异性。其原理是被结核分枝杆菌抗原刺激而致敏的T细胞，再遇到同类抗原时能产生γ-干扰素，对分离的全血或单个核细胞在特异性抗原刺激后产生的干扰素进行检测，可以反映机体是否存在结核感染。这种检测方法所采用的结核分枝杆菌特异性的抗原为ESAT-6和CFP-10，其编码基因RD1(region of difference 1)在BCG和绝大多数非结核分枝杆菌中是缺失的，因此避免了上述在结核菌素皮试中产生的影响结核诊断特异性的PPD交叉抗原反应，能够较好地区分真性结核感染和BCG接种诱导的反应。

6. 分子生物学检测技术 聚合酶链反应(PCR)技术可以将标本中微量的结核菌DNA加以扩增。一般镜检仅能检测10^4~10^5条菌/ml，而PCR可检出1~100fg结核菌DNA(相当于1~20条菌/ml)。但DNA提取过程遭遇污染等技术原因可以出现假阳性，而且PCR无法区分活菌和死菌，故不能用于结核菌治疗效果评估、流行病学调查等。目前在采用PCR技术同时，可以同时采用探针杂交技术或者实时PCR技术对结核耐药相关基因，如利福平耐药相关的*rpoB*基因，与异烟肼耐药相关的*katG*基因进行检测。

(二) 结核病的诊断标准

1. 潜伏性结核感染(latent tuberculosis infection, LTBI)的诊断 潜伏性结核感染是宿主感染结核分枝杆菌后尚未发病的一种特殊状态，以皮肤结素试验或γ-干扰素释放试验阳性而无活动性结核的临床表现和影像学改变为特征。接种BCG的地区由于皮肤结核菌素试验出现假阳性的比率较高，γ-干扰素释放试验更适宜用于诊断潜伏结核感染。

2. 活动性结核的诊断 肺结核分确诊病例、临床诊断病例和疑似病例。

(1) 确诊病例：包括涂阳肺结核(smear-positive pulmonary tuberculosis)、仅培阳肺结核和仅病理学提示为结核病变者三类。其中涂阳肺结核病例需符合下列三项之一：

1) 2份痰标本直接涂片抗酸杆菌镜检阳性。

2) 1份痰标本直接涂片抗酸杆菌镜检阳性加肺部影像学检查符合活动性肺结核影像学表现。

3）1 份痰标本直接涂片抗酸杆菌镜检阳性加 1 份痰标本结核分枝杆菌培养阳性。

培阳肺结核需同时符合下列两项：

1）痰涂片阴性.

2）肺部影像学检查符合活动性肺结核影像学表现加 1 份痰标本结核分枝杆菌培养阳性。

（2）临床诊断病例：亦称为涂阴肺结核，即三次痰涂片阴性，同时需符合下列条件之一：

1）胸部影像学检查显示与活动性肺结核相符的病变且伴有咳嗽、咳痰、咯血等肺结核可疑症状。

2）胸部影像学检查显示与活动性肺结核相符的病变且结核菌素试验强阳性或 γ- 干扰素释放试验阳性。

3）胸部影像学检查显示与活动性肺结核相符，且肺外病灶的组织病理学检查提示为结核病变者。

4）三次痰涂片阴性的疑似肺结核病例经诊断性治疗或随访观察可排除其他肺部疾病者。胸部影像学检查显示与活动性肺结核相符的病变指：与原发性肺结核、血行播散性肺结核、继发性肺结核、结核性胸膜炎任一种肺结核病变影像学表现相符。

（3）疑似病例：以下两种情况属于疑似病例：

1）5 岁以下儿童：有肺结核可疑症状同时有与涂阳肺结核患者密切接触史。

2）仅胸部影像学检查显示与活动性肺结核相符的病变。

3. 肺外结核的诊断　肺外结核累及的系统、脏器、部位及病变类型多样，确诊需要病变部位的浆膜腔积液及活检标本中获得细菌学证据，因上述标本获取过程困难，同时结核分枝杆菌阳性率较痰标本低，因此肺外结核较难实现病原学确诊。为提高早期诊断率，通常需结合病史、临床表现、实验室检查和辅助检查、诊断性抗结核治疗效果综合诊断。

（1）肺外结核相关病史采集：应采取详细的体格检查，以发现相应系统和部位典型的临床症状和体征，如支气管内膜结核的刺激性咳嗽、神经系统结核的头痛和脑膜刺激征、骨关节结核的畸形和功能障碍、消化系统结核的交替性腹泻和局部压痛、泌尿生殖系统结核的无痛性血尿和不孕症等。

（2）临床实验室检查可提供肺外结核诊断的依据：标本中结核分枝杆菌培养阳性率随方法的改进已明显提高，PCR 技术的应用对肺外结核的诊断有很大的帮助。

（3）辅助检查手段的应用：各类辅助检查近年发展很快。影像学检查除普遍应用的 X 线方法外，CT、磁共振（MRI）、超声等设备已经得到广泛应用，纤维内镜则对肺外结核既可定位又可获得病理标本得出定性诊断。γ- 干扰素释放试验对肺外结核的临床诊断亦有一定参考价值，但不能区分潜伏性结核感染与活动性结核感染。

（4）对于通过现有方法以及有创检查仍未确诊而又不能排除结核者，而临床高度提示为活动性结核病者可试行诊断性治疗，诊断性抗结核治疗的效果也可作为临床诊断依据之一。

4. 结核病的诊断分类　在诊断中应同时确定类型和按记录程序正确书写。在诊断肺结核病时还需要注明痰菌情况，痰菌检查阳性，以（+）表示；阴性以（-）表示。需注明痰检方法。如涂片、培养等，以涂（+）、涂（-）、培（+）、培（-）书写。当患者无痰或未查痰时，则注明（无痰）或（未查）。肺结核患者还需按照病变范围（按左、右侧），每侧以上、中、下肺野记述。气管支气管结核按Ⅲ型肺结核进行分类（表 7-9）。

（三）结核病的鉴别诊断

1. 肺癌　中央型肺癌常痰中带血，肺门附近有阴影，与肺门淋巴结结核相似。周围型肺癌可呈球状、分叶状块影，需与结核球鉴别。肺癌多见于 40 岁以上男性，多有刺激性咳嗽、胸痛和进行性消瘦。胸片上结核球周围可有卫星灶、钙化，而肺癌病灶边缘常有切迹、毛刺。胸部 CT 对鉴别有帮助。结合痰结核菌、脱落细胞检查及纤支镜检查和活检等能及时鉴别。肺癌和肺结

表 7-9 中国结核病分类法

分类	分类标准
原发型肺结核（代号：Ⅰ型）	为原发结核感染所致的临床病症。包括原发综合征及胸内淋巴结结核
血行播散型肺结核（代号：Ⅱ型）	包括急性血行播散型肺结核（急性粟粒型肺结核）及亚急性、慢性血行播散型肺结核
继发型肺结核（代号：Ⅲ型）	肺结核中的一个主要类型，包括以增殖病变为主、浸润病变为主、干酪病变为主或以空洞为主等多种病理改变
结核性胸膜炎（代号：Ⅳ型）	临床上已排除其他原因引起的胸膜炎。在结核性胸膜炎发展的不同阶段，有结核性干性胸膜炎、结核性渗出性胸膜炎、结核性脓胸
肺外结核（代号：Ⅴ型）	其他肺外结核按部位及脏器命名，如：骨结核、结核性脑膜炎、肾结核、肠结核等

核可有并存，需注意发现。

2. 肺炎　原发综合征的肺门淋巴结结核不明显或原发灶周围存在大片渗出，病变波及整个肺叶并将肺门掩盖时，以及继发型肺结核主要表现为渗出性病变或干酪性肺炎时，需与细菌性肺炎鉴别。细菌性肺炎起病急、高热、寒战、胸痛伴气急，X 线上病变常局限于一个肺叶或肺段，血白细胞总数和中性粒细胞增多，抗生素治疗有效可协助鉴别；肺结核须与其他病原体肺炎鉴别，如肺炎支原体肺炎，关键是病原学检测是重要的鉴别证据。

3. 肺脓肿　肺脓肿空洞多见于肺下叶，脓肿周围的炎症浸润较严重，空洞内常有液平面。肺结核空洞则多发生在肺上叶，空洞壁较薄，洞内很少有液平面或仅见浅液平。此外肺脓肿起病急，高热，大量脓痰，痰中无结核菌，但有多种其他细菌，血白细胞总数和中性粒细胞总数增高，抗菌药物治疗有效。慢性纤维空洞合并感染时易与慢性肺脓肿混淆，后者痰结核菌阴性，鉴别不难。

4. 支气管扩张　有慢性咳嗽、咳脓痰及反复咯血史，需与继发性肺结核鉴别。X 线胸片多无异常发现或仅见局部肺纹理增粗或卷发状阴影，CT 有助于确诊。应当警惕化脓性支气管扩张症可以并发结核感染，细菌学检测时应考虑到结核感染的可能。

5. 非结核分枝杆菌肺病　非结核分枝杆菌（nontuberculous mycobacteria，NTM）指结核和麻风分枝杆菌以外的所有分枝杆菌，可引起各组织器官病变，其中 NTM 肺病临床和 X 线表现类似肺结核。鉴别诊断依据菌种鉴定。结核菌培养时应常规进行 NTM 筛查，标本同时接种罗氏培养基和含硝基苯甲酸（PCB）或噻吩 -2- 羧酸肼（TCH）的培养基，仅前者生长为结核分枝杆菌，仅 PCB/TCH 生长提示 NTM，尚需进一步采用分子生物学方法进行菌种的鉴定。

6. 其他疾病　伤寒、白血病、纵隔淋巴瘤等与结核病有诸多相似之处。伤寒有高热、血白细胞计数减少及肝脾大等临床表现，易与急性血行播散型肺结核混淆。但伤寒热型常呈稽留热，有相对缓脉、皮肤玫瑰疹，血清伤寒凝集试验阳性，血、粪便伤寒杆菌培养阳性。成人原发性肺结核中支气管淋巴结结核常表现为发热和肺门淋巴结肿大，应与结节病、纵隔淋巴瘤鉴别。结核病患者结核菌素试验或 γ- 干扰素释放试验阳性，抗结核治疗有效；结节病患者结核菌素试验或 γ- 干扰素释放试验可以阴性，肺门淋巴结肿大常呈对称性；淋巴瘤患者则发展迅速，常有肝脾及浅表淋巴结肿大，确诊需组织活检。结肠癌、克罗恩病等肠道疾病与肠结核相似，肠镜检查有助于鉴别诊断。肝、脾、肾等器官疾病应根据相应临床表现同肺外结核病相鉴别。

【治疗】

（一）结核治疗的原则

化学治疗是现代结核病最主要的基础治疗，简称化疗。其他治疗方法，如对症治疗、手术治疗等均为辅助治疗。化疗的目标不仅是杀菌和防止耐药性的产生，而且在于最终灭菌，防止和

杜绝复发。当前国际公认的化疗原则是:早期、联合、适量、规律、全程。主张早期化疗的依据是早期的结核性病变是活动性病变,结核分枝杆菌代谢旺盛,生长繁殖活跃,抗结核药物对这种代谢、生长繁殖活跃的细菌能发挥最大的杀菌作用,能使痰菌迅速阴转,使传染性减少或消失,能明显缩短传染期,且停药后不易复发。联用的理论依据是发挥药物的协同作用,增强治疗效果,延缓和减少耐药性的产生。适量是指抗结核药物的用量能达到抑菌杀菌作用,发挥最大的治疗作用,患者能够耐受,又不产生毒副作用。规律的含义是指按照规定的化疗方案不间断地用药,完成规定的疗程。规律用药可以减少耐药性、过敏反应和复发,提高疗效。充足疗程与降低结核复发率有最为密切关系,而规律化疗也与复发亦有重要关系。结核病的化疗关键是坚持规律治疗,完成全疗程,否则将会增加化疗的失败率、复发率。

(二) 结核化疗药物

抗结核药物按效力和副作用大小分为两类:①一线(类)抗结核药物,指疗效好,副作用小,如异烟肼(isoniazid,INH,H)、利福平(rifampin,RFP,R)、链霉素(streptomycin,SM,S)、吡嗪酰胺(pyrazinamide,PZA,Z)、乙胺丁醇(ethambutol,EB,E)。②二线(类)抗结核药物,效力或者安全性不如一线药物,在一线药物耐药或者副作用不能耐受时被选用。包括卡那霉素(kanamycin,Km)、阿米卡星(amikacin,Amk)、对氨基水杨酸(p-aminosalicylic acid,PAS)、左氧氟沙星(levofloxacin,Lvx)、莫西沙星(moxifloxacin,Mfx)等。目前一些新型的药物在临床应用中发现有抗结核活性,目前世界卫生组织将此类药物定义为疗效不确定的抗结核药物,亦成为三线抗结核药物。

1. 异烟肼　具有强杀菌作用、价格低廉、副作用少、可口服的特点,是治疗肺结核病的基本药物之一。异烟肼被结核分枝杆菌摄取后会经菌体内触酶 - 过氧化物酶活化,抑制叶酸的合成。此过程中的触酶 - 过氧化物酶由结核分枝杆菌染色体上的 *Kat G* 基因编码。异烟肼对于胞内、外代谢,活跃持续繁殖和近乎静止的结核菌均有杀菌作用。小分子的异烟肼能渗入全身各组织中,可通过血 - 脑屏障,通透比例 90%~95%,胸腔积液、干酪样病灶中药物浓度高。成人剂量每日 300mg(或每日 4~8mg/kg),一次口服;儿童每日 5~10mg/kg(每日不超过 300mg)。急性血行播散型肺结核和结核性脑膜炎剂量可加倍。异烟肼常规剂量不良反应发生率低,主要包括周围神经炎、中枢神经系统中毒和肝脏损害(ALT 升高为主)。

kat G 基因和 *inh A* 基因是异烟肼耐药机制研究中发现的重要耐药基因。*kat G* 基因位于结核分枝杆菌染色体上,其表达的过氧化氢酶 - 过氧化物酶可将药物前体异烟肼转化为有杀菌活性的成分。*kat G* 基因的突变会导致异烟肼无法转换为有效杀菌成分,导致结核分枝杆菌对异烟肼耐药。*inh A* 基因是结核分枝菌酸烯酰基还原酶的编码基因,其表达的结核分枝菌酸烯酰基还原酶上有一个与烟酰胺或黄素核苷结合的位点,参与分枝杆菌细胞壁中的生化代谢,催化的产物是结核分枝杆菌细胞壁的重要组成部分。*inh A* 基因突变可导致 *inh A* 酶对 NADH 亲和力下降,使其优先与底物结合再与 NADH 结合,不容易受到活化的异烟肼的攻击,导致异烟肼耐药。

2. 利福平　对胞内和胞外代谢旺盛和偶尔繁殖的结核菌均有杀菌作用,属于利福霉素的半合成衍生物,通过抑制 RNA 聚合酶,阻止 RNA 合成发挥杀菌活性。RFP 主要从肝脏代谢,胆汁排泄。RFP 在组织中浓度高,能穿透干酪样病灶,进入巨噬细胞内。正常情况下不易通过血 - 脑屏障,通透比例仅 5%~25%,脑膜炎症时可增加药物渗透能力。成人剂量空腹 450~600mg,每日一次。主要不良反应为胃肠道不适、肝功能损害(ALT 升高、黄疸)和药物热。肝功能损害的发生率约 5%~10%,INH 和 RFP 合用引起药物性肝炎的发生率比单用异烟肼高 2~4 倍。利福喷汀和利福布汀是 2 种与利福平作用机制相同的半合成的利福霉素衍生物,也用于抗结核治疗,与异烟肼联合用药疗效优于利福平,且不良反应较利福平轻微。因利福喷汀的脑膜通透性更低,一般不用于结核性脑膜炎的治疗。

rpoB 基因是利福平相关的主要耐药基因,编码结核分枝杆菌 RNA 聚合酶 β 亚单位,该亚单

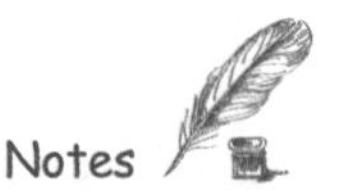

位是利福平的作用靶点。利福平通过与其结合，干扰细菌转录和RNA延伸，从而抑制细菌生长。结核分枝杆菌*rpoB*基因突变使氨基酸置换，空间构象发生变化，从而阻止与利福平结合，导致利福平耐药。

3. 吡嗪酰胺　吡嗪酰胺是类似于异烟肼的烟酸衍生物，吡嗪酰胺能杀灭巨噬细胞内，尤其是酸性环境中的结核菌，成为结核病短程化疗中不可缺少的主要药物。吡嗪酰胺被结核菌摄入后经吡嗪酰胺酶转变为吡嗪酸，发挥杀菌作用。胃肠道吸收好，全身各部位均可到达，易通过血-脑屏障，通透比例高达95%~100%。成人剂量为1500mg，每日一次。常见的不良反应为药物性肝炎（ALT升高和黄疸）、高尿酸血症，而皮疹和胃肠道反应相对少见。

*pncA*基因是结核分枝杆菌吡嗪酰胺酶的编码基因。*pncA*基因突变可导致吡嗪酰胺酶活性下降，使吡嗪酰胺不能有效转变为具有杀菌作用的吡嗪酸，导致耐药。

4. 乙胺丁醇　乙胺丁醇通过抑制结核菌RNA合成发挥抗菌作用，不易通过血-脑屏障，通透比例10%~50%。成人剂量一般每日750mg，与异烟肼、利福平同时一次顿服。常见不良反应为球后视神经炎、过敏反应、药物性皮疹、皮肤黏膜损伤等。

*embB*基因是主要的乙胺丁醇耐药相关基因。乙胺丁醇可选择性地抑制分枝杆菌细胞壁的重要结构成分阿拉伯半乳聚糖和脂阿拉伯甘露聚糖的生物合成。*emb*基因编码多种合成细胞壁阿拉伯聚糖必需的酶类，其中*embB*基因编码阿拉伯糖基转移酶，*embB*基因的突变或过度表达使结核分枝杆菌持续合成阿拉伯聚糖，导致对乙胺丁醇耐药。

（三）标准化的抗结核治疗

1. 初治方案　初治患者的定义是既往未接受抗结核治疗或接受抗结核治疗疗程短于1个月。初治病例的标准化治疗方案分为2个阶段，即2个月的强化期和4个月的巩固期治疗。如新涂阳肺结核患者治疗到2个月末痰菌检查仍为阳性，则应延长1个月的强化期治疗，继续期化疗方案不变。标准方案为$2H_3R_3Z_3E_3/4H_3R_3$（右下角阿拉伯数字代表每周服药次数，斜杠前的"2"代表强化期2个月，斜杠后的"4"代表巩固期继续治疗4个月，后同）或2HRZE/4HR。

2. 复治方案　复治标准方案为$2H_3R_3Z_3E_3S_3/6H_3R_3E_3$或2HRZES/6HRE。以下患者适用于复治方案：

(1) 初治失败的患者。

(2) 规律用药满疗程后痰菌又转阳的患者。

(3) 不规则化疗超过1个月的患者。

(4) 慢性排菌患者，因故不能用链霉素的患者，延长1个月的强化期。如复治涂阳肺结核患者治疗到第2个月末痰菌仍阳性，使用链霉素方案治疗的患者则应延长一个月的复治强化期方案治疗，巩固期继续治疗方案不变。

（四）耐药肺结核的治疗

耐药结核病按照耐药程度的不同依次分为单耐药、多耐药、耐多药、广泛耐药四种。单耐药（mono resistance）指结核病患者感染的结核分枝杆菌经体外证实对1种抗结核药物耐药。多耐药（poly resistance）指结核病患者感染的结核分枝杆菌经体外证实对1种以上的抗结核药物耐药，但不包括同时耐异烟肼、利福平的情况。同时对异烟肼和利福平耐药的肺结核称为耐多药结核病。在耐多药结核病基础上同时对氟喹诺酮类药物耐药且对二线注射类抗结核药物（卡那霉素、阿米卡星、卷曲霉素以及链霉素）中的一种耐药则称为广泛耐药结核病（extensively drug-resistant tuberculosis，XDR-TB）。目前WHO推荐的用于耐药结核治疗的药物共分为5组，见表7-10。

耐多药结核病化疗方案的制订根据实验室提供的药物敏感试验的结果或地区耐药监测资料为依据，结合患者既往用药的治疗反应和耐受状况，个体化地选择抗结核药物。一般以二线注射剂和氟喹诺酮类药物各1种为核心配以2~3种口服二线药和尚敏感的一线药组成方案，最终方案中至少包括4种以上有效的药物。方案中需包括1种敏感的注射剂，耐药结核病至少

表 7-10 WHO 推荐的耐多药结核治疗药物分组

药物分组		药物名称
一线	第 1 组 一线口服药物	吡嗪酰胺(pyrazinamide,Z) 乙胺丁醇(ethambutol,E) 利福布汀(rifabutin,Rfb)
二线	第 2 组 注射类药物	卡那霉素(kanamycin,Km) 阿米卡星(amikacin,Am) 卷曲霉素(capreomycin,Cm) 链霉素(streptomycin,S)
	第 3 组 喹诺酮类药物	左氧氟沙星(levofloxacin,Lfx) 莫西沙星(moxifloxacin,Mfx) 氧氟沙星(ofloxacin,Ofx)
	第 4 组 口服二线抑菌药物	对氨基水杨酸(para-aminosalicylic acid,PAS) 环丝氨酸(cycloserine,Cs) 特立齐酮(terizidone,Trd) 丙硫异烟胺(protionamide,Pto) 乙硫异烟胺(ethionamide,Eto)
三线	第 5 组 疗效不确切药物	氯法齐明(clofazimine,Cfz) 利奈唑胺(linezolid,Lzd) 阿莫西林 / 克拉维酸钾(amoxicillin/clavulanate,Amx/Clv) 氨硫脲(thioacetazone,Thz) 亚胺培南 / 西司他丁(imipenem/cilastatin,Ipm/Cln) 高剂量异烟肼(high-dose isoniazid,high-dose H) 克拉霉素(clarithromycin,Clr)

连续应用注射剂 3 个月,耐多药结核病和广泛耐药结核病分别至少连续应用 6 个月和 12 个月。单耐药和多耐药结核病治疗总疗程 9~18 个月(注射期 3 个月 ,继续期 6~15 个月),耐多药结核病和广泛耐药结核病需 24 个月或以上(注射期 6~12 个月 ,继续期 18~24 个月)。

(五) 手术治疗

化疗的发展使外科治疗在结核治疗中的比值和地位显著降低。但对药物治疗失败或威胁生命的单侧肺结核特别是局限性病变,如一侧肺毁损,不能控制的大咯血等,外科治疗仍是可选择的重要治疗方法。这类患者多病情严重,存在结核反复播散、病变范围广,需参考心肺功能、播散灶控制情况,就手术效果、风险程度及康复多方面衡量,做出合理选择。

(六) 对症治疗

急性血行播散型肺结核和浆膜渗出性结核伴有高热等严重毒性症状时,糖皮质激素抗感染治疗有助于改善症状,亦可促进渗出液的吸收,减少粘连,降低远期并发症的发生风险,但需在有充分有效抗结核药物保护下才能予以应用。对于肺结核的大咯血,药物治疗可用垂体后叶素。药物控制无效时可考虑纤支镜止血、支气管动脉栓塞或手术切除。肺结核的大咯血会导致窒息危及生命,应尽早发现窒息征象,如咯血过程突然中断,出现呼吸急促、发绀、烦躁不安、精神极度紧张等,需立即畅通气道,予以生命支持。

(七) 潜伏性结核的预防性治疗

潜伏性结核感染活动或者再活动是活动性结核流行的重要来源。目前在需要应用 TNF-α 等炎症因子或其受体的拮抗剂以治疗炎症性疾病时,需要予以排除是否存在结核潜伏性感染,对拟使用生物制剂的 LTBI 者需采取预防性治疗,以减少结核发病的风险。

（八）结核病的预后

早期诊断的患者接受正规的抗结核治疗多可痊愈。随着耐药结核病以及AIDS等免疫力低下疾病的增多，治疗难度加大。多次治疗无效的活动性肺结核患者，结核菌可经气道播散累及更多肺段肺叶，病变范围扩大，长期疾病活动可导致一侧或双侧肺毁损，并易合并其他肺部感染。无法控制的大咯血是肺结核患者常见的死因。而肺外结核病，如肾结核未经治疗可导致肾毁损，脊柱结核则是造成波特病的主要病因，生殖系统结核未能得到早期有效的治疗则是造成不孕不育的关键病因。

【预防】

（一）建立防治系统

根据我国结核病疫情，为搞好防治工作，仍须强调建立、健全和稳定各级防痨机构，负责组织和实施治、管、防、查的系统和全程管理，按本地区疫情和流行病学特点，制订防治规划，并开展防痨宣传，教育群众养成良好文明卫生习惯，培训防痨业务技术人员，推动社会力量参与和支持防痨事业。

（二）早期发现和彻底治疗患者

从当地疫情实际出发，对服务性行业、学校、托幼机构及儿童玩具工作人员等定期健康检查，每1~2年1次。在疫情已经控制的地区可开展重点线索调查，而主要应该是门诊因症就诊病例的及时发现和诊断，避免漏诊和误诊。查出必治，治必彻底，只有彻底治疗患者，大幅度降低传染源密度，才能有效降低感染率和减少发病。

（三）疫苗

结核是慢性感染性疾病，化学治疗很难治愈而不复发，因此采用疫苗预防是最好的策略。但目前尚无理想的结核病疫苗。广泛使用的疫苗是卡介苗，是一种无毒牛型结核分枝杆菌活菌疫苗，自1921年用于预防结核病以来，虽被积极推荐和推广，但迄今对它的作用和价值仍有争论。目前比较普遍的看法是BCG尚不足以预防感染，但可以显著降低儿童发病及其严重性，特别是结核性脑膜炎等严重结核病减少，并可减少此后内源性恶化的可能性。WHO已将BCG列入儿童扩大免疫计划。我国结核病感染率和发病率仍高，推行BCG接种仍有现实意义，规定新生儿出生时即接种BCG。由于疫苗的预防价值有限，根据我国结核病疫情，建立完善的防治系统至关重要。各级防治系统着眼于早期发现和彻底治疗患者。查出必治，治必彻底，只有彻底治疗患者，大幅度降低传染源密度，才能有效降低感染率和减少发病。及时正确治疗，防止耐药慢性病例的形成和积累，不仅是临床治疗的目标，亦是预防工作的中心环节。

（张文宏）

参考文献

1. 中华医学会结核病学分会．中国结核病分类法．中华结核和呼吸杂志，1998，21（12）：716
2. 何礼贤．结核分枝杆菌病 // 陈灏珠．实用内科学．第14版：人民卫生出版社，576-590，2013
3. 全国结核病防治规划2001—2015年．http://www.gov.cn/zwgk/2011-12/06/content_2012869.htm
4. 中国防痨协会．耐药结核病化学治疗指南（2009）. 中国防痨杂志，2010，42（4）：181-197
5. 张文宏，李忠民．全球结核病控制六十年规划的成果、现状和展望．中华微生物学与免疫学杂志，2013，33（1）：47-55
6. 王森，张文宏．潜伏性结核感染的诊治进展．微生物与感染．2008，4（3）：234-237
7. Global Tuberculosis Report 2012，http://www.who.int/tb/publications/global report/en/index.html
8. WHO. Treatment of tuberculosis：guidelines-4th ed. http://www.who.int/tb/publications/2010/9789241547833/en/
9. Russell DG，Barry CE，Flynn JAL. Tuberculosis：what we don't know can，and does，hurt us. Science，2010，328（5980）：852-856
10. Zumla A，Raviglione M，Hafner R，et al. current concepts. N Engl J Med，2013，368：745-755

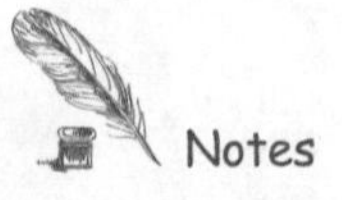

第十四节 诺卡菌病与放线菌病

诺卡菌和放线菌都属于放线菌目,因能形成有分枝的长丝,缠绕成团,且引起的疾病常呈慢性过程,酷似真菌感染,故以往曾将此两菌属列入真菌,现在分类归于细菌。过去这些疾病比较多见,因为对常用的抗细菌抗生素敏感,而对抗真菌药物不敏感,随着广谱抗生素和其他抗细菌药物的广泛使用,这两种疾病已经比较少见。因为诺卡菌常侵入肺部,主要引起化脓性炎症与坏死,症状与结核相似,因此在极少数肺结核患者中还存在有诺卡菌病,需要认真鉴别。诺卡菌属于需氧放线菌,而放线菌则属于厌氧或非需氧菌。对于两者,大部分是腐生菌,只有少数是寄生菌,引起人和动物的疾病。但是也有菌属可产生酶和维生素,在工业上应用。

这两种疾病目前并不多见,在症状不典型时,诊断比较困难,需要仔细认真检查,才能明确诊断。此外,疾病的治疗也是比较困难,需要长期治疗,同时还需要诊断患者病情变化,及时改变治疗方案,以利于患者的恢复和治愈。

一、诺 卡 菌 病

诺卡菌属(*Nocardia*)细胞壁含分枝菌酸,广泛分布于土壤,不属于人体正常菌群,故不呈内源性感染。而诺卡菌病(nocardiosis)是由诺卡菌所致的一种急性或慢性化脓性或肉芽肿性病变。病原菌多由外伤进入皮肤或呼吸道吸入引起感染。对人致病的诺卡菌主要有 3 种:星形诺卡菌(*N.asteroides*)、豚鼠诺卡菌(*N. caviae*)和巴西诺卡菌(*N.brasiliensis*)。在我国最常见的为星形诺卡菌。

【生物学性状】

为需氧、革兰阳性菌,部分抗酸,菌丝细长可分支,直径 1μm 左右,菌丝断裂可形成链球或杆状,能形成气生菌丝。细胞壁中有二氨基庚二酸、阿拉伯糖和半乳糖,细胞壁为Ⅳ型。营养要求不高,在普通培养基上于室温或 37℃均可生长。但繁殖速度慢,一般需 1 周以上才可以见到菌落。菌落可呈干燥或蜡样,颜色黄、白不等。

【流行病学】

病原体多存在于土壤和水中,人吸入菌丝片段是主要传染途径,亦可经破损皮肤或消化道进入引起感染,通常为散发性发病。诺卡菌病见于世界各地,在墨西哥中部高原和巴西部分地区形成高流行区,为外源性感染。在美国 1 年诊断本病 500~1000 例,大多为成人,男女比例约 2∶1,发病季节和患者职业无差异。目前尚无足够证据表明人与人之间的传播。但也有机会性感染,可以有基础性疾病,如白血病、淋巴瘤、霍奇金病、红斑狼疮等。发病的易感因素为皮质激素、免疫抑制剂或广谱抗生素的应用、肾移植、恶性肿瘤、艾滋病等。

【发病机制】

诺卡菌属于外源性的需氧放线菌的一种,存在于自然界,主要在土壤中,少数可以在水中。可因吸入肺部或侵入创口引起化脓感染,特别在 T 细胞缺陷(如白血病或艾滋病患者)及器官移植应用免疫抑制剂治疗的患者,可以引起肺部和皮下组织的感染,易通过血行播散,部分患者引起脑膜炎与脑脓肿。据国外报道,从患者体内分离出的诺卡菌中,最常见的为星形诺卡菌。

【病理表现】

在感染开始多为化脓性损害,初发结节病灶内有多数多核粒细胞浸润,也可以见到纤维蛋白、淋巴细胞、浆细胞的聚集,结节长大,中央坏死,形成空洞或纤维化损害。中性粒细胞能抑制诺卡菌,虽然不如对通常细菌那样有效,其机制可能与溶菌酶和其他阳离子蛋白的作用有关。激活的巨噬细胞和 T 淋巴细胞对控制和杀灭本菌具有重要作用。此菌常侵入肺部,主要引起化脓性炎症与坏死,表现为融合性支气管肺炎、肺实变、坏死性肺炎伴空洞形成,症状与结核相似,

但极少形成干酪样坏死,此点可与结核相鉴别。肺组织可呈急性、亚急性或慢性化脓性病变,并常累及胸膜产生胸腔积液、脓胸,偶可侵犯胸壁形成瘘管。诺卡菌在常规HE染色时不着色,因此常规病理染色检查为阴性。PAS染色也着色不良,银染色为阳性。

【临床表现】

诺卡菌侵犯皮肤和内脏,发生局部和全身感染,引起多种临床表现。

肺诺卡菌病是诺卡菌感染最常见的临床表现,因为吸入细菌是最主要的感染方式。疾病多呈亚急性或慢性起病,以后呈慢性病程,常引起咳嗽、气短、胸痛、咯血、发热、盗汗、体重减轻和进行性疲劳等症状。累及胸膜可发生胸膜增厚、胸腔积液或脓胸,窦道可以穿透胸壁,也可以伸展到整个腹腔内脏,继而引起血源播散。X线征象呈多种表现,缺乏特异性,可有纵隔淋巴结肿大,常需实验室诊断证实。

肺外诺卡菌病相对常见,主要通过血行播散或感染导致的坏死性肺炎传播至胸膜、心包、纵隔和腔静脉。肺外诺卡菌病的特点之一是形成脓肿,与化脓性细菌感染相似,也可发展为慢性肉芽肿或混合性的炎症肿块。中枢神经系统是肺外诺卡菌病最常见的侵袭部位,可占到40%。患者脑膜受累较轻,多表现为单发和多发性脑脓肿,可伴有头痛、恶心、呕吐、癫痫或意识改变。典型的神经病学症状多起病缓慢,但部分患者可急性起病并迅速进展。脑诺卡菌病多伴随肺部疾病,但也可以单独发生。在免疫活化患者,脑诺卡菌病较少见,表现类似脑部肿瘤或脑梗死。

原发性的皮肤和软组织诺卡菌病主要由于损伤皮肤被土壤中的诺卡菌感染所致。与其他类型诺卡菌病不同,皮肤原发性诺卡菌病通常发生在免疫活化人群。在损伤皮肤接触诺卡菌并感染后,会形成表皮脓肿或局部蜂窝织炎。最常见的引起皮肤诺卡菌病变的是巴西诺卡菌,其引起的原发性皮肤损害后,感染类似金黄色葡萄球菌或链球菌引起的软组织病变相似,但是相对进展缓慢,可向周围淋巴结扩散并导致单一或线性损伤。

诺卡菌血症较少发生,有研究报道其发生与中央静脉导管导致的感染相关。此外,血行性播散可导致眼部、心脏瓣膜、肝脏、脾脏、肾上腺、甲状腺等器官和组织的感染。

【诊断】

对于肺、播散性和皮肤诺卡菌病,影像学表现没有特异性,且容易被误诊为放射菌病和肺结核等疾病。免疫功能低下伴有急性、亚急性和慢性肺炎患者应考虑诺卡菌感染的可能性。

病原学检查:目前诺卡菌病的诊断需要从患者的临床标本中分离和培养出诺卡菌。但是诺卡菌克隆的形成需要2个星期,因此当怀疑诺卡菌时需及时检测。对患者进行直接镜检有助于诊断诺卡菌病,应取患者痰液、脓液、脑脊液和组织块等经消化后,再离心即可制片。革兰染色呈阳性细长、弯曲有分支的菌丝,部分断裂成杆状。抗酸染色时有部分抗酸性。取得患者标本后,接种于不含抗生素或磺胺类药物的培养基中,在有氧情况下培养后结合形态、生理特性进一步鉴定。

血清学检测:诺卡菌可以播散至机体任何实质性器官,最常见的临床标本为痰液和肺泡灌洗液,其次为皮肤活检标本,还有脑脊液等,因为目前尚没有仪器可以检测各种类型的标本,所以血清学诊断实用性较低。其次,免疫缺陷患者存在抗体应答缺陷,血清学检测意义有限。

【治疗】

一般治疗方法对于诺卡菌病患者的有效性仍缺乏前瞻性的对照研究,而且尚未寻找到最佳抗菌治疗方案。目前临床上最常用首选药物为磺胺类药物,包括磺胺嘧啶和磺胺甲基异噁唑(SMZ)等,也可加用甲氧苄啶(TMP)增加疗效。临床上,最常用的为TMP和SMZ组合方案:SMZ 800~1250mg,TMP 160~200mg,每天两次,口服。也可服用复方新诺明每天2g代替TMP。但是高剂量的TMP-SMZ联合治疗常可导致副作用出现,包括骨髓抑制、肝毒性和肾毒性等。对磺胺类药物过敏的患者,也可选用以下几种抗菌药物,提倡联合用药。急性期可应用链霉素1~2g/d,

肌注；或二甲基四环素 200~600mg/d。有脑部感染者可加用环丝氨酸 250mg，每 6 小时一次，但是应注意其中枢神经系统的毒副作用。但是对于出现脓胸、脑脓肿、肺脓肿等病灶时，应同时引流或切开病灶，及时的切除或引流病灶可以缩短疗程，改善预后。

【预后】

脑部诺卡菌预后不良，治愈后脑部常受到损害。足菌肿若为诺卡菌引起，虽然可以治愈，但是经常引起肢体功能障碍。系统性和播散性以及侵犯脑部者，多预后不良。提高对本病的认识，早期诊断、早期治疗者，预后良好。

二、放线菌病

放线菌病（actinomycosis）主要由厌氧放线菌所引起的一种渐进性、化脓性、肉芽肿性的亚急性至慢性感染性疾病。以局部扩散，化脓或肉芽肿性炎症、多发脓肿和窦道瘘管为特征，脓性分泌物中可排出由放线菌组成的“硫黄”颗粒。主要侵犯头颈部、腹部、肺部。

【病原学】

放线菌属于丝状分枝的单细胞原核微生物，革兰阳性菌，不抗酸，多为丝状、无芽胞、兼性厌氧菌。在培养基上出现 1μm 左右的纤细菌丝，多呈 V 形和 Y 形。细胞壁为 V 形，其成分含有赖氨酸、天冬氨酸或鸟氨酸等。

【流行病学】

放线菌广泛存在于各种生态环境中，也存在于健康人群的上消化道和女性的生殖道中。因此可以发生内源性放线菌感染。放线菌病分布遍及世界，患病率与气候、职业种族及年龄等无关，患者男多于女(3∶1)，男性多发于 21~40 岁，女性多发于 11~30 岁，但自发现与宫内避孕器材(IUD)有关的盆腔放线菌病以来，男女之比已渐减低。虽然很多动物都对此病易感，但尚未发现动物传染人病例。

【发病机制】

放线菌病属于机会性致病菌，正常情况下，放线菌在宿主内处于平衡状态，一旦平衡打破，如外伤或机体抵抗力下降可以引起疾病。放射线会对血管结构、连接组织和骨造成破坏，降低了骨对感染的抵抗力，损伤也降低了黏膜的屏障保护作用使放线菌容易入侵，导致疾病发生。临床上大量使用免疫抑制剂，使机体免疫力低下，也是诱发放线菌病的一个重要因素。

【病理】

常为多发性脓肿、窦道、肉芽增生和纤维样变。机体感染早期，病灶周围以中性粒细胞为主，形成多发脓肿，在脓肿内常见到“硫黄”颗粒，周围有单核细胞及多核细胞。后期病灶中见上皮样细胞和巨噬细胞，类似结核样肉芽肿。典型的镜检可发现革兰染色阳性、伴有坏死的“硫黄”颗粒的真菌样病原体。

【临床表现】

发病初期局部呈无痛硬结或肿块，临床症状随发病部位、病程进展而有不同，可有发热、盗汗等症状。由于放线菌繁殖较缓慢，故病变进展缓慢，临床表现无特异性，容易误诊。

(一) 面型放线菌病

是最常见的疾病类型，占到大约 50% 病例。患者多由于牙科手术或口腔创伤所引起，少数患者因为口腔卫生差而起病。通常表现为发热、病变局部轻度水肿，随之逐渐变硬、增大如木板样，典型的淋巴结病变出现在疾病晚期，早期少见。下颌角区域的病变常可以发展为窦道，排出物中可见淡黄色硫黄颗粒，由于放线菌厌氧，局部很快形成萎缩性瘢痕，再从它出破溃、形成瘢痕。

(二) 胸部放线菌病

大约占到 15%~20% 病例。病原可来自颈部病变的直接蔓延、腹壁或腹部脏器放线菌病的

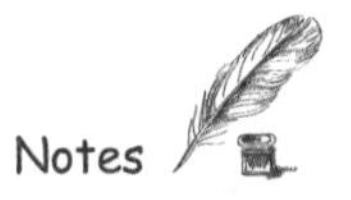

播散和口腔中致病菌的吸入，其中口腔致病菌的吸入是最常见的感染方式。研究发现，存在基础性肺部疾病患者的发病率显著升高。早期患者常有不规则发热、咳嗽、咳痰、胸痛，但无咯血，在发生血痰后，提示肺实质有破坏。累及胸膜和胸壁后也有相应的改变。

（三）腹部放线菌

大约占到 20% 病例。病原菌主要由口腔吞入肠道，在存在肠道损伤时，放线菌可导致局部感染。好发于回盲部，最常见的临床表现为腹部肿块，坚硬且腹壁浸润活动度小，表现类似于急性、亚急性或慢性阑尾炎。有腹痛、腹泻、便血、消瘦、发热等症状，临床表现与受累脏器有关，极易误诊为恶性肿瘤，术前难以确诊，所以相当部分的病例是在剖腹探查时才被确诊。

（四）脊椎放线菌

感染临床表现不具有特征性，感染早期神经症状轻微，仅表现为颈、背部疼痛；晚期硬膜外脓肿或肉芽组织形成，压迫脊髓或神经根导致脊髓压迫症状。

（五）其他组织的放线菌病

放线菌性泪小管炎，眼放线菌感染有泪溢病史，脓性分泌物多，眼角红肿，易误诊为结膜炎或慢性泪囊炎。女性生殖放线菌病，与使用宫内节育器有关，常见症状为腹痛，进行性增大的腹部肿块，可见于卵巢、输卵管等部位。也可发生于膀胱、肾、心、骨骼及关节等处。

【诊断】

放线菌病的感染症状根据受感染的器官而异，病变的一部分可以愈合及纤维化，而另一部分则可发生新鲜病变，并不断扩大，常年不愈。由于病变不断向远处扩散，表现类似于肿瘤性结节及肿瘤扩散的印象，易被误诊为恶性肿瘤。主要诊断依据如下：

1. 典型的临床表现：慢性化脓性伴肿块、广泛粘连及窦道的形成。

2. 脓液中找到硫黄颗粒，具有相对的特异性。既可在脓肿的脓液中找到又可在窦道或瘘管的排出物中找到。显微镜下可见典型结构：中心为大团的革兰阳性菌丝体；单一的菌丝体，呈特征性的 V 或 Y 形，菌丝体外包绕呈放射状排列的嗜伊红棒状体。

3. 硫黄颗粒和脓液中含有菌丝体，可将上述标本于特定的培养基中培养，分别有氧、无氧条件下培养 2 周，可以得到结果，并进行生理生化学试验进行菌种鉴别。

4. 动物接种：将培养物与 5% 猪胃黏液素混悬液接种于小白鼠腹腔，4~6 周后可在腹腔内见小脓肿和硫黄颗粒。

【治疗】

（一）抗菌治疗

放线菌对多种抗生素敏感。治疗首选青霉素，用量和疗程依病情轻重而定。每天静脉用药 600 万 ~2000 万 U，最高可达 1000 万 ~5000 万 U，或口服青霉素 V200 万 ~500 万 U/d，轻症患者连续用药 2 个月或更长。为加强青霉素的疗效，可与磺胺药并用。因为放线菌感染常合并产 β- 内酰胺酶的细菌以及大肠埃希菌等其他细菌感染，所以需加入氨基糖苷类以及甲硝唑等抗生素，因而选用抗生素还应该与广谱抗生素联合用药。青霉素过敏者可选用四环素和红霉素 1g/d，分 4 次口服。

（二）手术治疗

手术切开引流，清除坏死组织及病灶，打破了局部的无氧或微氧环境，清除病灶周围的纤维组织，使得抗生素能够进入病灶部位，并能局部灌洗抗生素，迅速抑制放线菌的增殖。手术应彻底切除脓肿组织和瘘管，手术或引流不彻底往往是造成术后复发的根源。

（三）支持治疗

对于严重、泛发感染的患者，应注意补充营养，并适当应用免疫调节剂，调节患者的抵抗力。

【预后】

本病早期诊断、早期治疗、预后良好，但容易误诊。注意口腔卫生，在存在呼吸道、消化道炎

症和溃疡时，应及早处理，同时加强对放线菌病的认识和警惕，可以起到预防作用。

（王贵强）

参考文献

1. 李秀丽，李祥翠，廖万清．放线菌病的研究进展．中国真菌学杂志．2008，3：189-192
2. Wilson JW. Nocardiosis：updates and clinical overview. Mayo Clin Proc. 2012，87（4）：403-407
3. Valour F，Sénéchal A，Dupieux C，et al. Actinomycosis：etiology，clinical features，diagnosis，treatment，and management. Infect Drug Resist. 2014，7：183-197

第十五节 厌氧菌感染

厌氧菌（anaerobe）是正常菌群的主要组成部分，它可引起人体任何组织和器官的感染。由厌氧梭状芽胞杆菌所致的特殊病症如气性坏疽、破伤风、肉毒中毒等早为临床医生所熟知和重视，而由无芽胞厌氧菌所引起的感染则常被忽视和漏诊。近年来由于厌氧菌培养技术的改进，厌氧菌得以及时分离和鉴定，对厌氧菌感染（anaerobic infection）的认识也逐渐加深。

【病原学】

厌氧菌尚无公认的确切定义，但通常认为这是一类只能在低氧分压的条件下生长，而不能在空气（或含 18% 氧气）和（或）10% 二氧化碳浓度下的固体培养基表面生长的细菌。按其对氧的耐受程度的不同，可分为专性厌氧菌、微需氧厌氧菌和兼性厌氧菌。

引起感染的常见致病性厌氧菌有下列几种：①革兰阴性杆菌，包括脆弱拟杆菌 、核梭形杆菌和产坏死梭形杆菌、普雷沃菌属等。②革兰阳性产芽胞杆菌，包括梭状芽胞杆菌，以产气荚膜梭菌为多见。③革兰阳性非产芽胞杆菌，包括放线菌属、丙酸杆菌属以及真杆菌属等。④革兰阳性球菌，包括消化球菌属和消化链球菌属等。⑤革兰阴性球菌，包括韦荣球菌、巨球型菌属等。

【发病机制】

厌氧菌感染常为内源性，即自身菌群造成的感染。皮肤黏膜屏障功能的减退及正常菌群定植位置的变化是造成绝大多数厌氧菌感染的重要发病机制。氧化还原电势的降低有利于组织内厌氧菌的繁殖，造成氧化还原电势降低的原因主要为供血不足、组织坏死，或同时存在需氧菌或兼性厌氧菌。因此凡属影响血供的血管性疾病、药物注射后产生局部组织坏死、恶性肿瘤、冷冻、休克、水肿、外伤（特别是腹部、盆腔和牙齿的外伤）、外科操作（如拔牙等）、异物等均有利于厌氧菌感染的发生。患有糖尿病、严重肝病、肝硬化、尿毒症、压疮溃疡、肢体坏疽等疾病，以及长期接受免疫抑制剂、氨基糖苷类抗生素、糖皮质激素、抗代谢药物、放射治疗和器官移植等患者，发生厌氧菌感染的机会逐渐增多。

常见的厌氧菌感染途径包括：

（一）呼吸道吸入

吸入性肺炎是厌氧菌感染最为多见的类型。常见于各种原因所致的意识障碍及吞咽困难患者，由于误吸痰液和食物等异物后，口腔常见的厌氧菌侵入肺脏，可以引起肺部感染，进而可以引起胸腔感染。主要致病菌为拟杆菌属、梭杆菌属、厌氧链球菌和消化球菌等。

（二）血行播散

盆腔或腹腔的厌氧菌可以引起化脓性血栓性静脉炎，含有厌氧菌的细菌栓子脱落随血流到达肺部及脑部，引起肺脓肿及脑脓肿。致病菌以脆弱拟杆菌多见，其次为梭形杆菌和厌氧链球菌等。

（三）直接蔓延感染

鼻窦和口腔的厌氧菌在出现慢性中耳炎、乳突炎、鼻窦炎或者牙周炎时可以通过炎症向周

边直接蔓延与扩散，或在头颅外伤后均可继发颅内厌氧菌感染，发生脓肿。胸腔外伤感染多因胸廓手术可以发生膈下脓肿经横膈蔓延至胸腔而成。腹腔感染多继发于胃肠道手术、腹部创伤或阑尾炎穿孔等。

【临床表现】

厌氧菌可引起任何部位和脏器的感染，但以口腔与上呼吸道感染、胸腔、腹部和盆腔感染为多见，占这些部位感染的70%~93%，但1/3~2/3为混合感染。

（一）中枢神经系统感染

1. 脑脓肿　厌氧菌是脑脓肿的主要致病菌，入侵途径包括中耳炎（常为慢性）和乳突炎直接蔓延、血源播散致脑脓肿、鼻窦炎直接扩散、其他尚有外伤、先天性心脏病（右向左分流）、口腔或牙齿感染、扁桃体或咽部炎症、感染性心内膜炎等，均可累及脑部致脑水肿。

临床表现主要为占位性病变症状，有头痛、精神障碍、脑神经麻痹、视神经盘水肿等。毒血症症状可以不明显，亦不一定有发热。头颅CT或MRI、脑血管造影等有助于诊断与定位。脑脊液检查可见蛋白质增加、糖正常，白细胞数可轻度增多。如脓肿溃破入脑室则可迅速出现化脓性脑膜炎和颅内压增高症状。

2. 脑膜炎　厌氧菌很少引起脑膜炎，厌氧菌脑膜炎仅约占细菌性脑膜炎的1%左右。原发病灶亦以慢性中耳炎和（或）乳突炎为最多见。其次为外科手术（或椎板切除术）。致病菌常为梭形杆菌、拟杆菌、厌氧球菌和梭状芽胞杆菌亦有所见。其临床表现与一般化脓性脑膜炎无异，病情轻重不一。丙酸杆菌所致脑膜炎可呈卒中样或呈慢性脑膜炎型，脑脊液细胞增加以单核细胞为主。

（二）口腔与呼吸系统感染

1. 口腔与上呼吸道感染　包括口腔及附属性结构的厌氧菌感染。牙髓炎、根尖周或牙龈脓肿、下颌周腔隙感染常呈连续性，通常先有牙髓炎，然后发展为根尖周炎，再发展至由沿下颌骨插入的筋膜形成的潜在腔隙。常见的致病菌为梭形杆菌和消化链球菌，其次为拟杆菌。

2. 肺部感染　可表现为吸入性肺炎、肺脓肿、脓胸以及所引起的支气管胸膜瘘等化脓性并发症。吸入性肺炎有与急性肺炎相似的典型症状，难与一般细菌性肺炎鉴别，但病程相对慢性化，早期往往缺乏厌氧菌感染特征性症状如恶臭痰、组织坏死物的咳出。但病程后期一旦有脓肿形成和多发性肺坏死，常有高热、腐臭脓痰、大量腐肉组织的脱落随痰咳出。半数病者可伴有脓胸。致病菌多为混合性，常见厌氧菌为梭形杆菌、拟杆菌、消化链球菌、消化球菌、丙酸杆菌、真杆菌等，需氧菌为金黄色葡萄球菌、链球菌和革兰阴性杆菌。尤其是医院内获得的吸入性肺炎以及肺脓肿等，其致病菌以厌氧菌合并革兰阴性菌或金葡菌更多见。

（三）腹腔内感染

正常肠道含有大量厌氧菌，腹腔内感染常伴有肠内容物的污染，故具有以下两个特征：①厌氧菌分离率高，常见者为脆弱拟杆菌和其他拟杆菌、梭形杆菌、梭状芽胞杆菌、消化链球菌和消化球菌、真杆菌等。病菌种类取决于感染或手术部位，上消化道以来自口咽部的兼性革兰阳性菌为多，回肠下部为过渡性区域，厌氧菌和兼性菌各半，结肠则以厌氧菌为多，尤其拟杆菌为多见。②常为多种细菌的混合感染，平均每个标本可分离到5种细菌，包括厌氧菌和需氧菌（或兼性菌）。厌氧菌的分离率高，主要厌氧菌为脆弱拟杆菌，其次为梭状芽胞杆菌、厌氧球菌等；需氧菌以大肠埃希菌、克雷伯菌属、铜绿假单胞菌等为多见。

腹腔内感染初起时可表现为腹膜炎（弥漫性或局限性），继而局限化并形成脓肿，后者可位于腹腔内、腹膜后或内脏间。部分病例伴有菌血症，以拟杆菌为多见。

1. 肝脓肿　肝脓肿的脓液培养约40%~60%可无细菌生长，有关细菌学证实其中大多数为厌氧菌，其常见的致病菌为拟杆菌、梭形杆菌和厌氧链球菌、梭状芽胞杆菌等。临床表现和需氧菌肝脓肿雷同，基础疾病有胃肠道手术、炎症或穿孔、胆道感染、糖尿病等。脓液具臭味，脓腔内

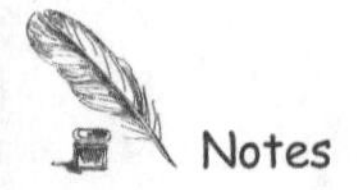

有气体，脓液涂片见细菌而常规培养多阴性。

2. 胆道感染　正常胆囊壁和胆汁一般无细菌生长或含少量非致病菌，但约50%结石症患者胆囊内可有细菌寄殖，主要为大肠埃希菌和肠球菌，老年者尤甚。结石引起胆总管梗阻时，细菌培养阳性率增高，在厌氧菌中以厌氧链球菌和梭状芽胞杆菌为多见，后者的检出率可达20%以上，尤其在胆囊积脓时，在老年糖尿病患者，胆囊炎可呈气肿性，全身毒血症症状较重，X线检查可见胆囊内有明显气体形成或气液平，多数由梭状芽胞杆菌引起。

3. 阑尾炎　正常阑尾中可培养到大肠埃希菌、需氧链球菌、双歧杆菌和拟杆菌、梭形杆菌等。阑尾炎的致病菌以脆弱拟杆菌为多见，占25%~90%。

（四）女性生殖道和盆腔感染

几乎所有非性传播造成的女性生殖道感染均有厌氧菌参与，主要是脆弱拟杆菌和大肠埃希菌。厌氧菌引起的多种女性生殖道感染包括子宫内膜炎、盆腔蜂窝织炎和脓肿、巴氏腺炎和脓肿、阴道炎、阴道壁脓肿、输卵管炎或脓肿、卵巢脓肿、剖宫产后伤口感染、脓毒性流产、产褥热、绒毛羊膜炎等。多数为混合感染，厌氧菌和需氧菌掺杂。

（五）尿路感染

尿路远端、会阴、阴道和外生殖道可有厌氧菌寄殖，且易进入膀胱，但很少引起尿路感染（仅1%左右）。值得注意的是排出的尿标本检出厌氧菌可能来自正常尿道，菌落计数可达10^3~10^4/ml，甚至更多，故不能认为是感染的依据。尿液标本应自耻骨上膀胱穿刺取得。常见的致病菌为拟杆菌、消化链球菌和乳酸杆菌、梭形杆菌等，往往同时有需氧菌混杂。厌氧菌尿路感染的来源有：①尿路本身病变使内源性菌群入侵而引起感染。②由邻近器官如子宫、肠道等上升感染所致。③血源性播散、尿道损伤（如挤压尿道、留置导尿等）可促使细菌由尿道进入膀胱。休克和尿道梗阻均有利于厌氧菌的增殖。

（六）骨和关节感染

厌氧菌性骨髓炎较为少见，通常可分为放线菌性与非放线菌性两种。前者主要见于颌骨和脊椎骨，其次尚有肋骨、颅骨、长骨、短骨等，可同时伴有其他厌氧菌和需氧菌的混合感染。丙酸杆菌属感染者往往有关节创伤、手术、假肢移植史，拟杆菌属感染常有远距离感染灶，梭杆菌属感染常有口咽部感染。感染过程常呈亚急性或慢性。在颌部或颈部有典型硬块，并有经常流脓并排出“硫黄颗粒”的窦道。非放线菌性厌氧菌骨髓炎以厌氧和微需氧链球菌所致者为多见，余依次为梭杆菌、脆弱拟杆菌、产黑色素普雷沃菌、其他拟杆菌、梭菌等。可由附近感染或血行传播而来。易发生于糖尿病患者。厌氧菌和需氧菌骨髓炎在临床上不易区别，但厌氧菌感染的全身症状较轻，有半数患者有恶臭分泌物，亦可有坏死组织脱落、软组织积气和脓肿形成等。

（七）血流感染和心内膜炎

1. 血流感染　血流感染的病原中，厌氧菌占1%~17%，新生儿厌氧菌血流感染的发病率尤高。入侵途径以胃肠道及女性生殖道为主，其次为压疮溃疡或坏疽。致病菌以拟杆菌，尤以脆弱拟杆菌为多见，其他还有消化链球菌属，梭菌属，梭杆菌属，多数为混合感染。由胃肠道入侵者血培养多次阳性并常为多种细菌感染。而由女性生殖道入侵者血培养多次阳性者少见，但多种细菌感染则常见。

临床表现同需氧菌血流感染，常有发热、白细胞计数增高、感染性休克（30%）和弥散性血管内凝血。黄疸发生率高，可达10%~40%。易并发迁徙性化脓性病灶（10%~28%）和脓毒性血栓性静脉炎（5%~12%）。血流感染可呈暴发型伴高病死率，如产气荚膜梭菌血流感染，常有溶血、黄疸、休克和肾衰竭，病情危重。近年来也发现部分血流感染病情轻微，无严重的毒血症表现，而呈良性经过，病程自限，不经抗菌治疗可康复。

2. 心内膜炎　厌氧菌引起心内膜炎发生率占心内膜炎的1.5%~10%不等，并有日益增多的趋势。常见的病原为拟杆菌、梭形杆菌、梭状芽胞杆菌、角化丙酸杆菌以及微需氧和厌氧链球菌。

入侵途径主要为口腔，较少见的为胃肠道。临床表现不同于一般亚急性细菌性心内膜炎，多见于无原发心脏病患者。厌氧菌侵入正常的瓣膜，且常引起栓塞、瓣膜破坏。更严重的并发症为心肌脓肿或瓣膜及其他支持结构的破坏或穿孔，常引起心力衰竭。

（八）皮肤和软组织感染

厌氧菌性皮肤和软组织感染的病原大多为混合性，常见于手术、创伤和缺血的部位，致病菌常为内源性者，在身体易受污染的解剖部位，如肠道或盆腔手术伤口、会阴、压疮等处受感染机会较大。其特征为常有腐臭分泌物、产气、广泛组织坏死，并有延伸至皮下组织和筋膜面形成窦道的倾向。

【实验室及辅助检查】

（一）标本的采集与运送

由于无芽胞厌氧菌为人体正常菌群，且在一定范围内为优势菌，远多于需氧菌，因此一切可能污染正常菌群的标本都不宜做厌氧菌检测，如痰液、齿龈拭子、小肠内容物、咽喉内拭子、溃疡及阴道分泌物、排泄尿、粪便、洗胃液等。

不同部位的标本采集方法各有特点：

1. **闭合性脓肿（包括胸腔）** 用注射器抽取脓液后，注射针头插入无菌橡皮塞内以免空气侵入。但溃破的脓肿应先用棉签擦去表面脓液取深部脓液。

2. **支气管** 用套管绒毛刷在利多卡因局部麻醉后取样。

3. **尿液** 严格消毒后经耻骨联合上方穿刺，但常规使用有困难，目前仍以清洁中段尿为主。

4. **生殖道及盆腔** 以吡咯烷酮碘消毒后，后穹窿穿刺取盆腔渗出液。子宫分泌物用双套管抽取，抽取后将取样管退回外套管后取出，以防阴道正常菌群污染。

5. **阑尾脓肿和腹腔内脏器感染** 无菌手术切开后抽取。

6. **口腔** 使用带空气导管的倒刺或活动尖端的刮器采样，导管可抽回内管并充入无氧的 CO_2，标本采集后退回外套管后取出。

7. **血液** 应在用抗菌治疗前短期内采血 2~3 次，采血量多，阳性率高。

标本采集后应尽量不接触空气，标本运送可采用下列方法：

1. **针筒运送法** 用无菌针筒抽取标本后，排出多余的空气，针尖插入无菌橡皮塞，隔绝空气，运送至实验室，此法适用于运送各种液体标本。

2. **无氧小瓶运送法** 以无菌青霉素小瓶采样，瓶内装培养基 0.5ml，加盖密封，此法适用于运送小量脓液。

3. **大量液体标本运送法** 装满标本瓶，即可驱除瓶中空气，加盖密封运送。

4. **组织块运送法** 组织块置密闭厌氧罐中运送，罐内放入一团以酸化硫酸铜浸泡处理过的铜丝羢以吸氧。

5. **厌氧培养袋运送法** 将标本床旁接种于预还原厌氧灭菌培养基，然后将平板放入厌氧袋中运送。

（二）培养

为使培养基在接种前处于无氧状态，初代培养用的平板应新鲜配制，4 小时内用完或放入充以 CO_2 的不透气密封塑料袋中，4℃保存，1~2 天内用完。也可将培养基在使用前放入无氧环境，预还原 24~48 小时。用预还原厌氧灭菌法配制的培养基，在整个配制和分装过程中均通入 CO_2，使培养基不接触氧。液体培养液使用前煮沸 10 分钟，驱除溶解其中的氧气，迅速冷却后立即接种。

非选择性培养基目前最常用者为牛心脑浸出液和布鲁菌肉汤两种基础培养基。选择性培养基利用其选择性，可在众多的细菌中，选出主要的致病菌。目前临床常用的厌氧培养装置有厌氧罐或厌氧缸、厌氧袋和厌氧箱或厌氧室三种系统，三者对厌氧菌检出率基本相同，但以厌氧

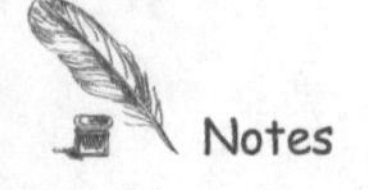

罐最简便实用。培养一般需 1 周以上才能作出结论。

（三）鉴定

1. 厌氧菌的常规鉴定　对于一般的临床实验室，多使用 Finegold 厌氧的三级鉴定方法进行鉴定：

（1）一级鉴定：又称初级鉴定，一般为对初代培养结果的鉴定，主要根据标本的来源、耐氧试验、选择性培养基生长和细菌菌落形态、溶血性、色素产生、镜下菌细胞特征等报告厌氧菌检出结果。一般只能鉴定到类、群或属及大种。

（2）二级鉴定：在一级鉴定的基础上结合细菌生长特性、生化试验结果等将厌氧菌的属和种做进一步鉴定。

（3）三级鉴定：在一、二级鉴定的基础上，补充被鉴定菌的代谢产物的色谱分析，以正确鉴定出菌属，并补充生化性状测定以及用 PCR 测序技术检测细菌保守 DNA 片段的基因序列以确定菌种。

2. 气相色谱分析（gas chromatography，GC）　包括细菌代谢产物和细胞成分的分析。不同菌属与菌种的厌氧菌在代谢过程中可产生种类与数量各不相同的挥发性和非挥发性短链脂肪酸以及醇类产物，挥发性脂肪酸可用气相色谱分析鉴定，而非挥发性脂肪酸不能直接进行气相色谱分析，必须先用甲醇或三氟乙硼等酯化，生成甲基衍生物再行氯仿提取进行气相色谱分析。

3. 免疫学检查及其他　荧光抗体技术（包括直接与间接）能成功地识别各种厌氧菌（如拟杆菌、梭菌、梭杆菌、丙酸杆菌等）。与细菌培养法比较，两者的符合率相当高。用免疫酶标组化诊断产气荚膜梭菌与培养法和荧光抗体染色法的结果进行比较，三者的阳性率基本一致，有快速诊断的价值。

【诊断】

厌氧菌感染诊断的确立有赖于特征性临床表现及可靠的细菌学检查结果。在临床上提示厌氧菌感染的线索是：①脓液或渗出液有腐败性臭味或甜味，此为最重要的临床线索。必须注意的是，某些厌氧菌如革兰阳性厌氧菌可不产生臭味，厌氧菌感染灶不与体外相通时也可以不具有臭味。②某些特殊部位的感染，如拔牙后下颌蜂窝织炎、牙感染、吸入性肺炎、肺脓肿、脑脓肿、腹膜炎、腹腔内脓肿、肠道或产道手术或创伤后伤口感染、宫颈炎、输卵管卵巢脓肿、产后感染、感染性流产、肛周脓肿、人或动物咬伤后感染，以及接近黏膜面的感染，均应高度怀疑为厌氧菌或混合感染。③感染时有组织坏死、坏疽、气体形成、假膜形成或在恶性肿瘤坏死的基础上发生感染，或在渗出物中有硫黄颗粒（放线菌），或血性渗出物呈黑色，在紫外光下显示荧光（产黑色素普雷沃菌可产生黑色素）。④伴有脓毒性栓塞性静脉炎，易招致远处脏器单个或多发的迁徙性脓肿。⑤某些特异的临床综合征如气性坏疽、放线菌病、破伤风、肉毒中毒和假膜性肠炎等。

细菌学检查提示厌氧菌感染的线索是：①脓性标本常规培养无细菌生长，但革兰染色却见到大量细菌，且形态上较一致。②在硫乙醇酸钠液体或琼脂深处的厌氧带有菌落生长，常提示为厌氧菌生长。③培养物产气并有腐败的恶臭。④在含有 100μg/ml 卡那霉素或新霉素的培养基中有革兰阴性杆菌生长。⑤在厌氧琼脂平板上有典型菌落，刚长出的产黑色素普雷沃菌菌落在紫外光下呈红色荧光。

【治疗】

厌氧菌感染的治疗应根据其临床表现、感染的部位、细菌种类决定其治疗方案，然其共同的原则为建立不利于厌氧菌生长繁殖的环境（包括外科治疗）和选择有针对性的抗菌药物。对少数产外毒素的厌氧菌感染如破伤风、肉毒杆菌食物中毒，宜同时应用抗毒素。对严重感染患者应加强支持疗法、酌情输血浆或全血，积极治疗原发疾病。

（一）破坏厌氧环境

包括局部病灶的切开引流、坏死组织的清除、明显肿胀伴气体形成病变组织的减压，以及并

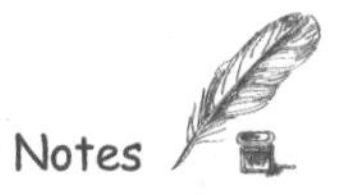

存的恶性肿瘤、异物、梗阻、血栓的去除等。为控制感染扩散和减轻毒血症，必要时施行截肢、子宫切除等手术。浅表厌氧菌感染局部可用过氧化氢溶液冲洗。高压氧治疗适用于骨及软组织厌氧菌感染患者。

（二）抗菌治疗

抗菌药物的选用应根据细菌培养及药物敏感试验的结果而定，但由于厌氧菌培养需要一定的时间和条件，临床上常在获得实验室结果以前医生已作出抗厌氧菌治疗的重要决定。厌氧菌感染抗菌药物的选择可根据感染部位的不同作出初步的推断，一般横膈上下的致病菌有较大差别，膈以上（包括中枢神经系统、头颈部、肺和胸膜）的致病菌对青霉素大多敏感；膈以下的感染如腹腔内和女性生殖道感染，脆弱拟杆菌为常见致病菌。

1. **甲硝唑** 本品属咪唑类化学合成药，为杀菌剂，对大多数厌氧菌均有杀菌作用。甲硝唑被还原的中间产物对氧十分敏感，在有氧环境下易失活，故只对厌氧菌发挥作用。在临床上，甲硝唑对腹腔内感染、女性盆腔感染、脑脓肿和厌氧菌骨髓炎等常有良好疗效。厌氧球菌对甲硝唑亦较敏感。甲硝唑的组织分布好，能透过血-脑屏障。替硝唑与奥硝唑的抗厌氧菌谱与甲硝唑基本相同。但口服相同剂量后的血药浓度略高，半衰期稍长，不良反应较少。

2. **克林霉素和林可霉素** 克林霉素是林可霉素的半合成衍生物，其抗菌作用与临床疗效均优于林可霉素。克林霉素对大多数厌氧菌包括消化球菌、消化链球菌、拟杆菌、梭杆菌、真杆菌、丙酸杆菌以及大多数放线菌属均有良好的抗菌活性。已报道20%~30%脆弱拟杆菌对本品耐药，某些梭杆菌特别是产气荚膜杆菌亦耐药。厌氧菌腹腔感染、女性盆腔感染、皮肤和软组织感染、骨和关节感染均可采用克林霉素治疗。本组药物难以透过血-脑屏障；长期应用易引起腹泻和艰难梭菌所致的假膜性肠炎，林可霉素的发生率为高。

3. **β-内酰胺类抗生素** 消化球菌、产气荚膜梭菌、梭杆菌、放线菌等对青霉素和头孢菌素较敏感，而脆弱拟杆菌对青霉素、羧苄西林、替卡西林、头孢唑林及二代、三代、四代头孢菌素如头孢噻肟、头孢哌酮等均耐药，故这些药物的疗效均令人失望，此与多数脆弱拟杆菌存在β-内酰胺酶有关。使用β-内酰胺酶抑制剂（如克拉维酸和舒巴坦）联合制剂可使阿莫西林、替卡西林、氨苄西林、头孢哌酮等抗生素的抗菌谱扩大，抗菌作用显著增强，从而对多种产β-内酰胺酶的细菌产生明显协同作用，可用于脆弱拟杆菌等感染。

4. **大环内酯类** 本类的抗菌作用逊于克林霉素，两者有交叉耐药性。主要作用于厌氧球菌，仅用于口咽部感染。

5. **万古霉素和去甲万古霉素** 对各种革兰阳性菌包括球菌与杆菌均有强大抗菌作用，最低抑菌浓度（MIC）大多为0.06~5mg/L，为快效杀菌剂。口服对艰难梭菌所致的假膜性肠炎具极好的疗效。

6. **四环素类** 抗厌氧菌作用较氯霉素、克林霉素和甲硝唑差，对放线菌属和痤疮丙酸杆菌则有较强的抗菌活性，其中半合成四环素作用稍强，因此除放线菌病外临床上一般不用于厌氧菌感染的治疗。

7. **氟喹诺酮类** 对厌氧菌的作用多数认为较差或不稳定，近年有研究显示新一代的氟喹诺酮类药物莫西沙星在治疗厌氧菌感染中有显著疗效且较少产生耐药菌株。

（三）其他支持与对症治疗

包括维持水、电解质平衡，输血，纠正休克，患肢的固定等亦属重要。并发血栓性静脉炎或DIC时有应用肝素等抗凝剂的指征。局部可用3%H_2O_2冲洗和全身给氧，重症患者可考虑高压氧舱治疗。

【预防】

应防止体内正常厌氧菌群或体外厌氧菌带入伤口、闭合空腔或其他可能招致感染的部位。对外伤伤口，最有效的预防感染措施是尽快彻底清创、去除异物与死腔、重建良好的血供。如患

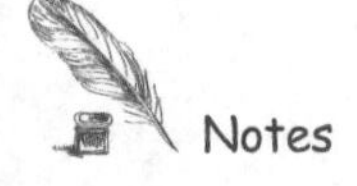

者需要转送，不能立即进行清创，可予以预防性应用抗厌氧菌药物；腹部贯穿性外伤，尤其是累及结肠时，有应用抗厌氧菌药物预防的指征。慢性病灶如慢性中耳炎、鼻窦炎、乳突炎的积极治疗可预防颅内厌氧菌感染。体弱、神志不清或有吞咽困难者进食时应注意防止吸入。有瓣膜病变的心脏病者行牙齿外科手术或瓣膜修复术时应给予预防性抗厌氧菌药物。

（张文宏）

参考文献

1. Kasper DL, Fauci AS. Harrison's infectious diseases. 17th ed. New York: The McGraw-Hill Companies, 2010
2. Mandell GL, Bennett JE, Dolin R. Principles and practice of infectious diseases. 7th ed. New York: Churchill Livingstone Inc, 2009
3. Woo PC, Chung LM, Teng JL, et al. In silico analysis of 16S ribosomal RNA gene sequencing-based methods for identification of medically important anaerobic bacteria. J Clin Pathol, 2007, 60(5): 576-579
4. Itzhak Brook. The role of anaerobic bacteria in bacteremia. Anaerobe, 2010, 16(3): 183-189
5. Itzhak Brook. Microbiology and management of joint and bone infections due to anaerobic bacteria. Orthopaedic science, 2008, 13(2): 160-169
6. Löfmark S, Edlund C, Nord CE. Metronidazole Is Still the Drug of Choice for Treatment of Anaerobic Infections. Clin Infect Dis, 2010, 50(1): S16-23

第十六节 人感染猪链球菌病

猪链球菌病是由多种致病性猪链球菌（*Streptococcus suis*）感染引起的一种人兽共患病，主要表现为发热和严重的毒血症状。猪链球菌是猪的呼吸道内一种常见及重要病原体，也是人类动物源性脑膜炎的常见病因，可引起脑膜炎、败血症、心内膜炎、眼内炎、关节炎和肺炎。少部分患者发生链球菌中毒性休克综合征（streptococcal toxic shock-like syndrome，STSLS），预后较差，病死率极高。

【病原学】

猪链球菌是一种革兰阳性球菌，呈链状排列，无鞭毛，不运动，不形成芽胞，但有荚膜。为兼性厌氧菌，但在无氧时溶血明显，培养最适温度为 37℃。菌落细小，直径 1~2mm，透明、发亮、光滑、圆形、边缘整齐，在液体培养中呈链状。到目前为止，共有 35 个血清型（1~34，1/2 型），最常见的致病血清型为 2 型，其他包括 14 型、1 型、4 型、5 型、16 型、24 型均有报道，只是病例数少。猪链球菌常污染环境，可在粪、灰尘和水中存活较长时间。该菌在 60℃水中可存活 10 分钟，50℃为 2 小时。在 4℃的动物尸体中可存活 6 周；0℃时灰尘中的细菌可存活 1 个月，粪中则为 3 个月；25℃时在灰尘和粪中则只能存活 24 小时及 8 天。苍蝇携带猪链球菌 2 型至少长达 5 天，污染食物可长达 4 天。猪链球菌产生很多毒力因子，有些与细菌吸附皮肤或消化道上皮有关，有些则和细菌在血中繁殖和播散关系密切，相当一部分目前功能不清楚。主要毒力因子包括荚膜多糖（CPS）、溶菌酶释放蛋白（muramidae-relased protein，MRP）、细胞外因子（extracellular factor，EF）、溶血素（SLY）和 89k 致病岛（89K pathogenicity island，89kPaI）等。其中溶菌酶释放蛋白及细胞外蛋白因子是猪链球菌 2 型的两种重要毒力因子。

【流行病学】

该病首先在猪群中暴发流行，随后屠宰者和与处理病、死猪有关人员等发病，特别是现代集约型养猪更易流行该病。截至 2012 年底全球已报告约 1584 例猪链球菌感染病例，主要来自泰国、越南和中国等的一些养殖和食用猪肉的国家和地区。该病发病时间相对集中在 6~8 月的高温、潮湿季节。人感染猪链球菌的病例早在 1968 年荷兰和丹麦即有报道，随后瑞典、法国、英国、比利时、意大利、德国、新西兰、加拿大及我国等也有病例报道。1998 年，我国江苏南通地区发生

的猪链球菌疫情，25例患病，其中16例表现为中毒性休克综合征（13例死亡），9例表现为脑膜炎（1例死亡）。据卫生部通报，2005年6月~8月，四川省累计报告人感染猪链球菌病例204例，其中死亡38例，治愈出院166例。病例分布在资阳、内江、成都等12个市，37个县，131个乡镇，195个村。

（一）传染源

主要是猪，尤其是病猪与带菌猪是本病的主要传染源，其次是羊、马、鹿、鸟、家禽（如鸭、鸡）等。猪体内猪链球菌的带菌率约为20%~40%左右，在正常情况下不引起疾病。如果细菌产生毒力变异，引起猪发病，病死猪体内的细菌和毒素通过不同的途径再传染给人类，引起人发病。到目前为止未发现人作为传染源导致人发病。

（二）传播途径

猪链球菌的自然感染部位是猪的上呼吸道（特别是扁桃体和鼻腔）、生殖道、消化道。

1. 开放性伤口传播　人皮肤或黏膜的创口接触病死猪的血液和体液引起发病，洗切加工处理病/死猪肉引起发病，加工冷冻猪肉也可引起散发病例。

2. 经口传播　主要因吃了未煮熟的病猪肉或内脏而感染，或者是厨具交叉污染，如部分患者因吃了不洁的凉拌病/死猪肉或吃生的猪肉丸子导致感染。

3. 呼吸道传播　在猪与猪之间通过呼吸道和密切接触传播，但还没有证据提示通过猪呼吸道传播人。

（三）人群易感性

猪链球菌在猪中有较高的流行性，在人类不常见，但一旦感染病情往往很严重。人群普遍易感，尤其是屠夫、屠场工人及农民发病率高。其他人群如运输、清理病/死猪的人如司机等也易感染猪链球菌引起发病。屠宰厂工人咽部可以带菌，可表现为健康状态，但具有潜在危险。

【发病机制与病理】

关于人感染猪链球菌病的发病机制研究甚少，可能和细菌产生的各种毒力因子有关。有些毒力因子能够使细菌穿破受损的皮肤、呼吸道与消化道黏膜，有的毒力因子能够帮助细菌抵御吞噬细胞的吞噬，有助于细菌在血液中繁殖和扩散。多数血清2型的菌株89kPaI阳性，可能与临床出现链球菌中毒性休克综合征有关。

猪链球菌病的发生与猪的免疫状态、环境因素、致病菌株的毒力有关。引起脑膜炎、败血症以及关节炎综合征的猪链球菌则需要增加细菌侵袭力的毒力因子，包括荚膜多糖（CPS）、溶菌酶释放蛋白（MRP）、细胞外因子（EF）以及溶血素（SLY）。猪链球菌2型无荚膜突变株和不明血清型（NT）猪链球菌表现出很强的黏附力和侵袭力。研究表明猪链球菌2型能诱导人单核细胞产生肿瘤坏死因子α（TNF-α）、IL-1、IL-6、IL-8、IL-12、IFN-γ等炎性因子以及单核细胞趋化蛋白1（MCP-1），这些细胞因子能引起全身性炎性反应。猪链球菌2型的荚膜脂多糖与细菌的黏附和侵袭有关，具有荚膜的菌株能抵抗吞噬，因此荚膜脂多糖在致病机制中起重要作用，导致机体对猪链球菌吞噬作用下降。溶血素与细菌扩散和繁殖有关，可以导致脑膜炎和败血症等。

猪链球菌从伤口直接感染后，细菌在机体内大量繁殖并产生毒素引起血源性感染，导致败血症和多脏器功能衰竭，此种情况与普通细菌所致败血症类似。当细菌从扁桃体进入血液，被单核细胞吞噬后，通过脉络膜丛到脑脊液内，激发单核细胞或巨噬细胞产生细胞因子与毒素，从而导致血液与脑脊液内的炎性细胞浸润。此外，细胞因子、毒素作用引起细菌性脑膜炎患者血-脑屏障（BBB）通透性增加，导致脑水肿发生，使颅内压力增高与脑血流阻断。猪链球菌性肺炎的发病机制可能由于细菌通过呼吸道，大量定居繁殖，产生毒素与各种蛋白酶、溶血毒素等引起细胞溶解，导致上皮细胞屏障的破坏，引起肺部感染，同时有利于病原体侵入血流与在全身播散。猪和人感染猪链球菌后不同疾病表现如图7-23。

病理变化主要累及全身多个器官。败血症时全身脏器往往会出现充血或出血现象。部分

表现为脑膜炎的病猪可见脑脊膜、淋巴结和肺发生充血。脑膜炎最典型的组织病理学特征是中性粒细胞的弥漫性浸润，脑脊膜与脉络丛的纤维蛋白渗出、水肿和炎性细胞浸润。肺脏常呈实质性病变，包括纤维素出血性和间质纤维素性肺炎、纤维素性或化脓性支气管肺炎，肺泡出血，小叶间肺气肿和纤维素化脓性胸膜炎。心脏损害包括纤维蛋白性化脓性心包炎、机械性心瓣膜心内膜炎、出血性心肌炎。组织病理学变化为心肌发生点状或片状弥漫性出血或坏死、纤维蛋白化脓性液化。心包液中常含有嗜酸性粒细胞、少量中性粒细胞、单核细胞及具有大量的纤维蛋白。

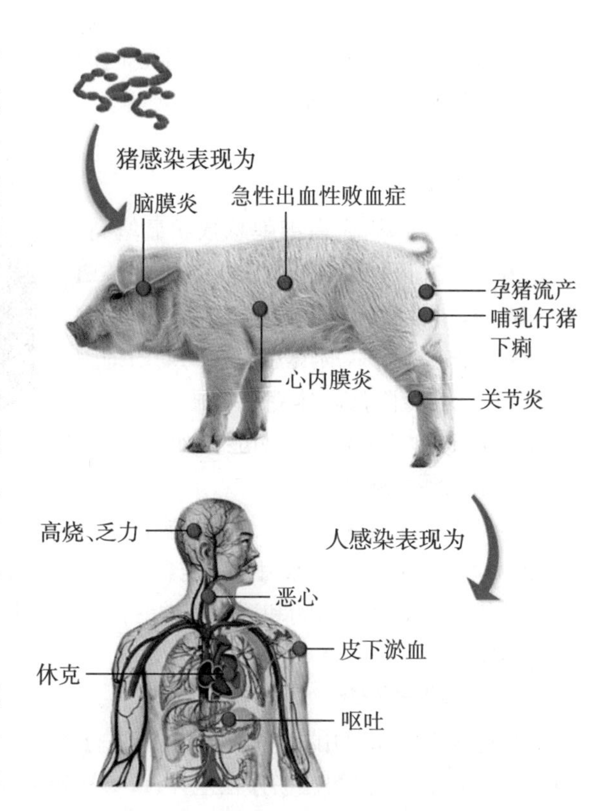

图 7-23 猪和人感染猪链球菌后不同的疾病类型

【临床表现】

潜伏期为 4 小时 ~7 天，在屠宰或处理病 / 死猪后 1~2 天内或进食病 / 死猪肉后 2~3 天，最长 7 天突起畏寒与发热，多为高热、伴全身不适、头痛、身痛、关节痛。部分患者出现恶心、呕吐、腹痛、腹泻，皮肤出现淤点、瘀斑，血压下降，脉压缩小，很快出现休克。人感染猪链球菌后，视细菌侵入部位而有不同的临床表现。主要包括脑膜炎、败血症、心内膜炎、关节炎、听力下降等。根据病情轻重临床分为四种类型。

(一) 普通型

起病较急，畏寒、发热伴全身不适、厌食、头痛、身痛、肌肉酸痛、腹痛、腹泻，体温多在 38℃以上，高者可达 40℃。头昏、乏力明显，但患者无休克、昏迷和脑膜炎的表现。

(二) 脑膜炎型或脑膜脑炎型

该型为最常见临床类型，在某些地区其占总病例的 68%。起病急，发热、畏寒、全身不适、乏力、头痛、头昏、恶心、呕吐（常为喷射性呕吐），重者可出现昏迷。患者常在发热后出现明显头痛，伴呕吐和意识障碍，脑膜刺激征阳性。患者常伴口唇疱疹，部分患者发生化脓性关节炎，少数发生葡萄膜炎、眼内炎等。脑炎型患者常伴有听力障碍（30% 左右或更高），多数为听力减退，少数患者可失听。部分患者可有周围性面瘫和复视。

(三) 休克型

患者起病很急，常发生于屠宰病 / 死猪且手部皮肤有破损的人，多在屠宰后 1 天内发病，快者 2~3 小时，慢者 13~16 小时。表现为急起畏寒或寒战、高热，数小时内出现呼吸困难、心慌、部分患者出现恶心、呕吐、腹痛、腹泻、四肢发冷、面色青灰、口唇发绀、头昏或意识改变、血压下降、脉压缩小、少尿等休克表现（即链球菌中毒性休克综合征，STSLS），病情进展快，很快转入多器官衰竭，如呼吸窘迫综合征（ARDS），心力衰竭，弥散性血管内凝血（DIC）和急性肾衰等。部分患者肢体远端皮肤有出血点、瘀点、瘀斑，面部、四肢常见（图 7-24）。

该型病情进展迅速，病死率高。个别经抢救成功者多留有不同程度的脏器功能不全的表现。

(四) 混合型

同时具有脑膜炎型和休克型的表现。往往见于休克型经抢救治疗后休克改变，存活到 1 天以上，出现脑膜炎并同时伴有其他脏器损害的表现。

其他少见的感染类型有感染性心内膜炎、关节炎、肺炎或支气管肺炎、眼内炎等。

【实验室检查】

(一) 血常规

多数患者外周血白细胞总数明显增高，一般在(10~30)×10^9/L 或更高，少数出现类白血病反应，中性粒细胞比例明显上升、出现中毒颗粒和核左移。但休克患者在初期白细胞可不增高，甚至降低。休克患者血小板下降明显，出血倾向明显者可伴明显贫血。

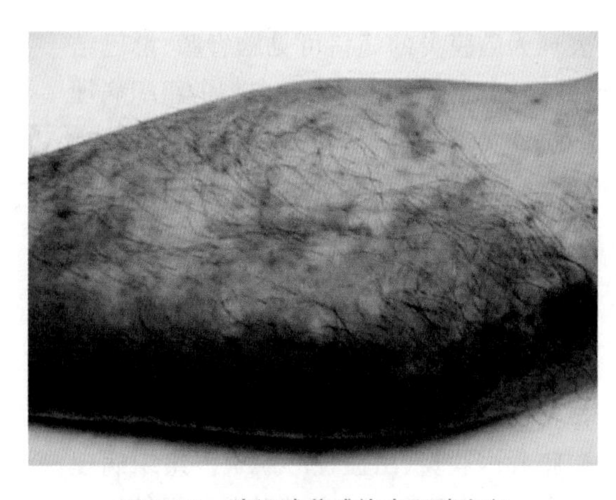

图 7-24　猪链球菌感染者下肢瘀斑

(二) 病原学检查

感染部位的脓液、瘀点、瘀斑、脑脊液直接涂片检查出革兰阳性球菌有一定参考价值，血、骨髓、脑脊液培养、及其他体液培养以及进一步的药敏试验对确诊本病和选择有效的抗菌药物起决定作用，但发病初期使用抗菌药物会影响培养结果。

(三) 血清学检查

猪链球菌 2 型可用相应的免疫血清进行玻片凝集试验进行诊断，由于猪链球菌的生化特征并不十分稳定，菌株间往往存在差异，误诊比较常见。有时误诊为草绿色链球菌、牛链球菌、肺炎链球菌和粪链球菌等，因此应与血清学等方法结合起来。

(四) 分子生物学检查

已建立了多种 PCR 诊断方法，检测猪链球菌特有的毒力基因(cps2A、mrp、gapdh、sly、ef 或 16S rRNA)，对诊断猪链球菌 2 型感染有重要意义。

(五) 脑脊液检查

为化脓性脑膜炎的表现，颅内压增高，脑脊液外观混浊，白细胞数明显升高，蛋白增高，糖和氯化物明显降低。

(六) 其他

休克型常常引起多器官功能障碍，包括肝、肾功能损害、小便常规及 DIC 指标等异常。

【诊断】

根据流行病学资料、临床表现和实验室检查可以诊断。

(一) 流行病学史

发病前 7 天内有和病/死猪(羊)接触史，如宰杀、洗切、销售或吃了不洁的凉拌病/死猪肉等。

(二) 临床表现

1. 急性起病　畏寒、发热，可伴头痛、头昏、全身不适、乏力、腹痛、腹泻、昏迷等全身中毒症状。

2. 中毒性休克综合征　血压下降，成人收缩压在 12kPa(90mmHg)以下，伴有下列两项或两项以上：①肾功能不全；②凝血功能障碍；③肝功能不全；④急性呼吸窘迫综合征；⑤全身瘀点、瘀斑；⑥软组织坏死，筋膜炎，肌炎，坏疽。

3. 脑膜炎　脑膜刺激征阳性，脑脊液化脓性改变。

(三) 实验室检查

白细胞计数升高(严重患者发病初期白细胞可以降低或正常)，中性粒细胞比例升高。血、其他体液或分泌物培养细菌阳性经形态学、生化反应和 PCR 法检测猪链球菌特有的毒力基因鉴定猪链球菌。

【鉴别诊断】

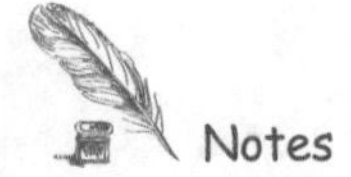

与该病鉴别的主要有其他病原菌所致的败血症、脑膜炎。还应与某些病毒感染性疾病鉴别，

如肾综合征出血热，夏季发病的脑炎型还应同乙型脑炎鉴别。根据流行病学史、临床表现尤其是病原学鉴别并不困难。

【预后】

早期诊断、及时积极治疗多数可以治愈，但休克型和脑膜/脑炎型病死率高，总体死亡率可达12.8%。部分患者留下后遗症，比较常见的如耳聋，前庭功能障碍。

【治疗】

（一）一般治疗和对症治疗

维持机体内环境的平衡和稳定，包括水、电解质、酸碱、能量平衡；补充维生素，给予新鲜血、血浆和白蛋白等支持治疗。高热时给予物理及药物降温。毒血症状严重者，在足量、有效使用抗生素的基础上可以短期内使用糖皮质激素，成人一般用地塞米松10~20mg/d，或氢化可的松200~300mg/d，可以减轻毒血症，同时有一定抗炎、抗休克和提高重要脏器对缺氧的耐受程度。

休克型患者，在抗菌治疗的基础上应积极抗休克治疗。包括：补充血容量，纠正酸中毒，恰当使用血管活性药物，维护重要脏器的功能。对于脑膜脑炎型患者应尽早使用有效抗菌药物，及时发现颅内高压，给予脱水治疗，减轻脑水肿和预防脑疝，可用20%的甘露醇1~2g/kg，4~6小时1次。对于此两型重症患者，应及时使用糖皮质激素。

（二）病原治疗

猪链球菌对大多数的抗菌药物敏感，但不同地区的菌株敏感性有差异。临床疑诊时，一旦做了细菌培养就应经验选择有效抗菌药物进行治疗，随后再根据药物敏感性试验调整。目前抗菌效果好的抗菌药物主要有青霉素G、氨苄西林、氯霉素、第三、四代头孢菌素如头孢噻肟、头孢曲松钠、头孢他啶及新一代氟喹诺酮类抗生素。最好静脉给药，治疗脑膜炎时尤其应注意药物在脑脊液中是否能够达到有效的杀菌浓度。

普通型：青霉素1600万IU/d，或头孢噻肟钠4~6g/d，头孢曲松钠4g/d，2~3次/d，疗程10~14天。脑膜炎型、休克型和混合型：青霉素2000~2400万IU/d，头孢噻肟钠6g/d，头孢曲松钠4g/d，分3~4次/天，疗程18~24天。

【预防】

（一）管理传染源

人感染猪链球菌病是一种人兽共患疾病，掌握猪链球菌的流行病学资料，对防治有积极的作用，坚持早发现、早报告、早诊断、早隔离、早治疗。有效的预防措施是不宰杀和食用病/死猪肉，对病/死猪应作焚烧后深埋处理，也是防止自然灾害后发生疫情最有效的措施。

（二）切断传播途径

提倡在处理猪肉或猪肉加工过程中戴手套以预防猪链球菌感染，对疫点和疫区做好消毒工作。对猪舍和病家的地面、墙壁、门窗、门拉手等，可用含1%有效氯的消毒液或0.5%过氧乙酸喷洒或擦拭消毒，对病/死猪家庭的环境应进行严格消毒处理。加工菜品时生熟菜板应该分开使用，以免污染食品。

（三）保护易感人群

对猪链球菌病进行宣传教育，使生猪宰杀和加工人员认识到接触病、死猪的危害，并做好自身防护。由于目前尚无有效的疫苗，因此尚不能对人进行免疫预防。

（周 智）

参考文献

1. 杨汉春．猪链球菌病．//甘孟侯，杨汉春．中国猪病学．北京：中国农业出版社，2005，333-336

2. 周智．猪链球菌病//李兰娟，任红．传染病学．第8版．北京：人民卫生出版社，2013，221-225

3. Nahuel Fittipaldi，Mariela Segura1，Daniel Grenier，et al. Virulence factors involved in the pathogenesis of the

infection caused by the swine pathogen and zoonotic agent Streptococcus suis.Future Microbiol，2012，7(2)：259-279

4. Huong VT，Ha N，Huy NT，et al. Epidemiology，clinical manifestations，and outcomes of Streptococcus suis infection in humans. Emerg Infect Dis，2014，20(7)：1105-1114
5. Mariela Segura，Han Zheng，Astrid de Greeff，et al. Latest developments on *Streptococcus suis*：an emerging zoonotic pathogen：part 1. Future Microbiology，2014，9(4)，441-444
6. Segura M，Zheng H，de Greeff A，et al. Latest developments on Streptococcus suis：an emerging zoonotic pathogen：part 2. Future Microbiol，2014，9(5)：587-591

第十七节 败 血 症

败血症(septicemia)是病原菌(包括致病菌和条件致病菌)侵入血液循环，持续存在和生长繁殖，产生大量毒素，并诱生多种炎症介质，引起的感染性全身炎症反应综合征(systemic inflammatory response syndrome，SIRS)。若病原微生物进入血液循环后迅速被人体免疫功能所清除，未引起明显的毒血症(toxemia)表现称为菌血症(bacteremia)。若病原菌与机体防御系统之间失去平衡，则菌血症可发展为败血症。败血症和菌血症统称为血流感染(bloodstream infections，BSI)。败血症是严重的血流感染，在菌血症基础上出现毒血症即为败血症。当败血症患者存在原发性/迁徙性化脓性病灶则称为脓毒败血症(septicopyemia)。

1991年美国胸科医师学会(ACCP)和危重症监护医学学会(SCCM)在芝加哥举行的会议上首次提出SIRS的概念，并对脓毒症(sepsis)的内涵重新进行了定义。SIRS有下列2项或2项以上表现：①体温>38℃或<36℃；②心率>90次/分钟；③呼吸急促，呼吸频率>20次/分钟；或通气过度，$PaCO_2$<4.27kPa(32mmHg)；④白细胞计数>12×10^9/L或<4×10^9/L；或白细胞总数虽正常，但中性杆状核粒细胞(未成熟中性粒细胞)>10%等。SIRS实质上相当于毒血症，引起SIRS的原因除病原微生物感染之外，还有机械性创伤、大面积烧伤、急性胰腺炎、恶性肿瘤等多种非感染因素(图7-25)。败血症和脓毒败血症实质上包含于脓毒症范畴。脓毒症的现代定义泛指任何病原体，包括细菌、真菌、病毒、寄生虫等感染引起的SIRS。现已有倾向以SIRS取代毒血症，以脓毒症取代败血症，或以血流感染取代败血症的称谓。在尚未统一确定名称之前，暂按传统写为败血症。

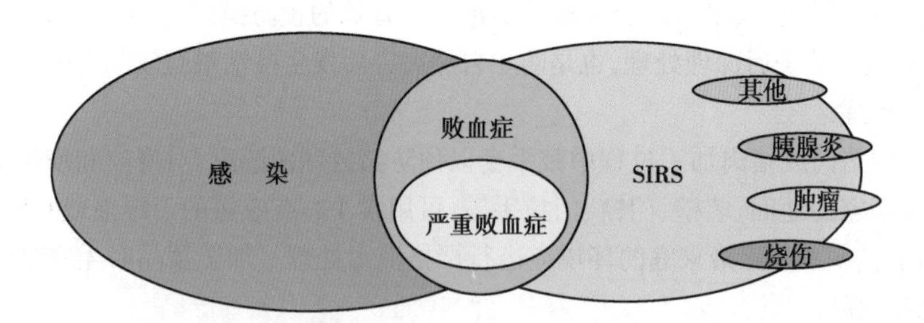

图7-25 感染、SIRS、败血症、严重败血症的相互关系示意图

败血症过程中大量炎症介质激活与释放，引起寒战、发热、呼吸急促、心动过速、皮疹、瘀点、出血、淋巴结肿大、肝脾肿大和白细胞数增高等临床表现。败血症导致组织灌流不足或器官功能障碍，引起感染性休克(septic shock)，或出现一个以上器官功能衰竭者称为严重败血症(severe sepsis)。严重败血症可以发生急性呼吸窘迫综合征(ARDS)、弥散性血管内凝血(DIC)、多器官功能障碍(MODS)甚至多器官功能衰竭(MOF)等严重并发症。

引起败血症的病原微生物通常是细菌、真菌或分枝杆菌等，支原体、衣原体、病毒等感染也可有败血症过程。在某些传染病病程中也可有败血症期或败血症型，但不包括在败血症之内，

因已习用其病名，如鼠疫、炭疽、伤寒、副伤寒、流行性脑脊髓膜炎、钩端螺旋体病等。

【病原学】

（一）常见病原菌种类

1. 革兰阳性球菌 主要是葡萄球菌、肠球菌和链球菌。最常见的是金黄色葡萄球菌（简称金葡菌），尤其是耐甲氧西林金葡菌（methicillin resistant staphylococcus aureus，MRSA），耐万古霉素金葡菌（vancomycin resistant staphylococcus aureus，VRSA）等。凝固酶阴性葡萄球菌（coagulase negative staphylococcus，CNS）包括表皮葡萄球菌、腐生葡萄球菌、人葡萄球菌、溶血葡萄球菌等10余种，其中耐甲氧西林表皮葡萄球菌（methicillin resistant staphylococcus epidermidis，MRSE）感染约占败血症总数的10%~15%。肺炎链球菌可引起免疫缺陷及老年人败血症，B组溶血性链球菌可引起婴幼儿败血症。近年来，耐青霉素的肺炎链球菌（penicillin resistant streptococcus pneumoniae，PRSP）、肠球菌属（如粪肠球菌、屎肠球菌等）细菌败血症的报道呈逐年增高趋势。

2. 革兰阴性杆菌 常见的是肠杆菌科细菌，埃希菌属，如大肠埃希菌败血症约占革兰阴性菌败血症的50%；肠杆菌属，如阴沟肠杆菌、产气肠杆菌等；克雷伯菌属，如肺炎克雷伯菌、产酸克雷伯菌等；流感嗜血杆菌；变形杆菌属、摩根菌属、普罗威登斯菌属、柠檬酸杆菌属也可引起菌血症。非发酵革兰阴性菌（NFGNB），如假单胞菌属，铜绿假单胞菌、洋葱假单胞菌、腐败假单胞菌等；不动杆菌属，如鲍曼不动杆菌等；嗜麦芽窄食单胞菌、洋葱伯克霍德菌、产碱杆菌属等。NFGNB是需氧或兼性厌氧细菌，具有不发酵葡萄糖、无动力、生长要求低、毒力各异等特点。近年来，产染色体编码的AmpCβ-内酰胺酶（头孢菌素AmpC酶）的革兰阴性杆菌，产超广谱β-内酰胺酶（ESBL）或同时产ESBL和AmpC的超广谱β内酰胺酶酶（SSBL）肺炎克雷伯菌，多重耐药（multidrug resistant，MDR）或泛耐药（pan-drug resistant，PDR）或极端耐药（extremely drug resistance，XDR）的铜绿假单胞菌、产气杆菌、阴沟肠杆菌、溶血/鲍曼不动杆菌等所致败血症有增多趋势，也有嗜麦芽窄食单胞菌、气单胞菌（aeromonas）、腊状芽胞杆菌败血症病例报道。此外携带 bla_{NDM-1} 基因、产金属β-内酰胺酶-1的细菌，即产碳青霉烯酶-新德里金属β-内酰胺酶-1（New Delhi metallo-beta lactamase 1，NDM-1）的“超级细菌”（superbug）也可引起败血症。目前发现产NDM-1的肠杆菌科细菌主要是大肠埃希菌、肺炎克雷伯菌及阴沟肠杆菌等的某些菌株，所引起的败血症治疗困难。

3. 厌氧菌 所致败血症约占细菌败血症的5%~7%。主要有脆弱类杆菌、梭状芽胞杆菌属、厌氧性消化链球菌、梭状芽胞杆菌属、产气荚膜杆菌等。多为医院获得性感染，常见于老年患者、外科手术后、疲劳或免疫抑制患者。

4. 真菌 以白色假丝酵母菌所致为主，热带假丝酵母菌、光滑假丝酵母菌、毛霉菌等也可引起败血症。肝脏、肾脏等器官移植术后，以及恶性肿瘤患者可发生曲菌或马尔尼非青霉菌（*Penicillium marneffei*）败血症。

5. 其他细菌 单核细胞增多性李斯特菌、聚团肠杆菌、沙雷菌等致病力低的细菌所致败血症也有报道。炭疽杆菌、红斑丹毒丝菌等也可引起败血症。在AIDS或长期使用免疫抑制剂者，偶可发生分枝杆菌或无毒白喉棒状杆菌菌血症。

6. 复数菌感染 近年来，需氧菌与厌氧菌、革兰阴性与革兰阳性菌，以及细菌与真菌等多种病原菌混合感染病例逐渐增加。在排除污染的条件下，同一血标本或3日内从同一患者不同血标本培养分离出两种或两种以上病原菌称为复数菌感染（multiplicity of infection，MOI）或复数菌败血症（polymicrobial bacteremia，PMB）。MOI多见于ICU及长期应用广谱抗生素或免疫抑制剂患者。MOI的细菌种类因不同年龄、性别、感染病灶、原发疾病以及免疫功能状态等有所差异。

（二）常见病原菌的特点

1. 多为条件致病菌 条件致病菌（conditional pathogenic bacteria）是生命力强而致病力弱的细菌。其传染性不强，且不易引起流行。引起败血症的细菌多为条件致病菌，其中最常见的是

金葡菌、大肠埃希菌、克雷伯菌和铜绿假单胞菌等。

2. 多属正常菌群 正常菌群是指存在于人体皮肤、黏膜，并与人呈共生状态的细菌。一般情况下正常菌群对人体无损害，还可能对抗外来细菌的定植(colonization)。引起败血症的细菌多来自人体皮肤或呼吸道、胃肠道、泌尿生殖道黏膜的的正常菌群。

3. 多对外环境抵抗力强 多数细菌对营养要求不高，对外界环境抵抗力较强，如铜绿假单胞菌在潮湿处能长期生存；不动杆菌在干燥滤纸上可存活6天。长期存活的细菌在广泛使用抗菌药物的压力下，对临床常用抗菌药物的耐药性逐渐增加，耐药菌较多。常见的是MRSA，对3种或3种以上作用机制不同的抗菌药物同时耐药的多重耐药铜绿假单胞菌(MDR-PA)、极端耐药鲍曼不动杆菌(XDR-AB)等。

4. 菌群可发生失调 正常菌群可由于多种因素影响受到抑制而减少，出现菌群失调(flora imbalance)，某种细菌过度生长可形成优势菌而致病，容易发生复数菌感染、多部位感染或二重感染(double infection)。

【发病机制与病理】

(一) 发病机制

病原菌经多种途径进入血液循环后是否引起败血症，取决于人体的免疫功能和细菌种类、数量及其毒力等多种因素。

1. 人体因素 健康者病原菌即使入侵血流后，常表现为短暂菌血症，细菌可被防御、杀菌系统迅速消灭。防御功能缺陷或降低是发生败血症的高危因素，如老年患者黏附于呼吸道、消化道、泌尿生殖道等处的黏膜上皮细胞的定植菌，可因屏障功能不足而进入血液循环发生败血症。皮肤外伤、针刺、搔抓、蚊虫叮咬、动物咬伤等导致皮肤组织屏障结构破坏是革兰阳性细菌败血症的主要诱因。恶性肿瘤等突破局部屏障或局部化脓性病灶的细菌可通过肉芽创面进入血液循环发生败血症。各种原因引起的中性粒细胞缺乏，尤其是中性粒细胞低于0.5×10^9/L时败血症的发生率显著增高，常见于急性白血病、骨髓移植后等患者。细胞毒药物、放射治疗、广谱抗菌药物、肾上腺皮质激素的广泛应用，可导致全身免疫防御功能破坏或菌群失调而诱发败血症。肝脏移植、肾脏移植以及重要器官大手术，气管插管、气管切开，静脉导管，内镜检查、插管造影等均可破坏机械防御屏障，有利于病原菌入侵。在严重外伤、大面积烧伤、糖尿病、结缔组织病、肝硬化、尿毒症、慢性阻塞性肺部疾病等基础上发生败血症也十分常见。如同时存在两种或两种以上诱因，则发生败血症的危险性明显增加。

静脉置管、内引流装置或安装起搏器等所引起的葡萄球菌败血症在医院感染败血症中占十分重要的地位，留置导管3天以上即可发生静脉炎，进而诱发导管相关性败血症(catheter-related bacteriemia，CRB)。留置静脉导管可诱发革兰阴性菌败血症；留置导尿管常诱发大肠埃希菌、铜绿假单胞菌、肺炎克雷伯菌败血症。

2. 病原菌因素

(1) 外毒素：细菌的外毒素有多种，化学成分多为蛋白质，一般在活菌体内合成后再分泌至菌体外，对机体靶细胞产生毒性作用。外毒素主要由金葡菌、链球菌等革兰阳性菌产生，痢疾志贺菌、肠产毒型大肠埃希菌(enterotoxigenic，E.coli，ETEC)、铜绿假单胞菌等少数革兰阴性细菌也可产生。金葡菌可产生释放多种酶和外毒素，金葡菌中毒性休克综合征毒素1(Toxic shock syndrome toxin 1，TSST 1)、肠毒素(A、B、C、D、E、F，以A型多见)、α-溶血素、杀白细胞素(PVL)、剥脱性毒素、红疹毒素等，A群链球菌致热外毒素(streptococcal pyrogenic exotoxins，SPE)、铜绿假单胞菌外毒素A、磷脂酶C、蛋白酶等，均可诱生多种炎症因子而参与败血症的发生与发展。其中，TSST1和SPE等外毒素可充当超抗原，可以不需要经典的抗原处理和呈递过程，就能在与经典抗原结合位点不同的部位和单核-巨噬细胞等抗原呈递细胞的Ⅱ类主要组织相容性复合物(MHCⅡ)以及T细胞受体(TCR)不同的部位高亲和性结合，导致单核-巨噬细胞活化、T细胞多

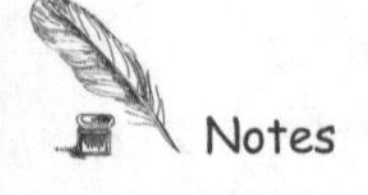

发性激活，大量释放白细胞介素 -1（IL-1）、肿瘤坏死因子（TNF-α、TNF-β）、干扰素（IFN-γ）、IL-6、IL-8 等炎性细胞因子，引起剧烈的全身炎症反应。

（2）内毒素：主要由革兰阴性杆菌、螺旋体、立克次体等所产生。内毒素的主要活性成分是脂多糖（lipopolysaccharide，LPS），是激发机体免疫反应的主要物质，在细菌死亡崩解后从菌体细胞壁释放入血液，形成内毒素血症。LPS 首先在血液中与 LPS 结合蛋白形成复合物，然后转运至单核 - 巨噬细胞表面与 CD14 等受体结合，通过髓样分化蛋白（myeloid differentiation protein，MyD88）依赖性途径和非依赖性途径，在一系列衔接分子和激酶转导下，将刺激信号从细胞膜转导入细胞内，使核因子 -κB（nuclear factor-κB，NF-κB）等转录因子激活并向核内易位，与细胞因子基因结合，并启动 mRNA 转录，最终引起效应细胞合成 TNF-α、IL-1、IL-8、IL-12、IFN 等大量炎性细胞因子和炎症介质，TNF-α、IL-1 又可进一步引起血栓素、白三烯、血小板活性因子等释放，进一步放大炎症反应，刺激中性粒细胞、血管内皮细胞，以及补体、激肽、凝血、纤溶、交感 - 肾上腺髓质系统，出现发热、微循环障碍、低血压、心肌损伤、酸中毒、全身组织器官出血坏死（Shwartzman 反应），甚至 DIC 或 MODS 等表现。

肺炎球菌致病主要依赖其荚膜抗吞噬作用，也可能与其产生的溶血素和神经氨酸酶有关。肺炎克雷伯菌等也有荚膜，有拮抗吞噬和体液中杀菌物质的作用。

（二）病理改变

病理变化随致病菌种类、病情严重程度及原发感染部位等的不同而呈多样性。病原菌毒素可引起全身组织和细胞变性，出现水肿、脂肪变性和坏死。毛细血管损伤造成皮肤和黏膜瘀点、瘀斑及皮疹。细菌随血流至全身引起肺、肝、肾、脑、脾、骨及皮下等迁徙性脓肿。可并发心内膜炎、脑膜炎、骨髓炎等。单核 - 巨噬细胞增生活跃，肝、脾均可肿大。全身免疫功能低下或骨髓抑制者，渗出性反应及细胞浸润减弱，病变以充血、坏死为主。并发 ARDS 时肺泡微萎陷，肺微血栓形成，肺组织淤血、出血、水肿，肺泡透明膜形成。并发 DIC 时肾小球广泛微血栓形成，肾实质坏死。可出现心肌纤维变性、坏死、断裂、间质水肿。脑部改变主要是星形细胞、血管内皮细胞肿胀，脑细胞死亡、脑水肿、颅内压增高甚至脑疝等。可出现肠缺血、胃肠应激性溃疡等。

【临床表现】

（一）败血症共同表现

1. **毒血症状** 常有寒战，高热，多为弛张热或间歇热型，少数为稽留热、不规则热或双峰热，伴全身不适、头痛、肌肉及关节疼痛、软弱无力，脉搏、呼吸加快。约 30% 的脓毒症有明显的胃肠道症状，如恶心、呕吐、腹胀、腹痛、腹泻等。严重时可出现中毒性肠麻痹或脱水、酸中毒；也可有定向力障碍或性格改变，甚至烦躁不安、意识不清等中毒性脑病表现。

2. **皮肤损害** 部分出现多种皮肤损害，以瘀点最常见，多分布于躯干、四肢、口腔黏膜及眼结膜等处，数量较少。也可为荨麻疹、猩红热样皮疹、脓疱疹、烫伤样皮疹、瘀斑等，瘀斑可融合成片，多见于金葡菌和 A 群链球菌脓毒症。铜绿假单胞菌败血症可出现中心坏死性皮疹。

3. **关节病变** 多见于革兰阳性球菌和产碱杆菌败血症，主要表现为膝关节等大关节红肿、疼痛、活动受限，少数有关节腔积液或积脓。

4. **原发感染灶** 即原发局部炎症(primary local infection)，是病原菌首先侵入处的局部炎症，表现为红、肿、热、痛或相应症状。常见的原发病灶为毛囊炎、痈或脓肿等，皮肤烧伤，压疮，呼吸道、泌尿道、胆道、消化道、生殖系统感染，以及开放性创伤感染等。部分病例可无明确的原发感染性病灶，未发现明确感染灶时也可认为血流感染就是原发感染。原发感染部位可对病原菌作出初步判断，见表 7-11。

5. **迁徙性病灶** 即迁徙性炎症又称转移性炎症病灶，是败血症病程中细菌随血流播散引起的继发性感染。多见于病程较长的革兰阳性球菌败血症和厌氧菌败血症。自第 2 周起，可不断出现转移性脓肿。常见转移性病灶有皮下脓肿、肺脓肿、肝脓肿、骨髓炎、化脓性关节炎及心包

表 7-11 败血症侵入门户与病原菌

来源	病原菌	主要诱发因素
呼吸道	克雷伯菌属,肠杆菌属,不动杆菌属铜绿假单胞菌,粘质沙雷菌,厌氧菌	气管内插管、雾化吸入,安置呼吸机,肺炎、肺脓肿
胃肠道	厌氧菌,肠杆菌科细菌,肠球菌,铜绿假单胞菌	外科手术,腹穿,腹膜炎创伤
肝胆系统	大肠埃希菌,克雷伯杆菌,肠球菌,链球菌,厌氧菌	胆囊炎,胆石症,外科手术,脓肿
泌尿道	肠杆菌科细菌,肠球菌,铜绿假单胞菌	尿道插管,器械应用,尿路梗阻
女性生殖道	厌氧菌,化脓性链球菌,肠杆菌科细菌,肠球菌,淋病奈瑟菌	盆腔炎,分娩流产
血管	葡萄球菌,肠杆菌科菌,沙雷菌,真菌	静脉导管,动脉炎,心瓣膜置换术
中枢神经系统	肺炎链球菌,流感嗜血杆菌,脑膜炎球菌,链球菌,肠杆菌科细菌,铜绿假单胞菌,厌氧菌,微需氧链球菌	脑膜炎,脑脊液分流术,脑脓肿
皮肤、软组织	金葡菌,化脓链球菌,铜绿假单胞菌,厌氧菌	创伤,烧伤,压疮,外科手术

炎等。少数可发生急性或亚急性感染性心内膜炎,或转移性心肌脓肿。也有产 ESBL 大肠埃希菌败血症并发脑膜炎、骨髓炎的报道。

6. **其他症状** 肝、脾常仅为轻度肿大,并发中毒性肝炎或肝脓肿时肝脏可显著肿大,伴压痛、叩击痛,也可有黄疸等肝功能损害表现。重症患者可有伴 ARDS、中毒性心肌炎、心力衰竭、昏迷、少尿或无尿、感染性休克或 DIC 等相应表现。

(二) 常见败血症的特点

1. **革兰阳性细菌败血症** 以金葡菌败血症为代表。病前身体状况常较好,多见于严重痈、急性蜂窝织炎、骨与关节化脓症,以及大面积烧伤时。主要表现为发病急、寒战、高热,呈弛张热或稽留热型;多形性皮疹、脓点常见,也可有脓疱疹;约 1/4 病例伴有大关节红肿、疼痛;迁徙性感染病灶常见于腰部、背部、四肢,肺脓肿或肺部炎症,以及肝脓肿、骨髓炎等;有心脏瓣膜病或其他基础病的老年人和静脉药瘾者易并发感染性心内膜炎;感染性休克较少见。MRSA 败血症多发生于免疫缺陷患者,病情严重。表皮葡萄球菌败血症多为人工瓣膜、人工关节、导管及起搏器安装后的医院内感染,耐药情况严重。肠球菌败血症多为机会性感染(opportunistic infection),主要见于抵抗力低下、消化道肿瘤、腹腔感染患者,常见入侵途径为泌尿道、生殖道,易并发心内膜炎,对头孢菌素等多种药物耐药。

2. **革兰阴性杆菌败血症** 患者病前一般情况常较差,多有严重的糖尿病或肝胆疾病、恶性肿瘤等原发基础疾病,或伴有影响免疫功能的药物干预。致病菌常为大肠埃希菌、铜绿假单胞菌、肺炎克雷伯菌等。原发感染灶包括肺部炎症、泌尿道感染、腹膜炎及胆道感染等。感染中毒症状常较明显,可出现心动过速、血管阻力下降、管壁通透性增加而发生感染性休克。休克发生率达 20%~60%,且发生早、持续时间长、纠正较困难;临床常以寒战开始,间歇发热,可以高热持续不退,也可体温不升或低于正常。

3. **厌氧菌败血症** 80% 以上由脆弱类杆菌引起,其次为厌氧链球菌、产气荚膜杆菌等。入侵途径以胃肠道以及女性生殖道为主,其次为压疮溃疡与坏疽。常表现为发热,体温高于 38℃;约 30% 发生感染性休克或 DIC;可出现黄疸、感染性血栓性静脉炎以及胸腹腔、心脏、肺部等处转移性化脓感染;局部分泌物常有特殊腐败臭味;病灶常有气体形成,以产气荚膜杆菌为明显;病情轻重不一,可以毒血症状甚轻,未经治疗亦可暂时好转;重者可呈暴发性,部分出现溶血贫血或 MOF 等。

4. **真菌败血症** 多见于体弱、久病或老年患者,或有严重基础疾病,或导致免疫屏障受损的诊疗操作史。致病真菌以白色假丝酵母菌及热带假丝酵母菌等为主。常累及肺部、脾脏、心内

膜等。临床表现与革兰阴性细菌败血症相似，病情较严重，可有寒战、发热、出汗、肝脾肿大等。偶可仅为低热，甚至不发热，毒血症可被合并细菌感染所掩盖，有的病例死后才被确诊。病死率可达20%~40%。

（三）特殊类型败血症

1. 老年人败血症　机体免疫功能差，局部感染后容易扩散发生败血症。肺部感染后发生败血症者较多，由压疮侵入者较常见。致病菌以大肠埃希菌、肺炎克雷伯菌等革兰阴性杆菌，以及厌氧菌、白色假丝酵母菌为主。可高热或低体温（T<36℃）。病程中易并发感染性心内膜炎。病情严重，预后不良。常因心或肺、脑、肾等重要器官功能障碍而死亡。

2. 新生儿败血症　新生儿是指出生后28天以内的婴儿。皮肤、黏膜柔嫩，易受伤感染并扩散；单核细胞和白细胞吞噬功能差，血清免疫球蛋白和补体水平低，易发生败血症。多经母亲产道、吸入羊水、脐带或皮肤感染扩散所致。病原菌以大肠埃希菌、B组溶血性链球菌为主，也有耐药菌感染病例报道。常表现为食欲减退、呕吐、腹胀、精神委靡、呼吸困难、黄疸、烦躁、惊厥等。部分有发热，新生儿血-脑屏障功能不健全，易并发中枢神经系统感染。

3. 烧伤败血症　大面积烧伤后常发生败血症，早期多为单一细菌感染，晚期常为多种细菌混合感染，也可由真菌所致。多发生于烧伤后2周，也可发于烧伤后36小时，创面肉芽肿形成后败血症发生机会减少。常见致病菌为金葡菌、铜绿假单胞菌、大肠埃希菌或变形杆菌。临床表现较一般败血症为重，可为过高热（>42℃）或低体温，多为弛张热，心动过速明显，可发生中毒性心肌炎、中毒性肝炎及感染性休克。常出现麻痹性肠梗阻或意识障碍等。

4. 医院感染败血症　占败血症的30%~50%。病原菌常源于交叉感染（从患者、医务人员、陪伴等获得）；或医院环境中获得感染；或内源性感染（endogenous infection）即自身感染（约占1/3），即病原菌来自患者体内的感染病灶或细菌的定植部位。以条件致病菌为主，常为MRSA、MRCNS等革兰阳性球菌，白色假丝酵母菌等真菌，铜绿假单胞菌、鲍曼不动杆菌、大肠埃希菌、克雷伯菌等革兰阴性耐药细菌，肠杆菌科细菌包括“超级细菌”值得重视。多有严重基础疾病，或近期接受过胸腔、心脏、腹部、盆腔等较大手术或介入性检查，或长期应用免疫抑制剂或广谱抗菌药物等。由血管内导管置入引起的导管相关性血流感染（catheter related bloodstream infection，CRBI）是主要的医院内血流感染（nosocomial BSI）。临床表现常因基础疾病症状的掩盖而不典型，可发热或低温，白细胞增高或正常。病情危重，预后差，包括医院金葡菌血流感染在内均有较高的病死率。

中性粒细胞缺乏时发生败血症很常见，致病菌以耐药葡萄球菌和革兰阴性菌为主，原发病灶为肺炎、齿龈炎、肛周炎等，由于炎症反应差，凡是体温超过38℃就应做血培养，并及时给予抗菌药物治疗。输液引起的败血症与液体污染和导管置留有关。液体污染以肺炎克雷伯菌和聚团肠杆菌多见，高营养液中白色假丝酵母菌等真菌易于生长，全血污染多为大肠埃希菌或铜绿假单胞菌等。

5. 免疫功能低下的败血症　免疫功能低下的败血症也可称为免疫功能受损患者的败血症（septicemia in the immunocompromised host）。引起免疫功能受损的原因包括遗传性（原发性）免疫缺陷和后天获得性（继发性）免疫功能缺陷（或受损）。原发性免疫缺陷多由遗传相关的先天异常所致，常见于婴幼儿，包括：B细胞系统（体液免疫）缺陷、T细胞系统（细胞免疫）缺陷、吞噬系统缺陷和补体系统缺陷等。继发性免疫功能受损多见于：恶性肿瘤、严重基础疾病、严重感染、器官移植、长期激素或细胞毒药物或抗菌药物应用、放射性损伤等所致的体液与细胞免疫受损；各种创伤、烧伤、外科手术及各种侵入性诊疗操作引起的皮肤黏膜防御屏障破坏；老年人胸腺退化致外周血T细胞数量减少；小儿免疫系统发育不完善等。引起免疫功能低下者败血症的病原菌主要有：耐药葡萄球菌（如MRSA、MRCNS）、肺炎链球菌、肠球菌、流感嗜血杆菌、大肠埃希菌、肺炎克雷伯菌、铜绿假单胞菌、嗜水气单胞菌、阴沟肠杆菌；假丝酵母菌等真菌。临床表现多不

Notes

典型,容易误诊。发热常为主要表现,有时是唯一的症状,也可以呈低体温状态;或出现低血压;或感染性休克;或 MODS 或 MOF 表现。如未能早期诊断并及时有效的治疗,预后较差。

【实验室检查】

(一) 一般检查

外周血白细胞增高,多为$(10\sim30)\times10^9/L$,中性粒细胞比例增高,可有明显核左移及细胞内中毒颗粒。机体免疫反应差以及少数革兰阴性菌败血症患者白细胞数可正常或降低,但中性粒细胞数增高。血细胞比容和血红蛋白增高提示体液丢失、血液浓缩。感染病程长或并发出血时可有贫血。并发 DIC 时血小板计数进行性减少。尿中可见蛋白或少量管型。

(二) 病原学检查

1. 血培养　是诊断败血症最重要的依据,应在抗菌药物应用前、寒战、高热时不同部位采集血标本,多次送检,每次成人采血量至少 10ml,婴幼儿每份血一般为 0.5~2ml,以提高培养阳性率。已经用抗菌药物者宜在培养基中加入硫酸镁、β- 内酰胺酶或对氨苯甲酸等,以破坏某些抗菌药物,或采用血块培养法。普通培养为阴性时,应注意厌氧菌培养、真菌培养、结核分枝杆菌培养。疑为 L 型细菌败血症时宜在高渗低琼脂含血清的培养基中培养。

2. 骨髓培养　骨髓中细菌较多,受抗菌药物影响相对较小,因而骨髓培养阳性率常高于血培养。每次抽取骨髓至少 2ml 送培养可代替血培养,或血培养同时加骨髓培养,阳性率更高。

3. 体液培养　脓液、胸水、腹水、脑脊液培养,瘀点挤液涂片或培养,均有检出病原菌的机会。静脉导管尖部等标本培养也有助于诊断菌血症。

分离病原菌后应做药物敏感试验以指导选用抗菌药物。必要时测定最低抑菌浓度(MIC)、最低杀菌浓度(MBC)或血清杀菌试验有重要参考意义。

对于生长缓慢的细菌或真菌可进行抗原抗体检测。采用气相色谱法、离子色谱法等技术在 1 小时内测定标本中病原菌代谢产物,有助于厌氧菌定性诊断。血清真菌细胞壁成分(1,3)-β-D-葡聚糖(glucan,G)检测(G 试验)有助于真菌败血症的诊断。血液半乳甘露聚糖(galactomannan,GM)含量检测有助于诊断曲霉菌败血症。免疫酶标组化可快速鉴定产氧荚膜杆菌。基因芯片根据病原菌 16SrRNA 保守区设计探针可高通量快速检测标本中的微生物。PCR 检测细菌 DNA 对外伤或烧伤后败血症的病原诊断有参考意义。

(三) 炎症相关指标

测定血浆 TNFα、C 反应蛋白(CRP)、降钙素原(procalcitonin,PCT)等的水平有助于判断炎症应答强度。IL-10 及血浆可的松浓度可反映机体代偿性抗感染状态。小肠脂肪酸结合蛋白(intestinal fatty acid binding protein,iFABP)可特异性反映肠黏膜的损伤。

(四) 其他检查

鲎试验(limulus lysate test,LLT)阳性可提示血清中存在内毒素,有助于诊断革兰阴性杆菌败血症。病程中如出现心、肝、肾等器官损害或发生感染性休克,应作相关检查。血气分析有助于判断酸碱平衡紊乱及缺氧状况等。DIC 早期血液呈高凝状态,后期凝血因子显著减少,出血时间、凝血时间、凝血酶原时间、凝血活酶时间均延长,纤维蛋白原减少,纤维蛋白原降解(FDP)增多,血浆鱼精蛋白副凝固试验(3P 试验)阳性。纤维蛋白降解产物 D- 二聚体是判断继发性纤溶亢进的重要指标。骨髓炎或化脓性关节炎多在发病 2 周后 X 线检查可发现相应病变。可酌情进行超声、计算机断层扫描(CT)、磁共振成像(MRI)、超声心动图及心电图等检查。

【并发症】

败血症可并发急性肾衰竭、ARDS、中毒性心肌炎、中毒性脑病、肝脏损害、肠麻痹等。革兰阳性细菌败血症可并发皮下等多处转移性脓肿,以及化脓性脑膜炎、心包炎、心内膜炎等,也有 MRSA 败血症并发肺动脉假动脉瘤的病例报道。革兰阴性杆菌败血症常并发感染性休克、DIC、MODS 或 MOF 等。

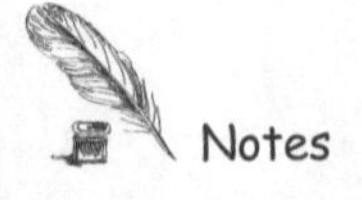

【诊断与鉴别诊断】

（一）临床依据

SIRS 伴高热持续不退；急性高热伴白细胞及中性粒细胞明显增高，不限于某一系统感染时均应考虑败血症的可能性。新近出现的皮肤、黏膜感染或创伤，或有挤压疮、疖、痈历史，局部症状加重伴高热、寒战及全身中毒症状者；或尿路、胆道、呼吸道或生殖系统感染，经有效抗菌药物治疗不能控制者；或急性高热持续，而化脓性关节炎、骨髓炎、软组织脓肿、皮肤脓点疑为迁徙性感染病灶者；或有严重基础疾病、静脉或动脉放置器械或导管而出现发热（T>38℃）或低体温（T<36℃），低血压（收缩压 <90mmHg）或少尿（<20ml/h），原有疾病或其他原因不能解释者，均应疑诊为败血症。

（二）实验室依据

两次血培养或骨髓培养阳性，并为同一细菌即可确诊为败血症。采用 PCR 或基因芯片等分子生物学，或其他方法检测出病原菌的特异性标志物也可作为诊断的参考。革兰阳性细菌败血症患者，外周血白细胞总数和中性粒细胞增高；炎症反应差以及革兰阴性细菌败血症患者，白细胞总数可以正常甚至减少，但中性粒细胞比例相对上升。

（三）鉴别诊断

败血症临床表现较为复杂，演变规律可以不典型，应注意与下列疾病相鉴别。

1. 成人 still's 病　为变态反应性疾病，主要表现为发热、皮疹、关节痛、咽痛、淋巴结及肝脾肿大，白细胞和中性粒细胞增高，极易与败血症相混淆。与败血症不同之处为：①高热，病程可达数周或数月，但无明显的毒血症状，并且可有明显的缓解期；②可有皮疹、关节等受损表现，皮疹短暂并可以反复出现；③多次血培养及骨髓培养均无细菌生长；④抗菌药物正规治疗无效；⑤肾上腺皮质激素或非甾体类消炎药物如吲哚美辛（消炎痛）可使症状缓解。

2. 伤寒　某些革兰阴性杆菌败血症表现为发热、脾脏肿大、白细胞数不高等，与伤寒相似。但伤寒多无寒战，常有相对缓脉、反应迟钝、表情淡漠、嗜酸性粒细胞减少等。确诊有待于病原菌培养与分离鉴定。

3. 粟粒型结核病　败血症伴明显呼吸道症状时，应与粟粒型结核相鉴别。粟粒型结核病常有结核病史或结核病家族史，毒血症状不重，高热不规则、盗汗、潮热、咳嗽等。胸片可见肺部均匀分布的粟粒状病灶，但早期常为阴性，重复胸部 X 线检查可获阳性结果。

4. 病毒感染　某些革兰阴性细菌败血症与病毒感染表现相似，但一般病毒感染多为自限性，白细胞和中性粒细胞正常或偏低，淋巴细胞比例相对升高，血培养阴性。

5. 血液系统恶性疾病　白血病、淋巴瘤（如大 B 细胞淋巴瘤）等血液系统恶性疾病在临床表现上可以相似或与败血症同时存在，需要通过骨髓涂片、骨髓活检，以及细菌培养、淋巴结或其他组织活检等进行鉴别。

6. 其他　还应与风湿病、系统性红斑狼疮（SLE）以及其他发热性疾病相鉴别。感染性休克早期应与低血容量性休克、过敏性休克、心源性休克、神经源性休克、创伤性休克等相鉴别。

【预后】

败血症的预后，可因患者病前免疫状态、病原菌种类、有无并发症而有显著差异。病死率为 30%~40%，肺炎链球菌、溶血性链球菌败血症预后相对较好，金葡菌 TSS 的病死率约 3%~6%，链球菌 TSS 病死率可达 30%。肠球菌败血症病死率为 15%~35%，革兰阴性杆菌败血症病死率约 40%，医院感染败血症、真菌败血症、铜绿假单胞菌败血症病死率为 40%~80%。年龄过大、过小，在血液病、恶性肿瘤等基础上发生的败血症，以及并发昏迷、感染性休克、心内膜炎、DIC、MOF 等患者预后极差。

【治疗】

（一）病原治疗

1. 病原治疗原则　应个体化，重视药代动力学、药效学，注意防治抗菌药物的不良反应，确

保用药安全有效。根据药物敏感试验选择抗菌药物。在未获得病原学资料前可行经验性抗菌治疗;并且常采用降阶梯治疗,即针对初期传统升级疗法因遗漏主要致病菌或致病菌已耐药导致治疗失败而提出的一种经验治疗方法。

经验性治疗是根据患者年龄、原发疾病性质、免疫状态、可能的入侵途径等推测病原菌种类,结合当地病原菌耐药流行状况,针对性选用抗菌药物治疗。原发感染在肺部多为肺炎链球菌或流感杆菌等所致,可选用青霉素,或半合成青霉素或第一代头孢菌素等;原发感染在膈肌以下多为革兰阴性细菌所致,可选用第三代头孢菌素等 β- 内酰胺类(或联合氨基苷类)抗菌药物;免疫低下或存在严重基础疾病的败血症多为革兰阴性细菌所致,可采用第三代头孢菌素或广谱碳青霉烯类抗生素(broad-spectrum carbopenem)治疗等。

败血症常采用降阶梯治疗,尤其是对于细菌学未明的严重败血症经验性应用疗效好的抗菌药物,即在治疗初期使用广谱强效抗生素,迅速控制感染,用药 48~72 小时后,患者临床症状改善,或在获得致病菌后根据药物敏感试验调整治疗方案,或改用窄谱抗菌药物。降阶梯治疗的核心是发挥碳青霉烯类、糖肽类等抗菌活性强和(或)抗菌谱广的优势。缺点是易致二重感染、菌群失调,引发铜绿假单胞菌耐药,诱导耐碳青霉烯类菌株。为了避免上述缺点,选用碳青霉烯类应定位在重症患者,且用药果断,停药及时。

败血症也常采用抗菌药物联合治疗。联合用药是希望获得“相加”或“协同”作用,增强抗菌治疗的效果。但也可导致菌群失调而增加治疗困难。尤其是广谱高效的抗菌药物联合,引起菌群失调更为常见。败血症早期或病原菌未明前一般采用两种抗菌药物联合应用,病情好转后单用一种敏感的抗菌药物(尤其是与酶抑制剂联合的药物)可以达到有效治疗时,避免不必要的联合应用。

2. 常见败血症病原治疗

(1) 革兰阳性球败血症:社区获得革兰阳性菌败血症多为不产青霉素酶的金葡菌或 A 组溶血性链球菌所致,可选用普通青霉素或半合成青霉素如苯唑西林等,或第一代头孢菌素如头孢噻酚或头孢唑林。B 组溶血性链球菌败血症宜选用第一代头孢菌素,或与氨基糖苷类抗菌药物联合。医院感染葡萄球菌败血症 90% 以上为 MRSA 所致,多数凝固酶阴性葡萄球菌呈多重耐药性,因此葡萄球菌败血症可选用多肽类抗菌药物如万古霉素或去甲万古霉素,或替考拉林(teicoplanin,壁霉素),或噁唑烷酮类药物如利奈唑胺(linezolid),或与利福霉素类抗菌药物如利福平联合应用。屎肠球菌脓毒症可用半合成青霉素类如氨苄西林联合氨基糖苷类,或万古霉素;或半合成青霉素类与链阳菌素(streptogramins)如奎奴普丁 / 达福普汀(quinupristin/dalfopristin)联合应用,但链阳菌素对粪肠球菌无效。

(2) 革兰阴性细菌败血症:多数革兰阴性菌耐药性突出,常采用联合治疗,如 β- 内酰胺类联合氨基糖苷类抗菌药物,或 β- 内酰胺类联合氨基糖苷类与利福平,或亚胺培南联合喹诺酮与氨基糖苷类等。参考方案:①大肠埃希菌、克雷伯菌、肠杆菌败血症可用第三代头孢菌素类如头孢噻肟、头孢曲松或第四代头孢菌素如头孢吡肟等;②铜绿假单胞菌败血症可用第三代头孢菌素类如头孢哌酮或头孢他啶,或亚胺培南 / 西司他丁或美罗培南或比阿培南(biapenem),或氟喹诺酮类药物如环丙沙星等;③不动杆菌败血症可选用氨基糖苷类如阿米卡星联合第三代头孢菌素类,或酶抑制剂如氨苄西林 / 舒巴坦联合妥布霉素(tobramycin),或头孢哌酮 / 舒巴坦,或多肽类药物如多黏菌素(polymyxins)。产金属 β- 内酰胺酶 -1(NDM-1)细菌败血症可用米诺环素衍生物如替加环素(tigecycline),或多黏菌素,或磷霉素类联合氨基糖苷类如异帕米星(isepamicin)或阿贝卡星(arbakacin)等。

(3) 厌氧菌败血症:可用化学合成类药物,如替硝唑或奥硝唑(Ornidazole)等。半合成头霉素类头孢西丁、头孢替坦,或亚胺培南 / 西司他丁,或 β 内酰胺酶类 /β 内酰胺酶抑制等,对常见脆弱杆菌属均敏感。因需氧菌常与兼性厌氧菌混合感染,故应同时对需氧菌进行有效抗菌治疗。

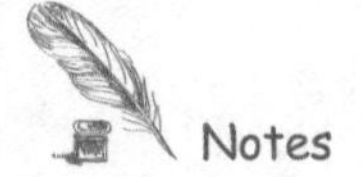

(4) 真菌败血症：可选用三唑类如氟康唑(FCZ)、伊曲康唑(ICZ)、伏立康唑(voriconazole)，或多烯类如两性霉素B，或棘白菌素类如卡泊芬净(caspofungin)、米卡芬净(micafungin)等。两性霉素B抗真菌作用强大，但毒性反应较大，必要时可用两性霉素脂质体(amphotericin B liposomes，AmBisone)。

3. 剂量与疗程　败血症用抗菌药物的剂量(按体重或体表面积计算)可达治疗量的高限，一般是静脉用药。疗程为2周左右，如有原发或转移性感染病灶者适当延长，常用至体温正常及感染症状、体征消失后5~10天。合并感染性心内膜炎者疗程为4~6周。

(二) 一般治疗与对症处理

患者卧床休息。加强营养支持，补充多种维生素。注意口腔卫生，预防假丝酵母菌口腔炎。严重者定时翻身，以防继发性肺炎与压疮。高热时物理降温。维持机体内环境的平衡与稳定，包括维持水、电解质、酸碱、能量和氮平衡。维护心、脑、肾、肺等重要器官的功能。

(三) 去除感染病灶

积极控制或去除原发与转移性感染病灶，包括胸腔、腹腔或心包腔等脓液的引流，清创、组织结构矫正等，胆道或泌尿道梗阻者及时手术治疗。对导管相关性败血症，应及早去除或更换感染性导管等。这些对于及时有效控制败血症非常必要。

(四) 其他治疗

积极防治急性肾衰竭、ARDS、中毒性心肌炎、感染性休克等并发症。严重败血症酌情输入新鲜血浆、全血或白蛋白等。医院感染败血症应积极治疗原发基础病，器官移植后或免疫抑制者败血症应酌情减量或停用免疫抑制剂。针对炎症反应机制治疗，对于清除或抑制毒素与炎症介质，控制全身炎症反应可能有一定效果。如抗内毒素治疗、抗感染炎症介质治疗、静脉注射免疫球蛋白(IVIG)中和某些细菌毒素、血液净化、全内脏复苏治疗(TSR)改善胃肠道血液灌注等，疗效均有待进一步研究评价。

【预防】

尽可能避免外伤，创伤者及时消毒处理。积极治疗局部感染。避免挤压疖疮、痈等皮肤感染。减少血管内装置和监护装置使用时间和频率，静脉插管及时更换，注意长期留置导管的操作和保护。合理应用广谱抗菌药物、肾上腺糖皮质激素和免疫抑制剂，并密切观察口腔、消化道、呼吸道及泌尿道等处有无真菌感染。对粒细胞缺乏、免疫缺陷患者严格消毒，必要时可预防性服抗菌药物。隔离治疗耐药菌感染者。掌握创伤性诊治适应证。严格无菌操作，接触患者前后洗手，使用一次性医疗用品等。加强围生期保健工作，产前进行阴道分泌物检查，如培养发现B组溶血性链球菌生长应及时治疗，以免新生儿受感染，对于预防败血症有重要意义。

(唐　红)

参考文献

1. 唐红．败血症．// 杨绍基，任红．传染病学，第7版．北京：人民卫生出版社，2008，218-224
2. 朱利平．败血症 // 陈灏珠，林果为．实用内科学．第13版，北京：人民卫生出版社，2009，641-648
3. 吴菊芳．抗细菌感染药物的临床应用．// 马亦林，李兰娟．传染病学．第5版．上海：上海科学技术出版社，2011，598-609
4. Su XY，Wen SH，Lin L，et al. Clinical characteristics of children with Streptococcus pneumoniae septicemia and drug sensitivity of Streptococcus pneumoniae. Zhongguo Dang Dai Er Ke Za Zhi，2013，15(11)：995-999
5. Jariwala P，Punjani A，Mirza S，et al. Myocardial abscess secondary to staphylococcal septicemia：diagnosis with 3D echocardiography. Indian Heart J，2013，65(1)：124-125
6. Morinaga Y，Yanagihara K，Eugenin FL，et al. Identification error of Aeromonas aquariorum：a causative agent of septicemia. Diagn Microbiol Infect Dis，2013，76(1)：106-109
7. Yong D，Toleman MA，Giske CG，et al.Characterization of a new metallo-β-lactamase gene，*blaNDM-1*，and a novel erythromycin esterase gene carried on a unique genetic structure in *KlebsieUa pneumoniae* sequence type

14 from India. Antimierob Agen Chemother, 2009, 53(12): 5046-5054
8. Chen R, Yan ZQ, Feng D, et al. Nosocomial bloodstream infection in patients caused by Staphylococcus aureus: drug susceptibility, outcome, and risk factors for hospital mortality. Chin Med J (Engl), 2012, 125(2): 226-229
9. Garnett GM, Kimball S, Kon K, et al. Pulmonary artery pseudoaneurysm after MRSA septicemia in a pediatric patient. J Pediatr Surg, 2013, 48(5): E33-63
10. Gyawali N, Sanjana RK. Bacteriological profile and antibiogram of neonatal septicemia. Indian J Pediatr, 2013, 80(5): 371-374
11. Tran NK, Wisner DH, Albertson TE, et al. Multiplex polymerase chain reaction pathogen detection in patients with suspected septicemia after trauma, emergency, and burn surgery. Surgery, 2012, 151(3): 456-463

第十八节　感染性休克

感染性休克(septic shock)也称败血症性休克或脓毒性休克，是指侵入血液循环的病原微生物及其毒素等激活宿主的细胞和体液免疫系统，产生各种细胞因子和内源性炎症介质，引起全身炎症反应综合征，进而作用于机体各个器官、系统，造成组织缺氧、细胞损害及代谢和功能障碍、甚至多器官功能衰竭，导致以休克为突出表现的危重综合征。感染性休克是微生物因子和机体防御机制间相互作用的结果，微生物的毒力和数量以及机体的内环境与应答是决定感染性休克发生、发展的重要因素。

【病原学】

(一) 致病微生物

感染性休克的常见致病菌为革兰阴性细菌，如肠杆菌科细菌(大肠埃希菌、克雷伯菌、肠杆菌等)、非发酵菌(假单胞菌属、不动杆菌属等)、脑膜炎球菌、类杆菌等。革兰阳性细菌(如葡萄球菌、链球菌、肺炎链球菌)、艰难梭菌以及真菌等也可引起休克。某些病毒性疾病，如肾综合征出血热，其病程中也易发生休克。临床上常见的引起感染性休克的疾病有革兰阴性细菌败血症、暴发性流脑、中毒性肺炎、化脓性胆管炎、腹腔感染、中毒性菌痢等。

(二) 宿主因素

原有慢性基础疾病(如肝硬化、糖尿病、恶性肿瘤、白血病、烧伤、器官移植等)以及长期接受糖皮质激素等免疫抑制剂、抗代谢药物、细胞毒类药物和放射治疗，或留置导尿管或静脉导管等患者，在继发细菌感染后易并发感染性休克。因此，感染性休克也常见于医院感染患者，老年人、婴幼儿、分娩妇女、大手术后免疫功能受损者更易发生。

【发病机制与病理】

感染性休克的发病机制复杂，其发生、发展是多种因素相互作用、互为因果的综合结果。20世纪60年代提出的微循环障碍学说，为明确休克的发病机制奠定了基础。目前的研究已深入到细胞和分子水平，为进一步阐明感染性休克的发病机制提供了可能。

(一) 微循环障碍

在休克发生、发展过程中，微血管经历痉挛、扩张和麻痹三个阶段：

1. 初期—缺血缺氧期　通过神经反射、病因的直接作用等引起体内多种缩血管的体液因子增加，其中有儿茶酚胺、肾素-血管紧张素-醛固酮系统的激活、血栓素 A_2(TXA_2)和血小板活化因子(PAF)、花生四烯酸代谢产物白三烯(LT)以及内皮素等，上述因子的共同作用使由 α 受体支配的微血管(主要有皮肤、骨骼肌、肾、肺、肝、胃肠道等)强烈收缩，引起外周阻力增高；同时由 β 受体支配的动-静脉短路开放，造成毛细血管网灌注不足，导致缺血、缺氧。

2. 中期—淤血缺氧期　随着休克的发展，微循环血液灌注减少、组织缺血缺氧、无氧代谢酸性产物(乳酸)增加、肥大细胞释放组胺、缓激肽形成增多，致微动脉对儿茶酚胺的敏感性降低而舒张，毛细血管开放；而微静脉端仍持续收缩，加上白细胞附壁黏着、嵌塞，致流出道阻力增大，

微循环内血液淤滞，毛细血管流体静压增加，其通透性增加，血浆外渗，造成组织水肿，血液浓缩，有效循环血量减少，回心血量进一步降低，血压明显下降。此期缺氧和酸中毒更明显，氧自由基生成增多，引起广泛的细胞损伤。

3. 晚期—微循环衰竭期 血液进一步浓缩、血细胞聚集、血液黏滞度增高，加之因血管内皮损伤等原因致凝血系统激活而引发 DIC，导致组织细胞严重缺氧、大量坏死，出现多器官功能衰竭。

(二) 细胞和分子水平的发病机制

微循环障碍在休克的发病机制中固然重要，但现在认为细胞损伤可能发生在血流动力学改变之前。细胞代谢障碍可为原发性，由病原微生物及其产物直接引起。炎症失控学说认为感染性休克是脓毒症发生、发展过程中的并发症，是严重感染引起的全身炎症反应综合征（systemic inflammatory response syndrome，SIRS）的一部分。SIRS 的本质是在病原体及其产物刺激下机体发生失控的、自我持续放大和自我破坏的炎症反应，表现为播散性炎症细胞活化。TNF-α、IL-1、IL-6、IL-8、IL-12 等炎症介质大量产生和释放，形成级联反应导致“细胞因子风暴”。目前已知，革兰阴性菌的内毒素、蛋白酶，革兰阳性菌的外毒素、肠毒素，以及病毒及其产物等均可激活全身炎症级联反应。大量的炎症介质释放，一方面对控制病原体感染有一定的作用，另一方面引起宿主过度的炎症反应，导致组织细胞功能受损，如血管内皮细胞受损导致微循环障碍、组织缺血缺氧，最终引发各种组织、器官功能衰竭。

休克发生时细胞膜功能的障碍出现最早，胞膜损伤使细胞膜上的 Na^+-K^+-ATP 酶运转失灵，致细胞内 Na^+ 增多、K^+ 降低，细胞出现水肿。休克时细胞内最先发生变化的是线粒体，包括：①呼吸链功能发生障碍，造成代谢紊乱；②氧化磷酸化功能降低，致三羧酸循环不能正常运行，ATP 生成减少，乳酸积聚；③胞膜上的离子泵发生障碍，K^+ 和 Ca^{2+} 从线粒体丢失，胞质内 Ca^{2+} 增多。此外，胞膜上的磷脂酶 A_2 被激活，使胞膜磷脂分解，造成胞膜损伤，通透性增高，Na^+ 和水进入线粒体，使之肿胀、结构破坏。溶酶体含多种酶，休克时溶酶体膜通透性增高，溶酶释出，造成细胞自溶死亡。

近年来感染性休克分子水平发病机制的研究成为热点。研究发现人体通过一系列的模式识别受体来识别病原微生物的保守结构，即病原相关分子模式，这种先天性模式识别受体包括 Toll 样受体（toll-like receptors，TLRs）、核苷酸结合寡聚化结构域（nucleotide-binding oligomerization domain，NOD）、蛋白质和解旋酶中的维 A 酸诱导基因 1（retinoic acid inducible gene1，RIG-1），广泛参与细胞内病原微生物的识别和介导信号转导，其中 Toll 样受体研究最为深入。已知革兰阴性菌脂多糖（LPS）能和血清中一种糖蛋白 LBP 形成 LPS-LBP 复合物，与效应细胞（吞噬细胞、内皮细胞、中性粒细胞）细胞膜上的 LPS-LBP 受体 CD14 结合后，在接头分子 MyD88 的参与下，被 TLRs 所识别。TLR_4 主要识别革兰阴性菌，TLR_2 主要识别革兰阳性菌，由此将 LPS 信号从细胞膜转导入细胞内，激活酪氨酸激酶（tyrosine kinases，TK）、蛋白激酶 C 以及丝裂原活化蛋白激酶（mitogen-activated protein kinase，MAPK）等信号通路，进一步使 NF-κB 转录因子激活和核易位，从而启动各种炎症反应蛋白 mRNA，如 TNF-α、IL-2、IL-6、IL-8 等的合成与分泌，从而在转录和翻译水平上调控细胞因子的表达。转录因子 NF-κB 的激活与信号转导所起作用最重要，大多数炎症反应的诱导是由肿瘤坏死因子（TNF）依赖的 NF-κB 活化而产生。

(三) 休克时的代谢改变

在休克应激情况下，糖原和脂肪代谢亢进，初期血糖、脂肪酸、甘油三酯增加；随着休克的进展，出现糖原耗竭、血糖降低、胰岛素分泌减少、胰高糖素分泌增多。休克早期，由于细菌毒素对呼吸中枢的直接刺激或有效循环血量降低的反射性刺激，引起呼吸增快、换气过度，导致呼吸性碱中毒；继而因脏器氧合血液不足，生物氧化过程障碍，线粒体三羧酸循环受抑制，ATP 生成减少，乳酸形成增多，导致代谢性酸中毒，呼吸深大而快。休克后期，可因肺、脑等脏器功能损害，

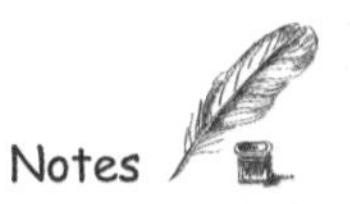

导致混合性酸中毒,可出现呼吸幅度和节律的改变。ATP 生成不足使细胞膜上钠泵运转失灵,细胞内外离子分布失常,Na^+ 内流(带入水),造成细胞水肿、线粒体明显肿胀,基质改变;Ca^{2+} 内流,胞质内钙超载,激活磷脂酶,水解胞膜磷脂产生花生四烯酸,进而经环氧化酶和脂氧化酶途径生成前列腺素、前列环素(PGI_2)、TXA_2 以及白三烯等炎症介质,引发一系列病理生理变化,使休克向纵深发展。

(四) 主要脏器的病理变化

1. 肺 休克时肺的微循环灌注不足,肺表面活性物质减少,使大、小肺泡不能维持一定张力,从而发生肺萎陷。当肺部发生 DIC 时,微血栓形成致肺组织淤血、出血,间质水肿,肺泡有透明膜形成,进而发展为肺实变。

2. 心 休克时心肌纤维变性、坏死或断裂,间质水肿,心肌收缩力减弱,冠状动脉灌注不足,心肌缺血缺氧。亚细胞结构发生改变,肌浆网摄 Ca^{2+} 能力减弱,Na^+-K^+-ATP 酶失活,代谢紊乱、酸中毒等均可影响心肌功能。

3. 肾 休克时为保证心脑的血供,血液重新分配而致肾小动脉收缩,使肾灌注量减少。因此在休克早期就可出现少尿甚至间隙性无尿。在严重而持续性休克时,可造成肾小管坏死、间质水肿,导致急性肾衰竭。并发 DIC 时,肾小球血管丛有广泛血栓形成,导致肾皮质坏死。

4. 脑 脑组织需氧量很高,但其糖原含量甚低,主要依靠血流不断供给。休克时脑灌注不足,星形细胞发生肿胀而压迫血管,血管内皮细胞亦肿胀,造成微循环障碍而加重脑缺氧,引起脑水肿。

5. 肝和胃肠 休克时易致缺氧,持久的缺氧使肝脏代谢氨基酸和蛋白质分解产物的功能受损,糖原耗竭。肝小叶中央区出现肝细胞变性、坏死。胃肠黏膜在休克各期也同样存在微循环的变化,缺血的黏膜损伤可以形成溃疡。

【临床表现】

(一) 全身炎症反应综合征

严重感染可引起 SIRS,临床明辨 SIRS 有助于感染性休克的早期预警。1991 年美国胸科学会和急救医学会制定的 SIRS 临床诊断依据为:①体温 >38℃或 <36℃;②心率 >90 次 / 分钟;③呼吸急促,呼吸频率 >20 次 / 分钟;或通气过度,$PaCO_2$<4.27kPa(32mmHg);④外周血白细胞计数 >12×10^9/L 或 <4×10^9/L;或白细胞总数虽然正常,但未成熟中性粒细胞 >10%。在除外运动、贫血、失血等生理和病理生理因素影响下,由损伤因子导致上述≥2 项指标,临床即可诊断 SIRS。该标准有助于及早诊断、减少漏诊,但特异性差。

(二) 感染性休克的临床分期

1. 休克早期 机体应激产生大量儿茶酚胺,除少数高排低阻型休克(暖休克)病例外,患者大多有交感神经兴奋症状。患者神志尚清,但烦躁、焦虑,面色和皮肤苍白,口唇和甲床轻度发绀,肢端湿冷;可有恶心、呕吐、心率增快、呼吸深而快,此期患者血压尚正常或偏低、脉压小,尿量减少。眼底和甲皱微循环检查可见动脉痉挛。

2. 休克中期 随着休克的发展,患者出现低血压,收缩压下降至 80mmHg 以下,脉压小;心率增快,心音低钝,脉搏细速,按压稍重即消失,表浅静脉萎陷;呼吸表浅且快,发绀;皮肤湿冷可见花斑;烦躁不安或嗜睡或意识不清;尿量进一步减少,甚或无尿。

3. 休克晚期 发生 DIC,患者有顽固性低血压和广泛出血(皮肤黏膜、内脏、腔道出血等),并出现多器官功能衰竭,主要包括以下几点:

(1) 急性肾功能不全:尿量明显减少或无尿,血尿素氮、肌酐和血钾增高。

(2) 急性心功能不全:患者常有呼吸突然增快、发绀、心率加速、心音低钝,可有奔马律等心律失常,亦有患者心率不快或呈相对缓脉,面色灰暗,中心静脉压和(或)肺动脉楔嵌压升高。心电图可示心肌损害、心内膜下心肌缺血、心律失常等改变。

(3) 急性呼吸窘迫综合征(ARDS):表现为进行性呼吸困难和发绀,吸氧亦不能使之缓解,无呼吸节律不整。肺底可闻及细湿啰音或呼吸音减低。X线胸片示散在小片状浸润阴影,逐渐扩展、融合。血气分析示 PaO_2<60mmHg,重者 <50mmHg,或 PaO_2 : FiO_2≤200(PaO_2 单位 mmHg)。

(4) 脑功能障碍:患者可出现昏迷、一过性抽搐、肢体瘫痪及瞳孔、呼吸改变等表现。

(5) 其他:肝衰竭患者出现昏迷、黄疸等症状。胃肠道功能紊乱可表现为肠胀气、消化道出血等。

(三) 感染性休克的特殊类型

中毒性休克综合征(toxic shock syndrome,TSS)包括金葡菌 TSS 和链球菌 TSS,是由金黄色葡萄球菌或链球菌等某些特殊菌株产生的外毒素引起的一种少见的急性综合征。

1. 金葡菌中毒性休克综合征　是由非侵袭性金黄色葡萄球菌产生的外毒素引起,主要见于欧美等国。在 1980 年前后多见于经期妇女,因其使用高吸湿性卫生栓导致金黄色葡萄球菌在阴道局部大量繁殖并分泌中毒性休克综合征毒素。后随着阴道栓的改进,金葡菌 TSS 发病率已明显下降,而非经期 TSS 增多,其感染灶以皮肤和皮下组织、伤口感染居多,次为上呼吸道感染等。国内所见病例几乎均属非经期 TSS。主要临床表现为急起高热,伴有恶心、呕吐、腹痛、腹泻、肌痛、咽痛和头痛等症状。患者常有烦躁不安和意识不清,但无局灶性神经体征或脑膜刺激征。严重低血压或直立性头晕。病程前 2 天可发生猩红热样皮疹,1~2 周后皮肤脱屑(足底尤为显著)。经期 TSS 患者阴道常有脓性分泌物排出,宫颈充血、糜烂,附件可有压痛。

2. 链球菌中毒性休克综合征　亦称链球菌 TSS 样综合征,是由 A 组链球菌所致的中毒性休克综合征,主要致病物质为致热性外毒素 A。本病潜伏期较短,起病急骤,常有畏寒、发热、头痛、咽痛、呕吐、腹泻等前驱症状。全身中毒症状严重,近半数患者有不同程度低血压,甚至出现昏迷,少数患者有多器官功能损害。发热第二天可出现猩红热样皮疹,恢复期皮肤出现脱屑。

【实验室检查】

(一) 血常规

白细胞计数大多增高,在(10~30)×10^9/L 之间;中性粒细胞增多,可见中毒颗粒和核左移现象。血细胞比容和血红蛋白增高为血液浓缩的标志。在休克晚期血小板计数下降且进行性减少,出凝血时间延长,提示 DIC 的发生。

(二) 病原学检查

为明确病因,在应用抗菌药物前留取血、骨髓、脑脊液、尿液、大便及化脓性病灶渗出物等标本进行细菌培养(包括厌氧培养)和药敏试验。

(三) 鲎溶解试验

鲎溶解试验(LLT)有助于微量内毒素的检测,对于革兰阴性细菌感染有一定的辅助诊断价值。

(四) 尿常规和肾功能检查

尿常规可见少量蛋白、红细胞和管型。发生急性肾衰竭时,尿比重由初期的偏高转为固定(1.010左右),尿/血肌酐比值<15,尿渗透压降低,尿/血毫渗量比值<1.5,尿钠排泄量>40mmol/L等,有助于与肾前性肾功能不全的鉴别。

(五) 血生化检查

血清电解质测定血钠多偏低,血钾高低不一,取决于肾功能情况。血清丙氨酸氨基转移酶(ALT)、肌酸磷酸激酶(CPK)和乳酸脱氢酶(LDH)等酶学检查可升高,反映组织、脏器的损害情况。肝功能重度损伤者可出现高胆红素血症。血乳酸水平的动态监测对患者组织缺氧程度及预后评估有着重要的临床价值。

(六) 血气分析

休克早期主要表现为动脉血 pH 偏高、氧分压降低(PaO_2)、剩余碱(BE)不变。休克发展至

晚期则转为pH偏低、PCO_2降低、BE负值增大。

(七) 血液流变学和DIC相关检查

休克时血液黏度增高,初期呈高凝状态,其后纤溶亢进转为低凝。发生DIC时,血小板计数进行性降低,凝血酶原时间及凝血活酶时间延长,纤维蛋白原减少、纤维蛋白降解产物增多,血浆鱼精蛋白副凝试验(plasma protamine paracoagulation test,3P试验)阳性。有条件时可快速检测纤维蛋白溶解产物(FDP),如超过正常则反映存在血管内溶血(继发性纤溶)。

(八) 其他

心电图、B超和X线等检查可根据临床需要进行。

【诊断】

感染性休克的诊断必须具备感染和休克综合征两个条件。

(一) 感染依据

大多数患者可找到感染病灶。重症肺炎、暴发性流脑、中毒型菌痢及重症肝病并发自发性腹膜炎等均有其特殊的临床表现。个别患者不易找到明确的感染部位,应注意与其他原因引起的休克相鉴别。

(二) 休克的诊断

临床上出现血压下降,脉压缩小,心率加快,呼吸急促,面色苍白,皮肤湿冷或花斑,唇指发绀,尿量减少,烦躁不安或意识障碍时可以诊断为休克综合征。休克晚期可见皮肤瘀斑、出血、昏迷、抽搐等症状。对易于诱发休克的感染性疾病患者应密切观察病情变化,下列征象的出现预示休克发生的可能:

1. **体温骤升或骤降** 突然高热寒战,体温 >40.5℃者;唇指发绀者;或大汗淋漓,体温不升(<36℃)者。

2. **神志的改变** 非神经系统感染而出现神志改变,经过初期的躁动不安后转为抑郁而淡漠、迟钝或嗜睡,大小便失禁。

3. **外周微循环灌注不足的表现** 皮肤苍白、湿冷发绀或出现花斑,肢端与躯干皮肤温差增大。可见甲皱毛细血管数减少,往往痉挛、缩短、呈现断线状,血流迟缓失去均匀性。眼底可见小动脉痉挛,提示外周血管收缩,微循环灌流不足。呼吸加快伴低氧血症,和(或)出现代谢性酸中毒,而胸部影像学无异常发现。

4. **血压变化** 血压低于80/50mmHg,心率明显增快(与体温升高不平行)或出现心律失常。休克早期可能血压正常,仅脉压减小,也有血压下降等症状出现在呼吸衰竭及中毒性脑病之后。

对严重感染的老年或儿童要密切观察临床症状的变化,不能仅凭血压下降与否来诊断感染性休克。

实验室检查可发现血小板和白细胞(主要为中性粒细胞)减少、血清乳酸值增高、不明原因的肝肾功能损害等。休克晚期除临床有瘀斑、出血倾向外,3P试验等检查亦有助于DIC的诊断。

【鉴别诊断】

感染性休克的鉴别诊断主要包括早期与诱发SIRS的非感染性疾病鉴别以及中晚期与不同类型休克相鉴别。

(一) 与导致SIRS的非感染性疾病鉴别

在感染性休克的诊断中,必然涉及SIRS,需与急性重症胰腺炎、严重创伤、重症自身免疫性疾病以及体外循环、大型外科手术等疾病所致的SIRS相鉴别。

(二) 不同类型休克的鉴别诊断

感染性休克应与低血容量性休克、心源性休克、过敏性休克、神经源性休克等鉴别。低血容量性休克多因大量出血(内出血或外出血)、失水(如呕吐、腹泻、肠梗阻等)、失血浆(如大面积烧

伤等)等使血容量突然减少所致。心源性休克系心脏搏血功能低下所致,常继发于急性心肌梗死、急性心脏压塞、严重心律失常、各种心肌炎和心肌病等。过敏性休克是机体对某些药物(如青霉素等)或生物制品发生过敏反应所致。神经源性休克可由外伤、剧痛、脑脊髓损伤、麻醉意外等引起,因神经作用使外周血管扩张、有效血容量相对减少所致。

【预后】

感染性休克的预后取决于下列因素:①对治疗反应:治疗后患者神志转清醒、四肢温暖、发绀消失、尿量增多、血压回升、脉压增大则预后良好;②感染的控制是否及时;③休克伴有严重酸中毒,并发 DIC、心肺功能衰竭者预后差;④有严重原发疾病,如白血病、淋巴瘤或其他恶性肿瘤者休克多难以逆转;⑤合并其他疾病,如合并糖尿病、肝硬化、心脏病等预后较差。

【治疗】

感染性休克的治疗是综合性的,成功的救治需遵循全面评估、早期干预、多元施救与整体管理的原则,其关键环节包括抗感染和抗休克治疗两方面。

(一) 抗感染治疗

在病原体未明确前,可根据宿主免疫状况、原发病灶、临床表现等线索推断最可能的致病病原体,并进行积极的经验性治疗。经验性用药应注意早期选用强力的、抗菌谱广的、足量的杀菌剂进行治疗。后期待致病病原体明确后,则可根据药敏结果调整用药方案进行目标性治疗。抗菌药物的早期合理使用能显著提高患者存活率,但不同类型的广谱抗菌药物在抗菌活性方面存在差异、不同的抗菌药物介导的细菌内毒素释放亦不同,因此应根据药物的适应证、抗菌活性、耐药性变迁以及致内毒素释放量等因素来选用抗菌药物,具体抗菌药物的选用可参考“败血症”章节。

在使用强有力抗菌治疗的同时,局部感染灶(原发感染灶和迁徙性病灶)的寻找和处理,如留置导管的更换、脓肿的外科引流、感染坏死组织的清除等,亦是彻底清除病原菌的重要环节。

(二) 抗休克治疗

应积极建立静脉通路,针对休克的血流动力学变化予以补充血容量、纠正酸中毒、调整血管收缩功能、维护重要脏器功能等措施。

1. 早期复苏　一旦临床诊断为感染性休克,应尽快进行积极的液体复苏。在复苏的最初 6 小时内应达到目标:中心静脉压(CVP)8~12mmHg(机械通气患者 12mmHg);平均动脉压(MAP)≥65mmHg;尿量 >0.5ml/(kg·h);中心静脉血氧饱和度($ScvO_2$)或混合静脉血氧饱和度(SvO_2)分别 >70% 或 65%。如果感染性休克患者经补液 20~40ml/kg 后仍呈低血压状态,或不论血压水平如何而血乳酸升高 >4mmol/L,即应开始早期目标导向性治疗(early goal directed therapy,EGDT)。EGDT 是指在作出感染性休克诊断后最初 6 小时内达到血流动力学最适化并解决全身组织缺氧,通过纠正前负荷、后负荷、氧含量达到组织氧供需平衡的目标。

2. 补充血容量　感染性休克时由于缺氧及毒素的影响,致使患者血管床容量扩大及毛细血管通透性增高,患者均有不同程度的血容量不足。有效循环血量的不足是感染性休克的突出矛盾,补充血容量是治疗抢救休克最基本而重要的手段之一。选用液体应包括胶体和晶体的合理组合。

(1) 胶体液

1) 低分子右旋糖酐(分子量 2 万 ~4 万):可防止红细胞、血小板的相互聚集作用、抑制血栓形成和改善血流;提高血浆胶体渗透压,拮抗血浆外渗,从而达到扩充血容量的目的;稀释血液,降低血液黏稠度,加快血液流速,防止 DIC 的发生;其分子量小,易从肾脏排泄,且肾小管不重吸收,具有一定的渗透性利尿作用。低分子右旋糖酐每日用量为 500~1500ml,有出血倾向和心、肾功能不全者慎用,偶可引起过敏反应。

2) 血浆、白蛋白:适用于低蛋白血症患者,如肝硬化、慢性肾炎、急性胰腺炎等。无贫血者不

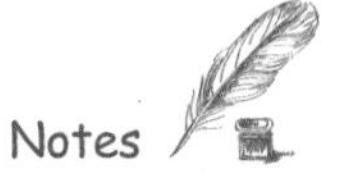

必输血,已发生 DIC 者输血亦应审慎。红细胞比容以维持在 35%~40% 为宜。

3) 其他:羟乙基淀粉(代血浆)亦可提高胶体渗透压。

(2) 晶体液:碳酸氢钠或乳酸钠林格液等平衡盐液所含离子浓度接近于生理水平,应用后可提高功能性细胞外液容量,并可纠正酸中毒,对有明显肝功能损害者以碳酸氢钠为宜。5%~10% 葡萄糖液主要供给水分和能量,减少蛋白和脂肪的分解。25%~50% 葡萄糖液尚有短暂扩容和渗透性利尿作用,休克早期不宜应用。

输液宜先快后慢,先多后少,力争在短时间内逆转休克状态。对可疑低血容量患者可行补液试验,开始 30 分钟内至少输入 1000ml 晶体液或 300~500ml 胶体液,只要血流动力学(即动脉压、心率、尿量)持续改善就继续补液。当心脏充盈压(CVP 或肺动脉球楔压)升高而血流动力学没有同时改善时,应减慢补液速度。扩容治疗要求做到:①组织灌注良好,神清、口唇红润、肢端温暖、发绀消失;②收缩压 >90mmHg,脉压 >30mmHg;③脉率 <120 次 / 分;④尿量 >0.5ml/(kg·h);⑤血红蛋白恢复至基础水平,血液浓缩现象消失。

3. 纠正酸中毒 纠正酸中毒可增强心肌收缩力,恢复血管对血管活性药物的反应性,并防止 DIC 的发生。一般认为动脉血 pH<7.0 时可使用,首剂为 5% 碳酸氢钠 100~250ml,补充 1~4 小时后应复查动脉血气分析和电解质浓度,根据结果再决定是否需要继续输注及输液量。缓冲碱主要起治标作用,在纠正酸中毒的同时必须改善微循环的灌注,否则代谢产物不能被清除,无法改善酸中毒。

4. 血管活性药物的应用 危及生命的低血压状态需要升压药治疗维持生命和组织灌注;当血压低于某一 MAP 时各种血管床的自动调节能力丧失,而灌注对压力呈线性依赖,因此部分患者需要升压药治疗以维持最低限度的灌注压和足够的血流量。

(1) 缩血管药物:通过其较强的 α 受体兴奋作用,缩小血管管径,提高 MAP 而改善组织灌注。在下列情况下可考虑应用:①血压骤降,血容量未能及时补足,可短期内应用小剂量以提高血压,加强心肌收缩力,保证心脑的血液供应;②与 α 受体阻滞剂或其他扩血管药物联合应用,以消除其 α 受体兴奋作用而保留其 R 受体兴奋作用,并可对抗 α 受体阻滞剂的降压作用,尤其适用于伴有心功能不全的休克患者。感染性休克时推荐用去甲肾上腺素 2~20μg/(kg·min)或多巴胺 5~20μg/(kg·min)作为一线升压药,但一定要在充分补充血容量的基础上使用,尽量经中心静脉导管给药。两者的主要差异是通过对心脏指数和外周血管阻力不同的影响升高 MAP。多巴胺主要通过增加心脏指数升高 MAP,对血管阻力影响较小,多巴胺达到 10μg/(kg·min)时具有 α 和 β 肾上腺素能受体兴奋作用,当患者需要联合升压药和正性肌力药时可备选,应避免用于心动过速(心率 >120 次 / 分)的患者。去甲肾上腺素主要通过增加血管阻力而增加 MAP,对心脏指数影响较小,升压作用更显著并可避免多巴胺引起的心动过速。

(2) 扩血管药 :适用于低排高阻型休克(冷休克),应在充分扩容的基础上使用。常用者有:①α 受体阻滞剂:可解除去甲肾上腺素引起的微血管痉挛和微循环淤滞;可使肺循环内血液流向体循环而防止肺水肿。酚妥拉明作用快而短,易于控制。剂量为 0.1~0.5mg/kg,加入 100ml 葡萄糖液中静脉滴注,情况紧急时可 1~5mg 稀释后静脉缓注,余量静滴。不宜用于心肌梗死、心力衰竭者,必要时应与等量去甲肾上腺素同时滴注,以防血压急剧下降而造成不良后果。②抗胆碱能药:有阿托品、东莨菪碱、山莨菪碱等。本组药物具有解除血管痉挛、阻断 M 受体、维持细胞内 cAMP/cGMP 的比值;兴奋呼吸中枢、解除支气管痉挛、保持通气良好;调节迷走神经、提高窦性心律、降低心脏后负荷、改善微循环;稳定溶酶体膜、抑制血小板和中性粒细胞聚集等作用。剂量和用法:东莨菪碱每次 0.01~0.03mg/kg,每次 10~30 分钟静脉注射 1 次,东莨菪碱副作用轻、毒性低,可作为首选;山莨菪碱每次 0.3~0.5mg/kg(儿童剂量可酌减);阿托品每次 0.03~0.05mg/kg。病情好转后延长给药间隔,连续用药 10 次而无效者可改用或加用其他药物。不良反应有口干、皮肤潮红、散瞳、兴奋、心率增快等。青光眼患者忌用。③多巴胺:具有兴奋 α、β 和多巴

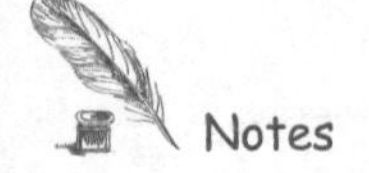

胺受体的作用。当剂量较小时(每分钟 2~5μg/kg),主要是兴奋多巴胺受体,使内脏血管扩张,尿量增加;中等剂量时(每分钟 6~15μg/kg),主要是兴奋 β 受体,使心肌收缩力增强,心排血量增加,但对心率的影响较少,也较少引起心律失常;当剂量过大时(每分钟大于 20μg/kg),则主要兴奋 α 受体,肾血管收缩。多巴胺为目前应用较多的抗休克药物,对伴有心收缩力减弱、尿量较少、而血容量已补足的患者疗效较好,常用剂量为每分钟 2~5μg/kg。多巴酚丁胺是 β 受体兴奋剂,具有增强心肌收缩力,增加心排血量的作用,剂量为每分钟 2~20μg/kg,一般与其他药物合用。

5. 糖皮质激素的应用 对于感染性休克中糖皮质激素的应用意见尚不一致。现多推荐应用小剂量糖皮质激素,用于经积极液体复苏及血管活性药物治疗后仍不能有效改善血流动力学状况的患者;一般选用氢化可的松 200~300mg/d 静脉滴注,当患者不再需要应用血管活性药时,则应停用糖皮质激素治疗。但新近一项大规模、多中心、随机对照研究结果表明,尽管有助于早期血压的恢复与稳定、减少血管活性药物的剂量,但并未降低病死率,而且还易导致继发感染、血糖升高、休克的再次发生等不良反应,所以糖皮质激素的应用仍需进一步的临床研究去明确。

6. 维护重要脏器功能

(1) 心功能不全的防治:顽固性休克与心力衰竭有密切关系。重症休克和休克后期常并发心功能不全,其发生的原因主要是心肌缺血、缺氧、酸中毒、细菌毒素、电解质紊乱、心肌抑制因子、肺血管痉挛,导致肺动脉高压和肺水肿,增加心脏前负荷,以及输液不当等引起。老年人和幼儿尤易发生,应及时纠正上述诱发因素。出现心功能不全征象时,应严格控制输液速度和总量;给予强心药物如毛花苷 C 或毒毛花苷 K 以降低心脏前后负荷外,可给多巴胺等血管活性药物,或血管解痉剂(需与去甲肾上腺素同时使用),大剂量肾上腺皮质激素等,以防患者血压下降;同时给氧、纠正酸中毒和电解质紊乱以及输注能量合剂纠正细胞代谢的失衡状态。纳洛酮是抗休克的理想药物,它可使心搏出量增加,血压上升,并有稳定溶酶体膜、降低心肌抑制因子的作用。

(2) 肺功能的维护与防治:肺为休克的主要靶器官之一。顽固性休克者常并发肺功能衰竭,引起急性肺损伤/急性呼吸窘迫综合征,同时脑缺氧、脑水肿等亦可导致呼吸衰竭。因而凡休克患者必须立即鼻导管或面罩间歇加压吸氧,保持气道通畅,必要时考虑气管插管或切开行辅助呼吸(间歇正压),清除气道分泌物以防治继发感染;如仍不能使 PaO_2 达到≥60mmHg 水平,应及早给予呼气末正压呼吸(PEEP)。血管解痉剂(酚妥拉明、山莨菪碱等)可降低肺循环阻力。控制输入液体量,尽量少用晶体液,输注白蛋白和呋塞米可减轻肺水肿。大剂量肾上腺皮质激素可促进肺水肿消退,尤适用于幼儿。

(3) 肾功能的维护与防治:休克患者易出现少尿、无尿、氮质血症等肾功能不全的表现,其发生主要原因是由于有效循环血容量降低、肾血流量不足所致。肾损伤的严重程度与休克发生严重程度、持续时间、抢救措施密切相关。积极采取抗休克综合措施,维持足够的有效循环量,是保护肾功能的关键。如血容量已补足,血压亦已基本稳定,而尿量仍少时,应快速给予 20% 甘露醇或呋塞米静脉注射,以上处理仍无效时,应按急性肾衰竭处理。

(4) 脑水肿的防治:脑组织需机体约 20% 的基础氧耗量,且对低氧非常敏感,易致脑水肿。临床上可出现意识改变、一过性抽搐和颅内压增高征象,甚至发生脑疝。处理上应及时采取头部降温,及早给予山莨菪碱等脑血管解痉剂,使用渗透性脱水剂如甘露醇、呋塞米以及大剂量的肾上腺糖皮质激素以防脑水肿的发生和发展。

(5) DIC 的防治:DIC 为感染性休克的严重并发症,是难治性休克重要的死亡原因。DIC 的诊断一旦确立后,应在去除病灶的基础上积极抗休克、改善微循环以及迅速有效地控制感染并酌情给予肝素治疗。肝素剂量为 0.5~1mg/kg(首次一般用 1.0mg),以后每 4~6 小时静滴 1 次,使

凝血时间延长至正常2~3倍，根据休克逆转程度及DIC控制与否来决定用药时间。如凝血时间过于延长或出血加重者可用等量的鱼精蛋白对抗；同时可使用双嘧达莫(潘生丁)、丹参注射液及抑肽酶作为辅助治疗。

7. **其他** 感染病灶未涉及消化道者应尽量提供肠内营养，可维持肠道黏膜的完整性、减少肠道菌群移位、刺激消化液分泌及减少胆汁淤积。积极应用质子泵抑制剂或H_2受体拮抗剂预防应激性溃疡的发生。应用胰岛素控制高血糖有益于提高救治存活率，但不宜控制过低(8.3mmol/L以下即可)，以免发生严重低血糖。新鲜冷冻血浆输注可提高纤维连接蛋白水平，有助于增强机体的免疫防御功能和保持血管壁的完整性。给予小剂量肝素或低分子肝素可预防深静脉血栓的形成，但应注意其引起出血的不良反应和禁忌证。国外研究显示基因重组人活化蛋白C的补充可以降低感染性休克的病死率，且已被批准临床使用，但多项临床研究显示该药仅适用于治疗有高度死亡危险的患者。

(宁 琴)

参考文献

1. 陈灏珠，林果为．实用内科学．第13版．北京：人民卫生出版社，2009
2. 李兰娟，任红．传染病学．第8版．北京：人民卫生出版社，2013，364-372
3. American college of chest physicians/society of critical care medicine consensus conference. Definitions for sepsis and organ failures and guidelines for the use of innovative therapies in sepsis. Criti Care Med，1992，20：864- 874
4. Dellinger RP，Levy MM，Carlet JM，et al. Surviving sepsis campaign：international guidelines for management of severe sepsis and septic shock：2008. Intensive Care Med，2008，34(1)：517-601
5. Funk DJ. Antimicrobial therapy for life-threatening infections：speed is life. Crit Care Clin，2011，27(1)：53-76
6. Dellinger RP，Levy MM，Rhodes A，et al. Surviving Sepsis Campaign：international guidelines for management of severe sepsis and septic shock：2012.Crit Care Med，2013，41：580-637

第十九节 抗细菌药物的临床应用

细菌、支原体、衣原体、立克次体、螺旋体以及真菌、病毒与寄生虫等病原微生物侵入人体可引起感染性疾病，用于治疗病原微生物所致感染性疾病的药物称为抗微生物药物(antimicrobial drugs)。临床上通常将治疗细菌、支原体、衣原体、立克次体、螺旋体以及真菌等病原微生物所致感染的抗微生物药物称之为抗菌药物(antibacterial drugs)，治疗结核病、寄生虫病和各种病毒感染所致感染性疾病的其他抗微生物药物因其特殊性而被作为单独分类的抗微生物药物进行讲述。抗菌药物分为抗生素(antibiotics)与化学合成抗菌药物。抗生素系指由微生物(包括细菌、真菌、放线菌属)所产生的具有抑制其他类微生物生长、生存的一类次级代谢产物或其半合成产品，在低浓度下具有确切抗菌作用并且可供全身性应用的药品。随着制药技术的进步，通过化学合成得到和抗生素具有类似抗菌作用的药品，如磺胺类、氟喹诺酮类等药品，称之为化学合成抗菌药物。本章重点介绍这些抗菌药物的临床应用。

【抗菌药物的作用机制与耐药机制】

(一) 常用抗菌药物的作用机制

抗生素等抗菌剂的抑菌或杀菌作用，主要是针对细菌“有”而宿主(人或其他高等动植物)“没有”的结构以杀伤病原体，有5大类作用机制：

1. 阻碍细菌细胞壁的合成，导致细菌在低渗透压环境下膨胀破裂死亡，以这种方式作用的抗生素主要是β-内酰胺类抗生素(β-lactams)。哺乳动物的细胞没有细胞壁，不受这类药物的影响。

2. 与细菌细胞膜相互作用，增强细菌细胞膜的通透性、打开膜上的离子通道，让细菌内部的有用物质漏出菌体或电解质平衡失调而死。以这种方式作用的抗生素有多黏菌素（polymyxins）和短杆菌肽（gramicidin）等。

3. 与细菌核糖体或其反应底物（如 tRNA、mRNA）相互所用，抑制蛋白质的合成——这意味着细胞存活所必需的结构蛋白和酶不能被合成。以这种方式作用的抗生素包括四环素类抗生素（tetracyclines）、大环内酯类抗生素（macrolides）、氨基糖苷类抗生素（aminoglycoside）、氯霉素（chloramphenicol）等。

4. 阻碍细菌 DNA 的复制和转录，阻碍 DNA 复制将导致细菌细胞分裂繁殖受阻，阻碍 DNA 转录成 mRNA 则导致后续的 mRNA 翻译合成蛋白的过程受阻。以这种方式作用的主要是人工合成的抗菌药物喹诺酮类（quinolones）（如氧氟沙星）。

5. 影响叶酸代谢抑制细菌叶酸代谢过程中的二氢叶酸合成酶和二氢叶酸还原酶，妨碍叶酸代谢。因为叶酸是合成核酸的前体物质，叶酸缺乏导致核酸合成受阻，从而抑制细菌生长繁殖，主要是磺胺类（sulfonamides）和甲氧苄啶（trimethoprim）。

（二）细菌耐药性的发生机制

1. 细菌耐药性　细菌耐药性是细菌产生对抗生素不敏感的现象，产生原因是细菌在自身生存过程中的一种特殊表现形式。微生物接触到抗菌药，也会通过改变代谢途径或制造出相应的灭活物质抵抗抗菌药物。WHO 报告显示抗生素耐药性细菌正蔓延至全球各地。当前药敏试验对抗菌药物的敏感性划分为敏感（susceptible，S）、中介（intermediate，I）和耐药（resistant，R）三种情况：

（1）敏感：当细菌引起感染时，用某种抗菌药物常用剂量有效，这种细菌即对该药敏感。此时常规用药达到的稳态血浓度可超过对细菌最低抑菌浓度（minimal inhibitory concentration，MIC）的 2~5 倍以上。

（2）中介：当细菌引起的感染仅在应用大剂量抗菌药物时才有效，或细菌处于体内抗菌药物浓缩的部位或体液（如尿液、胆汁、肠腔等）中才被抑制，则认为这种细菌对该药中度敏感，称中介。这时常规用药后的平均血浓度一般相当于或略高于对细菌的 MIC。毒性相对较小的药物，适当加大剂量仍可望获得良好临床疗效。

（3）耐药：药物对某种细菌的 MIC 高于治疗剂量的药物在血或体液内可能达到的浓度，此种细菌为耐药菌。有时尽管稳态血药浓度高于对细菌的 MIC，但是细菌能产生使抗菌药物灭活的酶，则不论其 MIC 大小，仍应判定细菌对该药耐药。例如产青霉素酶的金葡菌应认为该菌对青霉素耐药。此外许多药物不易到达某些部位，如脑脊液中分离到的病原菌，对青霉素的 MIC 为 0.5mg/L 时仍应认为是耐药菌。

2. 细菌耐药发生机制　细菌耐药的机制包括：

（1）耐药菌株通过合成某种钝化酶作用于抗菌药物，使其失去抗菌活性，如对青霉素类和头孢霉素类耐药的菌株产生 β- 内酰胺酶（β-lactamase），可特异地打开药物 β- 内酰胺环，使其完全失去抗菌活性。耐药细菌分泌氨基糖苷类钝化酶，由于氨基糖苷类抗生素结构相似，故有明显的交叉耐药现象。耐药细菌分泌氯霉素乙酰转移酶，使氯霉素乙酰化而失去活性。金黄色葡萄球菌携带的耐药质粒产生甲基化酶，使细菌 50S 亚基中的 23SrRNA 上的嘌呤甲基化，产生对红霉素的耐药性。

（2）药物作用靶位发生改变，如细菌结合部位是 30S 亚基上的 S12 蛋白，若 S12 蛋白的构型改变，使链霉素不能与其结合而产生对链霉素的耐药性。细菌细胞膜上的青霉素结合蛋白（penicillin binding proteins，PBPs），PBPs 具有酶活性，参与细胞壁的合成，是 β- 内酰胺类抗生素的作用靶位，细菌改变了 PBPs 的结构，可导致其对该类抗菌药物的耐药性。喹诺酮类药物的靶部位是 DNA 旋转酶，当基因突变引起酶结构的改变，阻止喹诺酮类药物进入靶位，可造成喹诺

酮类所有药物的交叉耐药。

(3) 通过细胞壁通透性的改变和主动外排机制，改变细胞壁通透性，使其对一些结构互不相同的药物，产生非特异性低水平的耐药性，是通过改变细胞壁通透性来实现的。

(4) 细菌还可增加对抗菌药拮抗物质的产量而耐药。如对磺胺药耐药的金葡菌菌株其磺胺药拮抗剂对氨苯甲酸(PABA)产量可为敏感菌的20倍。此外，细菌代谢状态的改变，营养缺陷和外界环境变化等都可使细菌耐药性增加。

3. 抗菌药物滥用加速了耐药细菌的筛选与传播 抗菌药物应用与细菌耐药存在必然联系，但不同抗菌药物对细菌耐药性的影响有所差异，如大环内酯类的应用与肺炎链球菌耐药呈线性相关，临床通过选择性替代的方法减少第三代头孢菌素的应用则可以减少与头孢菌素类耐药相关的产超广谱β-内酰胺酶细菌的产生等。由于细菌耐药性机制极为复杂，在许多情况下并非是一种耐药机制所致，可以由两种或两种以上机制形成多重耐药菌。但无论质粒或染色体介导的耐药性，一般只发生于少数细菌中，难以与占压倒优势的敏感菌竞争；只有当广泛使用抗菌药后，敏感菌因抗菌药物的选择性作用而被大量杀灭后，耐药菌才得以大量繁殖而成为优势菌，并导致各种感染的发生。因此，细菌耐药性的发生和发展是抗菌药广泛应用，特别是无指征滥用，使细菌对许多抗生素产生耐药性。

【常用抗菌药物的分类及其应用范围】

抗感染药物的选择主要是根据感染的主要病原体与可选择药物的获得性耐药情况来进行。细菌耐药信息可以从当地医院的临床微生物实验室，当地卫生部门出版的定期耐药监测网数据中获得。耐药率是随不同地区和时间成动态变化的，随着抗菌药物使用后环境压力的改变而改变。例如近年来氟喹诺酮在社区的应用显著增加，这与社区获得性的肺炎链球菌、大肠埃希菌、淋病奈瑟球菌和肺炎克雷伯菌对氟喹诺酮的耐药率增加相关。氟喹诺酮耐药在医院获得性金黄色葡萄球菌株和假单胞菌属中也迅速出现，这与这类药物在医院中过度使用有关。相反，对四环素类耐药的葡萄球菌有所下降，这是因为这类抗生素的使用已经下降。值得注意的是，在许多情况下，各地需要根据本地所记录的数据才能反映本地区的抗微生物药耐药趋势的变化。因此，当某一特定病原的药敏结果未知时，首选的抗感染治疗药物应根据当地的耐药率数据进行选择。表7-12详细列举了不同感染可供选择的抗菌药物。

表7-12 抗菌药物在感染性疾病中的应用

抗菌药物	感染性疾病
青霉素类	
青霉素G	梅毒，雅司病，A群和B群链球菌感染，肺炎球菌感染，放线菌病，口腔和牙周感染，脑膜炎球菌性脑膜炎和脑膜炎球菌血症，草绿色链球菌性心内膜炎，气性坏疽，破伤风，炭疽，鼠咬热，多杀巴斯德杆菌感染，以及类丹毒(猪红斑丹毒丝菌)
氨苄西林，阿莫西林	沙门菌病，急性中耳炎，流感嗜血杆菌脑膜炎和会厌炎，单核细胞增生李斯特菌脑膜炎，粪肠球菌尿路感染
萘夫西林，苯唑西林	金黄色葡萄球菌血症(非耐甲氧西林金黄色葡萄球菌)和感染性心内膜炎
哌拉西林-三唑巴坦	腹腔感染(革兰阴性、兼性和专性厌氧肠杆菌)；混合菌群感染(吸入性肺炎，糖尿病足溃疡)；铜绿假单胞菌感染
头孢菌素类	
头孢唑林	大肠埃希菌尿路感染，外科手术预防用药，金黄色葡萄球菌(非甲氧西林耐药)血症和感染性心内膜炎

续表

抗菌药物	感染性疾病
头孢西丁，头孢替坦	腹腔感染和盆腔炎
头孢曲松	淋病，肺炎球菌脑膜炎，草绿色链球菌心内膜炎，沙门菌病和伤寒，非假单胞类革兰阴性、兼性厌氧肠杆菌所致医院获得性感染
头孢他啶，头孢吡肟	革兰阴性、兼性厌氧肠杆菌和假单胞菌属所致医院获得性感染
碳青霉烯类	
亚胺培南，美洛培南	腹腔感染，医院获得性感染（非耐甲氧西林金黄色葡萄球菌（methicillin resistant *Staphylococcus aureus*，MRSA）），肠杆菌属和产超广谱 β- 内酰胺酶革兰阴性杆菌所致感染
单环 β- 内酰胺类	
氨曲南	因革兰阴性兼性厌氧杆菌和假单胞菌属所致医院获得性感染并对青霉素过敏的患者
糖肽类	
万古霉素	MRSA 所致菌血症，心内膜炎和其他严重感染；肺炎球菌脑膜炎；抗生素相关性假膜性结肠炎
环脂肽类	
达托霉素	耐万古霉素肠球菌感染；MRSA 菌血症
多肽类	
多黏菌素 B 和多黏菌素 E	对所有其他化疗耐药的革兰阴性杆菌所致医院获得性感染：铜绿假单胞菌，不动杆菌属，嗜麦芽窄食单胞菌
氨基糖苷类	
庆大霉素，阿米卡星，妥布霉素	与青霉素联合用于治疗葡萄球菌，肠球菌或草绿色链球菌心内膜炎；与 β- 内酰胺类抗生素联合治疗革兰阴性菌血症；肾盂肾炎
大环内酯类	
红霉素，克拉霉素，阿奇霉素	军团病，弯曲菌感染，和支原体感染；社区获得性肺炎；青霉素过敏患者的 A 群链球菌咽炎；幽门螺杆菌所致胃炎；鸟型分支杆菌感染
四环素类	
多西环素，米诺环素	慢性支气管炎急性细菌感染发作，腹股沟肉芽肿，布鲁菌病（联合链霉素），兔热病，鼻疽病，类鼻疽，螺旋体感染（莱姆病和回归热；多西环素），创伤弧菌感染，某些气单胞菌属感染，嗜麦芽窄食单胞菌感染（米诺环素），埃立克体病，衣原体感染（多西环素），海分枝杆菌所致皮肤肉芽肿性感染（米诺环素），立克次体感染，轻型社区获得性肺炎，革兰阳性球菌所致皮肤和软组织感染（社区获得性MRSA 感染，梅毒，青霉素过敏的放线菌病患者）
磺胺药和磺胺增效剂	
复方磺胺甲噁唑	社区获得性尿路感染；金黄色葡萄球菌所致皮肤和软组织感染（社区获得性MRSA）
磺胺	诺卡菌感染，麻风（氨苯砜，砜类），以及弓形虫病（磺胺嘧啶）
喹诺酮类	
环丙沙星，左氧氟沙星，莫西沙星	社区获得性肺炎（左氧氟沙星和莫西沙星）；细菌性胃肠炎；医院获得性革兰阴性肠道细菌感染；假单胞菌属感染（环丙沙星和左氧氟沙星）

续表

抗菌药物	感染性疾病
其他	
克林霉素	严重,侵袭性A群链球菌感染;专性厌氧菌感染;敏感金黄色葡萄球菌感染
利福平	外源性葡萄球菌感染,需联合其他抗葡萄球菌属药物;军团菌肺炎;结核病
甲硝唑	革兰阴性专性厌氧菌(拟杆菌属):肺脓肿,脑脓肿或腹腔脓肿;阴道细菌感染;抗生素相关性艰难梭菌病
利奈唑胺	耐万古霉素肠球菌感染;葡萄球菌所致皮肤和软组织感染(社区获得性MRSA)
莫匹罗星	局部用药清除鼻腔内金黄色葡萄球菌感染

【抗菌药物的临床应用】

(一)抗菌药物应用的基本原则

1. 诊断为细菌感染者有指征应用抗菌药物。除细菌引起的感染外,由真菌、结核和非结核分枝杆菌、支原体、衣原体、螺旋体及部分原虫所致感染亦有指征应用抗菌药。缺乏细菌及上述病原微生物感染的证据者以及病毒性感染者均无指征应用抗菌药。

2. 尽早明确感染的病原,并根据病原种类及细菌药物敏感试验(简称细菌药敏)结果选用抗菌药物,在未获知病原前或无法获知病原时可根据患者的发病情况、发病场所、原发病灶等特点分析其最可能的病原,并结合当地细菌耐药状况先给予抗菌药物的经验性治疗。当获知细菌培养和药敏结果后,对治疗反应不佳者再予以调整抗菌治疗方案则为针对性治疗。

3. 根据抗菌药物的抗菌作用及其体内过程,即药物在人体内吸收、分布、代谢、清除的药代动力学特点选择用药,可以发挥抗菌药物的最大功效,而同时降低不良反应的发生。

4. 按照患者的生理、病理状态合理用药。老年人、新生儿、妊娠期、哺乳期的感染患者应用抗菌药时,其体内过程各不相同,需按照其生理、病理特点合理用药。例如肾功能减退者,应用主要经肾清除的青霉素类、头孢菌素类药物时需减量应用,具有肾毒性的抗菌药如氨基糖苷类则应避免应用。

5. 下列情况时抗菌药物的应用要严加控制或尽量避免。抗菌药物的预防应用应有明确的指征,皮肤和黏膜等局部应用抗菌药物应尽量避免,病毒性感染及不明原因的发热,除并发细菌感染者外,均不宜应用抗菌药物。此外,联合应用抗菌药物必须有明确的指征,如多重耐药细菌的感染,或者合并感染的存在等情况下才予以使用。

(二)抗菌药物的针对性治疗

1. 需氧革兰阳性菌感染的抗菌药选用 目前以葡萄球菌属、链球菌属、肠球菌属等革兰阳性球菌所致感染为多见,破伤风梭菌、白喉棒状杆菌、炭疽芽胞杆菌等革兰阳性杆菌感染已少见,故就革兰阳性球菌感染的抗菌药选用简述如下。金黄色葡萄球菌为常见病原菌,该菌主要在血流感染及皮肤软组织感染中常见,近年来凝固酶阴性葡萄球菌(表皮葡萄球菌等)所致感染,尤其是血流感染呈上升趋势。由于对青霉素敏感的葡萄球菌菌株甚少,除药敏结果显示系青霉素敏感株可选用青霉素外,治疗葡萄球菌感染时已不宜选用青霉素作为经验治疗药物。甲氧西林敏感葡萄球菌感染宜选用耐酶青霉素类,如苯唑西林、氯唑西林以及第一、二代头孢菌素类等。甲氧西林耐药金葡菌感染可依病情严重程度而采用万古霉素或去甲万古霉素、替考拉宁、利奈唑胺、达托霉素、替加环素、利福平、磷霉素、夫西地酸等药物,但后三者主要作为联合用药,若与氨基糖苷类联合应用时需严密监测其肾、耳毒性发生的可能,特别是在老年患者中采用万古霉素或者去甲万古霉素与氨基糖苷类联合用药时尤其要注意肾毒性的发生。链球菌属中的常见病原菌有A组溶血性链球菌(化脓链球菌)、肺炎链球菌、草绿色链球菌(引起心内膜炎)、B组溶血性链球菌(无乳链球菌)等。A组溶血性链球菌和肺炎链球菌的致病性较强,前者可引起

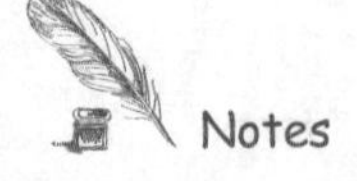

蜂窝织炎、丹毒、猩红热、扁桃体炎、产褥热等，后者是社区获得性肺炎的主要病原菌，也是儿童和成人细菌性脑膜炎的重要病原之一。B 组溶血性链球菌感染多见于新生儿，主要引起化脓性脑膜炎。草绿色链球菌主要可致自身瓣膜的感染性心内膜炎。肺炎链球菌近年来在世界各地区对青霉素耐药率逐年上升，治疗青霉素敏感或青霉素中介肺炎链球菌（penicillin intermediate *Streptococcus Pneumoniae*，PISP）引起的感染，仍首选青霉素，但对后者加大青霉素剂量仍有效，也可选用头孢菌素等其他 β- 内酰胺类抗生素。对青霉素耐药肺炎链球菌（penicillin resistant *Streptococcus Pneumoniae*，PRSP）所致感染则可根据病情选用万古或去甲万古霉素，替代选用药物有头孢曲松或头孢吡肟等第三、四代头孢菌素、亚胺培南、美罗培南等，左氧氟沙星、莫西沙星等呼吸氟喹诺酮类可用于 PISP 和 PRSP 所致呼吸道感染（限成人）。治疗 A 组和 B 组溶血性链球菌所致感染仍以青霉素为首选，此外根据病情也可选用阿莫西林、第一、二代头孢菌素等。对青霉素过敏的轻症感染患者可替代选用红霉素、阿奇霉素以及克林霉素等大环内酯类抗菌药。草绿色链球菌心内膜炎，仍以青霉素为首选并与庆大霉素联合。肠球菌属可引起尿路感染、腹腔感染，也可引致心内膜炎、血流感染等。肠球菌对多种抗菌药呈固有耐药，对氨苄西林、青霉素可呈现中度敏感。两者均可作为首选用药，重症感染宜联合氨基糖苷类抗生素，如对氨基糖苷类耐药者可选用万古霉素或去甲万古霉素，但近年来已发现万古霉素耐药肠球菌（vancomycin resistant *Enterococci*，VRE），并呈增多趋势，治疗该类耐药菌所致感染，应用噁唑烷酮类药物利奈唑胺或达托霉素、替考拉宁等可能有效。肠球菌属所致的尿路感染可依药敏选用呋喃妥因。

2. 需氧革兰阴性菌感染的抗菌药选用　如流感嗜血杆菌主要引起呼吸道感染，首选药物为氨苄西林，如系产酶菌株则可选用阿莫西林 / 克拉维酸或氨苄西林 / 舒巴坦。亦可选用第二、三代头孢菌素，如头孢呋辛、头孢噻肟等。脑膜炎奈瑟菌则可引起化脓性脑膜炎和血流感染、关节炎等。治疗脑膜炎奈瑟菌青霉素仍为首选，头孢曲松、头孢噻肟、氯霉素、磺胺嘧啶等为替代选用药物，治疗淋病奈瑟菌感染，不产酶株仍可用青霉素，但目前多为产酶株，宜首选头孢曲松。军团菌属引起的肺炎可选用氟喹诺酮类（左氧氟沙星、莫西沙星），或阿奇霉素、或红霉素 ± 利福平。肠杆菌科细菌众多，包括大肠埃希菌、克雷伯菌属、阴沟肠杆菌、产气肠杆菌等肠杆菌属、变形杆菌属、沙雷菌属、枸橼酸菌属、沙门菌属和志贺菌属等。肠杆菌科细菌可引起血流感染、尿路感染、胆道感染、腹膜炎、脑膜炎、肺炎等。肠杆菌科细菌耐药性近年来日趋增高，尤其是大肠埃希菌和肺炎克雷伯菌属呈多重耐药。由于不同菌株之间对药物的敏感性差异甚大，治疗药物的选用宜参照药敏结果为准。在未获药敏结果前根据感染情况可选用的药物有：第三、四代头孢菌素类；哌拉西林、氨苄西林等广谱青霉素类；其他 β- 内酰胺类，如单环类的氨曲南，碳青霉烯类的亚胺培南 / 西司他丁、美罗培南；β- 内酰胺类抗生素与 β- 内酰胺酶抑制剂合剂，如氨苄西林 / 舒巴坦、阿莫西林 / 克拉维酸、哌拉西林 / 他唑巴坦、头孢哌酮 / 舒巴坦等；庆大霉素、阿米卡星、异帕米星等氨基糖苷类；环丙沙星、氧氟沙星、左氧氟沙等氟喹诺酮类药物。细菌产 β- 内酰胺酶是导致肠杆菌科细菌对 β- 内酰胺类抗生素耐药的主要原因，近年来大肠埃希菌和肺炎克雷伯菌等克雷伯菌属产超广谱 β- 内酰胺酶（ESBLs）者已分别达 56%~44%，值得注意的是近期出现了少数（<5%）肠杆菌科细菌对及碳青霉烯类抗生素耐药，该类菌常呈多重耐药或泛耐药。因此治疗肠杆菌科细菌感染时应依据病原菌产酶情况选用抗菌药，产 ESBLs 者可根据药敏结果选用 β- 内酰胺类抗生素与 β- 内酰胺酶抑制剂合剂、碳青霉烯类等。对碳青霉烯类药物耐药者，多需选用多黏菌素类、替加环素与相关药物如大剂量 β- 内酰胺酶抑制剂或 β- 内酰胺类及酶抑制剂合剂联合使用。上述产酶株尚可据细菌药敏结果选用氟喹诺酮类、氨基糖苷类等。假单胞菌属可引起尿路感染、烧伤创面及压疮感染、血流感染、肺部感染、脑膜炎等。铜绿假单胞菌及其他假单胞菌属细菌耐药性均高。哌拉西林、头孢哌酮、头孢他啶、头孢吡肟、环丙沙星等为可选药物，严重感染者上述药物常需与氨基糖苷类联合应用，也可根据药敏结果选用 β- 内酰胺类及酶抑制剂合剂或碳青霉烯类抗生素。不动杆菌属在医院内感染中多见，近年来该菌对常用抗

菌药物的耐药性增加，尤其对碳青霉烯类耐药性已经较高。目前治疗该菌引起的感染可根据药敏结果选用氨苄西林/舒巴坦、头孢哌酮/舒巴坦或碳青霉烯类，对于碳青霉烯类耐药株感染宜选用头孢哌酮/舒巴坦、氨苄西林/舒巴坦或替加环素，多黏菌素类也可选用。嗜麦芽窄食单胞菌其耐药程度高，可根据药敏选用SMZ/TMP、替卡西林/克拉维酸、头孢哌酮/舒巴坦、哌拉西林/他唑巴坦、氟喹诺酮类和氯霉素等。

3. 厌氧菌所致感染的抗菌药选用　厌氧菌所致感染由于培养困难其疾病负担常被低估。临床上常见的厌氧菌包括拟杆菌属、梭杆菌属、消化链球菌属等，其中脆弱拟杆菌为重要病原菌。根据病情宜选用甲硝唑，也可选用克林霉素、头孢西丁、氯霉素等。脆弱拟杆菌与需氧革兰阴性杆菌混合感染的重症感染亦可选用碳青霉烯类，或β-内酰胺类与酶抑制剂合剂。艰难梭菌肠炎近年来引起广泛重视，此与广谱抗生素应用密切相关，停用抗生素是最主要的治疗措施，此外可选用甲硝唑，治疗无效时可改用万古霉素口服，对于难治性或者反复发作的重症艰难梭菌感染甚至可采取粪便移植等重建肠道微生态的方法。

4. 其他病原体感染的抗菌药选用　肺炎支原体及肺炎衣原体感染宜选多西环素、红霉素及其他大环内酯类、氟喹诺酮类。放线菌属宜选氨苄西林或青霉素，替代选用多西环素、头孢曲松，克林霉素、红霉素也有治疗有效的报道。诺卡菌属宜选SMZ/TMP等磺胺类药，也可选用碳青霉烯类、米诺环素、阿米卡星等。结核病等分枝杆菌感染则需要选用利福平、异烟肼等抗结核药物，真菌感染则根据不同的真菌种类选用敏感的抗真菌药物。

（三）抗菌药物的经验性治疗

在许多情况下，抗菌治疗早于明确病原学之前。药物的选择根据感染部位或感染场所常见病原体的研究结果进行指导，兼顾药代动力学因素及某一特定医院或地域疑似病原体的耐药情况。应在以下几种情况下进行经验性治疗：

1. 危及生命的感染　如患有危及生命的重大疾病时，一旦怀疑细菌感染，都应用采取抗菌治疗。起始治疗方案多采用多药联合治疗，明确病原学后，根据病原学进行调整。早期有效的抗感染治疗可提高生存率。

2. 社区获得性感染的治疗　在许多情况下，未获得培养结果时非危及生命的感染宜采取抗菌治疗，这些情况包括院外感染，如社区获得性的上下呼吸道感染、膀胱炎、蜂窝织炎或局部伤口感染、尿道炎和前列腺炎。但是，若上述感染复发或初治失败，应尽可能取得培养结果，从而指导治疗。

（四）联合抗感染治疗

抗感染治疗的原则之一是感染细菌一经确认，应当使用的针对性抗菌治疗。针对病原体的窄谱单一药物可减少对正常菌群的影响，从而限制耐药的医源性微生物的过度生长（如白色念珠菌、肠球菌、艰难梭菌或耐甲氧西林的葡萄球菌等），避免多药治疗方案的潜在毒性，并减少治疗费用。但是，在某些情况下，仍需使用多种抗菌药物，一般包括下列情况：

1. 防止耐药突变株的出现　耐药突变株通常在以下两种情况下被选择出来，即抗菌药物的MIC接近于血浆或组织的治疗浓度和（或）当感染部位限制了药物的进入或活性。最常见的例子是利福平治疗葡萄球菌，亚胺培南治疗假单胞菌，氟喹诺酮类治疗葡萄球菌和假单胞菌感染。耐氨基糖苷类药物的葡萄球菌的小菌落变异株也常在该抗生素单药治疗时发生。加用作用机制不同的另一药物时则可预防这些突变株的出现（如亚胺培南加氨基糖苷类或氟喹诺酮联合治疗假单胞菌感染）。但是，联合化学疗法后也可发生多重耐药突变株的出现，提示联合治疗并不总是奏效。

2. 协同或相加作用　对某一细菌的联合治疗使方案中每一个药物或所有药物的MIC或最低杀菌浓度（minimal bactericidal concentration，MBC）下降。在协同作用中，当和另一个药物联合使用时，每一个药物的作用比单独使用时作用更强，因此药物的联合作用高于每一个药单独作

用的总和。在相加作用中,药物的联合作用等于每个药物作用之和。协同作用或相加作用最好的例子是β-内酰胺类与氨基糖苷类药物联合治疗肠球菌、草绿色链球菌和铜绿假单胞菌时,抗菌活性增强。大多数抗菌药物联合治疗作用有限(即联合作用并不比两个药物单独治疗更有效),而某些联合用药(如青霉素加四环素治疗肺炎球菌)可能具有拮抗作用(即联合治疗比任一药物单独治疗效果更差)。

3. 治疗可能的多重病原体合并感染 对于某些感染,存在怀疑混合感染如腹腔感染或脑脓肿和有微血管病变的糖尿病患者肢体感染时,或患者病情非常严重而未能明确病原体的情况,如中性粒细胞减少症患者发热,住院患者急性吸入性肺炎,感染性休克或脓毒血症等情况下可经验性采取联合抗感染治疗,在培养阳性及获得药敏结果前,尽可能覆盖可能的病原。

【抗菌药物的不良反应】

药物的不良反应(adverse reactions)是指药物在正常用法和用量下由药物引起的有害的和非期望产生的反应。包括药物引起的毒性反应、变态反应和致畸、致癌、致突变作用,对抗感染药物而言,尚有二重感染等,然而上述各类不良反应并不能截然区分,某些不良反应产生的机制可能主要为毒性反应,但也包括药物过敏因素在内。

(一) 毒性反应

氨基糖苷类、多黏菌素类、两性霉素B、万古霉素、四环素、磺胺药等均可导致不同程度的肾脏损害。早期表现为蛋白尿、管型尿,继之可出现血尿、少尿及氮质血症。发现肾损害后,及时停药大多可逆。可致肝损害的药物有红霉素酯化物、利福平、四环素、磺胺药、利福平、异烟肼等。青霉素类、头孢菌素等亦可引起一过性血清氨基转移酶升高,停药后一般迅速恢复,并不需特殊处理。各类抗菌药物,尤其口服给药者均可由于化学药物的刺激作用引起恶心、呕吐、腹痛、腹泻、腹胀等消化道反应。药物对中枢神经系统和周围神经系统均可有毒性反应。青霉素类和头孢菌素类如在脑脊液中浓度过高时可引起昏迷、抽搐、肌阵挛、幻觉、局限性癫痫样表现。氨基糖苷类如庆大霉素、卡那霉素、链霉素、阿米卡星等均可损及第八对脑神经,导致听力或前庭功能损害。氨基糖苷类、多黏菌素类抗生素对神经-肌肉接头部位有阻滞作用,当该类药物大量放置于体腔内,或过快静脉给药时可致呼吸抑制或呼吸骤停。多黏菌素类尚可致周围神经炎、意识混乱、共济失调等神经精神症状。氯霉素、普鲁卡因青霉素可致精神症状发生。氟喹诺酮类可引起兴奋、失眠等,肾功能不全、原有癫痫史患者应用氟喹诺酮类药物时尚可发生抽搐、幻觉等严重反应。亚胺培南等碳青霉烯类在上述患者中亦可有发生类似神经精神系统反应,以亚胺培南相对多见。因此肾功能减退患者如确有指征应用氟喹诺酮类药物或亚胺培南等碳青霉烯类时,必须按肾功能减退程度减量用药,以防止中枢神经系统毒性反应的发生。异烟肼可致周围神经炎。氯霉素、两性霉素B、磺胺药、半合成青霉素类、头孢菌素类有可能引起白细胞和血小板减少,其中氯霉素所致者为多,严重者可致再生障碍性贫血发生。治疗中应严密随访周围血常规检查。某些抗菌药物可致凝血机制异常或因其他原因引起出血倾向,如头孢孟多、拉氧头孢、头孢哌酮等宜同时应用维生素K_1。

(二) 过敏反应

过敏反应是应用抗菌药物后的常见不良反应之一,几乎每种抗菌药均可引起,最多见者为皮疹,其他尚有过敏性休克、血清病型反应、药物热、血管神经性水肿、嗜酸性粒细胞增多症、溶血性贫血、再生障碍性贫血、接触性皮炎等。

(三) 二重感染

广谱抗菌药可使人体内正常菌群的平衡状态受到影响,敏感菌被抑制,耐药菌过度生长,发生菌群交替。如机体免疫功能又受损,优势菌就可引起感染,此即为二重感染,在长期应用广谱抗菌药物患者中多见。二重感染的常见病原菌有念珠菌属、真菌、葡萄球菌属、假单胞菌属等,可引起消化道、肺部、尿路感染、血流感染等。若应用主要自肝胆系统排出的药物,如头孢哌酮、

头孢曲松等时易发生抗菌药相关性腹泻，部分病例的发病与艰难梭菌的增殖有关，治疗可予甲硝唑，无效时亦可用万古霉素口服，此外应在可能情况下停用原用抗菌药物。

（张文宏）

参考文献

1. 汪复，张婴元．实用抗感染治疗学．第2版．北京：人民卫生出版社，2012
2. 中华医学会，中华医院管理学会药事管理专业委员会，中国药学会医院药学专业委员会．抗菌药物临床应用指导原则．中华医学杂志，2004，84(22)：1857-1862
3. N. Shetty, E. Aarons, J. Andrews. General principles of antimicrobial chemotherapy. In: N. Shetty, E. Aarons, J. Andrews. Infectious Diseases: pathogenesis, prevention, and case studies. UK. A John Wiley & Sons, Ltd, Publication, 2009

第八章 真菌感染

第一节 真菌感染概论

真菌在分类学上已独立为界，与动物界、植物界、原核生物界和原生生物界平行。真菌具有坚固的细胞壁和真正的细胞核，不含叶绿素，是异养性的，以寄生或腐生方式生存，典型者兼有有性生殖和无性生殖，产生各种形态的孢子。根据生长特性与形态差异，可将真菌简单分为酵母、真菌和蕈（蘑菇）。其中对人类有致病性的真菌约有300多个种类。除新型隐球菌和蕈外，医学上有意义的致病性真菌几乎都是霉菌。根据侵犯人体部位的不同，临床上将致病真菌分为浅部真菌和深部真菌。真菌性肠炎即属于深部真菌病。浅部真菌（癣菌）仅侵犯皮肤、毛发和指（趾）甲，而深部真菌能侵犯人体皮肤、黏膜、深部组织和内脏，甚至引起全身播散性感染。深部真菌感染肠道即表现为真菌性肠炎，可独立存在如婴儿念珠菌肠炎，或为全身性真菌感染的表现之一，如艾滋病并发播散性组织胞质菌病。

【真菌病分类】

（一）浅部真菌病

真菌仅侵犯表皮角质层，但其代谢产物可引起真皮的炎症反应，在皮肤上表现为红斑、丘疹、水疱及脱屑等，并引起明显痒感。皮疹向周围扩大，中心消退，表现为圆形或环状损害，以后中心部分仍可再发生新的皮损。刮屑或拔发后镜检找到真菌的菌丝或孢子即可确诊。凡是能渗透到角质层的抑制或杀灭真菌的药物，均有治疗作用。如药物可同时松解剥离角质，使真菌随之脱落，则效果更好。因为许多真菌侵犯手、足部皮肤时都刺激角质层增厚，药物不易渗透，故常需将角层剥脱，才能治愈。侵犯毛发者，则外用药物不渗入，仅用外用药难以治愈，必须口服灰黄霉素或酮康唑。侵犯指甲，多数药物也不易渗入，常需拔甲后再用药物。若有强力渗透的药物（如4%~8%丙酮胺甲涂剂）外用也可不拔甲而治愈。

（二）皮下组织真菌病

常形成肉芽肿和化脓性损害，临床表现为疣状或菜花状增生，间有化脓性病变。少数表现为窦道和瘘管，侵犯骨、肌肉等较深组织，破坏性大。皮损一般不痛不痒，顽固难治，切除不完全者，常常再发。虽然这类疾病没有危险性，但常局限于一处不易治愈，并且缓慢发展，个别患肢可致残，应早期诊断，早期治疗。诊断困难时，应做病理检查，并做真菌培养。确诊后及早全部切除病变组织，预后较好。大面积损害者，有的可内服碘化钾，如孢子丝菌病。有的要用两性霉素B合并5-氟胞嘧啶治疗。也可用三唑类药物如伊特拉康唑、氟康唑等。

（三）深部真菌病

真菌侵犯体内各个脏器时引起的疾病，早期诊断困难，需要综合病史、临床表现及实验室检查（包括真菌检查）才能确诊。除几种特殊的深部真菌病（如球孢子菌病、组织胞质菌病等）外，一般条件致病真菌，如念珠菌、毛霉、曲霉等引起的感染，都要从同一个系统中多次分离出同一种真菌，才能高度怀疑为本病。最好做病理检查，查到组织内有侵入的菌丝、芽胞及其周围的急性、亚急性或慢性炎症，则可确诊。但最后还要鉴定真菌的菌种。在病理上只能确定到哪一类菌，例如曲霉的菌丝分隔较窄，分枝呈锐角，而毛霉则菌丝宽大，无分隔，分枝多呈直角。

(四) 机会性真菌感染

在机体抵抗力低下(如白血病、淋巴瘤、糖尿病等)或有长期大量广谱抗生素使用史,糖皮质激素、免疫抑制剂、放射等的应用,器官移植、导管的使用,体内高糖、高蛋白、高脂类的静脉输入等,使得许多条件致病菌,如念珠菌、曲霉、毛霉等,甚至花斑癣的致病菌,糠秕马拉色菌等发展繁殖,引起或系统性感染。机会真菌感染早期的症状之一是口腔、咽部鹅口疮;其次注意全身症状,如发冷发热、肺部和其他系统感染症状,用抗生素治疗无效者要提高警惕;还要注意检查尿、痰的真菌情况,如果发现菌丝,要做进一步检查,包括真菌培养和病理检查,尿中真菌孢子数量如每毫升超过1000个,可考虑感染。如果原发病严重,已到晚期,条件致病的感染常常也很严重,就较难治愈。不过目前系统性抗真菌药有一定效果,部分患者可得以挽救。

(五) 真菌过敏症

吸入真菌孢子或真菌产物引起的过敏性疾病。有两种:①有的人有家族遗传过敏体质,吸入青霉、曲霉、链格孢、枝孢霉等的孢子后可以发生支气管喘息。支气管喘息有的是在儿童期达到高峰,成年后逐渐好转;也有少数是40岁以后发病,随年龄增长逐渐加重,可发展成肺气肿,顽固难治。②长期接触真菌孢子后发生过敏,常常是职业上的原因,如农民肺,因接触发霉的干草或其他发霉的农作物,吸入大量真菌孢子而产生急性或慢性的肺部疾患。急性者常有发冷发热、疲乏,数日后缓解,肺部X射线检查显示轻度纤维性改变。慢性型是长期与过敏原接触,产生敏感,导致阵发性呼吸困难、气管阻塞、口唇青紫、慢性咳嗽等症状X射线检查有大片纤维性改变、间质性肺部浸润,有时也可见粟粒状浸润结节,偶可引起衰竭而死亡。此病见于潮湿温暖地区,应早期确诊,避免接触过敏原。

【临床表现】

临床上常见的真菌感染多为侵袭性真菌感染,是指真菌进入到体内组织,如皮下、黏膜、肌肉、内脏所引起的感染。近年来由于造血干细胞的移植,实体器官的移植,高强度的免疫抑制剂的使用、化疗药物的应用以及在治疗中使用的大静脉置管和保留尿管等原因,临床上的侵袭性真菌感染的发病率有明显的上升。侵袭性真菌感染占医院获得性感染的8%~15%,其中以念珠菌和曲霉菌是为主。念珠菌仍然是医院内真菌感染的主要的条件致病菌。深部的真菌感染的发病率每年都要增长10%~20%。而侵袭性真菌感染容易发生在细胞免疫功能低下的患者,如艾滋病、恶性肿瘤、糖尿病、结核、大剂量使用糖皮质激素、器官移植等患者中。

【实验室检查】

有关真菌感染的实验室检查包括显微镜涂片、病理切片、培养、血清学检查,包括抗原和抗体及核酸的检测。在血清学方面抗原方面包括半乳糖甘露聚糖试验(GM试验),(1,3)-β-D-葡聚糖试验(G试验),甘露聚糖MA试验和荚膜多糖抗原检测。

【治疗】

在选择药物时需考虑致病真菌的种类,抗真菌药物的抗菌谱、药动学和药效学、不良反应及药物间相互作用。同时要结合不同地区真菌感染的流行病学资料、医院实际情况、患者病情和经济状况等因素,合理选择抗真菌药物。全身应用的抗真菌药有两性霉素B、去氧胆酸盐及其含脂制剂、吡咯类(氟康唑、伊曲康唑、伏立康唑、泊沙康唑)、棘白菌素类(卡泊芬净、阿尼芬净、米卡芬净)和氟胞嘧啶。抗真菌药物分类及其适应证见下表。需要注意的是,两性霉素B所致肾功能损害常见,少数患者可发生肝毒性、低钾血症、血液系统毒性。因此用药期间应定期检查肾、肝功能,血电解质,血常规,心电图等,以尽早发现异常,及时处理。出现肾功能损害时,应根据其损害程度减量给药或暂停治疗。原有严重肝病者不宜选用此类药物。此类药物需避光缓慢静脉滴注,常规制剂每次静脉滴注时间为4~6小时或更长;含脂制剂滴注时间通常为2~4小时。给药前可给予解热镇痛药或抗组胺药或小剂量地塞米松静脉推注,以减少发热、寒战、头痛等全身反应。吡咯类抗真菌药可致肝毒性反应,多表现为一过性肝酶升高,偶可出现严重肝毒性反

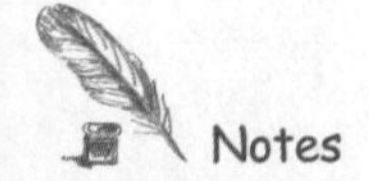

应,包括肝衰竭和死亡。因此在治疗过程中应严密观察临床征象及监测肝功能,一旦出现临床症状或肝功能持续异常,须立即停止治疗。肝病患者有明确应用指征时,应权衡利弊后决定是否用药。本类药物禁止与西沙必利、阿司咪唑、特非那定和三唑仑合用,以免发生严重心律失常。伏立康唑禁止与麦角生物碱类药物、利福平、利福布汀、卡马西平和长效巴比妥类合用。伊曲康唑不可用于充血性心力衰竭以及有充血性心力衰竭病史的患者。伊曲康唑和伏立康唑注射剂不可用于肾功能减退、肌酐清除率分别低于 30ml/min 和 50ml/min 的患者。

(贾战生)

参考文献

1. 李兰娟,任红 . 传染病学 . 第 8 版 . 北京:人民卫生出版社,2013
2. 马亦林,李兰娟 . 传染病学 . 第 5 版 . 上海:上海科学技术出版社,2011,640-647
3. Limper AH,Knox KS,Sarosi GA,et al. An official American Thoracic Society statement:Treatment of fungal infections in adult pulmonary and critical care patients. Am J Respir Crit Care Med,2011,183:96-128

第二节 隐 球 菌 病

隐球菌病是由隐球菌(cryptococcus)引起的一种深部真菌病,可累及脑膜、肺、皮肤、骨骼系统和血液等器官和部位。该病多见于成年人,好发于细胞免疫功能低下的患者,如艾滋病、恶性肿瘤、糖尿病、结核、大剂量使用糖皮质激素、器官移植等。在高效抗反转录病毒治疗(highly active antiretroviral therapy,HAART)之前,5%~10% 的艾滋病患者并发隐球菌病,高危指标为 CD4+T 细胞少于 0.05×10^9/L。其临床特点为急性起病,容易播散至多个器官,病情进行性恶化。隐球菌性脑膜炎是常见的临床类型,其临床特点为慢性或亚急性起病,剧烈头痛是突出的表现,头痛渐进性加重,脑膜刺激征阳性,脑脊液的压力明显升高,糖含量降低,呈浆液性改变,常伴有发热。肺隐球菌病是另一个常见临床类型,其临床特点为慢性咳嗽、黏液痰、胸痛等。隐球菌感染的死亡率可达 10%~44%,早期诊断和积极治疗可降低其死亡率。

【病原学】

隐球菌属(cryptococcus)至少有 38 个种,是环境腐生菌,广泛存在于土壤和鸽粪中,偶可在蔬菜、水果、牛乳等处分离到,有致病性的隐球菌主要包括新型变种(*Cryptococcus neoformans*)与格特变种(*Cryptococcus gattii*),其他隐球菌如浅白隐球菌(*Cryptococcus albidus*)和罗伦特隐球菌(*Cryptococcus laurentii*)等几个种,仅在免疫功能低下的患者中引起隐球菌病。而我们通常所说的隐球菌主要是新型隐球菌。根据荚膜多糖抗原特异性的差异可分为 A、B、C、D 和 AD 五种血清型,A 型最常见。血清型 A、D 和 AD 属于新型隐球菌新型变种,血清型 B 和 C 属于新型隐球菌盖特变种。根据分子序列分析,新型隐球菌和格特隐球菌为两个不同的变种。每个变种可进一步分为 4 个主要的分子亚型,其生态龛各不相同(表 8-1)。

表 8-1 隐球菌的地理分布

菌种	血清型	分子型	地理分布	疾病	来源
新型隐球菌 grubii 变异型	A	VNⅠ,VNⅡ	全球	免疫功能不全人群,肺炎 / 脑炎 / 播散性	土壤 / 鸟类
格特隐球菌	B,C	VGⅠ,VGⅡ VGⅢ,VGⅣ	热带、亚热带和温带	免疫功能不全 / 正常人群,较少引起脑膜炎	木材,如树
新型隐球菌新生变异型	D	VNⅣ	欧洲	免疫功能不全 / 正常人群,皮肤病	土壤 / 鸟类
新型隐球菌	A/D	VNⅢ	全球	免疫功能不全人群,肺炎 / 脑炎 / 播散性	土壤 / 鸟类

新型隐球菌的形态在病变组织内呈圆形或卵圆形，以芽生方式进行繁殖，直径为 5~10μm，大小是红细胞的 2~3 倍，个别可达 20μm。能保留革兰氏染色，PAS 染色菌体呈红色，外周围绕着一层宽厚的多糖荚膜，为主要的毒力因子，荚膜可比菌体大 1~3 倍。而非致病性隐球菌无荚膜，不形成菌丝和孢子，依赖出芽生殖。在电镜下多糖荚膜呈中等电子密度，外周有疏电子密度微纤维，呈放射状盘绕，荚膜和胞体之间有明显透明带，胞体内有卵形核，线粒体呈条索状，可见大小不等的空泡。在实验室中，用葡萄糖蛋白胨琼脂 37℃培养，新型隐球菌新型变种在几天内可以形成光滑的褐色菌落，新型隐球菌盖特变种生长较为缓慢，而非致病性的隐球菌种生长不良或几乎不生长。也可根据刀豆氨酸 - 甘氨酸 - 溴麝香草酚蓝琼脂的颜色反应对变种进行分类。绝大多数隐球菌产生尿素酶，利用这一特点可进行流行病学调查的初筛，但也有少数尿素酶阴性株漏诊。在隐球菌胞内有酚氧化酶，能与多巴、单酚或双酚化合物作用，产生黑色素，能保护自身在宿主内存活，同时有致病性。当真菌在含有这些底物的培养基上生长时，能产生黑色素样色素，利用此生物学特性，可以鉴定新型隐球菌，特别是尿素酶阴性的菌株。

【流行病学】

(一) 传染源

从鸽粪、水果和土壤中可分离出新型隐球菌，也可从健康人的皮肤、黏膜和粪便中分离。但是，鸽粪是新型隐球菌临床感染的主要来源，鸽子本身是新型隐球菌的携带者，鸽子的嘴、双足均可以分离到新型隐球菌，但鸽子本身却无新型隐球菌感染。这是由于新型隐球菌在 44℃停止生长，而鸟类的正常体温为 42℃，可阻止新型隐球菌向肠道外侵袭，所以，鸟类并不发病。与其他鸟类的生活习性不同，鸽子保留废弃物在鸽巢中，有利于新型隐球菌的繁殖，使鸽粪中新型隐球菌的密度可高达 5×10^7/g，在其他禽类如鸡、鹦鹉、云雀等排泄物中也可分离出新型隐球菌。土壤中的病原菌则是鸽粪等鸟类排泄物污染所造成的。

桉树是格特隐球菌的主要传染源。澳大利亚的动物树袋熊是格特隐球菌的携带者，在其爪、粪便中均可分离到格特隐球菌。但是近年来也有学者从其他树木如杉树、橡树中分离到格特隐球菌，提示桉树并非唯一传染源。

(二) 传播途径

环境中的病原体主要通过呼吸道，也可通过皮肤或消化道进入人体引起疾病，或成为带菌者。人体通常是通过吸入环境中气溶胶化的新型隐球菌孢子而发生感染。组织病理学也证实，无论有无临床症状的隐球菌感染患者，均见肺部隐球菌性小结节，系吸入后沉积肺泡所致。但尚未证实存在动物与人，或人与人之间的直接传播。

(三) 易感人群

一些正常人体内存在新型隐球菌感染，皮肤隐球菌特异性实验表明人群普遍易感，但有一定的天然免疫力。有严重基础疾病或免疫功能异常者，如糖尿病、肾衰竭、肝硬化、恶性淋巴瘤、白血病、结节病、结核、系统性红斑狼疮、器官移植以及长期大量使用糖皮质激素和其他免疫抑制剂等易感染和发病。艾滋病患者对新型隐球菌的易感性增加。艾滋病患者继发隐球菌病的发病率，在美国为 5%~10%。在接受高效抗反转录病毒治疗后发病率明显降低。

(四) 流行特征

隐球菌感染呈世界性分布，呈高度散发。青壮年多见，男女比例大约为 3∶1，没有明显种族和职业发病倾向。在美国，HAART 治疗时代以前，86% 的隐球菌病见于 HIV 感染患者。对于非 HIV 患者来说，发生隐球菌病最大的风险因素包括恶性肿瘤、糖尿病、类固醇治疗、实质器官移植和患有肝、肾衰竭等慢性疾病。HAART 治疗的发展导致发展中国家隐球菌感染的发生率显著降低，但隐球菌感染的发生率在其他免疫功能不全患者中仍然较为稳定。在撒哈拉沙漠以南的非洲地区，隐球菌病是 HIV 感染患者致死的首要病因。在南非的 HIV 成人患者中，发病率为 95~120 例 /10 万；在 CD4+T 细胞 < 200 个 /mm^3 的艾滋病患者中，发病率为 14 例 /1000。在东南亚，

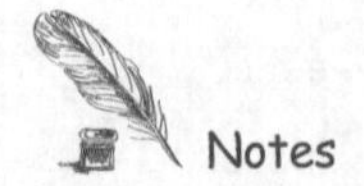

每年新增超过10万例的隐球菌病；在亚洲，隐球菌病的疾病负担在艾滋病患者中最大，1/3的脑膜炎患者为隐球菌性脑膜脑炎。在我国，1948年以来全国大部分省市均陆续有报道，呈逐年增多的趋势，主要发生于艾滋病、恶性肿瘤、大剂量糖皮质激素使用的患者，但亦有约半数的患者无明确的免疫功能低下疾病。

【发病机制与病理】

（一）发病机制

隐球菌感染的发病机制尚未完全阐明，目前研究认为隐球菌感染的发病机制是多因素所致，与病原菌的数量、毒力和致病力以及机体的免疫状态等相关。

1. 病原菌因素　新型隐球菌荚膜多糖为主要的毒力因子，无荚膜的隐球菌突变株明显缺乏对鼠的致病力，而恢复其产荚膜的能力后则可重新获得毒力。将参与荚膜形成的*cap59*基因进行基因敲除后，可导致荚膜丧失，致病性显著下降，而利用分子克隆法将*cap59*基因转化至基因敲除的突变株后，荚膜形成、毒力恢复。荚膜可能参与抑制机体免疫、增加免疫耐受性。体外试验研究发现，在补体参与下粒细胞的吞噬和杀伤作用得以增强，但是荚膜多糖能抑制补体参与粒细胞的吞噬过程，削弱T细胞特异性抗隐球菌的免疫应答，使隐球菌能够在体内存活，发挥致病性。在免疫防御功能不全的个体，可引起肺部出现侵袭病灶，或者经血行播散至肺外其他器官。由于正常人脑脊液中缺乏补体，可溶性抗隐球菌因子（在血清中则存在）以及脑组织中缺乏对新型隐球菌的炎症细胞，再加上脑组织具有高浓度的儿茶酚胺介质，通过酚氧化酶系统为新型隐球菌产生黑色素，促进新型隐球菌的生长，所以，肺外播散一般先累及中枢神经系统。

2. 宿主因素　机体的固有免疫和适应性免疫在抗隐球菌感染中均发挥重要作用。吸入气溶胶化的新型隐球菌孢子之后，多数感染从无症状的肺部定位开始。这一时期宿主的防御功能发挥了重要作用，细胞介导的免疫反应对于募集和激活巨噬细胞、控制疾病十分重要，可清除潜伏感染。Th1细胞免疫应答及其产物干扰素-γ、肿瘤坏死因子-α、白介素-12、白介素-18对介导中性粒细胞和巨噬细胞的能耐，对降低真菌感染、防止疾病播散有着重要的作用，但Th2细胞免疫应答与疾病播散有关。此外，自然杀伤细胞、CD4+和CD8+T淋巴细胞等非吞噬效应细胞通过氧化和非氧化机制杀伤新型隐球菌。艾滋病患者的CD4+T细胞减少殆尽，损害了原本可控制隐球菌感染的细胞免疫应答功能。HIV感染可导致Th1细胞因子表型转变为以Th2表型为主，加剧了隐球菌病的播散。此外，HIV可侵袭肺泡巨噬细胞，削弱了它们控制隐球菌感染的能力。星形胶质细胞也可产生大量细胞因子和一氧化氮，抑制隐球菌的生长。

（二）病理

中枢神经系统隐球菌病的病变范围广泛，脑脊膜最易侵犯。新型隐球菌可沿着血管周围间隙进入脑组织形成小囊肿，也可侵犯脑实质（大脑的各个部位、间脑、脑干、小脑等），常表现为脑膜炎，脑膜增厚，以颅底最为明显，蛛网膜下腔充满含大量新型隐球菌的胶冻样物质和少量的巨噬细胞，有时出现血管内膜炎、形成肉芽肿，脑膜和脑组织可出现粘连。中枢神经系统的病变程度很不一致，可导致弥漫性损害或局限性损害。肺隐球菌病，表现为自限性感染的病灶，直径多在1.5cm以内。表现为活动性感染病灶时，直径多在1.5~7cm，呈胶冻样或肉芽肿，多靠近胸膜，有时中心可坏死液化形成空洞。显微镜下，肉芽肿内可见大量新型隐球菌和少量巨噬细胞。皮肤隐球菌病，多表现为小丘疹、斑疹、表皮下坏死形成溃疡，溃疡的炎症反应较轻，周围的淋巴结不肿大。骨骼隐球菌病，可出现溶骨性病变，形成冷脓肿。

【临床表现】

隐球菌病的潜伏期可为数周至数年不等，临床表现也轻重不一，各不相同，可表现为无症状性疾病、局部肺病或播散性病变。播散性病变可见于任何器官，但较易侵袭中枢神经系统引起脑膜脑炎，偶尔还可导致局灶性颅内肉芽肿，称为隐球菌瘤。

(一) 中枢神经系统隐球菌病

隐球菌感染是中枢神经系统最常见的真菌感染，多见于成年人，起病隐匿，表现为慢性或亚急性起病，起病前有上呼吸道感染病史。约 12.5% 的患者有颅外感染，艾滋病患者颅外感染的发生率则高达 50%，97% 的隐球菌脑膜炎患者在病程中出现头痛，而通常头痛是最早或唯一的症状，在确诊前就开始出现，可位于前额、双侧颞部、枕后或眼眶后，多为胀痛或钝痛，呈间歇性。以后头痛程度逐渐加重，发作频率增加和持续时间延长。在数周之内，随着颅内压的进一步增加，患者的头痛剧烈，可伴有恶心、呕吐、烦躁和性格改变等表现。90% 的患者在病程中可出现发热，体温一般在 39℃以下，个别患者可出现高热。在病程的中、后期部分患者可出现视物模糊、畏光、视力下降，甚至完全失明，这可能与隐球菌直接导致视神经受损、视神经炎、视神经萎缩、脉络膜视网膜炎及颅内压升高有关。体检可发现步态蹒跚，颈项强直、布氏征或克氏征等脑膜刺激征。

根据中枢神经系统隐球菌感染的症状、体征和头颅影像学改变，一般可分为三种临床类型。①脑膜炎型：临床最为常见，病变主要侵犯脑膜，临床主要表现为脑膜刺激征和脑脊液异常。②脑膜脑炎型：艾滋病患者最为多见，除脑膜病变外，还有脑实质的损害，可出现相应部位的症状和体征。③肉芽肿型：相对少见，可因颅内肉芽肿压迫神经造成相应的神经系统症状和体征。

(二) 肺隐球菌病

隐球菌主要通过肺进入人体，但是肺隐球菌病所占比例不到 15%，远比中枢神经系统隐球菌病少见。肺隐球菌病可发生在无肺外病变的情况下，同样，中枢神经系统隐球菌病等肺外感染，肺部也可没有感染灶。

肺部隐球菌感染的早期，多数患者无症状，少数患者可出现低热、轻咳，咳黏液痰，偶有胸膜炎症状。隐球菌感染在艾滋患者中经常广泛播散。在免疫功能严重受损的患者中，可以发生急性呼吸窘迫综合征（ARDS）。近年来，在有艾滋病毒（HIV）感染的患者中，更常见的表现酷似卡氏肺囊虫感染的间质浸润。由于肺部隐球菌感染可以与肺部其他疾病过程重复出现，所以 X 线更无典型特征。

(三) 其他部位感染

隐球菌发生血行播散时，大约有 5% 患者出现皮肤病变，可表现为痤疮样皮疹，皮疹出现破溃时可形成溃疡或瘘管。骨 / 关节隐球菌病大约占隐球菌病的 10%，表现为连续数月的骨骼、关节肿胀和疼痛，出现溶骨性病变时，通常以冷脓肿形式出现，并可累及皮肤。隐球菌病也可引发播散性或全身性感染，由肺原发性病灶血行播散所引起，除了中枢神经系统之外，几乎可波及全身所有部位，如肾、肾上腺、甲状腺、心、肝、脾、肌肉、淋巴结、唾液腺和眼球等。一般症状类似结核病，出现肉芽肿病变时，个别患者在组织学上与癌性病变类似。

【实验室及辅助检查】

(一) 常规检查

隐球菌感染者白细胞、红细胞和血红蛋白以及血小板计数一般在正常范围；部分患者可出现外周血白细胞轻度升高，以中性粒细胞和淋巴细胞比例增高为主，部分患者可出现轻至中度贫血。血沉可正常或轻度增加。病变不累及泌尿系统时，尿常规无异常。艾滋病患者白细胞计数降低，不同程度的贫血，T 淋巴细胞绝对计数降低，CD4+T 淋巴细胞计数也下降，CD4+/CD8+ 小于 1。

(二) 脑脊液检查

大多数中枢神经系统隐球菌病患者的脑脊液压力明显升高，绝大多数 >200mmH_2O（1.96kPa），病情严重的患者可高达 600mmH_2O（5.4kPa）以上，因此在进行腰椎穿刺之前，用 20% 甘露醇 250ml 快速静脉滴注、可降低脑疝发生的危险性。脑脊液多呈非化脓性改变，外观澄清或稍为混浊；90% 以上患者有细胞数轻至中度增多，细胞数一般在（40~400）×10^6/L 之间，以单核

细胞为主，但在疾病早期也可呈现多核细胞为主，个别患者在症状明显期偶尔大于 500×10^6/L。蛋白质水平轻至中度升高，个别可达 4g/L 以上；葡萄糖和氯化物水平下降，少数患者糖含量甚至为零。然而艾滋病或严重免疫低下患者并发隐球菌脑膜炎时，往往脑脊液常规、实验室检查正常或仅轻度异常。

（三）病原学检查

1. 直接镜检　脑脊液墨汁涂片镜检是隐球菌脑膜炎最简便而又迅速的诊断方法，涂片以印度墨汁为佳，约 70% 的隐球菌脑膜炎患者可以获得阳性结果。印度墨染色是一种传统的方法，其可将背景而非真菌荚膜染蓝，呈现特征性的“繁星之夜”表现。印度墨染色的敏感性和特异性不一，常依赖于观察者的经验，裂解的白细胞可被误认为真菌。因此，人工读片易误诊，直接镜检法不能作为病原菌诊断的确诊依据，应进行进一步鉴定。

2. 分离培养　从脑脊液、痰液、皮肤病灶的分泌物、冷脓肿穿刺液和血液等标本分离到新型隐球菌是诊断的最好方法，培养仍然是确诊的“金标准”，沙氏琼脂培养基、血液或脑心浸液琼脂可用来培养新型隐球菌，培养 2~3 天可见到菌落，由于脑脊液中隐球菌的含量较少，因此需多次培养以提高阳性率，若连续培养 6 周仍没有菌落出现才能认为培养阴性。皮肤、骨骼和关节新型隐球菌病的病原学诊断除了依靠分泌物或脓液的涂片和培养外，还可以从病理活检中找到病原学诊断的依据。

有学者认为即使没有泌尿系统和呼吸系统的症状和体征，尿液和痰液的培养仍是必需的，因为在呼吸道感染的早期，血清隐球菌抗原滴度低，肺部影响学无异常，而此时痰培养可以阳性。同样，疾病早期尽管没有肾脏的实质改变，尿培养也可以阳性。血培养阳性常发生在大剂量使用激素、粒细胞缺乏以及艾滋病等患者身上。

3. 免疫学检查　主要检测隐球菌的荚膜多糖特异性抗原，已作为临床常规检测办法。与多数真菌病的血清学试验缺乏特异性和敏感性不同，针对新型隐球菌荚膜多糖抗原的乳胶隐球菌凝集试验（latex cryptococcal agglutination test，LCAT）、酶联免疫吸附测定（enzyme-link immunosorbent assay，ELISA）以及单克隆抗体检测法均有较高的特异性和敏感性，中枢神经系统新型隐球菌病，隐球菌抗原在脑脊液中的阳性率几乎达 100%，血清为 75% 左右。免疫学检查的缺点是可以出现假阳性，特别是血清标本，与标本内有干扰性物质，如类风湿因子阳性、肿瘤患者、慢性脑膜炎患者、系统性红斑狼疮以及结节病患者均可以发生交叉反应，其他真菌感染如毛孢子菌感染等也可以发生交叉反应。

4. 分子生物学检查　近年来分子生物方法的不断发展为隐球菌感染的检测提供了新的诊断方法。PCR 方法检测新型隐球菌有很高的特异性和敏感性，可以区别变种，可以用于感染早期的诊断，可以不受治疗的影响。可用于痰液、支气管或肺泡灌洗液、经支气管吸出物的检测。另外，DNA 探针法和 PCR 探针法也正在研发中。

（四）影像学检查

中枢神经系统隐球菌病的影像学表现多种多样，在不同的病程或病理阶段，其改变各不相同，且缺乏一定的特征性。头颅 CT 主要有以下几种改变：①颅内弥漫性脑水肿，表现为脑实质内大片不规则低密度灶，常见于脑基底节、丘脑和大脑皮质区。②颅内脑实质等密度、略高密度块影或低密度片状影，直径 >0.5cm，单发或多发，均匀性强化，一般不发生坏死或形成脓肿，病灶周围有水肿，增强后病变多有明显强化，类似肿瘤。③颅内多发片状低密度区，可有相互融合趋势，有脑室、脑池受压等占位表现，增强后病变呈多发小结节或环形强化，易误诊为脑转移瘤。④脑积水，脑室对称性扩大，不少病例脑积水为隐球菌脑膜炎唯一的表现。⑤脑萎缩，这是艾滋病患者较常见的异常表现，可能与 HIV 本身相关。⑥脑室内隐球菌病，为肉芽肿样改变，较为少见。⑦假性囊肿，常见于脑基底节区，也可发生于脑室内。呈单个或多发性圆形低密度小囊，直径 5~10mm，壁薄而光滑，无强化，无周边脑水肿，无炎症反应或胶质增生，内含大量胶冻样物质

及未成熟的酵母菌，周围为正常脑组织而缺少真正的囊壁，故称为假性囊肿。⑧亦有近半数患者头颅 CT 无异常发现，而头颅 MRI 可提高对隐球菌脑膜炎病灶的早期发现。

肺新型隐球菌病患者的 X 线检查表现为多样性，轻者仅表现为双肺下部纹理增加或孤立的结节状阴影，偶有空洞形成。急性间质性炎症表现为弥漫性浸润或粟粒样病灶。一般不出现纤维性变和钙化，肺门淋巴结肿大和肺萎陷少见。在同时有 HIV 感染的患者中，更常见的表现酷似卡氏肺囊虫感染的间质浸润。由于肺部隐球菌感染可以与肺部其他疾病过程重复出现，所以 X 线无典型特征。

【诊断】

隐球菌病是一种临床疾病谱复杂多变的全身性真菌病。诊断需要依据以下资料综合分析：

（一）流行病学资料

应注意患者是否有暴露于鸟粪、特别是鸽粪的病史；是否存在影响免疫防御功能的基础疾病和因素，如恶性肿瘤、糖尿病、结核、大剂量使用糖皮质激素和免疫抑制剂、器官移植等，其中 HIV 感染是本病重要的易感因素。但是，没有流行病学资料也不能排除本病。

（二）临床表现

中枢神经系统隐球菌病有逐渐加重的剧烈头痛、呕吐、脑膜刺激征阳性；严重时，可有意识障碍、抽搐、病理征阳性等表现。典型的肺隐球菌病有咳嗽、咳黏液痰、胸痛等表现，皮肤隐球菌病有痤疮样皮疹，皮疹中间坏死形成溃疡等表现，骨骼隐球菌病有胀痛、冷脓肿形成等表现。

（三）实验室检查

除外痰液检查，脑脊液、血液、皮肤病灶和全身其他组织和体液标本涂片、培养分离及组织病理标本找到有荚膜的酵母菌是隐球菌病的确诊依据。隐球菌脑膜炎的确诊仍然依赖于实验室的特异性检查，包括脑脊液墨汁涂片、真菌培养及隐球菌荚膜多糖特异性检查。此外，组织病理活检和培养液有助于确诊。

【鉴别诊断】

临床上，中枢神经系统隐球菌病的表现以及脑脊液的常规、生化改变很难与结核性脑膜炎、病毒性脑膜炎或不典型化脓性脑膜炎相鉴别，尤其是少数病例早期脑脊液糖含量正常，蛋白质轻度至中度升高，但脑脊液墨汁染色可发现隐球菌，阳性率超过 80%，另外真菌培养及隐球菌荚膜多糖特异性检查也有较高的阳性率。隐球菌脑膜炎、结核性脑膜炎、脑肿瘤的鉴别诊断见表 8-2。

表 8-2 隐球菌脑膜炎、结核性脑膜炎、脑肿瘤的鉴别诊断

要点	隐球菌脑膜炎	结核性脑膜炎	脑肿瘤
病原菌	隐球菌	结核分枝杆菌	无
起病	慢性或亚急性	亚急性	慢性
脑神经受累	早期不明显，以后多不规则	病程中较早出现发热	多无发热
脑脊液细胞数	轻至中度增多，200×10^6/L 以下多见	中度增多，$(200\sim500)\times10^6$/L 多见	正常或轻度增多
糖	明显减低	多数 1.12~2.24mmol/L	正常
蛋白质	轻、中度增高	明显增高	稍增高，蛋白质、细胞分离
氯化物	减低	减低	正常
涂片查菌	隐球菌	结核分枝杆菌	肿瘤细胞
隐球菌抗原	阳性	阴性	阴性
脑电图	弥散型异常	弥散型异常	多有定位改变
头颅影像	无特异性改变	无特异性改变	可有特殊改变

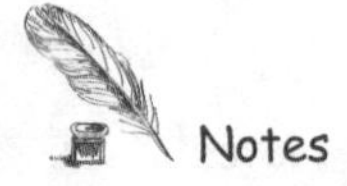
Notes

肺隐球菌病应与肺结核和肺部恶性肿瘤等疾病相鉴别。皮肤新型隐球菌病应与粉刺、基底细胞瘤和类肉瘤等疾病相鉴别。骨骼、关节新型隐球菌病应与骨骼、关节结核以及骨肿瘤等疾病相鉴别。播散性新型隐球菌病应与粟粒性肺结核、结缔组织病和转移癌等疾病相鉴别。

【预后】

未经抗真菌药物治疗的隐球菌脑膜炎患者均会死亡，治疗后仍有10%~40%的病死率。存活者也有20%~25%的复发率。部分患者治愈后留有严重的后遗症，包括视力丧失、脑积水、智能减退等。临床经验表明，有以下因素者预后不佳，病死率高：①急性起病患者预后差；②意识障碍是早期病死率高的最重要因素；③确诊前病程长短与预后也有一定的相关性，研究发现确诊前病程小于1.5个月者治愈率明显高于大于1.5个月者；④出现明显的神经系统定位体征如偏瘫、癫痫等预后不好；⑤有脑积水者，颅外病灶分离培养阳性（提示为播散性），特别是血培养阳性，预后较差；⑥脑脊液细胞数在一定程度上反映了机体对感染的应答能力，细胞总数低于$20×10^6$/L者预后不佳；⑦血、脑脊液隐球菌抗原滴度增高显著者，脑脊液蛋白质含量>10g/L者，糖含量持续低下，经治疗后仍无回升者，预后不佳；⑧尽管国外文献报道涂片持续阳性而培养阴性，并非病情未控制的指标，但脑脊液培养和（或）涂片经治疗后始终不转阴者，预后不佳；⑨脑脊液隐球菌抗原滴度>1∶1280，以及治疗后滴度持续不降者预后不佳；⑩免疫抑制或缺陷患者疗效不佳。

【治疗】

（一）中枢神经系统隐球菌病

1. 抗真菌药物治疗 如不进行治疗，隐球菌脑膜炎常为致死性，早期诊断和及时治疗对挽救患者的生命十分重要。能有效对抗隐球菌的经典抗菌药物为多烯类（两性霉素B制剂）、唑类和氟胞嘧啶。典型的隐球菌脑膜炎的治疗包括2周的诱导治疗期、8周的巩固治疗期以及额外的防止复发的维持治疗期。不同的指南对于隐球菌脑膜炎治疗方案的推荐意见略有不同。世界卫生组织推荐使用两性霉素B去氧胆酸盐0.7~1mg/(kg·d)+氟胞嘧啶100mg/(kg·d)进行2周诱导治疗后使用氟康唑400~800mg/d进行8周巩固治疗，应用氟康唑200mg/d进行维持治疗。美国传染病协会则推荐使用两性霉素B去氧胆酸盐0.7~1mg/(kg·d)+氟胞嘧啶100mg/(kg·d)进行2周诱导治疗后使用氟康唑400mg/d进行8周巩固治疗，应用氟康唑200mg/d进行维持治疗。若患者不能耐受氟康唑，可换用伊曲康唑400mg/d，或两性霉素B静脉滴注每周1~3次，每次1mg/kg。但对于艾滋病患者在有效抗病毒治疗后，病毒载量得到迅速控制，细胞免疫功能得到很大恢复，如果患者CD4+T细胞计数持续1年在100/μl以上，且无脑膜炎复发表现，可停用抗真菌药物维持治疗，但需密切观察病情变化，一旦CD4+T细胞计数降至100/μl以下，则需恢复维持治疗，以免复发。

两性霉素4~6小时缓慢静滴联合使用镇痛药可减少头痛、寒战、发热和局部反应，但其毒性较强，肾毒性常见，可引起肾小球滤过率降低，停用两性霉素后可纠正肾功能不全，其他的肾毒性还包括低钾血症和低镁血症。足够的等张补液预先水化，可最小化两性霉素引起的肾毒性，每周两次监测电解质。贫血是两性霉素B治疗另一常见的副作用，因此治疗期间应至少每周一次监测血红蛋白的含量。氟胞嘧啶具有骨髓毒性，可致中性粒细胞减少、血小板减少、贫血或全血细胞减少，停药后可缓解。

2. 对症支持治疗

（1）降低颅内压：降低颅内压是减低早期病死率的关键。常用的降低颅内压的药物是20%甘露醇快速静滴，其他还有呋塞米、白蛋白等。必要时可安装脑脊液储存器及两性霉素B池内注射。

（2）纠正电解质紊乱：在治疗病程中以低钾血症发生率为最高，病程中应该密切注意监测血钾，及时补充钾离子。

(3) 支持治疗:注意加强营养支持,必要时可静脉输注脂肪乳、新鲜血浆或全血。对于免疫功能低下的患者可考虑适当给予免疫增强剂治疗。

(二) 其他部位的隐球菌感染

1. 肺隐球菌病 由于在一些免疫防御功能"正常"的肺新型隐球菌病个体,不用抗真菌治疗能够自愈。相反,存在其他免疫抑制因素的患者,或肺部病灶呈侵袭性发展的患者以及艾滋病患者,肺新型隐球菌病均需要进行抗真菌治疗。可以选用两性霉素 B 联合氟胞嘧啶,两性霉素 B 的总量为 1~2g。或者氟康唑,400mg/d,疗程为 6~12 个月。氟康唑一般用于轻、中型肺新型隐球菌病。治疗应进行至临床症状和肺部影像学病灶消失,以及病原学检查阴性。出现广泛的肺叶实变和大块状病变时,应进行手术切除并辅以抗真菌治疗。

2. 皮肤、黏膜隐球菌病 可单用两性霉素 B 或合并氟胞嘧啶进行治疗。三唑类抗真菌药在皮肤、黏膜分布良好,不良反应轻微,虽然是抑菌剂,也足以治愈皮肤、黏膜的隐球菌病。氟康唑,150~400mg 口服,每天 1 次;或者伊曲康唑,200mg,口服,每天 2 次。

3. 骨骼隐球菌病 除了用两性霉素 B 进行治疗外,还需要进行外科清创术。三唑类抗真菌药物在治疗骨骼新型隐球菌病的疗效还需进一步评价。

【预防】

注意个人和环境卫生,忌食腐烂水果,防止吸入带鸽粪的尘埃;做好卫生宣教工作,加强家鸽和广场鸽子饲养的卫生管理,及时处理鸽粪,防止鸽粪污染空气。

对于高危人群如恶性肿瘤、长期大剂量应用糖皮质激素、慢性消耗性疾病、自身免疫性疾病、器官移植、AIDS 及特发性 CD4+T 细胞缺乏症等患者,应避免高危环境,如流行区域的鸟排泄物或某些树木的接触,同时应高度警惕隐球菌感染发生的可能。

艾滋病的防治也极为关键,艾滋病的患病率与该病的发生率密切相关,艾滋病的有效控制将大大降低隐球菌脑膜炎的发生。重度免疫抑制(CD4+T 细胞计数 <100 个 /mm^3)、伴有 HIV 感染的隐球菌病,疾病负担十分沉重。减少 HIV 的罹患、促进抗病毒治疗,当 CD4+T 细胞计数较高时开始抗病毒治疗等措施,可以显著减少隐球菌病的发生。对于 CD4+T 细胞计数 <100 个 /mm^3 的患者,进行隐球菌抗原测试筛查隐球菌病,对于筛查结果阳性的患者进一步排除隐球菌脑膜炎的可能,早期治疗无症状性隐球菌病,可减少隐球菌病的死亡率。

(贾战生)

参考文献

1. 李兰娟,任红 . 传染病学 . 第 8 版 . 北京:人民卫生出版社,2013,233-240
2. 马亦林,李兰娟 . 传染病学 . 第 5 版 . 上海:上海科学技术出版社,2011,656-661
3. Chayakulkeeree M,Perfect JR. Cryptococcosis. Infect Dis Clin N Am,2006. 20:507-544
4. Powderly WG. Antifungal treatment for cryptococcal meningitis. Internal Med J. 2006. 36:404-405
5. Perfect JR,Dismukes WE,Dromer F,et al. Clinical Practice Guidelines for the Management of Cryptococcal Disease:2010 Update by the Infectious Diseases Society of America. Clinical Infectious Diseases 2010. 50:291-322

第三节 念 珠 菌 病

念珠菌病(candidiasis)是由各种致病性念珠菌引起的局部或全身感染性疾病。好发于机体免疫低下的患者,可侵犯局部皮肤、黏膜以及全身各组织、器官,临床表现各异、轻重不一。近年来由于广谱抗菌药物、糖皮质激素、免疫抑制剂的广泛应用,导管、插管、化疗及介入治疗、器官移植等新诊疗技术的广泛开展,加上肿瘤、移植、糖尿病、艾滋病等高危人群的逐年增多,念珠菌病的发病率呈明显上升趋势,已成为目前最常见的深部真菌病,其中念珠菌菌血症是最常见的

血流感染之一。本病早期诊断、早期治疗预后较好，但延误诊断或播散性感染则预后不良。

【病原学】

念珠菌广泛存在于自然界，属真菌界芽孢菌纲隐球酵母目隐球酵母科。Lodder 于 1970 年将念珠菌属分为 81 种及 7 个变种，此后又不断有许多新种发现，目前已达 300 余种。念珠菌为条件致病菌，其中以白色念珠菌（*Candida albicans*）临床上最常见，占念珠菌感染的 50%~70%，毒力也最强。其他如热带念珠菌（*C.tropicalis*）、伪热带念珠菌（*C.pseudotropicalis*）、克鲁斯念珠菌（*C.krusei*）、类星形念珠菌（*C.stellatodea*）、平滑念珠菌（*C.glabrata*）、近平滑念珠菌（*C.parapsilosis*）、吉利蒙念菌（*C.guiliermondi*）、葡萄牙念珠菌（*C.lusitaniae*）、都柏林念珠菌（*C.dubliniensis*）等均具致病性，但属少见。白色念珠菌和热带念珠菌的致病力最强。

念珠菌菌体呈圆形或卵圆形，直径约 4~6μm，在血琼脂及沙氏琼脂上生长均良好，最适温度为 25~37℃。念珠菌以出芽方式繁殖，又称芽生孢子。多数芽生孢子伸长成芽管，不与母细胞脱离，形成比较大的假菌丝，少数形成厚膜孢子和真菌丝，但光滑念珠菌不形成菌丝。白色念珠菌 30℃培养 2~5 天，在培养基表面形成乳酪样菌落。在沙氏琼脂培养基呈酵母样生长，在米粉吐温琼脂培养基中可形成大量假菌丝和具有特征性的顶端厚壁孢子。在念珠菌显色培养基（Chromagar Candida）上，绝大多数白色念珠菌呈绿色或翠绿色，克鲁斯念珠菌、平滑念珠菌、热带念珠菌分别呈粉红色、紫色、蓝色，其他念珠菌均呈白色，有助于临床念珠菌的快速鉴别。

白色念珠菌在念珠菌感染中最常见，可引起全身各种感染。但是，近年来非白色念珠菌感染的比例也不断上升。其中，热带念珠菌能引起侵袭或播散性念珠菌病，近平滑念珠菌易引起心内膜炎，都柏林念珠菌与白色念珠菌形态，生化反应及基因组都极为相似，对吡咯类抗真菌药物不敏感。克鲁斯念珠菌对多种吡咯类药物天然耐药，平滑念珠菌也易对吡咯类药物耐药，对其他药物的敏感性也下降。葡萄牙念珠菌则对两性霉素 B 不敏感。

【流行病学】

念珠菌广泛存在于自然界的土壤、医院环境、各种用品表面及水果、乳制品等食品上，亦广泛存在于人体皮肤、口腔、胃肠道和阴道等处。

（一）传染源

念珠菌病患者，带菌者以及被念珠菌污染的食物、水、医院等环境贮源是本病的传染源。

（二）传播途径

本病传播包括两方面途径：

1. 内源性途径　较为多见，主要是由于定植体内的念珠菌，在一定的条件下大量增殖并侵袭周围组织引起自身感染，常见部位为消化道和呼吸道。

2. 外源性途径　主要通过直接接触感染，包括性传播、母婴垂直传播、亲水性作业等；也可从医院环境中获得感染，如通过医护人员的手、医疗器械等间接接触感染；还可通过饮水、食物等方式传播。

（三）易感人群

好发于严重基础疾病及机体免疫低下患者，主要包括以下几种情况：

1. 有严重基础疾病的患者　如糖尿病、肿瘤、艾滋病、系统性红斑狼疮、大面积烧伤、粒细胞减少症、腹部疾病需大手术治疗等，尤其是年老体弱者及幼儿。

2. 应用细胞毒性免疫抑制剂治疗患者　如肿瘤化疗、器官移植，大剂量肾上腺糖皮质激素使用患者。

3. 广谱抗生素过度应用或不当应用患者　如长期、大剂量、多种抗菌药物使用，引起呼吸道、胃肠道菌群失调者。

4. 长期留置导管患者　如长期中央静脉导管、气管插管、留置胃管、留置导尿管、介入性治

疗等。各种类型的导管是念珠菌感染的主要入侵途径之一。

（四）流行特征

本病遍及全球，全年均可患病。对于免疫正常患者，念珠菌感染常系皮肤黏膜屏障功能受损所致，可发生在各年龄层，但最常见于婴幼儿，以浅表性感染为主，治疗效果较好。细胞免疫功能低下或免疫缺陷患者则好发系统性念珠菌病。近20年来深部念珠菌病发病率呈明显上升趋势，且随着抗真菌药物的广泛应用，临床耐药菌株也日益增多。

【发病机制】

念珠菌是人体的正常菌群，通常寄生于正常人的皮肤、口腔、胃肠道及阴道等部位黏膜上。在正常情况下，机体对念珠菌有完善的防御系统，包括完整的黏膜屏障、非特异性免疫（补体C3a、C3b的调理趋化作用，多形核白细胞、巨噬细胞的吞噬作用）、特异性细胞免疫（细胞因子、干扰素等）和体液免疫（产生胞质抗原抗体、抗芽管抗原抗体等）。但是，当各种原因引起的菌群失调和人体免疫力低下时，念珠菌就会大量生长繁殖，首先形成芽管，并借助于胞壁最外层的黏附素等结果黏附于宿主细胞表面，其中以白色念珠菌和热带念珠菌黏附性最强。随后芽管逐渐向芽生菌丝或菌丝相转变，并穿人宿主细胞内，在宿主细胞内菌丝又可直接形成新的菌丝，导致病菌的进一步扩散。念珠菌能产生水解酶、磷脂酶、蛋白酶等多种酶类，促进病原菌的黏附、侵袭作用，造成细胞变性、坏死及血管通透性增强，导致组织器官损伤。其中以分泌型天冬氨酸蛋白酶（SAP）的研究最多，白色念珠菌、热带念珠菌和近平滑念珠菌均分泌SAP，白色念珠菌CAP毒力最强。

菌丝侵入机体后产生连锁炎症反应，可激发血清补体的活化、抗原抗体反应的发生，导致炎症介质的大量释放和特异性免疫反应发生，白色念珠菌能激活抑制T细胞，可非特异地抑制IL-1、IL-2和a-干扰素的产生，及自然杀伤细胞的分化，而且对细胞毒性细胞的活性也有抑制作用，此外，还能抑制中性粒细胞的趋化、吸附及吞噬作用，因而导致机体防御功能减弱。白色念珠菌表面的补体受体（CR3）是白色念珠菌的毒力因子，可与补体片段C3b结合，介导其黏附到血管内皮细胞对念珠菌的黏附性具有重要作用。而CR3与吞噬细胞上的整合素，由于在抗原性、结构、功能上的同源性，可抑制补体的调理趋化作用，有利于念珠菌逃避吞噬作用。此外，白色念珠菌在宿主体内呈双相型，既可产生酵母相又可产生菌丝相，彼此间可以相互转化。酵母相有利于念珠菌在宿主体内寄生、繁殖、菌丝相则有利于侵袭和躲避宿主的防御功能。

念珠菌侵入血液循环并在血液中生长繁殖后，进一步可播散至全身各器官，引起各器官内播散。其中以肺、肾最为常见，其次是脑、肝、心、消化道、脾、淋巴结等，可引起气管炎、肺炎、尿毒症、脑膜脑炎、间质性肝炎、多发性结肠溃疡、心包炎和心肌炎等。

从以上念珠菌病的发病机制和病理生理过程中可以看出，本病发病与病原菌本身和宿主因素相关。

（一）病原菌相关因素

1. 黏附和入侵　念珠菌大量繁殖首先形成芽管，并借助于胞壁最外层的黏附素等结构黏附于宿主细胞表面，随后芽管逐渐向芽生菌丝或菌丝相转变，并穿入宿主细胞，在宿主细胞内又直接形成新的菌丝，进一步扩散。

2. 毒力因素　念珠菌能产生水解酶、磷脂酶、蛋白酶等多种酶类，促进病原菌的黏附、侵袭，造成细胞变性、坏死及血管通透性增加，导致组织器官损伤。

3. 激发炎症　菌丝侵入机体后，可激发补体系统及抗原抗体反应，导致炎症介质的大量释放，产生特异性免疫反应及迟发超敏反应。

4. 耐药　最近发现，念珠菌可通过改变其多药外排载体功能，或改变唑类药物的靶酶基因而对唑类药物耐药；也可通过改变其胞膜结构而影响两性霉素B（amphotericin B）与麦角固醇及磷脂的结合，从而导致对非唑类药物的耐药。

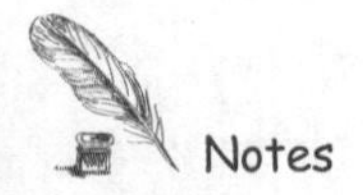

（二）宿主相关因素

1. 宿主防御功能减退

⑴ 局部防御屏障受损：烧伤、创伤、手术、某些介入性操作造成皮肤、黏膜的损伤，使病原体易于透过人体屏障而入侵。

⑵ 免疫系统功能缺陷：先天性免疫系统发育障碍或后天性受破坏（物理、化学、生物因素影响），如放射治疗、细胞毒性药物、免疫抑制剂、损害免疫系统的病毒（如 HIV）感染，均可造成念珠菌的机会感染。

2. 医疗操作

各种手术、胃管、导尿管、静脉穿刺导管、内镜检查、机械通气、介入治疗等，为病原体入侵机体提供了通路。

3. 抗生素的广泛应用

广谱抗菌药物的大量使用，不仅抑制了人体内的正常菌群，有利于念珠菌的定植；同时抑制了对抗生素敏感的菌株，使念珠菌这种条件致病菌大量繁殖，造成医院感染。

根据不同器官和发病阶段，组织病理改变可呈炎症性（如皮肤、肺）、化脓性（如肾、肺、脑）或肉芽肿性（如皮肤）。特殊器官和组织还可有特殊表现，如食道和小肠可有溃疡形成，心瓣膜可表现为增殖性改变，而急性播散性病例常形成多灶性微脓肿，内含大量中性粒细胞、假菌丝和芽孢，有时可有纤维蛋白和红细胞。疾病早期或免疫功能严重抑制者的组织病理中可无脓肿。

【临床表现】

急性、亚急性或慢性起病，根据侵犯部位不同，分为以下几种临床类型：

（一）皮肤念珠菌病

1. 念珠菌性间擦疹　又名擦烂红斑，是最为常见的皮肤念珠菌病，多见于健康体胖的中年妇女或儿童。念珠菌感染皮肤皱褶处（间擦部位），如腋窝、腹股沟、乳房下、会阴部、肛门周围，自觉瘙痒，表现为界限清晰的皮肤红斑及糜烂，周围散在丘疹、水疱和脓疱，呈卫星状分布。

2. 念珠菌性甲沟炎和甲床炎　多发于手足经常泡水者，如水产工人、洗衣工和足浴工等，为念珠菌侵犯甲沟、甲床所致，表现为甲沟红肿化脓，可伴有糜烂及渗出，指(趾)甲变厚，呈淡褐色。

3. 念珠菌性肉芽肿　好发于婴幼儿面部、头皮、指甲、甲沟等，为念珠菌感染皮肤所致组织增生、结节、溃疡或肉芽肿形成，特点为富含血管的丘疹，上覆黄棕色痂，刮除痂皮可见新鲜的肉芽组织。

4. 慢性皮肤黏膜念珠菌病　又称 Hauserl-Rothman 肉芽肿，可能为常染色体隐性遗传性疾病，儿童好发，常伴有多种全身疾病或免疫功能障碍，表现为皮肤、黏膜及甲沟的复发性持久性念珠菌感染。

（二）黏膜念珠菌病

1. 口腔念珠菌病　为最常见的浅表性念珠菌病。包括急性假膜性念珠菌病（鹅口疮）、念珠菌性口角炎、急慢性萎缩性念珠菌病、慢性增生性念珠菌病等临床类型。其中以鹅口疮最为多见，好发于新生儿，系白色念珠菌的菌丝及孢子组成的灰白色薄膜附着于口腔黏膜上，边界清楚，周围有红晕，散在或融合成块。擦去假膜可见红色湿润面，呈糜烂或轻度出血，严重者黏膜可形成溃疡、坏死。常见感染部位为颊黏膜、软腭、舌、齿龈，也可累及喉、食管、气管等。成人长期使用广谱抗生素、肾上腺糖皮质激素或艾滋病、恶性肿瘤等患者也易感，并常伴有呼吸道、消化道以及播散性念珠菌感染的可能。

2. 念珠菌性唇炎　有念珠菌感染引起的口唇慢性炎症，多见于下唇，可分为糜烂性及颗粒性。前者于唇红的中央呈鲜红糜烂，周边角质过度，表面脱屑类似黏膜白斑；后者于下唇出现弥漫性肿胀，唇红及皮肤交界处的边缘有小颗粒，微凸于皮肤表面。

3. 念珠菌性口角炎　好发于儿童和体弱者，表现为单侧或双侧口角浸渍发白，糜烂或结痂，

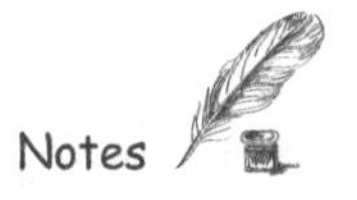

若长期不愈可发生角化增殖及皲裂。

4. 念珠菌性阴道炎 较常见,孕妇好发。外阴部红肿、剧烈瘙痒和烧灼感是本病的突出症状。阴道壁充血、水肿,阴道黏膜上有灰色假膜,形似鹅口疮。阴道分泌物浓稠,黄白色凝乳状或乳酪样,有时掺杂有豆腐渣样白色小块,但无恶臭。损害形态可多种多样,自红斑、轻度湿疹样反应到脓疱、糜烂和溃疡。皮损可扩展至肛周、外阴和整个会阴部。

5. 念珠菌性包皮炎 多无自觉症状,常表现为阴茎龟头包皮轻度潮红,龟头冠状沟处白色乳酪样斑片,以及鳞屑性丘疹,严重者可局部红肿、糜烂及渗出,出现尿频及刺痛,注意与慢性包皮炎鉴别。

(三) 系统性念珠菌病

1. 呼吸系念珠菌病 常见于长期使用广谱抗生素、肾上腺糖皮质激素或中性粒细胞减少患者。念珠菌从口腔直接蔓延或者经血行播散,引起支气管和肺部感染。表现为支气管炎、肺炎或类似肺结核的空洞形成。支气管炎患者一般情况良好,无发热,有咳嗽,咳白色黏痰。抗生素治疗后继发的白色念珠菌呼吸道感染主要症状有发热、咳嗽、白色黏稠痰,有时痰中带血甚或咯血。肺部听诊可闻及湿性啰音。病变扩展可引起大叶肺炎,出现高热、咳嗽、胸痛,呼吸音减低或有管性呼吸音。慢性患者可发生胸膜炎或胸腔积液。胸部 X 线检查见肺纹理增加;有大小不等、形状不一的片状或斑点状阴影,边缘不清,形态多变。两肺或多叶受累,病变多位于中下肺野。慢性病变呈纤维条索状阴影。痰直接镜检及真菌培养有助于诊断,但易因口腔寄生菌污染影响结果。气管镜获取支气管分泌物培养结果更为可靠。

2. 消化系念珠菌病 以念珠菌性食管炎和念珠菌性胃肠炎多见。食管炎患者早期多无症状,常伴有鹅口疮,多为鹅口疮下行感染,以进食不适、吞咽困难为主要症状。婴幼儿有呛奶、呕吐或吞咽困难等表现,成人有进食不适,胸骨后疼痛。内镜检查多见食管壁下段充血水肿,假性白斑或表浅溃疡。胃肠炎患者的突出症状是腹泻,便次增多,排泄物呈水样或豆渣样,多泡沫,色黄或绿,偶有血便。常有腹胀,腹痛不明显。婴幼儿较多见,大便中有稀薄黏液或绿便。成人症状较轻微,但癌症患者可形成假膜性表浅溃疡,偶可侵及肌层引起肠穿孔、肠出血。肝脾念珠菌病及腹腔念珠菌病多继发于播散型念珠菌病。粪便真菌检查及念珠菌培养阳性。

3. 泌尿系念珠菌病 较常见,包括原发感染和血源继发感染。原发感染多由于导尿管留置后念珠菌上行感染引起,可变现为膀胱炎、肾盂肾炎,很少波及肾脏。患者可有尿频、尿急、排尿困难、甚至血尿等膀胱炎症状,少数患者也可出现无症状性菌尿,常继发于尿道管留置后。播散性念珠菌病可经血行播散侵犯肾脏,肾皮质和髓质均可累及,形成脓肿,坏死及导致肾功能损害。临床表现为发热、寒战、腰痛和腹痛,婴儿可有少尿或无尿。尿常规检查可见红细胞、白细胞,直接镜检可发现菌丝和芽孢,培养阳性有助确诊。

4. 中枢神经系念珠菌病 较少见,主要为血行播散所致,预后不佳。已证实的血行侵袭性念珠菌病尸检病例中有 50% 神经系统受染,病变以多发性小脓肿最为常见,脑实质也可发生结节性软化、坏死、肉芽肿样血管炎及脑膜炎。中枢神经系统感染的因素除血行播散以外尚可因慢性中耳炎、创伤、神经外科手术引起。临床表现为发热、头痛、谵妄及脑膜刺激征,但视神经盘水肿及颅内压增高不明显。白色念珠菌性脑膜炎通常为亚急性或慢性经过而无虚性脑膜炎局部体征。脑脊液中细胞数轻度增多,糖含量正常或偏低,蛋白含量明显升高。脑脊液早期检查不易发现真菌,需多次脑脊液真菌培养。

5. 念珠菌菌血症 通常是指血培养一次或数次阳性,可以有临床症状如发热和皮肤黏膜病变等,也可无症状。是念珠菌经感染的肠道、呼吸道及其他器官或局部病灶进入血液循环引起血行播散所致,病情严重。免疫受损的高危患者常常会发生多个系统器官同时被念珠菌侵犯,又称之为播散性念珠菌病,病死率较高。可累及全身任何组织和器官,其中以肾、脾、肝、视网膜多见,但多无特异性表现。约 10% 患者有皮损,为单个或多发的皮下结节,红色或粉红色,大小

为 0.5~10cm。确诊有赖于血培养，但阳性率不到 50%。

6. **念珠菌性心内膜炎**　患者常有心脏瓣膜病变、人工瓣膜、静脉药瘾、中央静脉导管、心脏手术或心导管检查术后。临床表现与其他感染性心内膜炎相似，有发热、贫血、心脏杂音、充血性心力衰竭及脾肿大等表现，瓣膜赘生物通常较大，栓子脱落易累及大动脉，如髂动脉、股动脉为其特征，预后差。

7. **其他**　如肝胆系统、腹膜、骨关节软骨、内眼的念珠菌感染均有报道。

8. **念珠菌所致变态反应**

(1) 念珠菌皮疹：多从手部开始呈无菌性或成群疱疹性损害或丘疱疹，也可表现为湿疹样、荨麻疹、环状红斑等类似皮肤癣菌疹。

(2) 其他内脏的过敏反应：类似过敏性胃肠炎或过敏性鼻炎及哮喘。

【实验室检查】

(一) 直接镜检

标本直接镜检发现大量菌丝和成群芽孢有诊断意义，菌丝的存在表示念珠菌处于致病状态。如只见芽孢，特别是在痰液或阴道分泌物中可能属于正常带菌，无诊断价值。

(二) 培养

常采用沙氏培养基，必要时可将标本接种到氯化三苯基四唑（TZC）或琼脂培养基。由于念珠菌为口腔或胃肠道的正常居住菌，因此从痰培养或粪便标本中分离出念珠菌不能作为确诊依据。若采集标本是在无菌条件下获得的，如来自血液、脑脊液、腹水、胸水、中段清洁尿液或活检组织，可认为是深部真菌感染的可靠依据。同一部位多次培养阳性或多个部位同时分离到同一病原菌，也常提示为深部真菌感染。所有怀疑深部念珠菌病的患者均应做血真菌培养。为提高血培养的阳性率，有学者通过溶解离心技术对血培养方法的改进，能显著提高检出率，特别是与导管相关的念珠菌菌血症。

(三) 组织病理检查

组织中同时存在芽孢和假菌丝或真菌丝可诊断为念珠菌病，但不能确定感染的种，必须进行培养再根据菌落形态、生理、生化特征作出鉴定。

(四) 免疫学检测

1. **念珠菌抗原检测**　采用酶联免疫吸附试验（ELISA）、乳胶凝集试验、免疫印迹法检测念珠菌特异性抗原，如甘露聚糖抗原、烯醇酶抗原等，其中以 ELISA 检测烯醇酶抗原最为敏感，敏感性可达 75%~85%，感染早期即获阳性，具有较好的早期诊断价值。

2. **念珠菌特异性抗体检测**　可采用补体结合试验、酶联免疫吸附试验等方法检出念珠菌的特异性抗体，但由于健康人群也可检测到不同滴度的抗体，而且患者在疾病早期或由于深部真菌病患者多有免疫低下等因素致抗体滴度低，使其临床应用受到很大限制。

(五) 分子生物学检查

近年来由于分子生物学技术进展，核酸检测技术已用于念珠菌检测，如特异性 DNA 探针、聚合酶链反应（PCR）、限制性酶切片段长度多态性分析（RFLP）、DNA 指纹图谱、随机扩增 DNA 多态性(RAPD）等。检测细胞壁羊毛固醇 C14- 去甲基酶的特异性基因片段，初步试验结果较好，但目前尚未作为常规应用于临床。

(六) 其他

影像学检查如胸片、B 超、CT 或 MRI 等尽管无特异性，但对发现肺、肝、肾、脾侵袭性损害有一定帮助。

【诊断】

呼吸道、肠道、尿路等急性感染的临床表现难与细菌所致的感染相鉴别。在原发病的基础上出现病情波动，经抗生素治疗症状反而加重，而无其他原因可解释，结合用药史及存在的诱发

因素，应考虑真菌感染的可能，确诊有赖于病原学证实。标本在直接镜检下发现大量菌丝和成群的芽孢或血液、脑脊液培养证实为致病念珠菌，具有诊断意义。在痰、粪便或消化道分泌物中只见芽孢而无菌丝可能为定植菌群，不能以此作为诊断依据。

【鉴别诊断】

皮肤黏膜念珠菌病应注意与细菌性、病毒性、过敏性等皮肤黏膜病鉴别。消化系统念珠菌病应与食管炎、胃炎、肠炎等鉴别。念珠菌性肺炎、脑膜炎、心内膜炎应与结核性、细菌性及其他真菌性感染鉴别。

【预后】

局部念珠菌感染如黏膜念珠菌病、念珠菌性食管炎、泌尿道念珠菌病等感染较为局限，预后尚好。然而，念珠菌在任何部位的出现，均是引起潜在致命的播散性或全身性念珠菌病的危险因素。尽管有时念珠菌菌量不多，但如果是ICU患者，或安置中央静脉插管、广谱抗菌药物长期应用，糖尿病或血液透析等患者，则极有可能发生全身性播散，预后差。一旦发现侵袭性念珠菌病，其归因病死率成人为15%~25%，最高达47%。

【治疗】

（一）对症支持治疗

1. 去除诱因 如粒细胞减少患者应提高白细胞总数，免疫低下患者应增强机体的免疫力，可酌情选用免疫调节药物，大面积烧伤患者应促进伤口的愈合等；

2. 清除局部感染灶 如果为导管相关性菌血症，应拔除或更换导管，化脓性血栓性静脉炎需行外科手术治疗，如节段性静脉切除术。对于并发念珠菌心内膜炎患者，内科保守治疗效果较差，需行瓣膜置换术。

（二）病原治疗

1. 局部用药 皮肤黏膜念珠菌病可口服制霉菌素或唑类抗真菌药，同时还可用制霉菌素软膏、洗剂、阴道栓剂或制霉菌素甘油，也可用咪唑类霜剂或栓剂。常用药物及用法有：

(1) 制霉菌素软膏、洗剂或制霉菌素甘油（每克或每毫升含制霉菌素1万~2万U），每日2~3次。

(2) 樟硫炉洗剂100ml加制霉菌素100万U，每日2~3次，连续1~2周。

(3) 制霉菌素阴道栓剂，每栓含制霉菌素5万~10万U，每晚1粒，连续1~2周。用于念珠菌性阴道炎。此外还有克霉唑、咪康唑、噻康唑、布康唑、三康唑等栓剂。

(4) 酮康唑、益康唑、联苯苄唑、克霉唑及咪康唑、硫康唑、奥昔康唑等霜剂，每日2次，适用于皮肤念珠菌病。

(5) 两性霉素B膀胱冲洗（50μg/ml），连续5天，适用于有留置导尿管的念珠菌性膀胱炎。

(6) 制霉菌素，成人每日200万~400万U，连续1周，适用于消化道念菌病。

(7) 多聚醛制霉菌素雾化吸入，每4小时吸入10万U，每日3次，适用于支气管肺念珠菌病。

2. 全身用药

主要用于系统性念珠菌病，常用药物有：

(1) 酮康唑：每日0.2~0.4g顿服，连服1~2个月，适用于慢性皮肤黏膜念珠菌病。因具肝毒性，应动态监测肝功能。

(2) 氟康唑：口服或静脉注射，用于口咽部念珠菌感染。氟康唑100~200mg/d顿服，连用1~2周。其他黏膜念珠菌感染，氟康唑100~200mg/d顿服，连用1~2周。念珠菌性阴道炎，氟康唑150mg顿服，单用1次。系统性念菌感染，氟康唑第1天400mg，随后200~400mg/d，疗程视临床治疗反应而定。儿童浅表念珠菌感染1~2mg/(kg·d)；系统性念珠菌感染3~6mg/(kg·d)。

(3) 伊曲康唑：目前有注射液、口服溶液和胶囊3种剂型，口腔和（或）食管念珠菌病，200~400mg/d顿服，连用1~2周。阴道念珠菌病，200mg/d，分2次，服用1天，或100mg/d顿服，

连服 3 天。系统性念珠菌病，200mg，每 12 小时 1 次，静脉滴注 2 天，然后 200mg，每天 1 次静脉滴注 12 天，病情需要可序贯口服液 200mg，每 12 小时 1 次，数周或更长时间。

(4) 伏立康唑(voricanazole)：包括片剂和注射粉针 2 种剂型。适用于氟康唑耐药念珠菌引起的严重或难治性侵袭性感染(包括克鲁斯念珠菌感染)。静脉滴注，首日 6mg/kg，每日 2 次，随后 4mg/kg，每日 2 次；或口服首日 400mg，每日 2 次，随后 200mg，每日 2 次。静脉滴注和口服 2 种给药途径可以互换，也可采用先静脉滴注后口服的序贯治疗。疗程根据临床和微生物学反应而定，静脉用药的疗程不应超过 6 个月。

(5) 泊沙康唑(posaconazole)：口咽念珠菌病，首日 100mg，每日 2 次，第 2~13 天，每天 1 次。对伊曲康唑或氟康唑难治性口咽念珠菌病，400mg，每天 2 次。进食期间或进食后 20 分钟内服用。

(6) 两性霉素 B：静脉滴注，每日 0.5~0.7mg/kg。与氟胞嘧啶 100~150mg/(kg·d) 合用有协同作用。对于出现严重不良反应及肾功能不全者，可考虑使用两性霉素 B 脂质单体(liposomal amphotericin B，L-Am B)、两性霉素 B 胶态分散体(amphotericin B colloidal dispersion；ABCD)、两性霉素 B 脂质体复合物(amphotericin B lipid complex；ABLC)等两性霉素 B 脂质剂。

(7) 卡泊芬净(caspofungin)：与唑类或多烯类药物无交叉耐药，疗效确切且有良好的安全性。首剂 70mg，随后每日 50mg 静脉滴注，滴注时间不少于 1 小时。适用于菌血症、心内膜炎等重症感染及难治性口咽炎、食管炎等，疗程视临床治疗反应而定。

(8) 米卡芬净(mycamine)：成人每天 50mg，1 次静脉滴注。严重或难治性念珠菌病患者，根据情况可增加剂量至每天 300mg，但须谨慎，应密切观察病情变化。剂量 <75mg 时，输注时间不少于 30 分钟，剂量 >75mg 时，输注时间不少于 1 小时。

3. 治疗原则　念珠菌感染患者因感染部位和感染方式不同，以及患者的自身免疫状况不同，病原治疗时的给药方式、药物选择及疗程都不尽相同。应根据患者的具体情况来制定个体化治疗方案。

(1) 用药方式：包括局部用药和全身用药。局部用药适用于部分皮肤和黏膜念珠菌病。抗念珠菌药物软膏、霜剂等外用于患处皮肤、黏膜，或栓剂、洗剂等用于泌尿生殖道。一般每天 2~3 次，连续使用 1~2 周；全身用药适用于局部用药无效的皮肤黏膜念珠菌病，以及部分黏膜、系统性念珠菌病的治疗。包括口服或静脉滴注。

(2) 药物选择：由于耐药菌株的不断增加，应根据真菌的药物敏感试验结果来选择药物，但其对实验室的要求较高。在经验性治疗中对于皮肤、黏膜念珠菌病，通常使用吡咯类药物，相对安全有效；而对于侵袭性念珠菌病，两性霉素 B 和吡咯类药物均可采用。如果是重症感染或重要部位非白色念珠菌感染，则两性霉素 B 优先考虑(葡萄牙念珠菌除外)，待药敏结果出来后再作调整。

(3) 治疗疗程：系统性念珠菌病全身药物治疗的疗程相对较长，至少 1~2 周，严重感染患者甚至可延长至 1~2 个月。念珠菌菌血症患者，应治疗至症状、体征消失，培养转阴性后，继续治疗 2 周才停药；心内膜炎患者应在瓣膜置换术后继续治疗 6 周以上；眼内炎患者术后应继续治疗 6~7 周。

(4) 预防用药：适用于高危人群。如对于伴粒细胞减少症的危重患者或行复杂肝脏移植术患者，常应用抗真菌药物预防念珠菌感染。可选用氟康唑 400mg/d 或伊曲康唑口服溶液 2.5mg/kg，每 12 小时 1 次预防。

【预防】

对易感人群应经常检查，并采取以下积极预防措施：

1. 尽量减少血管插管及监护设施的使用次数及时间，并加强导管插管的护理及定期更换，同时注意口腔卫生，保持皮肤黏膜完整及生理屏障完善。

2. 合理使用抗生素及免疫抑制剂，尽量避免长期、大剂量使用。对特殊人群必要时考虑氟

康唑等预防。

3. 加强和规范医护人员双手清洗，控制医用生物材料及周围环境的污染，防治医院感染发生。

（万谟彬）

参考文献

1. 李兰娟，任红．传染病学．第8版．北京：人民卫生出版社，2013：240-244
2. 张玲霞，周先志．现代感染病学．第2版．北京：人民军医出版社，2010：848-858
3. 王宇明．感染病学．第2版．北京：人民卫生出版社，2012：353-364

第四节 曲霉病

人类曲霉病（aspergillosis）是由曲霉属（*Aspergillus*）的多种曲霉所引起。常侵犯人体皮肤、黏膜、眼、外耳道、鼻、鼻窦、支气管、肺、胃肠道、神经系统和骨骼等，引起急性炎症和慢性肉芽肿等病理改变。严重者可发生曲霉败血症，甚至导致死亡。

【病原学】

曲霉属丝状真菌，在自然界广泛分布。根据1965年Rapes研究，将曲霉分为18个群，132个种和18个变种，绝大多数为非致病性菌。引起人类疾病的曲霉有20余种，包括烟曲霉（*Aspergillusfumigatus*）和黄曲霉（*A. flauus*）、黑曲霉（*A. niger*）、白曲霉（*A. candidus*）、棒曲霉（*A. clavatus*）、灰绿曲霉（*A. glaucous*）、土曲霉（*A. terreus*）、构巢曲霉（*A. nidulans*）、赭曲霉（*A. ochraceus*）和聚多曲霉（*A. sydowii*）等。其中以烟曲霉最为常见。其致病性与其分泌某些致病因子有关。烟曲霉可产生一些真菌毒素如烟曲霉素、粘帚霉毒素和烟曲霉酸以及内毒素、C物质等，可通过抑制免疫反应或破坏局部组织促进真菌繁殖。烟曲霉可产生多种胞外酶，包括核酶、磷酸酶、肽酶和蛋白酶，这些酶可以降解大分子物质，为真菌生长提供营养，其中蛋白酶研究较为深入。这些致病因子主要通过扰乱黏膜防御功能、抑制吞噬细胞功能、降低调理作用、促进曲霉与组织黏附发挥作用。每一种曲霉都有自己的形态学特征。迄今已从各种曲霉中分离到100余种对人、畜代谢有影响的毒素，其中黄曲霉素等有致癌作用。

曲霉在沙氏葡萄糖琼脂培养基上，室温培养生长较快，先为密丝状白色菌落，数日后随孢子的产生而变为熏烟色、土黄色、灰绿色等，表面呈粉末状菌落。镜检菌丝较粗，分隔菌丝顶端有一球形或椭圆形顶囊，顶囊有孢子柄和成串的小分生孢子。

【流行病学】

本病散发，呈世界性分布，近年来有增多趋势。发病与季节有一定关系。曲霉病中绝大多数为呼吸道曲霉病。无免疫功能异常的健康人患曲霉病主要见于秋季，可能与吸入曲霉孢子有关。

（一）传染源

曲霉菌广泛分布于自然界，曲霉孢子存在于尘埃及壤中，是主要的传染源。某些曲霉可使鸟类、家禽及植物致病，人类主要通过吸入大量曲霉孢子的尘埃受染。

（二）传播途径

内源性感染主要是血行播散，周围感染灶的直接扩散。外源性感染多通过呼吸道、消化道、皮肤、鼻窦等，见于家禽饲养者、经常接触发霉谷物、饮料或酿造车间的工作者。皮肤损伤，特别是烧伤患者暴露于空气或接触被曲菌污染的物品、用具易使创面感染致病。患者常常通过吸入呼吸道或接触发霉的稻谷、带有曲霉的家禽、鸟类等感染。人与人之间的传播未见报道。

（三）易感人群

健康人感染后发病者较少见，受染后发病主要见于免疫功能低下者如有慢性疾患、长期大

量使用抗生素、糖皮质激素、免疫抑制剂者、烧伤和器官移植患者等。

【发病机制与病理】

曲霉是条件致病菌，宿主的免疫反应性与曲霉感染的发生和感染后的临床表现密切相关。曲霉主要通过呼吸道进入人体，以支气管、肺部感染多见。病原菌缓慢生长，仅在少数情况下侵入深部组织。烟曲霉是曲霉中最主要的致病菌，致病性与其分泌某些致病因子有关。烟曲霉可产生一些真菌毒素如烟曲霉素、粘帚霉毒素和烟曲霉酸以及内毒素、C 物质等，可通过抑制免疫反应或破坏局部组织促进真菌繁殖。烟曲霉还产生多种胞外酶，包括核酶、磷酸酶、肽酶和蛋白酶，这些酶可以降解大分子物质，为真菌生长提供营养，其中蛋白酶研究较为深入。这些致病因子主要通过扰乱黏膜防御功能、抑制吞噬细胞功能、降低调理作用、促进曲霉与组织黏附发挥作用。

正常情况下，粒细胞和肺泡部巨噬细胞可以抑制曲霉生长并杀死孢子。曲霉孢子为 2~5μm，易在空气中悬浮。吸入孢子后可引起曲霉病，肺和鼻窦最易受累。依据宿主的免疫状态可产生多种不同的临床类型。在免疫功能正常个体，曲霉菌可成为过敏原或引起肺或鼻窦的局限性感染；在免疫功能严重受损患者，曲霉菌可在肺部或鼻窦处大量生长，然后播散至身体其他器官。曲霉孢子可激发宿主的变态反应。IgE 介导的过敏反应引起哮喘；局部的抗原抗体复合物可引起Ⅲ型变态反应，从而导致黏膜炎症；而在慢性病例中见到的肉芽肿性病变则是由Ⅳ型变态反应所致。侵袭性和播散性曲霉病仅见于机体免疫功能低下者，在慢性肺病、肝病和慢性肾衰竭患者合并曲霉感染的情况较多。机体抗曲霉感染的免疫机制主要依靠吞噬细胞（中性粒细胞、单核细胞、巨噬细胞），任何削弱其功能的医源性措施，例如应用糖皮质激素、免疫抑制剂等，都可诱发曲霉病。曲菌常存在于肺结核、肺癌等慢性肺部疾患形成的空洞中，菌丝可破坏洞壁及周围组织引起出血、炎症细胞浸润及小血管扩张发展为坏死出血性肺炎，亦可进入肺血管引起小动脉栓塞或血行播散，累及其他脏器。

曲霉病的病理组织改变主要呈急性渗出性炎症、脓肿、坏死溃疡及肉芽肿。肺、心，肝、肾等脏器充血肿胀，表面可有灰白色大小不等的结节，切面可见化脓性坏死灶，脓肿可见呈放射状或珊瑚状的曲菌菌丝。侵袭性病灶的病理特征是曲霉菌丝大量增生并侵及血管，引起血管梗死、水肿、坏死和出血。

【临床表现】

本病属机会性真菌感染，也可侵袭正常人组织，临床表现多种多样，主要有三种类型即侵袭性、慢性和腐生性以及过敏性。侵袭性曲霉病主要包括肺曲霉病、鼻窦曲霉病、播散性曲霉病和单一脏器侵袭性曲霉病等类型；腐生性曲霉病包括慢性空洞型曲霉病和曲霉球；过敏性曲霉病包括过敏性鼻窦曲霉病和过敏性支气管肺曲霉病。一些曲霉毒素还可引起急性中毒或有致癌作用。侵袭性曲霉病近年来增多，通常发生于经由肺或鼻窦吸入孢子后，较少部分疾病可由胃肠道播散或直接接种到皮肤而获得，病情较为凶险。急性白血病接受化疗的患者或器官移植接受免疫抑制剂治疗的患者最容易发生本病。曲霉病患者还可继发于肺结核空洞、支气管扩张、肺大疱等疾病；也可发生于肺叶部分切除术后，支气管断端感染曲霉而出现损害。本病治疗困难，预后较差。

（一）过敏性曲霉病

长期、反复接触含有曲霉孢子的霉变谷物、干草以及从事某些发酵工作者，可以发生过敏性曲霉病。多见于过敏性体质患者。包括过敏性支气管肺曲霉病（ABPA）和过敏性曲霉鼻窦炎（AAS）。过敏性支气管肺曲霉病为一种过敏性肺病，与曲霉引起的气道炎性破坏有关。可有哮喘、咳嗽、疲乏、胸痛等。体检可有闻及哮鸣音。胸部 X 线检查可见节段性阴影。外周血及痰中嗜酸性粒细胞增加。长期接触者可发生过敏性肺炎、不可恢复的肺纤维化，或肺组织肉芽肿。短期接触者病情差别较大，常在吸入霉变物质后 6 小时左右发病。可有咳嗽、呼吸困难。有时发热、寒战、

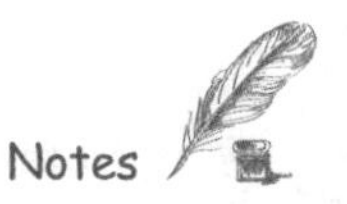

胸部X线检查可见广泛间质性浸润。无痰及血中嗜酸性粒细胞增加。不再接触后可以恢复正常。

根据临床表现和辅助检查结果，诊断过敏性支气管肺曲霉病有7项主要标准：

(1) 阵发性支气管梗阻(哮喘)；

(2) 外周血嗜酸粒细胞增多；

(3) 曲霉抗原划痕试验即刻阳性反应；

(4) 有曲霉抗原沉淀抗体；

(5) 血清IgE水平升高；

(6) 肺部渗出病史(游走性或固定渗出)；

(7) 中央型支气管扩张。

此外，尚有数项次要诊断标准：

(1) 多次痰涂片或培养曲霉阳性；

(2) 咳褐色的斑块状物；

(3) 特异性针对曲霉抗原的IgE水平升高；

(4) 对曲霉抗原存在Ⅲ型过敏反应(皮肤延迟反应)。过敏性支气管肺曲霉病可逐渐从急性激素敏感性哮喘发展至激素依赖性哮喘，再发展至纤维性终末期肺病形成蜂窝肺。

(二) 腐生性曲霉病

包括慢性空洞型曲霉病和曲霉球。曲霉球(aspergilloma)也称真菌球(fungus ball)，是本病的特有类型。可以由慢性过敏性曲霉病发展而来，也可以由曲霉栖生于其他疾病引起的空洞，或一些空腔而来。以肺部最为常见，也见于鼻窦。症状有咳嗽、咳痰、咯血等。部分患者疲乏、消瘦，有的咳出菌块，其中有大量菌丝，偶见分生孢子头(conidial head)。此外也见于泌尿系统病变，尿中可排出絮状物或块状物，也可见到菌丝及分生孢子头。肺曲霉瘤一般无明显全身症状，但肺曲霉瘤可缓慢增大，侵及血管，可有刺激性咳嗽，可引起反复大咯血而导致死亡。部分肺曲霉瘤不与气管连通，不咳出菌块，痰的真菌检查难以发现。胸部X线检查可见圆形或椭圆形团块，常见于上肺叶，边缘有月牙形气影围绕或带有一透光的光晕。曲霉瘤可随体位变动而变动，呈“钟形阴影”，可帮助诊断。也可用免疫学方法检测。

(三) 侵袭性曲霉病

1. 呼吸系统曲霉病　侵袭性曲霉病(invasive aspergillosis)最常涉及的部位是肺脏，可表现为发热、胸痛、气短、咳嗽、和(或)咯血。肺部影像学检查常可发现肺结节和(或)渗入。CT检查有利于检出早期病灶。肺曲霉病一般表现为单个或多个结节，斑片状或节段性融合，或支气管浸润。其中，小结节(<1cm)病变最为常见，其他依次为大小混合型，大结节型，以及支气管周围浸润。还有一部分患者可出现毛玻璃样浸润及胸腔积液。

曲霉性气管-支气管炎最常见于接受肺移植手术的受体，临床表现常有明显呼吸困难、咳嗽、喘息，偶尔可咳出气道腔内的黏液栓。胸部影像学检查可正常或呈现气道局限性增厚、斑片状浸润、融合，或小叶中心结节。慢性坏死性及空洞性肺曲霉病通常发生于有慢性基础型肺部疾病(如肺结核、肺结核性分枝杆菌感染、结节病、强直性脊柱炎、类风湿肺病、气胸、肺大疱或曾行肺部手术)的患者，最初常被误诊为肺结核。菌丝侵入组织，促进机体发生免疫反应，但不足以将其清除，呈现缓慢、渐进性病程经过。临床可表现为咳嗽、消瘦、乏力、胸痛等。CT扫描有助于疾病明确诊断。

2. 消化系统曲霉病　以肝脏受累为多见，可达20%，其次是小肠、胃、食管、舌和胰脏。临床可表现为盲肠炎、结肠溃疡、腹痛和(或)胃肠道出血等。

3. 心血管系统曲霉病　曲霉性心内膜炎通过血液循环或直接蔓延而累及心内膜、心肌或心包，引起化脓、坏死或肉芽肿病变。曲霉常可侵犯中小动脉，引起血管壁坏死或血栓，但很少侵犯大血管。与其他细菌引起的心内膜炎的症状相似，很难鉴别。有心脏手术史，术后可感染此病，

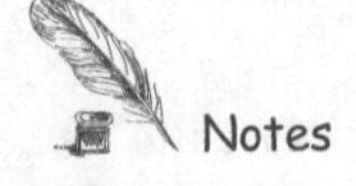

静脉注射毒品可能也是诱因之一。如果血培养多次均为同类曲霉生长并伴上述症状者，可疑诊为此病。曲霉是仅次于念珠菌引起真菌性心内膜炎的病因。曲霉感染性心内膜炎的预后较差，病死率接近100%。

4. 泌尿生殖系统曲霉病　以肾为主，可达40%，有时前列腺也可受累。生殖器曲霉病男女均可发生，但较少见。

5. 中枢神经系统曲霉病　较少见。大脑曲霉病可由眼或邻近组织如耳、鼻、鼻旁窦等病灶直接蔓延，或通过肺原发灶经血液循环而引起。可有急性脑膜炎、脑脓肿，还可有广泛性脑部坏死灶。临床表现为癫痫发作或局灶性神经系统体征，如颅内占位性病变。脑脊液检查蛋白中等程度升高，糖正常，白细胞数目增加，多为多形核粒细胞，特别在脑膜炎时更为明显。预后极差。

6. 五官系统曲霉病　耳曲霉病是曲霉病中最常见的一种，在耳癣中曲霉引起的约占80%，大都为继发性。曲霉侵犯外耳道，耳道阻塞引起听力下降，耳鸣及眩晕，如同时伴有细菌感染可出现疼痛及化脓。用耳镜取材可见外耳道分泌物呈黑绿色耵聍。培养多为黑曲霉、烟曲霉等，直接镜检有分支分隔菌丝，有时可见分生孢子头。

曲霉可由鼻腔进入鼻窦引起鼻窦、眼眶曲霉病，也较常见。多数发生在鼻窦炎的基础上，引起化脓、坏死或肉芽肿，其中多数为非侵蚀性。曲霉在鼻窦内大量生长繁殖，可阻塞窦腔，引起鼻塞，局部酸胀以致头痛等症状，窦腔穿刺可得暗褐色稠腻物质。先在鼻窦内形成曲霉瘤，若未得到有效治疗，可发展为侵袭性曲霉病。病变可侵及眼眶、鼻腔或面颊部，并破坏骨质。X线摄片可发现额窦，上颌窦等被破坏，似肿瘤。此时常可有绿色黏性脓液排出。

眼曲霉病以角膜损害为最常见，表现为深浸润溃疡或表浅结节，主要由外伤引起。眼眶曲霉病主要症状为一侧眼眶周围肿胀，眼球突出或视力丧失。镜检可发现大量曲霉，菌种以黄曲霉、烟曲霉或黑曲霉等为主，也可有其他曲霉菌种。常有糖皮质激素使用史。取材直接镜检及真菌培养即可确诊。

7. 皮肤黏膜曲霉病　皮肤曲霉病较少见，主要感染途径为通过有创皮肤直接接种，如烧伤患者、新生儿、实体器官移植受者；其次为邻近组织或血源性播散，如恶性肿瘤，造血细胞移植受者等。原发性皮肤曲霉病可有一至几个，甚至许多结节。皮肤损害多为孤立性小丘疹，红色，以后形成脓疱。少数患者为原发性，其损害是多数皮下结节，表面紫红色，轻度水肿，病理改变是肉芽肿损害。此外，还可有红斑、丘疹、伴痒、痛。烧伤后伤口或植皮处感染曲霉，局部坏死，色暗绿或黑色，植皮失败。

8. 播散性曲霉病　播散性曲霉病（disseminated aspergillosis）常有基础性疾病或相关性疾病，如白血病、淋巴瘤、肺炎、肝炎等，以及使用广谱抗生素、糖皮质激素、免疫抑制剂等。播散性损害可以侵犯脑、脑膜、肺、心、肝、肾、皮肤等处，严重者可侵犯内分泌系统，骨骼等，产生相应症状。曲霉败血症的临床表现与念珠菌或革兰阴性败血症极为相似，多继发于肺曲霉病，主要发生于霍奇金病的晚期或心脏手术后的患者。

【实验室及辅助检查】

(一) 一般检查

曲霉败血症或肺炎型曲霉病时外周血白细胞总数增高，一般为$(1.0\sim2.0)\times10^9/L$，少数可达$3.0\times10^9/L$以上，中性粒细胞占80%~90%；变态反应型曲霉病时白细胞总数轻度增高，嗜酸性粒细胞增高。

(二) 血清学检查

包括曲霉抗原和抗体的检测。常用免疫双扩散法试验（ID），对流免疫电泳（CIE），乳胶凝集试验（LA）以及酶联免疫吸附试验（ELISA）等。

(三) 病原学检查

1. 直接镜检　取痰、脓、痂皮、鼻窦引流物、气管冲洗液、尿、粪等，做直接镜检，可见分支分

隔菌丝、分生孢子，如痰中有血或脓，可加1滴10%~20%氢氧化钾液，再加Parker墨水1滴染色，加盖玻片后镜下观察。侵袭性曲霉病痰中常查不到菌丝，可作针吸活检再镜检。

2. 真菌培养　标本接种于含氯霉素的沙氏葡萄糖(2%)蛋白胨琼脂，不加放线菌酮，30~37℃孵育，48~72小时即可检查。鉴定菌种需接种于察氏酵母浸膏琼脂和玫芽浸膏琼脂上，观察菌落颜色、质地，以及分生孢子头及分生孢子的形态、性状等。

3. 分子生物学检查　采用核酸探针技术或聚合酶链反应(PCR)等直接检查曲霉基因，具有敏感、特异、快速、简便等优点。

(四) 病理学检查

根据急性和慢性感染可呈坏死性、化脓性或肉芽肿性，在组织中可发现放射状排列的直径7~10μm的分枝分隔菌丝，分枝一般呈45°角，分散性同方向，呈指状。

1. 真菌球　鼻窦手术取材，切片染色，有放射状或树枝状分支分隔菌丝，分支常呈锐角，用常规HE染色标本，新的生长的菌丝常染成蓝色，陈旧菌丝常染成红色。有时可见分生孢子头。损害中央中有蛋白样特质。咳出菌块或手术取出肺真菌球多为缠绕菌丝，有时可见分生孢子头。烟曲霉多见。

2. 侵袭性曲霉病　可先开始于鼻窦、胃肠道或皮肤，以后血行播散至内脏各处。多为尸检标本。此菌好侵犯血管，血管中有菌丝穿入，引起栓塞、水肿、出血、坏死。坏死区的周围可见到菌丝。

一般用常规HE染色即可诊断，但也可用特殊真菌染色，如乌洛托品银染色(GMS)，或过碘酸锡夫染色(PAS)，较果较好。

【诊断】

有时诊断较难。除了询问病史，尤其是职业史外，需结合临床典型症状，配合胸部X线和CT检查结果。确诊有赖于多次真菌镜检及培养和活体组织检查。免疫扩散法查血清中曲霉抗体有助于确诊。侵袭性曲霉病的诊断按确定程度分为：确诊(proven)、拟诊(probable)和疑似(possible)。确诊病例需要组织病理学依据或自正常无菌部位标本曲霉培养阳性。拟诊病例需有宿主因素、临床依据(症状、体征和影像学特征)和微生物学证据。由于曲霉可自正常人呼吸道及消化道分离，因此痰、尿、粪一次培养阳性不能诊断为曲菌病，必须多次分离出同一菌种方可确诊。血液、脑脊液一次培养阳性即有诊断意义。组织病理切片HE染色见菌丝分隔及分生孢子头可以确定诊断，必要时做PAS染色及银染色。

【鉴别诊断】

肺曲霉病应与一般支气管哮喘、细菌性或病毒性肺炎，以及肺结核鉴别。其他类型曲霉病应与毛霉病、假性阿利会菌病相鉴别。

【治疗】

曲霉病治疗包括一般性治疗和抗真菌治疗。

曲霉广布于自然界，必须加强防护措施以预防感染。在粉尘多的环境中应戴口罩。脱粒时稻谷飞入眼内，切勿用力擦眼，应及时用生理盐水冲洗，以免角膜擦伤。对眼和皮肤等外伤应及时处理。手术器械必须严格消毒，以防真菌污染。应尽量减少诱发因素的影响，对肺结核、慢性支气管炎、支气管哮喘、支气管扩张等原发病应予积极治疗。

抗真菌药物对曲霉一般疗效不佳，常用抗真菌药氟康唑对曲霉往往无效。目前用于治疗侵袭性曲霉病的药物有两性霉素B、伊曲康唑、伏立康唑、卡泊芬净等，米卡芬净对曲霉病治疗也有效，可作为侵袭性曲霉病的补救治疗。伏立康唑和两性霉素B用于侵袭性曲霉病的初始治疗。两性霉素B、伊曲康唑和卡泊芬净可用于侵袭性曲霉病的补救治疗，用于首选治疗无效或不能耐受的患者。一般以单一药物治疗为主，不推荐常规初始联合用药。泊沙康唑(posaconazole)用于预防粒细胞缺乏、白血病或骨髓增生异常综合征患者等曲霉感染高危患者。临床上要根据不同

部位的曲霉感染及合并有不同的临床症状给予相应处理。对于侵袭性曲霉病应足量、足疗程治疗，以免疾病复发。大部分类型曲霉病的最佳疗程尚未确定。一般认为治疗侵袭性肺曲霉病应药物治疗至所有临床和影像学表现消失或稳定，疗程最短为6~12周。治疗时间还需考虑的因素包括感染部位（如骨髓炎）、免疫抑制程度和疾病严重程度等。

（一）过敏性曲霉病的治疗

过敏性支气管肺曲霉病的初始治疗为联合应用糖皮质激素和伊曲康唑。伊曲康唑200mg/d静脉注射或200mg/次，2次/天，口服。备选治疗包括伏立康唑200mg/次，每12小时1次，或泊沙康唑400mg/次，2次/天。

过敏性曲霉鼻窦炎轻症患者无需药物治疗，应脱离接触曲霉孢子环境。有阻塞症状者可内镜下引流。抗真菌治疗首选伊曲康唑。鼻腔局部或全身应用糖皮质激素对部分患者有效。

（二）曲霉球的治疗

一般情况下危险性不大，可以不用药物治疗。但有些患者可发生大量或反复咯血。咯血是曲霉球的严重并发症，外科切除可能是清除病灶的唯一方法。建议作手术切除，但有一定风险。如曲霉球周围有间质性或实质性损害时，手术死亡率可达40%以上。手术加抗真菌治疗，可降低死亡率。伊曲康唑或伏立康唑是补救治疗药物。可服用伊曲康唑，200mg/d，疗程视病情而定。另也有报道，用两性霉素B雾化吸入治疗支气管断端型曲霉瘤有较好效果，但疗程宜长，可达100天以上。也可将两性霉素B直接注入曲霉球内，1次即可，剂量为50~100mg，溶于5~10ml蒸馏水中。由于操作难度较大，故不常使用。经气管滴入法适用于与气管沟通的曲霉球，剂量与超声雾化吸入的剂量相同，但可隔日或每周2次，疗程视病情而定。

（三）侵袭性曲霉病的治疗

侵袭性肺曲霉病是最常见的临床类型，如不进行适当治疗，几乎均发展为预后极差的致死性肺炎，在粒缺患者特征性表现为出血性梗死或进行性坏死性肺炎。且可能播散至中枢神经系统或直接侵犯胸腔内组织，包括心脏和大血管。高度怀疑侵袭性肺曲霉病患者应在诊断检查同时及早进行抗真菌治疗。伏立康唑初始治疗患者的存活率和有效率明显优于两性霉素。推荐初始治疗首选伏立康唑静脉滴注或口服。重症患者推荐静脉给药，可予治疗首日按6mg/kg，静脉注射，每12小时一次，随后4mg/kg静脉注射，每12小时一次，病情稳定后改口服，按200mg/次，每12小时一次。伏立康唑口服最大量为4mg/kg。初始治疗的备选药物为两性霉素B。补救治疗药物包括两性霉素B脂质体、泊沙康唑、伊曲康唑、卡泊芬净或米卡芬净。补救治疗需在明确诊断的情况下进行。伏立康唑初治失败的患者不推荐伊曲康唑作为补救治疗，因作用机制相同可能交叉耐药，而且伊曲康唑的生物利用度不稳定且有毒性。由于缺乏严格的前瞻性对照试验，不推荐常规初始联合治疗。但在补救治疗时可联合其他抗真菌药，或联合应用其他类型的抗真菌药。此外，应用吡咯类药物进行预防或抑菌治疗的患者如发生侵袭性曲霉病，建议改用其他类型的抗真菌药。逆转免疫缺陷状态（如减少糖皮质激素剂量）或粒细胞恢复对侵袭性肺曲霉病治疗成功至关重要。咯血是侵袭性肺曲霉病的严重并发症，外科切除为清除病灶的唯一方法。侵袭性肺曲霉病的抗真菌疗程最短为6~12周；对免疫缺陷患者，应持续治疗直至病灶消散。

其他侵袭性曲霉病，如侵袭性鼻窦曲霉病、支气管曲霉病、中枢神经系统曲霉病、心脏曲霉感染、曲霉骨髓炎、曲霉眼部感染等均与侵袭性肺曲霉病的抗真菌感染方案相似，某些情况下需辅助外科手术干预。

在具有侵袭性曲霉病高危因素的患者中，推荐泊沙康唑预防应用。伊曲康唑可能有效，但因耐受性差应用受限。

【预防】

1. 接触曲菌污染的环境、工作场所应戴防护口罩。
2. 病房空气定期消毒，清理有曲霉生长的日用品时，宜用湿布擦拭，以免曲霉孢子飞扬污染

环境。手术器械必须严格消毒,防止霉菌污染。卫生清扫用具如抹布、拖把等用毕晒干,防止真菌孳生。对明显有曲霉生长的物品、场所可用甲醛溶液溶液或过氧乙酸溶液喷洒消毒。

3. 不吃霉变的花生等食品。合理使用抗生素、激素等药物,因病情需要必须长期使用者,应定期进行真菌培养。一旦发现曲霉感染,即可给予两性霉素 B 喷雾吸入及其他抗真菌药物治疗。对高危人群定期做咽鼻拭子及痰真菌培养以便及时发现早期治疗。

(万谟彬)

参考文献

1. 李兰娟,任红 . 传染病学 . 第 8 版 . 北京:人民卫生出版社,2013:245-248
2. 张玲霞,周先志 . 现代感染病学 . 第 2 版 . 北京:人民军医出版社,2010:848-858
3. 王宇明,感染病学 . 第 2 版 . 北京:人民卫生出版社,2012:353-364
4. 唐晓丹,李光辉 . 曲霉病的治疗:美国感染病学会临床实用指南 . 中国感染与化疗杂志,2008. 8(3):161-166
5. 中国侵袭性真菌感染工作组 . 血液病 / 恶性肿瘤患者侵袭性真菌病的诊断标准与治疗原则(第四次修订版). 中华内科杂志,2013. 52(8):704-709

第五节 肺孢子菌病

肺孢菌曾被划分为原虫,基于核糖体 RNA 和基因序列的同源性,目前被重新归为真菌。肺孢菌共有 4 个亚型,其中包括感染小鼠的卡氏肺孢菌(*Pneumocystis carinii*)和导致人类肺孢菌病的耶氏肺孢菌(*Pneumocystis jirovecii*)。

肺孢菌是一种常见的机会性感染病原体,主要引起肺孢菌肺炎(pneumocystis pneumonia, PCP),不经有效治疗常引起呼吸衰竭、死亡,在 HIV/ AIDS 流行前,十分罕见。PCP 是 AIDS 患者最常见的机会感染(opportunistic infections,OIs)之一,发病率高达 85%,且是 60%AIDS 患者确诊时的指征性疾病。有时也可引起免疫缺陷宿主(immunocompromised hosts)的肺外疾病。PCP 最常见于 HIV 感染晚期 CD4+ T 细胞显著减少的患者,此外亦可见于肿瘤患者、接受造血干细胞移植、器官移植、糖皮质激素、化疗等免疫抑制剂治疗的患者。

由于 20 世纪 80 年代初,在既往身体健康的男 - 男同性恋者人群中出现的 PCP 病例,掀开了人类从发现到征服 HIV/AIDS 的历史序幕。

尽管随着接受强效抗反转录病毒治疗(HAART)和 PCP 预防的 HIV 患者的增多,PCP 的发病较前显著减少,但仍是 HIV 感染者在进展至 CD4+T 淋巴细胞减少后首诊的最常见病因之一。

【病原学】

肺孢菌属于真菌的子囊菌亚门,虽然在患者的肺组织中可以观察到各阶段的肺孢菌形态,但肺孢菌属于不典型真菌,目前尚无法体外成功培养,其完整生活周期尚不十分清楚。肺孢菌增殖历经滋养体、包囊前和包囊期三个阶段。其中滋养体期为单细胞,和宿主细胞联系密切,在 PCP 患者的肺组织中常见。球包囊期则形成厚厚的细胞壁,内含 8 个子孢子,之后包囊破裂释放出子孢子。

由于肺孢菌的细胞壁含有胆固醇,不含麦角固醇,常见的作用于抗真菌药物对其无效。此外还含有多个不同的抗原成分,其中最主要引起宿主免疫反应的是 95kD 和 140kD 的主要表面糖蛋白。

【流行病学】

肺孢菌经空气在人和人之间传播。肺孢菌在免疫功能正常宿主的呼吸道定植并不引起症状,但可以作为传染源将肺孢菌传给免疫功能受损宿主。肺孢菌病最早报道在“二战”后的欧洲早产及营养不良婴儿中。20 世纪 60—70 年代则主要发生于血液系统肿瘤患者中,80

年代随着 HIV 的流行，PCP 的发生迅猛增多。由于 HAART 和预防用药，HIV 感染者肺孢菌肺炎的发病显著下降。以美国为例，2003—2007 年的发病率由 10 年前的每千人 29.9 例降至 3.9 例。据 2007—2008 年的统计数据显示，和 10 年前相比，在乌干达痰涂片抗酸杆菌阴性、接受支气管镜检查的怀疑肺炎的住院患者 PCP 由 40% 减少至 10% 以下。但仍有相当数量的 HIV 感染者，从未接受过 HIV 检测，常因 PCP 等机会感染就诊，从而发现 HIV 感染。尤其是我国在 20 世纪 90 年代非法采血活动肆虐、HIV 抗体筛查开始时间晚、HAART 治疗起步晚等原因，目前我国已进入 AIDS 高发病期，首发的指征性疾病为 PCP 的 AIDS 患者数量逐年增加。

北京协和医院 2005 年总结的 22 例 AIDS 合并 PCP 多为青壮年男性，因 PCP 症状来诊时均不知晓感染 HIV 且已处于 AIDS 晚期（C3 期），4 例在确诊 1 个月内死亡。

PCP 的最重要的易患因素是严重免疫抑制。

在 HIV 感染者中主要和 CD4+T 细胞计数 <200/mm^3、既往 PCP 病史、口腔白斑、反复细菌性肺炎、体重减轻、及血浆高 HIV RNA 载量有关。

在非 HIV 感染人群中，最主要的易患因素是糖皮质激素使用和细胞免疫功能缺陷，其他包括免疫抑制药物使用、肿瘤（尤其是血液系统肿瘤）、造血干细胞移植、实体器官移植、器官排斥、抗炎症的生物治疗（如 CD52 单抗、TNF-α 抑制剂英夫利昔单抗、针对 B 细胞的利妥昔单抗等）、原发性免疫缺陷（严重联合免疫缺陷、特发性 CD4+T 淋巴细胞减少症等）及严重营养不良等。

【发病机制与病理】

（一）发病机制

肺孢菌经呼吸道吸入肺泡腔导致肺孢菌肺炎，其滋养体首先附着在肺泡上皮细胞上，此后和肺泡上皮细胞及巨噬细胞相互作用引发一系列细胞免疫反应，产生趋化因子和炎症细胞因子。在免疫功能正常的宿主中，CD4+T 细胞主导宿主免疫反应，动员和活化包括巨噬细胞和单核细胞在内的多重效应细胞，通过吞噬作用、呼吸爆发、炎症活化等作用，将肺孢菌从肺泡里清除。而在免疫功能严重受损的宿主则巨噬细胞功能及 T 细胞免疫缺陷，使得肺孢菌无法从肺泡中清除并不断增殖。

增殖的肺孢菌在肺泡内继续和肺泡Ⅰ型上皮细胞紧密附着，导致肺泡 - 肺毛细血管透过性增加、包括磷脂减少及表面活性蛋白 A 和 D 的增加等表面活性物质异常。宿主的炎症反应引发白介素 -8（IL-8）和中性粒细胞的增多。

肺孢菌细胞壁上富含 β- 葡聚糖，尤其是主要表面糖蛋白，是引发炎症反应最重要的成分。

（二）病理

肺泡腔内充满肺孢菌及泡沫状嗜酸性物质，致肺间质增厚、氧交换障碍。两肺弥漫性受累、实变、重量增加、含气量显著减少。经甲醛固定后，肺切面呈粗海绵状。肺泡腔内出现具有特征性的泡沫状、红染、无细胞性渗出液，称为蜂窝状渗出液。宿主的免疫修复反应包括肺泡Ⅱ型上皮细胞增生、肺间质的单个核细胞浸润。最终可引起肺间质纤维化。

肺孢菌包囊在肺泡腔内渗出液中，呈聚集分布。组织切片中，运用 Gram 或 Giemsa 染色时，滋养体可以清楚显示。运用 Giemsa 染色可清楚显示耶氏肺孢菌包囊。

【临床表现】

PCP 常表现为呼吸困难、发热和干咳。其呼吸困难逐渐加重，尤其在活动后加重，严重者可发生呼吸窘迫，导致死亡。HIV 患者并发 PCP 通常起病隐匿或亚急性，在非 HIV 感染患者中通常起病和病情进展比 HIV 感染者急，使用糖皮质激素的患者症状常发生在激素开始减量时。由于 PCP 不经治疗预后差，临床保持高度的警惕性对于早期诊断最重要。

体格检查异常包括呼吸频率快、心律过速和发绀，但肺部听诊阳性体征少，或可闻及少量散在的干湿啰音，体征与疾病症状的严重程度往往不成比例。

【实验室及辅助检查】

血气分析异常包括动脉血氧分压(PaO_2)明显降低、肺泡 - 动脉样梯度(PAO_2- PaO_2)增加、呼吸性碱中毒。肺呼吸功能异常表现为弥散功能降低。尽管不特异但常有血清酸脱氢酶(LDH)升高,反映肺间质损伤。G 试验((1,3)-β-D- 葡聚糖)增高。

传统的胸部 X 线检查可见双肺从肺门开始的弥漫性网状结节样间质浸润,或呈磨玻璃状阴影,不典型的影像学改变可以为结节状阴影、空洞性病变,个别情况可出现气胸。值得注意的是在疾病早期胸部普通 X 线检查可以完全正常,而此时在高分辨 CT(HRCT)检查则可发现磨玻璃状的间质异常改变。

肺外的病变可以累及淋巴结、脾脏、肝脏和骨髓。

【诊断与鉴别诊断】

(一) 诊断

1. 病原学诊断 由于 PCP 的临床表现缺乏特异性,诊断依靠病原学检查。组织学染色发现肺孢菌可以确诊。六胺银染色可选择性地将细胞壁染色,而赖特吉姆萨染色可以染色细胞核。免疫荧光单克隆抗体染色方法的敏感性和特异性比组织染色高,应用逐渐广泛。而采用 PCR 法 DNA 放大技术的最大问题是无法区别定植和感染。

PCP 的病原学检查的敏感性很大程度上取决于标本留取的质量。一般 HIV 患者和非 HIV 感染患者相比,由于菌量多从而更容易检出病原菌。诱导咳痰收集痰液简便、无创,易于开展,但如果缺乏足够的配合很难保证留取到合格的下呼吸道的痰液,从而影响病原菌的检出。支气管镜检查的同时进行肺泡灌洗收集肺泡灌洗液(BAL)的优势在于可以协助了解菌量、宿主的炎症反应、发现合并存在的其他机会感染,是 PCP 诊断最常用的手段。而经支气管肺组织活检或开胸肺活检由于创伤大,通常仅适用于经 BAL 检查未能检出肺孢菌的患者。

有时在肺孢菌量少的情况下,病原学检查的阳性率低。根据临床症状、影像学改变及 CD4+T 细胞计数减低,临床高度提示为 PCP,如果 G 试验水平增高更加支持诊断。

2. 临床诊断 在无其他病因解释时如果同时存在以下情况,应该考虑 PCP 诊断给予相应治疗:

(1) 严重免疫功能低下(CD4+T 淋巴细胞计数 <200/mm^3)。

(2) 临床表现为咳嗽、发热、呼吸困难、低氧血症(尤其是活动后加重)。

(3) 影像学表现符合 PCP,如胸部 X 线发现肺间质和肺泡浸润影,或 HRCT 发现呈斑片、结节状分布的磨玻璃影。

(4) G 试验水平增高。

(二) 鉴别诊断

主要应与肺结核、非结核分枝杆菌感染、其他真菌、弓形虫、巨细胞病毒、流感、Kaposi 肉瘤等进行鉴别诊断。鉴别的重点在于病原菌的检出。

【预后】

PCP 不经有效治疗,呼吸衰竭持续加重最终导致死亡。治疗在疾病早期肺泡尚未出现严重损害时最有效。所以如果诱导咳痰未能检查肺孢菌而又无条件进行 BAL 检查时,应对于临床怀疑病例尽快进行经验性治疗。

HIV 感染患者合并 PCP 即使经过有效治疗,病死率在 1 个月内仍高达 15%~20%,1 年为 50%~55%。

在需要机械通气辅助呼吸的危重患者的死亡率高达 60%,在非 HIV 感染患者 PCP 的死亡率为 40%。

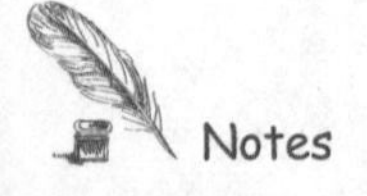

【治疗】

(一) 对症治疗

卧床休息,给予吸氧、改善通气功能,注意水和电解质平衡。如患者进行性呼吸困难明显,可人工辅助呼吸。中重度患者(PaO_2<70mmHg 或肺泡 - 动脉血氧分压差 >35mmHg)可同时采用泼尼松治疗,口服剂量为第 1~5 天每次 40mg,每日 2 次,第 6~10 天每次 20mg,每日 2 次,之后每次 20mg,每日 1 次至第 21 天;如果静脉用甲基泼尼松龙,用量为上述泼尼松的 75%。

(二) 病原治疗

治疗首选甲氧苄啶 - 磺胺甲基异噁唑(亦称复方新诺明,trimethoprim/sulphamethoxazole,TMP/SMX),剂量为 TMP 每日 15mg/kg 和 SMX 每日 80mg/kg,但 TMP/SMX 一天总量一般不超过 12 片,分 3~4 次口服,疗程 2~3 周。TMP/SMZ 针剂剂量同上,每 6~8 小时 1 次,静脉滴注。其他替代药物治疗可选用:氨苯砜(100mg,每日 1 次口服;联合应用 TMP 每次 200~400mg,每日 2~3 次口服,疗程 2~3 周)、克林霉素(600~900mg 静脉注射,每 6 小时 1 次,或 450mg 口服,每 6 小时 1 次;联合应用伯氨喹 15~30mg 口服,每日 1 次,疗程 2~3 周)、喷他脒(3~4mg/kg,缓慢静脉滴注 >60 分钟,每日 1 次,疗程 2~3 周)。

(三) HAART 治疗的时机

对于合并 PCP 时尚未开始 HAART 的 HIV 感染者,新近的研究结果提示在 TMP/SMZ 治疗的 2 周内启动 HAART,对于出现免疫炎症重建综合征(IRIS)的患者,建议放宽使用糖皮质激素的指征。

【预防】

对于 CD4+T 淋巴细胞计数 <200/mm^3 的成人和青少年,包括孕妇及接受 HAART 者均应给予预防。首选 TMP/SMX,体重≥60kg 者,每日 2 片,体重 <60kg 者,每日 1 片。若患者对该药不能耐受,替代药品有氨苯砜和 TMP。患耶氏肺孢菌肺炎患者经 HAART 后其 CD4+T 淋巴细胞增加到 >200/mm^3 并持续 6 个月以上时,可停止预防用药。如果 CD4+T 淋巴细胞计数又降低到 <200/mm^3 时,应重新开始预防用药。

(李太生)

参考文献

1. 中华医学会感染病学分会艾滋病学组 . 艾滋病诊疗指南(2011 版). 中华传染病杂志,2011,29(10):629-640
2. 李兰娟,任红 . 传染病学 . 第 8 版 . 北京:人民卫生出版社,2013:248-252
3. 曹玮,宋晓璟,李雁凌,等 . 297 例首次确诊的中国 HIV/AIDS 患者临床特征分析 . 中华内科杂志,2014,53(7):537-541
4. 王焕玲,李太生,王爱霞,等 . 艾滋病合并肺孢子菌肺炎 22 例临床分析 . 中华内科杂志,2005,44(9):652-655
5. http://www. uptodate. com
6. Dennis K, Anthony F. Harrison's Infectious Diseases. 1st ed. New York: McGraw-Hill Professional, 2010

第六节 抗真菌药物的临床应用

近年来随着骨髓移植、实体器官移植、肿瘤化疗、大剂量广谱抗菌药物的长期应用,以及糖皮质激素、免疫抑制剂的广泛应用,侵袭性真菌感染的患病率和病死率均显著增高。而抗真菌药物的不断面世,包括两性霉素 B 脂质制剂、新吡咯类和棘白菌素类药物等,为侵袭性真菌感染的有效治疗带来了希望。欧美、澳洲、日本等国相继出台并更新侵袭性真菌感染治疗指南,我国血液病学、呼吸学科及危重病学科也先后制订和更新相应的治疗原则和指南,为提高对侵袭性

真菌感染的认识，降低其患病率和病死率起到关键性作用。但是如何在指南与实践中把握抗真菌药物的合理应用，依然是我们面临的重大挑战。

【临床常用抗真菌药物】

（一）多烯类药物

用于深部真菌的药物为两性霉素 B（amphotericin B）及其脂质制剂，其作用机制主要通过与真菌细胞膜的麦角固醇结合，使细胞膜通透性增高，细胞内重要成分如钾离子、核苷酸和氨基酸等外渗，并致细胞迅速死亡，从而发挥杀菌作用。两性霉素 B 对大多数致病性真菌具有较强抗菌活性，可用于曲霉、念珠菌、隐球菌、接合菌、荚膜组织胞浆菌、马尔尼菲青霉等所引起的深部真菌感染。血浆半衰期为 24 小时，血浆蛋白结合率高，几乎不被肠道吸收，可通过胎盘屏障。其不良反应较为显著，主要包括静滴过程中可发生寒战、高热等即刻反应，还可出现轻度溶血性贫血、血小板和白细胞减少，心肌损害、肝功能异常及肾功能损害、低钾血症、静脉炎等。两性霉素 B 脂质制剂包括两性霉素 B 脂质体复合物、两性霉素 B 胶态分散体和两性霉素 B 脂质单体，我国还有国产两性霉素 B 脂质体（锋克松）临床应用。两性霉素 B 脂质制剂最突出的特点是不良反应较两性霉素 B 明显减少，但费用相对较高。

（二）三唑类药物

目前应用于深部真菌的药物主要有氟康唑（fluconazole）、伊曲康唑（itraconazole）、伏立康唑（voriconazole）和泊沙康唑（posaconazole），主要通过阻断真菌细胞色素 P450 依赖性羊毛甾醇 14-α 去甲基化酶，从而抑制真菌细胞膜成分麦角固醇的合成而起到抗真菌作用。

1. 氟康唑　对白假丝酵母菌与新生隐球菌抗菌活性较好，但对光滑念珠菌及克柔念珠菌基本无活性，可用于治疗各种侵袭性念珠菌病、隐球菌病、球孢子菌病等。

2. 伊曲康唑　抗菌谱相对较广，对曲霉菌、念珠菌、隐球菌、荚膜组织胞浆菌、马尔尼菲青霉、球孢子菌、芽生菌、孢子丝菌等均有较好抗菌活性，常用于治疗该类致病性真菌所引起的感染，且是轻、中度组织胞浆菌病、芽生菌病的首选药。现有胶囊、口服液和注射液三种剂型，用于深部真菌感染的主要为静脉注射液和口服液。不良反应相对较少，如恶心、腹泻、轻度肝功能异常，患者大多能耐受，但因其赋形剂环糊精经肾脏排出，故严重肾功能不全患者（内生肌酐清除率小于 30ml/min）不宜使用静脉注射液。另严重心功能不全患者也不宜使用。

3. 伏立康唑　可口服或静脉使用，对念珠菌属（包括光滑念珠菌及克柔念珠菌）、新生隐球菌、曲霉属、镰刀霉属、丝孢霉属、着色菌属均有较强抗菌活性，对皮炎芽生菌、球孢子菌、荚膜组织胞浆菌、副球孢子菌也有一定抗菌活性。不良反应主要有肝功能损害、视物模糊及皮疹。严重肾功能不全患者（内生肌酐清除率小于 50ml/min）不宜静脉使用。

4. 泊沙康唑　目前为口服悬液，体内外抗菌谱广，在唑类药物中唯一对接合菌有抗菌活性。此外对念珠菌、隐球菌、曲霉、皮炎芽生菌、粗球孢子菌、荚膜组织胞浆菌、镰刀霉等均具有抗菌活性。此外，对于轻、中度肝功能不全患者应用唑类药物时，一方面应积极保肝治疗，密切监测肝功能，另一方面，对于肝炎肝硬化患者因其清除率明显降低，半衰期延长，唑类药物应用时应考虑减量使用。

（三）棘白菌素类药物

属脂肽类抗真菌药物，为（1，3）-β-D- 葡聚糖合酶抑制剂，通过非竞争性抑制（1，3）-β-D- 葡聚糖合酶来抑制真菌细胞壁的合成。目前主要有卡泊芬净（caspofungin）、米卡芬净（micafungin）和阿尼芬净（anidulafungin）。体外抗菌活性显示，对所有念珠菌均有杀菌作用，尤其是耐氟康唑菌株，同时对曲霉属也有很强抗菌活性。此外，动物实验结果还显示，该类药物对荚膜组织胞浆菌属、皮炎芽生菌、球孢子菌和肺孢子菌均具抗菌活性。但对隐球菌属、接合菌属、镰刀霉属、拟青霉属、毛孢子菌属等无作用。卡泊芬净在轻度肝功能障碍（Child-Pugh 评分 5~6）时无需减量，中度肝功能障碍（Child-Pugh 评分 7~9）时首剂剂量不变，维持剂量需减至 35mg/d。但目前尚无

重度肝功能障碍（Child-Pugh 评分 >9 分）患者的用药研究，仅建议进一步减量或停药。米卡芬净在肝功能不全患者的药代动力学曲线和健康志愿者无显著差异，故无需调整剂量。肾功能不全患者棘白菌素类药物无需调整剂量。

（四）嘧啶类

氟胞嘧啶（flucytosine）是一种嘧啶类似物，可进入真菌细胞内干扰嘧啶的生物合成，从而抑制核酸的合成，达到杀菌作用。对隐球菌和念珠菌有良好抗菌作用，与两性霉素 B 或氟康唑使用都有协同作用，后者破坏真菌的细胞膜，有利于氟胞嘧啶的渗入，既可增强疗效又可减轻两性霉素 B 的副作用。但因氟胞嘧啶的毒性及易快速产生耐药性，一般不常规单独应用于深部真菌感染。常见不良反应为恶心、呕吐、腹痛、腹泻、肝功能异常及血细胞减少等。

【抗真菌药物的治疗原则】

1. 应在抗感染治疗前留取可能感染部位的临床标本，进行真菌涂片、培养，一旦明确病原菌即可根据感染部位、感染严重程度、患者基础情况及病原菌种类等情况来确立个体化的治疗方案。

2. 对于严重感染患者，在病原菌未明确前，可给予经验性抗真菌治疗，待明确病原菌后，再根据经验性治疗的疗效和药敏试验结果调整用药。

3. 抗真菌初始治疗应选择静脉给药，剂量要足、疗程要长。在应用抗真菌药物的同时，还应积极治疗可能存在的基础疾病，增强机体免疫功能。有指征时需进行外科手术治疗。

4. 选择抗真菌药物时，我们应知道每个抗真菌药物都有其独特的抗菌谱、药代和药效动力学特点，以及不同程度的毒副作用。加之许多真菌感染高危患者常合并其他疾病，需要接受多种药物治疗，应注意药物间相互作用。与此同时，危重患者又会存在不同程度的重要器官功能障碍，因此抗真菌药物的合理选择和应用时都需要加以考虑。

【抗真菌药物的治疗方案】

（一）抗真菌药物的临床应用

真菌感染的治疗包括预防治疗（prophylactic antifungal therapy）、经验性治疗（empirical antifungal therapy）和确诊治疗（targeted antifungal therapy）。①预防治疗：主要针对血液病中易发生侵袭性真菌感染的极高危患者，如急性髓性白血病和异基因造血干细胞移植患者。②经验性治疗：是指高度怀疑真菌感染，但还没有确切依据时经常采用的一种治疗策略。这种策略的最大好处是可以尽早控制侵袭性真菌感染，降低病死率，最大弊端则是其中有相当一部分患者并非真菌感染，从而导致过度治疗，增加药物耐药性、不良反应和费用。经验性治疗包括发热驱动治疗和诊断驱动治疗，发热驱动治疗在血液病学科是指在免疫缺陷、长期应用糖皮质激素治疗后，出现不明原因发热，广谱抗菌药物治疗 4~7 天无效者，或起初有效，但 3~7 天后再出现发热，在积极寻找病因同时，可经验性应用抗真菌药物治疗。在呼吸和危重病学科也有类似的定义，主要是针对拟诊患者在未获得微生物学依据，且广谱抗菌药物治疗无效时，给予积极地抗真菌药物治疗。与发热驱动治疗相区别的诊断驱动治疗，则是指临床诊断患者已经具备微生物学(分泌物或体液真菌培养，和（或）血液真菌抗原及其他血清免疫学检测）阳性证据，但尚无无菌体液或组织病理学确诊证据时所采取的治疗策略。③确诊治疗：是根据患者无菌体液或组织病理证实为真菌感染的治疗。

（二）抗真菌药物治疗方案选择

在临床实践中对于治疗策略中预防治疗和确诊治疗的指征把握相对较易，而在临床时机判断上较为困难。发热驱动治疗（fever driven antifungal therapy）与预防治疗的不同在于已有感染征兆，但不确定有无真菌；诊断驱动治疗（diagnostic driven antifungal therapy）与确诊治疗的不同在于已有真菌感染的种种迹象，但未能最后确定。而治疗时机的把握有时确实很难，太早治疗易导致实际并非真菌感染的过度治疗，但有时若等到完全明了后再治疗，会错过治疗窗口，达不

到满意的疗效，甚或延误病情导致死亡。因而在临床实践中对患者的高危因素和病情危重程度作一评估非常重要。对于极度高危且病情危重患者，由于一旦出现侵袭性真菌感染，病死率极高，而早期诊断又非常困难，此时宜采用预防或发热驱动抗真菌治疗，而对于病情并非十分凶险的患者，我们尽可能多收集一些临床真菌感染的微生物学依据，应积极开展呼吸道等临床标本的真菌涂片、培养，以及肺部CT的动态监测，病理组织培养和真菌病理学诊断，有条件的单位还可进行GM试验和G试验，由此所采用的诊断驱动治疗或确诊治疗针对性更强。由此可见，抗真菌药物的治疗策略是一个有机的统一体，为个体化治疗提供可靠依据。

（朱利平）

参考文献

1. 中华内科杂志编辑委员会．侵袭性肺部真菌感染的诊断标准与治疗原则（草案）. 中华内科杂志，2006，45：697-701
2. 中华医学会重症医学分会．重症患者侵袭性真菌感染诊断与治疗指南（2007）. 中华内科杂志，2007，46：960-966
3. 中国侵袭性真菌感染工作组．血液病／恶性肿瘤患者侵袭性真菌感染的诊断标准与治疗原则（第4次修订版）. 中华内科杂志，2013，52：704-709
4. 翁心华，朱利平．侵袭性真菌病的共识与展望．中华内科杂志，2013，52（8）：634-635
5. Walsh TJ，Anaissie EJ，Denning DW，et al. Treatment of aspergillosis：clinical practice guidelines of the Infectious Diseases Society of America. Clin Infect Dis，2008，46（3）：327-360
6. Pappas PG，Kauffman CA，Andes D，et al. Clinical practice guidelines for the management of Candidiasis：2009 update by the Infectious Diseases Society of America. Clin Infect Dis，2009，48：503-535
7. Perfect JR，Dismukes WE，Dromer F，et al. Clinical practice guidelines for the management of cryptococcal diseases：2010 update by the Infectious Diseases Society of America. Clin Infect Dis，2010，50：291-322
8. Limper AH，Knox KS，Sarosi GA，et al. An official American Thoracic Society Statement：treatment of fungal infections in adult pulmonary and critical care patients. Am J Respir Crit Care Med，2011，183：96-128
9. Caira M，Pagano L. The role of primary antifungal prophylaxis in patients with haematological malignancies. Clin Microbiol Infect，2014，20（S6）：19-26

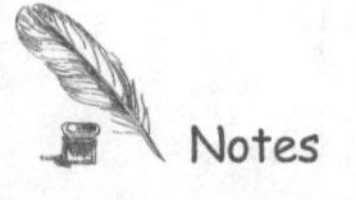

第九章 螺旋体感染

螺旋体(*Spirochaeta*)是一群原核单细胞微生物,在生物学上的位置介于细菌与原虫之间,在分类学上由于更接近于细菌而归属在细菌的范畴。螺旋体具有与细菌相似的细胞壁,内含脂多糖和胞壁酸,以二分裂方式繁殖,无定型核(属原核型细胞),对抗生素敏感;也有与原虫相似的特征:体态柔软,胞壁与胞膜之间绕有弹性轴丝,借助它的屈曲和收缩能活泼运动,易被胆汁或胆盐溶解。

螺旋体广泛存在于水生环境,也有许多分布在人和动物体内。大部分营自由的腐生生活或共生,无致病性,只有一小部分可引起人和动物的疾病。

【病原学】

(一) 形态与结构特性

螺旋体外形细长、柔软、螺旋状,运动活泼,在自然界中被认为是化能异养菌。螺旋体长短不等,大小为(5~250)μm×(0.1~3)μm,某些螺旋体甚至可细到足以通过细菌滤器,但钩端螺旋体常呈C形或S形(图9-1),在陈旧培养物中或培养物用青霉素处理后,螺旋体可成为L型。其次,螺旋体细胞的螺旋数目、两螺旋间的距离及回旋角度各不相同,这是分类上的一项重要指标。

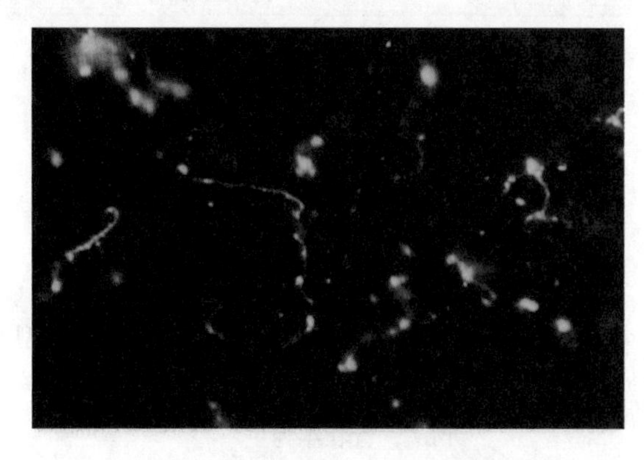

图9-1 免疫荧光下的钩体菌体

螺旋体具有不定形的核,无芽胞,核酸兼有DNA和RNA,以二分裂方式繁殖。螺旋体的细胞中心为原生质柱,由核区和细胞质构成。柱体外有2~100根以上的轴丝,又称为鞭毛,其一端附着在原生质圆柱体近末端的盘状物上。原生质圆柱体和轴丝都包以外包被,轴丝相互交叠并向非固着端伸展,超过原生质圆柱体,类似外部的鞭毛。螺旋体通过轴丝运动,其运动方式主要有3种类型:绕螺旋体的长轴迅速转动、细胞屈曲运动以及沿着螺旋形或盘旋的线路移动。

螺旋体革兰染色阴性,但较难染色。吉姆萨染色呈淡红色,镀银染色着色较好,菌体呈黄褐色,背景呈淡黄色。也可用印度墨汁或刚果红与螺旋体混合负染,螺旋体透明无色,背景衬有颜色,反差明显。以相差和暗视野显微镜观察螺旋体效果良好,既能检查形态又可分辨运动方式,较为常用。

(二) 培养特性

由于各种螺旋体在生理上的要求不一,从需氧、厌氧到兼性厌氧,能量可能来源于糖类、氨基酸和长链脂肪酸等。除非致病性螺旋体、蛇形螺旋体、钩端螺旋体及个别致病性密螺旋体与疏螺旋体可采用含血液、腹水或其他特殊成分的培养基培养外,其余螺旋体迄今尚不能用人工培养基培养,但可用易感动物来增殖培养和保种。

(三) 分类

螺旋体广泛分布在自然界和动物体内,分8个属:螺旋体属(*Spirochaeta*)、脊螺旋体属(*Cristispira*)、密螺旋体属(*Treponema*)、包柔螺旋体属(*Borrelia*,又名疏螺旋体属)、钩端螺旋体属

(*Leptospira*)、细丝体属(*Leptonema*)、短螺旋体属(*Brachyspira*)、小蛇形螺旋体属(*Serpulina*)。在致病性螺旋体中,医学意义比较重要的有密螺旋体中的梅毒螺旋体和钩端螺旋体属的钩端螺旋体。不同的螺旋体通过不同的致病机制而致病,但其共同的致病机制均为由螺旋体成分诱发超敏反应,其中较为重要的是Ⅳ型超敏反应。

1. 密螺旋体属　有8~14个较细密而规则的螺旋,对人有致病的主要是梅毒螺旋体、雅司螺旋体、品他螺旋体,后两者通过接触传播,但所致感染不是性病。

2. 钩端螺旋体属　螺旋数目较多,螺旋较密,比密螺旋体更细密而规则,菌体一端或两端弯曲呈钩状,本属中有一部分能引起人及动物的钩端螺旋体病。

3. 疏螺旋体属　有5~10个稀疏而不规则的螺旋,其中对人致病的有回归热螺旋体及奋森螺旋体,前者引起回归热,后者常与梭形杆菌共生,共同引起咽峡炎及溃疡性口腔炎等。

不同类型螺旋体的流行病学特征主要从传染源、传播途径、易感人群及流行特征所区分。啮齿动物及哺乳动物是螺旋体的传染源,人群普遍易感,其传播途径及流行特征各有不同。对于钩端螺旋体病、莱姆病、回归热的具体流行病学特征见表9-1。

表9-1　钩端螺旋体、莱姆病、回归热的流行病学特征

		钩端螺旋体病	莱姆病	回归热
传染源		啮齿动物、哺乳动物	啮齿动物、哺乳动物	虱传:患者
				蜱传:啮齿动物、哺乳动物
传播途径		接触疫水	硬蜱、蚊或蝇	虱、嗜血软蜱
易感人群		普遍易感	普遍易感	普遍易感
流行特征	季节	6~9月	6~7月	虱传:冬春季
				蜱传:春夏季
	地区	雨水型、稻田型、洪水型和散发型	地方性	虱传:全球性
				蜱传:热带和亚热带
	年龄	青壮年为主	青壮年略多	各年龄均易感
	性别	男性偏多	男性偏多	男女均易感
	职业	农业、渔业	农业、林业	农业、林业

第一节　钩端螺旋体病

钩端螺旋体病(leptospirosis)简称钩体病,是由致病性钩端螺旋体(钩体)引起的急性传染病。鼠和猪是主要传染源,呈世界性范围流行。临床特点为早期的钩体病败血症,中期的各器官损害症状,以及后期的多种变态反应性后发症。重症患者可出现肝肾衰竭及肺弥漫性出血,常危及患者生命。

【病原学】

钩体为6~20μm长的纤细螺旋体,菌体由两条轴丝围绕,其体端有钩,有较强的穿透能力。在温度适宜的土壤或水中,钩体可存活1~3个月,但在干燥或寒冷条件下极易死亡,并且对一般消毒剂极为敏感。钩体在全球范围已确定有23群、223型,国内证实有18群70型。在我国钩体病流行中,由稻田感染者分离的钩体以黄疸出血群(型)为主;由洪水引起的钩体感染,则多由波摩那群(型)引起。

【流行病学】

(一)传染源

鼠类和猪是最重要的传染源和储存宿主。钩体病患者不是钩体病的传染源。

(二) 传播途径

钩体病为直接接触传播。钩体随感染动物的尿液排出污染水及土壤,从而侵入人类皮肤使之受染。我国南方产稻区秋收季节,农民赤手裸足下田劳作,钩体可直接侵入皮肤细微破损处造成感染。在雨季和洪水季节,因猪粪、尿由圈内外溢污染环境,人群接触疫水即可受染造成流行。此外在下河捕鱼、涉水游泳,以及矿工及下水道工人作业与病鼠污染的污水接触时,亦可受染发病。

(三) 人群易感性

人群对钩体普遍易感,新入疫区的人更易感染,且较易发展为重型。感染后可具有一定的免疫力,但不同型钩体之间无交叉免疫。

(四) 流行特征

我国南方的钩体病流行集中于秋收季节,以农民为主,可形成局部的流行和暴发流行。主要为三个类型:稻田型、雨水型及洪水型,其主要特征见表 9-2。

表 9-2 钩体病主要流行类型及其特点

	稻田型	雨水型	洪水型
主要传染源	鼠类	猪与犬	猪
主要菌群	黄疸出血型	波摩那群	波摩那群
传播因素	鼠尿污染	暴雨积水	洪水淹没
感染地区	稻田、水塘	地势低洼村落	洪水泛滥区
发病情况	较集中	分散	较集中
国内地区	南方水稻耕作区	北方和南方	北方和南方
临床类型	流感伤寒型	流感伤寒型	流感伤寒型
	黄疸出血型		少数脑膜脑炎型
	肺出血型		

【发病机制与病理】

(一) 发病机制

主要可分为以下三个阶段:

1. 入侵途径、体内繁殖及全身感染中毒症状　钩端螺旋体经皮肤、黏膜侵入人体,经小血管和淋巴管至血液循环和全身各脏器(包括脑脊液和眼部)并迅速繁殖引起钩体血症,但相关侵袭因子及其作用机制至今不明。之后可在起病 1 周内引起严重的感染中毒症状,以及肝、肾、肺、肌肉和中枢神经系统等病变。其病变基础是全身毛细血管损伤,轻者常无明显内脏器官损伤,病理改变轻微,而感染中毒性微血管功能的改变较为显著。电镜下可见线粒体普遍肿胀、嵴突减少、糖原减少以及溶酶体增多。

2. 内脏器官损害　各脏器损害的严重度因钩体菌型、毒力及人体反应性的不同而出现相应不同的临床类型,如肺弥漫性出血型、黄疸出血型、肾衰竭型和脑膜脑炎型等。

3. 中、后期非特异性和特异性反应　钩体侵入人体后,首先表现为非特异性炎症反应,单核 - 巨噬细胞增生明显,有明显的吞噬能力。出现腹股沟及其他浅表淋巴结肿大。

(二) 病理改变

钩体病的病变基础是全身毛细血管中毒性损伤。病理改变的突出特点是器官功能障碍较为严重,而组织形态变化轻微。

1. 肺　肺毛细血管广泛扩张充血及弥漫性点片状出血。肺泡含有红细胞纤维蛋白及少量白细胞。部分肺泡内含有渗出的浆液。肺间质呈现轻重不等的充血、水肿、较轻的炎性反应。

2. 肝脏　肝小叶显示轻重不等的充血、水肿及肝细胞退行性变与坏死。肝窦间质水肿、肝

索断裂、炎性细胞浸润，以单核细胞和中性粒细胞为主；汇管区胆汁淤积。

3. 肾脏 主要是肾小管上皮细胞变性、坏死。肾组织广泛充血、水肿。肾小管退行性变与坏死，管腔扩大，可见红细胞管型或透明管型。肾间质水肿，单核和淋巴细胞浸润，见小出血灶。

4. 其他 脑膜及脑实质充血、出血，神经细胞变性及炎性细胞浸润。心肌呈点状出血，灶性坏死及间质炎。骨骼肌，尤其是腓肠肌肿胀、灶性坏死。

【临床表现】

潜伏期 7~14 日，平均 10 日。根据临床特点可分为三期五型：

(一) 早期(钩体败血症期)

起病后 1~3 日，发病急，表现为发热和全身毒血症症状，体温 39℃左右，多为稽留热。伴头痛、全身乏力、肌肉酸痛、浅表淋巴结肿大、结膜充血及腓肠肌压痛。

(二) 中期(脏器损伤期)

起病后 3~10 日，可出现明显脏器损害，分以下五型。

1. 流感伤寒型 又称为感染中毒型，国内最多见类型，是早期钩体病败血症的继续。主要表现为感染中毒症状，无明显器官损害，经 5~14 日后即恢复。少数病例经此阶段后即发展为以不同器官损害为主的其他临床类型。

2. 肺出血型 是在钩体血症基础上出现咳嗽、血痰或咯血(图 9-2)，属我国较常见一型。临床上分为以下两型：

(1) 肺普通出血型：咳嗽或痰中带血。肺部可闻及少量湿性啰音。患者无明显呼吸及循环功能障碍，经积极治疗可迅速痊愈。

(2) 肺弥漫性出血型：又称肺大出血型，于病程 2~5 日突然发展成肺弥漫性出血。分为先兆期、出血期和垂危期。患者咯血、发绀、烦躁，甚至昏迷，呼吸不规则或减慢，继而口鼻涌出不凝的血性泡沫液体，最终以窒息或血压下降，呼吸循环衰竭而死亡。少数患者呈暴发型，开始不出现咯血，人工呼吸时血才从口、鼻大量涌出。

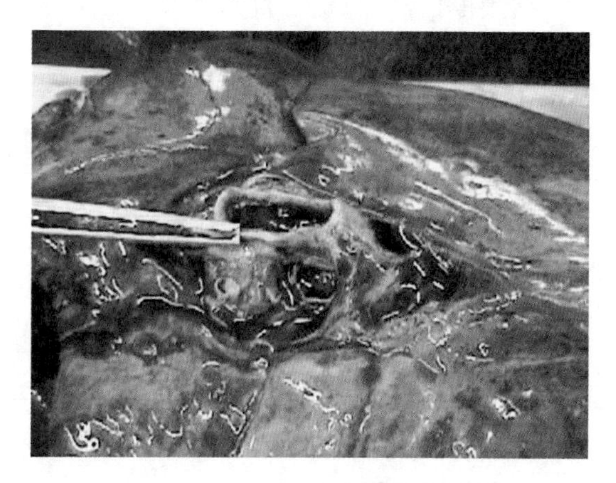

图 9-2 钩体病的肺出血

3. 黄疸出血型 又称外耳病(Weil's disease)国内少见，于病程 4~8 日，退热前后，出现进行性加重的黄疸、出血倾向和肾功能损害(图 9-3)。轻型病例以轻度黄疸为主，一般 1~2 周后恢复。严重病例可因肾衰竭、肝衰竭、大出血而迅速死亡。

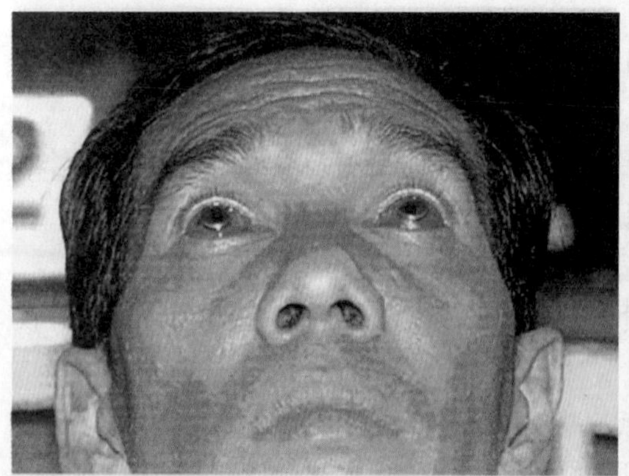

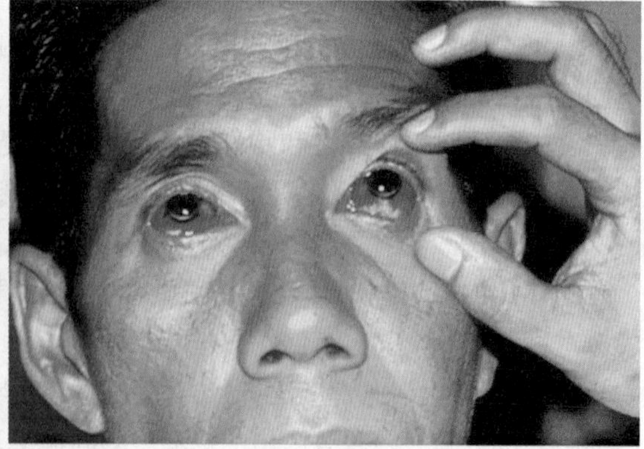

图 9-3 钩体病黄疸出血型

4. 脑膜脑炎型 较少见。患者发热3~4日后，出现剧烈头痛、频繁呕吐、嗜睡、谵妄或昏迷，部分患者有抽搐和瘫痪等。查体可见颈抵抗，克氏征与布氏征均为阳性。重者可发生脑水肿、脑疝及呼吸衰竭。单纯脑膜炎者预后较好，但脑膜脑炎者预后差。

5. 肾衰竭型 钩体病发生肾损害十分普遍，常与黄疸出血型合并出现。主要表现为蛋白尿及少量细胞和管型。多可恢复正常，仅少数严重病例可出现氮质血症、少尿或无尿、甚至肾衰竭。

(三) 后期(恢复期或后发症期)

常在病后2周到6个月内，表现为：

1. 后发热 退热后3~4日再度发热，38℃左右，经1~5日自行缓解。外周血中嗜酸性粒细胞可增高。无需治疗。

2. 眼后发症 北方常见，常发生于热退后1周至1个月。表现为虹膜睫状体炎、脉络膜炎或葡萄膜炎等。

3. 反应性脑膜炎 少数患者在后发热时可出现脑膜炎症状与体征，但脑脊液检查阴性，用抗生素治疗无效，多可不治自愈，预后良好。

4. 神经系统后发症 钩体病急性期热退后2~5个月(个别可在9个月)后发生脑内动脉炎、蛛网膜下腔出血、脊髓炎和周围神经炎等，其中以闭塞性脑动脉炎最常见。临床表现为偏瘫及失语，可短暂反复发作。

5. 胫前热 极少数患者的两侧胫骨前皮肤于恢复期出现结节样红斑，伴发热，2周左右消退。

【实验室及辅助检查】

钩体病的实验室检查主要包括常规检查、病原体检测以及血清学检测，其各项检测指标及意义不尽相同。

(一) 常规检查

外周血白细胞总数和中性粒细胞轻度增多或正常。重型患者可有外周血中性粒细胞核左移，血小板数量下降。约70%患者有轻度蛋白尿，可见红、白细胞或管型。

(二) 病原学检查

1. 暗视野镜检法 病程第一周取血，有脑膜炎者取脑脊液，第二周取尿为检材。离心后取沉淀涂片，可直接镜检或经镀银染色后镜检，阳性率50%左右，有助于早期诊断。

2. 动物接种 可将上述检材接种于幼龄豚鼠或金黄地鼠腹腔内，3~6日取样检查，阳性率70%以上，但所需时间较长。

3. 血培养 取患者静脉血1~2ml，接种于3管含兔血清柯氏培养基内，每管各3滴，置28℃培养1~8周，阳性率为20%~70%。由于培养时间长，对急性期患者帮助不大。

4. 核酸检测 DNA探针杂交及PCR法检测钩体病患者血中的钩体DNA，已用于钩体病的早期诊断。

(三) 血清学检查

1. 凝集溶解试验 是目前国内最常用钩体血清学诊断方法。以活标准型钩体作抗原，与患者血清混合，测定特异性IgM抗体。如发生凝集现象，称显微镜凝集试验，简称显凝试验(microscopic agglutination test，MAT)阳性。病后1周出现，15~20天达高峰，一次凝集效价≥1∶400，或早、晚期双份血清效价递增4倍以上有诊断价值。

2. 酶联免疫吸附试验(ELISA) 近年国外已较广泛应用，以测定血清钩体IgM抗体，其特异性和敏感性均高于显微凝集试验。该法还可用于检测脑脊液中的钩体IgM抗体，在鉴定原因不明脑膜炎的病因方面有较高的价值。

(四) 其他检查

约70%的脑膜脑炎型患者脑脊液检查可见压力较高，轻度蛋白增高及少量白细胞，一般在

500×10^6/L 以下，以淋巴细胞为主。糖正常或稍低，氯化物正常。脑脊液可分离出钩体。肺出血型 X 线胸片可见双肺呈毛玻璃状或有弥散性点、片状或融合性片状阴影。

【诊断】

(一) 流行病学资料

流行地区、流行季节、易感者在最近 28 天内有接触疫水或接触病畜史。

(二) 临床表现

急起发热、全身酸痛、腓肠肌疼痛与压痛，以及腹股沟淋巴结肿大；或并发有肺出血、黄疸、肾损害、脑膜脑炎；或在青霉素治疗过程中出现赫氏反应等。

(三) 实验室检查

特异性血清学检查或病原学检查阳性可明确诊断。

【鉴别诊断】

钩端螺旋体病流感伤寒型需与普通感冒和流行性感冒鉴别；黄疸出血型需和急性黄疸型肝炎鉴别；肺出血型和细菌性肺炎鉴别；脑膜脑炎型和流行性乙型脑炎鉴别。确切的流行病学资料、不同的临床表现和特异性实验室检测有助鉴别。

【预后】

与病情轻重、治疗早晚以及正确与否有关。轻症者预后良好。起病 2 天内接受抗生素和对症治疗，恢复快、病死率低。重症者，如肺弥漫性出血型，肝、肾衰竭或未得到及时、正确处理者，其预后不良、病死率高。年老体弱、孕妇及有严重并发症者预后较差，可能留有后遗症。

【治疗】

治疗原则为“三早一就”，即早发现、早诊断、早治疗和就地治疗。治疗措施包括一般治疗、对症治疗与病原治疗。

(一) 一般治疗与对症治疗

发热期卧床休息，给予高热量流质或半流质饮食，维持水、电解质平衡。高热者可给予物理降温和镇静剂。短期内给予糖皮质激素可减轻中毒症状。每 4~6 小时口服 30~60mg 可待因，可用于缓解严重头痛。恶心和呕吐可每 4 小时口服苯海拉明 50~100mg(或 50mg 肌注)或丙氯拉嗪 5~10mg 口服或肌注，每日 1~4 次。对于肺弥漫出血型，及早加强镇静剂使用，及早给予氢化可的松缓慢静脉注射，严重者每天用量可达 1000~2000mg。根据心率、心音情况，可给予强心药毛花甙 C。应注意慎用升压药和提高血容量的高渗溶液，补液不宜过快过多，以免加重出血。针对黄疸出血型，加强护肝、解毒、止血等治疗很重要，可参照病毒性肝炎的治疗。如有肾衰竭，可参照急性肾衰竭治疗。

(二) 病原治疗

杀灭病原体是治疗本病的关键和根本措施，因此强调早期应用有效的抗生素。钩体对多种抗菌药物敏感，如青霉素、庆大霉素、四环素、第三代头孢菌素和喹诺酮类等。

1. **青霉素** 治疗钩体病的首选药物，常用剂量为 40 万 U 每 6~8 小时肌内注射 1 次，疗程 7 天或至退热后 3 天。青霉素首剂后患者易发生赫氏反应，有人主张以小剂量肌内注射开始，首剂为 5 万 U，4 小时后 10 万 U，渐过渡到每次 40 万 U，或者在应用青霉素的同时静脉滴注氢化可的松 200mg，以避免赫氏反应。赫氏反应是一种青霉素治疗后加重反应，其表现为患者突然出现寒战、高热，头痛、全身痛，心率和呼吸加快，原有症状加重，部分患者出现体温骤降、四肢厥冷。赫氏反应多在首剂青霉素后半小时至 4 小时发生，是因为大量钩体被青霉素杀灭后释放毒素所致，当青霉素剂量较大时，容易发生。

2. **庆大霉素** 对青霉素过敏者可改用庆大霉素 8 万 U，每 8 小时肌内注射 1 次，疗程同青霉素。

3. **四环素** 0.5g，每 6 小时口服 1 次，疗程 5~7 天。

【预防】

采取综合性预防措施，灭鼠、管理好猪、犬和预防接种是控制钩体病流行和减少发病的关键。

（一）控制传染源

1. 灭鼠　鼠类是钩体病的主要储存宿主，疫区应因地制宜，采取各种有效办法尽力消灭田间鼠类，同时也要消灭家舍鼠类。

2. 猪的管理　开展猪圈积肥，不让畜尿粪直接流入附近的水沟、池塘、稻田；防止雨水冲刷；加强检疫；畜用钩体疫苗预防注射等。

3. 犬的管理 消灭野犬，拴养家犬，进行检疫。

（二）切断传播途径

1. 改造疫源地　开沟排水，消除死水，在许可的情况下，收割水稻前1周放干田中积水。兴修水利，防止洪水泛滥。

2. 环境卫生和消毒　牲畜饲养场所、屠宰场等应搞好环境卫生和消毒工作。

3. 注意防护　流行地区、流行季节，人们不要在池沼、水沟中捕鱼、游泳、嬉戏，减少不必要的疫水接触。工作需要时，可穿长筒橡皮靴，戴胶皮手套等。

（三）保护易感人群

1. 预防接种　目前常用的钩体疫苗是一种灭活全菌疫苗，在常年流行地区则采用多价钩体菌疫苗接种。对易感人群在钩体病流行前1个月完成菌苗接种，一般是4月底或5月初。接种后1个月左右产生免疫力并可保持1年左右。

2. 药物预防　对进入疫区短期工作的高危人群，可服用多西环素预防，0.2g，每周1次。对高度怀疑已受钩体感染但尚无明显症状者，可每天肌内注射青霉素80万~120万U，连续2~3天。

（孟庆华）

参考文献

1. 贾文祥．医学微生物学．北京：人民卫生出版社，2008，118-120，340-347
2. 张玲霞，周先志．现代传染病学．北京：人民军医出版社，2010，820-844
3. 杨绍基，任红．传染病学．第8版．北京：人民卫生出版社，2013，253-258
4. Lim VK. Leptospirosis：a re-emerging infection. Malays J Pathol，2011，33（1）：1-5
5. Ren SX，Fu G，Jiang XG，et al. Unique physiological and pathogenic features of Leptospira interrogans revealed by whole genome sequencing. Nature，2003，422（6934）：888-893
6. Palaniappan RU，Ramanujam S，Chang YF. Leptospirosis：pathogenesis，immunity，and diagnosis. Curr Opin Infect Dis，2007，20（3）：284-292
7. Griffith ME，Hospenthal DR，Murray CK. Antimicrobial therapy of leptospirosis. Curr Opin Infect Dis，2006，19（6）：533-537
8. Vijayachari P，Sugunan AP，Shriram AN. Leptospirosis：an emerging global public health problem. J Biosciences，2008，33（4）：557-569

第二节　梅　　毒

梅毒（syphilis）是由梅毒螺旋体引起的一种慢性传染病，主要通过性接触传播。早期主要侵犯皮肤黏膜，晚期可侵犯血管、中枢神经系统及全身各器官，是一种复杂的全身性疾病。

【病原学】

（一）形态与结构特征

1. 形态　病原菌为梅毒螺旋体（*treponema pallidum*，*Tp*），1905年由Schaudinn与Hoffmann

鉴定出该微生物。在分类学上属于密螺旋体属，是一种小而纤细的螺旋状微生物，长约4~14μm，直径约0.1~0.2μm，有8~14个规则紧密的螺旋，因其用普通染料不易着色，故又被称为苍白螺旋体。用Fontana镀银染色法可染成棕褐色。可用暗视野显微镜直接观察悬滴标本中梅毒螺旋体的形态和运动方式。Tp有旋转、蛇行、伸缩三种运动方式，借此可与其他螺旋体区别。

2. 培养　梅毒螺旋体的人工培养至今尚未真正成功，限制了对病原体的基础研究。梅毒螺旋体除感染灵长类外，还可感染兔子，接种于兔睾丸后，螺旋体可在兔睾丸中生长，但因培养条件要求高，难以推广。

3. 抗原结构　菌体主要有47kDa、44kDa和34kDa等外膜蛋白，其中47kDa外膜蛋白含量最高，为重要的抗原成分之一。内鞭毛抗原是由33kDa核心单位和37kDa鞘亚单位组成的。

4. 抵抗力　梅毒螺旋体的抵抗力极弱，在体外不易生存，煮沸、干燥、肥皂水以及一般的消毒剂如苯酚、酒精等很容易将其杀死。在41~42℃于1~2小时也可死亡。血液中4℃放置3天可死亡，故血库4℃冰箱储存3天以上的血液无传染梅毒的危险。在低温(-78℃)下保存数年，仍能保持其形态。对青霉素敏感。

(二) 基因结构与功能特征

1998年美国马里兰州Rockville基因研究所与德克萨斯州立大学健康科学中心的研究人员完成了Tp Nicholes株全基因组的测序。其仅含一条113 8006bp的环状染色体，是最小的原核基因组之一。其中G+C平均含量为52.8%，共编码1041个开放阅读框，平均大小为1023个bp。DNA的复制、转录、翻译和修复系统完整，但是由于缺乏三羧酸循环酶及电子传递链等，其分解代谢及生物合成能力很弱，因此梅毒螺旋体在体外不能存活，必须从宿主获得大部分营养物质，这就要求它必须游走和趋化到有利于其生存的环境中去，这对于梅毒的致病机制相当重要。

【传播途径】

(一) 性接触传染

主要的传染途径，约占95%以上。未经治疗的梅毒患者，在感染后的1~2年内最具有传染性，因为患者的皮肤或黏膜损害内(或渗出液)含有大量梅毒螺旋体。随着病期延长，传染性越来越小，到感染后4年，通过性接触一般无传染性。

(二) 垂直传播

妊娠4个月后梅毒螺旋体可通过胎盘及脐静脉由母体传染给胎儿，其传染性随病期延长而逐渐减弱。分娩过程中新生儿通过产道时皮肤擦伤处发生接触性感染。

(三) 其他途径

少数患者可经医源性途径、接吻、哺乳或接触污染衣物、用具而感染。

【发病机制与病理】

(一) 致病基础

梅毒螺旋体的附着机制包括糖蛋白纤维连接素二聚体、黏多糖酶与黏多糖受体和基质金属蛋白酶-1。梅毒螺旋体的游走和组织侵袭机制包括内鞭毛和mgl样基因群。

(二) 机体的免疫学反应

人体对梅毒螺旋体的防御反应涉及复杂的先天及获得性免疫机制，至今对梅毒的免疫学机制还了解不多。梅毒的免疫反应极其复杂，在梅毒螺旋体感染的不同病期，细胞免疫和体液免疫均部分地涉及，两者的协同作用能保护机体抵抗再感染，同时与梅毒变化不定的临床症状有关。梅毒早期出现的体液免疫和细胞免疫反应，其中效应T细胞及其细胞因子在对梅毒螺旋体的清除起重要作用，而在晚期出现的细胞免疫反应则引起组织损害。多数研究支持早期梅毒以Th1细胞免疫为主，Th2型免疫相对受到抑制，随着病情的发展，Th2型免疫开始占优势，即"Th1向Th2漂移"学说。Th1/Th2亚群及其相互之间的平衡在梅毒的免疫应答中起了关键作用，因此Th1/Th2平衡的失调和疾病的发生发展和预后都可能有较为密切的关系。

(三) 组织病理

梅毒的组织病理变化为：血管周围有浆细胞、淋巴细胞浸润及内皮细胞增生。在硬下疳及二期损害中浸润细胞主要为淋巴细胞及浆细胞，可有巨噬细胞。一期及二期梅毒中肿大的淋巴结皮质区显示滤泡性淋巴样增生，副皮质区萎缩伴有组织细胞浸润。晚期活动性梅毒损害有大量的细胞浸润：淋巴细胞、浆细胞、巨噬细胞，有时有巨细胞。晚期心血管及中枢神经系统梅毒有相似的细胞浸润。先天梅毒组织病理与早期或晚期活动性后天梅毒相似。

【临床表现】

(一) 临床分型与自然病程

梅毒可根据传播途径的不同分为获得性梅毒与先天性梅毒，又可根据病程的发展分为早期梅毒与晚期梅毒(表 9-3)。

表 9-3 梅毒临床分型

临床分型	
(1) 获得性梅毒	(2) 先天性梅毒
1) 早期梅毒：病程 2 年以内	1) 早期先天梅毒(<2 岁)
一期梅毒	2) 晚期先天梅毒(>2 岁)
二期梅毒	皮肤、黏膜、骨梅毒
早期潜伏梅毒	心血管梅毒
2) 晚期梅毒：病程 2 年以上	神经梅毒
三期梅毒(皮肤、黏膜、骨、眼等)	潜伏梅毒
心血管梅毒	
神经梅毒	
晚期潜伏梅毒	

(二) 获得性梅毒

1. 一期梅毒 潜伏期 2~4 周。典型的硬下疳初为单个无痛性丘疹，迅速发展为糜烂，形成具有特征性的溃疡，上有少量渗出物，内含大量梅毒螺旋体，触之边缘及基底软骨样硬度。男性好发于龟头、冠状沟和包皮，女性则为阴唇、阴唇系带、尿道和会阴。硬下疳出现 1 周内，大部分患者还可有腹股沟或患部近处淋巴结肿大，可为单侧或双侧，无痛，相互孤立而不粘连，质硬，不化脓破溃，表面皮肤无红肿，称为硬化性淋巴结炎。典型硬下疳同时有腹股沟淋巴结肿大高度提示一期梅毒的诊断。未治疗的硬下疳可持续 3~6 周，治疗者在 1~2 周内消退。生殖器外硬下疳的发生率为 5%~8%，其中 40%~70% 累及口腔或唇部，4%~10% 累及肛门直肠。

2. 二期梅毒 硬下疳如不治疗或治疗不彻底，梅毒螺旋体由淋巴系统进入血液循环形成菌血症播散全身，引起皮肤黏膜及系统损害，称二期梅毒。一期、二期梅毒可能并无明显分界，18%~32% 患者出现二者共存。大约有 90% 的二期梅毒出现皮疹，皮肤损害可有各种各样的表现，最常见的为斑疹和斑丘疹，而脓疱、环形皮疹、银屑病样皮疹及其他非典型性表现则较少见。皮疹泛发，80% 累及躯干，约半数的患者有掌跖受累，皮疹不痒、铜红色和对称分布是其特征。以上各种梅毒疹都可同时伴有脱发，多为虫蚀状脱发，这种脱发多是暂时性的，归于毛发生长终期脱发，脱发可以是二期梅毒的唯一表现。在肛周、阴唇、腹股沟、阴茎、大腿内侧等潮湿部位，常可见到扁平湿疣，扁平湿疣由扁平丘疹融合而成，宽阔肥大，表面糜烂，界限清楚，富有白色或灰白色的黏性分泌物，其中还有大量梅毒螺旋体，极具传染性。此外，在口腔、鼻腔和生殖器黏膜等部位，可出现表浅的糜烂斑，有较强的传染性。上述各种二期梅毒表现常重叠出现。不管治疗与否，一般在 2~10 周消退，不留瘢痕。

二期梅毒引起的骨、关节损害以骨膜炎最为常见，关节炎次之，亦可见骨炎、骨髓炎、腱鞘炎或滑膜炎。而眼的病变也常表明已经是二期梅毒，表现为虹膜炎、虹膜睫状体炎、脉络炎、视神

经视网膜炎、视神经炎等,眼房水中可找到梅毒螺旋体。至少25%的二期梅毒患者有脑脊液中性粒细胞增多或者蛋白升高的异常,这种中枢神经系统受累常常没有神经症状,有时可见急性梅毒性脑膜炎、视神经麻痹、横断性脊髓炎和大脑动脉血栓形成。二期梅毒偶尔还有肾炎、肌炎、肝炎、胃肠疾病、神经性耳聋的报道。

3. 三期梅毒　发生在感染梅毒后2年,早期梅毒未经治疗或治疗不充分,经过2~4年(最长可达20年)即进入三期梅毒。此期梅毒主要表现为皮肤黏膜的溃疡性损害或内脏器官的肉芽肿病变。损害内梅毒螺旋体少,传染性弱或无传染性。三期梅毒一般分为三类:晚期良性梅毒、心血管梅毒和神经梅毒。

(1) 晚期良性梅毒:最常见的表现是树胶肿,是晚期梅毒发生的非特异性肉芽肿样损害,多见于感染后15年内,好发于皮肤、黏膜、骨、肝,但也可累及任何器官。

皮肤树胶肿表现为结节或结节溃疡。结节损害表现为豌豆大或更小的深在硬结,棕红色,好发于面部、肩胛和四肢,多发性结节呈弓形分布,皮疹可以持续数周或数月,不破溃而愈合,可留瘢痕。如结节破溃则成结节溃疡型,需数年才会愈合,形成萎缩性瘢痕,老的部位的边缘又会重新出现新结节,呈匍匐性发展,最后可见大片瘢痕。皮肤树胶肿治疗后可吸收很快,可以痊愈,但要注意皮肤癌变可能。

骨骼树胶肿X线表现有骨膜炎、骨膜增厚成层、密度增高;骨炎、结构或骨髓破坏;硬化性骨炎。临床症状包括疼痛、压痛、肿胀、骨肿块、僵直和活动受限。

较少发生的树胶肿部位包括上呼吸道、口舌、下呼吸道、消化道、生殖泌尿道、乳房、内分泌腺及骨骼肌等。上颚及鼻中隔黏膜树胶肿可导致上颚及鼻中隔穿孔和马鞍鼻。

(2) 晚期心血管梅毒:在未治疗的晚期梅毒患者中,心血管梅毒约占10%,常在感染后15~30年发病,多伴有神经梅毒;好发于升主动脉,引起主动脉瓣关闭不全和冠状动脉狭窄,其次为主动脉弓横部,肾动脉水平以下的腹主动脉很少受累。由于这些临床表现并非活动感染所致,而是早已存在的退行性变导致的晚期功能不全,与普通的心脏病很难鉴别,抗生素治疗无效。

(3) 晚期神经梅毒 在未治疗的一期梅毒中,有13%的患者被发现有脑脊液异常。而在未治疗的二期梅毒中,该比例上升至25%~40%。在早期梅毒螺旋体侵入中枢神经系统后,感染或可自发消除,或可形成无症状的梅毒性脑膜炎,或进展称为脑膜血管梅毒(通常发生在一期梅毒的5~12年后)和形成脊髓痨或者麻痹性痴呆(通常需要18~25年),这通常是一种连续的进行性改变。神经梅毒分为5种主要类型,即无表现神经梅毒、脑膜梅毒、脑膜血管梅毒、脑实质梅毒和树胶肿性神经梅毒,这些类型代表一个病谱,常有部分重叠。

4. 潜伏梅毒

凡有梅毒感染史、无临床症状或者临床症状已消失、缺乏梅毒的临床表现、脑脊液正常、而仅梅毒血清反应阳性者,称潜伏梅毒。感染时间2年以内为早期潜伏梅毒,2年以上为晚期潜伏梅毒。

(1) 早期潜伏梅毒:病期在2年内,根据下列标准来判断:

1) 在过去2年内,有明确记载的非梅毒螺旋抗原试验由阴转阳,或其滴度较原先高达4倍或更高。

2) 在过去2年内,有符合一期或二期梅毒的临床表现。

3) 在过去2年内,有与疑似或确诊的一期或二期梅毒,或疑似早期潜伏的性伴发生性接触史。

(2) 晚期潜伏梅毒:病期在2年以上。无证据表明在既往2年中获得感染。无法判断病期者亦视为晚期潜伏梅毒处理。

(三) 先天梅毒

1. 早期先天梅毒　多在生后2~10周发病,半数患者出生时无表现,病变类似于成人的严重二期梅毒，有传染性。

（1）皮肤黏膜损害：4%~22% 患儿有鼻塞，1/3~1/2 患者出现皮损，如皮肤干燥、皱纹、斑疹、丘疹、水疱或大疱、脓疱、表浅脱屑、瘀点、黏膜斑和扁平湿疣等。

（2）骨损害：8 个月内出现，发生率为 61%；骨软骨炎常见，主要累及上肢和膝部，引起不对称性、疼痛性、弛缓性假瘫，即 Parrot 假瘫，好发于胫骨，其次为手、足管状骨及锁骨、颅骨；骨髓炎罕见，系树胶肿累及四肢长骨干骺端所致。

（3）神经梅毒：在青霉素应用之前，80% 患儿出现无表现神经梅毒，5%~15% 患儿在 3~6 个月时发生急性梅毒性脑膜炎；目前罕见。

（4）其他病变：包括肝脾肿大、淋巴结肿大、贫血、黄疸、血小板减少和白细胞增多。

2. 晚期先天梅毒　2 岁后发病，无传染性，心血管梅毒罕见而骨骼、感觉器官（眼、耳）受累多见。

（1）Hutchinson 三联症：包括间质性角膜炎、Hutchinson 齿和神经性耳聋。

（2）神经梅毒：约 1/4~1/3 未治疗患儿发生无表现神经梅毒，有表现神经梅毒罕见。

（3）其他病变：包括前额圆凸、上颌骨短小、马鞍鼻、下颌骨突出、高弓腭、桑葚齿、Higoumenakis 征（锁骨内 1/3 增厚）、佩刀胫、舟形肩胛、Clutton 关节、腔口周围裂纹（口角和鼻周线状瘢痕，系早期面部皮损继发细菌感染所致）、皮肤黏膜树胶肿、精神发育迟缓和脑积水。

【实验室检查】

（一）组织及体液中梅毒螺旋体的检查

1. 暗视野显微镜检查　本方法检查梅毒螺旋体对于梅毒有病原学诊断的价值。一般采用湿系聚光器，暗视野显微镜下，典型的梅毒螺旋体呈白色发光，其螺旋体较密而均匀，其运动方式包括旋转式、蛇形式、伸缩移动。未检出螺旋体不能排除梅毒的诊断，阴性结果可能说明：①螺旋体数量不足；②患者已接受抗生素药物治疗；③损害接近自然消退；④损害不是梅毒引起。

2. 免疫荧光染色或直接荧光抗体试验　本方法用荧光素标记的抗梅毒螺旋体免疫球蛋白染色，以检测含梅毒螺旋体的标本，在荧光显微镜下观察结果，其敏感性大于 90%。

3. 银染色　本方法可显示内脏器官及皮肤损害中的梅毒螺旋体。

4. 分子扩增实验　包括聚合酶链反应（PCR）和反转录聚合酶链反应（RT-PCR），目前已具有商品化的试剂盒。

（二）梅毒血清学检查

梅毒血清试验可以根据所用抗原的不同而分为两类：①非螺旋体抗原血清试验，用心磷脂做抗原，检测血清中的抗心磷脂抗体，亦称反应素；②螺旋体抗原血清试验，用活的或死的梅毒螺旋体或其他成分检测抗螺旋体抗体。

1. 非梅毒螺旋体抗原血清试验

（1）性病研究实验室试验（venersal disease research laboratory test，VDRL）：此试验目前应用广泛，用心磷脂加卵磷脂及胆固醇为抗原，抗原及对照已标准化，可做定量及定性试验。为絮状反应试验，需用低倍显微镜来观察结果。操作简单，费用低，除用于血清检测外，还可用于检测脑脊液，以助神经梅毒的诊断。缺点为抗原必须每天新鲜配置。

（2）快速血清反应素环状卡片试验（rapid plasma reagin circle card test，RPR）：RPR 抗原也是 VDRL 抗原的改良，除含氯化胆碱及 EDTA 外，还加入了高纯度的胶体碳，血清试验阳性时，絮状物呈黑色，可用肉眼观察结果。特异性与敏感性与 VDRL 试验相似。用一次性涂塑卡片代替玻片做试验，除血清外还可用血浆做试验。类似方法有甲苯胺红不需加热血清试验（TRUST），用甲苯胺红代替 RPR 中的胶体碳，血清试验阳性时，絮状物呈红色。

2. 梅毒螺旋体抗原血清试验

（1）荧光螺旋体抗体吸收试验（fluorescent treponemal antibody absorption test，FTA-ABS）：原理

是人体感染梅毒螺旋体后一定时间，血清中产生抗密螺旋体抗原的特异性抗体，可用免疫荧光方法检查。该方法预先用 FTA 吸附剂处理（超声裂解的溃蚀密螺旋体）去除样本中抗相似抗原的抗体。通过梅毒螺旋体 / 溃蚀密螺旋体生物薄片的组合判断其他螺旋体抗体吸附是否成功，分别检测 IgM 和 IgG 抗体。IgG 抗体阳性只能说明患过梅毒，不能作为疗效观察及随访指征，IgM 检测可用于早期梅毒、梅毒急性感染与复发的判断。

(2) 梅毒螺旋体血球凝集试验（treponema pallidum hemagglutination assay，TPHA）：以梅素螺旋体作为抗原的间接血球凝集试验，将经吸收剂吸收后的血清滴于血凝板上，再加上已吸附抗原的羊红细胞后出现凝集反应。阳性结果可明确诊断。类似方法有梅毒螺旋体颗粒凝集试验（treponema pallidum particle agglutination test，TPPA），该法是用纯化的明胶颗粒作抗原载体。

3. 梅毒血清假阳性反应 无梅毒者，而梅毒血清反应却阳性，此现象称为梅毒血清反应假阳性。梅毒血清假阳性反应分类：①技术性假阳性反应；②生物学假阳性。生物学假阳性多发生于非螺旋体抗原血清试验检测时，分为急性和慢性反应。急性反应见于一些传染病如疟疾、病毒性肝炎、风疹、麻疹、上呼吸道感染、结核、结节病、回归热、钩端螺旋体病等。慢性反应多见于自身免疫性疾病如系统性红斑狼疮、风湿性关节炎、溶血性贫血以及孕妇等。特异性梅毒血清试验比非特异血清试验发生假阳性的比例低得多，其发生生物学假阳性反应的有系统性红斑狼疮、类风湿性关节炎、淋巴瘤、自身免疫性贫血、硬皮病等。

4. 前带现象 非螺旋体抗原试验（如 VDRL 试验）中，有时出现弱阳性，不典型或阴性的结果，而临床上又像二期梅毒，将此血清稀释后再做血清试验，出现阳性的结果，此称为“前带现象”。其原因是此血清中抗心磷脂抗体量过多，抑制了阳性反应的出现。1%~2% 二期梅毒患者可因此现象而发生梅毒血清假阴性反应。

5. 血清固定现象 梅毒患者经过正规驱梅治疗，非螺旋体抗原血清试验（如 RPR 试验）滴度在一定时间内不再下降。国内外对于早期梅毒出现血清固定的具体时间无统一判别标准。目前认为定义在一期梅毒 12 个月、二期梅毒 24 个月、三期梅毒 36 个月更为合理。

【诊断及鉴别诊断】

由于梅毒的临床表现复杂多样，因此必须仔细询问病史、认真体格检查和反复实验室检查方可及早明确诊断。

(一) 一期梅毒

一期梅毒的诊断主要根据有接触史、2~4 周的潜伏期、典型的硬下疳及硬化性淋巴结炎的临床表现，同时结合实验室检查（发现梅毒螺旋体；梅毒血清试验早期阴性，后期阳性），应注意不可仅凭借一次梅毒血清学试验阴性结果排除梅毒，其中典型的临床表现对于一期梅毒的诊断尤为重要。硬下疳与生殖器疱疹、软下疳、固定型药疹、白塞病、急性女阴溃疡、下疳样脓皮病和生殖器部位肿瘤进行鉴别。

(二) 二期梅毒

二期梅毒的诊断主要根据接触史、典型临床表现（特别是皮肤黏膜损害），同时结合实验室检查（黏膜损害处发现梅毒螺旋体；梅毒血清试验强阳性），其中二期梅毒血清学试验均是阳性对诊断二期梅毒意义较大。二期梅毒应与玫瑰糠疹、寻常型银屑病、病毒疹、药疹、扁平苔藓等进行鉴别。

(三) 三期梅毒

三期梅毒的诊断主要根据接触史、典型临床表现（结节性梅毒疹、骨梅毒，眼梅毒、心血管梅毒等），同时结合实验室检查（非梅毒螺旋体血清学试验阳性，极少数晚期梅毒可呈阴性；梅毒螺旋体血清学试验阳性）。其中结节性梅毒疹需与寻常狼疮、结节病、瘤型麻风等鉴别。树胶肿需与寻常狼疮、硬红斑、结节性红斑等鉴别。心血管梅毒需与主动脉粥样硬化症、冠状动脉粥样硬化、感染性心内膜炎、先天性瓣膜畸形等引起的主动脉闭锁不全相鉴别。神经梅毒需与结核性

脑膜炎、隐球菌性脑膜炎、脑肿瘤、动脉硬化等鉴别。

（四）神经梅毒

神经梅毒的诊断较为困难。首先患者已确诊梅毒，同时符合神经梅毒的临床表现和脑脊液检查异常。脑脊液 VDRL 试验阳性高度特异，但缺乏敏感性。如阴性不能排除神经梅毒，需要综合判断。脑脊液白细胞计数≥5~10 个 /mm^3，伴或不伴蛋白含量升高，且无引起异常的其他原因。脑脊液 FTA-AB sIgG 阳性不一定伴有神经梅毒，但有研究认为 FTA-AB sIgG 具有较高的阴性预测价值。

（五）潜伏梅毒

潜伏梅毒的诊断是患者缺乏临床表现，主要依靠梅毒血清学检查，且脑脊液检查无异常。

（六）先天梅毒

先天梅毒的诊断主要依据母亲确诊梅毒；母亲以前的驱梅治疗史；新生儿梅毒的一些客观证据；母亲和新生儿 RPR 滴度的比对（必须使用同一种试剂，同一个实验室检测）。

疑似病例：所有未经有效治疗的患梅毒母亲所生的婴儿，或所发生的死胎、死产、流产病例，证据尚不足以确诊为胎传梅毒者。

确诊病例：符合下列任何一项实验室检查和随访结果：

1. 暗视野显微镜检查，或镀银染色在早期先天梅毒皮肤 / 黏膜损害及组织标本中查到梅毒螺旋体，或梅毒螺旋体核酸检测阳性。

2. 婴儿血清梅毒螺旋体 IgM 抗体检测阳性。

3. 婴儿出生时非梅毒螺旋体血清学试验滴度≥母亲滴度的 4 倍，且梅毒螺旋体血清学试验阳性。

4. 婴儿出生时非梅毒螺旋体血清学试验阴性或滴度虽未达到母亲滴度的 4 倍，但在其后随访中发现由阴转阳，或滴度上升有临床症状，且梅毒螺旋体血清学试验阳性。

5. 患梅毒母亲所生婴儿随访至 18 个月时梅毒螺旋体抗原血清学试验仍持续阳性。

【治疗】

（一）一般原则

1. 及早发现，及时正规治疗，愈早治疗效果愈好。

2. 剂量足够，疗程规律。不规则治疗可增多复发及促使晚期损害提前发生。

3. 治疗后要经过足够时间的追踪观察。

4. 对所有性伴同时进行检查和治疗。

（二）治疗方案

1. **早期梅毒**　苄星青霉素 240 万 U，分为两侧臀部肌内注射，1 次 / 周，连续 3 次；或普鲁卡因青霉素 G 80 万 U/d 肌内注射，连续 15 天。替代方案：头孢曲松 0.5~1g/d，肌内注射或静脉给药，连续 10~14 天。对青霉素过敏用以下药物：多西环素 100mg，每日 2 次，连服 15 天；或盐酸四环素 500mg，每日 4 次，连服 15 天（肝、肾功能不全者禁用）。

2. **晚期梅毒及二期复发梅毒**　苄星青霉素 240 万 U，分为两侧臀部肌内注射，1 次 / 周，共 3 次；或普鲁卡因青霉素 G 80 万 U/d，肌内注射，连续 20 天为 1 个疗程，也可考虑给第 2 个疗程，疗程间停药 2 周。对青霉素过敏用以下药物：多西环素或盐酸四环素连服 30 天，剂量同上。

3. **心血管梅毒**　如有心力衰竭，首先住院治疗心力衰竭，待心功能可代偿时再行驱梅治疗。注射青霉素，需从小剂量开始以避免发生吉海反应，造成病情加剧或死亡。首选水剂青霉素 G，剂量第 1 天 10 万 U；第 2 天 20 万 U（分 2 次）；第 3 天 40 万 U（分 2 次）；第 4 天起肌内注射普鲁卡因青霉素 G，80 万 U/d，，连续 20 天为 1 个疗程，共 2 个疗程（或更多），疗程间停药 2 周；或苄星青霉素 240 万 U，分为双侧臀部肌内注射，每周 1 次，共 3 次。对青霉素过敏者处理同上。

4. **神经梅毒**　水剂青霉素 G 1800 万 ~2400 万 U 静脉滴注（300 万 ~400 万 U，每 4 小时

1 次),连续 10~14 天。必要时,继以苄星青霉素 G 240 万 U,每周 1 次肌内注射,共 3 次。或普鲁卡因青霉素 G,240 万 U/d,1 次肌内注射,同时口服丙磺舒,每次 0.5g,每天 4 次,共 10~14 天。必要时,继以苄星青霉素 G 240 万 U,每周 1 次肌内注射,共 3 次。替代方案:头孢曲松 2g,每日 1 次静脉给药,连续 10~14 天。对青霉素过敏者处理同上。

5. 早期胎传梅毒(<2 岁) 脑脊液异常者:水剂青霉素 G 10 万 ~15 万 U/(kg·d),出生后 7 天以内的新生儿,以每次 5 万 U/kg,静脉滴注每 12 小时 1 次,以后每 8 小时 1 次,直至总疗程 10~14 天。或普鲁卡因青霉素 G,5 万 U/(kg·d),肌内注射,每日 1 次,10~14 天。脑脊液正常者:苄星青霉素 G,5 万 U/kg,1 次分两侧臀部肌内注射。如无条件检查脑脊液者,可按脑脊液异常者治疗。对青霉素过敏者,尚无使用其他治疗方案有效的证据,可试用红霉素治疗。

6. 晚期胎传梅毒(>2 岁) 水剂青霉素 G,15 万 U/(kg·d),分次静脉滴注,连续 10~14 天,或普鲁卡因青霉素 G,每日 5 万 U/kg,肌内注射,连续 10 天为 1 个疗程(对较大儿童的青霉素用量,不应超过成人同期患者的治疗量)。脑脊液正常者:苄星青霉素 G,5 万 U/kg,1 次分两侧臀肌注射。替代方案:对青霉素过敏者,既往用过头孢类抗生素而无过敏者在严密观察下可选择:头孢曲松 250mg,每日 1 次,肌内注射,连续 10~14 天。<8 岁儿童禁用四环素。

7. 妊娠期梅毒 在妊娠期新确诊患梅毒的孕妇应按相应梅毒分期治疗。治疗原则与非妊娠患者相同,但禁用四环素、多西环素,治疗后每月作一次定量非梅毒螺旋体血清学试验,观察有无复发及再感染。推荐对妊娠期梅毒患者在妊娠早 3 个月和妊娠末 3 个月各进行 1 个疗程的抗梅毒治疗。对青霉素和头孢类药物过敏者,可试用大环内酯类药物替代:红霉素 500mg,每日 4 次,早期梅毒连服 15 天;晚期梅毒和不明病期梅毒连服 30 天。红霉素治疗梅毒的疗效差,在治疗后应加强临床和血清学随访。在停止哺乳后,要用多西环素复治。

8. 梅毒患者合并 HIV 感染的处理

(1) 所有 HIV 感染者应作梅毒血清学筛查;所有梅毒患者应作 HIV 抗体筛查。

(2) 常规的梅毒血清学检查无法确定诊断时,可取皮损活检,作免疫荧光染色或银染色找梅毒螺旋体;梅毒患者合并 HIV 感染是否要加大剂量或疗程治疗梅毒仍不明确,对一期、二期及隐性梅毒建议检查脑脊液以排除神经梅毒,若不能实现,则建议用神经梅毒治疗方案来进行治疗。

(3) 对患者进行密切监测及定期随访。

(三) 随访

治疗后应定期随访,进行体格检查、血清学检查及影像学检查以考察疗效。一般至少检查 3 年,第 1 年内每 3 个月复查 1 次,第 2 年内每半年复查 1 次,第 3 年在年末复查 1 次;神经梅毒同时每 6 个月进行脑脊液检查;妊娠梅毒经治疗在分娩前应每月复查 1 次;梅毒孕妇分娩出的婴儿应在生产后第 1、2、3、6 和 12 个月进行随访。

(四) 复治

治疗后随访过程中如有血清复发(血清反应由阴转阳,或滴度升高 2 个稀释度),或临床症状复发,除应即加倍剂量进行复治外,还应考虑是否需要作腰椎穿刺进行脑脊液检查。如血清固定而无临床复发征象者,也应根据具体情况考虑检查脑脊液,以除外无症状性神经梅毒的可能性。

(五) 吉海反应

部分梅毒患者在首次应用有效抗生素(特别是青霉素)治疗后 1~2 小时内,突然出现寒战、高热(39℃左右)、头痛、肌痛、心动过速、呼吸加快、血管扩张伴轻度低血压和白细胞增多。为避免吉海反应,可在注射青霉素前一天开始用泼尼松 20mg/d,分 2 次口服,连续 3 天。

(孟庆华)

参考文献

1. 赵辩 . 中国临床皮肤病学 . 江苏:江苏科学技术出版社,2010,1785-1803

2. 李兰娟，任红 . 传染病学 . 第 8 版 . 北京：人民卫生出版社，2013，259-263
3. 刘全忠，王千秋 . 性传播疾病 . 北京：人民卫生出版社，2011
4. Centers for Disease Control. Sexually transmitted diseases treatment guidelines，2010. MMWR，2010，59（RR-12）：1-108
5. 中国疾病预防控制中心性病控制中心 . 梅毒、淋病、生殖器疱疹、生殖道沙眼衣原体感染诊疗指南(2014). 中华皮肤科杂志，2014，47（5）：365-367

第三节 回 归 热

回归热（relapsing fever）是由回归热螺旋体（*Borrelia recurrentis*，包柔螺旋体）引起的急性虫媒性传染病。其临床特点是阵发性高热伴全身疼痛、肝脾大，重症可出现黄疸和出血倾向，短期内热退呈无热间歇，数日后又反复出现发热，发热期与无热间歇期反复交替出现，故称回归热。根据不同的传播媒介，又分为虱传（流行性）回归热及蜱传（地方性）回归热。我国流行的主要是虱传回归热。

【病原学】

回归热螺旋体属于疏螺旋体属，以虱为传播媒介的包柔螺旋体仅有 1 种，为回归热包柔螺旋体。以蜱为传播媒介的包柔螺旋体有 10 余种，在亚洲及中国流行波斯包柔螺旋体（B.persica）及拉迪什夫包柔螺旋体（B.tatyshevi）等。回归热的包柔螺旋体，从形态上很难区分，都为纤细的疏螺旋体，两端尖锐。长约 8~30μm，宽 0.2~0.5μm，有 3~10 个粗而不规则的螺旋（图 9-4）。在暗视野中可见旋转、弯曲的螺旋活动（图 9-5）。回归热包柔螺旋体革兰染色呈阴性，吉姆萨染色呈紫红色，比红细胞染色略深。回归热包柔螺旋体需用含有血液、腹水或组织（兔肾）碎片的培养基，在普通培养基上不能生长，在微需氧环境下，37℃，2~3 天螺旋体即可生长繁殖，但不易传代保存。在鸡胚绒毛尿囊膜上生长良好。敏感的实验动物有大白鼠、小白鼠。豚鼠仅对蜱传回归热包柔体敏感（拉迪什夫包柔体不敏感），而对虱传者不敏感，此点可用于鉴别。包柔体长期在人工培养基培养或经动物传代后其毒力常减低。回归热包柔螺旋体具有内毒素样活性。含有类属抗原和特异性抗原。其最大的特点是体表抗原极易变异。

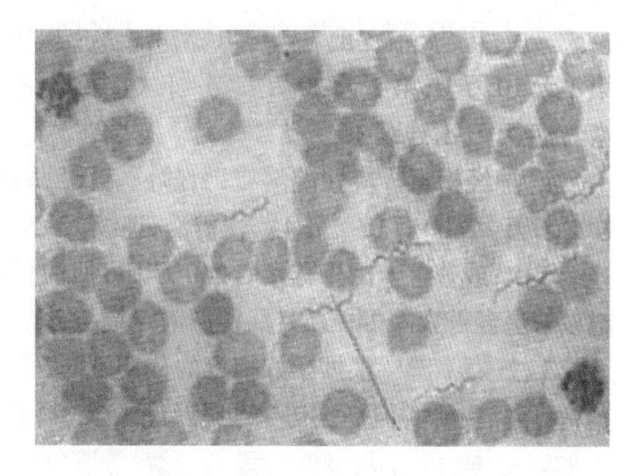

图 9-4 回归热螺旋体镜下形态

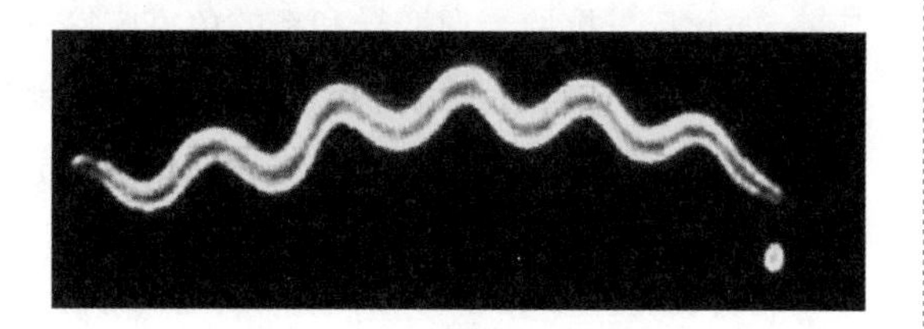

图 9-5 螺旋体 300×156

回归热包柔螺旋体在低温环境下抵抗力较强。在离体组织中，0~8℃环境下存活 7 天；在凝血块中，0℃至少可存活 100 天。但对热、干燥和一般消毒剂均较敏感。在 56℃时 30 分钟即可杀灭。

【流行病学】

（一）传染源

虱传回归热的唯一传染源是患者。蜱传回归热是一种自然疫源性传染病。鼠类等啮齿动物既是主要传染源又是贮存宿主。牛、羊、马、驴等家畜及狗、狼、蝙蝠等均可成为传染源。患者亦可为传染源，但作为传染源的意义不大。

(二) 传播途径

虱传回归热以人 - 体虱 - 人的方式传播,体虱是虱传回归热的主要媒介。虱吸患者血后,回归热包柔体穿过虱的肠壁进入体腔繁殖增生,经 4~5 天成熟,在虱体腔中,包柔体可终生(约 30 天)存活,但不能进入胃肠道和唾液腺,故虱叮咬及虱粪不是传播本病的途径。人被虱叮咬后因抓痒将虱体压碎,螺旋体自体腔内逸出,随皮肤创面进入人体,也可因污染手指接触眼结膜或鼻黏膜而感染。

蜱传回归热因蜱叮咬人时将螺旋体带入人体而感染。蜱的体腔、唾腺和粪便内均含有病原体,当蜱吸血时可直接将病原体从皮肤创口注入人体,其粪便和体腔内(压碎后)的病原体也可经皮肤破损处侵入体内。亦可经眼结膜、胎盘或输血感染。发作间歇期患者的血液中含有病原体,故输血亦可传播本病。

(三) 人群易感性

人群普遍易感,无性别和年龄之差别。两种回归热之间无交叉免疫力,病后免疫力均不持久。虱传回归热病后免疫力约持续 2~6 个月,最长 2 年。蜱传回归热感染后第 1 周即可出现 IgM 型抗体,1 个月后逐渐下降,继之出现 IgG 型抗体,持续约 1 年。

(四) 流行特征

虱传回归热分布于世界各地,冬、春季流行,无明显地区性。凡有虱的地方,就有发生和流行本病的可能。在贫困、灾荒、战争和卫生条件差的情况下容易流行。新中国成立后,我国已很少有本病报道。蜱传回归热散发于世界各国的局部地区,以热带、亚热带地区为多。发病以春、夏季(4~8 月)为多,国内主要见于新疆、山西等地。

【发病机制与病理】

回归热的中毒症状与螺旋体血症有关。其发作及间歇之“回归”表现与机体免疫应答和螺旋体体表抗原变异有关。螺旋体侵入人体进入血流繁殖,产生大量代谢产物,导致发热和毒血症症状。当机体对侵入的螺旋体产生特异性抗体如溶解素、凝集素、制动素等,以及单核 - 巨噬细胞系统的吞噬和溶解,螺旋体从周围血流中消失,高热骤退,转入间歇期。但血流中病原体并未完全被杀灭,故此期仍具传染性。少数未被杀灭的螺旋体通过螺旋体表面蛋白抗原结构发生变异,其变异类似于基因重组或基因重排的机制进行,以逃避机体的免疫清除。抗原性发生变异的螺旋体隐匿于肝、脾、骨髓、脑及肾等脏器中,经繁殖达一定数量再次入血流,引起发热等临床症状,但较前次为轻。每次“回归”发作,螺旋体的抗原蛋白发生一次新的变异,导致新的免疫应答,如此反复抗原蛋白变异和新的免疫应答,产生足够广泛的特异性抗体,直至螺旋体被彻底消灭,疾病不再复发。螺旋体产生的代谢产物能破坏红细胞和损伤小血管内皮细胞以及激活补体、活化凝血因子等,导致溶血性黄疸、贫血、出血性皮疹及严重的腔道出血,甚或发生 DIC。回归热螺旋体易侵入脑组织。

病理变化主要见于脾、肝、肾、心、脑、骨髓等,以脾的变化最为显著。脾脏肿大,质软,有散在的梗死、坏死灶及小脓肿,镜检可见巨噬细胞、浆细胞浸润和单核 - 巨噬细胞系统增生。肝细胞可见变性、坏死、充血和水肿。心脏有时呈弥漫性心肌炎。肾混浊肿胀、充血。肺出血。脑充血水肿,有时出血。上述脏器中均可检出回归热螺旋体。

【临床表现】

(一) 虱传回归热

潜伏期为 7~8 天(1~14 天),个别可长达 3 周。

1. 前驱期　为 1~2 天,可有畏寒、头痛、关节肌肉疼痛、精神不振、全身乏力及眩晕等前驱症状。

2. 发热期　起病急骤,1~2 天内达 40℃左右,多呈稽留热,少数为弛张热或间歇热,伴畏寒、寒战。剧烈头痛及全身肌肉和关节疼痛为本病突出症状,尤以腓肠肌为著。面部及眼结膜充血,

皮肤出现一过性点状出血性皮疹或瘀斑,部分患者可有鼻出血。半数以上有肝、脾肿大,淋巴结可肿大。严重者可出现谵妄、抽搐、神志不清及脑膜刺激征,以及呕血、黑便等出血症状。部分患者心律不齐、奔马律及心力衰竭。

3. **间歇期**　高热一般持续6~7天后体温骤降,伴大量出汗,呈虚脱状态。血中螺旋体也常于退热前消失。随着体温下降,症状逐渐消失,肝、脾大及黄疸随之消退。仍感乏力、食欲及精神差。

4. **复发期**　经7~9天的无热间歇期后,体温再次上升,各种症状又重复出现。每次发作,发热期逐渐缩短而间歇期则愈见延长。在发作前血中即可查到螺旋体,但数量常较初发期为少。

(二) 蜱传回归热

潜伏期4~9天(2~15天)。

临床表现与虱传回归热基本相同,但较轻。发病前在蜱叮咬的局部有炎症改变,初为斑丘疹,刺口有出血或小水疱,伴痒感,局部淋巴结可肿大。肝、脾增大较虱传回归热为少且缓慢。一般发作2~4次,多者可达十余次。

【实验室检查】

(一) 血常规

白细胞多增高,在$(10\sim20)\times10^9$/L,中性粒细胞比例增加,间歇期恢复正常或偏低。蜱传回归热白细胞多正常。发作次数多者贫血常较严重,血小板可减少。

(二) 尿和脑脊液

尿中常有少量蛋白、红白细胞及管型。少数患者的脑脊液压力可稍增高,蛋白质和淋巴细胞中等度增多。

(三) 血生化试验

血清中丙氨酸氨基转移酶(ALT)升高,严重者血清胆红素上升,可达170μmol/L以上。

(四) 病原学检查

1. **暗视野检查**　在发热期采血暗视野检查可查到螺旋体。在滚动的红细胞附近很易发现活动的螺旋体。尿和脑脊液亦可查到螺旋体。

2. **涂片染色检查**　血液、骨髓或脑脊液同时涂厚片或薄片,吉姆萨或瑞特染色可查到红色或紫色螺旋体。

3. **动物接种**　取血1~2ml接种小鼠腹腔,逐日尾静脉采血,1~3天内即可检出螺旋体。

【并发症】

最常见的并发症为支气管肺炎,可有虹膜睫状体炎、中耳炎、关节炎,偶见脑炎、脑膜炎及脾破裂出血等。

【诊断】

根据典型临床表现,结合有否体虱或野外作业和蜱叮咬史等流行病学资料,应考虑本病诊断。凡在流行地区和流行季节,有体虱或蜱叮咬,又有不规则间歇发热者,均应考虑有本病之可能。确诊有赖于查获病原螺旋体。

【鉴别诊断】

回归热应与布鲁菌病、斑疹伤寒、钩端螺旋体病、疟疾、伤寒、登革热和肾综合征出血热等疾病相鉴别。鉴别诊断主要依赖于病原学检查。

【预后】

取决于治疗早晚、年龄及有无并发症。病死率约2%~6%,蜱传回归热病死率略低。儿童患者预后良好。

【治疗】

(一) 一般治疗及对症治疗

卧床休息。给予高热量流质饮食。补充足量液体和所需电解质。毒血症状严重者,可适当应用肾上腺皮质激素。

(二) 病原治疗

四环素(tetracycline)为首选药物,成人2g/d,分4次服,热退后减量为1.5g/d,疗程7~10天。可用多西环素,第1日0.2g,以后每日0.1g,连用7天。孕妇及7岁以下儿童禁用四环素,可用红霉素或头孢菌素治疗。应用抗生素治疗时,首次剂量不宜过大,以免发生赫氏反应,需及时采用肾上腺皮质激素治疗。

【预防】

本病最有效的预防措施是消灭体虱、改善个人卫生条件,流行区野外作业时须穿防护衣。

(一) 管理传染源

患者必须住院隔离及彻底灭虱。隔离至体温正常后15天。接触者灭虱后医学观察14天。

(二) 切断传播途径

是预防回归热的关键措施。用各种方法灭虱、蜱及鼠。

(三) 保护易感者

主要做好个人防护,防止被虱、蜱叮咬。对进入疫区而确被蜱叮咬者可口服多西环素0.1g预防。

(张跃新)

参考文献

1. 李兰娟,任红.传染病学.第8版.北京:人民卫生出版社,2013:263-267
2. Michael E. Roles for phagocytic cells and complement in controlling relapsing fever infection. J Leukoc Biol, 2009, 86: 727-736
3. Rhee KY, Johnson WD. Borrelia Species. In: Mandell GL, Bennett JE and Dolin R. Principles and practice of infectious diseases. 7th ed. New York; Churchill Livingstone, 2009, 3067-3069

第四节 莱 姆 病

莱姆病(Lyme disease)是伯氏疏螺旋体(*Borrelia burgdorferi*)引起、由硬蜱虫叮咬人传播的自然疫源性传染病。本病病程长,临床上以发热、头痛、乏力、慢性游走性红斑、关节炎、心血管及神经系统等多脏器、多系统受损为主要表现。本病1910年由欧洲最早报道。1975年在美国东北部康涅狄格州莱姆(Lyme)镇发生流行,1980年将本病命名为莱姆病,并确定硬蜱叮咬是引起本病的原因。该病在世界各地分布广泛,近70个国家有病例报道,估计全球年发病30万人左右。1992年世界卫生组织(WHO)将其列为重点防治疾病。自1986年黑龙江省海林县首次发现莱姆病疑似病例以来,中国各地相继出现此病病例报道。

【病原学】

1982年Burgdorfer从蜱和患者的标本中分离并证实莱姆病的病原体为疏螺旋体,1984年命名为伯氏疏螺旋体,是一种单细胞的螺旋体。其形态较小,长约4~30μm,横径0.22μm左右,有3~10个以上大而稀疏的螺旋,电镜下可见每端有7~15条鞭毛。由表层、外膜、鞭毛、原生质4部分组成。革兰染色阴性,吉姆萨染色呈淡蓝色,微嗜氧,属发酵型菌。在含发酵糖、酵母、矿盐和还原剂的固体和液体BSKⅡ培养基内生长良好。伯氏疏螺旋体蛋白至少有30种,A、B、C、D和41kD等五种蛋白为外膜蛋白的主要成分。41kD蛋白为鞭毛抗原,在各分离株间无差别,感染后6~8周达人体产生特异性IgM抗体达高峰,以后下降,可用于诊断。A和B为两种主要外膜抗原,

Notes

株间变异较大，可致机体在感染 2~3 个月后出现特异性 IgG 及 lgA 抗体并持续多年，用做流行病学调查。伯氏疏螺旋体对热、干燥、紫外线和常用消毒剂如酒精、戊二醛、漂白粉等均较敏感；对潮湿、低温有较强抵抗力；对青霉素、氨苄西林、四环素、红霉素等抗生素均敏感，对庆大霉素、卡那霉素等不敏感。

【流行病学】

(一) 传染源

本病是一种自然疫源性疾病。主要传染源和保存宿主是啮齿目的小鼠。中国以黑线姬鼠、大林姬鼠、黄鼠、褐家鼠等为主；美国以白足鼠为主。此外还发现鹿、免、狗、牛、马等 30 余种哺乳类动物和 49 种鸟类可作为本病的保存宿主。鸟类对莱姆病的远距离传播有重要作用。患者血液中仅感染早期的存在伯氏疏螺旋体，作为传染源的意义不大。

(二) 传播途径

莱姆病为蜱媒传染病，硬蜱是主要传播媒介，中国主要是全沟硬蜱(*Ixodes persulcatus*)和嗜群硬蜱(*I-taemaphysalis concinna*)；美国主要为达敏硬蜱(*Ixodes dammini*)和太平洋硬蜱(*I. pacificus*)，欧洲为篦子硬蜱(*I. ricinus*)。此外蚊、马蝇和鹿蝇等可成为本病的传播媒介。蜱的种类因地区而异，伯氏疏螺旋体是通过某些硬蜱的吸血活动等多途径、多方式传播到人和动物的。

另外，有研究表明，莱姆病在人、牛、马、鼠等动物中可通过胎盘垂直传播；动物与动物间可通过尿液相互感染，甚至可以传染给接触密切的人；皮下注射及输血也可能引起本病的传播。

(三) 人群易感性

人群对本病普遍易感，以散发为主。感染后显性感染与隐性感染之比例为 1∶1。发病年龄以青壮年居多，无性别差异。显性或隐性感染者体内均可产生特异性 IgM 和 IgG 抗体，特异性 IgG 抗体可长期存在，对人体无保护作用，故可反复感染本病。

(四) 流行特征

本病在世界各地均有流行，全球 70 多个国家均有病例报道，年发病约 30 万例左右。我国自 1986 年在黑龙江省海林县发现本病以来，已有 29 个省市、自治区报道伯氏疏螺旋体感染病例，包括东北林区、内蒙古林区和西北林区等主要流行地区在内的 19 个省市、自治区存在本病的自然疫源地。人群感染率林区为 5%~10%、平原地区在 5% 以下。全年均可发病，6~10 月高发，以 6 月最高。感染者以青壮年、从事野外工作的人员为主，与接触机会多少有关。

【发病机制与病理】

(一) 发病机制

蜱叮咬人体时，伯氏疏螺旋体随唾液进入宿主皮肤，经 3~32 天由原发性浸润灶向外周迁移，并经淋巴或血液蔓延到其他部位皮肤及器官(如中枢神经系统、关节、心脏和肝脾等)。伯氏疏螺旋体游走至皮肤导致慢性游走性红斑、同时伯氏疏螺旋体入血引起全身中毒症状。伯氏疏螺旋体黏附在细胞外基质、内皮细胞和神经末梢上，诱导交叉反应，产生循环免疫复合物，活化与神经、心脏和关节的大血管闭塞发生有关的特异性 T 和 B 淋巴细胞；同时螺旋体的脂多酯具有内毒素的生物学活性，非特异性激活单核 - 巨噬细胞、滑膜纤维细胞、B 淋巴细胞和补体，产生 IL-1、TNF-α、IL-6 等多种细胞因子，两者共同作用引起脑膜炎、脑炎、心脏和关节损伤。HLA-2、DR3 及 DR4 等免疫遗传因素与本病的发生有关，可能成为本病发病机制之一。

莱姆病的发生可由伯氏疏螺旋体的蛋白抗原和脂多糖导致局部损伤、病原体菌株的异质性及免疫损伤等多种机制引起。莱姆病螺旋体的致病机制比较复杂，可能与下列几种因素有关。

1. 病原体本身的作用　不同基因种的因素，伯氏疏螺旋体的不同的基因种可引起不同的临床表现，*B.burgdorferi sensu stricto* 基因种与关节炎有密切联系；*B.garinii* 常从脑脊液分离出来；*B.afzelii* 主要侵犯皮肤组织。三个基因种均可引起游走性红斑。北美基因种比较单一，主要是 *B.*

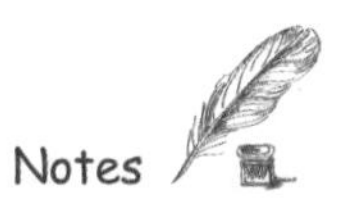

burgdorferiss。而中国和欧洲基因种比较复杂，以 *B.garinii* 和 *B.afzelii* 基因种比较多见。近来研究表明，伯氏疏螺旋体对宿主动物的致病与螺旋体在不同的组织环境中表达不同的基因产物有关，伯氏疏螺旋体具有约 900kb 的线性染色体和 23 个线性和环状质粒。这些质粒编码多种外膜蛋白。伯氏疏螺旋体的膜蛋白 bmp A 和 bmp B 与莱姆病关节炎有直接关系。

2. 免疫逃避 在宿主体内，伯氏疏螺旋体表达脂蛋白在其表面形成抗原层，从而使其避免与周围环境的直接接触。伯氏疏螺旋体选择性的抗原表达和不表达使螺旋体逃避机体免疫从而导致持续感染。

3. 细胞因子的作用 伯氏螺旋体通过脂蛋白与单核细胞和巨噬细胞表面的 Toll 样受体(TLR) 1/2 结合，介导机体产生白细胞介素 -1(IL-1)、白细胞介素 -6(IL-6) 和肿瘤坏死因子 -α(TNF-α) 等大量的细胞因子，导致组织炎症和损害。趋化因子对炎性细胞的定居起重要的作用。IL-1 和 TNF-α 可诱导滑膜细胞产生胶原酶和前列腺素，这在关节炎的形成和加重上起重要作用。TNF-α 和硝基酪氨酸对神经鞘细胞和轴索有直接损伤。

4. 自身免疫自身免疫因素 Steere 很早就提出比较难治的关节炎可能是伯氏疏螺旋体的外膜蛋白与关节中某些组织细胞成分相类似而引起的免疫性疾病。最近研究表明人类 LFA-1 与伯氏疏螺旋体外膜表面抗原 A 肽链有部分同源性。还有人研究表明伯氏疏螺旋体鞭毛蛋白(41KD) 与人神经轴突存在部分共同或相似抗原。伯氏疏螺旋体也可能通过分子模仿引起自身免疫。莱姆病在宿主体内的某些临床表现，如关节炎、心肌炎，可能与自身免疫相关。

(二) 病理解剖

皮肤病变：早期可见充血，表皮淋巴细胞浸润，浆细胞、巨噬细胞浸润等非特异性的改变，偶见嗜酸性粒细胞，生发中心的出现有助于诊断。晚期出现表皮和皮下组织浆细胞为主细胞浸润，明显的皮肤静脉扩张和内皮增生。

神经系统病变：主要为进行性脑脊髓炎和轴索性脱髓鞘病变。

关节病变：主要表现为滑膜绒毛肥大，纤维蛋白沉着，单核细胞浸润等。

此外，还可出现心脏、肝、脾、淋巴结、眼等部位的受累。

【临床表现】

潜伏期为 3~32 天，平均为 7 天。本病临床表现多种多样，是以某一器官或某一系统的反应为主的多器官、多系统受累的炎性综合征。主要特征为慢性游走性红斑(erythema chronicum migrans，ECM)，根据病程经过可将莱姆病分为三期，一期为局部损害，即慢性游走性红斑。二期为播散性感染，以及数周或数月内发生的间歇性症状。三期为持续性感染即晚期感染，多是在疾病发生一年后开始。患者可仅有一种病期，也可同时具有三个病期。

(一) 第一期(局部皮肤损害期)

莱姆病皮肤损害的特征是发生慢性游走性红斑或丘疹，可见于 60%~80% 的患者，一般发生在蜱叮咬后 3~32 天。起初为充血性红斑，由中心逐渐向四周呈环形扩大，直径 8~52mm，边缘色鲜红而中心色淡，扁平或略隆起，表面光滑，偶有鳞屑。有轻度灼热和瘙痒感。皮疹中心有时呈深色红斑、水疱或坏死。慢性游走性红斑不仅出现在蜱虫叮咬处，全身各部位的皮肤均可发生红斑，多见于腋下、大腿、腹部和腹股沟等部位，儿童多见于耳后发际。而手掌、足及黏膜罕有受累。红斑一般在 3~4 周内消退。有些患者在慢性游走性红斑出现后几天，螺旋体经血行播散常再发生继发性慢性游走性红斑。约 25% 的患者不出现特征性的皮肤表现。

早期皮肤表现常伴随发热、寒战、咽痛、刺激性咳嗽、极度不适、倦怠、肌痛、关节痛、剧烈头痛、颈强直、蛋白尿。少见的全身表现包括结膜炎、虹膜炎或全眼炎、全身淋巴结肿大、肝脾肿大、睾丸肿大。未经治疗的患者早期症状亦可在几周内好转或消失。

慢性萎缩性肢端皮炎一般发生在发病数年之后，起初为红色或淡黄色皮疹，有时变成硬化性或萎缩性。

（二）第二期（播散感染期）

出现在病后 2~4 周，主要表现为神经和心血管系统损害。

1. 神经系统表现　本期可出现明显的脑膜炎、脑炎、舞蹈病、小脑共济失调、颅神经炎、运动及感觉性神经根炎以及脊髓炎等神经系统受累表现，病变可反复发作，偶可发展为痴呆及人格障碍，发生率约 15%~20%。脑膜炎患者可出现头痛、呕吐、眼球痛、颈强直等脑膜刺激征表现；约 1/3 患者可出现明显的脑炎症状，脑炎患者可出现兴奋性升高、睡眠障碍、谵妄、脑电图异常等；神经炎可见于半数患者，面神经损害最为常见，眼神经、视神经、听神经及周围神经均可受损伤。面神经损害表现为面肌不完全麻痹，麻木或刺痛，但无明显的感觉障碍。在青少年多可完全恢复，中、老年常出现后遗症。

2. 循环系统表现　约 8% 患者在皮肤病变后 3~10 周发生出现房室传导阻滞、心肌炎、心包炎及左心室功能障碍等心血管系统损害。主要表现为急性发病、心前区疼痛、呼吸短促、胸痛、心音低钝、心动过速和房室传导阻滞，严重者可发生完全性房室传导阻滞、心肌病和心功能不全。心脏损害一般持续数日至 6 周，但可反复发作。

（三）第三期（持续感染期）

此期的特点为出现莱姆病重要表现—关节损害。60% 的患者在发病几周至 2 年出现关节病变。膝、踝和肘等大关节受累多见，表现为反复发作的单关节炎，出现关节和肌肉僵硬、疼痛、关节肿胀、活动受限，可伴随体温升高和中毒症状等。受累关节的滑膜液出现嗜酸性粒细胞及蛋白含量升高，并可查出伯氏疏螺旋体。

莱姆病晚期可出现慢性萎缩性肢端皮炎，主要见于老年妇女前臂或小腿皮肤，初期表现为皮肤微红，数年后出现萎缩硬化。

莱姆病的眼病变不常见，多见于第二、三期患者。有间质性角膜炎、弥漫性脉络炎、全眼炎、缺血性视神经病、视神经炎、正常颅压或假脑瘤的视盘水肿、皮质性盲和眼的运动性麻痹。

莱姆病可通过母婴传播引起先天性感染，导致婴儿出现并指畸形、先天性心脏病、脑皮质性失明、早产、死胎或皮疹等不良结局。

【实验室及辅助检查】

（一）常规检查

外周血白细胞总数正常，偶可见白细胞升高伴核左移的患者。血沉快。

（二）病原学检查

1. 伯氏疏螺旋体检查　取患者病损皮肤、滑膜、淋巴结及脑脊液等标本，用暗视野显微镜或银染色镜检发现伯氏疏螺旋体即可诊断，但检出率低。还可用游走性红斑周围皮肤培养分离螺旋体，阳性即可诊断，但培养约需 1~2 个月。

2. PCR 检测　检测血液及其他标本中的伯氏疏螺旋体 DNA，具有高的敏感性和特异性，皮肤和尿的检出率高于脑脊液。

（三）血清学检查

1. 酶联免疫吸附试验检测特异性抗体　酶联免疫吸附试验（ELISA）检测血清或脑脊液中的特异性抗体，主要用于初筛检查。特异性 IgM 抗体多在游走红斑发生后 2~4 周出现，6~8 周达高峰，4~6 个月降至正常水平；特异性 IgG 抗体多在病后 6~8 周开始升高，4~6 个月达高峰，持续至数年以上。

2. 免疫印迹法检测特异性抗体　用于 ELISA 法筛查结果可疑者，主要用于确诊试验。

3. 两步检测法（two-tier testing）　为减少 ELASA 法假阳性结果的影响，近年来美国、欧洲用 ELISA、IFA 方法检测为阳性或可疑阳性的血清，用免疫印迹法进行核实诊断，这被称为两步检测法。两步检测法增加了抗体检测的特异性，也稍降低了灵敏性。

【诊断与鉴别诊断】

莱姆病主要根据流行病学资料、临床表现和实验室检查进行诊断。

(一) 流行病学资料

生活在流行区或数月内曾到过流行区,或有蜱虫叮咬史。

(二) 临床表现

疾病早期出现皮肤慢性游走性红斑损害有诊断价值。晚期出现神经、心脏和关节等受累。

(三) 实验室检查

分离培养到伯氏疏螺旋体或检测特异性抗体可以确诊。

本病临床表现复杂,出现多系统损害,需与下列疾病进行鉴别。

(一) 鼠咬热

发热、斑疹、多发性关节炎,心脏受累等临床表现与本病相似,但都有鼠或其他动物咬伤史,血培养小螺菌阳性,并可检出特异性抗体可以与本病鉴别。

(二) 恙虫病

发热、淋巴结肿大等临床表现与本病相似,但可见恙螨叮咬处皮肤焦痂、溃疡,周围有红晕等特征表现;进行血清学检测可帮助鉴别。

(三) 风湿病

发热、环形红斑、关节炎及心脏受累等临床表现与本病相似,但抗溶血性链球菌"O"抗体、C反应蛋白阳性,并可分离出链球菌等可帮助鉴别。

此外,本病还应与病毒性脑炎、脑膜炎、神经炎及皮肤真菌感染等疾病进行鉴别。

【治疗】

尽早应用抗菌药物治疗是最主要的治疗措施,治疗措施包括病原治疗与对症治疗。

(一) 病原治疗

及早应用抗菌药物治疗,既可使典型的游走性红斑迅速消失,也可以防止后期的心肌炎、脑膜炎或复发性关节炎等并发症出现。约6%左右患者应用青霉素时可出现赫氏反应,应密切观察并及时处理。

1. 第一期 成人可应用多西环素0.1g,每天2次口服;强力霉素100mg/d;阿莫西林250~500mg /d;红霉素0.25g,每天4次口服。疗程3~4周。儿童首选阿莫西林治疗,剂量为每公斤体重每天40mg,也可按每公斤体重每天给予红霉素30mg或青霉素G 25~50mg进行治疗,均为分次口服。疗程3~4周。

2. 第二期 无论是否伴有其他神经系统病变,出现脑膜炎的患者应静脉用药,成人可选用头孢曲松2g/天治疗,也可应用头孢氨噻3g/次、2次/天或青霉素G 2000万单位/天、分6次给药进行治疗;儿童可按每公斤体重每天给予头孢曲松75~100mg或头孢氨噻90~180mg治疗,疗程均为2~ 4周。脑膜刺激征等临床表现多在治疗后第2天开始缓解,7~10天消失。

3. 第三期 有严重心脏、神经或关节损害者,可采用静滴青霉素2000万单位/天或头孢曲松2g/天治疗,疗程均为14~21天。

(二) 对症治疗

患者应卧床休息,维持热量及水电解质平衡。发热、皮损部位疼痛者,给予解热止痛剂治疗;高热及全身症状重者,可给肾上腺皮质激素治疗;出现完全性房室传导阻滞时,可应用起搏器治疗。关节损伤应避免关节腔内注射治疗。

【预防】

莱姆病的预防应采用环境防护、个体防护和预防注射相结合的综合措施。应加强卫生宣教,搞好环境卫生,清除驻地及生产地区环境及通路的杂草和枯枝落叶,防止蜱类滋生。进入森林、草地等疫区的人员要做好个人防护,可穿防护服,扎紧裤脚、袖口、颈部等。裸露部位可搽防蚊

油或全身喷洒驱蜱剂,防止蜱虫叮咬。被蜱虫叮咬后,可用点燃的熏香或香烟头点灼蜱体,也可用氯仿、乙醚、煤油等滴盖蜱体,使其口器退出皮肤。不要用手捻碎取下的蜱,以防感染。在24小时内可用针挑出残留在皮肤内的蜱的口器并涂上酒精或碘酒,可防止感染。因为蜱虫叮咬吸血,蜱虫叮咬后给予抗生素,也可达到预防目的。重组外表脂蛋白A莱姆病疫苗注射具有良好预防效果。

(李智伟)

参考文献

1. 窦晓光. 莱姆病. // 李兰娟,任红. 传染病学. 第8版. 北京:人民卫生出版社,2013,267-271
2. Steere AC. Reinfection versus relapse in Lyme disease. N Engl J Med,2012,367(20):1950-1951
3. Ghayad Z,Hou C. Erythema migrans in early disseminated lyme disease. J Am Osteopath Assoc,2012,112(11):748
4. Ljøstad U,Mygland A. Chronic Lyme,diagnostic and therapeutic challenges. Acta Neurol Scand Suppl,2013,196:38-47
5. Shapiro ED. Borrelia burgdorferi(Lyme Disease). Pediatr Rev,2014,35(12):500-509

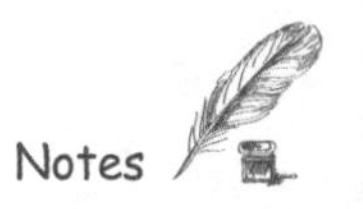

第十章 原虫感染

第一节 阿米巴病

阿米巴病(amebiasis)主要是由溶组织内阿米巴(entamoeba histolytica)侵入人体所引起的疾病。根据临床表现及病变部位的不同可分为肠阿米巴病(intestinal amebiasis)和肠外阿米巴病(extraintestinal amebiasis)。临床上最常见的是肠阿米巴病,主要病变部位在结肠;当虫体侵入肠外组织则产生相应脏器的阿米巴病,最常见为阿米巴肝脓肿。

现已发现营自生生活(free living existence)的瓦氏阿米巴科(Vahlkampfiidae)中的耐格里属(*Naeglergia spp.*)和棘阿米巴科中的棘阿米巴属(*Acanthamoeba spp.*)的某些种可引起原发性阿米巴脑膜脑炎(primary amoebic meningoencephalitis,PAM),棘阿米巴属与巴西姆希属(*Balamuthia*)可引起肉芽肿性阿米巴脑炎(granulomatous amoebic encephalitis,GAE))、棘阿米巴角膜炎(acanthamoeba keratitis,AK)及皮肤、耳部等部位的感染。寄生于人体消化道内的阿米巴除溶组织内阿米巴外,还包括齿龈阿米巴(entamoeba gingivalis)、哈门阿米巴(entamoeba hartmani)等,当人体防御功能减弱时,可侵入人体引起不同程度的肠功能紊乱。

一、肠阿米巴病

肠阿米巴病又称阿米巴痢疾(amebic dysentery),是由溶组织内阿米巴寄生于结肠壁所致的肠道传染病,病变部位主要在近端结肠和盲肠,典型临床表现有果酱样大便等痢疾症状,也可引起肠外并发症,易复发转变为慢性。早在1928年Brumpt就提出了溶组织内阿米巴有两个种:一种为人类侵袭性阿米巴,另一种为非侵袭性阿米巴命名为迪斯帕内阿米巴,但两者生活史与形态相似,这一观点被忽视了50年。直至1978—1987年,Sargeanut等将10 000个溶组织内阿米巴分离株进行同工酶分析,才发现有致病性酶株群(pathogenic zymodemes)与非致病性酶株群(non-pathogenic zymodemes),后者即为迪斯帕内阿米巴。后又发现两者膜抗原及毒力蛋白存在着明显差异;1991年Clark又比较了两类虫株的核糖体基因(rDNA)限制性内切酶图(限制图)图谱,发现两种虫株截然不同。根据上述三方面的资料,1993年WHO专家会议正式将引起侵入性阿米巴的虫株命名为溶组织内阿米巴(entamoeba histolytica);而肠腔共栖的阿米巴虫株命名为迪斯帕内阿米巴(entamoeba dispar)。

【病原学】

溶组织内阿米巴在生活周期中有滋养体(trophozoite)和包囊(cyst)两种形态。

(一)滋养体

滋养体可分大小两型。大滋养体是溶组织内阿米巴的致病形态,直径大小20~60μm,胞质分内外两层,内外质分明,依靠由外质伸出的伪足做定向移动,其寄生于肠壁及其他器官组织中,具有致病力,可吞噬组织和红细胞,故又称肠腔型滋养体;小滋养体直径大小10~20μm,内外质分界不清,伪足短小,运动较为缓慢,寄生于肠腔中,以宿主肠液、细菌、真菌为食,不吞噬红细胞,亦称组织型滋养体。小滋养体为大滋养体和包囊的中间型,当宿主免疫力强、肠道环境不利于其生长时,伪足消失,活动停止,进入包囊前期,再团缩形成包囊。大滋养体在体内以二分裂的方式繁殖，若脱离组织进入肠腔，可随粪便排出体外，或在肠腔中演变为包囊后再排出体外。滋养体在体内抵抗力薄弱，易被胃酸杀死。

（二）包囊

是溶组织内阿米巴的感染形态，多见于隐性感染者及慢性患者粪便中，呈无色透明的类圆形，直径大小5~20μm，成熟包囊内有4个细胞核。包囊对外界抵抗力较强，能耐受胃酸的作用，于粪便中存活至少2周，在潮湿的环境中能存活数周至数月，对常用的化学消毒剂、寒冷、干燥耐受力亦较强。

【流行病学】

（一）传染源

慢性患者、恢复期患者及无症状排包囊者是本病的主要传染源。急性期患者仅排出对外界抵抗力弱的滋养体，故此类患者对传播疾病的作用不大。

（二）传播途径

经口传播是主要的传播途径，通过摄入被溶组织内阿米巴包囊污染的水源、蔬菜、瓜果食物等消化道传播，亦可通过污染的手、苍蝇、蟑螂等间接经口传播。

（三）人群易感性

人群普遍易感，但婴儿与儿童的发病机会相对较少，营养不良、免疫力低下的人群发病机会较多，且病情较重。人体感染后的产生特异性抗体并无保护作用，故可重复感染。

（四）流行特征

本病分布遍及全球，多见于热带及亚热带地区。感染率的高低与当地的经济水平、生活习惯和卫生状况密切相关，一般发病率农村高于城市，成人多于儿童，大多为散发，偶因水源污染等因素而暴发流行。

【发病机制与病理】

（一）发病机制

溶组织内阿米巴包囊被人体摄入进入消化道后，于小肠下段被胃液、胰蛋白酶等消化液作用后囊膜变薄，虫体脱囊逸出，寄居于回盲肠、结肠等部位，继续以二分裂方式繁殖。健康宿主中小滋养体随粪便下移，至乙状结肠以下则变为包囊排出体外，并不致病。在适宜条件下，如被感染者免疫力低下或饮酒等原因导致胃肠功能降低，小滋养体可发育成大滋养体，在多种因素的作用下侵袭肠黏膜，破坏组织形成小脓肿及潜形溃疡，造成广泛组织破坏可深达肌层，大滋养体随坏死物质及血液由肠道排出，呈现痢疾样症状。

滋养体黏附于靶细胞上，然后借助其伪足的机械运动、酶的溶组织作用及毒素的综合作用侵入靶细胞，靶细胞溶解后被原虫吞噬降解。溶组织内阿米巴含有蛋白溶解酶，有助于其侵入组织。还有半胱氨酸蛋白酶、半乳糖/乙酰氨基半乳糖结合凝集素（Gal/GalNAc-binding lectine）和阿米巴穿孔素（amoeba pores）等毒性因子，半胱氨酸蛋白酶可降解宿主蛋白促进虫体的黏附和侵入；半乳糖特异性黏附素可与靶细胞膜上的结合，从而使滋养体吸附于肠上皮细胞，还有接触依赖性细胞毒性、抵抗补体等作用。阿米巴穿孔素存在于胞质颗粒中，当滋养体与靶细胞接触时释放出来，在真核细胞和被吞噬的细胞膜上形成离子通道使细胞裂解。滋养体亦可分泌具有肠毒素样活性物质，引起肠蠕动增快、肠痉挛而出现腹痛、腹泻。

（二）病理

病变依次多见于盲肠、升结肠、直肠、乙状结肠、阑尾和回肠末段。病变初期为细小、潜在的浅表糜烂，继而形成较多孤立而色泽较浅的小脓肿，破溃后形成边缘不整、口小底大的烧瓶样溃疡，基底为结肠肌层，腔内充满棕黄色坏死物，内含溶解的细胞碎片、黏液和滋养体。溃疡由针帽大小至直径3~4cm，溃疡间黏膜正常。继发细菌感染时可呈急性弥漫性炎症改变，更多炎细

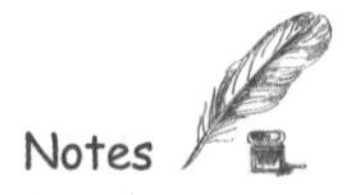

胞浸润及水肿、坏死改变。溃疡不断深入累及肌层和浆膜层时可并发肠穿孔，累及血管并发肠出血。滋养体亦可直接蔓延及周围组织，形成直肠阴道瘘或皮肤与黏膜溃疡等各种病变，或以栓子形式流入肺、脑等部位，形成迁徙性脓肿。在慢性病变中，溃疡底部形成肉芽组织，溃疡周围见纤维组织增生肥大，可出现肠息肉、肉芽肿或瘢痕性狭窄。

【临床表现】

潜伏期一般为7~14天，亦可短至数日或长达数年。临床类型如下：

（一）无症状型（包囊携带者）

此型临床常不出现症状，多次粪检时发现阿米巴包囊。当机体免疫力低下时可转变为急性阿米巴痢疾。

（二）急性阿米巴痢疾

1. 轻型　临床症状轻，仅感下腹不适或隐痛，每日排稀糊样便或稀水便3~5次以内，或无腹泻，粪便中可找到溶组织内滋养体和包囊。

2. 普通型　起病多缓慢，全身中毒症状轻，常无发热，有食欲减退、轻中度腹痛、腹泻。典型表现为黏液血便、呈果酱样，有腐败腥臭味，每日3~10次，量中等，腹部压痛以右侧为主，病变部位累及直肠时可有里急后重感。粪便镜检可见滋养体。病程数日或数周后可自行缓解，未经治疗或治疗不彻底者易复发或转为慢性。

3. 暴发型　极少见，多发生于营养不良、体质虚弱、感染严重、孕妇或使用激素治疗者。起病急骤、中毒症状重、高热、剧烈的肠绞痛，随之排出黏液血性或血水样大便，每日十余次，伴里急后重，粪便量多，伴恶心呕吐，常因脱水致外周循环障碍或伴意识障碍，甚至出现肠出血、肠穿孔、腹膜炎等并发症，如不积极抢救，可在1~2周内因毒血症或并发症死亡。

（三）慢性阿米巴痢疾

急性阿米巴痢疾患者的临床表现若持续存在2个月以上，则转为慢性。常因急性期治疗不当致胃肠功能紊乱，出现排便规律的改变，有时排便正常，有时腹泻与便秘交替出现。表现为食欲缺乏、乏力、贫血、腹胀，查体肠鸣音亢进，可触及增厚的结肠，右下腹轻度压痛。粪便中多可发现滋养体，发作期亦可见包囊。

【实验室及辅助检查】

（一）血常规

暴发型与普通型阿米巴痢疾伴细菌感染时，周围血白细胞总数和中性粒细胞比例增高，其他型患者周围血白细胞总数和中性粒细胞比例多在正常范围。

（二）粪便检查

典型的粪便呈暗红色果酱样，腥臭、粪质多，含血及脓液，粪便中可检出滋养体和包囊。因滋养体排出体外半小时后即丧失活动能力，发生形态改变，故粪便标本送检要及时。粪便做生理盐水涂片可见大量红细胞、少量白细胞和夏科-雷登（Charcot-Leyden）结晶。若检出伪足运动、吞噬红细胞的阿米巴滋养体则具有确诊意义。成形粪便可以直接涂片找包囊，也可经苏木素或碘液染色后观察包囊结构。

（三）免疫学检查

1. 检测特异性抗体　常用酶联免疫吸附试验（ELISA）、间接荧光抗体试验（IFTA）、放射免疫测定（RIA）等方法检测血清中抗溶组织内阿米巴滋养体的IgG与IgM抗体。若血清中特异性IgG抗体阳性有助于诊断本病，阴性者一般可排除本病。特异性IgM抗体阳性提示近期或现症感染，阴性者不能排除本病。

2. 检测特异性抗原　以溶组织内阿米巴滋养体作为抗原免疫动物制备多克隆或单克隆抗体，检测患者粪便中溶组织内阿米巴滋养体抗原，其敏感度高、特异性强，检测结果阳性可作为本病明确诊断的依据。

(四) 分子生物学检查

可采用DNA探针杂交技术、聚合酶链反应(PCR)检测患者粪便、脓液或血液中溶组织内阿米巴滋养体DNA,若为阳性可作为本病的诊断依据。必要时做肠镜检查,可见肠壁有大小不等、散在分布的溃疡,边缘整齐,周围有红晕,溃疡间黏膜正常,取溃疡口或边缘部分涂片及活检可查到滋养体,对粪检阴性、临床不能确诊的患者很有诊断价值。

【并发症】

(一) 肠内并发症

1. 肠出血 当肠黏膜溃疡深达肌层并侵及血管,可引起不同程度的肠出血。侵及浅表溃疡时渗血,可出现血便。当溃疡达黏膜下层侵及大血管或肉芽肿破坏时出血量大,排暗红色或鲜红色稀便,严重者可出现失血性休克。

2. 肠穿孔 多见于暴发型及有深溃疡的患者,是最严重的并发症。穿孔部位多见于盲肠、阑尾和升结肠,肠腔内容物进入腹腔可引起局限性或弥漫性腹膜炎、腹腔脓肿,腹部X线检查见膈下游离气体可确诊。慢性穿孔则先形成粘连,后形成局部脓肿或穿入邻近器官形成内瘘。

3. 阿米巴性阑尾炎 盲肠部位的病变易蔓延至阑尾,临床表现与一般阑尾炎相似,但易发生穿孔。

4. 结肠病变 由结肠壁慢性炎性增生引起,包括阿米巴瘤、结肠肉芽肿及纤维性狭窄,多见于盲肠、乙状结肠及直肠,溃疡底部肉芽组织过度增生,可致肠套叠或肠梗阻。活检有助于明确诊断。

5. 瘘管 溶组织内阿米巴滋养体自直肠侵入,形成直肠-肛周瘘管或直肠-阴道瘘管,管口常有粪臭味的脓液流出。

(二) 肠外并发症

溶组织内阿米巴滋养体可自肠壁静脉、淋巴管迁移或直接蔓延,播散至肝、腹腔、肺、胸膜、纵隔、心包、脑、泌尿生殖系统或邻近皮肤,引起相应部位的炎症、脓肿或溃疡,其中以阿米巴肝脓肿最为常见。

【诊断】

(一) 流行病学资料

询问发病前是否有不洁饮食史或与慢性腹泻患者密切接触史。

(二) 临床表现

起病缓慢,主要表现为食欲减退、疲乏、腹痛、腹泻,排暗红色果酱样便,粪质多,有腥臭味应考虑本病。患者常无发热或仅有低热,常无里急后重感,肠鸣音亢进。

(三) 实验室检查

粪便镜检可检出溶组织内阿米巴滋养体或包囊为确诊的重要依据。免疫学检查可在血清中检出抗溶组织内阿米巴滋养体的抗体。粪便中可检出溶组织内阿米巴滋养体抗原与特异性DNA。

【鉴别诊断】

(一) 细菌性痢疾 见表10-1。

表10-1 急性阿米巴痢疾与急性细菌性痢疾的鉴别诊断

鉴别要点	急性阿米巴痢疾	急性细菌性痢疾
流行病学	常散发	可流行
发热、毒血症状	轻	较重
腹痛	轻	较重
里急后重感	无	有

Notes 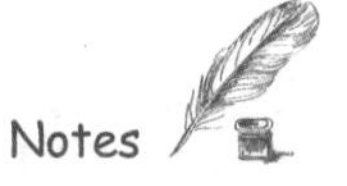

续表

鉴别要点	急性阿米巴痢疾	急性细菌性痢疾
压痛部位	右下腹	左下腹
粪便检查	便量多,暗红色果酱样便,腥臭味,镜检红细胞多、白细胞少,有夏科-雷登结晶。可找到溶组织内阿米巴滋养体	便量少,黏液脓血便,镜检有大量白细胞及红细胞,可见吞噬细胞。粪便培养有志贺菌生长
血白细胞	伴细菌感染时高	明显增高
肠镜检查	溃疡边缘整齐,周围有红晕,溃疡间黏膜正常,病变主要在盲肠、升结肠	肠黏膜弥漫性充血、水肿及浅表性溃疡,病变主要在直肠、乙状结肠

(二) 细菌性食物中毒

发病前多有不洁饮食史,同食者同时或先后发病,潜伏期短,急性起病,伴呕吐,有脐周压痛,中毒症状重。剩余食物、呕吐物或排泄物培养可有致病菌生长。

(三) 血吸虫病

有疫水接触史,急性血吸虫常有发热、肝大、腹痛腹泻、尾蚴皮炎,每日排便在10次以下,粪质稀薄,黏液血性便。血中白细胞总数与嗜酸性粒细胞显著增多。慢性与晚期患者,长期腹痛腹泻、便血、肝脾大,粪便镜检可查出血吸虫虫卵,孵出血吸虫毛蚴。免疫学检测可在血清中检出血吸虫抗体。

(四) 肠结核

多有原发病灶存在,常有长期低热、盗汗、消瘦及其他肺结核症状如胸痛、咳嗽、咯血等,粪便多呈黄色稀糊状,腹泻与便秘交替。

(五) 直肠癌、结肠癌

直肠癌患者每日腹泻可达十余次,量少,带黏液、血液。成形的粪便呈进行性变细,肛门指检或直肠镜检查可发现肿物,活检可明确诊断。结肠癌患者常有不规则发热,排便不畅,进行性贫血,粪便呈糊状伴黏液,隐血试验阳性,晚期患者可在腹部扪及包块。结肠镜检查或钡剂灌肠X线有助于诊断,活检可明确诊断。

(六) 慢性非特异性溃疡性结肠炎

临床表现与慢性阿米巴痢疾相似,但粪便镜检、血清学检查阴性,病原治疗无效时常考虑此病。结肠镜检查有助于诊断。

【预后】

无并发症且接受有效病原治疗的患者预后良好。暴发型患者、有严重的肠外并发症者且治疗不彻底者预后较差。

【治疗】

(一) 一般治疗

急性期应卧床休息,加强营养,避免刺激性饮食,肠道隔离至症状消失、大便连续3次查不到滋养体和包囊。

(二) 对症治疗

腹泻严重时可适当补液,维持体内水、电解质平衡。

(三) 病原治疗

目前常用的抗溶组织内阿米巴药物有硝基咪唑类衍生物如甲硝唑(metronidazole)、替硝唑(tinidazole)、奥硝唑(ornidazole)和二氯尼特(diloxanide furoate)等。

1. 硝基咪唑类衍生物 目前治疗肠内、外各型阿米巴病的首选药物。使用时需注意本药副作用:偶有白细胞一过性减少、头晕、共济失调等神经系统障碍。妊娠、哺乳期及有血液病史和神经系统疾病者禁用。①甲硝唑:又称灭滴灵,成人口服每次0.4g,每日3次,10天为一疗程。

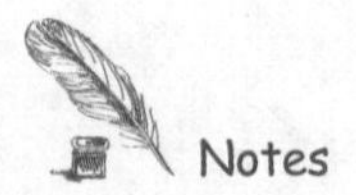

儿童每日35mg/kg,分3次服,10天为一疗程。暴发型阿米巴痢疾患者可选择静脉滴注,成人每次0.5g,每8小时一次,病情好转后每12小时一次,或改为口服,疗程仍为10天。②替硝唑:成人口服每日2.0g,清晨顿服,5天为一疗程。必要时也可静脉滴注。③其他硝基咪唑类衍生物:成人口服奥硝唑0.5g,每日2次,10天为一疗程。成人口服塞克硝唑每日2g,1次口服,5天为一疗程。

2. 二氯尼特　又称糠酯酰胺(furamide),对轻型和包囊携带者疗效好,是目前最有效的杀包囊药物,口服每次0.5g,每日3次,10天为一疗程。

3. 抗菌药　对于重型阿米巴痢疾患者,尤其合并细菌感染时,在应用抗阿米巴药物基础上,还需使用抗菌药物。巴龙霉素口服后吸收率低,有助于清除肠腔中溶组织内阿米巴包囊,成人口服每次0.5g,每日2~3次,7天为一疗程。

【预防】

(一) 管理传染源

早期发现和治疗无症状溶组织内阿米巴包囊携带者和阿米巴病患者,其中从事餐饮业工作者应调离岗位。

(二) 切断传播途径

消灭苍蝇和蟑螂的孳生地,注意食品卫生。加强水源的管理,进行粪便、垃圾、污水的无害化处理。在流行地区对群众加强卫生宣教,养成饭前便后洗手、生吃水果和蔬菜要洗净的良好个人卫生习惯。

(三) 提高人群免疫力

合理饮食,锻炼身体,增强体质。

二、阿米巴肝脓肿

阿米巴肝脓肿(amebic liver abscess)由溶组织内阿米巴通过门静脉、淋巴管或直接蔓延至肝脏,引起细胞溶化坏死,形成脓肿,又称阿米巴肝病,是阿米巴肠病最常见的并发症。部分阿米巴肝脓肿患者可无阿米巴痢疾病史。

【发病机制与病理】

(一) 发病机制

阿米巴肝脓肿可发生在溶组织内阿米巴感染数月或数年后,常因机体免疫力下降而诱发。在肠黏膜下层或肌层的溶组织内阿米巴滋养体,可经门静脉、淋巴管或直接蔓延侵入肝脏。大多数原虫抵达肝脏后即被消灭,当机体免疫力下降,并有肝组织营养障碍、淤血及细菌感染时,少数存活的原虫在肝内继续繁殖,引起小静脉炎和静脉周围炎。在门静脉分支内原虫引起栓塞,致该部分肝组织循环障碍,缺血、缺氧坏死,大滋养体从被破坏的血管内逸出,借助溶组织及原虫的分裂作用引起肝组织灶状坏死,液化成小脓肿并互相融合成肝脓肿。慢性脓肿可继发细菌感染,临床表现为毒血症状。脓肿可因不断扩大,逐渐浅表化,向邻近体腔或脏器穿破造成脓液外泄,引起腹膜炎。

(二) 病理

因肝脏右叶大,且肠道病变多位于盲肠及升结肠,该处大部血液循环经肠系膜上静脉汇集于肝右叶,故肝脓肿大多位于肝右叶顶部。肝脓肿为局限性占位性病变,其中央为坏死灶,肝穿刺可见巧克力色、腥臭气味的脓汁,内含溶解坏死的肝细胞、红细胞、脂肪、夏科-雷登结晶等。有活力的滋养体都附着于壁上组织中,由于在肝脓腔中缺乏形成包囊的条件,故没有包囊。若继发细菌感染,脓液从典型的巧克力色变为黄绿色或黄白色且伴恶臭,脓液细菌培养可得阳性结果。

【临床表现】

临床表现的轻重与脓肿的位置、大小及是否继发细菌感染等有关。起病大多缓慢,体温逐

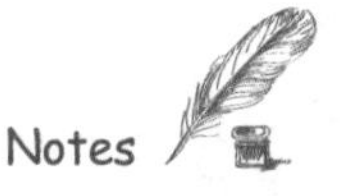

渐升高，热型以弛张热居多，常伴食欲减退、恶心、呕吐、肝区疼痛、腹泻及体重下降等。肝区疼痛为本病的重要症状，深吸气或咳嗽时可使疼痛加重。当肝脓肿向肝脏顶部发展时，刺激右侧膈肌，疼痛向右肩部放射；脓肿位于右肝下部时可出现右上腹痛或腰痛，查体右下胸部或上腹部饱满，边缘较钝，肝区有叩击痛，覆盖于肝脏表面的腹肌可紧张、强直，脓肿压迫右肺下部发生肺炎、反应性胸膜炎时，可表现为气急、咳嗽、右侧胸腔积液；脓肿位于肝的中央部位时症状较轻；脓肿靠近包膜时较疼痛，且易穿破。少数患者因脓肿压迫胆管或肝脏受损范围较大而出现轻度黄疸。

【并发症】

肝脓肿穿破可引起多种并发症，通常与病程较长、脓肿靠近肝脏包膜、穿刺次数多及腹压增高等因素有关。脓肿向右侧胸腔溃破可致脓胸；向腹腔溃破可致急性腹膜炎；向心包破溃可发生心包填塞和休克，是最严重的并发症；穿破至胃、胆等处可引起膈下脓肿、肾周脓肿和肝-肺-支气管瘘。

合并细菌感染时全身中毒症状重，大肠埃希菌和金黄色葡萄球菌为最常见致病菌，其次为变形杆菌、产气荚膜杆菌等，主要表现为寒战、高热、烦躁不安，外周血白细胞总数及中性粒细胞显著增多，单用抗阿米巴药物治疗无效，必须加用有效抗生素方可奏效。

【诊断】

（一）流行病学资料

询问患者居住环境，有无疫区旅居史。

（二）症状和体征

发病前有腹泻或不规则大便史、发热、食欲下降、贫血、右上腹痛、肝脏肿大伴压痛及叩痛。

【实验室及辅助检查】

（一）血常规检查

阿米巴肝脓肿患者的血白细胞总数和中性粒细胞数增高，以急性期增高明显，有细菌继发感染时白细胞总数高于单纯的阿米巴肝脓肿，慢性期则白细胞总数接近正常或减少。贫血明显，血沉增快。

（二）肝功能检查

大部分病例伴有轻度肝功能损害，个别病例可出现血清胆红素的升高。

（三）溶组织内阿米巴的检查

从粪便、肝脓肿穿刺液或十二指肠引流液中能找到溶组织内阿米巴滋养体或包囊，在穿刺排脓的末端脓液中找到滋养体的可能性较大。由于虫体在受到尿液、水等作用后会迅速死亡，故应注意快速检测、保持25~30℃的温度和防止尿液等污染。同时需注意某些抗生素、灌肠液等均可影响虫体的生存和活动，从而影响检出率。

（四）免疫学血清试验

分为抗原检测和抗体检测。检测到血清中溶组织内阿米巴滋养体的IgG和IgM抗体阳性，有助于本病的诊断。血清中抗溶组织内阿米巴滋养体的IgG抗体阴性者，一般可排除本病。

（五）影像学检查

1. X线检查　肝脓肿典型者多位于肝脏右叶，脓肿较大时，X线检查可见到右侧膈肌抬高，呼吸运动受限，若有粘连、胸膜渗出或右肺底肺炎，则肋膈角及心膈角消失。当肝脓肿向肺或支气管穿破后，肺内可有浸润性阴影。如脓肿位于左叶，X线钡餐检查可见胃小弯受压呈新月形和胃体左移。

2. 超声波检查　肝脓肿超声波检查，可见液平反射，在其前后进出脓肿的高反射波。超声波检查对肝脓肿的诊断很有价值，可以确定较大脓肿是否存在，了解脓肿的数目、部位、大小及深浅，指导临床医师做肝穿刺排脓或手术治疗，并在治疗过程中可观察脓肿消失情况和判断疗效。

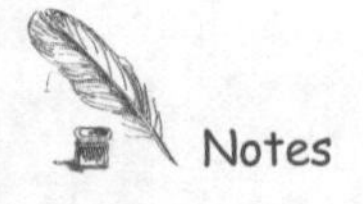

(六) 脏穿刺抽脓

肝脏试验穿刺，从脓腔中抽出典型巧克力样脓液，是诊断阿米巴肝脓肿的主要根据。但若有细菌混合感染，则脓汁可呈黄白或黄绿色并有恶臭，培养可有细菌生长。

【鉴别诊断】

(一) 细菌性肝脓肿(表 10-2)

表 10-2　阿米巴肝脓肿与细菌性肝脓肿的鉴别

鉴别要点	阿米巴肝脓肿	细菌性肝脓肿
病史	大部分有阿米巴痢疾史	常发生于败血症或腹部化脓性疾病之后
临床表现	起病较慢，毒血症状轻	起病急骤，毒血症状明显
肝脏	脓肿多位于右叶，肝大、压痛明显，可有局部隆起	脓肿以小型、多个常见，肝大、压痛不明显，一般无局部隆起
肝脏穿刺	典型巧克力样脓液，可找到阿米巴滋养体	脓液少，呈黄白或黄绿色并有恶臭，细菌培养可为阳性
血常规	血白细胞总数和中性粒细胞数中度增高	血白细胞总数和中性粒细胞数明显增高
阿米巴抗体	阳性	阴性
治疗反应	硝基咪唑类衍生物治疗有效	抗生素治疗有效

(二) 原发性肝癌

发热、消瘦、右上腹痛、肝大等临床表现酷似阿米巴肝脓肿，但肝脏边缘不整或呈结节状。血清甲胎蛋白的测定、影像学检查可鉴别。

(三) 血吸虫病

在血吸虫病流行区，易将肝阿米巴病误诊为急性血吸虫病。两者均有发热、腹泻、肝大等表现，但后者肝痛较轻，脾肿大较显著，血常规中嗜酸性粒细胞显著增加、乙状结肠镜检查、虫卵可溶性抗原检测有助于鉴别。

(四) 其他

肝血管瘤、肝囊肿、继发性肝癌与肝棘球蚴病等肝内占位性病变的疾病。

【预后】

早期诊治者预后较好，有并发症或合并细菌感染者预后差，治疗不彻底者易复发。

【治疗】

(一) 对症及支持治疗

患者应卧床休息，加强营养支持治疗。

(二) 抗阿米巴药物治疗

可选用硝基咪唑类衍生物，如甲硝唑，成人口服每次 0.4g，每日 3 次，10 天为一疗程。或替硝唑，成人口服每日 2.0g，清晨顿服，5 天为一疗程。必要时也可静脉滴注。肝脓肿较大者可重复治疗 1~2 个疗程，两个疗程的时间间隔为 5~7 天。同时可使用二氯尼特口服每次 0.5g，每日 3 次，10 天为一疗程，以清除肠道内的溶组织内阿米巴包囊。

(三) 抗菌药物治疗

对继发细菌感染者应根据抗菌谱广、杀菌作用强的抗菌药物，如第三代头孢菌素类、广谱青霉素类或喹诺酮类等，并根据细菌培养及药物敏感度试验结果作调整。

(四) 外科治疗

1. 经皮肝脓肿穿刺引流术　对于脓腔较大，经抗阿米巴治疗脓腔无明显缩小，全身症状明显或怀疑合并细菌感染者均应行脓腔穿刺引流术。在B超或CT的定位引导下，经皮肝脓肿穿刺，尽量抽净脓液后，用生理盐水反复冲洗脓腔，对合并细菌感染者可注入有效抗生素，术后应用沙

袋或腹带作局部加压包扎。此法简便、安全，可重复操作。

2. 手术治疗 对于位置较为表浅或药物及穿刺引流疗效不良的脓肿可行腹腔镜引流，必要时还可行肝脓肿切开引流术或肝部分切除术。

小结

肠阿米巴病通过消化道途径传播，慢性患者、恢复期患者及包囊携带者是本病主要传染源，潜伏期平均1~2周，感染后无持久免疫力。该病起病缓慢，症状较轻，腹泻次数少，暗红色果酱样粪便应考虑阿米巴肠病。显微镜下检出溶组织内阿米巴为确诊的重要依据。结肠镜检查可见大小不等的散在潜形溃疡、边缘略隆起、红晕、溃疡间黏膜大多正常。

阿米巴肝脓肿是阿米巴肠病最常见的并发症，以长期发热、右上腹或右下胸痛、全身消耗及肝脏肿大压痛、血白细胞增多等为主要临床表现，且易导致胸部并发症。阿米巴肝脓肿发生在肝脏右叶者比左叶者约多5倍，最典型者为一个脓肿位于肝右叶上部。阿米巴肝脓肿可产生三类并发症，即血源播散、继发细菌感染及脓肿穿破。药物治疗首选甲硝唑。

三、原发性阿米巴脑膜炎

原发性阿米巴脑膜脑炎（primary amebic meningoencephalitis，PAM）是由福氏耐格里阿米巴（*Naegleria fowleri*）引起的一种中枢神经系统感染，临床起病急骤，发展迅速，预后极差。本病于1965年由澳大利亚Fowler和Garter首次报道，翌年Butt又报道了美国的病例，并正式定名。至今世界上已报道200余例PAM，病例数虽少，但分布于世界各地。我国北京等地亦有PAM病例报道。

【病原学】

本病的病原体为耐格里属中嗜热的致病性虫株。现已发现耐格里属有七个虫株，即Naegleria fowleri，N. andersoni，N. australiensis，N. gruberi，N. jadini，*N. jamiesoni* 及 *N. lovaniensis*。目前证实感染人体中枢神经系统引起原发性阿米巴脑膜脑炎只有福氏耐格里阿米巴（*N.fowleri*）。该原虫生活史有三个阶段：滋养体、鞭毛体和包囊。滋养体直径约为10~30μm，具有特征性环晕的大核仁，虫体一端有单一圆形或钝性的伪足，而另一端形成指状的伪尾巴，运动快速而无定向。当滋养体在不适环境中或置于蒸馏水中，可形成临时性的鞭毛体，一般具有一对或多根鞭毛，直径为10~15μm，长圆形或梨形，泳动快，为非摄食阶段，可在24小时内变回到滋养体，但不直接形成包囊。滋养体是嗜热性的，能在40~45℃温度下正常生长，并以有丝分裂的方式迅速增生，以摄入细菌或其他有机物为食，为其生活史中的致病阶段。当滋养体处于逆境时，可形成抗性很强的包囊，包囊为圆形，直径为10μm，囊壁光滑有2~3个孔，核与滋养体核相似。

【发病机制与病理】

（一）发病机制

耐格里原虫首先进入人体鼻腔，通过嗅神经上皮的支持细胞，以吞噬方式摄入，然后沿着无髓鞘的嗅神经终丝轴系膜空间，穿过筛板后，到达含有脑脊液的亚蛛网膜空间进行增生，并由此扩散而入侵中枢神经系统，形成出血性坏死和脓肿等组织病理学特征。原虫可进入脑室系统到达脉络膜的神经丛引起脉络膜神经炎与急性室管膜炎。原发性阿米巴脑膜脑炎的组织病理学特征为大脑半球及小脑呈现严重水肿；小脑扁桃体突出与充血；嗅球嗅泡明显坏死、出血，有中等数量的脓性渗出液；眼眶前部皮质也出现坏死、出血、脓肿；第三、四、六脑神经瘫痪。在血管间隙、嗅神经的无髓鞘轴突神经丛处和脓性渗出物均可发现滋养体，但无包囊。

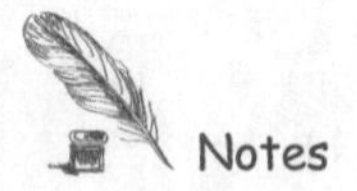

(二) 病理

脑标本镜下检查均可见脑表面的蛛网膜下腔内有淋巴细胞、浆细胞为主的炎细胞渗出，同时混有少许中性粒细胞，这些炎性渗出可沿小血管周围进入皮层内血管周围间隙。病变部位脑皮层和白质可见大片的凝固性坏死和灶状的出血。在炎性渗出、坏死和出血病变的背景下，可见大量弥漫分布圆形阿米巴滋养体。HE 染色切片中，阿米巴滋养体为圆形，直径 25~28μm，界限清楚，胞质轻度嗜酸性，可含空泡，滋养体有圆形的核，含有 1~2 个核仁。Masson 三色染色，滋养体的胞质呈浅绿色，核浆为绿色，核仁红色，核周可见空晕。在滋养体分布区域还可观察到直径 14~19μm 的圆形包囊，包囊的外囊呈星状皱缩而略成多边状。Masson 三色染色包囊的内部染成深红色。阿米巴滋养体和包囊多分布在血管周围，坏死的脑组织中也可见散在的阿米巴滋养体，个别的阿米巴滋养体胞膜不光滑，有细长的棘状突起。病灶内除可见有明显的炎症、坏死、出血和阿米巴原虫外，另一个突出的特点是小血管炎。病变的血管壁可见显著的纤维素样坏死和淋巴细胞、浆细胞浸润，受累血管内可见有血栓形成。病变周围常可见增生的血管、成纤维细胞和反应性的星形细胞，偶见多核巨细胞。部分病变脑组织内还可见多量淋巴细胞和浆细胞。

【临床表现】

潜伏期较短，一般仅 3~5 天，最多 7~15 天。早期会出现味觉和嗅觉异常，此为病原体侵入的反应。常以剧烈头痛、高热、喷射性呕吐等症状开始，继则出现全身性或局限性癫痫发作，并有明显的脑膜刺激症状，如颈项强直、克尼格征及布鲁津斯基征阳性等。多数在数天内转入谵妄、瘫痪及昏迷。由于本病为一种暴发性和致命性的脑膜脑炎，患者体内几乎来不及引起保护性的细胞和体液免疫反应。因此，常在 1 周内因严重脑水肿，导致呼吸、循环中枢衰竭而死亡。据报道目前所有原发性阿米巴脑膜脑炎病例中，经医院抢救后幸存者不足 10 例。

【并发症】

并发症主要为鼻窦炎。

【诊断】

(一) 流行病学资料

发病前 3~7 天有游泳和不流动的淡水接触史。肉芽肿性阿米巴脑炎发病率在最近 10 年有增高的趋势，特别是在 AIDS 和接受器官移植的人群中发生此病的病例愈来愈多。

(二) 临床表现

患者发病急，临床以脑膜刺激症状为主，脑实质受损的症状出现在病程的晚期。脑脊液呈化脓性改变，通常在出现症状后 3~5 天内死亡。

(三) 实验室及其他检查

血中白细胞总数增高，以中性粒细胞为主，核左移。脑脊液可呈脓性或血性，白细胞数平均可达 2780×10^6/L，培养无菌，但可查到福氏耐格里阿米巴。常用方法有：

1. **直接涂片法** 将脑脊液自然沉淀后，取沉淀物涂片镜检，仔细观察伪足运动情况加以判断，或固定染色后观察核的形态特点加以判断。

2. **培养法** 将脑脊液接种于 1.5% 非营养琼脂上铺一层产气肠杆菌或大肠埃希菌的培养基中，于 37℃培养 3~5 天观察结果。

3. **动物接种法** 将脑脊液接种到小鼠脑中，待症状发生后剖验小鼠脑组织，检查有无本虫存在。目前尚无适用的免疫诊断技术。

其他辅助检查：CT 检查脑部显示有弥漫性密度增高区域，并累及灰质。脑部及脑脚间处的脑池间隙闭塞，大脑半球上部环绕中脑和蛛网膜空间的亚显微结构均消失。

【鉴别诊断】

应与化脓性脑膜炎、单纯疱疹性脑炎、流行性乙型脑炎等相鉴别。

【预后】

本病起病急骤,发展迅速,预后极差。

【治疗】

本病病死率极高,早期诊断与及时治疗十分必要。目前尚无肯定有效药物,据国外有一成功的报道,静脉滴注与鞘内注射高剂量的两性霉素 B(amphotericin B)和咪康唑(miconazole)联合使用可能有效,具体方法是患者被确诊后立即应用两性霉素 B 1.5mg/(kg·d),分 2 次静脉缓慢滴注(每次不少于 1 小时),3 天后改为 1mg/(kg·d),共用 6 天;必要时可同时鞘内注射,0.5mg/次。由于两性霉素 B 毒性较大、不良反应较多,必须十分谨慎使用,在治疗过程中应检测血清肌酸酐及尿素氮,防止出现肾功能损害。咪康唑剂量为 350mg/m^2 体表面积,等分 3 次静脉滴注,共 9 天。口服利福平或静脉滴注磺胺异噁唑(sulfisoxazole,SIZ)可增加疗效。一般抗阿米巴药物无效。

也有研究认为大剂量两性霉素 B 临床疗效欠佳,考虑是由于感染后期用药,由于阿米巴已大量繁殖,阿米巴原虫产生的一种对哺乳动物细胞有毒的物质,故阿米巴原虫裂解释放的大量有毒物质可能是导致广泛脑组织损害及患者死亡的原因。因此,有学者建议使用小剂量两性霉素 B,并且不宜鞘内注射,必要时可联合应用四环素。

【预防】

本病尚无疫苗。避免在不流动的湖塘水或温热水中游泳,尽量做到不要潜入水中,或避免让水溅入鼻腔内。近来认为对游泳池和旋转池等水体使用氯气进行全面消毒是有效的。据澳大利亚国际健康与医疗研究委员会建议在游泳池内使用氯气的标准量:当水温低于 26℃时,氯气浓度为 1mg/L;高于 26℃时,至少 2mg/L;高于 28℃时,应达到 3mg/L。

(李家斌)

参考文献

1. 杨绍基. 传染病学. 第 1 版. 北京:人民卫生出版社,2005,254-262
2. 李兰娟,任红. 传染病学. 第 8 版. 北京:人民卫生出版社,2013,272-280
3. Stanley SL Jr. Amoebiasis. Lancet,2003,361:1025-1034
4. Que X,Reed SL. Cysteine proteinases and the pathogenesis of amebiasis. Clin Microbiol Rev,2000,13:196-206
5. Tavares P,Sansonetti P,Guillen N. Cell polarization and adhesion in a motile pathogenic protozoan:role and fate of the Entamoeba histolytica Gal/GalNAc lectin. Microbes Infect,2000,2:643-649
6. Hecht O,Van Nuland NA,Schleinkofer K,et al. Solution structure of the pore-forming protein of Entamoeba histolytica. J Biol Chem,2004,79:17 834-17 841

第二节 疟 疾

疟疾(malaria)是由人类疟原虫感染引起的寄生虫病,主要由雌性按蚊(anopheles,anopheline mosquito)叮咬传播。临床上以反复发作的间歇性寒战、高热、继之出大汗后缓解为特点。

疟疾是人类一种古老的疾病,国外古籍中称疟疾为"bad air",后来意大利学者称疟疾为"malaria",与我国古代称疟疾为"瘴气"之意相近。我国早在 3000 多年前的殷商时代就已有疟疾流行的记载,人们通过不断实践得出"疟,秉枣"即以枣治疟的经验;战国时代,人们找到了更多有效治疗疟疾的药物,《东次四经·北号山》中描述有一种树"其状如杨赤华,其实如枣而无核,其味酸甘,食之不疟";西周时期《周礼·疾医》说"四时皆有疠疾",而"秋时有疟寒疾",指出疟疾主要流行于秋季;《礼记·月令》说孟秋"行夏令,则国多火灾,寒热不节,民多病疟",也指出疟疾主要在秋季流行;秦汉成书的《黄帝内经·素问》中《疟论》和《刺疟论》就是两篇疟疾专论,全面总结了秦汉及其以前人们对疟疾的认识,形成了较为系统的疟疾医学理论。

疟疾是世界六大热带病和我国五大寄生虫病之一,对人类危害极大。据 WHO 2013 年

统计，全球约有 2.07 亿疟疾病例，有 62.7 万人死亡。多数疟疾病例和死亡发生在撒哈拉以南非洲。自 2000 年以来，全球疟疾死亡率已下降 42%，2013 年，97 个国家和地区有持续性的疟疾传播。

【病原学】

（一）历史和分类

1880 年，法国学者 Laveran 在恶性疟患者血液中发现引起疟疾的病原体——疟原虫，并据此获得 1907 年诺贝尔生理与医学奖。1897 年，在印度工作的英国军医 Ross 证实按蚊是疟疾的传播媒介，阐明了疟原虫在按蚊体内的生活周期及通过叮咬进行传播，因而获 1902 年诺贝尔生理与医学奖。20 世纪中叶分别在鸟和猴体内发现疟原虫生活史中还有组织细胞内的裂体增殖的时期，也就是红细胞外期。之后，恶性疟原虫、间日疟原虫、卵形疟原虫和三日疟原虫在肝细胞内的发育，也相继被证实。1977 年，Lysenko 等发现间日疟原虫子孢子进入肝细胞后发育速度不同，并据此提出子孢子休眠学说。Krofoski 等的研究，也证实了在感染猴疟原虫和间日疟原虫的灵长类动物肝细胞内存在休眠子。

疟原虫属于真球虫目（Eucoccidiida）疟原虫科（Plasmodidae）疟原虫属（*Plasmodium*）。疟原虫种类繁多，虫种宿主特异性强，在两栖类、爬行类、鸟类、哺乳动物等体内寄生的疟原虫其生物学方面有显著差异。寄生于人类的疟原虫有 4 种，即间日疟原虫（*Plasmodium vivax*）、恶性疟原虫（*Plasmodium falciparum*）、三日疟原虫（*Plasmodium malariae*）和卵形疟原虫（*Plasmodium ovale*），分别引起间日疟、恶性疟、三日疟和卵形疟。间日疟原虫、卵形疟原虫和恶性疟原虫均专性寄生于人体，三日疟原虫可感染人及非洲猿类。另外几种猴疟原虫也可偶尔感染人体，但非常罕见，例如作为动物源寄生虫病的诺氏疟原虫（*Plasmodium knowlesi*）和吼猴疟原虫（*Plasmodium simium*）、食蟹猴疟原虫（*Plasmodium cynomolgi*）、许氏疟原虫（*Plasmodium schwetzi*）、猪尾猴疟原虫（*Plasmdium inui*）等。在我国主要有间日疟原虫和恶性疟原虫，三日疟原虫少见，卵形疟原虫罕见。

（二）形态和结构

疟原虫的基本结构包括核、胞质和胞膜，环状体以后各期尚有消化分解血红蛋白后的最终产物——疟色素。血片经姬氏或瑞氏染液染色后，核呈紫红色，胞质为天蓝至深蓝色，疟色素呈棕黄色、棕褐色或黑褐色。四种人体疟原虫的基本结构相同，但发育各期的形态各有不同，可资鉴别。除了疟原虫本身的形态特征不同外，被寄生的红细胞在形态上也可发生变化。被寄生红细胞的形态有无变化以及变化的特点，对鉴别疟原虫种类很有帮助。

1. **发育期** 疟原虫在红细胞内生长、发育、繁殖，形态变化很大，一般分为三个主要发育期。

(1) 滋养体（trophozoite）：为疟原虫在红细胞内摄食和生长、发育的阶段。按发育先后，滋养体有早、晚期之分。早期滋养体胞核小，胞质少，中间有空泡，虫体多呈环状，故又称为环状体（ring form）。以后虫体长大，胞核亦增大，胞质增多，有时伸出伪足，胞质中开始出现疟色素（malarial pigment）。间日疟原虫和卵形疟原虫寄生的红细胞可以变大、变形，颜色变浅，常有明显的红色薛氏点（Schuffner's dots）；被恶性疟原虫寄生的红细胞有粗大的紫褐色茂氏点（Maurer's dots）；被三日疟原虫寄生的红细胞可有齐氏点（Ziemann's dots）。此时称为晚期滋养体，亦称大滋养体。

(2) 裂殖体（schizont）：晚期滋养体发育成熟，核开始分裂后即称为裂殖体。核经反复分裂，最后胞质随之分裂，每一个核都被部分胞质包裹，成为裂殖子（merozoite），早期的裂殖体称为未成熟裂殖体，晚期含有一定量的裂殖子且疟色素已经集中成团的裂殖体称为成熟裂殖体。

(3) 配子体（gametocyte）：疟原虫经数次裂体增殖后，部分裂殖子侵入红细胞中发育长大，核增大而不再分裂，胞质增多而无伪足，最后发育成为圆形、卵圆形或新月形的个体，称为配子体；配子体有雌、雄（或大小）之分：雌（大）配子体虫体较大，胞质致密，疟色素多而粗大，核致密而偏

于虫体一侧或居中；雄(小)配子体虫体较小，胞质稀薄，疟色素少而细小，核质疏松、较大，位于虫体中央。

2. 超微结构

(1) 裂殖子：红细胞内期裂殖子呈卵圆形，有表膜复合膜(pellicular complex)包绕。大小随虫种略有不同，平均长 1.5μm，平均直径 1μm。表膜(pellicle)由一质膜和两层紧贴的内膜组成。质膜厚约 7.5μm，内膜厚约 15μm，有膜孔。紧靠内膜的下面是一排起于顶端极环(polar ring)并向后部放散的表膜下微管(subpellicular microtubule)。内膜和表膜下微管可能起细胞骨架作用，使裂殖子有硬度。游离的裂殖子的外膜有一厚约 20μm 表被(surface coat)覆盖。此表被是电子致密、坚实的纤丝，在性质上似是蛋白质，可能在对宿主免疫反应的应答中起作用。在裂殖子侧面表膜有一胞口(cytostome)，红细胞内期各期原虫通过胞口摄取宿主细胞质。裂殖子顶端是一截头的圆锥形突起称为顶突(apical prominence)，有三个极环。在此区可见两个电子致密的棒状体(rhoptry)和数个微线体(micronemes)。棒状体和微线体可能在裂殖子侵入宿主细胞时起作用。裂殖子后部可见一线粒体。内质网很少，但胞质内有丰富的核糖体。高尔基氏复合体不明显。裂殖子的核大而圆，位于虫体后半部，沿核膜可见核孔，未见有核仁。

(2) 子孢子：子孢子形状细长，长约 11μm，直径为 1.0μm，常弯曲呈 C 形或 S 形，前端稍细，顶端较平，后端钝圆，体表光滑。子孢子内的细胞器基本上与裂殖子相似。表膜由一外膜、双层内膜和一层表膜下微管组成。膜下微管自极环向后延伸至核或稍越过核而终止。虫体的微弱运动可能是膜下微管的伸缩引起的。子孢子的前端顶部有一向内凹入的顶杯(anterior cup)即顶突，在顶突的周围有 3~4 个极环。一个长形细胞核。有一对电子致密的棒状体，可能开口于顶环。在核的前方或后方，有数量很多的微线体，呈圆形、卵圆形或长形。

(三) 生活史

寄生于人体的 4 种疟原虫生活史基本相同，需要人和按蚊两个宿主。在人体先后寄生于肝细胞和红细胞，进行裂体增殖(schizogony)。在红细胞内，除进行裂体增殖外，部分裂殖子形成配子体，开始有性生殖的初期发育。在蚊体内，完成配子生殖(gametogony)，继而进行孢子增殖(sporogony)。

1. 在人体内的发育

分肝细胞内发育和红细胞内发育两个阶段：

(1) 红细胞外期(exo-erythrocytic cycle，简称红外期)：当唾腺中带有成熟子孢子(sporozoite)的雌性按蚊刺吸人血时，子孢子随唾液进入人体，约经 30 分钟后随血流侵入肝细胞，摄取细胞内营养进行发育并裂体增殖，形成红细胞外期裂殖体。成熟的红细胞外期裂殖体内含数以万计的裂殖子。裂殖子胀破肝细胞后释出，一部分裂殖子被巨噬细胞吞噬，其余侵入红细胞，开始红细胞内期发育。间日疟原虫完成红细胞外期的约需 8 天，恶性疟原虫约 6 天，三日疟原虫为 11~12 天，卵形疟原虫为 9 天。目前一般认为间日疟原虫和卵形疟原虫的子孢子具有遗传学上不同的两种类型，即速发型子孢子(tachysporozoites，TS)和迟发型子孢子(bradysporozoites，BS)。当子孢子进入肝细胞后，速发型子孢子继续发育完成红细胞外期的裂体增殖，而迟发型子孢子视虫株的不同，需经过一段或长或短的休眠期后，才完成红细胞外期的裂体增殖。经休眠期的子孢子被称之为休眠子(hypnozoite)。恶性疟原虫和三日疟原虫无休眠子。

(2) 红细胞内期(erythrocytic cycle，简称红内期)：红细胞外期的裂殖子从肝细胞释放出来，进入血流后很快侵入红细胞。裂殖子侵入红细胞的过程包括以下步骤：裂殖子通过特异部位识别和附着于红细胞膜表面受体；红细胞广泛变形，红细胞膜在环绕裂殖子处凹入形成纳虫空泡；裂殖子入侵完成后纳虫空泡密封。在入侵过程中裂殖子的细胞表被脱落于红细胞中。侵入的裂殖子先形成环状体，摄取营养，生长发育，经大滋养体、未成熟裂殖体，最后形成含有一定数量裂殖子的成熟裂殖体。红细胞破裂后，裂殖子释出，其中一部分被巨噬细胞吞噬，其余再侵入其他

正常红细胞，重复其红细胞内期的裂体增殖过程。完成一代红细胞内期裂体增殖，间日疟原虫约需 48 小时，恶性疟原虫约需 36~48 小时，三日疟原虫约需 72 小时，卵形疟原虫约需 48 小时。恶性疟原虫的早期滋养体在外周血中经十几小时的发育后，逐渐隐匿于微血管、血窦或其他血流缓慢处，继续发育成晚期滋养体及裂殖体，这 2 个时期在外周血液中一般不易见到。疟原虫经几代红细胞内期裂体增殖后，部分裂殖子侵入红细胞后不再进行裂体增殖而是发育成雌、雄配子体。恶性疟原虫的配子体主要在肝、脾、骨髓等器官的血窦或微血管中发育，成熟后始出现于外周血中，约在无性体出现后 7~10 天才见于外周血中。配子体的进一步发育需在蚊胃中进行，否则在人体内经 30~60 天即衰老变性而被清除。四种疟原虫寄生于红细胞的不同发育期，间日疟原虫和卵形疟原虫主要寄生于网织红细胞，三日疟原虫多寄生于较衰老的红细胞，而恶性疟原虫可寄生于各发育期的红细胞。

2. 在按蚊体内的发育 当雌性按蚊刺吸患者或带虫者血液时，在红细胞内发育的各期原虫随血液入蚊胃，仅雌、雄配子体能在蚊胃内继续发育，其余各期原虫均被消化。在蚊胃内，雄配子体核分裂成 4~8 块，胞质也向外伸出 4~8 条细丝；不久，每一小块胞核进入一条细丝中，细丝脱离母体，在蚊胃中形成雄配子（male gamete）。雄配子体在蚊胃中游动，此后，钻进雌配子（female gamete）体内，受精形成合子（zygote）。合子变长，能动，成为动合子（ookinete）。动合子穿过胃壁上皮细胞或其间隙，在蚊胃基底膜下形成圆球形的卵囊（oocyst）。卵囊长大，囊内的核和胞质反复分裂进行孢子增殖，从成孢子细胞（sporoblasy）表面芽生子孢子，形成数以万计的子孢子（sporozoite）。子孢子随卵囊破裂释出或由囊壁钻出，集中于按蚊的涎腺，发育为成熟子孢子。当受染蚊再吸血时，子孢子即可随唾液进入人体，又开始在人体内的发育。在最适条件下，疟原虫在按蚊体内发育成熟所需时间：间日疟原虫约 9~10 天，恶性疟原虫约 10~12 天，三日疟原虫约 25~28 天，卵形疟原虫约 16 天。疟原虫在蚊体内发育受多种因素影响，诸如配子体的感染性（成熟程度）与活性、密度及雌雄配子体的数量比例，蚊体内生化条件与蚊体对入侵疟原虫的免疫反应性，以及外界温、湿度变化对疟原虫蚊期发育的影响。

【流行病学】

（一）传染源

疟疾患者及带疟原虫者为主要传染源。

（二）传播途径

主要经雌性按蚊叮咬人体传播。少数病例可因输入带有疟原虫的血液或经母婴传播后发病。

我国最重要的传播媒介是中华按蚊，是平原地区间日疟的主要传播媒介。山区则由微小按蚊传播。丘陵地区的优势媒介为雷氏按蚊嗜人血亚种，海南岛山林地区则为大劣按蚊。

（三）人群易感性

人群对疟疾普遍易感。感染后虽可获得一定程度的免疫力，但不持久。各种疟疾之间无交叉免疫存在。但多次重复感染后，发病症状可较轻，而初次进入疫区感染者，症状常较重。

特定危险人群包括：①在稳定传播区中尚未形成对最严重疟疾形式免疫力的幼童；②无免疫力的孕妇。疟疾导致高流产率，并可导致孕产妇死亡；③高传播区中具有半免疫力的孕妇。疟疾可以导致流产和低出生体重，尤其在第一次怀孕和第二次怀孕期间；④在稳定传播区中具有半免疫力的感染艾滋病毒的孕妇在各次怀孕中均面临风险。胎儿已感染疟疾的妇女将艾滋病毒传给新生儿的风险也较高；⑤艾滋病毒感染者和艾滋患者；⑥来自无疟疾流行地区的国际旅客由于缺乏免疫力而面临风险；⑦现居住在无疟疾区的源自流行区的移民及其子女，在回原籍国探亲访友时，因缺乏免疫力或免疫力减退，也面临类似风险。

（四）流行特征

本病呈世界性分布，尤以热带、亚热带最为严重。温带流行主要在夏秋季节，明显与传播媒介蚊虫的生活条件有关。

建国前,我国疟疾流行严重,流行区可分为四类:

1. **高疟区** 北纬25°以南,即南岭山脉以南地区,是我国疟疾流行最严重的地区。除间日疟、恶性疟和三日疟外,卵形疟也偶有报道。恶性疟和混合感染比例均高。

2. **稳定中疟区和低疟区** 北纬25~33°之间,即南岭山脉和秦岭、淮河之间地区。以间日疟为主,兼有恶性疟,常有暴发流行。

3. **非稳定低疟区** 北纬33°以北,即秦岭、淮河以北地区,疟疾流行相对较轻,间日疟原虫为唯一虫种,但亦有因恶性疟输入而引起的流行。

4. **天然无疟区** 包括青藏高原、西北、内蒙古的荒漠和东北林区。新疆伊犁河流域和南疆少部分地区仅有少数间日疟发生。

据不完全统计,20世纪40年代我国每年至少有3000万以上疟疾患者,病死率约为1%。50年代初期,全国有疟疾流行的县(市)计1829个,占70%~80%。随抗疟工作进展,1995年后除海南、云南两省仍有恶性疟流行外,其余各省、自治区、直辖市已无恶性疟传播。疟疾病死率已由1950年的0.49%下降至1998年的0.08%。1996~1998年全国疟疾发病降至3万余例,但2000年疫情出现回升,新发患者数为26.6万,尤其在我国中部地区的苏、豫、皖、鄂等省曾出现过局部暴发流行。

【发病机制与病理】

疟原虫在红细胞内发育时一般无症状。当成批被寄生的红细胞破裂、释放出裂殖子及代谢产物时,它们作为致热原(pyrogen),可刺激机体产生强烈的保护性免疫反应,引起临床上寒战、高热、继之大汗的典型发作(paroxysm)症状。释放出来的裂殖子部分为单核-巨噬细胞系统吞噬而消灭,部分则侵入新的红细胞,并继续发育、繁殖,不断循环,因而导致周期性临床发作。患者可获得一定的免疫力,此时虽仍有小量疟原虫增殖,但可无疟疾发作的临床表现,成为带疟原虫者。疟疾患者临床表现的严重程度与感染疟原虫的种类密切相关。恶性疟原虫能侵犯任何年龄的红细胞,可使20%以上的外周血红细胞受感染,相当于每立方毫米血液中有106个红细胞受感染。血液中疟原虫密度很高,且其在红细胞内的繁殖周期较短,只有36~48小时。因此,贫血和其他临床表现都较严重。间日疟和卵形疟原虫常仅侵犯较年幼的红细胞,红细胞受感染率较低,在每立方毫米血液中受感染的红细胞常低于25 000个。三日疟仅感染较衰老的红细胞,在每立方毫米血液中受感染的红细胞常低于10 000个,故贫血和其他临床表现都较轻。贫血的原因除了疟原虫直接破坏红细胞外,还与下列因素有关:①脾功能亢进,吞噬大量正常的红细胞。②免疫病理的损害。疟原虫寄生于红细胞时,使红细胞隐蔽的抗原暴露,刺激机体产生自身抗体,导致红细胞的破坏。此外宿主产生特异抗体后,容易形成抗原抗体复合物,附着在红细胞上的免疫复合物可与补体结合,使红细胞膜发生显著变化而具有自身免疫原性,并引起红细胞溶解或被巨噬细胞吞噬。疟疾患者的贫血程度常超过疟原虫直接破坏红细胞的程度。③骨髓造血功能受到抑制。

恶性疟患者于短期内发生大量被疟原虫感染的红细胞破坏,可诱发血红蛋白尿,发生肾损害,甚至引起急性肾衰竭。恶性疟原虫在红细胞内繁殖时,可使受感染的红细胞体积增大成为球形,胞膜出现微孔,彼此较易黏附成团,并较易黏附于微血管内皮细胞上,引起微血管局部管腔变窄或堵塞,使相应部位的组织细胞发生缺血性缺氧而引起变性、坏死的病理改变。若此种病理改变发生于脑、肺、肾等重要器官,则可引起相应的严重临床表现,如脑型疟(cerebral malaria)。脑型疟是恶性疟的严重临床类型,亦偶见于间日疟。主要的临床表现为剧烈头痛、发热,常出现不同程度的意识障碍。其发生除与受感染的红细胞堵塞微血管有关外,低血糖(hypoglycemia)及细胞因子亦可能起一定作用。低血糖的发生与患者进食较少和寒战、高热时消耗较多能量有关。脑型疟的病情凶险,病死率较高。

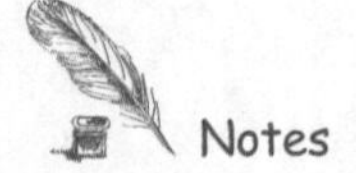

大量被疟原虫寄生的红细胞在血管内裂解,可引起高血红蛋白血症,出现腰痛、酱油色尿,

严重者可出现中度以上贫血、黄疸，甚至发生急性肾衰竭，称为溶血 - 尿毒综合征（hemolytic-uremic syndrome，HUS），亦称为黑尿热（black water fever）。此种情况也可由抗疟药物如伯氨喹所诱发。

在单核 - 巨噬细胞系统的吞噬细胞中可有明显的疟色素沉着。细胞因子在疟疾发病机制中的作用尚未完全明确，但已发现肿瘤坏死因子 -α（TNF-α）在恶性疟患者的血清中含量明显升高，并与脑型疟的发生和死亡相关。γ- 干扰素（IFN-γ）对肝细胞内疟原虫的繁殖有抑制作用，但对红细胞内疟原虫的繁殖则没有抑制作用。

疟疾的病理改变随疟原虫的种类、感染时间而异，主要有：脾肿大、肝大、软脑膜充血、脑组织水肿，由于脾脏有充血性改变及网状内皮细胞的增生，疟疾患者每有脾肿大、反复感染者，可导致脾脏纤维化。其他器官如肾和胃肠道黏膜也有充血、出血和变性。

【临床表现】

（一）潜伏期

间日疟及卵形疟为 13~15 天，三日疟为 24~30 天，恶性疟为 7~12 天。输血疟疾的潜伏期较短，一般在输血后 7~10 天发病。

（二）典型疟疾发作

疟疾的典型症状为突发性寒战、高热和大量出汗。寒战常持续 20~60 分钟。随后体温迅速上升，可达 40℃以上，伴有全身酸痛乏力，但神志清楚，无明显中毒症状，一般持续 2~4 小时。随后体温骤降而全身大汗，持续约 0.5~1 小时，此时患者自觉明显好转，但常感乏力、口干。各种疟疾的两次发作之间都有一定的间歇期。早期患者的间歇期可不规则，但经数次发作后逐渐变得规则。间日疟及卵形疟间歇期为 48 小时，三日疟为 72 小时，恶性疟约为 36~48 小时。出现周期性的相同症状发作。恶性疟发作无规律。在疟疾发作之初或有反复感染的情况下，亦可表现无规律发作。疟疾的典型发作，常对临床诊断提供重要帮助。疟疾发作数次后，可出现贫血（anemia），尤以恶性疟为甚。孕妇和儿童最常见，流行区的高死亡率与严重贫血有关。初发患者多在发作 3~4 天后，脾开始肿大，长期不愈或反复感染者，脾肿大十分明显，可达脐下。

在非洲或亚洲某些热带疟疾流行区，出现“热带巨脾综合征”，可能由疟疾的免疫反应所引起。患者多伴有肝大、门脉高压、脾功能亢进、巨脾症、贫血等症状；血中 IgM 水平增高。

（三）疟疾发作的严重类型

脑型疟发作主要见于恶性疟，亦偶见于重度感染的间日疟。由于大量受染的红细胞聚集堵塞脑部微血管，患者出现剧烈头痛、呕吐、发热及不同程度意识障碍。如未获及时诊治，病情可迅速发展，最终死于呼吸衰竭。脑型疟时常伴发低血糖，应及时纠正以免加重病情。恶性疟的高原虫血症造成微血管堵塞，加之红细胞破坏对肾脏的损害，可引起肾衰竭。

（四）输血

后疟疾的潜伏期多为 7~10 天，国内主要为间日疟，临床表现与蚊传疟疾相同，但因无肝细胞内繁殖阶段，缺乏迟发型子孢子，故不会复发。经母婴传播的疟疾较常于出生后 1 周左右发病，亦不会复发。

再燃（recrudescence）是由血液中残存的疟原虫引起的，故四种疟疾都有发生再燃的可能性。再燃多见于病愈后的 1~4 周，可多次出现。复发（relapse）是由寄生于肝细胞内的迟发型子孢子引起的，只见于间日疟和卵形疟。复发多见于病愈后的 3~6 个月。

【实验室及辅助检查】

（一）病原学检查

厚、薄血膜染色镜检是目前最常用的方法。从受检者外周血中检出疟原虫是确诊的最可靠依据，最好在服药以前取血检查。取外周血制作厚、薄血膜，经姬氏或瑞氏染液染色后镜检查找疟原虫。薄血膜中疟原虫形态完整、典型，容易识别和鉴别虫种，但原虫密度低时，易漏检。厚

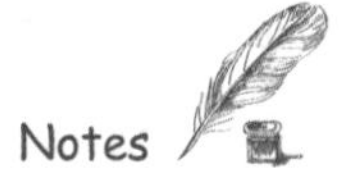

血膜由于原虫比较集中，易获检，但染色过程中红细胞溶解，原虫形态有所改变，虫种鉴别较困难。因此，最好一张玻片上同时制作厚、薄两种血膜，如果在厚血膜查到原虫而鉴别有困难时，可再检查薄血膜。恶性疟在发作开始时，间日疟在发作后数小时至10余小时采血能提高检出率。

（二）免疫学检查

1. 循环抗体检测 常用的方法有间接荧光抗体试验、间接血凝试验和酶联免疫吸附试验等。由于抗体在患者治愈后仍能持续一段时间，且广泛存在着个体差异，因此检测抗体主要用于疟疾的流行病学调查、防治效果评估及输血对象的筛选，而在临床上仅作辅助诊断用。

2. 循环抗原检测 利用血清学方法检测疟原虫的循环抗原能更好地说明受检对象是否有活动感染。常用方法有放射免疫试验、酶联免疫吸附试验和快速免疫色谱测试卡（ICT）等。

（三）分子生物学技术

PCR 和核酸探针已用于疟疾诊断，分子生物学检测技术的最突出优点是对低原虫血症检出率较高。用核酸探针检测恶性疟原虫，其敏感性可达感染红细胞内 0.0 001% 的原虫密度。国内学者采用套式 PCR 技术扩增间日疟原虫 SSU rRNA 基因 120bp 的特定片段，其敏感性达 0.1 原虫 /μl 血。

【并发症】

（一）黑尿热

黑尿热是恶性疟最严重的并发症，见于重疟区，病死率高。

（二）肝损害

疟疾可引起肝炎，伴有黄疸与肝功能减退，尤以恶性疟为甚。慢性疟多次发作有导致肝硬化的可能。

（三）肺部病变

部分患者在发作时，其胸部 X 线检查可发现有肺部炎症改变，大多呈小片状阴影。呼吸道症状极轻微或缺如，大多在抗疟治疗后 3~7 天内消退。此等损害系原虫入侵肺部所致，抑或并发其他病原微生物感染引起，尚待研究。

（四）肾损害

重症恶性疟和间日疟患者，尿中可出现蛋白质与红细胞，但经抗疟治疗后较易恢复。三日疟长期未愈的部分患者，可出现肾病综合征，早期给予抗疟治疗，病变可逆；一旦变为慢性，抗疟治疗难以奏效，病情逐步发展，甚至导致肾衰竭。

（五）其他

在脑型凶险发作的恢复期，少数患者可出现手震颤、四肢瘫痪、吞咽障碍或语言障碍等后遗症，一般经治疗可恢复。

【诊断】

疟疾的典型临床发作，对诊断有很高的特异性。但在不规则发作的病例，诊断常有一定难度。重视患者流行病学史，对诊断有较大帮助。

（一）流行病学资料

注意询问患者发病前是否到过疟疾流行区，有否被蚊虫叮咬，近期有无输血史等。

（二）临床表现

疟疾的典型症状为突发性寒战、高热和大量出汗。寒战常持续 20~60 分钟。随后体温迅速上升，通常可达 40℃以上，伴头痛、全身酸痛、乏力，但神志清楚。发热常持续 2~6 小时。随后开始大量出汗，体温骤降，持续时间约为 0.5~1 小时。此时，患者自觉明显好转。但常感乏力、口干。各种疟疾的两次发作之间都有一定的间歇期。早期患者的间歇期可不规则，但经数次发作后即逐渐变得规则。间日疟和卵形疟的间歇期约为 48 小时，三日疟约为 72 小时，恶性疟约为 36~48 小时。反复发作者可出现不同程度的贫血和脾大。但应注意在发病初期及恶性疟，其发作常不

规则,使临床诊断有一定困难。

(三) 实验室检查

取外周血制作厚、薄血膜,经姬氏或瑞氏染液染色后镜检查找疟原虫。

【鉴别诊断】

对于症状不明显的疟疾,或疑似疟疾的其他疾病,应进行鉴别。疟疾有发热和肝、脾肿大症状,应与有此特征性症状的其他疾病相鉴别。

(一) 与常见疾病鉴别

1. 血吸虫病 曾有在血吸虫病流行区接触疫水和有尾蚴皮炎史。有发热、肝脾肿大、腹泻、黏血便等,常见嗜酸性粒细胞增多。血吸虫病试剂盒测试,抗体、抗原均阳性。

2. 阿米巴肝脓肿 不规则发热,肝明显肿大和有明显压痛,白细胞计数增多,以中性粒细胞占多数,超声波检查可见肿块。

3. 败血症 畏寒或寒战、高热,肝、脾肿大。可出现迁徙性脓肿,白细胞和中性粒细胞明显增多。一般可追问出感染原因及过程。血细菌培养阳性。

4. 伤寒 初为弛张热,后为稽留热或弛张热,出现玫瑰疹,可见胃肠道症状和全身中毒症状。血、骨髓、粪尿细菌培养阳性,肥达氏反应阳性。

5. 钩端螺旋体病 弛张热或持续性发热,有腓肠肌痛的特征性症状。可能出现皮肤黏膜出血,肝、脾肿大。血清免疫学试验阳性。

6. 急性肾盂肾炎 不规则发热,腰酸,尿频或尿痛。尿中出现红、白细胞和蛋白,尿液细菌培养阳性。

7. 布氏杆菌病 弛张热、睾丸炎是特征性症状之一,脾肿大而有压痛。血清凝集试验或ELISA 试验阳性。

8. 病毒感染 如病毒性感冒,发热、畏寒,常伴有明显的上呼吸道感染症状。又如登革热,高热伴畏寒,肝、脾肿大、四肢及躯干疹。有些病毒感染,不规则发热,多方面检查均未查出病因,用分子生物学技术检测,却测出一种病毒的阳性结果。

(二) 与脑型疟以外的昏迷的鉴别

脑膜炎、脑炎、癫痫、脑脓肿、脑瘤、脑血管意外、热带地区的锥虫病,镰状细胞病等均可引起昏迷,如将其临床表现与实验室诊断结果综合分析,不难判断是否脑型疟引起的昏迷。不过,凡近期在非洲和东南亚等疟疾流行地区居留过而出现昏迷症状者,脑型疟是首先要考虑的疾病。

【预后】

疟疾的病死率因感染的虫种不同而差异较大,间日疟、三日疟和卵形疟患者病死率很低,而恶性疟患者病死率则较高。婴幼儿感染、延误诊治和耐多种抗疟药物株感染者病死率较高。脑型疟患者病死率达 9%~31%,而且病后可出现多种后遗症,如偏瘫、失语、斜视、失明、小脑共济失调和精神异常等。

【治疗】

(一) 基础治疗

发作期及退热后 24 小时应卧床休息。注意补足水分,对食欲不佳者给予流质或半流质饮食,至恢复期予高蛋白饮食;吐泻不能进食者,则适当补液;贫血者可辅以铁剂。寒战时注意保暖;大汗应及时用毛巾擦干,并随时更换汗湿的衣被,以免受凉;高热时采用物理降温,过高热患者因高热难忍可药物降温;凶险发热者应严密观察病情,及时发现生命体征的变化,详细记录出入量,做好基础护理。按虫媒传染病做好隔离。患者所用的注射器要洗净消毒。

(二) 抗疟原虫治疗

按抗疟药对疟原虫不同虫期的作用,可将其分为杀灭红细胞外期裂子体及休眠子的抗复发药,如伯氨喹;杀灭红细胞内裂体增殖期的抗临床发作药,如氯喹、咯萘啶(pyronaridine)、青蒿素

(artemisinin)类和杀灭子孢子抑制蚊体内孢子增殖的药,如乙胺嘧啶。

1. 氯喹(chloroquine) 在非抗氯喹恶性疟的流行区,氯喹仍不失为一种杀血内裂殖体的首选药物。临床应用其二磷酸盐,服药后24~48小时,发热、寒战等症状大多消退,48~72小时血中疟原虫消失。氯喹还具有胃肠道吸收迅速完全之特点,其在红细胞内的浓度比血浆内高10~20倍,而受染红细胞内的氯喹浓度又比正常红细胞高25倍。控制疟疾急性发作时,氯喹的治疗剂量为总量2.5g,首次1.0g顿服(磷酸氯喹每片0.25g,含基质0.15g),第2~3天每天1次,每次0.75g。如与伯氨喹合用,只需第一天服1.0g。儿童首剂16mg/kg(高热期酌情减量,分次服用),6~8小时后和第2~3天各服8mg/kg。治疗间日疟或卵形疟时还需在氯喹治疗后服用伯氨喹,每天15mg,共14天,以清除肝组织内的疟原虫休眠子和末梢血内的配子体,防止复发和传播。

2. 羟氯喹(hydroxychloroquine) 为4-氨基喹啉,其作用同氯喹,对间日疟、三日疟、卵形疟原虫以及敏感恶性疟原虫均有效,但抗疟作用不及氯喹。一般可用于疟疾的预防,还可治疗系统性红斑狼疮、盘状红斑狼疮和类风湿性关节炎。

3. 奎宁(quinine) 奎宁是喹啉类衍生物,作用较氯喹弱。奎宁对红外期疟原虫无效,不能根治良性疟,长疗程可根治恶性疟,但对恶性疟的配子体亦无直接作用,故不能中断传播。奎宁对心脏有抑制作用,延长不应期,减慢传导,并减弱其收缩力。成人常用量:用于治疗耐氯喹虫株引起的恶性疟时,采用硫酸奎宁,每日1.8g,分次服用,疗程14天。严重病例(如脑型)可采用二盐酸奎宁,按体重5~10mg/kg(最高量500mg),加入氯化钠注射液500ml中静脉滴注,4小时滴完,12小时后重复一次,病情好转后改口服。小儿常用量:用于治疗耐氯喹虫株所致的恶性疟时,小于1岁者每日给硫酸奎宁0.1~0.2g,分2~3次服;1~3岁0.2~0.3g;4~6岁,0.3~0.5g;7~11岁为0.5~1g;疗程10天。重症患者应用二盐酸奎宁注射液剂量同成人,按体重5~10mg/kg(最高量500mg)。

4. 伯氨喹(primaquine) 是控制疟疾复发的药物中根治效果最好、毒性较低且有实用价值的药物。国内目前推荐8天疗法,磷酸伯氨喹每天1次,每次基质22.5mg(每片13.2mg,含基质7.5mg),连服8天。不良反应较其他抗疟药物大,治疗量可引起头晕、恶心、呕吐和腹痛。有先天性葡萄糖-6-磷酸脱氢酶缺乏者,服药后易产生溶血反应,出现甲床与口唇发绀。伯氨喹对胎儿的作用尚不清楚,孕妇不宜应用;粒细胞减少者禁用。

5. 咯萘啶(pyronaridine) 苯萘啶类新药,具有高效、特效、低毒等优点。其作用特点为对氯喹有抗药性的患者亦有效,适用于治疗各种疟疾包括脑型疟和凶险疟疾的危重患者。口服给药总量1.2g,3天分服,第一天0.3g,1天2次,第2、3天各0.3g(基质)。近发现单用本品有一定的复发率,咯萘啶(500mg)与磺胺多辛(1.0~1.5g)和乙胺嘧啶(50mg)联合一次顿服,可防止复发。

6. 卤泛群(halofantrine) 卤泛群为红内期裂殖体杀灭剂,对氯喹敏感及耐药的恶性疟和三日疟原虫均有杀灭作用,对间日疟原虫也有作用。其抗疟作用与甲氟喹相似,部分对甲氟喹耐药的恶性疟原虫,对本品仍敏感。卤泛群用于治疗耐药疟原虫的剂量为成人每6小时1次,每次500mg,连服3次;儿童宜用混悬液,8mg/kg,每6小时1次,连服3次。卤泛群对多重耐药疟原虫的治愈率达85%~100%,平均临床退热时间及临床症状消失时间为24~60小时,疟原虫阴转时间为36~72小时。由于卤泛群对红外期或配子体的作用不显著,故不用于预防性用药。部分药物可从乳汁排出,故孕妇和乳妇禁用。

7. 本芴醇(benflumetol) 属芳香环甲醇类,实际上与奎宁、甲氟喹同属一类,是我国创制的抗疟新药。能杀灭疟原虫红内期无性体,杀虫比较彻底,治愈率为95%左右,但对红前期和配子体无效。主要用于恶性疟,尤其适用于抗氯喹恶性疟的治疗。用本品与亚油酸制成丸剂,每丸含本芴醇50mg治疗恶性疟,疟原虫于5天内转阴,3天内退热。第一天服0.8g,第2~6天,日服0.4g,总量2.8g。据报道治疗后4~5周内随访9例,均未见复燃。不良反应为头昏、恶心、呕吐、唾液过多。

8. 乙胺嘧啶(pyrimethamine) 二氢叶酸还原酶抑制剂,对四种疟原虫红外期均有抑制作用,对红内期的抑制作用仅限于未成熟的裂殖体阶段,能抑制滋养体的分裂。主要作用于进行裂殖体增殖的疟原虫,对已发育完成的裂殖体则无效。因此,乙胺嘧啶临床起效慢,不用于控制疟疾症状,但可作为病因性预防。

9. 青蒿素及蒿甲醚(artemisinin and artemether) 青蒿素是一种草药,1977 年国内学者发现它有强大抗疟作用,其抗恶性疟原虫作用优于奎宁等抗疟药。目前蒿甲醚与青蒿琥酯是国内常用的两种青蒿素衍生物。治疗总剂量视恶性疟病情轻重而异。临床上蒿甲醚与青蒿琥酯对重型恶性疟、尤其儿童脑型恶性疟疗效显著,大大降低了病死率。青蒿素及其衍生物杀死恶性疟原虫环状体可阻止成熟滋养体与裂殖体的产生与形成,故可用于耐氯喹重型恶性疟与脑型疟患者的抢救。该类药物具有高效、低毒、无耐药性与价格低廉等优点,现已成为治疗恶性疟的首选药物。

(三) 凶险发作的抢救原则

1. 迅速杀灭疟原虫 青蒿琥酯为首选治疗药物。用青蒿琥酯 600mg 加入 5% 碳酸氢钠 0.6ml,完全溶解后再加 5% 葡萄糖水 5.4ml,最终配成青蒿琥酯 10mg/ml。按 1.2mg/kg 计算每次用量。首剂缓慢静脉注射后,于 4、24、48 小时可各再注射 1 次,至患者神志清醒后可改为口服 100mg/d 治疗。亦可用磷酸咯萘啶,按 3~6mg/kg 计算用量,用生理盐水或等渗糖水 250~500ml 稀释后静脉滴注,视病情可重复使用。奎宁亦可用于耐氯喹的恶性疟治疗。用二盐酸奎宁 500mg 置等渗糖水中缓慢静脉滴注,于 4 小时内滴完,12 小时后视病情可重复应用或改为口服抗疟治疗。

2. 改善微循环 防止毛细血管内皮细胞崩裂。

3. 维持水电解质平衡。

(四) 对症支持治疗

凶险型疟疾发作常危及患者生命,对症治疗非常重要。脑型疟常出现脑水肿及昏迷,应及时积极给予脱水及改善颅内循环的治疗。静脉给予低分子右旋糖酐,对疏通颅内微循环有一定帮助。监测血糖并及时发现和纠正低血糖,注意头部降温,充分给氧均十分重要。糖皮质激素的应用尚存在争议,多数报道认为其疗效不确切,仅短程用于临床出现超高热的患者。

【预防】

我国目前的疟疾防治策略是执行“因地制宜、分类指导、突出重点”的方针,采取相对应的综合性防治措施,坚持长期作战,反复斗争。

(一) 管理传染源

健全疫情报告,根治疟疾现症患者及带疟原虫者。

(二) 切断传播途径

在疟疾流行区清除按蚊滋生场所及广泛使用杀虫药物是预防疟疾的基本方法。推荐使用经杀虫剂处理的蚊帐,室内滞留喷洒灭蚊剂等。

(三) 保护易感人群

1. 药物预防 包括治疗带疟原虫者及进入疟区的健康人预防服药。在流行区对 1~2 年内有疟疾史的人,进行流行高峰集体抗复发治疗。常用乙胺嘧啶 2 片(基质 50mg)连服 2 天,继续服伯氨喹 2 片(基质 15mg)连服 8 天,可清除疟原虫,减少传染源。在非耐氯喹疟疾流行区,外来人员预防服药可口服氯喹 0.5g(基质 0.3g),每周 1 次。耐氯喹疟疾流行区可口服甲氟喹 0.25g,每周 1 次。亦可用乙胺嘧啶 25mg,每周 1 次,或多西环素(doxycycline)200mg,每周 1 次。

2. 疫苗预防 疟疾疫苗的研究在最近的 30 年中仍取得了明显的成果。已研制出了一系列针对疟原虫生活史各期的候选疫苗。疟疾疫苗可分为子孢子疫苗(抗感染疫苗)、肝期疫苗(抗红细胞外期疫苗)、无性血液期疫苗(抗红细胞内期疫苗和抗裂殖子疫苗)和有性期疫苗(传播阻

断疫苗）等。由于疟原虫抗原虫期多且抗原成分复杂，因此单一抗原成分的疫苗免疫效果较差。多虫期多抗原复合疫苗是目前研究的重点，据报道，全球首款疟疾疫苗有望近期通过注册申请，并于2015年投入使用，届时将使儿童接受疟疾疫苗的常规注射成为可能。

（李 刚）

参考文献

1. 李兰娟，任红．传染病学．第8版．北京：人民卫生出版社，2013，260-286
2. 李梦东，王宇明．实用传染病学．第3版．北京：人民卫生出版社，2004，1058-1061
3. Rennie W，Phetsouvanh R，Lupisan S，et al. Minimizing human error in malaria rapid diagnosis：clarity of written instructions and health worker performance. T Roy Soc Trop Med H，2007，101（1）：9-18
4. Chowdhury K，Bagasra O. An edible vaccine for malaria using transgenic tomatoes of varying sizes，shapes and colors to carry different antigens. Med Hypoth，2007，68（1）：22-30
5. Christian D，Abdirahman A，Nicholas B，et al. Malaria：Targeting parasite and host cell kinomes. BBA Proteins Proteom，2010，1804（3）：604-612
6. Timothy NC，Wells，Pedro L，et al.New medicines to improve control and contribute to the eradication of malaria. Nat Rev Drug Discov，2009，8（11）：879-891
7. Janet Storm，Alister G，Craig，et al. Pathogenesis of cerebral malaria—inflammation and cytoadherence. Front Cell Infect Microbiol，2014，4：100
8. Rehana A Salam，Jai K Das，Zohra S Lassi，et al. Impact of community-based interventions for the prevention and control of malaria on intervention coverage and health outcomes for the prevention and control of malaria. Infect Dis Poverty，2014，3：25
9. Fowkes FJ，Simpson JA，Beeson JG，et al. Implications of the licensure of a partially efficacious malaria vaccine on evaluating second-generation vaccines. BMC Med（2013）11：232

第三节 黑 热 病

黑热病（kala-azar）又称内脏利什曼病（visceral leishmaniasis），是白蛉（sandfly）叮咬传播的杜氏利什曼原虫（*Leishmania donovani*）感染引起的慢性地方性寄生虫病。主要临床症状为慢性不规则发热、消瘦、肝脾肿大、血细胞三系减少及血浆球蛋白增多。

【病原学】

引起黑热病的病原体是杜氏利什曼原虫，亦有热带利什曼原虫（*L. tropica*）感染引起黑热病的报道。杜氏利什曼原虫属锥体科，生活史有前鞭毛体（*promastigote*）和无鞭毛体（*amastigote*）两个生活时期。前鞭毛体见于白蛉消化道，在22~25℃培养基中呈纺锤形，大小约（15~25）μm×（1.5~3.5）μm，前端较宽，可见一游离鞭毛，鞭毛长度与体长相仿，约11~16μm，后端较尖细。无鞭毛体（利杜体，Leishman-donovan body）见于人和哺乳动物单核-巨噬细胞内，在37℃组织培养中呈卵圆形，大小约（2.9~5.7）μm×（1.8~4.0）μm。

雌性白蛉叮咬时，患者或被感染动物血中无鞭毛体被吸入白蛉胃中，7天左右发育为成熟前鞭毛体并以纵二分裂形式增殖，大量聚集于白蛉喙部。此时，白蛉如再叮咬人或其他动物宿主时，大量前鞭毛体随唾液侵入皮肤，部分前鞭毛体被巨噬细胞吞噬，部分侵入血流，到达肝、脾、骨髓和淋巴结等单核-巨噬细胞系统中大量繁殖引起病变。

含兔血培养基在22~25℃，pH 5.7~7.3，7~10天可培养出前鞭毛体。无鞭毛体可用吉姆萨或瑞氏染色，胞质呈淡蓝色，胞核与动基质呈紫红色。

【流行病学】

（一）传染源

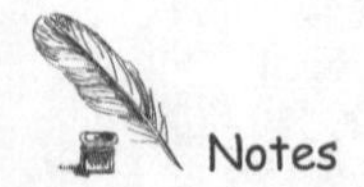

城市平原疫区以患者或带虫者为主要传染源，山丘疫区以病犬主要传染源，自然疫源地以

野生动物为主要传染源，主要为犬科野生动物，如狼、豺、狐等。

（二）传播途径

雌性白蛉叮咬是主要传播途径，全世界各流行区已确定为黑热病传播媒介的白蛉有20余种，我国以中华白蛉传播最为广泛。偶可经口腔黏膜、破损皮肤、胎盘或输血传播。

（三）人群易感性

人群普遍易感，病后可获较持久的免疫力。儿童、及外地新入疫区的成年人，免疫缺陷者，如器官移植及接受其他免疫抑制治疗人群等，为特别需要关注的易感人群。

（四）流行特征

黑热病为地方性传染病，但分布很广，亚、非、欧、美等地区均有本病流行。我国黑热病主要分布在长江以北的广大农村地区。近年来因气候的改变及人与动物迁徙，低流行区病例亦有增多。

本病因潜伏期长短不一，起病缓慢，发病无明显季节性。

农村较城市多发。人源型主要见于平原地区，以较大儿童及青壮年发病居多。犬源型主要见于丘陵山区，1~10岁患儿占81%以上。成人男性较女性多见，可能系男性野外活动多，被白蛉叮刺可能性大。

近几年，随着防疫力度的加大和诊疗水平的提高，我国黑热病发病数和死亡数较前明显减少，在西部六省（新疆、甘肃、内蒙古、陕西、山西和四川）呈散发态势，但因流动人口增加，疫区养犬数目增多，疾病流行仍未得到控制。近5年，每年新发生的病例数在300例左右，病例数逐年降低，其中新疆、甘肃和四川三省新发病例占90%以上。

【发病机制与病理】

鞭毛体进入皮下组织后，前鞭毛体表面膜上的糖蛋白Gp63可与巨噬细胞表面的C3受体结合，而其表面膜上的另一大分子磷酸脂多糖（lipophosphoglycam，LPG）则可激活补体，使C3bi沉着在虫体表面，并通过CR3（C3biR）受体而使虫体附着于巨噬细胞，而使之被吞噬，并在其中分裂增殖，并随血流至全身。寄生的细胞破裂后，原虫释放，又被其他巨噬细胞所吞噬，如此反复，刺激机体单核-巨噬细胞大量增生，累及脾、肝、淋巴结和骨髓。

细胞增生和继发的阻塞性充血是肝脾、淋巴结大的基本原因。脾常显著增大，重量可达4~5kg，因脾内巨噬细胞及浆细胞极度增生，窦内皮细胞增生，血流受阻和纤维组织增生所致。肝可轻至中度肿大，库普弗细胞增多，细胞内有大量利杜体，常有浆细胞浸润，肝细胞受压而萎缩。骨髓巨噬细胞显著增生，内有大量利杜体，中性粒细胞、嗜酸性粒细胞及血小板生成均显著减少。淋巴结轻至中度肿大，病变相似。

脾功能亢进及细胞毒性变态反应所致免疫性溶血，可引起全血细胞减少：白细胞减少一般较早，易引起继发感染，血小板降低后易发生鼻出血、齿龈出血。

【临床表现】

潜伏期长短不一，平均3~5个月（10天至9年）。

（一）典型临床表现

1. 发热　起病缓慢，典型病例呈双峰热型，多数患者为长期不规则发热，病程较长，可达数月，全身中毒症状不明显，部分患者发热数月仍能坚持工作。

2. 脾、肝及淋巴结大　脾脏呈进行性增大，自起病2~3周即可触及，质地柔软，以后随病期延长，肿大逐渐明显且变硬，肿大的脾脏甚至可达盆腔，多无触痛，若脾内栓塞或出血，则可引起脾区疼痛和压痛。肝轻度至中度增大，质软。淋巴结亦为轻度至中度肿大。

3. 贫血及消瘦　病程晚期可出现，患者多有心悸、气短、面色苍白及皮肤粗糙等。患儿因肝脾肿大多表现为腹部隆起，皮肤颜色可加深故称之为黑热病，亦可因血小板减少而出现皮肤、黏膜出血点等。

4. 病程呈反复发作 部分患者病程中可出现缓解期，表现为体温下降，症状减轻，脾缩小，血常规好转，持续数周后又可反复发作，病程迁延数月。病程愈长缓解期愈短，终至症状持续而无缓解。

（二）特殊临床类型

1. 皮肤型黑热病 多数患者有黑热病史，亦可发生在黑热病病程中，少数为无黑热病病史的原发患者。主要皮损类型为结节、斑丘疹，结节为肉芽肿样，可连成片，不破溃亦很少自愈。皮损可发生于身体任何部位，但面颈部多见。患者一般情况良好，大多数能照常工作及劳动，病程可长达数年之久。

2. 淋巴结型黑热病 少见，多无黑热病病史，亦可与黑热病同时发生。一般情况良好，患者可有低热或疲倦，肝脾多不大或轻度增大。表现为浅表淋巴结大，尤以腹股沟部多见，其大小不一，花生米或蚕豆大小，无红肿或压痛。

【并发症】

多见于疾病晚期。可见继发细菌感染和急性粒细胞缺乏症。

【实验室检查及辅助检查】

（一）一般检查

1. 血常规 典型病例表现为血细胞三系减少：①白细胞数减少最明显，一般为（1.5~3.5）×10^9/L，重者可低于 1×10^9/L，主要是中性粒细胞减少甚至完全消失，嗜酸性粒细胞数亦减少；②贫血常为中度；③血小板数明显降低，一般为（40~50）×10^9/L。

2. 其他 肝功能转氨酶（ASL、AST）多正常，偶可轻度升高，球蛋白显著增加，白蛋白减低，A/G 倒置。凝血酶原时间多延长。血沉多增快。

（二）病原学检查

1. 涂片检查 常用骨髓涂片吉姆萨染色后检查无鞭毛体，阳性率 80%~90%，因骨髓穿刺检查简单易行，阳性率高，此法最为常用。脾脏和肝脏穿刺涂片阳性率高达 90%~99%，但有一定危险性而很少采用。淋巴结穿刺涂片阳性率亦高达 46%~87%，可用于检查治疗后复发患者。外周血厚涂片阳性率 60%。皮肤型及淋巴结型患者，可从皮损处及肿大淋巴结中取材涂片。

2. 培养法 如原虫量少涂片检查阴性，可将穿刺物作利什曼原虫培养。将上述无菌穿刺物接种于 NNN 培养基，经 22~25℃、培养 7~10 天，若查见活动的前鞭毛体，则判为阳性结果，该方法比涂片法更为敏感。

3. 动物接种法 将无菌穿刺液接种到易感动物，如 BALB/C 小鼠等，1~2 个月后取肝脾制作印片后置显微镜检查，此法临床应用价值有限。

（三）血清免疫学检测

1. 检测特异性抗原 可用于黑热病的早期诊断。应用间接免疫荧光抗体试验（IFAT）、ELISA、补体结合试验等方法检测特异性抗体，阳性率和特异性均较高，但可有假阳性。

2. 单克隆抗体 - 抗原斑点试验（McAb-AST） 该法敏感度高（达 96.7%~98.5%），特异性好（达 99.25%~96.7%），可重复性高，可用于早期诊断。

3. 单克隆抗体斑点 ELISA（Dot-ELISA） 可检测循环抗原，简化了操作步骤，缩短了检测时间，特异性及敏感性高，用于早期诊断，亦可用于疗效评估。

【诊断】

患者多因长期不规则发热、消瘦、肝脾肿大等症状就诊，诊断需综合流行病学史、临床症状及实验室检查等资料。

（一）流行病学资料

来自或曾到过本病流行区的长期发热患者，均应考虑本病的可能性。

（二）临床表现

反复的慢性不规则发热，进行性肝脾肿大，并伴有血细胞三系减少及血浆球蛋白明显增高者，应怀疑本病并进一步检查。

（三）实验室检查

血清特异性抗原抗体检测阳性有助诊断。疑诊黑热病时，应尽早行骨髓、淋巴结或脾、肝组织穿刺涂片，找到病原体是确诊的金标准。

（四）治疗性诊断

对高度疑似而未检出病原体者，可用锑剂试验性治疗，若疗效显著有助于本病诊断。

【鉴别诊断】

本病需与其他长期发热、脾大及白细胞减低的疾病鉴别，主要可归为两大类疾病：

（一）感染性疾病

如疟疾、慢性血吸虫病、结核病、伤寒以及布氏杆菌病等。

（二）血液及淋巴系统疾病

白血病，恶性组织细胞病及霍奇金病等。

【治疗】

（一）一般治疗

该病为慢性消耗性疾病，应卧床休息，给予营养丰富、高热量、富含维生素的食物。保持液体和电解质的平衡，预防和治疗继发感染，以及高热时对症处理。

（二）病原治疗

1. 锑剂治疗　5价锑剂仍为首选药物，常用葡萄糖酸锑钠（sodium stibogluconate）。成人总量为100mg/kg，儿童为120~150mg/kg，分6天静脉或肌内注射，对锑剂过敏者则应用喷他脒，总量成人为2.1~6.5g，儿童为0.7~1.4g。本药的不良反应较多，偶可引起肝肾损害，诱发糖尿病。

2. 对锑剂无效时可选用非锑剂药物治疗　喷他脒（pentamidine），两性霉素B，疗效较差。

治愈标准：①体温正常，症状消失，一般情况改善；增大的肝脾回缩；血常规恢复正常；原虫消失；②治疗结束随访半年以上无复发。

（三）脾切除

凡对各种抗黑热病要均耐药而持续有脾功能亢进者，可考虑脾切除治疗。脾切除后患者血常规迅即恢复正常，从而一般抵抗力增强，再加用抗黑热病药物，可获完全治愈。

【预防】

应采取综合措施。普查普治患者，消灭贮存宿主犬，以及喷洒杀虫剂消灭白蛉。疫区家庭用细孔纱门纱窗做好家庭防护。对野生动物型黑热病的控制比较困难，主要在于消灭野生白蛉以及做好个人防护。野外工作时在身体暴露部位可用邻苯二甲酸二甲酯涂抹，以防白蛉叮咬。

（赵英仁）

参考文献

1. 方美玉，林立辉，刘建伟．虫媒传染病．北京：军事医学出版社，2005，388-397
2. 李兰娟，任红．传染病学．第8版．北京：人民卫生出版社，2013，269-272
3. Van Griensven J and E. Diro. Visceral leishmaniasis. Infect Dis Clin North Am. 2012，26（2）：309-322
4. Srividya G，Kulshrestha A，Singh R，et al. Diagnosis of visceral leishmaniasis：developments over the last decade. Parasitol Res，2012，110（3）：1065-1078

第四节　弓形虫病

弓形虫病（toxoplasmosis）是由刚地弓形虫（*Toxoplasma gondii*）感染引起的一种人兽共患性

疾病。本病呈世界性分布。多为隐性感染，可以侵犯多种脏器，为全身性疾病，临床表现复杂，常因所侵犯脏器及机体反应性的不同而异，易造成误诊，主要侵犯眼、脑、淋巴结、心、肝等。弓形虫感染孕妇后，可通过胎盘感染胎儿，直接影响胎儿发育，导致流产、死产及先天性畸形。弓形虫病是艾滋病患者的重要合并症之一。

【病原学】

刚地弓形虫，属于原生动物门，孢子虫纲，球虫目，弓形虫科，弓形虫属刚地种，是专性细胞内寄生原虫。生活周期需要两个宿主，中间宿主包括哺乳动物（至少 14 种）、鱼类、鸟禽类、昆虫类和人类，终末宿主仅有猫和猫科动物。弓形虫有5个发育期：即速殖子期、缓殖子期、裂殖子期、配子体期、子孢子期；弓形虫不同发育期的形态结构完全不同，包括滋养体、包囊、裂殖体、配子体和卵囊。其中滋养体与临床表现有关，是主要的致病形态。中间宿主体内仅有滋养体和包囊，终宿主体内存在 5 种形态。

弓形虫具有双宿主生活周期，分弓形虫相和等孢子球虫相。前者又叫肠外相，在各中间宿主和终末宿主组织内发育，为无性繁殖。后者又叫肠上皮相，仅于终末宿主小肠黏膜上皮细胞内发育，包括无性繁殖和有性繁殖两个阶段。

不同发育期弓形虫的抵抗力有明显差异。滋养体对环境相对敏感，加热 54℃能存活 10 分钟，在 1% 甲酚皂溶液（来苏）、3%~5% 苯酚（石炭酸）液或盐酸溶液中 1 分钟即死亡。包囊对外界的抵抗力较强，温度 4℃时可存活 68 天，胃液内可耐受 3 小时，但不耐干燥及高温，56℃ 10~15 分钟即死亡。卵囊对酸、碱和常用消毒剂的抵抗力较强，但对热、干燥及氨水的抵抗力弱，卵囊具有高度的传染性。

【流行病学】

弓形虫病的流行过程见图10-1。

（一）传染源

传染源主要是动物。猫和猫科动物因其粪便中卵囊数量多，持续时间长，且卵囊可在外界生存时间较长，是本病最重要的传染源。

（二）传播途径

有先天性感染和获得性感染两种。前者指胎儿在母体经胎盘垂直传播而感染；后者包括经口传播、接触传播、输血或器官移植传播，其中以胃肠道传播最广泛。可因食入未煮熟的含弓形虫的肉、蛋类品、奶，接触被卵囊污染的土壤、水源，经损伤的皮肤和黏膜而感染，也可经输血、器官移植在人与人之间传播弓形虫病。

（三）易感人群

人群普遍易感，但动物饲养员、屠宰场工作人员以及医务人员感染率较高。胎儿、婴幼儿、恶性肿瘤、淋巴肉芽肿、艾滋病患者及长期服用免疫抑制剂者易被感染。

（四）流行特征

弓形虫病呈世界性分布，全球约 10 亿人感染，发展中国家约 2.5 亿人感染，但多数为隐性感染或原虫携带状态。我国为流行地区，弓形虫病感染率较高，少数民族地区及农村人口感染率更高，一般呈散发，偶见家庭聚集现象。

【发病机制与病理】

（一）发病机制

弓形虫病是免疫性疾病，主要经消化道侵入人体，经过血行播散造成虫血症。初次感染因机体尚未建立特异免疫反应，血流中的速殖子很快侵入宿主网状内皮细胞和实质细胞，在细胞内迅速分裂增殖，几天之后细胞被破坏，逸出的速殖子再侵入邻近细胞，如此反复，导致局部组织坏死，并伴有以单核细胞浸润为主的急性炎症反应。一般弓形虫血症可持续 2 周左右。包囊内缓殖子是引起慢性感染的主要形式，弓形虫在宿主组织细胞内迅速增殖而体积增大，挤压器

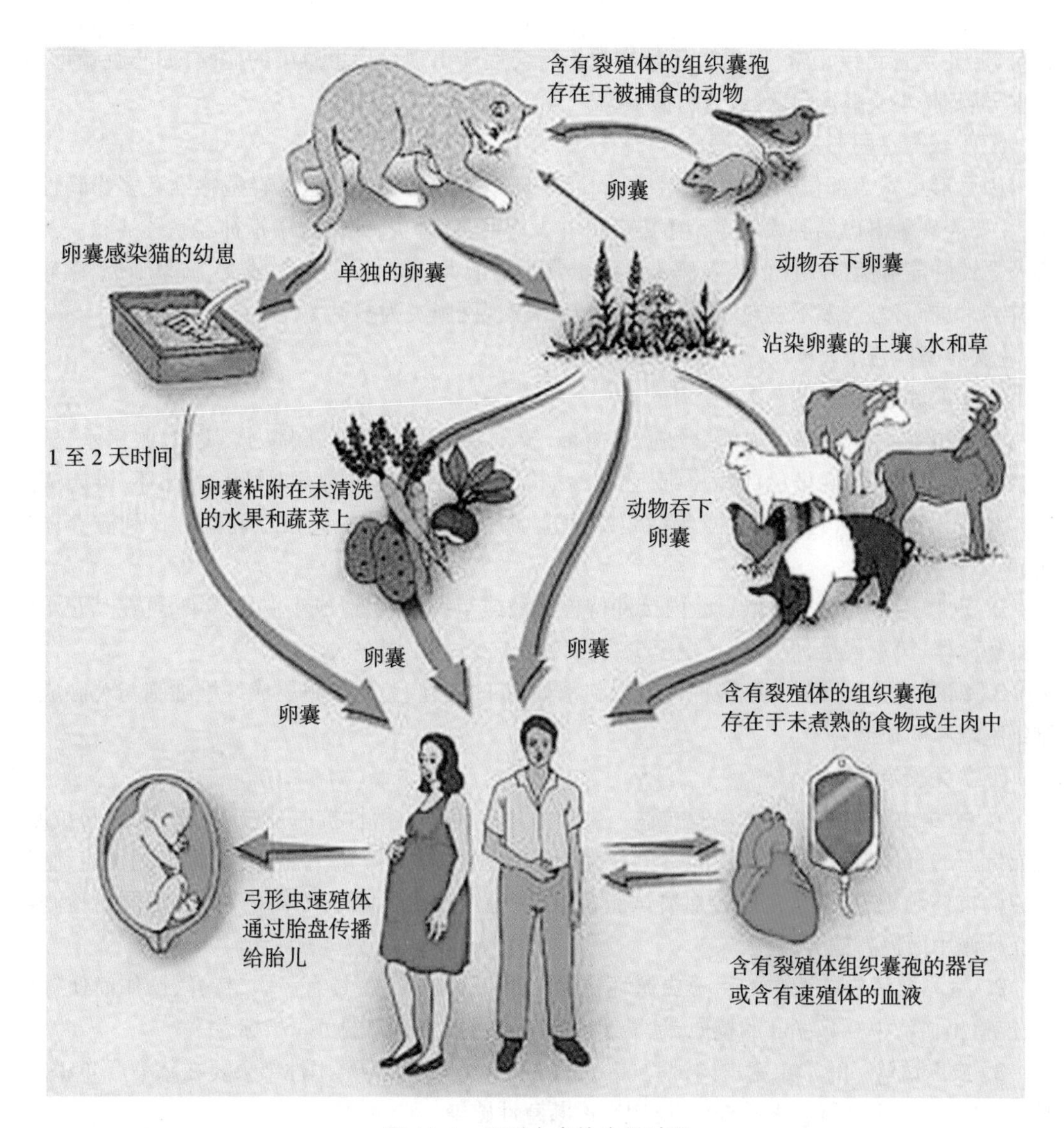

图 10-1　弓形虫病的流行过程

官并造成功能障碍。游离的虫体可刺激机体产生坏死性病变和迟发性变态反应，并形成肉芽肿样炎症。

正常情况下，宿主感染弓形虫后，多数是隐性感染，无明显症状。但当宿主有免疫缺陷或免疫功能低下时，即使是隐性感染弓形虫病，也会由于大量细胞被破坏而导致复发或致死的播散性感染。

(二) 病理解剖

肺内可见坚硬的白色结节、坏死斑。脾脏肿大、坏死，血管周围有浸润现象。肠系膜淋巴结肿大，有坏死灶、点状出血。眼内可见局部坏死灶，脑部表现为局灶性或弥漫性脑膜炎，伴有组织坏死、血栓形成、室管膜溃疡并导致脑积水。

【临床表现】

弓形虫病患者多数是没有症状的隐性感染者，仅少数人发病。临床上轻型多为隐性感染，病情严重者可出现多器官功能损害。

(一) 先天性弓形虫病

多发生在孕妇体内，存在活动性感染时垂直传播所引起，呈急性经过。妊娠早期感染多引起流产、死产或形成畸形儿；妊娠中期感染多出现死胎、早产或严重的脑部、眼部疾患；妊娠晚期

感染，胎儿发育可以正常，但出生数月或数年后会逐渐出现弓形虫感染的症候，如心脏畸形、心脏传导阻滞、小头畸形、耳聋或智力低下。

（二）获得性弓形虫病

因弓形虫寄生部位和机体反应性不同而表现出不同的临床症状。轻型感染者多为隐性感染，主要表现为淋巴结肿大。重型感染者可并发心肌炎、肺炎，或出现中枢神经系统症状。艾滋病及恶性肿瘤等免疫功能低下者感染弓形虫常为播散性感染，常表现为脑炎、脑膜脑炎、癫痫和精神异常进而昏迷，多不发热。眼病表现以脉络膜视网膜炎为多见。

【实验室检查】

（一）病原学检查

1. 直接涂片 取患者血液、骨髓、脑脊液、支气管肺泡灌洗液、胸腹水、痰液、眼房水、羊水等，浓集涂片，用常规染色或免疫细胞化学法检测，可于细胞质内发现弓形虫花环、链条或簇状群体。淋巴结、肌肉、肝、胎盘等活组织病理切片，作瑞氏或姬氏染色镜检可找到滋养体或包囊。

2. 动物接种 在小白鼠腹腔内接种待检体液或组织悬液，造成小白鼠感染，可在其腹水中找到病原体，第一代接种阴性时，应至少盲目传代3次，每2周一次。

3. 细胞培养 目前已有多种传代细胞系如Hela细胞、兔睾丸单层成纤维细胞与鸡胚成纤维细胞培养的报道。

（二）免疫学检查

1. 检测血清中的抗虫体表膜抗体 主要采用速殖子可溶性抗原（胞质抗原）和胞膜抗原。胞质抗原的抗体出现较早，常用间接免疫荧光试验检测，具有特异、敏感、重复性好的优点，胞膜抗原的抗体出现较晚，常用间接血凝试验检测，较稳定且重复性好。采用多种方法同时检测可起互补作用而提高检测阳性率。

2. 检测血清或体液中的弓形虫循环抗原 常用ELISA法，具有灵敏、特异、操作简便等优点，能检出血清中0.4μg/ml的抗原，是早期诊断急性弓形虫感染的可靠指标。

3. 皮肤试验 弓形虫素皮内试验（toxoplasmin test）较为特异，阳性结果要在感染后4~18个月才出现，适用于流行病学调查，不能用来诊断急性感染。

（三）其他

1. 血常规 外周血白细胞正常或略有增高，淋巴细胞和嗜酸性粒细胞比例稍有增高，有时可见异型淋巴细胞（<6%）。

2. 脑脊液 中枢神经系统受累的患者脑脊液压力正常或略有增高，脑脊液黄色，有核细胞增多，蛋白质中度上升，糖和氯化物均正常或略有减少。

【并发症】

主要为继发性细菌感染。胎儿、婴幼儿、恶性肿瘤、艾滋病患者及长期接受免疫抑制剂治疗的患者感染弓形虫后，极易继发细菌感染，出现高热、寒战、毒血症状。

【诊断】

出现与弓形虫病有关的临床表现，如有视网膜脉络膜炎、头小畸形、脑积水、眼球过小或脑钙化者，应考虑患病的可能，但确诊则必须找到病原体或血清学试验阳性。

【鉴别诊断】

先天性弓形虫脑病应与TORCH综合征（风疹、单纯疱疹、巨细胞病毒感染和弓形虫病）相鉴别。此外，尚需与淋巴结核、梅毒、李斯特菌或其他感染性脑病、传染性单核细胞增多症、胎儿败血症等鉴别。病原体应注意与利杜体和荚膜组织胞浆菌相鉴别。

【预后】

与宿主的免疫功能状态以及受累的器官相关。获得性弓形虫病感染免疫功能正常患者，预

后良好。先天性弓形虫病的预后较差，未治疗者病死率约12%。免疫抑制及免疫缺损者患弓形虫病需反复长期持续治疗，仍有相当高的病死率。单纯性淋巴结肿大型预后良好。

【治疗】

（一）病原治疗

成人弓形虫病多为无症状带虫状态，不需治疗。以下几种情况需要进行抗虫治疗：①免疫功能正常的弓形虫感染者有重要器官受累或症状长期持续；②免疫功能缺损患者的急性感染和隐性感染；③孕妇被确诊为弓形虫感染；④先天性弓形虫病患儿(包括无症状感染者)。治疗药物的选择和治疗时间取决于患者的临床表现。目前公认的药物有磺胺类、乙胺嘧啶、阿奇霉素、乙酰螺旋霉素、克林霉素等，多需联合用药。乙胺嘧啶和磺胺嘧啶联合治疗有协同作用，免疫功能正常的弓形虫病患者疗程为1个月，免疫功能低下患者则应适当延长疗程，合并艾滋病的患者应给予维持量长期服用。孕妇在妊娠4个月内多选用乙酰螺旋霉素进行治疗。

（二）支持疗法

可给予胸腺肽等药物以提高患者的免疫功能。必要时，对眼弓形虫病和弓形虫脑炎等可应用肾上腺皮质激素，但必须在有效抗虫药物控制下短程慎用。

【预防】

搞好环境卫生，管理好水源、粪便及禽畜。食用肉类必须煮熟。不要与猫、狗等动物密切接触。对易感人群，如屠宰场及肉类加工厂工作人员要做好个人卫生，定期检测血清抗体。

孕妇应定期进行弓形虫血清学检测，首次检测的孕期为10~12周，阴性者须在妊娠期复查2~3次，以便及时治疗。如确定有孕期感染，必须与患者及其家属说明对胎儿的危害，并应考虑人工流产。复查阴性者，应于足月时再行第3次检测。对孕妇进行治疗可降低新生儿出生时的亚临床感染率。

（阮　冰）

参考文献

1. 阮冰．弓形虫病//李兰娟，任红．传染病学．第8版．北京：人民卫生出版社，2013. 293-296
2. Kim K, Weiss LM. Toxoplasmas: the next 100 years. Microbes Infect, 2008, 10: 978-984
3. Pappas G, Roussos N, Falagas ME. Toxoplasmosis snapshots: global status of Toxoplasma gondii seroprevalence and implications for pregnancy and congenital toxoplasmosis. International Journal for Parasitology, 2009, 39: 1385-1394

第五节　隐孢子虫病

隐孢子虫病(cryptosporidiosis)是由隐孢子虫(*Cryptosporidium*)引起的人兽共患肠道寄生虫病。其临床以发热、腹痛、水样腹泻、体重减轻等为主要症状。大多数患者病程短暂而自愈。但在免疫功能缺陷患者(如艾滋病患者)受感染后，可引起严重的难治性致死性腹泻。免疫功能正常者，如新生儿、婴幼儿等也可感染后致病。隐孢子虫是导致人类腹泻的重要寄生虫之一，是旅游者腹泻的常见病原。1907年Tyzzer在小鼠胃腺上皮细胞内发现并命名鼠隐孢子虫(*C.muris*)，之后许多研究证实隐孢子虫是许多动物腹泻的主要原因之一。1976年Nime等首次报道了美国一名儿童感染隐孢子虫的第一例人类病例。同年Meisel等也报道了另一例免疫功能正常、以剧烈水样腹泻为主要症状的隐孢子虫病病例。1980年代对艾滋病患者的研究发现，隐孢子虫是导致艾滋病患者肠炎的主要原因。全球已有90多个国家报道有本病，我国1986年从犊牛粪便中发现隐孢子虫卵囊，1987年韩范等在国内首先报道了从南京地区发现的2例隐孢子虫病病例。随后在南京、徐州、安徽、内蒙古、福建、山东和湖南等省市都陆续报道了一些病例。在腹泻患者(多为儿童)中，隐孢子虫的检出率为1.36%~13.3%，其中福建的感染率最高。

【病原学】

隐孢子虫是一种专性细胞内生长的寄生原虫，属孢子虫纲（*Class Sporozoa*）、球虫亚纲、真球虫目、艾美球虫亚目、隐孢子虫科、隐孢子虫属。迄今已发现的隐孢子虫至少有十余种（表 10-3），并先后发现 40 多个基因型和基因亚型。可以感染人的隐孢子虫除表 10-3 中带 * 号的几种外尚有牛隐孢子虫（*C.bovis*）即微小隐孢子虫的牛基因型 B，以及微小隐孢子虫的猴与鹿基因型。免疫功能缺陷者也可感染鼠隐孢子虫（*C.muris*）和贝氏隐孢子虫（*C.baileyi*）。在许多地区人类隐孢子虫感染主要是由人隐孢子虫（*C.hominis*）所引起。隐孢子虫的不同基因亚型在不同地区的分布也很不一致，它随各地区的地理环境和社会经济条件的差别而异。王进产等（2007）从河南分离的人源性隐孢子虫经鉴定属于微小隐孢子虫鼠基因型。

表 10-3 隐孢子虫虫种及其主要宿主

种名	主要宿主
* 鼠隐孢子虫（*C.muris*）	啮齿动物
* 微小隐孢子虫（*C.parvum*）	牛及其他牲畜
* 火鸟隐孢子虫（*C.meleagridis*）	鸟类
赖氏隐孢子虫（*C.wrairi*）	豚鼠
* 猫隐孢子虫（*C.felis*）	猫
蛇隐孢子虫（*C.serpentis*）	爬行类
贝氏隐孢子虫（*C.baileyi*）	家禽
蜥蜴隐孢子虫（*C.saurophilum*）	蜥蜴
鸡隐孢子虫（*C.galli*）	
安德森隐孢子虫（*C.andersoni*）	牛
* 狗隐孢子虫（*C.canis*）	狗
（*C.molnari*）	鱼
* 人隐孢子虫（*C.hominis*）	人
* 猪隐孢子虫（*C.suis*）	猪

隐孢子虫虫体呈球形，直径为 2~4μm。其生活史与孢子虫纲的其他原虫相似，包括无性的裂体增殖和孢子增殖及有性的配子生殖，三者均在同一宿主体内进行。其卵囊（oocyst）呈卵圆形，直径为 4~6μm，在小肠微绒毛区的卵囊约为 1μm。成熟的卵囊中有 4 个新月形的子孢子（sporozoite），当卵囊被人或动物吞食后在小肠内脱囊，子孢从卵囊壁的裂隙中逸出，附着于小肠上皮细胞的微绒毛刷沿，继之侵入小肠上皮细胞，在细胞质外的纳虫泡内发育为滋养体进行裂体增殖，先发育为含 8 个小核的滋养体，然后进一步发育为有 8 个裂殖子的Ⅰ型裂殖体。裂殖体成熟后裂殖子再次侵入其他小肠上皮细胞，继续进行Ⅰ型裂体增殖或发育成仅含 4 个裂殖子的Ⅱ型裂殖体。由成熟的Ⅱ型裂殖体释放出的裂殖子则分别发育分化成雌、雄性配子体，并分别产生雌、雄性配子，最后雌、雄性配子结合为合子并发育成薄壁与厚壁的两种卵囊。前者约占 20%，对外界环境抵抗力弱，其子孢子逸出后可直接侵入新的宿主细胞继续进行裂体增殖，造成宿主体内的重复感染。厚壁卵囊有两层囊壁且在宿主体内孢子化，其外囊壁由脂质、多糖、蛋白质及壳素等多种成分组成，坚硬光滑，对外界环境的理化因素抵抗力强，随粪便排出体外即具有感染性。10% 甲醛或 5% 氨水可将其灭活，经 65℃30 分钟也可使其失去感染力。

【流行病学】

本病广泛分布于六大洲，发病季节各地不尽相同，一般多见于 5~8 月份或气候温和潮湿多雨的季节。本病的流行也和各地区人群的社会习俗、居住条件、生活水平及卫生状况等密切相关。发展中国家本病的感染率较高，占腹泻病例的 4%~11%，而发达地区本病的感染率仅为腹

泻病例的 2.8%~4.1%。1987 年中国韩范在南京市区首先发现了人体隐孢子虫病病例。随后在南京、徐州、安徽、内蒙古、福建、山东和湖南等省市都有病例报道。在腹泻患者(多为儿童)中,隐孢子虫的检出率为 1.36%~13.3%,其中福建的感染率最高。

(一) 传染源

感染隐孢子虫的人和动物,特别是儿童患者及无症状的带虫者是人类感染本病的主要传染源。至少有 70 余种哺乳动物可感染微小隐孢子虫。成年家畜受染后多无症状,新生家畜特别是牛受染相当常见,感染动物因粪便中含有大量具有感染性的卵囊,是使人类受染的重要传染源。宠物狗和猫是保虫宿主,已有传染给人的报道。爬行类、两栖类及鱼类虽都存在隐孢子虫感染,但都不能传染给人。实验证明 10~20 个卵囊即可使实验动物受染。

(二) 传播途径

人主要通过粪口途径传播本病。经被污染的手和食入或饮用被隐孢子虫卵囊污染的食物和饮水而感染。Ortega 等(1997)报道,秘鲁利马市郊小市场中 14.5%~19.4% 的蔬菜上有隐孢子虫卵囊。水源和食物包括水果、蔬菜和乳制品被污染常可导致本病暴发流行。由于隐孢子虫卵囊能耐受常规消毒浓度的氯,因此通过游泳池受染的病例并非罕见。家蝇及其幼虫的体表及消化道都可机械地携带卵囊而污染食物,是本病不可忽视的传播媒介。此外,从艾滋病患者的呼吸道分泌物及痰液中均曾检出隐孢子虫卵囊,因此,本病也可通过痰液或飞沫传播。同性恋患者可因肛交可导致直接传播。

(三) 易感人群

本病易发生于免疫功能低下的人群,如艾滋病、肿瘤、血液、严重肝肾功能不全以及接受免疫抑制剂和抗肿瘤药物的患者。而且他们对较多的隐孢子虫虫种易感。欧洲和美国的艾滋病患者约有 15% 罹患隐孢子虫病。本病在同性恋者中的发病率明显高于静脉注射药物成瘾的人,吸毒者及有肛交和口交等行为的人多易受染。健康人群也可被感染,特别是经常和动物接触的农牧民、兽医、挤奶工、为婴幼儿换洗尿布的人以及常和本病患者接触的医护人员感染本病的机会较多。各年龄组的人群均可感染本病,但婴幼儿及青少年的感染率明显高于成人,在营养状况和卫生条件较差的地区,儿童感染率较高。托幼机构常易发生本病暴发流行。男女间的感染率无明显差异。

(四) 流行特征

隐孢子虫病呈世界性分布,发展中国家人群中感染率较发达地区感染率高。发病季节各地不尽相同,一般以潮湿、温暖的季节发病较多。常在集体机构如军队、托幼机构所呈小型流行,有家庭聚集性,也是旅游者腹泻原因之一。本病流行与各地人群的社会习俗,居住条件、生活水平及卫生状况等也都有密切关系。

【发病机制和病理】

本病的发病机制尚不十分清楚。其子孢子表面的以 N- 乙酰 -D- 氨基葡萄糖残基为末端的糖蛋白可能有助于子孢子附着于宿主细胞。由于虫体的寄生与繁殖,使小肠上皮细胞广泛受损,绒毛萎缩从而导致小肠细胞功能紊乱。有人推测,微小隐孢子虫可能产生霍乱样肠毒素,使小肠近端的上皮细胞产生环腺苷酸并排出大量液体和电解质。此外,肠道内双糖酶和其他黏膜酶的减少与丢失,使小肠细胞的消化吸收能力下降,造成木糖和维生素 B_{12} 吸收不良及脂肪泻和蛋白质丢失。实验证明,微小隐孢子虫可使由葡萄糖激发的 Na^+ 和水的吸收明显受损,同时发现被隐孢子虫侵入的小肠上皮细胞中的前列腺素 E_2 的含量增加,从而加剧了 Cl^- 的主动分泌并使中性 NaCl 的吸收受到抑制。

隐孢子虫在人和动物体内所引起的病理变化基本相似,病变主要见于小肠,在免疫功能低下的患者中,病变可延及结肠、胃、食管,甚至肠道以外的器官。小肠病变部位的绒毛萎缩变短甚至消失,隐窝上皮细胞增生同时隐窝明显加深。黏膜表面的上皮细胞呈短柱状,胞核排列不

规则,绒毛上皮层及固有层均可见单核细胞及多核炎性细胞浸润。结肠黏膜的病理变化和小肠相仿。患者痊愈后,上述病变可恢复正常。感染延及胆囊时,可引起急性和坏死性胆囊炎,胆囊壁增厚变硬,黏膜面变平并可出现溃疡,镜下可见胆囊壁坏死并伴有多核细胞浸润。在肺部隐孢子虫感染患者的肺组织活检标本中,可见到活动性支气管炎及局灶性间质性肺炎等病变。

【临床表现】

本病的临床表现和转归与患者的免疫功能状态密切相关。Cama 等(2007)发现,感染不同虫种隐孢子虫的艾滋病患者的临床表现有所不同,感染火鸡隐孢子虫者临床症状较轻微,感染微小隐孢子虫者常有慢性腹泻及呕吐。

免疫功能正常者的潜伏期为 2~10 天。消化道症状多出现于感染后 4~14 天,一般持续数日或数周不等。主要症状为自限性腹泻,每日 5~10 次,大便质稀或呈水样,偶有少量黏液,通常无血迹,腹泻持续数日多能自愈。患者常伴有腹痛、腹胀、恶心、呕吐、厌食、乏力及体重下降等。约 1/3 的患者有低热。婴幼儿患者常可出现严重脱水,并可导导致营养不良。

隐孢子虫感染是引起免疫功能缺陷者腹泻最常见的原因。其潜伏期较难确定,临床表现为频繁而量大的水泻,每日达 3~6L,粪便中有大量卵囊。患者有严重脱水及电解质紊乱,体重锐减,同时伴有腹痛和吸收不良,且易发展为慢性,病程持续数月甚或数年。

胆道隐孢子虫感染多见于免疫功能低下的患者,除腹泻外,患者常有发热、恶心、呕吐及右上腹疼痛,有时可出现黄疸。Robert 等报道,在接受常规上消化道内镜检查的 169 名非免疫功能低下且无症状的人群中,12.7% 受检者的胆汁中有隐孢子虫卵囊。胰腺隐孢子虫病较少见,患者常有剧烈腹痛及发热,同时血清淀粉酶明显升高。

呼吸道隐孢子虫感染易发生于艾滋病患者,除消化道症状外常有咳嗽、气短、呼吸困难、声嘶及发热。两肺可闻哮鸣音、肺底有啰音。胸部 X 线检查显示两肺间质性肺炎。病情严重者常出现发绀甚至呼吸衰竭。

【实验室检查】

(一) 病原学检查

从粪便(或痰液)中检查隐孢子虫卵囊是诊断本病最可靠而简便的方法,目前常用的标本涂片染色法有吉姆萨染色,改良抗酸染色,沙黄 - 亚甲蓝染色和荧光素染色等。应用单抗或多抗进行间接荧光抗体染色,其灵敏度及特异性均优于抗酸染色。为了提高卵囊的检出率可用甲醛溶液(福尔马林)- 乙醚沉淀或甲醛溶液 - 醋酸乙酯沉淀法先使卵囊浓集然后再作涂片染色。对于活检或尸检标本组织切片可用 HE 或吉姆萨染色检查,切片中隐孢子虫的各发育阶段多呈嗜碱性。

(二) 免疫学检查

由于粪检卵囊存在特征不够明显,检出率低等缺点,已陆续开展免疫学诊断方法。

1. 粪便标本中卵囊抗原

(1) IFA 法:用高特异性、高第三性的单克隆抗体进行间接荧光免疫试验可检测粪便标本中卵囊,阳性率可达 100%,呈现黄绿色荧光,背景为黑色无荧光。

(2) ELISA 法:采用对卵囊有高亲和力的单克隆抗体进行检测。本法特异性、敏感性均较高,重复性好。

(3) 免疫印迹试验。

2. 血清特异性抗体 可以检出隐孢子虫患者血清特异性 IgG、IgM、IgA 型抗体。

3. 分子生物学检查 随着分子生物学技术的迅速发展,对隐孢子虫的检测手段日益完善。以聚合酶链反应(PCR)为代表的检测技术既快速又准确,不仅可检测临床标本,检查出症状轻微的患者及无症状的带虫者,且能区分病原体的虫种和其因型,其中尤以细胞培养 PCR(cell cultivation PCR)和实时 PCR(real time PCR)敏感性最高,最少能检出 1 个隐孢子虫卵囊。此外,免疫磁性分离 PCR(immunomagnetic separation PCR)、反转录 PCR(reverse transcription PCR),最

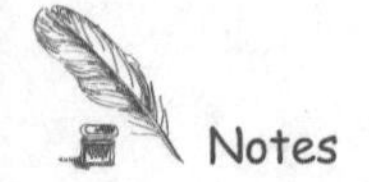

大可能数 PCR（most probable number PCR）以及核酸序列依赖的扩增技术（nucleic acid sequence-based amplification）还可检测卵囊的活性。

【诊断】

本病的诊断主要依靠流行病学史、临床症状及体征，而从粪便、十二指肠液或胆汁以及各种活检标本中检测隐孢子虫卵囊及其 DNA 是本病确诊的可靠依据。原因不明的水样便腹泻患者应高度怀疑本病。由于卵囊排出有时呈间歇性，且症状消失后 1~2 周仍可有卵囊排出，因此对疑似病例，特别是儿童及免疫功能低下的患者，应多次进行卵囊的检测。

本病应注意与其他几种原虫如蓝氏贾第鞭毛虫、阿米巴原虫、人芽囊原虫、等孢球虫、圆孢球虫和微孢子虫等所引起的腹泻以及细菌痢疾、病毒性胃肠炎等相鉴别。

【预后】

本病预后一般良好，免疫功能正常的患者多能自愈。营养不良的婴幼儿及免疫功低下者、特别是艾滋病患者感染本病后病情多较严重，且易转为慢性，病死率高达 52%~68%。

【治疗】

（一）一般治疗

对急性消化道隐孢子虫病患者应酌情补充液体、纠正酸中毒及电解质平衡紊乱。对腹泻严重的免疫功能低下、特别是艾滋病患者，除积极施行补液等一般治疗外、可给予胃肠道外高营养治疗。此外尚可选用苯乙哌啶、吗啡或普鲁卡因以减轻患者的腹泻症状。生长激素抑制素（somatostatin）具有减少肠道分泌、增加水和电解质吸收的作用，并可抑制肠动力，部分感染本病的艾滋病患者使用后腹泻消失，营养及免疫状况均有所改善。使用免疫抑制剂的患者，应停止使用。针对肺部隐孢子虫感染者的咳嗽、气喘等症状，可给予止咳平喘药物及吸氧治疗。

（二）病原治疗

目前对本病尚缺乏满意的特效疗法。由于隐孢子虫寄生于宿主细胞中的纳虫泡内，药物难以对其产生作用。20 世纪 80 年代，国外采用螺旋霉素治疗。口服 3g/d，连服 2~3 周，获得较好效果，但对感染本病的艾滋病患者效果不明显，且大剂量的螺旋霉素常可引起急性黏膜损害。罹患本病的艾滋病患者经用巴龙霉素治疗，1.5~2g/d 分次口服 10 天或更长时间，腹泻次数及大便中排出的卵囊数均明显减少。巴龙霉素 1~2g /d 与阿奇霉素 600mg/d 联合应用，连服 4 周后继续单服巴龙霉素 8 周，可使慢性隐孢子虫病伴有艾滋病且 CD4 T 细胞 <100/ul 的患者症状明显改善，排出数也迅速减少。呼吸道隐孢子虫感染者可采用巴龙霉素吸入治疗。Doumbo 等应用硝唑尼特（nitazoxanide）治疗 18 例本病患者，500mg，2 次 / 天，连服 7 天，患者腹泻症状消失，粪便中卵囊转阴或减少 95% 以上。高价免疫牛的初乳（hyperimmune bovine colostrum，HBC）中的免疫球蛋白具有降隐孢子虫活力的作用，并能阻止子孢子从卵囊中逸出，服用后患者腹泻停止，大便成形，粪便中卵囊转阴。

国内有使用大蒜素（allicin）胶囊治疗肠道隐孢子虫病的报道，剂量 40~60mg，3~4 次 / 天，6 天为 1 个疗程，一般服用 1~2 疗程，治愈率可达 93.8%。

【预防】

主要的预防措施是阻断本病的传播途径和防止病原体经口、鼻感染。对患者及病畜及时给予积极治疗并采取隔离措施，同时对其排泄物进行无害化处理，应加强水源管理。由于隐孢子虫卵囊对外界环境的理化因素抵抗力强，自宿主体内排出后即具感染力，且能在体外存活较长时间，因此常与动物接触的牧民和兽医以及常与本病患者接触的医护人员和托幼机构的保育员都应加强个人防护。从患者或病畜采取的粪便标本，应即刻放入盛有 10% 甲醛的封闭容器内，以避免医护及检验人员受到意外感染。

婴幼儿不宜过早断奶，以免失去从母乳中获得被动免疫的机会。

（万谟彬）

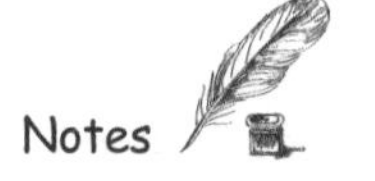

参考文献

1. 张玲霞,周先志.现代感染病学.第2版.北京:人民军医出版社,2010:906-910
2. 杨兴友,王光西.人体隐孢子虫病流行状况.寄生虫病与感染性疾病,2005,3(3):135-137
3. 石凯,江克君.隐孢子虫病的防治.中国动物检疫,2014,31(5):37-40

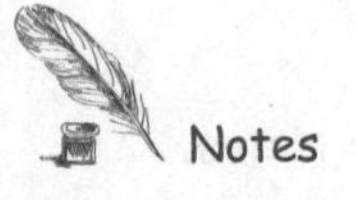

第十一章 蠕虫感染

第一节 吸虫病

一、日本血吸虫病

血吸虫病(schistosomiasis)是由血吸虫寄生于人体所致的疾病。目前公认寄生于人体的血吸虫主要有五种,即日本血吸虫(*Schistosoma japonicum*)、曼氏血吸虫(*S.mansoni*)、埃及血吸虫(*S.haematobium*)、间插血吸虫(*S.intercalatum*)与湄公血吸虫(*S.mekongi*)。血吸虫病广泛分布于非洲、亚洲、南美和中东76个国家。据世界卫生组织估计,目前全球约6亿人受血吸虫感染威胁,约2亿人受感染。

日本血吸虫病(*Schistosomiasis japonica*)是日本血吸虫寄生于门静脉系统所引起的疾病。由皮肤接触含尾蚴的疫水而感染,主要病变为虫卵沉积于肠道和肝脏等组织而引起的虫卵肉芽肿。急性期患者有发热、腹痛、腹泻或脓血便,肝大与压痛等,血中嗜酸性粒细胞显著增多。慢性期以肝脾大或慢性腹泻为主。晚期则以门静脉周围纤维化病变为主,可发展为肝硬化、巨脾与腹水等。有时可发生血吸虫病异位损害。

日本血吸虫病流行于中国、菲律宾与印尼。20世纪50年代我国约有1000万人受感染。根据2004年疫情调查统计,我国血吸虫病患者数为84.2万,其中晚期患者为2.8万人。2005—2012年全国共报道急性血吸虫病例数呈明显下降趋势。

【病原学】

日本血吸虫雌雄异体,寄生在人或其他哺乳类动物的门静脉系统。成虫在血管内交配产卵,一条雌虫每日可产卵1000个左右。大部分虫卵滞留于宿主肝及肠壁内,部分虫卵从肠壁穿破血管,随粪便排至体外。从粪便中排出的虫卵入水后,在适宜温度(25~30℃)下孵出毛蚴,毛蚴又侵入中间宿主钉螺(oncomelania hupensis)体内,经过母胞蚴和子胞蚴二代发育繁殖,约7~8周后即有尾蚴不断逸出,每日数十条至百余条不等。尾蚴从螺体逸出后,随水流在水面漂浮游动。当人、畜接触疫水时,尾蚴在极短时间内从皮肤或黏膜侵入,然后随血液循环流经肺而终达肝脏,30天左右在肝内发育为成虫,又逆血流移行至肠系膜下静脉中产卵,完成其生活史。

日本血吸虫生活史中,人是终末宿主;钉螺是必需的唯一中间宿主。日本血吸虫在自然界除人以外,尚有牛、猪、羊、狗、猫等41种哺乳动物可以作为它的保虫宿主。

【流行病学】

在我国流行的血吸虫病为日本血吸虫病。据湖北江陵西汉古尸的研究表明,血吸虫病在我国已经有大约2100年以上的历史。

(一) 地理分布

在我国主要分布于江苏、浙江、安徽、江西、湖北、湖南、广东、广西、福建、四川、云南及上海12个省、市、自治区。根据地形、地貌、钉螺生态及流行特点,我国血吸虫病流行区可分为湖沼、水网和山丘三种类型。疫情以湖沼区最为严重,有着大面积洲滩,钉螺呈片状分布,有螺面积最广;水网地区主要是苏、浙两省,钉螺随河沟呈网状分布;山丘型地区钉螺自上而下沿水系分布,患者较少而分散，呈点状分布，给防治工作造成困难。

(二) 传染源

日本血吸虫病是人兽共患病，传染源是患者和保虫宿主。保虫宿主种类较多，主要有牛、猪、犬、羊、马、猫及鼠类等。传染源视流行地区而异。在水网地区患者是主要传染源，在湖沼地区除患者外，感染的牛与猪也是重要传染源。而山丘地区野生动物，如鼠类也是本病的传染源。在流行病学上患者和病牛是重要的传染源。

(三) 传播途径

造成传播必须具备下述三个条件：即带虫卵的粪便入水；钉螺的存在、孳生；以及人、畜接触疫水。

1. 粪便入水　血吸虫病患者的粪便可以各种方式污染水源：如河、湖旁设置厕所，河边洗刷马桶，粪船渗漏，用新鲜粪施肥。有病畜随地大便亦可污染水源。

2. 钉螺孳生　钉螺是日本血吸虫必需的唯一中间宿主，水陆两栖，淡水螺类，生活在水线上下，孳生在土质肥沃、杂草丛生，潮湿的环境中。钉螺感染的阳性率以秋季为高。

3. 接触疫水　当水体中存在感染血吸虫的阳性钉螺时，便成为疫水。本病感染方式可因生产（捕鱼、种田、割湖草等）或生活（游泳戏水、洗漱、洗衣服等）而接触疫水，导致感染。饮用生水时尾蚴也可自口腔黏膜侵入。

(四) 易感人群

人群普遍易感，患者的年龄、性别、职业分布均随接触疫水的机会而异，以男性青壮年农民和渔民感染率最高，男多于女，夏秋季感染机会最多。感染后有部分免疫力，儿童及非流行区人群如遭受大量尾蚴感染，易发生急性血吸虫病。有时为集体感染而发病，呈暴发流行。

【发病机制与病理】

(一) 发病机制

血吸虫发育的不同阶段尾蚴、幼虫、成虫、虫卵对宿主均可引起一系列免疫反应。尾蚴穿过皮肤可引起局部速发与迟发两型变态反应。幼虫移行过程中，其体表抗原决定簇逐渐向宿主抗原转化，以逃避宿主的免疫攻击，因此不引起严重组织损伤或炎症。成虫表膜具抗原性，可激发宿主产生相应抗体，发挥一定的保护作用。成虫肠道及器官的分泌物和代谢产物作为循环抗原，可与相应的抗体形成免疫复合物出现于血液或沉积于器官，引起免疫复合物病变。虫卵是引起宿主免疫反应和病理变化的主要因素。通过卵壳上微孔释放可溶性虫卵抗原，使T淋巴细胞致敏，释放各种淋巴因子，吸引大量巨噬细胞、单核细胞和嗜酸性粒细胞等聚集于虫卵周围，形成虫卵肉芽肿，又称虫卵结节。在日本血吸虫虫卵肉芽肿中可检测出高浓度可溶性虫卵抗原。虫卵周围有嗜酸性辐射样棒状物，系抗原与抗体结合的免疫复合物，称为何博礼现象（Hoeppli phenomena）。急性血吸虫病患者血清中检出循环免疫复合物与嗜异抗体的阳性率甚高，故急性血吸虫病是体液与细胞免疫反应的混合表现；而慢性与晚期血吸虫病的免疫病理变化被认为属于迟发型变态反应，近年来有人认为主要由于与细胞因子网络紊乱有关。

血吸虫病引起肝纤维化是在肉芽肿基础上产生的。虫卵释放的可溶性虫卵抗原、巨噬细胞与T淋巴细胞产生的成纤维细胞刺激因子，均可促使成纤维细胞增殖与胶原合成。血吸虫性纤维化胶原类型主要是Ⅰ、Ⅲ型。晚期血吸虫病肝内胶原以Ⅰ型为主。

人体感染血吸虫后可获得部分免疫力。这是一种伴随免疫，针对再感染的童虫有一定杀伤作用，但原发感染的成虫不被破坏，这种原发感染继续存在而对再感染获得一定免疫力的现象称为“伴随免疫”。因此，血吸虫能逃避宿主的免疫效应，这种现象称免疫逃逸（immune evasion），其机制很复杂，例如血吸虫表面覆盖有宿主抗原，由于其抗原伪装，可逃避机体免疫的攻击而长期寄生。

(二) 病理过程

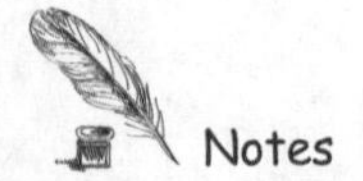

虫卵肉芽肿反应是本病的基本病理改变。但自尾蚴钻入皮肤至成虫产卵，每个发育阶段均

可造成人体损害。

1. **第一阶段** 尾蚴钻入皮肤部位，其头腺分泌的溶组织酶和其死亡后的崩解产物可引起组织局部周围水肿，毛细血管扩张、充血、中性粒细胞和单核细胞浸润、局部发生红色丘疹，称"尾蚴性皮炎"，持续1~3天消退。

2. **第二阶段** 幼虫随血流入右心而达肺，部分经肺毛细血管可穿破血管引起组织点状出血及白细胞浸润，严重时可发生"出血性肺炎"。

3. **第三阶段** 成虫及其代谢产物仅产生局部轻微静脉内膜炎，轻度贫血，嗜酸性粒细胞增多。虫体死后可引起血管壁坏死和肝内门静脉分支栓塞性脉管炎，较轻微，不造成严重病理损害。

4. **第四阶段** 虫卵引起本病主要病理损害，形成典型的虫卵肉芽肿和纤维化病变。

(三) 病理改变

日本血吸虫主要寄生在肠系膜下静脉与直肠痔上静脉内。虫卵沉积于宿主肠壁黏膜下层，并可顺门静脉血流至肝内分支，故病变以肝与结肠最显著。

1. **结肠** 病变以直肠、乙状结肠、降结肠为最重，横结肠、阑尾次之。早期为黏膜充血水肿、片状出血，黏膜有浅表溃疡等。慢性患者由于纤维组织增生，肠壁增厚，可引起肠息肉和结肠狭窄。肠系膜增厚与缩短，淋巴结肿大与网膜缠结成团，形成痞块，可发生肠梗阻。虫卵沉积于阑尾，易诱发阑尾炎。

2. **肝脏** 早期肝脏充血肿胀，表面可见黄褐色粟粒样虫卵结节；晚期肝内门静脉分支的虫卵结节形成纤维组织，呈典型的干线状纤维化。晚期血吸虫病肝纤维化时，极度扩大的纤维化门管道表面粗糙，1904年Symmers将其描述为像土烟斗柄样分插于整个肝内，现称为Symmers烟斗柄纤维化。因血液循环障碍，导致肝细胞萎缩，表面有大小不等结节，凹凸不平，形成肝硬化。由于门静脉血管壁增厚，门静脉细支发生窦前阻塞，引起门静脉高压，致使腹壁、食管、胃底静脉曲张，易破裂引起上消化道出血。

3. **脾脏** 早期轻度充血、水肿、质软，晚期肝硬化引起门静脉高压、脾淤血、组织增生、纤维化、血栓形成，呈进行性增大，可出现巨脾，继发脾功能亢进。

4. **异位损害** 指虫卵和(或)成虫寄生在门静脉系统之外的器官病变。以肺与脑较为多见。肺部病变为间质性虫卵肉芽肿伴周围肺泡炎性浸润。脑部病变以顶叶与颞叶的虫卵肉芽肿为多，多发生在感染后6个月至1年内。

【临床表现】

血吸虫病临床表现复杂多样，轻重不一。视感染的时间、感染程度、虫卵沉积部位以及人体免疫应答的不同，临床上将血吸虫病分以下四型。

(一) 急性血吸虫病

发生于夏秋季，以7~9月份为常见。男性青壮年与儿童居多。患者常有明确疫水接触史，如捕鱼、抓蟹、游泳等，常为初次重度感染。约半数患者在尾蚴侵入部位出现蚤咬样红色皮损，2~3天内自行消退。从尾蚴侵入至出现临床症状的潜伏期长短不一，80%患者为30~60天，平均40天，感染重则潜伏期短，感染轻则潜伏期长。潜伏期可出现疫水接触处皮肤发痒、红色小丘疹、咳嗽、胸痛等尾蚴性皮炎和童虫移行损伤。常因症状轻微而被忽视。

1. **发热** 患者均有发热。热度高低及期限与感染程度成正比，轻症发热数天，一般2~3周，重症可迁延数月。热型以间歇型、弛张型为多见，早晚波动可很大。一般发热前少有寒战。高热时偶有烦躁不安等中毒症状，热退后自觉症状良好。重症可有缓脉，出现消瘦，贫血，营养不良和恶病质，甚至死亡。

2. **过敏反应** 除皮炎外还可出现荨麻疹，血管神经性水肿，淋巴结肿大，出血性紫癜，支气管哮喘等。血中嗜酸性粒细胞显著增多，对诊断具有重要参考价值。

3. 消化系统症状 发热期间，多伴有食欲减退，腹部不适，轻微腹痛、腹泻、呕吐等。腹泻一般每日3~5次，个别可达10余次，初为稀水便，继则出现脓血、黏液。热退后腹泻次数减少。危重患者可出现高度腹胀、腹水、腹膜刺激征。经治疗退热后6~8周，上述症状可显著改善或消失。

4. 肝脾大 90%以上患者肝大伴压痛，左叶肝大较显著。半数患者轻度脾大。

5. 其他 半数以上患者有咳嗽、气喘、胸痛。危重患者咳嗽较重、咳血痰，并有胸闷、气促等。呼吸系统症状多在感染后两周内出现。另外重症患者可出现神志淡漠、心肌受损、重度贫血、消瘦及恶病质等，亦可迅速发展为肝硬化。少数患者有蛋白尿。急性血吸虫病病程一般不超过6个月，经杀虫治疗后，患者常迅速痊愈。如不治疗，则可发展为慢性甚或晚期血吸虫病。

(二) 慢性血吸虫病

在流行区占绝大多数。在急性症状消退而未经治疗或疫区反复轻度感染而获得部分免疫力者，病程经过半年以上，称慢性血吸虫病。病程可长达10~20年甚至更长。临床表现以隐匿型间质性肝炎或慢性血吸虫性结肠炎为主。

1. 无症状型 轻度感染者大多无症状，仅粪便检查中发现虫卵，或体检时发现肝大，B超检查可呈网络样改变。

2. 有症状型 主要表现为血吸虫性肉芽肿肝病和结肠炎。两者可出现在同一患者身上，亦可仅以一种表现为主。最常见症状为慢性腹泻，脓血黏液便，这些症状时轻时重，时发时愈，病程长者可出现肠梗阻，贫血，消瘦，体力下降等。重者可有内分泌紊乱，性欲减退，女性有月经紊乱，不孕等。早期肝大、尤以左叶为主，表现光滑，质中等硬。随病程延长进入肝硬化阶段，肝脏质硬、表面不平，有结节。脾脏逐渐增大。下腹部可触及大小不等的痞块，系增厚的结肠系膜，大网膜和肿大的淋巴结，因虫卵沉积引起的纤维化，粘连缠结所致。

(三) 晚期血吸虫病

反复或大量感染血吸虫尾蚴后，未经及时抗病原治疗，虫卵损害肝较重，发展成肝硬化，有门静脉高压，脾显著增大和临床并发症。病程多在5~15年以上。儿童常有生长发育障碍。根据晚期主要临床表现，又可分为以下4型。同一患者可具有两、三个型的主要表现。

1. 巨脾型 最为常见，占晚期血吸虫病绝大多数。脾进行性增大，下缘可达盆腔，表面光滑，质坚硬，可有压痛，经常伴有脾功能亢进征。肝因硬化逐渐缩小，有时尚可触及。因门脉高压，可发生上消化道出血，易诱发腹水。

2. 腹水型 是严重肝硬化的重要标志，约占25%。腹水可长期停留在中等量以下，但多数为进行性加剧，以致腹部极度膨隆，下肢高度水肿，呼吸困难，难以进食，腹壁静脉怒张，脐疝和巨脾。每因上消化道出血，促使肝衰竭，肝性脑病或感染败血症死亡。

3. 结肠肉芽肿型 以结肠病变为突出表现。病程3~6年以上，亦有10年者。患者经常腹痛、腹泻、便秘，或腹泻与便秘交替出现，有时水样便、血便、黏液脓血便，大便变细或不成形。有时出现腹胀、肠梗阻。左下腹可触及肿块，有压痛。结肠镜下可见黏膜苍白，增厚，充血水肿，溃疡或息肉，肠狭窄。较易癌变。

4. 侏儒型 极少见。为幼年慢性反复感染引起体内各内分泌腺出现不同程度的萎缩，功能减退，以垂体前叶和性腺功能不全最常见。患者除有慢性或晚期血吸虫病的其他表现外，尚有身材矮小，面容苍老，生长发育低于同龄人，性器官与第二性征发育不良，但智力多正常。

(四) 异位血吸虫病

见于门脉系统以外的器官或组织的血吸虫虫卵肉芽肿引起的病变称为异位损害（ectopic lesion）或异位血吸虫病。人体常见的异位损害在肺和脑。

1. 肺型血吸虫病 为虫卵沉积引起的肺间质性病变。呼吸道症状大多轻微，且常被全身症状所遮盖，表现为轻度咳嗽与胸部隐痛、痰少，咯血罕见。肺部体征也不明显，有时可闻及干、湿啰音，但重型患者肺部有广泛病变时，胸部X线检查可见肺部有弥漫云雾状、点片状、粟粒样浸

润阴影，边缘模糊，以位于中下肺尤为多，肺部病变经病原学治疗后3~6个月内逐渐消失。

2. **脑型血吸虫病**　临床上可分为急性与慢性两型，均以青壮年患者多见，发病率约1.7%~4.3%。临床表现酷似脑膜脑炎，常与肺部病变同时发生，出现意识障碍、脑膜刺激征、瘫痪、抽搐、腱反射亢进和锥体束征等。脑脊液嗜酸性粒细胞可增高或有蛋白质与白细胞轻度增多。慢性型的主要症状为癫痫发作，尤以局限性癫痫为多见。颅脑CT扫描显示病变常位于顶叶，亦可见于枕叶，为单侧多发性高密度结节阴影。

3. **其他**　机体其他部位也可发生血吸虫病，如胃、胆囊、肾、睾丸、子宫、心包、甲状腺、皮肤等，实属罕见，临床上出现相应症状。

【实验室及辅助检查】

(一) 血常规

血吸虫病患者在急性期外周血常规以嗜酸性粒细胞显著增多为其主要特点。白细胞总数在10×10^9/L以上。嗜酸性粒细胞一般占20%~40%，最多者可高达90%以上。慢性血吸虫病患者一般轻度增多，在20%以内，而极重型急性血吸虫病患者常不增多，甚至消失。晚期患者常因脾功能亢进引起红细胞、白细胞及血小板减少。

(二) 粪便检查

粪便内检查虫卵和孵出毛蚴是确诊血吸虫病的直接依据。一般急性期检出率较高，而慢性和晚期患者的阳性率不高。常用改良加藤厚涂片法或虫卵透明法检查虫卵。

(三) 肝功能试验

急性血吸虫病患者血清中球蛋白增高，血清ALT、AST轻度增高。晚期患者出现血清白蛋白减少，球蛋白增高，常出现白蛋白与球蛋白比例倒置现象。慢性血吸虫病尤其是无症状患者肝功能试验大多正常。

(四) 免疫学检查

免疫学检查方法较多，而且敏感性与特异性较高，采血微量与操作简便。但由于患者血清中抗体在治愈后持续时间很长，不能区别既往感染与现症患者，并有假阳性、假阴性等缺点。近年来采用单克隆抗体检测患者循环抗原的微量法有可能作为诊断和考核疗效的参考。

1. **皮内试验**　若受试者曾感染过血吸虫，则有相应抗体。当受试者皮内注射少量血吸虫抗原后，抗原即与细胞表面上的相应抗体结合，产生局部组织反应，呈现红、肿、痒现象，即阳性反应。此法简便、快速，通常用于现场筛查可疑病例，阳性者需作进一步检查。

2. **环卵沉淀试验(COPT)**　当成熟虫卵内毛蚴的分泌、排出物质与血吸虫患者血清内相应抗体结合后，在虫卵周围形成特异性沉淀物，当环卵沉淀率大于3%~5%时，即为阳性反应。可作为综合查病的方法之一。

3. **间接血凝试验(IHA)**　将可溶性血吸虫卵抗原吸附于红细胞表面，使其成为致敏红细胞，这种红细胞与患者血清相遇时，由于细胞表面吸附的抗原和特异抗体结合，红细胞被动凝集起来，肉眼可见凝集现象称阳性反应。在流行区，该法可作为过筛或综合查病的方法之一。

4. **酶联免疫吸附试验(ELISA)**　检测患者血清中的特异性抗体，使之成为抗原-抗体复合物，经与特殊的酶结合后显色。此法有较高的敏感性和特异性，可用作综合查病方法之一。

5. **循环抗原酶免疫法(EIA)**　从理论上讲，循环抗原的存在表明有活动性感染，血清和尿中循环抗原水平与粪虫卵计数有较好的相关性。本方法敏感、特异、简便、快速，对血吸虫病的诊断、疗效考核都有参考价值。但是，影响循环抗原检测的因素较多，有待研究和解决。

(五) 直肠黏膜活检

是血吸虫病原诊断方法之一。通过直肠或乙状结肠镜，自病变处取米粒大小黏膜，置光镜下压片检查有无虫卵。以距肛门8~10cm背侧黏膜处取材阳性率最高。这种方法一般能检获的虫卵大部分是远期变性虫卵。

(六) 肝影像学检查

1. B型超声波检查　可判断肝纤维化的程度。可见肝、脾体积大小改变，门脉血管增粗呈网织改变。并可定位行肝穿刺活检。

2. CT扫描　晚期血吸虫病患者肝包膜与肝内门静脉区常有钙化现象，CT扫描可显示肝包膜增厚钙化等特异图像。重度肝纤维化可表现为龟背样图像。

【并发症】

(一) 上消化道出血

为晚期患者重要并发症，发生率10%左右。出血部位多为食管下端和胃底冠状静脉。多由机械损伤、用力过度等而诱发。表现为呕血和黑便。出血量一般较大。

(二) 肝性脑病

晚期患者并发肝性脑病多为腹水型。多由于大出血、大量放腹水、过度利尿等诱发。

(三) 感染

由于患者免疫功能减退、低蛋白血症、门静脉高压等，极易并发感染，如病毒性肝炎、伤寒、腹膜炎、沙门菌感染、阑尾炎等。

(四) 肠道并发症

血吸虫病引起严重结肠病变所致肠腔狭窄，可并发不完全性肠梗阻，以乙状结肠与直肠为多。血吸虫病患者结肠肉芽肿可并发结肠癌。

【诊断与鉴别诊断】

(一) 诊断

1. 流行病史　有血吸虫疫水接触史是诊断的必要条件，应仔细追问。

2. 临床特点　具有急性或慢性、晚期血吸虫病的症状和体征，如发热、皮炎、荨麻疹、腹痛、腹泻、肝脾大等。

3. 实验室检查　结合寄生虫学与免疫学检查指标进行诊断。粪便检出活卵或孵出毛蚴即可确诊。一般粪便检查的诊断方法有一定局限性。轻型患者排出虫卵较少，而且间歇出现，需反复多次检查。晚期血吸虫病由于肠壁纤维化，虫卵不易从肠壁中排出，故阳性率低。免疫学方法特异性、敏感性较高，血液循环抗原检测阳性均提示体内有活的成虫寄生。其他血清免疫学检查阳性均表示患者已感染过血吸虫，但应注意假阳性与假阴性。

(二) 鉴别诊断

急性血吸虫病可误诊为伤寒、阿米巴肝脓肿、粟粒性结核等。血常规中嗜酸性粒细胞显著增多有重要鉴别价值。慢性血吸虫病肝脾大型应与无黄疸型病毒性肝炎鉴别，后者食欲减退、乏力，肝区疼痛与肝功能损害均较明显。血吸虫病患者有腹泻、便血、粪便孵化阳性，而且毛蚴数较多，易与阿米巴痢疾、慢性菌痢鉴别。晚期血吸虫病与门脉性及坏死后肝硬化的鉴别，前者常有慢性腹泻、便血史，门静脉高压引起巨脾与食管下段静脉曲张较多见，肝功能损害较轻、黄疸、蜘蛛痣与肝掌较少见，但仍需多次病原学检查与免疫学检查才能鉴别。此外，在流行区的癫痫患者均应除外脑血吸虫病的可能。

【预后】

本病预后与感染程度、病程长短、年龄、有无并发症、异位损害及治疗是否及时彻底有明显关系。急性患者经及时有效抗病原治疗多可痊愈。慢性早期患者接受抗病原治疗后绝大多数患者症状消失，体力改善，粪及血清学检查转阴，并可长期保持健康状态。晚期患者虽经抗病原治疗，但肝硬化难以恢复，预后较差。

【治疗】

(一) 病原治疗

动物及临床实验证明吡喹酮(praziquantel)的毒性小、疗效好、给药方便、适应证广，可用于

各期各型血吸虫病患者。

1. 原理　吡喹酮对血吸虫各个发育阶段均有不同程度的杀虫效果，特别是杀成虫作用大。对成虫虫体有兴奋、挛缩作用，此种作用有赖于钙离子的参与，同时使虫体皮层呈空泡变性，影响虫体蛋白和糖代谢等，以达到杀灭成虫的作用。对发育成熟的虫卵有效，含毛蚴的虫卵治疗后呈空泡样变性。对水中尾蚴有强杀伤作用，作用相当于成虫的数百倍。

吡喹酮口服后迅速吸收，1~2小时后达血药峰值。经肝代谢，主要分解成羟基代谢产物，门静脉血浓度较外周血高数倍至数十倍以上，主要分布在肝，其次为肾、肺、脑、垂体等。半衰期为1~1.5小时。80%药物于4天内以代谢产物形式由肾排出，其中90%是在24小时内排出的。

2. 毒副反应　吡喹酮毒性较低，治疗量对人心血管、神经、造血系统及肝肾功能无明显影响，无致畸、致癌变发生。

少数患者出现心脏期前收缩，偶有室上性心动过速，房颤等，心电图可见短暂的T波改变，ST段压低等。神经肌肉反应以头昏、头痛、乏力较常见。消化道反应轻微，可有轻度腹痛与恶心，偶有食欲减退、呕吐等。少数患者可见胸闷、心悸、黄疸。主要不良反应一般于用药后0.5~1小时出现，不需处理，数小时内消失。

3. 用法和疗效

(1) 急性血吸虫病：总量按120mg/kg，6天分次服完，其中50%必须在前两天服完，体重超过60kg者仍按60kg计。

(2) 慢性血吸虫病：成人总量按60mg/kg，2天内分4次服完，儿童体重在30kg以内者总量可按70mg/kg，30kg以上者与成人相同剂量。

(3) 晚期血吸虫病：如患者一般情况较好，肝功能代偿尚佳，总量可按40~60mg/kg，2天分次服完，每天量分2~3次服。年老、体弱、有其他并发症者可按总量60mg/kg，3天内分次服完。感染严重者可按总量90mg/kg，分6天内服完。

(4) 预防性服药：在重疫区特定人群进行预防性服药，能有效预防血吸虫感染。青蒿素衍生物蒿甲醚(artemether)和青蒿琥酯(artesunate)能杀灭5~21天的血吸虫童虫。在接触疫水后15天口服蒿甲醚，按6mg/kg，以后每15天一次，连服4~10次；或者在接触疫水后7天口服青蒿琥酯，剂量为6mg/kg，顿服，以后每7天一次，连服8~15次。

吡喹酮正规用药治疗后，3~6个月粪检虫卵阴转率达85%，虫卵孵化阴转率为90%~100%。血清免疫诊断转阴时间有时需1~3年。

(二) 对症治疗

1. 急性期血吸虫病　高热、中毒症状严重者给以补液、保证水和电解质平衡，加强营养及全身支持疗法。合并其他寄生虫者应先驱虫治疗，合并伤寒、痢疾、败血症、脑膜炎者均应先抗感染，后用吡喹酮治疗。

2. 慢性和晚期血吸虫病　除一般治疗外，应及时治疗并发症，改善体质，加强营养，巨脾、门脉高压、上消化道出血等患者可选择适当时机考虑手术治疗。有侏儒症时可短期、间隙、小量给以性激素和甲状腺素制剂。

【预防】

(一) 控制传染源

在流行区每年对患者、病畜进行普查普治。

(二) 切断传播途径

消灭钉螺是预防本病的关键，可采取改变钉螺孳生环境的物理灭螺法(如土埋法等)，同时可结合化学灭螺法，采用氯硝柳胺等药物杀灭钉螺。粪便须经无害处理后方可使用。保护水源，改善用水。

(三) 保护易感人群

严禁在疫水中游泳，戏水。接触疫水时应穿着防护衣裤和使用防尾蚴剂等。

二、并殖吸虫病

并殖吸虫病(paragonimiasis)又称肺吸虫病(lung fluke disease)，是并殖吸虫(paragonimiasis)寄生于人体各脏器所致的一种慢性人兽共患寄生虫病。在我国以卫氏并殖吸虫(*P. westermani*)、斯氏狸殖吸虫(*P.skrjabini*)感染所致为主。人因生食或半生食含囊蚴的溪蟹或蝲蛄而感染。由于虫种、寄生部位、发育阶段和宿主的反应性不同，临床表现差异较大。卫氏并殖吸虫寄生于肺部，常表现为咳嗽、胸痛、咳铁锈色痰等；寄生于脑、脊髓、腹腔、肠、肾、皮下等组织可以引起相应脏器受损症状。斯氏狸殖吸虫也称四川并殖吸虫(*P. szechuanensis*)同样可寄生于上述器官或组织，但不能发育成熟，其童虫、幼虫在体内移行可引起一系列过敏反应和皮下游走性包块，而肺部症状轻微；包块内无成虫，痰中也无虫卵。

【病原学】

世界已知并殖吸虫超过50种，其中分布在亚洲最多，达31种。我国已发现28种(含同物异名的种)，9种有致病性。在亚洲对人致病的有卫氏、斯氏(四川)、会同、异盘、团山、宫崎、肺生、太平等虫种，还有卫氏并殖吸虫四川变种和伊春变种，其中以卫氏并殖吸虫与斯氏狸殖吸虫分布较广泛，感染人数最多，也是我国最重要的致病虫种。

并殖吸虫分类复杂，可根据成虫形态、生活史、生态学和致病力等作类型鉴别。研究发现，卫氏并殖吸虫中有少数的三倍体3n=33和四倍体4n=44，大多为二倍体2n=22，提示多数并殖吸虫染色体数目的同一性。卫氏并殖吸虫三倍体表现为孤雌生殖，但起源尚不清楚；存在二倍体/三倍体的嵌合体型和二倍体/三倍体/四倍体的嵌合体型，感染人体引起肺部典型表现的主要是三倍体型，分布于东北若干疫区，但福建发现的二倍体型和浙江发现的嵌合体型也能引起肺部症状。染色体核型和带型的差异可作为分类的依据之一，可以从各虫种基因组的重复DNA序列条带图谱中找出它们的亲缘关系及各自具有种代表性的特异性条带。卫氏并殖吸虫可分为东北种群(含日本、韩国、中国大陆)和南亚种群(含马来西亚、菲律宾、中国台湾省)2个种群。

(一) 形态学

成虫为雌雄同体，有口吸盘和腹吸盘各一个，睾丸与卵巢并列。虫体富有肉质，褐黄色。卫氏并殖吸虫外形呈椭圆形，长宽比例约为2∶1，其大小为(8.1~12.8)mm ×(3.8~7.7)mm，背部稍隆起，似半粒花生米。皮棘为单生，腹吸盘位于虫体中横线之前。斯氏狸殖吸虫狭长，前宽后窄，大小约为(12.1~15.5)mm ×(3.8~7.7)mm，长宽比约为2.8∶1。皮棘为混生(其前部多为单生，后部多为重生)，腹吸盘位于虫体前1/3处，稍大于口吸盘。

虫卵呈卵圆形，壳较厚，为金黄色，大小为(80~118)μm×(48~60)μm，卵内含一个半透明的卵细胞和10~20个卵黄细胞及颗粒。卫氏并殖吸虫日产卵数9590~18 850个，斯氏狸殖吸虫日产卵平均1732个。囊蚴为圆球形，直径为300~400μm，乳白色。囊壁结构因虫种而异，或为内外两层或三层囊壁，或仅一层囊壁。后尾蚴挤缩或折叠卷曲于囊内。

(二) 生活史

各虫种生活史及其与宿主的关系基本相同，需要两个中间宿主，但对中间宿主种类要求和在各宿主体内的适应性因虫种而异。

1. 在中间宿主体内发育与繁殖　卫氏并殖吸虫常寄生在人或动物肺部，以血液和组织液为食物，可存活6~20年。虫卵随痰排出或吞入消化道由粪便排入水后，在25~30℃经15~20天，卵细胞发育孵出毛蚴。毛蚴破卵盖钻出，侵入第一中间宿主螺科体内(卫氏并殖吸虫为淡水川卷螺，斯氏狸殖吸虫为拟钉螺)。毛蚴在螺类体内经孢蚴、母雷蚴及子雷蚴的发育和无性增殖阶段，历经约12周发再为尾蚴，并从螺体内逸出。尾蚴的尾部呈球形，在水中活动范围小，遇第二中间

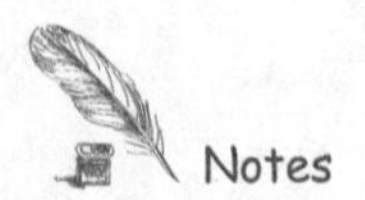

宿主即可钻入体内。卫氏并殖吸虫第二中间宿主主要是华溪蟹属的锯齿华溪蟹、长江华溪蟹或蝲蛄等;斯氏狸殖吸虫主要是锯齿华溪蟹、景洪锯溪蟹、云南近溪蟹、中国石蟹等。尾蚴从第二中间宿主体表关节之间或腹部体节间钻入蟹或蝲蛄体内,或由其口侵入,常在蟹或蝲蛄的胸肌、足肌、肝和腮等部位形成囊蚴(后尾蚴),囊蚴是并殖吸虫的感染期。

2. 在终末宿主体内寄生 终末宿主生食含囊蚴的蟹或蝲蛄后,囊蚴在十二指肠内经胆汁和消化液作用,于 30~60 分钟脱囊,后尾蚴逸出并穿过肠壁达腹腔,在各脏器间游走,约经 2 周后沿肝向上穿过膈肌到胸腔,侵入肺,移行至细支气管附近,逐渐破坏肺组织形成虫囊,虫体在囊内发育为成虫。从囊蚴经口感染至成虫产卵,约需 60~90 天。虫体在宿主体内移行,是发育成熟过程必不可少的。

斯氏狸殖吸虫主要寄生于果子狸、犬、猫等哺乳动物(为保虫宿主);人并非其适宜的终末宿主,一般不能发育成熟,多以童虫形式在体内移行,偶见成虫寄生于人肺。

【流行病学】

(一) 传染源

患者、病兽及病畜是卫氏并殖吸虫的终末宿主。患者(含隐性感染者)是主要传染源。斯氏狸殖吸虫和会同并殖吸虫(P. hueitungensis)一般不能在人体内发育为成虫,因而病畜、病兽等是主要传染源。鼠类、野猪、兔等动物是并殖吸虫的不适宜宿主,其体内可携带童虫称为转续宿主(paratenic host),是重要的传染源。虎、豹等因捕食体内带童虫的动物(转续宿主)而有较高的感染度,也是传染源。卫氏并殖吸虫(三倍体型)在人体内可发育为成虫并产卵,可成为传染源。

(二) 传播途径

本病的传播需通过中间宿主。第一、第二中间宿主常共同栖息于同一自然环境中。第一中间宿主有 20 多种螺类,第二中间宿主为蟹和蝲蛄。因生食或半生食(如腌吃、醉吃或烤吃)含囊蚴的蟹或蝲蛄是人体感染的主要方式。也可因蟹换壳或死亡时囊蚴坠入水中,饮用含囊蚴的生水而感染,进食含活囊蚴的转续宿主的肉也可被感染。

(三) 人群易感性

普遍易感,儿童与青少年感染率较高。学龄儿童可能因接触溪蟹或蝲蛄等机会较多而患病者较多。流行区人群感染率平均约 20%,其中 30% 为隐性感染者。

(四) 流行特征

本病流行于全世界,主要分布于亚洲、美洲,包括中国、朝鲜、日本、菲律宾、美国、加拿大、墨西哥、巴西等国家。我国有 24 个省、区、市农村有病例报道,如江苏、浙江、福建、广东、广西、江西、贵州、河南、湖北、湖南、四川、吉林、辽宁、黑龙江、陕西、安徽、甘肃、山东、台湾、山西、云南及上海等。浙江与东北以卫氏并殖吸虫病为主,四川、云南、江西等地以斯氏狸殖吸虫病较多。主要分布在直接捕食溪蟹的地区,夏秋季感染为主;喜食醉蟹的地区四季均可发病。

【发病机制与病理】

(一) 发病机制与演变过程

成虫定居、幼虫游走及虫卵均可造成机械性损伤,虫体代谢产物等抗原物质可造成机体的免疫病理反应。

1. 童虫引起的病变 囊蚴被吞食后,在小肠上部脱囊,尾蚴随即穿过肠壁进入腹腔脏器间移行,发育为童虫。虫体伸缩活动力强,具有分泌酸性、碱性物质的腺体,可引起机体免疫反应,破坏组织。尾蚴穿过部位肠黏膜、肠壁浆膜及腹膜的炎症与出血,可导致器官组织广泛纤维素性炎症和粘连,并伴有混浊或血性积液,内含大量嗜酸性粒细胞。多数童虫可穿过膈肌游动于胸腔。引起胸膜炎或胸腔积液。童虫进入肺可产生窦道,形成囊肿。斯氏狸殖吸虫童虫在人体内移行造成的损害较卫氏并殖吸虫更显著。常在寄生部位形成嗜酸性肉芽肿,幼虫极少进入肺形成囊肿,而以游走性皮下包块与渗出性胸膜炎较为多见,也可有肝脏、脊髓等损害。

Notes 

2. 成虫引起的病变 成虫导致的病变范围较大。可固定于某一部位，也可游走于多脏器。卫氏并殖吸虫常固定于肺，或沿疏松组织游走，使病变波及多个脏器。虫体沿颈内动脉经破裂孔进入颅内，侵犯脑组织，产生相互沟通的囊肿，其周围因纤维包膜形成和神经胶质细胞增生形成结节状肿块。虫体多侵犯脑基底结、内囊和视丘，也可侵入侧脑室引起偏瘫或脑疝。成虫的基本病变可分为下列三期，三期病变可同时存在。①脓肿期：虫体穿破组织导致出血与坏死，病变呈线状或窟穴状，内有出血。其后有炎性渗出，继之病灶周围肉芽组织形成薄膜状脓壁，逐渐形成脓肿。②囊肿期：脓肿周围肉芽组织增生。逐渐形成纤维状囊壁，构成囊肿。由于渗出炎症，大量细胞浸润聚集，死亡，崩解液化，囊内渐变为棕色黏稠液体，并可找到虫体。囊肿常为多房性，房与房之间有隧道或空穴相通。③纤维瘢痕期：囊内虫体游走或死亡后，囊内容物排出或吸收，周围肉芽组织及纤维组织向中心发展，使整个囊肿完全被纤维组织取代而形成瘢痕。

3. 虫卵引起的病变 卵可见于囊肿间的隧道内以及成虫穿行经过的各种组织中。虫卵引起组织反应轻微，虫卵结节无明显坏死，属于机械性或异物刺激型肉芽肿反应。

（二）主要脏器病理改变

1. 腹腔 虫体在腹腔脏器间移行。引起广泛炎症和粘连的同时形成囊肿。囊肿可分散或聚集成团块。肠浆膜充血，可有少量腹水。肝脏受损时，肝表面可见童虫移行穿过的窦道，肝组织可见急性嗜酸性粒细胞脓肿与片状或带状出血性坏死；汇管区细胞浸润及间质纤维组织轻微增多。

2. 胸腔 虫体常导致胸膜炎，胸膜增厚，胸膜表面可见分散或聚集成团大小不等的囊肿。虫体侵犯支气管可导致支气管扩张，斯氏狸殖吸虫病肺内很难找到虫卵。

3. 脑与脊髓 虫体侵入大脑，以右侧多见，常侵犯白质、内囊、基底核及侧脑室。可有脑组织破坏、出血及炎细胞浸润。囊性占位可致脑室通路阻塞，脑室萎陷或扩大、视神经受压等。囊肿内可查见大量虫卵，也可见虫体。虫体进入椎管可致硬膜或硬膜内囊肿，以第 10 胸椎平面以下多见。

【临床表现】

本病表现复杂多样，起病多缓慢。潜伏期可短至数日，也可长达 10 年以上，多为 3~6 个月。大量感染者可表现为急性并殖吸虫病。

（一）急性并殖吸虫病

起病急骤，全身症状明显。病初表现为腹痛、腹泻、稀便或黏液脓血便等。可有食欲减退，低热，部分为弛张热伴畏寒，可反复出现荨麻疹。稍后出现胸痛、胸闷、气短、咳嗽等症状。血白细胞数增高，嗜酸性粒细胞可占 20%~40%。

（二）慢性并殖吸虫病

早期症状多不明显，发现时已为慢性期。卫氏并殖吸虫病主要表现为咳嗽、胸痛、咯血等呼吸道症状，侵犯脑脊髓、肝脏和皮下可出现肺外相应器官损害的表现。斯氏狸殖吸虫病以游走性皮下结节为主要表现，如侵犯肝脏、心包、眼、脊髓，也可出现相应症状。卫氏并殖吸虫病与斯氏狸殖吸虫病临床特点见表 11-1，按被侵及的主要器官可分为下列几型：

1. 胸肺型 最常见。主要由卫氏并殖吸虫感染所致，以咳嗽、胸痛、气短等为主要表现。病初为干咳，继之痰量逐渐增多，咳嗽加剧，痰中可混少量血丝，或为铁锈色或烂桃样血痰。痰中可查见虫卵及夏科 - 莱登晶体。胸膜受累可出现渗出性胸膜炎、胸腔积液、胸膜增厚或胸膜粘连。

2. 腹型 约占 30%，多见于感染早期。表现为腹痛、腹泻、恶心、呕吐等症状。腹隐痛为全腹或以右下腹为主。腹泻为黄色或淡黄色稀便，每天 2~4 次。查体偶可扪及腹部结节与肿块。虫体侵犯肝脏可形成嗜酸性肝脓肿，可出现肝功能异常等。

3. 皮肤型 主要为皮下结节或包块。卫氏并殖吸虫病皮肤型占 10%，一般不游走；斯氏狸殖吸虫病皮肤病型占 50%~80%，游走性为主要特点。结节或包块可在腹部、胸部、腰背及四肢的皮下深层肌肉内扪及，直径 1~6cm，表面皮肤正常，触之有痒感或疼痛感，活检可查见童虫。

表 11-1　卫氏并殖吸虫病与斯氏狸殖吸虫病临床特点

	卫氏并殖吸虫病	斯氏狸殖吸虫病
感染方式	生食或半生食淡水蟹或蝲蛄	生食或半生食淡水蟹
全身症状	轻度	常见
荨麻疹等过敏症状	少见	常见
咳嗽,咳血痰	明显,常为典型铁锈色	轻咳,偶有血丝痰
贫血	无	轻至中度
胸腔积液	少见	较常见
颅脑受损	脑脓肿多见	蛛网膜下腔出血多见
肝脏受累	少见	较常见
血白细胞增高	轻度	中至重度
嗜酸性粒细胞增高	轻度	高度
皮下结节与包块	少见,结节内可见虫卵,偶可见成虫	常见,游走性强,包块内可查见童虫
胸部 X 线片	可见肺纹增粗,结节性或多房性阴影	正常或轻微改变,肺部阴影常见

4. 脑脊髓型　多见于儿童卫氏并殖吸虫病。脑型常有颅内压增高,伴颅内占位病变表现,可反复癫痫发作,视、幻觉及肢体感觉异常,或瘫痪、失语,偏盲等。斯氏狸殖吸虫病可表现为蛛网膜下腔出血。脊髓型可有下肢麻木感或刺痛,或肢体瘫痪、大小便失禁等。

5. 其他类型　可出现阴囊肿块,大如鸡蛋或拳头,局部轻微疼痛,肿块内可查见虫卵或成虫。隐性感染者并无明显症状及脏器损害表现(亚临床型),而仅皮内试验或血清学检测阳性。血嗜酸性粒细胞增高。

【实验室及辅助检查】

(一) 一般检查

急性患者外周血白细胞总数增多,嗜酸性粒细胞比例明显增高,可占 30%~40%;脑脊液、胸水、腹水及痰中嗜酸性粒细胞也可增高;血沉明显加快。

(二) 病原检查

1. 痰液　卫氏并殖吸虫病患者清晨痰涂片或经 10% 氢氧化钾溶液消化浓集后,镜检可见虫卵,以及夏科 - 莱登晶体。

2. 粪便　约 15%~40%,本病患者粪便中可查见并殖吸虫虫卵。

3. 体液　脑脊液等各种体液可查见并殖吸虫虫卵,嗜酸性粒细胞增高及夏科 - 莱登晶体。

4. 活组织检查　皮下结节或包块病理检查可见并殖吸虫虫卵、童虫或成虫。斯氏狸殖吸虫引起的皮下包块可见典型的嗜酸性肉芽肿。

(三) 免疫学检查

早期或轻度感染的亚临床型及异位损害病例,常根据特异性免疫学方法诊断。

1. 皮内试验　以 1∶2000 成虫抗原 0.1ml 注射于前臂皮内,20 分钟后皮丘 >12mm、红晕 >20mm 者为阳性反应,阳性率可达 95%,常用于现场流行病学调查,简便易行,但与华支睾吸虫、血吸虫等吸虫有部分交叉反应而出现假阳性。

2. 后尾蚴膜试验　痰并殖吸虫卵阳性患者中此试验阳性率较高,特异性较强,具有早期诊断价值,但须注意与其他吸虫有部分交叉反应。

3. ELISA 检测　可采用间接法、双抗体夹心法、斑点法等检测,阳性率达 95% 以上,特异性较强,可作为诊断参考。有报道,以 ELISA 法将噬菌体随机肽库筛选获得的卫氏并殖吸虫模拟抗原表位用于并殖吸虫病的诊断具有潜在的应用前景。

4. 免疫印渍试验　由凝胶电泳、转移电泳、固相免疫 3 种方法构成的免疫印渍试验,是分析

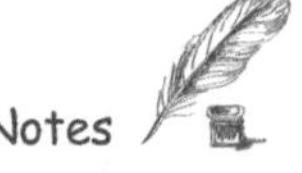

蛋白抗原和鉴别生物学活性抗原组分的有效方法。是高度特异性、敏感性的诊断方法，有条件的单位可以应用。

（四）影像学检查

X线胸片对胸肺型有重要参考价值，早期可见中下肺野大小不等、边缘不清的类圆形炎性浸润阴影；后期可见囊肿及胸腔积液，可伴胸膜粘连或增厚。CT或MRI检查可显示胸膜、肺、腹部、脑、脊髓等部位病变状态，或阻塞病变部位等。有报道，采用荧光脱氧葡萄糖-阳电子放射体层摄影/计算机扫描（FDG-PET/CT）对肝、肺等并殖吸虫病变的诊断有一定参考意义。

【诊断与鉴别诊断】

（一）诊断

1. 流行病学资料　注意流行区分布或进入流行区的人群，有无生食或半生食溪蟹、蝲蛄或饮用溪流生水史等。

2. 临床表现　有流行病学史而出现腹泻、腹痛、咳嗽、咳铁锈色痰、胸腔积液，或有游走性皮下结节或包块者应考虑本病的可能性。

3. 实验室检查　在痰、粪及体液中查见并殖吸虫卵，或皮下结节查到虫体是确诊的依据。血清学、免疫学检查有辅助诊断意义。

（二）鉴别诊断

1. 结核病　肺型并殖吸虫病早期表现与肺结核相似，囊肿期肺部病变与肺结核球相似，并殖吸虫侵犯胸膜引起胸腔积液时又常与结核性胸膜炎相混淆。并殖吸虫侵犯腹膜引起腹腔积液时又相似于结核性腹膜炎。但结核病患者低热、盗汗等症状常较明显，结核菌素试验阳性，胸片显示病变多位于上肺，可见空洞，痰查抗酸杆菌、血液查T-spot、QFT结核感染试验等有助于鉴别。

2. 颅内肿瘤　脑型并殖吸虫病可有头痛、呕吐、颈强直等，与颅内肿瘤表现相似，并殖吸虫感染史、发热、肺部病变、痰查虫卵以及脑脊液嗜酸性粒细胞与免疫学检查等均有助于鉴别。

3. 原发性癫痫　脑型并殖吸虫病癫痫发作时与原发性癫痫表现相似，但前者过去无癫痫病史，癫痫发作后头痛及肢体无力等可持续数日，原发性癫痫发作后症状常于数小时内消失，痰查并殖吸虫虫卵、脑脊液免疫学检查阳性等是鉴别诊断的依据。

4. 其他疾病　腹型并殖吸虫病出现发热、腹泻、肝大等表现，与肝脓肿相似。腹型并殖吸虫病也可以出现食欲缺乏、乏力、球蛋白升高、白蛋白与球蛋白比例降低，与病毒性肝炎相似。但并殖吸虫病患者肝区压痛常不明显，血嗜酸性粒细胞显著升高，肝炎病毒标记物阴性。驱虫治疗后症状、体征及肝功能迅速改善等有助于诊断。此外，个别胸肺型病例可表现为肺部占位病变，应注意与肺癌等相区别。

【预后】

预后常因致病虫种、感染轻重及病变部位而异。一般病例预后较好，脑型可导致残疾或死于脑疝。斯氏狸殖吸虫病较少侵犯脑部，童虫寿命较短，较易治疗，后遗症少，预后较好。早期治疗效果好。

【治疗】

（一）病原治疗

1. 吡喹酮（praziquantel）　对卫氏与斯氏狸殖吸虫病均有良好的疗效，不良反应少而轻，疗程短，服用方便，是目前首选的药物。剂量为每次25~30mg/kg，每天3次。疗程为2~3天。脑型患者宜一疗程后，间隔1周，再给予一个疗程。如果患者对本品过敏，可采用脱敏疗法。

2. 硫氯酚（bithionol sulfoxide）　成人剂量每天3g，儿童每天50mg/kg，分3次口服，连续用10~15天或间日服用，20~30天为一疗程，近期治愈率84%~95%。脑脊髓型常需2~3个疗程。不良反应为腹泻、恶心、呕吐等。可因虫体杀死后释放大量异体蛋白而出现赫氏反应，表现为呼

吸急促、烦躁不安、发绀、喉头水肿、血压下降等，应立即停用，并给予肾上腺皮质激素等对症治疗。孕妇慎用。

3. 三氯苯达唑（triclabendazole） 为一种新的苯并咪唑类衍生物，对并殖吸虫有明显杀灭作用，剂量为每天 5mg/kg，顿服，3 天为一疗程。疗效与吡喹酮相似，不良反应轻微。

（二）对症治疗

颅内高压者使用脱水剂；咳嗽、胸痛者酌情给予镇咳、镇痛剂；癫痫发作可给予苯妥英钠或地西泮（安定）治疗等。

（三）外科治疗

脑脊髓型出现压迫症状，经积极内科治疗无效者可外科手术；皮下包块可手术切除；胸膜粘连明显时可行胸膜剥离术等。

【预防】

（一）控制传染源

彻底治疗患者、隐性感染者，以及病猫、病犬等牲畜。调查、管理动物传染源，捕杀对人有害或为保虫宿主（含转续宿主）的动物。不用生溪蟹、生蝲蛄喂猫和犬等，以防动物感染。

（二）切断传播途径

应切实做到不吃生的或未煮熟透的溪蟹、蝲蛄等，也不饮用生溪水，不随地吐痰。

（三）保护易感者

流行区人群及到深山密林、荒野地区作业或旅行者，要警惕感染此病自然疫源性，应广泛进行本病防治知识的宣传教育，加强粪便和水源管理。

三、华支睾吸虫病

华支睾吸虫病（clonorchiasis sinensis）俗称肝吸虫病，是由华支睾吸虫（clonorchis sinensis）寄生在人体肝内胆管引起的寄生虫病。其临床特征为精神不振、上腹隐痛、腹泻、肝大等，严重者可发生胆管炎、胆石症及肝硬化等并发症。感染严重的儿童常有营养不良和发育障碍。

【病原学】

华支睾吸虫属于吸虫类。外形似葵花籽仁，虫体狭长、扁平状，前端较窄，后端钝圆，大小约（10~25）mm×（3~5）mm，半透明，雌雄同体，有口、腹两个吸盘。雄性生殖器官有 1 对分支状睾丸，前后排列在虫体后 1/3 处。雌性生殖器官有 1 个分叶状的卵巢，位于睾丸之前。其虫卵是寄生人体最小的蠕虫卵，大小约（27.3~35.1）μm×（11.7~19.5）μm，黄褐色，形似灯泡状，前端较窄，后端钝圆，卵前端卵盖明显，卵盖周缘隆起呈肩峰状，后端有一逗点状突起，卵壳厚，内含发育基本成熟的毛蚴。

成虫寄生于人或哺乳动物肝内的中、小胆管内，有时移居较大胆管或胆总管。产卵后，虫卵随胆汁进入肠道，随粪便排出体外。虫卵入水后被第一中间宿主（淡水螺）吞食后，在螺消化道内孵出毛蚴，并穿过肠壁向肝脏移行，经胞蚴、雷蚴的无性增殖阶段产生大量尾蚴。尾蚴成熟后自螺体逸出，在水中侵入第二中间宿主（淡水鱼、虾）体内发育为囊蚴。终宿主（人或哺乳动物）因食入未煮熟的淡水鱼、虾而受染。囊蚴在人或哺乳动物胃肠内经消化液的作用后，幼虫在十二指肠内脱囊逸出，继而从胆总管或穿过肠壁经腹腔进入肝脏，在肝内的中、小胆管内发育为成虫。从感染囊蚴到成虫成熟产卵需 1 个月左右，成虫在人体内的寿命可长达 2~30 年。

【流行病学】

华支睾吸虫病主要分布于东亚和东南亚，如中国、朝鲜半岛、日本、越南等，约 85% 病例在中国，我国除西北地区尚未见报道外，已有 24 个省市自治区有本病的发生或流行，以南方广东广西及东北各省多见。根据 2005 年全国人体重要寄生虫病现状调查报道，我国流行区华支睾吸虫感染率为 2.4%，推算流行区感染华支睾吸虫人数为 1249 万人。部分高发区域，综合感染率可

高达 13%~20%。

(一) 传染源

感染华支睾吸虫的哺乳动物(猫、犬、猪等)和人为主要传染源。

(二) 传播途径

人因进食未煮熟而含有华支睾吸虫囊蚴的淡水鱼如麦穗鱼或虾而感染。感染方式因生活习惯、饮食嗜好而有所不同。但多因生食淡水鱼、虾,也有由于烤、烧、炒、煎小型鱼类不熟而感染。此外,用切生鱼肉的刀及砧板切熟食,用盛生鱼的器皿盛食,甚至饮用囊蚴污染的生水也可受染。

(三) 人群易感性

人对本病普遍易感。感染率高低与居民的生活、卫生习惯及饮食嗜好有密切关系,而与年龄、性别、种族无关。

【发病机制与病理】

华支睾吸虫主要寄生在人肝内中小胆管,但也可在胆总管、胆囊、胰腺管甚至十二指肠或胃内发现。寄生于人体的虫数一般为数十条至数百条。感染轻者,无肉眼可见病变,无临床症状。感染较重者,虫数可达数千条以上,肝内胆管及其分支均充满虫体和虫卵,可发生胆管阻塞、胆汁淤积等病变。

发病与虫体机械性阻塞、虫体以胆管的上皮细胞为食并且吸血,从而导致胆管的局部损害和黏膜脱落,虫体代谢产物和虫体直接刺激引起局部胆管的炎症、继发性细菌感染及宿主的年龄、营养、抵抗力以及其他疾病的并存等有关。

病变主要在肝内中、小胆管。早期或轻度感染可无明显的病理变化,感染较重时,胆管可发生囊状或圆柱状扩张,管壁增厚,周围有纤维组织增生。严重感染时,管腔内充满华支睾吸虫和淤积的胆汁。病变以肝左叶较明显,可能与左叶胆管较平直,童虫易于侵入有关。

本病一般不引起肝硬化,但是严重感染的病例,肝细胞可有变性坏死,儿童尤甚,如同时合并营养不良,可发展为肝硬化,成为死亡的原因。

【临床表现】

本病一般起病缓慢。潜伏期一般为 1~2 个月。

轻度感染者不出现症状或仅在食后上腹部有重压感、饱胀、食欲缺乏或有轻度腹痛,容易疲劳或精神欠佳。

普通感染者有不同程度的乏力、食欲缺乏、腹部不适,肝区隐痛、腹痛、腹泻较常见。24%~96.3% 的病例有肝大,以左叶明显,表面似有不平,有压痛和叩击痛。部分患者伴有贫血、营养不良和水肿等全身症状。

较重感染者除普通感染者症状外,可伴有头晕、失眠、疲乏、精神不振、心悸、记忆力减退等神经衰弱症状。个别患者因大量成虫堵塞胆总管而出现梗阻性黄疸。

严重感染者常可呈急性起病。潜伏期短,仅 15~26 天。患者突发寒战及高热,体温高达 39℃以上,呈弛张热。食欲缺乏、厌油腻食物、肝大伴压痛。有轻度黄疸,少数出现脾大。数周后急性症状消失而进入慢性期,表现为疲乏、消化不良等。

慢性重复感染的严重病例发展为肝硬化时,可出现黄疸及门脉高压表现,如腹壁静脉曲张、脾大、腹水等。严重感染的儿童可出现营养不良和生长发育障碍,甚至可引起侏儒症。

【并发症】

(一) 急性胆管炎和胆囊炎

急性胆管炎和胆囊炎为最常见的并发症。有疫区居住、旅游史且生食鱼(虾)史的患者,粪检即使没有发现虫卵,也不能排除华支睾吸虫感染导致的胆管炎。

(二) 胆结石

华支睾吸虫与胆结石的形成两者有明显的关系。虫卵、死亡的虫体、脱落的胆管上皮细胞

可成为结石的核心或诱发结石形成。

（三）胰腺炎及糖尿病

成虫阻塞胰管可引起胰腺炎，少数患者伴有糖尿病。

（四）肝癌及胆管癌

长期成虫寄生可诱发肝胆管癌。原发性肝癌尸检，其中约 23% 有肝吸虫寄生，并确定系由肝吸虫引起的原发性肝癌。

【实验室及辅助检查】

（一）血常规

白细胞总数及嗜酸性粒细胞轻、中度增加，嗜酸性粒细胞一般在 10%~40% 之间。个别病例出现粒细胞类白血病反应。可有轻度贫血。

（二）肝功能试验

肝功能轻度损害。多为轻至中度转移酶升高，黄疸少见。在重度感染者及有肝、胆并发症者，特别是儿童营养不良时，γ- 谷氨酰基转移酶、碱性磷酸酶升高。

（三）虫卵检查

粪便和十二指肠引流胆汁检查，发现虫卵是确诊华支睾吸虫病的直接依据。十二指肠引流胆汁发现虫卵机会多于粪检。但前者操作较为困难，临床多不使用。因虫卵较小，直接粪便镜检阳性率较低，临床多用集卵法检查，并多次检查，至少每天 1 次，连续 3 天检查粪便。

（四）免疫学检查

免疫学检查主要用于感染程度较轻者，或用于流行病学调查。常用的方法有成虫纯 C 抗原皮内试验（ID）、间接细胞凝集试验（IHA）、酶联免疫吸附试验（ELISA）。因有假阳性存在，不能排除既往感染，不应仅根据抗体阳性进行现症诊断。

（五）其他

超声波检查、CT 和磁共振可显示肝内中小胆管多处扩张，胆管内有虫体及其他改变如胆管炎症表现。但影像学改变多属非特异性。不能作为明确诊断的依据。

【诊断与鉴别诊断】

（一）诊断

1. 流行病学资料　居住或到过流行区。有生食或食未煮熟淡水鱼虾史。

2. 临床表现　当出现腹胀、腹泻等消化不良及头昏、失眠等神经衰弱的症状，并伴有肝大或其他肝胆系统表现时，应考虑本病的可能。

3. 实验室检查　确诊有赖于粪便或十二指肠引流液中找到虫卵。IHA、ELISA 等免疫学方法，可作辅助诊断。

（二）鉴别诊断

1. 异形吸虫病　由异形吸虫或横川后殖吸虫等所引起。这些吸虫也是通过生食或食未煮熟的淡水鱼而感染，虫卵与华支睾吸虫卵极相似，可通过粪检虫卵鉴别。临床上，当反复投以驱虫药后，虫卵仍不转阴时，可考虑进行十二指肠液引流检查，如未获得虫卵，应考虑异形吸虫感染。

2. 病毒性肝炎、肝炎后肝硬化　消化道症状及肝功能损害明显，病毒性肝炎血清抗原抗体阳性，粪检找不到华支睾吸虫卵可鉴别。

3. 单纯性消化不良　单纯性消化不良患者，无生食或食未煮熟鱼虾史，食后胃部不适，亦伴有腹泻，但多无肝大，粪中无虫卵，但可见未消化的食物残渣。

4. 胆囊炎、胆石症　华支睾吸虫所引起的胆囊炎、胆石症应与胆石症合并细菌感染引起的胆囊炎相鉴别，它们的临床症状相似，但后者感染中毒症状多较为明显。粪便检查是否发现虫卵是最重要的区别。

【预后】

轻症患者经过治疗,预后良好。合并病毒性肝炎,可加重肝炎的症状、延长病程,肝功能不易恢复正常。重度感染和病程较长的重症患者,出现肝硬化、腹水或伴有病毒性肝炎等合并症时,治疗比较困难,但经驱虫治疗后,一般情况和肝脏病变也可好转。

【治疗】

（一）一般治疗和对症治疗

对重症感染并伴有较重的营养不良和肝硬化患者,应优先予以支持疗法,如加强营养、保护肝脏、纠正贫血等,待全身情况好转时再予以驱虫治疗。

（二）病原治疗

1. 吡喹酮(praziquantel) 是本病的首选药物,具有疗效高、毒性低、反应轻,在体内吸收、代谢、排泄快等优点。治疗剂量为每次 20mg/kg,每天 3 次,连服 2~3 天。此药的不良反应一般轻微而短暂,但当胆管内华支睾吸虫被大量驱出时,有时可引起胆绞痛或慢性胆囊炎急性发作,虫卵阴转率几乎达 100%。

2. 阿苯达唑(albendazole) 又名肠虫清,对本病亦有较好疗效。每天 10~20mg/kg,分 2 次服,7 天为 1 疗程,虫卵阴转率可达 95% 以上。

3. 外科治疗 患者并发急性或慢性胆囊炎、胆石症或胆道梗阻时,即予手术治疗。继发细菌感染者,同时加用抗菌药物,术后应继以病原治疗。

【预防】

（一）控制传染源

应开展对本病的流行病学调查,及时治疗患者及病畜,以控制或消灭传染源。

（二）切断传播途径

加强粪便及水源管理,不用未经处理的新鲜粪便施肥,不随地大便;不在鱼塘上或河旁建厕所。应禁止用粪便喂鱼,防止虫卵污染水源。

（三）保护易感染者

开展卫生宣教,改变不良饮食习惯,不食生的或未熟透的淡水鱼、虾。

四、姜片虫病

姜片虫病(fasciolopsiasis)由布氏姜片吸虫(fasciolopsis buski)寄生在人、猪小肠内所致的人兽共患寄生虫病。临床主要表现为腹痛、腹泻、消化功能紊乱。

【病原学】

布氏姜片吸虫,属于片形科片形属。活虫呈椭圆形、扁平似生姜片,虫体大而肥厚,呈肉红色,雌雄同体,是寄生于人体最大的吸虫。虫体长达 20~75mm,宽 8~20mm,厚达 0.5~3mm。成虫有口及腹吸盘各一个,口吸盘位于虫体前端。腹吸盘呈漏斗状、较大,虫体凭借这发达的腹吸盘吸附在宿主的小肠上。成虫每天产卵较多。约 25 000 个。虫卵为椭圆形,为人体蠕虫卵中最大者,约 130μm×80μm,卵内含有一未分裂的卵细胞和 20~40 个卵黄细胞,呈棕黄色或淡黄色。

姜片虫需有两个宿主(扁卷螺和人或猪)才能完成其发育、繁殖的生活史。虫卵随粪便排出体外后,在自然界水中的适宜温度(26~32℃)与湿度下,经 3~7 周发育成毛蚴孵出。毛蚴侵入其中间宿主扁卷螺,经胞蚴、母雷蚴、子雷蚴等阶段而发育成尾蚴,尾蚴从螺体内逸出吸附在水生植物如菱角、荸荠、藕节的表面,脱去尾部成囊蚴。当终宿主人或猪生食受染的水生植物时,囊蚴进入人体或猪体。在小肠经消化液和胆汁作用下,囊壁破裂,尾蚴逸出,借吸盘吸附于十二指肠或空肠上段的黏膜上吸取营养。约经 1~3 个月发育成为成虫并产卵。成虫的寿命在人体内一般为 4~4.5 年之久,在猪体内约为 1 年。

【流行病学】

本病是地方性传染病，流行于亚洲的温带与热带地区，如东南亚各国。我国除东北、内蒙古、新疆、西藏、青海和宁夏外，其余 18 个省（自治区）均有人或猪姜片虫病流行，以南部及中部的水乡为主要流行区，并取决于居民是否有生食水生植物的习惯。姜片虫感染有明显的季节性，一般发生在 9~11 月份。

（一）传染源

患者和受感染的猪为本病主要传染源，猪又是姜片虫的保虫宿主。

（二）传播途径

粪便污染水源是造成本病流行的重要因素。流行区人群因生食含有囊蚴的水生植物而被感染，也可能因饮用带有囊蚴的水而被感染。常见的水生植物有大红菱、大菱、四角菱、荸荠和茭白。流行区多以水浮莲等喂猪，故猪的感染率很高。

（三）人群易感性

人群普遍易感，5~20 岁的儿童与青少年发病率为最高。但在重流行区，60 岁以上的人群感染率也很高。感染后无明显保护性免疫，故可重复感染。

【发病机制与病理】

主要为机械性损伤及虫体代谢产物被吸收后引起的变态反应和毒性反应。成虫以强大的腹吸盘吸附在十二指肠和空肠上段的黏膜上，可引起被吸附的黏膜及邻近组织发生炎症，致使患者的消化功能障碍。病变部位充血、水肿、点状充血，甚至形成溃疡或脓肿。黏膜与黏膜下层可见淋巴细胞、中性粒细胞、嗜酸性粒细胞浸润。虫体大量摄取肠道内养分，加之遮盖肠壁黏膜，妨碍肠道对营养物质的消化与吸收，导致营养不良。虫数很多时，可成团堵塞肠腔，形成肠梗阻。虫体代谢产物可引起过敏反应，血中嗜酸性粒细胞增多。

【临床表现】

潜伏期为 1~3 个月。

感染轻者多无症状或症状轻微，如食欲下降，偶有上腹部不适。中、重度者可有恶心、呕吐、食欲减退等胃肠道症状。常有间歇性上腹部隐痛，少数为脐周痛，发生于早晨空腹或饭后，偶有剧痛或绞痛。可有腹泻或腹泻与便秘交替出现。腹泻每天数次、量多、奇臭，内含未消化的食物。更重者，如儿童，可出现全身营养不良表现，如乏力、精神萎靡、消瘦、贫血，有不同程度的水肿。不少患者有自动排虫史或吐虫史。儿童常有神经症状如夜间睡眠不好、磨牙、抽搐。少数患者由于长期慢性腹泻水样便或黏液血便，引起严重营养不良、继发肠道和肺部感染而发热，并可发展至全身衰竭而死亡。大量感染者（虫体数可达数千条）可因虫体成团而并发肠梗阻。

【实验室及辅助检查】

（一）血常规

白细胞计数稍高，嗜酸性粒细胞增高，可达 10%~20%，可有轻度贫血。

（二）粪便检查

直接涂片法或沉淀集卵法可找到姜片虫卵，因姜片虫卵大，易于发现。

【诊断】

凡在姜片虫流行区有生食水生植物史，伴有消化不良、上腹部隐痛、慢性腹泻、食欲减退等胃肠道症状及营养不良者，应考虑本病。粪便中查出姜片虫卵或在呕吐物中发现成虫时，可确诊此病。

【治疗】

（一）一般治疗

本病一般预后良好。重症患者应先加强支持疗法，改善营养，纠正贫血，然后进行驱虫治疗。

（二）驱虫治疗

1. 吡喹酮（praziquantel） 可作为治疗本病的首选药物，具有高效、低毒、使用方便等优点，且不良反应轻微。常用剂量为10~20mg/kg，一天内分3次口服。治疗后1个月虫卵阴转率为97.5%~100%。

2. 硫氯酚（bithionol sulfoxide） 成人剂量为3g，儿童为50mg/kg，晚间顿服或连服2晚，便秘可加服泻剂，一次服药后疗效可达70%以上。

3. 其他 槟榔煎剂、硝硫氢胺亦有一定的疗效。

【预防】

针对本病的流行环节提出预防措施，加强卫生宣传教育。

（一）管理传染源

普查、普治患者。流行区内的猪应圈养并定期给予药物如吡喹酮等进行驱虫治疗。

（二）切断传播途径

教育儿童不要生食菱角、荸荠等水生植物，不喝生水。猪食的青饲料或其他水生植物应煮熟后喂食。加强粪便管理，尤其管好猪粪，粪便应经无害化灭卵处理后方可使用。积极开展养鱼养鸭生物学灭螺或化学灭螺。

（宁 琴）

参考文献

1. 吴观陵 . 血吸虫病 // 李梦东 . 实用传染病学 . 第3版 . 北京：人民卫生出版社，2004，1157-1167
2. 徐肇玥，施光峰 . 血吸虫病 // 陈灏珠 . 实用内科学 . 第11版 . 北京：人民卫生出版社，2001，639-647
3. 张大志，刘约翰 . 血吸虫病 // 马亦林 . 传染病学 . 第4版 . 上海：上海科学技术出版社，2005，966-975
4. 陈雅荣 . 血吸虫感染 // 陈敏章 . 中华内科学 . 北京：人民卫生出版社，1999，1334-1344
5. 马亦林，李兰娟 . 传染病学 . 第5版，上海：上海科学技术出版社，2011，731-759
6. 李兰娟，任红 . 传染病学 . 第8版 . 北京：人民卫生出版社，2013，297-316
7. Doanh PN. Human paragonimiasis in Vietnam：epidemiological survey identification of the responsible species by DNA sequencing of eggs in patients' sputum. Parasitol Int，2011，60（4）：534-537
8. Kim KU. A pulmonary paragonimiasis case mimicking metastatic pulmonary tumor. Korean J Parasitol，2011，49（1）：69-72
9. Shim SS. Pleuropulmonary and abdominal paragonimiasis：CT and ultrasound finding. Br J Radiol，2012，85（1012）：403-410
10. Cheng W. Hepatic paragonimiasis revealed by FDG PET/CT. Clin Nucl Med，2010，35（9）：726-768
11. Kyung SY. A paragonimiasis patient with allergic reaction to praziquantel and resistance to triclabendazole：successful treatment after desensitization to praziquantel. Korean J Parasitol. 2011，49（1）：73-77
12. Kim EM. Detection of clonorchis sinensis in stool samples using real-time PCR. Ann Trop Med Parasitol，2009，103（6）：513-518

第二节 丝 虫 病

丝虫病（filariasis）是由丝虫寄生于人体引起的寄生虫病。目前已知的寄生于人体的丝虫有三类8种，分别为：寄生于人体淋巴系统的班氏丝虫（*Wuchereria bancrofti*）、马来丝虫（*Brugia malayi*）、帝汶丝虫（*Brugia timori*）；寄生于人体皮下组织的盘尾丝虫（*Onchocerca volvulus*）、罗阿丝虫（*Loa loa*）和链尾丝虫（*Mansonella streptocerca*）；寄生于人体腔的常现丝虫（*Dipetalonema perstans*）和奥氏丝虫（*Mansonella ozzardi*）。丝虫病的流行面广。在我国，流行的有班氏丝虫及马来丝虫，早期的临床特征主要为反复发作的淋巴管炎和淋巴结炎，晚期主要为淋巴管阻塞及其产生的不同部位的淋巴水肿、象皮肿和睾丸鞘膜积液。该病是一种危害严重的消耗性疾病，

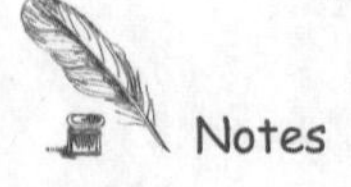

1997年世界卫生组织通过决议，到2020年要在全球消灭淋巴丝虫病，2006年我国已有16个丝虫病流行省、自治区、直辖市达到了消灭丝虫病标准，但在原丝虫病流行区，目前仍有约49万慢性丝虫病患者。

【病原学】

丝虫成虫为白色细长的圆形线虫，头部钝圆稍膨大，尾部细而弯曲，雌雄异体，常缠绕在一起。流行于我国的班氏丝虫与马来丝虫成虫形态相似，主要鉴别点在于班氏雄虫肛孔两侧有乳突8~12对，肛孔至尾端间可见1~2对乳突，而马来丝虫雄虫的肛孔两侧乳突仅2对，且肛孔至尾端间无乳突。受精卵在雌虫子宫内直接发育为幼虫，称为微丝蚴。微丝蚴自雌虫逸出后，大多数进入血液循环后，白天多藏匿于肺的微血管内，夜间进入周围血液循环，具有明显的夜现周期性(nocturnal periodicity)。通常马来微丝蚴为晚8时至次日晨4时达高峰；班氏微丝蚴为晚10时到次日晨2时达高峰。这种夜现周期性的机制尚不完全清楚。微丝蚴在人体内一般可存活2~3月，长者可达数年。两种微丝蚴的形态有明显差异(表11-2)，借此可以判断感染丝虫的种类。

表11-2 班氏微丝蚴与马来微丝蚴的形态鉴别

	班氏微丝蚴	马来微丝蚴
长、宽(μm)	(244~296)×(5.3~7.0)	(177~230)×(5~6)
体态	柔和，弯曲较大、自然	弯曲硬，大弯上有小弯
头间隙	短，长宽比为1∶1或1∶2	较长，长宽比为2∶1
体核	圆形，较小，排列疏松	卵圆形，排列紧密，难分清
排泄孔	小，不显著	较大
肛孔	小，不显著	较大
尾部	后1/3较尖细，无尾核	有两个尾核，尾核处较膨大

在班氏和马来丝虫的生活史中，需要两种不同的宿主，分为两个发育阶段。一个阶段在蚊虫(中间宿主)体内，另一阶段在人(终宿主)体内。微丝蚴必须在蚊体内完成其幼虫期发育，并经蚊虫叮咬感染另一宿主，才能发育为成虫。

(一) 幼虫在蚊体内发育

当含有微丝蚴的人血被蚊虫叮咬吸入蚊胃，在蚊胃内脱壳后穿过胃壁经腹腔到达胸肌，发育为寄生期幼虫，再经两次蜕皮后发育为感染期幼虫，自胸肌移行到蚊喙的下唇，在蚊虫吸血时进入人体。

(二) 成虫在人体内发育

侵入人体的感染期幼虫部分在移行和发育过程中死亡，部分幼虫在人体淋巴系统发育为成虫，从幼虫侵入人体至微丝蚴出现于外周血液，马来丝虫约3个月，班氏丝虫需6~12个月。成虫寿命为4~5年，有的长达10年以上。

【流行病学】

全世界约有1.2亿人患淋巴丝虫病，其中4400万人有明显的临床症状。主要为班氏丝虫，其次为马来丝虫和帝汶丝虫。我国有16个省、市、自治区有本病流行，除山东和台湾省为单纯的班氏丝虫病流行外，其余均为班氏和马来两种丝虫混合感染。长江以北主要是班氏丝虫，长江以南为两种丝虫同时存在。

(一) 传染源

血中有微丝蚴的患者和无症状的带虫者为本病的主要传染源。人是班氏丝虫的唯一终宿主和储存宿主。马来丝虫除在人体寄生外，还可寄生与猴、猫、穿山甲等动物的体内，可作为主要的储存宿主并可成为传染源。

Notes 

（二）传播途径

多种蚊虫都可成为班氏和马来丝虫病的传播媒介。叮咬是传播的主要途径。

（三）易感人群

进入流行区的人普遍易感，男女发病率无明显差别。病后可获得一定程度的免疫力，但不能阻断再次感染的发生。有学者在一项研究中发现抗丝虫的 IgG_4 水平与家庭环境因素有显著的统计学意义，故认为丝虫感染存在家庭聚集性。

（四）流行特征

蚊虫孳生季节发病率较高，气温在 20~30℃，相对湿度在 75%~90% 之间最有利于微丝蚴的蚊体内发育成为感染期幼虫，故一般多在 5~10 月份为丝虫病的高发季节。热带和亚热带常年均可发病。

【发病机制和病理】

丝虫病的发生与感染的种类、频度、寄居的主要部位，机体的免疫反应和继发感染等多种因素密切相关。虽然尚缺乏对发病机制的彻底了解，但目前多认为与幼虫脱皮、成虫分泌物和代谢产物引起的免疫反应有关，主要有Ⅰ型和Ⅲ型变态反应参与。后期表现为淋巴管阻塞性病变及继发感染，与Ⅳ型变态反应相关。病理改变的进程比较清楚。

无症状的微丝蚴血症者，淋巴系统结构和功能改变也常是严重的。功能受损最终导致早期可逆性淋巴水肿。由于丝虫感染持续存在和并发局部细菌和真菌重复感染不断侵袭受损的淋巴系统，逐渐演变为不可逆性淋巴水肿，并导致肢体、乳房、生殖器慢性象皮肿或乳糜尿。

一般而言，淋巴管损害的部位决定临床表现的区域与类型。成虫寄生在淋巴结的输入管或皮质窦，引起局部炎症反应，造成淋巴管扩张和管壁增厚，内皮细胞和结缔组织增生至息肉样，引起淋巴管狭窄，功能异常。淋巴管造影和淋巴闪烁法研究证实闭塞前期淋巴管即发生特征性扭曲，并伴有瓣膜功能丧失、淋巴反流、淋巴循环障碍和淋巴水肿。

死亡的成虫周围发生局部炎症和肉芽肿样反应，纤维增生，虫体碎片钙化，进一步引起淋巴管阻塞。局部感染可加重阻塞，最终形成象皮肿等慢性病变。

【临床表现】

本病的临床表现轻重不一，潜伏期为 4 个月至 1 年不等。感染后有半数不出现症状而血中有微丝蚴，成为“无症状”感染者。马来丝虫主要寄生于浅表淋巴系统，以四肢淋巴结或淋巴管炎及象皮肿最为多见。班氏丝虫除四肢淋巴系统外，还能寄生于深部淋巴系统，故腹部症状以及精索、附睾、阴囊等的炎症和结节较为多见。

（一）早期

以淋巴系统炎性病变为主

1. 淋巴管和淋巴结炎　是班氏和马来丝虫病急性期的临床表现之一，好发于四肢，下肢最为常见。表现为受累淋巴结肿大、疼痛。淋巴管也有肿胀和疼痛，自近端向远端呈离心性发展的红线（俗称“流火”）继之患肢皮肤呈弥漫性红肿、发亮，有灼热感和压痛，称“丹毒样皮炎”。持续 1 周后病变部位脱屑，患肢疼痛逐渐消退。

2. 丝虫热　是指急性发作性发热，表现为畏寒、寒战和发热，体温常为 38~39℃，伴淋巴系统（深部为主）的炎症和短暂的局部水肿。周期性发作，每年发生 6~10 次，每次持续 3~7 天。班氏丝虫病流行区多见于丝虫热发作。

3. 精索炎、附睾炎和睾丸炎　主要见于班氏丝虫病，表现为发热和一侧自腹股沟向下蔓延的阴囊疼痛，并放射至大腿内侧。睾丸和附睾肿大，有压痛。精索上有一个或多个结节性肿块，压痛明显，持续数天后可自行消退，肿块缩小变硬。反复发作后肿块可逐渐变大。

4. 肺嗜酸性粒细胞浸润综合征　又称“丝虫病嗜酸性粒细胞增多症”（filarial hypereosinophilia）。表现为畏寒、发热、咳嗽、哮喘和淋巴结肿大等。肺部有游走性浸润灶，胸片示肺纹理增

粗和广泛粟粒样斑点状阴影，痰中可见嗜酸性粒细胞和夏科-莱登晶体。周围血液嗜酸性粒细胞计数可达 3×10^9/L 以上，占白细胞总数的 20%~80%。

（二）晚期

以淋巴系统增生和阻塞引起的表现为主。

1. 淋巴结肿大和淋巴管曲张 肿大的淋巴结及其周围呈向心性淋巴管曲张，常于腹股沟处形成肿块，为海绵样囊性，中心有硬核感觉，穿刺可抽出淋巴液，有时可找到微丝蚴。精索淋巴管曲张，常相互粘连成索状，易与精索静脉混淆，且两者可并存。

2. 鞘膜腔积液 多见于班氏丝虫病。系精索与睾丸淋巴管阻塞，淋巴液淤滞于鞘膜腔内所致。积液少时无症状；积液多时，患者可有重垂或下坠感，严重者阴囊体积增大，皱褶消失；有下坠感而无疼痛，透光实验阳性。积液可为草绿色液体，也可是乳白色的乳糜液。积液中常可找到微丝蚴。

3. 乳糜尿 突然出现乳白色尿，也可因混有血液而呈粉红色。静置后尿液呈三层：上层为脂肪，中层为较清的尿液，下层为粉红色沉淀。沉淀中有时可找到微丝蚴。乳糜尿为班氏丝虫常见的晚期表现之一，可因高脂、高蛋白饮食而加重，也与过度劳累有关。

4. 淋巴水肿和象皮肿 丝虫病早期即可有水肿，可因侧支或吻合支形成而消退。代偿平衡破坏，形成永久性水肿，发生皮下组织增厚和表皮角质化。水肿绝大部分发生于下肢，少数见于阴囊、阴茎、上肢、乳房等处。象皮肿是局部反复细菌感染的结果。

【实验室检查】

（一）血常规

白细胞总数在 $(10\sim20)\times10^9$/L 之间，嗜酸性粒细胞显著增高，占白细胞总数的 20% 以上，如继发感染，中性粒细胞亦显著增高。

（二）乳糜尿检查

乳糜尿为乳白色，可用乙醚提取，苏丹红醋酸酒精染色后，在显微镜下可见红黄色脂肪颗粒。淋巴尿的外观与正常尿外观无异常，但蛋白含量明显增高，也有少数的红细胞，但无管型。

（三）病原学检查

1. 微丝蚴检查 是诊断丝虫病的最可靠方法。根据微丝蚴夜现的周期性，于晚 10 时至次日凌晨 2 时采血，方法有三：

(1) 涂片法：取耳垂血 3 大滴置于玻片中心，涂布成 2cm×3cm 大小的厚血片，干后溶血，染色镜检。

(2) 鲜血法：取耳垂血 20μl，在低倍镜下找微丝蚴。阳性者可见微丝蚴自由摆动，前后卷曲，较易识别。

(3) 浓集法：取静脉血 2ml，抗凝，蒸馏水溶解红细胞，离心沉淀后找微丝蚴，此法检查的阳性率最高。

2. 成虫检查 对于疑诊病例，于肿大的淋巴结处抽取淋巴液或切除活检，查找丝虫成虫。

3. 免疫学检查 抗丝虫的 IgG4 分子的可变区不存在结合磷酸胆碱（PC）和多糖蛋白（GAC）的结构，可减少交叉反应的影响；IgG4 是一短程抗体，感染的病原体被清除后即可快速消失或减少，利用这一特性，已建立多种检测丝虫特异性抗体或抗原的免疫学方法。其中包括单克隆抗体试剂盒与快速免疫色谱技术（ICT），通过检测血清中特异性的 IgG4 来进行诊断和疗效的考核。

4. 分子生物学检测 近年来应用 PCR 方法及生物素 DNA 探针结合 PCR 技术对班氏微丝蚴阳性的血样和蚊虫体内的丝虫幼虫进行了检测，均有较高的敏感性和特异性。

【诊断】

（一）流行病学资料

流行区居住史，有蚊虫叮咬史等感染的机会。

(二)临床表现

周期性发热。反复发作的淋巴结炎与逆行性淋巴管炎、象皮肿、乳糜尿为本病的特征。

(三)实验室检查

血液和组织中找到微丝蚴即可确诊。必要时可切取浅表淋巴结、附睾或精索结节小块进行活检,可发现成虫或肉芽组织炎性变化。

【鉴别诊断】

丝虫病所致的淋巴结炎、淋巴管炎及丹毒样皮炎应与细菌感染引起者相鉴别,后者中毒症状较重,局部疼痛与压痛明显,淋巴管炎自上而下,向局部淋巴结发展,中性粒细胞计数升高。精索炎与睾丸炎应与结核性附睾炎相鉴别,后者在附睾内,常粘连在一起,不痛,少有反复发作。乳糜尿应与腹腔淋巴结结核和肿瘤引起者相鉴别。

【预后】

丝虫病一般不危及生命,及早诊断和治疗,可很快康复。晚期患者对劳动力有较大影响,常因合并感染而危及生命。持续乳糜尿对患者影响较大。

【治疗】

(一)病原治疗

1. 乙胺嗪(diethylcarbamazine) 又名海群生(hetrazan),对微丝蚴和丝虫均有作用,是目前治疗丝虫病的首选药物。对马来丝虫病的疗效好而迅速。其剂量、用法、疗程可根据丝虫种类、患者一般情况和感染程度而定。治疗方法有三种:①短程疗法,1.5g 1次顿服或0.75g日服2次,一般用于马来丝虫的治疗;②中程疗法:成人0.6g每日,分2次口服,连服7天。常用于班氏丝虫病的治疗;③间歇疗法:成人0.5g/d,每周1次,连用7周为1疗程,最好连用3个疗程。此疗法效果肯定,微丝蚴阴转率高,反应小。疗程中可出现一时性过敏反应,个别可有喉头水肿或支气管痉挛,应予抗过敏及对症治疗。

2. 伊维菌素 伊维菌素(ivermectin)对微丝蚴与海群生同样的效果,但不良反应明显减轻,最近发现有杀成虫效果。该药为大环内酯类药物,对班氏及马来丝虫均有相当的疗效。

3. 其他 左旋咪唑(levamisole)、呋喃嘧酮(furapyrimidone)也可作为治疗丝虫病的药物,或者与海群生联合可提高疗效,后者可作为补充替换药物。

(二)对症治疗

淋巴水肿和象皮肿有相当程度的可逆性。在病原治疗的基础上,注意局部护理,预防感染的发生和适当的手术治疗,可达到很好的疗效。对象皮肿还常采用热绑疗法,疗效肯定,可在一定程度上恢复患者的劳动力。

乳糜尿的患者应注意休息,避免重体力劳动,发作期不宜高脂、高蛋白饮食。可应用中药治疗,必要时可行外科手术治疗。

【预防】

在流行区大力整治环境卫生和消灭蚊虫孳生地,加强个人防护和开展群众性普治均是消灭丝虫病的好措施。

(赵英仁)

参考文献

李兰娟,任红.传染病学.第8版.北京:人民卫生出版社,2013,269-272

第三节 线 虫 病

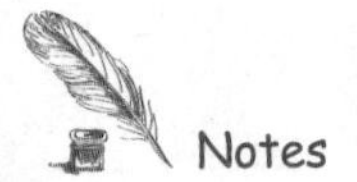

肠道线虫(human intestinal nematodes)感染包括钩虫病、蛔虫病、蛲虫病、旋毛虫病、鞭虫病

和一些罕见动物线虫病。流行于热带和温带地区，特别是居住拥挤和卫生境况较差处。随着农村城市化、环境变迁以及气候等的变化，这些常见寄生虫病的发病率、流行病学、临床表现等都在不断发生变化，总的趋势是发病率越来越低，以散发为主，临床表现不典型。本节介绍钩虫病、蛔虫病、蛲虫病、旋毛虫病的病原学、临床表现和诊断治疗等情况。

一、钩 虫 病

钩虫病（ancylostomiasis，hookworm disease）是由十二指肠钩虫（*Ancylostoma duodenale*）和（或）美洲钩虫（*Necator americanus*）寄生于人体小肠导致的疾病。钩虫感染轻症患者可无症状，严重贫血者可致儿童发育障碍、心功能不全等。临床常见表现为不同程度的贫血、营养不良、胃肠功能失调及劳动力下降。

【病原学】

寄生于人体的钩虫主要有十二指肠钩口线虫（简称十二指肠钩虫）和美洲板口线虫（简称美洲钩虫），雌虫较粗长，雄虫细短，尾部有交合伞。成熟的十二指肠钩虫雌虫每天产卵10 000个到30 000个；美洲钩虫每日产卵5000个至10 000个。两者虫卵相似，呈椭圆形，无色透明，卵壳薄，内含2~8个细胞。虫卵随粪便排出体外，在温暖、潮湿、疏松土壤中，24~48小时内发育为杆状蚴。杆状蚴经5~7天发育为丝状蚴，活动力强，可生存数周。当丝状蚴接触人体皮肤或黏膜时，即可侵入人体，从微小血管随血流经右心至肺，穿破肺微血管进入肺泡，沿支气管上行到咽部，随吞咽活动经食管进入小肠。在小肠内形成口囊，再经3~4周发育为成虫，吸附于肠黏膜，寄生在小肠上段，如图11-1。自幼虫侵入体皮肤到成虫成熟产卵的时间一般为4~7周。钩虫成虫寿命可长达5~7年，但大多数成虫在1~2年内排出体外。

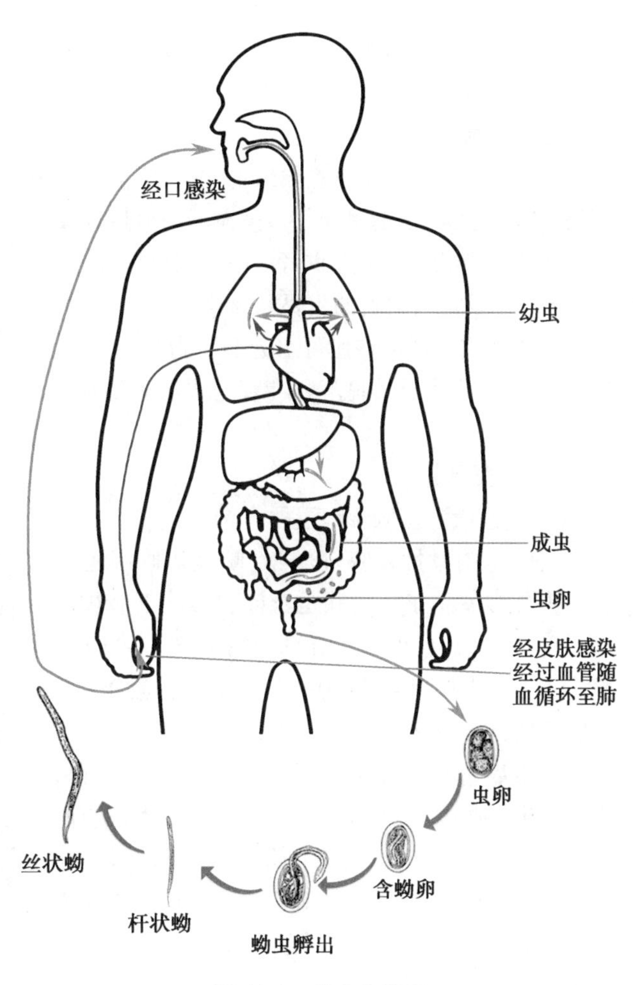

图 11-1 钩虫生活史

【流行病学】

钩虫感染遍及全球，以热带和亚热带地区最普遍，农村感染率明显高于城市。感染高度流行区感染率在80%以上，一般感染率为5%~30%。国内以四川、浙江、湖南、福建、广西、广东等较重。除黑龙江、青海、西藏、新疆、内蒙古等省外，其他地区均有不同程度流行。

（一）传染源

主要是钩虫感染者和钩虫病患者，排虫卵越多，作为传染源的意义更大。

（二）传播途径

我国农村钩虫感染主要经皮肤感染，未经无害化处理的新鲜粪便施肥，污染土壤与农作物，成为重要的感染场所，是引起传播的重要因素。人体感染主要是钩蚴通过皮肤而感染，也可因

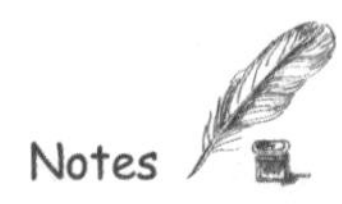

生食含钩蚴的蔬菜、瓜果等经口腔黏膜侵入人体内。儿童感染的主要途径是由于住宅附近地面被钩蚴污染。

（三）人群易感性

任何年龄、性别均可感染，但以青壮年农民感染率为高，儿童较少。感染者大多数为菜农、桑民、茶农、棉农、矿工和砖瓦厂工人。男性高于女性，而且可重复感染。

【发病机制与病理】

（一）皮肤损害

由钩虫幼虫引起皮炎，丝状蚴侵入皮肤后数分钟到1小时，局部皮肤即出现红色丘疹，1~2天出现充血、水肿以及细胞浸润的炎症反应。感染后24小时，大多数幼虫仍滞留在真皮层与皮下组织内，然后经淋巴管或微血管到达肺部。

（二）肺部病变

当钩虫幼虫通过肺微血管到达肺泡时，可引起肺间质和肺泡点状出血及炎症。感染严重者可产生支气管肺炎。当幼虫沿支气管向上移行至咽部，可引起支气管炎与和哮喘。

（三）小肠病变

钩虫口囊咬附在小肠黏膜绒毛上皮，以摄取黏膜上皮和血液为食，且不断更换吸附部位，并分泌抗凝血物质，引起黏膜伤口渗血。渗血量远较钩虫吸血量为多。并在小肠黏膜上产生散在的点状或斑点状出血。严重者黏膜下层可出现大片出血性瘀斑，甚至引起消化道大出血。慢性失血是钩虫病患者贫血的主要原因。

长期严重缺铁性贫血可引起心肌脂肪变性、心脏扩大、长骨骨髓显著增生、脾骨髓化、指甲扁平、反甲、毛发干燥脱落和食管与胃黏膜萎缩等病理变化。儿童严重感染可引起生长发育障碍。

【临床表现】

（一）幼虫引起的临床表现

主要是钩蚴性皮炎和咳嗽、咳痰等呼吸道症状。皮炎多发生于手指和足趾间、足缘、下肢皮肤或臀部，产生红色点状斑丘疹，奇痒（图11-2）。一般3~4天后炎症消退，7~10天后皮损自行愈合。若皮肤抓破，可继发局部细菌感染，形成脓疱。

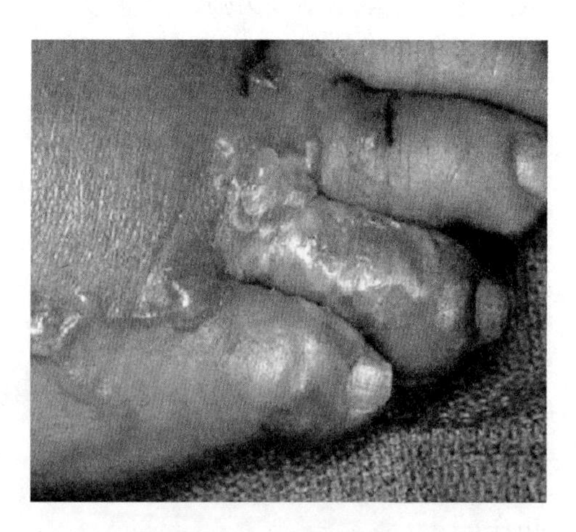
图11-2 钩蚴性皮炎

感染后7天左右，由于大量钩蚴移行至肺部，患者可出现咳嗽、咳痰、咽部发痒等症状，尤以夜间为甚。重者痰中带血，伴有阵发性哮喘、声音嘶哑和低热等症状，持续数周。肺部检查可闻及干啰音或哮鸣音。X线检查显示肺纹增粗或点片状浸润阴影，数日后自行消退。

（二）成虫所致的临床表现

主要包括慢性失血所致的贫血症状和肠黏膜损伤引起的多种消化道症状，少数患者出现上消化道出血，极个别患者出现精神症状。

消化道症状 大多数患者于感染后1~2个月出现上腹隐痛或不适，食欲减退、消化不良、腹泻、消瘦、乏力等。重度感染者常有异嗜癖，如食生米、泥土等。偶有发生消化道出血者，表现为持续黑便，常被误诊为十二指肠溃疡出血。

贫血 贫血是钩虫病的主要症状，重度感染3~5个月后逐渐出现进行性贫血。患者表情淡漠，脸色蜡黄，甚至可出现心力衰竭。重症贫血伴低蛋白血症者，常有下肢水肿，甚至出现腹水和全身水肿。

孕妇钩虫病易发生缺铁性贫血、妊娠高血压综合征，引起流产、早产或死胎，新生儿死亡率增高。

【实验室检查】

（一）血常规

有不同程度贫血，属低色素性小细胞贫血。网织红细胞数正常或轻度增高，白细胞数大多正常，嗜酸性粒细胞数略增多，严重贫血患者嗜酸性粒细胞数常不增多。

（二）骨髓象

显示造血旺盛现象，但红细胞发育受阻于幼红细胞阶段，中幼红细胞显著增多。骨髓游离含铁血黄素和铁粒细胞减少或消失，当骨髓内贮铁耗尽，血清铁显著降低时，才出现周围血中血红蛋白明显减少。

（三）粪便检查

粪便隐血试验可呈阳性反应。

1. 直接涂片和饱和盐水漂浮法 可查见钩虫卵，因钩虫卵的比重（1.056~1.000）较饱和盐水（1.20）低，漂浮法可提高检出率。

2. 虫卵计数 用Stoll稀释虫卵计数法和改良加藤（Kato-Katz）法测定钩虫感染度，以每克粪虫卵数表示（EPG）。EPG<3000为轻度感染，3001~10 000为中度感染，>10 000为重度感染。

3. 钩蚴培养法 此方法耗时较长，不能用于快速诊断，临床基本不用。

4. 淘虫法 主要用于新药驱虫的疗效考核。方法在驱虫治疗后收集24~48小时内全部粪便，用水冲洗淘虫并按虫种计数。

（四）胃、肠镜等物理检查

胃、肠镜检查时在十二指肠、盲肠等有时可见活的虫体，吸附于肠壁，周围有少量新鲜渗血。呈细长线条状，长度约1.0~1.5cm，粗约0.05~0.1cm，鲜红、暗红或咖啡色半透明，蛇样盘曲，蚯蚓样蠕动，一端吸咬于肠黏膜，呈C型弯曲，游离部分可见蠕动。

【诊断与鉴别诊断】

在流行区有赤足下田和“粪毒”史以及贫血等临床表现，应怀疑钩虫病。通过粪便检查钩虫卵即可确诊。

钩虫患者出现上腹隐痛，尤其有黑便时应与十二指肠溃疡、慢性胃炎等相鉴别，胃肠钡餐与胃镜检查有助于鉴别诊断。钩虫病贫血需与其他原因引起的贫血相鉴别，如妊娠期因生理性铁质需要增加而摄入不足以及其他原因胃肠道慢性失血所致的贫血等。凡是失血程度与粪便虫卵不相称时，应寻找其他原因。

【治疗】

包括病原学治疗与对症治疗。

（一）钩蚴皮炎

在感染后24小时内局部皮肤可用左旋咪唑涂肤剂或15%阿苯达唑软膏。皮炎广泛者口服阿苯达唑，每日10~15mg/kg，分2次服，连续3天。

（二）驱虫治疗

目前国内外广泛使用的阿苯达唑（albendazole）和甲苯达唑（mebendazole），具有杀死成虫和虫卵的作用，但其驱虫作用缓慢，于治疗后3~4天才排出钩虫。

（三）对症治疗

补充铁剂，改善贫血。孕妇和婴幼儿钩虫病贫血严重，给予小量输血。严重贫血者应予高蛋白和维生素等营养丰富的饮食。

【预防】

对中小学学生和高危人群，用复方甲苯达唑或阿苯达唑每年进行驱虫，有利于阻断钩虫病

Notes
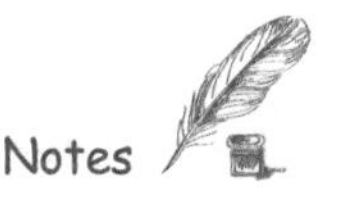

传播。推广粪便无害化处理，尽量避免赤足与污染土壤密切接触，防止钩蚴侵入皮肤，彻底切断传播途径；不吃不卫生蔬菜，防止钩蚴经口感染。

二、蛔 虫 病

蛔虫病是由似蚯蚓蛔线虫（*Ascaris lumbricoides*, *ascariasis*）寄生在人体小肠或其他器官所引起的慢性传染病。临床常无明显症状，部分患者有腹痛和肠道功能紊乱表现。除肠蛔虫症外，还可引起胆道蛔虫症、蛔虫性肠梗阻等严重并发症。

【病原学】

蛔虫寄生于小肠上段，活体为乳白色或粉红色。雌虫每日产卵约20万个，虫卵分受精卵和未受精卵，后者不能发育。受精卵随粪便排出，在适宜的环境下发育为含杆状蚴虫卵，此时被人吞食后即可受感染。其幼虫在小肠孵出，经第一次蜕皮后，侵入肠壁静脉，经门静脉至肝、右心、肺。在肺泡与支气管经2次蜕皮逐渐发育成长。感染后8~10天向上移行，随唾液或食物吞入，在空肠经第4次蜕皮发育为童虫，再经数周发育为成虫。整个发育过程约需10~11周（图11-3）。宿主体内的成虫数目一般为一至数十条，多者达1000条以上。蛔虫的寿命为10~12个月。

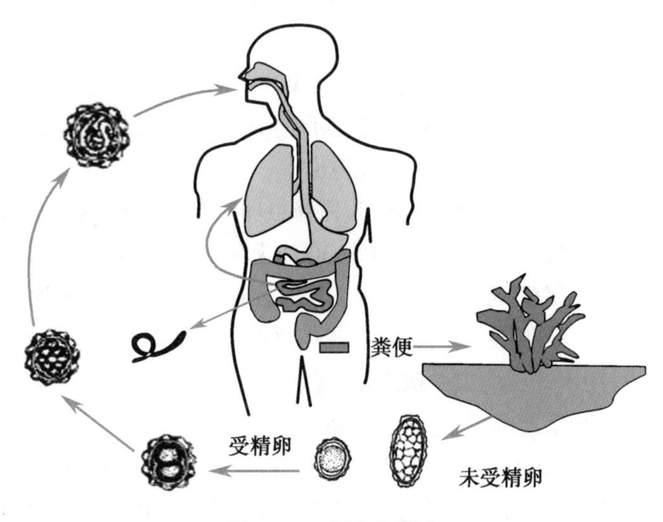

图 11-3 蛔虫生活史

【流行病学】

蛔虫病是最常见的蠕虫病，分布于世界各地，但以发展中国家及农村发病率较高。

（一）传染源

人是蛔虫的唯一终宿主，蛔虫感染者和患者是传染源。

（二）传播途径

感染期虫卵经口进入人体，污染的土壤、蔬菜、瓜果等是主要媒介。

（三）易感人群

人对蛔虫普遍易感。儿童在地上爬行、吸吮手指，故易感染。3~10岁年龄组感染率最高。

【发病机制与病理】

蛔虫幼虫经过肺部时由于其代谢产物和幼虫死亡可产生局部炎性反应。幼虫可损伤肺毛细血管引起出血和细胞浸润，严重感染者肺部病变可融合成片状病灶。支气管黏膜嗜酸性粒细胞浸润、炎性渗出和分泌物增多，导致支气管痉挛与哮喘的发生。成虫寄生于空肠和回肠上段，大量成虫可缠结成团，引起部分性肠梗阻。蛔虫有钻孔习性，引起异位性损害和相应的临床表现，常见的有胆道蛔虫症，胰管蛔虫症以及阑尾蛔虫症。部分胆石症患者结石核心见虫卵和蛔虫碎片，可能和胆石成因有关。

【临床表现】

（一）蛔蚴移行症

蛔虫幼虫经肺移行可引起发热、咳嗽或哮喘样发作，肺部炎症浸润和嗜酸性粒细胞增多。肺部可闻及干啰音，胸片示肺门阴影增粗、肺纹增多、点状、絮状浸润影。病程一般持续7~10天。

(二) 肠蛔虫症

蛔虫主要寄生于空肠和回肠,大多无症状。少数出现腹痛和脐周压痛,有时呈绞痛。严重感染者出现食欲减退、体重下降和贫血等。大便中可排出蛔虫。

(三) 异位蛔虫症

蛔虫离开其主要寄生部位而至其他器官引起相应的病变与临床表现称为异位蛔虫症。除了常见的胆道蛔虫症、胰管蛔虫症及阑尾蛔虫症以外,蛔虫还可进入脑、眼、耳鼻喉、气管、支气管、胸腔、腹腔、泌尿生殖道等。蛔虫某些分泌物作用于神经系统,引起头痛、失眠、智力发育障碍,严重时出现癫痫、脑膜刺激征、甚至昏迷。蛔虫性脑病多见于幼儿,经驱虫治疗后病情迅速好转。

(四) 过敏反应

蛔虫的代谢产物可引起宿主肺、皮肤、结膜和肠黏膜的过敏反应表现为哮喘、荨麻疹、结膜炎和腹泻等。

【实验室检查】

(一) 病原学检查

粪便涂片法、清水淘洗或盐水浮聚法可较容易查到虫卵。近年来常用改良加藤法(Katokatz)。该法虫卵检出率较高。

(二) 血常规

幼虫移行、异位蛔虫症及并发感染时血液白细胞与嗜酸性粒细胞增多。

B 超和逆行胰胆管造影有助于胆道、胰管蛔虫症的诊断。

【诊断】

根据流行病学史,出现乏力、咳嗽或哮喘样发作、肺部炎症浸润、嗜酸性粒细胞增多、厌食、腹痛、体重下降等,应注意蛔虫病可能性。

粪便检查见蛔虫卵,或有粪便排出或呕出蛔虫者均可确诊。出现胆绞痛、胆管炎、胰腺炎时应注意异位蛔虫症的可能,B 超及逆行胰胆管造影有助于诊断。蛔虫性肠梗阻多见于儿童,腹部条索状肿块,影像学发现蛔虫阴影即可诊断。

【治疗】

(一) 驱虫治疗

苯咪唑类药物是广谱、高效、低毒的抗虫药物,应用最广的有甲苯咪唑(mebendazole)和阿苯达唑(albendazole)。严重感染者往往需多次治疗才能治愈。治疗中偶可出现蛔虫躁动现象,可能发生胆道蛔虫症。广谱驱虫药伊维菌素(ivermectin)、三苯双脒有较佳的驱虫效果。

(二) 异位蛔虫症及并发症的治疗

胆道蛔虫症以解痉止痛、驱虫、抗感染治疗为主;蛔虫性肠梗阻可服用适量豆油或花生油,蛔虫团松解后再驱虫治疗,上述治疗措施无效时,及早给予手术治疗。阑尾蛔虫病、急性化脓性胆管炎、肝脓肿、出血坏死性胰腺炎均需及早外科治疗。

【预防】

培养良好的个人卫生习惯,广泛开展卫生宣传教育。在学校、托儿所中进行普查普治。对粪便进行无害化处理,更有利于本病的控制。

三、蛲　虫　病

蛲虫病(enterobiasis)是由蠕形住肠线虫(*Enterobius vermicularis*,蛲虫)寄生于人体肠道而引起的传染病。该病分布于世界各地,儿童是主要的感染人群。主要症状为肛门周围和会阴部瘙痒。

【病原学】

蛲虫成虫细小,呈乳白色。虫卵为椭圆形,不对称,一侧扁平,一侧稍凸,无色透明。在刚排

出的虫卵内常有蝌蚪期胚胎，在适宜环境下发育为含蚴虫的虫卵，即感染性虫卵。蛲虫的生活史非常简单(图 11-4)。无外界土壤发育阶段，成虫主要寄生在回盲部，头部吸附于肠黏膜或刺入黏膜深层，吸取营养，并可吞食肠内容物。雌虫在盲肠发育成熟后向下移动，当宿主入睡后爬出肛门产卵，每次产卵量可达 1×10^4 个，产卵后多数雌虫死亡，少数雌虫可再爬回到肛门内，有时甚至进入尿道、阴道等部位。从体内排出的虫卵在宿主体温条件下 6 小时即可发育为含杆状蚴的感染性虫卵。虫卵从污染的手、食物等进入人体肠道，并发育为成虫。蛲虫发育成熟过程不需中间宿主。从吞入虫卵至成虫排卵约 15~30 天。虫卵也可以在肛门周围孵化，幼虫经肛门逆行进入肠内发育为成虫，这种感染方式称为逆行感染。

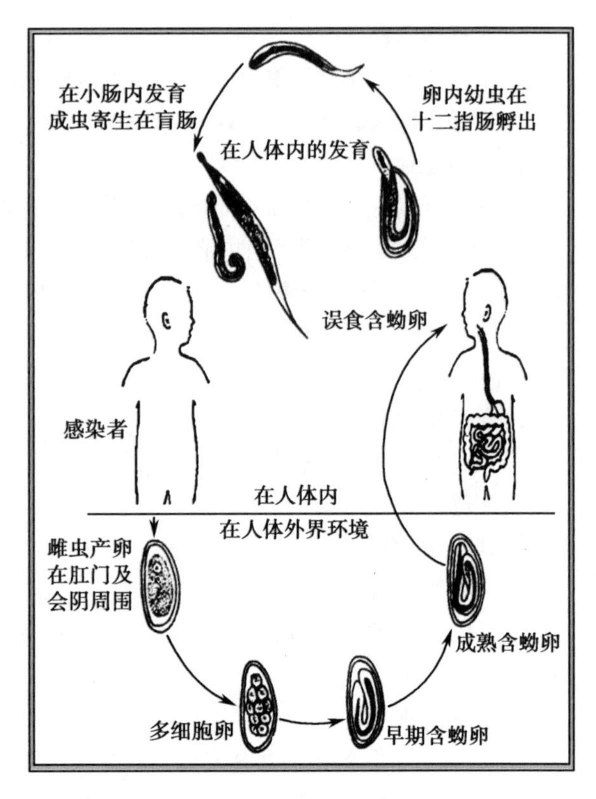

图 11-4 蛲虫的生活史

【流行病学】

(一) 传染源

人是蛲虫唯一的终宿主，患者是唯一传染源，排出体外的虫卵即具有传染性。

(二) 传播途径

蛲虫病主要经消化道传播。

1. 直接感染　患者手指及指甲缝中均有虫卵，虫卵多经手从肛门至口入而感染，为自身感染的一种类型；

2. 间接感染　虫卵通过内衣裤、被褥、玩具及其他污染物品和食物而感染；

3. 通过呼吸道感染　虫卵可飘浮于空气尘埃中，从口鼻吸入咽下引起感染；

4. 逆行感染　虫卵在肛门附近孵化，幼虫可从肛门逆行进入肠内，引起逆行感染。

后两种方式感染可能性小。

(三) 易感人群

人对本病普遍易感，但以儿童感染率高，有家庭聚集性。

【发病机制与病理】

蛲虫头部可刺入肠黏膜，偶尔深达黏膜下层，引起炎症和微小溃疡。有时穿破肠壁，侵入腹腔或阑尾，诱发急性或亚急性炎症反应。极少数女性患者可发生异位寄生，如侵入阴道、子宫、输卵管，甚至腹腔，引起相应部位的炎症。雌虫在肛门周围爬行、产卵导致局部瘙痒，长期慢性刺激和搔抓产生局部皮肤损伤、出血和继发感染。

【临床表现】

蛲虫病的主要症状为肛门周围和会阴部奇痒，夜间尤甚。由于搔抓致局部炎症、破溃和疼痛。儿童患者常有睡眠不安、夜惊、磨牙等表现，有时可有食欲缺乏、腹痛等消化道症状。侵入尿道可出现尿急、尿频、尿痛与遗尿。侵入生殖道可引起阴道分泌物增多和下腹部疼痛不适。蛲虫引起阑尾炎者与细菌所致者症状相似。侵入腹腔可致腹膜炎表现，往往形成肉芽肿，有时误诊为肿瘤，病理上见成虫和虫卵。

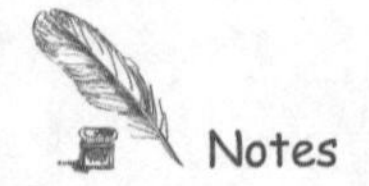

【实验室检查】

(一) 成虫检查

根据雌虫的生活习性，于患者入睡后 1~3 小时，可在其肛门、会阴、内衣等处查找成虫，反复检查大多可以明确诊断。

(二) 虫卵检查

最常用的是棉签拭子法及透明胶纸粘贴法。一般于清晨便前检查。由于雌虫多不在肠道内产卵，粪虫卵检出率小于 50%。

【诊断】

凡有肛门周围和会阴部瘙痒者均应考虑蛲虫病的诊断。家庭内曾有蛲虫感染病例的异位损害患者，应想到蛲虫病的可能性，查到成虫或虫卵即可确诊。

【治疗】

驱蛲虫治疗可快速有效治愈，由于感染途径和生活史的特性治疗需重复 1~2 次。

(一) 病原治疗

甲苯咪唑（mebendazole）和阿苯达唑（albendazole）为驱蛲虫的首选药物。根据年龄、体重选择阿苯达唑 100mg 或 200mg 顿服，2 周后重复一次，可全部治愈。甲苯咪唑成人和儿童剂量相同，剂量为 100mg/d，连服 3 天，治愈率达 95% 以上，可重复多个疗程。

(二) 外用药物

如蛲虫膏、2% 氯化氨基汞软膏涂于肛门周围，有杀虫和止痒的双重作用。

【预防】

根据本病流行特点，单靠药物不易根治，需采取综合性防治措施。

发现集体性儿童机构或家庭内感染者，应进行蛲虫感染普查普治，7~14 天后重复检查，对阳性者再治疗一次，以消除传染源。要加强个人防护，对污染物品要进行彻底消毒处理。

四、旋毛虫病

旋毛虫病（trichinosis）是由于旋毛线虫（*Trichinella spiralis*）感染导致的动物源性人兽共患寄生虫病。因生食或半生食含活旋毛虫包囊的肉类而感染。主要表现为发热、水肿和肌肉剧烈疼痛等症状。幼虫移行到心、肺、脑时，可引起心肌炎、肺炎或脑炎等。

【病原学】

旋毛虫属于线形动物门，线虫纲，旋毛线虫属（*Trichinella*）。虫体细小，雌雄异体。通常寄生在十二指肠和空肠上段，在宿主体内发育过程分为成虫、脱囊期幼虫、移行期幼虫和成囊期幼虫 4 个阶段。人或动物吞食含活幼虫包囊的肉类后，包囊被胃液消化，旋毛虫幼虫从囊中逸出，侵入小肠黏膜绒毛上皮细胞，吞食血浆和细胞液，经过 5~7 天，4 次蜕皮发育为成虫（图 11-5）。雌雄交配后雄虫即死亡。雌虫于交配后第 5~7 天胎生幼虫。雌虫能产幼虫 1500~2000 条，约 4 周后

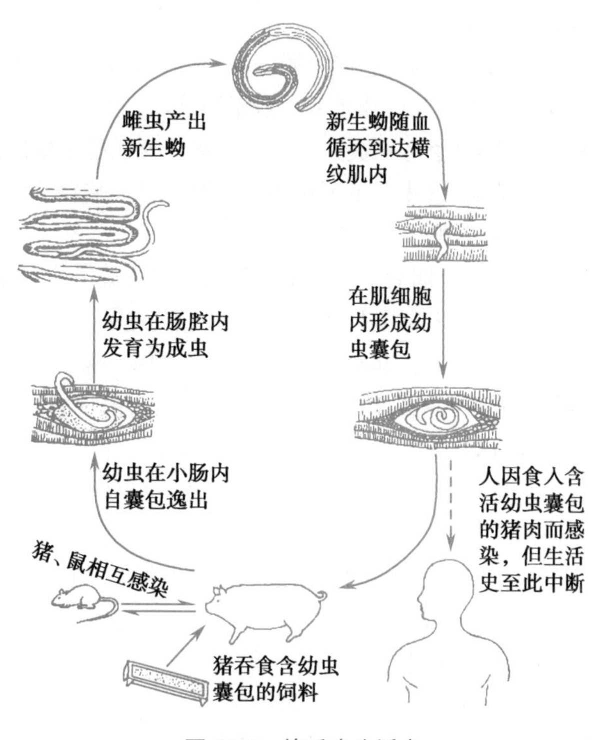

图 11-5 旋毛虫生活史

从粪便排出。少数幼虫从肠道排出体外，多数经血液循环到达全身，即所谓移行期幼虫。幼虫只能在横纹肌发育成长。幼虫穿破微血管进入肌纤维逐渐长大，约4周后在其周围形成梭状包囊，称为成囊期幼虫。包囊内含2条或以上幼虫，6~18个月后钙化，幼虫死亡，平均寿命5~10年。活的成囊期幼虫被宿主吞食后重复其生活史。不同地区的旋毛虫，生物学特性和致病力差异明显。

旋毛虫包囊对外界抵抗力很强，猪肉中的包囊在15℃环境能存活20天，在12℃可生活57天。熏烤、腌制、暴晒等加工肉制品不能杀死旋毛虫幼虫。

【流行病学】

(一) 传染源

宿主包括家畜与100余种野生动物。家畜中以猪为主，鼠也是重要的传染源。我国东北与中原地区野外散放养猪，猪食含幼虫包囊的肉屑而感染。狗感染率较高，鼠、猫及熊、野猪、狐、狼等是保虫宿主。

(二) 传播途径

多因生食被感染动物的肉类及其制品而感染，其中生食猪肉感染者超过90%。有部分地区居民将生猪肉丝拌作调味料后食用易受感染。带旋毛虫幼虫或包囊的粪便污染食物或水，被人进食后也可导致感染。近年来，由于一些猎奇进食生冷食物原因，在城市引起旋毛虫病也屡有报道。

(三) 易感人群

普遍易感染，主要与生食肉类的饮食习惯有关。感染后有一定免疫力，再感染可无或仅有轻度症状。

(四) 流行情况

本病广泛分布于世界各地。西欧与北美发病率较高。我国云南、西藏、广东、湖南、福建、河北、四川、辽宁、黑龙江、吉林、河南、湖北、广西及香港特区均有发生或流行。

【发病机制与病理】

旋毛虫的致病作用及病情轻重与感染数量、发育阶段、人体免疫反应状态有关。吞食10~20个包囊者可不发病，吞食数千个者发生严重感染，甚至可致命。主要病变是移行期幼虫侵入血流至内脏器官，其机械及代谢产物刺激所致。旋毛虫感染早期IL-3、IL-4等增多，提示还可能与细胞因子有关。

旋毛虫在空肠引起黏膜充血、水肿、灶性出血，但病变常较轻。在各脏器中由于血管损伤，产生急性炎症与间质水肿。旋毛虫病心肌炎为细胞浸润与灶性坏死，继以肌束纤维化，但尚未见其形成包囊，心肌炎并发心衰是本病死亡的主要原因。重度感染者幼虫可侵入中枢神经系统引起脑膜脑炎，皮质下可见肉芽肿性结节。脑脊液偶可查见幼虫。幼虫损伤肺毛细血管可引起灶性出血、水肿甚至支气管肺炎。

感染2~3周后幼虫定居于骨骼肌引起旋毛虫病肌炎，常侵犯膈肌、舌肌、咀嚼肌、肋间肌、颈肌、肱二头肌和腓肠肌等。主要病变依次为：肌肉纤维变性，肌横纹消失，嗜酸性颗粒和肌浆溶解；幼虫死亡后引起肉芽肿反应；在视网膜、胰腺、肝、肾、胎盘、胆囊、乳腺、骨髓及淋巴结等组织内偶可发现旋毛虫幼虫，并造成一定损害，出现相应症状。

【临床表现】

潜伏期为2~45天，多为10~15天。症状轻重与感染虫量成正比。根据临床症状可分3期。

(一) 早期

成虫寄生在小肠的阶段，多表现为肠炎症状，起病第1周可有水样腹泻、腹痛、恶心等表现。本期症状轻而短暂。

(二) 急性期

为幼虫移行阶段，于起病第2周起，幼虫移行导致中毒、过敏症状。畏寒、发热，体温达38~40℃，弛张热或不规则热，持续2~4周，重者可达6周。发热时80%的患者出现眼睑与面部

水肿，严重者下肢水肿。约20%病例有荨麻疹或猩红热样皮疹。可有结膜下或指甲下线状出血。突出的是全身肌肉剧烈疼痛、肿胀，硬节感，压痛、触痛明显，以腓肠肌为甚。多为强迫屈曲状态，不敢活动而呈瘫痪样。严重者咀嚼、吞咽困难及声音嘶哑，呼吸和动眼时感疼痛，眼部症状可有视力模糊、复视甚至失明。可并发心肌炎、脑膜脑炎和支气管肺炎。心肌炎患者常有心音弱、心动过速、舒张早期奔马律，血压降低或休克，可因心衰突然死亡。脑膜脑炎可有头痛、脑膜刺激征、谵妄，甚至昏迷、抽搐、瘫痪等。合并肺炎可有咳嗽、肺部啰音、呼吸困难等；X线胸片显示肺实质浸润和肺门阴影增大。

（三）缓解期

为成囊期，病程1个月左右，随着肌肉包囊形成，急性期症状逐渐消退，但肌肉疼痛、乏力仍然持续数月。少数患者仍可并发心衰和神经系统后遗症。

【实验室检查】

（一）一般检查

幼虫移行期白细胞升高，$(10\sim20)\times10^9$/L，嗜酸性粒细胞比例明显升高，可达20%~40%或更高。重症者可因免疫功能低下或伴细菌感染而嗜酸性粒细胞无明显增高。

（二）血生化检查

血清肌酸磷酸激酶（CKP）及醛缩酶活性均明显升高。

（三）病原体检查

残余的可疑肉类切面可见乳白色米粒样颗粒(图11-6)。病程10天后腓肠肌或三角肌等压片，镜下可见梭形包囊与活动幼虫(图11-7)。1%胃蛋白酶和1%盐酸消化肌肉组织，离心后检查比压片法阳性率高。肌活检准确，但阳性率仅50%，尤其病程早期和轻度感染者常为阴性。钙化的包囊或幼虫，提示陈旧性感染。

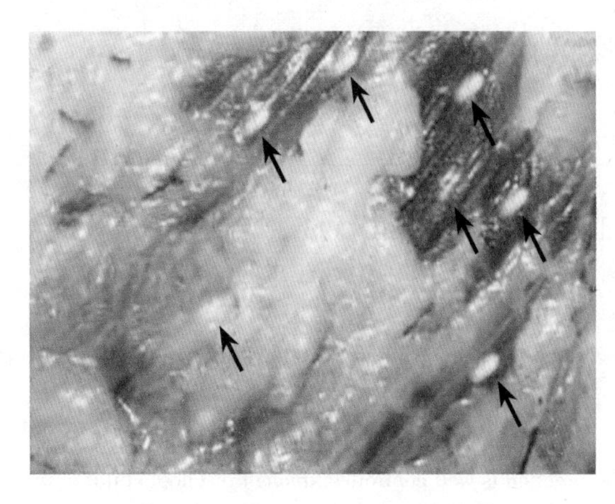

图11-6 肌肉切面可疑包囊结节

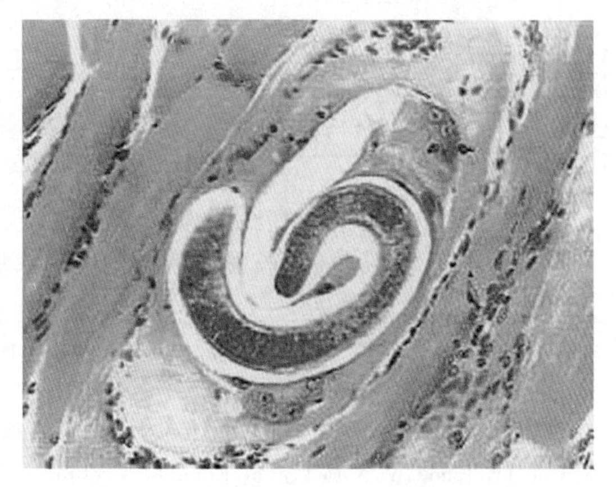

图11-7 肌肉压片见旋毛虫幼虫

（四）免疫学检查

1. 特异性抗原检测 单抗和多抗双抗体夹心ELISA法测患者血清循环抗原，可作为早期诊断、有无活虫及疗效考核的指标。

2. 特异性抗体检测 病程早期IgM抗体阳性，后期或恢复IgG抗体阳性。IgG抗体可存在较长时间，不能区分现症患者和既往感染。

（五）核酸检测

PCR扩增血中旋毛虫DNA，可望有助于早期诊断和监测。

【诊断】

根据病前1~2周生食或半生食感染动物肉类，结合典型临床表现即可疑诊为旋毛虫病，病

Notes

原学检查阳性便可明确诊断。

【鉴别诊断】

早期应与食物中毒、菌痢、伤寒、钩端螺旋体病等鉴别；肌肉疼痛剧烈者需与皮肌炎鉴别。

【预后】

及时治疗者预后好，常于1~2个月恢复。重度感染并发心肌炎、脑膜脑炎者预后不良。

【治疗】

(一) 病原治疗

阿苯达唑(albendazole)为首选药物。对各期旋毛虫均有较好的杀虫作用。成人剂量为400~500mg，每天2~3次；儿童按20mg/(kg·d)，每日2次，疗程5~7天。常于治疗开始2天后体温下降，4天后体温恢复正常、水肿消失、肌痛减轻。不良反应少而轻，少数于服药后第2~3天因虫体死亡出现异蛋白反应，表现为体温升高(类赫氏反应)。

(二) 一般治疗

急性期应卧床休息，维持水、电解质平衡。应用肾上腺皮质激素可以改善症状并防止类赫氏反应。

(三) 对症治疗

肾上腺皮质激素减轻症状，并可防止类赫氏反应。注意预防、处理心衰等。

【预防】

(一) 加强卫生宣传

不食生或半生熟猪肉或其他动物肉类及其制品。

(二) 管理传染源

提倡生猪圈养，饲料煮熟防猪感染；隔离治疗病猪。灭鼠，防鼠污染猪圈。

(三) 严格肉类检验

对屠宰场和私宰猪肉等进行严格检验，未经检验的肉类不得出售。肉类保存无害化。

(周 智)

参考文献

1. 周智. 钩虫病 // 李兰娟，任红. 传染病学. 第8版. 北京：人民卫生出版社，2013，322-325
2. 陈佳敏，陈清宇，陈焰等. 胶囊内镜检查小肠钩虫病9例. 中国寄生虫学与寄生虫病杂志，2011，29(4)：301
3. Speich B, Ame SM, Ali SM, et al. Oxantel pamoate-albendazole for Trichuris trichiura infection. N Engl J Med, 2014, 370(7): 610-620
4. 龚国忠. 蛲虫病 // 李兰娟，任红. 传染病学. 第8版. 北京：人民卫生出版社，2013，327-329
5. Chu TB, Liao CW, Nara T, et al. Enterobius vermicularis infection is well controlled among preschool children in nurseries of Taipei City, Taiwan. Rev Soc Bras Med Trop, 2012, 45(5): 646-648
6. Murrell KD, Pozio E. Worldwide occurrence and impact of human trichinellosis, 1986-2009. Emerg Infect Dis, 2011, 17(12): 2194-2202
7. Bruschi F. Trichinellosis in developing countries: is it neglected? J Infect Dev Ctries. 2012, 12; 6(3): 216-222
8. Dold C, Holland CV. Ascaris and ascariasis. Microbes Infect, 2011, 13(7): 632-637
9. Das AK. Hepatic and biliary ascariasis. J Glob Infect Dis, 2014, 6(2): 65-72

第四节 肠绦虫病

肠绦虫病(intestinal cestodiasis)是由寄生于人体小肠中的各种绦虫(cestode, tapeworm)所引起的一类肠道寄生虫病。其中以猪带绦虫(*Taenia solium*)和牛带绦虫(*Taenia saginata*)最为常见。人多因进食含活囊尾蚴的猪肉或牛肉而被感染。

【病原学】

绦虫属扁平动物门的绦虫纲(class Cestode),寄生于人体的绦虫属于多节绦虫亚纲中的圆叶目(Cyclophyllidae)和假叶目(Pseudophyllidea)。绦虫雌雄同体,人是猪带绦虫、牛带绦虫和短膜壳绦虫的终宿主。在我国最常见的是猪带绦虫和牛带绦虫,其次为膜壳绦虫。

猪或牛带绦虫成虫为乳白色,扁长如带状,分为头节、颈节、体节三部分。头节为其吸附器,上有四个吸盘,猪带绦虫头节上还有两排小钩,颈节为其生长部分,体节分为未成熟、成熟和妊娠三种节片。猪带绦虫成虫长2~4m,牛带绦虫为4~8m。成虫寄生于人体小肠上部,头节多固定于十二指肠或空肠,妊娠节片内充满虫卵,可随粪便一同排出,中间宿主猪或牛吞食后,虫卵在十二指肠内经消化液作用24~72小时后孵出六钩蚴(oncosphere),六钩蚴钻破肠壁,随淋巴、血液散布至全身,主要在骨骼肌内经60~72天发育成囊尾蚴(cysticerci)。含囊尾蚴的猪肉俗称"米猪肉"。人进食含活囊尾蚴的猪肉或牛肉后,囊尾蚴在体内经10~12周发育为成虫。人体也可成为猪带绦虫的中间宿主,误食其虫卵后,可患囊尾蚴病(cysticercosis)。

猪带绦虫与牛带绦虫生活史相同。猪带绦虫在人体内可存活25年以上。牛带绦虫可达30~60年以上。

短膜壳绦虫成虫体长约数十至数百毫米,寄生于人体小肠内,无需中间宿主,虫卵从粪便中排出后即具有传染性,可致人与人之间传播,也可引起人体内源性自身感染。虫卵被吞入后经2~4周发育成熟,成虫寿命2~3个月。

【流行病学】

(一) 传染源

感染猪或牛带绦虫病的患者是该病的传染源。从粪便中排出的虫卵分别使猪或牛感染而患囊尾蚴病,鼠是短膜壳绦虫的保虫宿主,也是短膜绦虫病的传染源。

(二) 传播途径

人进食生的或未熟的含活囊尾蚴的猪肉或牛肉而感染,或因尝生肉馅,吃火锅肉片、未熟透烤肉而感染。生、熟食炊具不分也可致熟食被污染活囊尾蚴而使人感染。短膜壳绦虫可因手或饮食污染而传播。

(三) 易感人群

普遍易感,猪或牛带绦虫病以青壮年居多,男多于女,短膜壳绦虫病多见于儿童。

(四) 流行情况

呈世界性分布,在我国分布较广,猪带绦虫病散发于华北、东北、西北一带,地方性流行仅见于云南;牛带绦虫病于西南各省及西藏、内蒙古、新疆等地均有地方性流行;短膜壳绦虫病主要见于华北和东北地区。肠绦虫病有家庭聚集现象。

【发病机制与病理】

猪带绦虫头节具有小钩,对肠黏膜损伤较重,甚至可穿透肠壁引起腹膜炎。成虫移行可致异位寄生。牛带绦虫仅以吸盘吸附于小肠黏膜上,吸盘可压迫并损伤肠黏膜,局部有轻度亚急性炎症反应。多条绦虫寄生偶可因虫体结团造成部分性肠梗阻。短膜壳绦虫寄生于人体小肠,其头节吸盘、小钩及体表的微毛对肠黏膜均有明显损伤,成虫可致肠黏膜坏死、出血、浅表溃疡,幼虫可致肠微绒毛肿胀引起小肠吸收与运动功能障碍,本病可致反复自身感染,故感染严重。

【临床表现】

各绦虫病潜伏期各不相同。猪或牛带绦虫潜伏期8~12周,短膜壳绦虫病2~4周。猪或牛带绦虫症状多轻微,一般以粪便中出现白色带状妊娠节片(gravid proglottid)为最初的唯一症状。临床症状可有上腹部或脐周疼痛,常伴恶心、呕吐、消化不良、腹泻、食欲改变等消化系统症状,偶见神经过敏、失眠、磨牙、癫痫样发作与晕厥等神经精神系统症状。猪带绦虫病患者中有

2.3%~25% 因自身感染而并发囊尾蚴病。牛带绦虫妊娠节片蠕动能力强，常自患者肛门自行爬出，在肛周短时间蠕动，滑落至会阴或大腿部，几乎所有患者都有肛门瘙痒不适感。牛带绦虫病重要的并发症有肠梗阻与阑尾炎，多因链体或节片阻塞所致。短膜壳绦虫病症状较轻，但感染严重时，特别是儿童患者，除消化系统症状与上述相同，常有头晕、失眠、烦躁、易激动、惊厥、腹痛、腹泻、恶心、食欲下降、轻度乏力等症状。

【实验室检查】

(一) 血常规

白细胞总数大多正常，血嗜酸性粒细胞可轻度增高，多出现在病程早期。

(二) 虫卵检查

粪便或肛门拭子监测阳性率较低，不能鉴别虫种。

(三) 妊娠节片检查

采用压片法检查绦虫妊娠节片内子宫的分支数目及形状可鉴别虫种，猪带绦虫为 7~13 个，呈树枝状，牛带绦虫为 15~30 个，呈对分支状。

(四) 头节检查

驱虫治疗 24 小时后，留取全部粪便检查头节可帮助考核疗效和鉴别虫种，头节被驱出表明治疗彻底，据头节形状及小钩有无可区分虫种。

(五) 免疫学检查

用虫体匀浆或虫体蛋白质做抗原进行皮内试验、环状沉淀试验、补体结合试验或乳胶凝集试验可检测出体内抗体，阳性率 73.7%~99.2%；用酶联免疫吸附试验可检测宿主粪便中特异性抗原，敏感性达 100%，且具有高度特异性，与蛔虫、钩虫和鞭虫无交叉反应。

(六) 分子生物学检查

DNA-DNA 斑点印迹法可用于检测绦虫卵，近年来，聚合酶链反应(PCR)可扩增粪便中虫卵或虫体的种特异性 DNA 序列，用于检测人体内的猪或牛带绦虫成虫。近年来，新发展的环状介导等温 DNA 扩增(LAMP)技术是一种新的核酸扩增方法，它能够高特异性、高效、快速地进行虫卵或虫体核酸的扩增，大大提高了特异性与敏感性。

【诊断】

有生食或半生食猪肉或牛肉史，尤其是来自流行地区者应注意，呕吐或粪便排出白色带状节片者，即可诊断。粪便或肛拭涂片检查发现绦虫卵时即可确诊为绦虫病，检查妊娠节片内子宫分支数目及形状有助于鉴别虫种。

【鉴别诊断】

主要为各型绦虫病间的鉴别，免疫学与分子生物学检查亦可协助诊断。

【治疗】

目前治疗肠绦虫病的药物较多，主要为驱虫治疗，疗效多显著，可痊愈。

(一) 吡喹酮(praziquantel)

广谱驱虫药物，对各种绦虫病疗效均好，首选药物。猪或牛带绦虫病剂量为 15~20mg/kg，短膜壳绦虫按 25mg/kg，清晨空腹顿服，有效率 95% 以上。其杀虫机制主要是损伤破坏虫体皮层表面细胞，使其体表膜对钙离子通透性增高，引起虫体肌肉麻痹与痉挛，颈部表皮损伤，进而破溃死亡。不良反应轻，如头晕、腹痛、恶心等，停药后自行缓解。

(二) 苯咪唑类

能抑制绦虫摄取葡萄糖，使虫体内源性糖源耗竭，导致能量不足，虫体死亡而随肠蠕动从粪便排出。甲苯达唑(mebendazole)，又称甲苯咪唑，剂量为 300mg/ 次，每天 2 次，疗程 3 天，疗效较好，不良反应少。阿苯达唑(albendazole)疗效优于甲苯达唑，剂量为每日 8mg/kg，疗程 3 天，不良反应轻。但动物实验表明该类药有致畸作用，故孕妇不宜使用。

(三) 氯硝柳胺(niclosamide)

即灭绦灵,抑制绦虫线粒体氧化磷酸化,直接口服不易吸收,成人清晨空腹1次口服2g,儿童1g,嚼碎后小量开水送服用。孕早期妇女禁用。

【预防】

(一) 控制传染源

在流行区开展普查普治,对绦虫病患者进行早期和彻底驱虫治疗,加强人粪管理,防止猪牛感染。

(二) 切断传播途径

严格进行肉类检疫,禁止带囊尾蚴的肉类上市。改变生食肉类的不良习惯,生熟砧板、厨具应分开。在绦虫病地方性流行区,可对猪和牛采用氯硝柳胺进行预防性治疗,化学预防效果显著。

(谢 青)

参考文献

1. 马亦林,李兰娟.传染病学.第5版.上海:上海科学技术出版社,2011,766-774
2. 王宇明.感染病学.第2版.北京:人民卫生出版社,2010
3. 李兰娟,任红.传染病学.第8版.北京:人民卫生出版社,2013,332-335
4. Nkouawa A, Sako Y, Nakao M, et al. Loop-mediated isothermal amplification method for differentiation and rapid detection of Taenia species. J Clin Microbiol, 2009, 47(1): 168-174
5. Jeon HK, Chai JY, Kong Y, et al. Differential diagnosis of Taenia asiatica using multiplex PCR. Exp Parasitol, 2009, 121(2): 151-156

第五节 囊尾蚴病

囊尾蚴病(cysticercosis),又称囊虫病、猪囊尾蚴病,由猪带绦虫幼虫(囊尾蚴,cysticerci)寄生于人体各组织器官所致的疾病,为较常见的人兽共患病。人因吞食猪带绦虫卵而被感染。患囊尾蚴病的猪肉被称为"米肉"或"豆肉"。囊尾蚴可侵入人体各器官引起病变,其临床症状常因寄生部位及感染程度不同而异,其中以脑囊尾蚴病最为严重,甚至危及生命,该病危害性极大。

【病原学】

人既是猪带绦虫的唯一终宿主,又是其中间宿主。猪带绦虫成虫可引起肠绦虫病,而猪带绦虫幼虫囊尾蚴可引起囊尾蚴病。猪带绦虫卵经口感染后在胃和小肠经消化液作用后,卵胚膜内的六钩蚴(oncosphere)脱囊孵出,钻入肠壁,经血液散布于全身,约3周后在组织内发育至1~6mm大小,并出现头节,9~10周时发育成为有感染性的囊尾蚴。囊尾蚴按其形态和大小可分为3型:纤维素型(cysticercus celluloses)、葡萄状型(cysticercus racemosus)和中间型(intermediate form cysticercus)。纤维素型最常见,位于皮下结缔组织而得名,脑囊尾蚴患者中以该型多见。葡萄状型较大,直径约4~12cm,其特征是肉眼看不见头节。仅见于人的脑部,其中间宿主(猪)中未见。寄生于人体的囊尾蚴寿命一般在3~10年,长者可达20年或更久,虫体死后多发生纤维化和钙化。

【流行病学】

本病呈世界性分布,以中非、南非、拉丁美洲、东亚、南亚的发展中国家为甚,东欧与西欧次之。我国分布广泛,31个省、市、自治区均有不同程度的发生和流行,其中以东北、西北、华北和西南等地发病率较高。农村发病率高于城市,以散发病例居多。含囊尾蚴的肉制品流入非流行区时可导致居民感染猪带绦虫病、继而发生家畜囊尾蚴病,形成新的流行区。本病在有吃生猪肉习惯的地区或民族中甚为流行,因此,该病的流行与饮食习惯、卫生环境等密切相关。

(一) 传染源

猪带绦虫病患者是囊尾蚴病的唯一传染源。患者粪便排出的虫卵对其自身和周围人群均具有传染性。猪带绦虫寄生在人体小肠内的寿命较长,感染期限越长,发生该病的危险性也越大。

(二) 传播途径

吞食猪带绦虫卵经口感染为主要传播途径。感染方式分为两种:

1. **自体感染** 患者手指污染本人粪便中虫卵经口感染(外源性感染);或患者因呕吐逆蠕动使绦虫妊娠节片反流至十二指肠或胃,虫卵经消化液作用,六钩蚴孵出所致(内源性感染),这种方式感染程度较重,囊尾蚴可遍布全身肌肉、皮下组织和脑部。

2. **异体感染** 患者因食用被猪带绦虫虫卵污染的蔬菜、饮用水或与猪带绦虫患者密切接触经口吞食虫卵所致。

(三) 易感人群

人群普遍易感,患者以21~40岁青壮年为主,男女比为(2~5)∶1,以农民居多,近年来儿童和城市居民患病率有所增加。

(四) 流行情况

本病呈世界分布,特别是在有吃生猪肉习惯的地区或民族中流行,以拉丁美洲、非洲北部及东南亚洲等发展中国家为多见。我国分布相当广泛,31个省、市、自治区具有不同程度的发生和流行。猪带绦虫流行地区均可见囊尾蚴病的散发病例。农村发病率高于城市,多为散发病例。发病与食肉习惯、饮食卫生及个人卫生习惯有密切关系。

【发病机制与病理】

猪带绦虫卵通过自体感染或异体感染的方式进入宿主的胃、十二指肠,在消化液和胆汁的作用下,六钩蚴自胚膜孵出,钻入肠黏膜,通过小血管进入血液循环至全身各组织器官,一般从吞食虫卵到囊尾蚴形成约需2~3个月。六钩蚴侵入组织后引起局部炎症反应,初期为中性粒细胞和嗜酸性粒细胞浸润,之后以浆细胞和淋巴细胞为主,伴有炎症介质的释放,如IL-2、IL-12、IFN等,出现成纤维细胞增生。随后巨噬细胞及上皮样细胞开始出现,但炎性细胞仍以嗜酸性粒细胞和淋巴细胞浸润为主,在炎性细胞外层开始出现结缔组织增生。细胞因子及内源性炎症介质同时进入虫体囊壁,囊壁增厚,囊液变浑浊,头节消失,虫体进一步胀大,死亡,被纤维被膜包裹,形成肉芽肿或液化为脓肿,最终形成肉芽肿,钙盐沉着形成钙化灶。囊尾蚴在生活过程中不断向宿主排泄代谢产物及释放毒素类物质,使宿主产生不同程度的损害。另外,囊尾蚴在生长发育过程中需要从宿主体内获取一定量的糖、蛋白质、脂肪、维生素及其他一些物质,从而引起宿主营养缺乏,影响机体的正常生长发育。六钩蚴一般在体内经2~3个月形成囊尾蚴。囊尾蚴的形成是囊尾蚴与宿主组织炎症反应相互间不断作用的病理生理演变过程。病变程度因囊尾蚴的数量、寄生部位及局部组织反应不同而异,整个过程约为10~20年。同一患者反复感染可同时出现不同的感染阶段。

脑组织是囊尾蚴寄生的常见部位,病变也最为严重。多发生在灰质、白质交界处,以额、颞、顶、枕叶为多,常引起癫痫发作。可分为四型:大脑型囊尾蚴由脉络丛进入脑室及蛛网膜下腔可引起脑室扩大,病变多位于灰质、白质交界处,较大的囊尾蚴呈占位性病变;脑室型病变寄生在脑室,常为多个,多发生间歇性脑积水;脑膜型囊尾蚴位于软脑膜下、蛛网膜下隙或颅底,颅底的葡萄状囊尾蚴易破裂引起脑膜炎,炎症引起脑膜粘连,可阻塞脑底池导致脑积水;混合型则是包括了前三种类型,即大脑型、脑室型或脑膜型同时存在。近年来发现脑囊尾蚴的囊液内异体蛋白抗原可达较高水平,其释放的异体蛋白在脑组织中可产生明显炎症反应,石灰小体是囊尾蚴崩解后形成脓肿的重要依据,可作为脑囊尾蚴病的诊断依据。寄生于眼部的囊尾蚴常在视网膜、玻璃体、眼肌、眼结膜下等处引起相应病变和功能失常。

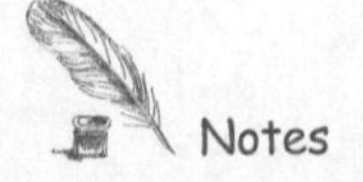

【临床表现】

潜伏期约为3个月至数年,5年内居多。大多数被感染者在临床上无明显症状。临床表现根据囊尾蚴寄生部位、数量及人体组织局部反应而不同。根据寄生部位不同可分为脑囊尾蚴病、眼囊尾蚴病及皮下组织和肌肉囊尾蚴病。

(一)脑囊尾蚴病

临床表现轻重不一,以癫痫发作最为常见,占囊尾蚴病总数的60%~90%,根据囊尾蚴寄生部位及病理变化的不同分为以下4型。

1. 皮质型　占脑囊尾蚴病84%~100%,多寄生在运动中枢的灰质与白质交界处,多无症状。若寄生在运动区,以癫痫为突出症状,可出现局限性或全身性短暂抽搐或持续状态。严重感染者颅内压升高,出现恶心、呕吐、头痛等症状。病程达数月至数年不等。

2. 脑室型　以第四脑室多见,囊尾蚴阻塞脑室孔,早期表现为颅内压升高,囊尾蚴悬于室壁,患者在急转头时刻突发眩晕、呕吐或循环呼吸障碍而猝死,或发生小脑扁桃体疝,称活瓣综合征(又称布伦斯征,Brun征)或体位改变综合征。

3. 蛛网膜下隙型或颅底型　主要病变为囊尾蚴性脑膜炎,局限在颅底后颅凹。初期低热、头痛、呕吐、颈强直等颅内压增高症,以及眩晕、听力减退、耳鸣及共济失调等,预后较差。

4. 混合型　以上三型混合存在,其中以皮质型和脑室型混合存在的症状最重。

(二)眼囊尾蚴病

眼囊尾蚴病占囊尾蚴病的1.8%~15%,可寄生在眼内的任何部位,常为单侧感染,以玻璃体及视网膜下多见,症状轻者可有视力下降、视野改变、结膜损害、虹膜炎、角膜炎等,重者可致失明,裂隙灯或B超检查可见视网膜下或玻璃体内的囊尾蚴蠕动。囊尾蚴存活时症状轻微,若虫体死亡则产生严重视网膜炎、脉络膜炎、化脓性全眼炎等,发生视网膜脱离、白内障等。

(三)皮下组织和肌肉囊尾蚴病

约1/2的囊尾蚴患者有皮下囊尾蚴结节,多呈圆形或卵圆形,直径0.5~1.0cm,质地较硬有弹性,数目多少不一,从几个到成百上千个,与周围组织无粘连和压痛,表面也无色素沉着和炎症反应。以头颈和躯干较多,四肢较少,手足罕见。少数严重感染者可感觉肌肉酸痛、发胀,并引起假性肌肥大。囊尾蚴死后发生钙化,X线检查可见钙化阴影。

【实验室及辅助检查】

(一)常规检查

1. 血常规　多数患者外周血常规正常,少数患者嗜酸性粒细胞轻度升高。

2. 脑脊液　脑囊尾蚴病颅内压升高型患者脑脊液压力明显升高,细胞数$(10\sim100)\times10^6/L$,以淋巴细胞增多为主,蛋白含量升高,糖和氯化物多正常。

(二)病原学检查

1. 粪便检查　在合并猪绦虫病的患者粪便中可找到虫卵或结节。

2. 皮下结节活组织检查　皮下及肌肉囊尾蚴病患者可做皮下结节活检,找到猪囊尾蚴可直接确诊。

(三)免疫学检查

采用猪囊尾蚴液纯化后作为抗原与患者血清或脑脊液行皮内试验(ID)、间接血凝试验(IHA)、酶联免疫吸附试验(ELISA)、酶免疫测定(EIA)等,检测短程特异性IgG4抗体具有较高的敏感性和特异性,但亦有假阳性和假阴性结果,故临床诊断应慎重,其中ID敏感性较好,但特异性不高,常用于临床初筛或流行病学调查。治疗前后血清及脑脊液进行IHA、ELISA、囊尾蚴循环抗原(CAg)、短程抗体IgG4检测,结果表明以上方法对囊虫病诊断具有一定敏感性,但由于抗体可持续数年,因此,IHA、ELISA不可作为疗效考核指标,而Cag和短程抗体IgG4可作为疗效考核指标。

(四) 分子生物学检查

采用基因重组技术，构建来源于猪囊尾蚴 mRNA 的 cDNA 文库，以患者和病猪的血清为探针，从 cDNA 文库中筛选出目的克隆 cCL 等，以 cCL 融合蛋白作为抗原，具有高度特异性和敏感性。

(五) 影像学检查

1. 头颅 CT 及 MRI 检查 对脑囊尾蚴病诊断与定位具有重要价值，CT 能显示直径 <1cm 的囊性低密度灶，注射对比增强剂后，病灶周围可见环行增强带为包膜与炎症水肿区，同时可见脑室扩大、钙化灶等，CT 可确诊大部分脑囊尾蚴病。头颅 MRI 检查对脑内囊尾蚴的数量、范围、囊内头节的检出率明显高于 CT，更易发现脑室及脑室孔处病灶，故临床上高度疑诊脑囊尾蚴病而 CT 表现不典型或未见异常者，应行颅脑 MRI 检查，但对钙化灶的敏感性低于 CT。MRI 还可鉴别囊尾蚴的死活，更易查获脑室内和脑室孔部位的病变，对指导临床治疗和疗效考核有重要价值。

2. X 线检查 囊尾蚴患者若病程超过 10 年，X 线检查可发现肌肉组织中椭圆形囊尾蚴钙化阴影，但出现时间晚，阳性率低，缺乏早期诊断价值。同时在肺野中还可见散在黄豆大小阴影，分布在两侧下肺野。

3. 脑室造影 脑室型患者可见梗阻性脑积水，第四脑室梗阻部位有充盈缺损，残影随体位改变。

4. 检眼镜、裂隙灯或 B 超检查 对疑诊眼囊尾蚴病患者应行检眼镜、裂隙灯或 B 超检查，若发现视网膜下或眼玻璃体内囊尾蚴蠕动，即可确诊。B 超检查皮下组织和肌肉囊尾蚴结节可显示圆形或卵圆形液性暗区，轮廓清晰，囊壁完整光滑，囊内可见一强回声光团，居中或位于一侧。

(六) 病理检查

皮下结节应常规做活组织检查，病理切片中见到囊腔中含囊尾蚴头节可确诊。

【诊断】

流行病学资料是本病的重要参考，并根据临床特征及影像学检查作出诊断。

(一) 流行病学资料

在流行区进食生的或未熟透猪肉，询问患者既往有无肠绦虫病史，曾否在粪便中发现带状节片等。

(二) 临床表现

皮下组织和肌肉囊尾蚴病及眼囊尾蚴病较易诊断。脑囊尾蚴病临床表现多样且无特异性，诊断较困难，凡有癫痫发作、颅内压增高表现及其他神经精神系统症状者，特别是有在流行区逗留和生活史者应考虑本病。

(三) 实验室及影像学检查

外周血可见嗜酸性粒细胞升高，脑脊液中可见嗜酸性粒细胞及异常粒细胞有参考意义。粪便中发现节片或虫卵者有诊断价值。皮下和肌肉囊尾蚴病通过皮下结节活组织病理检查可确诊。眼囊尾蚴病通过检眼镜、裂隙灯或 B 超检查可发现。头颅 CT 或 MRI 检查的特征性改变有助于脑囊尾蚴病的诊断。各项免疫学检查也可作为诊断的参考和疗效考核的指标。

【鉴别诊断】

本病临床表现多样，脑囊尾蚴病应与原发性癫痫、结核性脑膜炎、隐球菌性脑膜炎、病毒性脑膜炎、脑血管疾病、神经性头痛等相鉴别。皮下组织和肌肉囊尾蚴病应与皮脂囊肿、多发性神经纤维瘤、肺吸虫病皮下结节、神经纤维瘤等鉴别。眼囊尾蚴病应与眼内肿瘤、眼内异物、葡萄膜炎、视网膜炎等鉴别。

【治疗】

目前，大量临床研究结果证实吡喹酮和阿苯达唑是抗囊尾蚴的主要药物，适用于活动期及部分退化死亡期的囊尾蚴，皮下肌肉型及脑囊尾蚴病均有较好效果。在非活动期及部分退变期

的囊尾蚴无需抗虫治疗。眼囊尾蚴病以手术摘除为宜,不应采取药物治疗。在用药治疗脑囊尾蚴、皮下肌肉型囊尾蚴之前需除外眼囊尾蚴病,并行头颅CT或MRI检查,以明确脑内囊尾蚴的数量、部位,制订合适的治疗方案。即使对没有脑囊尾蚴病症状的皮肤、肌肉囊尾蚴病患者,也不能绝对排除脑组织中囊尾蚴的存在,因此,对囊尾蚴病患者应作头颅CT或MRI检查,患者必须住院并在严密监测下进行杀虫治疗。

（一）病原治疗

1. 阿苯达唑(albendazole)　本药对皮下组织和肌肉、脑囊尾蚴病均有良好疗效,目前已成为治疗重型脑囊尾蚴病的首选药物。常用剂量与疗程为每日15~20mg/kg,分2次口服,治疗10天为一疗程。脑型患者间隔2~3周后重复1个疗程,一般需要2~3个疗程。治疗后随访4~6个月皮下结节仅剩0.7%~3.5%,脑型患者治疗后随访临床症状好转或消失者占84.57%。不良反应主要有头痛、低热,少数有视力障碍、癫痫等,个别患者反应较重,可发生脑疝或过敏性休克。上述不良反应多发生在服药后2~7天,持续2~3天,也有少数患者在第1疗程结束后7~10天才出现反应。第2疗程不良反应发生率明显减少且减轻。

2. 吡喹酮(praziquantel)　本药可穿过囊尾蚴的囊壁,具有强烈杀死囊尾蚴的作用,疗效较阿苯达唑强而迅速,不良反应发生率高且严重。当虫体大量死亡后可释放异体蛋白,引起强烈变态反应,尤其在脑囊尾蚴病患者中反应更为强烈,有发生脑疝的危险。根据不同类型囊尾蚴病可采取不同的治疗方案。治疗皮下肌肉型患者,成人总剂量为120mg/kg,每天量分3次口服,连用3~5天为一疗程。经治疗后皮下结节逐渐缩小,1~2个月内消失。囊尾蚴性假性肥大者,可重复1~2个疗程。脑囊尾蚴病患者的治疗剂量与脑内囊尾蚴的部位及数量有关。通常治疗脑型患者,总剂量为200mg/kg,每天量分3次口服,连用10天为一疗程。若为多发性或弥漫性者同时伴有皮下肌肉囊尾蚴病、颅内压升高时,应谨慎应用,先进行眼底检查及颅内压测定,不宜过早用药。颅内压升高者先用地塞米松及甘露醇静脉滴注,降低颅内压,待眼底视盘水肿明显好转后再运用吡喹酮小剂量治疗。间隔3~4个月重复1个疗程,通常需治疗2~3个疗程。该法疗效较好,疗程结束后随访6个月约2/3的患者癫痫停止发作,神经精神症状多得到控制及改善。但此药的缺点是不良反应太大,因其杀虫作用迅速,虫体死亡后,囊结周围的炎症反应和水肿明显加重,出现原有症状加剧,颅内压明显增高,甚至个别病例治疗后因发生脑疝而死亡,因此在运用该药的过程中,应密切观察,注意颅内压的增高,在给药前应先测颅压,必要时先给予降颅内压的药物,有人主张同时应用肾上腺皮质激素。不良反应主要有头痛、恶心、呕吐、皮疹、精神异常等。少数可出现心悸、胸闷等症状,心电图显示T波改变和期外收缩,一过性转氨酶升高。偶见室上性心动过速、心房纤颤。

最近研究显示以上两药可联合应用治疗脑囊尾蚴病,可显著提高治愈率。

（二）对症治疗

对颅内压增高者,可先给予20%甘露醇250ml静脉滴注,加用地塞米松5~10mg,每日1次,连用3天后再行病原治疗,药物治疗期间应常规使用地塞米松和降颅内压药物,必要时应行颅脑开窗减压术或脑室分流术降低颅内压。发生过敏性休克时可用0.1%肾上腺素1mg皮下注射,儿童酌减,同时用氢化可的松200~300mg加入葡萄糖液中静脉滴注。对癫痫发作频繁者,可酌量使用地西泮、异戊巴比妥钠及苯妥英钠等药物。

（三）手术治疗

脑囊尾蚴病患者,尤其第三、第四脑室内囊尾蚴多为单个者应采用手术摘除。眼囊尾蚴病患者应予手术摘除眼内囊尾蚴,以免虫体被吡喹酮等药物杀死后引起全眼球炎而导致失明。皮下组织和肌肉囊尾蚴病发生部位表浅且数量不多时,也可采用手术摘除。

【预防】

针对囊尾蚴病,应采取预防为主,预防、治疗相结合的综合防治措施。

(一) 控制传染源

在流行区开展普查普治,彻底治疗猪带绦虫病患者,并对感染绦虫病的猪尽早行驱虫治疗,这是消灭传染源和预防囊尾蚴病发生的最根本措施。

(二) 切断传播途径

猪带绦虫是本病的唯一传染源,需彻底切断人与猪之间的传播途径,加强开展健康教育宣传工作,改变不良卫生习惯,不吃生的或未熟透的猪肉,防止生"米猪肉"流入市场,并加强粪便的无害化处理、改善生猪的饲养方法,以彻底切断本病的传播途径。

(谢 青)

参考文献

1. 马亦林,李兰娟. 传染病学. 第5版. 上海:上海科学技术出版社,2011,775-778
2. 王宇明. 感染病学. 第2版. 北京:人民卫生出版社,2010
3. 李兰娟,任红. 传染病学. 第8版. 北京:人民卫生出版社,2013,335-340
4. Sinha S, Sharma BS. Intraventricular neurocysticercosis: a review of current status and management issues. Br J Neurosurg, 2012, 26(3): 305-309

第六节 棘球蚴病

棘球蚴病(echinococcosis)是棘球绦虫蚴虫寄生于人体引起的寄生虫病,也称包虫病(hydatidosis, hydatid disease)。世界上发现的棘球绦虫有16种,寄生于人体的有细粒棘球绦虫(*Echinococcus granulosus*)、泡型棘球绦虫(*E. alveolaris*)、伏氏棘球绦虫(E.*vogeli*)和少节棘球绦虫(E.*oligarthrus*)4种,其蚴虫分别引起细粒棘球蚴病(cchinococcosis granulosus)、泡型棘球蚴病(echinococcosis alveolaris)、伏氏棘球蚴病和少节棘球蚴病。根据Bowles和Mc Manus等对细粒棘球绦虫线粒体DNA中细胞色素C氧化酶亚基Ⅰ(COI)与NADH脱氢酶(NDI)基因序列比较,可将来自世界各地不同动物的虫株分为8个(G1~G8)基因型,其中可感染人类的是G1和G5型。其后又发现了G9型。泡型棘球绦虫可分为M1和M2两型,伏氏和少节棘球绦虫尚未发现有基因变异。中国Zhang等(1998)对新疆地区28个细粒棘球绦虫虫株分析,证明这些虫株分属于G1和G6基因型。

本病分布于全球牧区,在人与动物之间传播。伏氏棘球绦虫病和少节棘球绦虫病主要见于中美洲及南美洲。我国有细粒棘球蚴病和泡型棘球蚴病流行。

一、细粒棘球蚴病

细粒棘球蚴病是感染细粒棘球绦虫的蚴虫所引起的疾病,又称囊型棘球蚴病(cystic echinococcosis)或囊型包虫病(cystic hydatidosis)。细粒棘球绦虫的宿主广泛,我国终宿主主要是犬,中间宿主是羊、牛及骆驼等。本病流行于畜牧区,病变多见于肝脏,其次是肺、脑、骨骼等器官。

【病原学】

细粒棘球绦虫是各种棘球绦虫中最细小者。寄生于终宿主犬、狼等动物小肠内,虫体长约3~6mm,由头节、颈节及幼节、未成熟节片、成熟节片和妊娠节片各1个组成。头节为梨形,有1顶突及吸盘4个。顶突有2圈大小相同放射状排列的小钩。孕节的子宫有不规则分支和侧支,子宫内充满虫卵。虫卵圆形,棕黄色,两层胚膜,含六钩蚴。虫卵对外界抵抗力较强,在室温水中可存活7~16天,干燥环境可存活11~12天。不易被化学消毒剂杀死,煮沸或直射阳光(50℃)1小时可杀死虫卵。

虫卵随犬粪排出体外,污染其皮毛、牧场、畜舍、蔬菜、水源、土壤等,被羊或人吞入后经消化

液作用，在十二指肠内孵化成六钩蚴。六钩蚴穿入肠壁末梢静脉，随门静脉血流进入肝或其他内脏器官，发育成囊状的棘球蚴。受染动物的新鲜内脏被犬吞食后，囊中的头节在犬小肠内经3~10周发育为成虫，完成其生活循环。

棘球蚴囊壁由外层透明角质层和内层生发膜组成。外层为白色半透膜，内层如粉皮状，由生发膜细胞的分泌物组成。生发膜为具有生殖力的胚膜组织，可向内芽生出许多小突起，并逐渐发育成生发囊（育囊）和原头蚴。原头蚴从囊壁破入囊腔内的无色透明液（囊液）中称为囊砂。生发囊脱落后即为子囊，游离在囊液中。子囊结构与母囊相同，又可形成生发囊（孙囊）。在囊内可同时存在祖孙三代棘球蚴。有的棘球蚴囊不产生子囊和原头蚴，称不育囊。成人患者约10%不含子囊，儿童患者90%不含子囊。棘球蚴囊的大小受寄生部位组织的影响，一般为5cm左右，也可达15~20cm。在体内可存活数年甚至20年。

【流行病学】

（一）传染源

犬是最适终宿主和主要传染源。流行区犬感染率为30%~50%。狼和狐等主要是野生动物中间的传染源。牧区绵羊是主要的中间宿主，绵羊感染率达50%~90%。羊群放牧需要养犬防狼。犬-羊循环株是最主要的病原体。犬吞噬绵羊等含棘球蚴囊的内脏，感染严重，其粪便中的虫卵常污染全身皮毛，与其密切接触易受感染。

（二）传播途径

人与流行区犬密切接触，卵污染手经口感染。如犬粪中虫卵污染蔬菜、水源，也可导致感染。在干旱多风地区，虫卵随风飘扬吸入也可能感染。

（三）易感性

人群普遍易感，与环境卫生和不良卫生习惯有关。多在儿童期感染至青壮年发病。以牧民或农民为多。男女发病率无明显差异。

（四）流行情况

呈世界性分布，尤以澳大利亚、阿根廷、法国、土耳其、意大利等畜牧业为主的国家多见。我国主要流行或散发于西北、华北、东北、西南牧区23个省区，以新疆、青海、西藏、宁夏、内蒙古、甘肃、四川及陕西等省区多见。在西北5省区的流行区，人群患病率为0.6%~4.5%。

【发病机制与病理】

细粒棘球绦虫卵被吞入后，经消化液作用孵出六钩蚴。多数六钩蚴在肝内形成棘球蚴囊；少数经肝血窦、肝静脉、右心侵入肺；经肺微循环、左心进入循环系统的棘球蚴囊可波及全身任何器官。棘球蚴囊逐渐长大压迫周围的组织和细胞，影响其功能或压迫而产生症状。每年生长约1cm，一般达10cm才出现症状。

病变主要由囊肿占位性生长压迫邻近脏器引起。肝棘球蚴囊随着子囊、孙囊生长增多长大，使肝内胆小管受压，并被包入外囊壁中，胆小管被压迫坏死破入囊腔内可致子囊和囊液染呈黄色，并易致继发细菌感染。肺细粒棘球蚴囊多不含子囊，但1年可增长4~6cm。棘球蚴囊可破入支气管，角皮层可旋转收缩使内面向外翻，偶可生发层与头节及囊液一起咳出，也易并发细菌感染；破入细支气管，空气进入内外囊之间即可呈新月状气带。大量囊液与头节破入浆膜腔可引起过敏性休克与继发性棘球蚴囊肿。

【临床表现】

潜伏期为10~20年或更长。临床表现与寄生部位，病程早晚，囊肿大小及有无并发症而有较大差异。病程早期多无自觉症状。

（一）肝细粒棘球蚴病

约占棘球蚴病的75%。多位于肝脏右叶，常接近于肝脏表面。可有肝区不适、隐痛或胀痛，肝脏肿大，表面隆起；可触及无痛性囊性肿块。肝左叶病变者体征出现较早较显著。巨大肝右

Notes 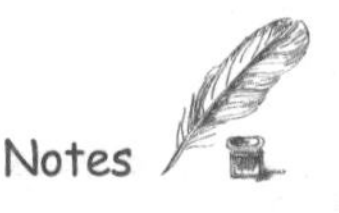

叶棘球蚴囊肿者肝左叶常代偿性肿大,囊肿向上生长可致膈肌升高,引起运动受限。囊肿向下生长,位于肝门附近可压迫胆管出现梗阻性黄疸,也可压迫门静脉发生门脉高压症,但很少见。合并感染时与肝脓肿或隔下脓肿表现相似。棘球蚴可破入腹腔、胸腔,引起弥漫性腹膜炎、胸膜炎及过敏反应,甚至过敏性休克,囊液中头节可播散移植至腹腔或胸腔产生多发性继发棘球蚴病。

(二) 肺细粒棘球蚴病

约占棘球蚴病的10%。病变多位于右肺,下叶、中叶较上叶为多。可无临床症状,或有胸部隐痛、咳嗽,痰带血丝,偶可因囊破裂而大咯血,与支气管相通咯出大量液体,并带粉皮样囊壁和囊砂。继发细菌性感染时可有高热、胸痛、脓痰。可因大量囊液溢出,堵塞气管导致窒息而危及生命。

(三) 脑细粒棘球蚴病

约占细粒棘球蚴病的1%。儿童脑细粒棘球蚴病占3%~5%,病变以顶叶最常见,多伴有肝细粒棘球蚴病或肺细粒棘球蚴病。常表现为头痛、呕吐、视盘水肿等颅内高压症状,可有癫痫发作。脑电图可见局限性慢波。CT或MRI检查可显示颅内较大的囊肿阴影,有定位诊断价值。

(四) 其他囊型棘球蚴病

肾脏、脾脏、心肌、女性盆腔、心包等偶可寄生细粒棘球蚴,出现相应器官的压迫症状,几乎均伴有肝或肺细粒棘球蚴病表现。

【实验室检查】

(一) 一般检查

白细胞计数多为正常。嗜酸性粒细胞可轻度增高。继发细菌感染时白细胞及中性粒细胞增高。

(二) 免疫学检查

1. 皮内试验　即Casonis试验,用人或羊棘球蚴囊液抗原0.1~0.2ml皮内注射,15分钟局部丘疹可明显增大,周围红晕,或出现伪足,12~24小时后继以皮下红肿与硬结。该试验操作简便,快速,阳性率90%,可作为初筛试验。但与猪囊尾蚴、并殖吸虫、结核病有部分交叉反应。

2. 血清免疫学　包括琼脂扩散、对流免疫电泳、间接血凝试验、ELISA及酶联免疫电转印迹(enzyme-linked immunoelectro-tronsfer blot,EITB)等。其中ELISA和EITB的敏感性与特异性均较高,可检出血清中抗体水平低的患者。免疫色谱试验(immunochromatographic test,ICT)检测细粒棘球蚴囊液蛋白和血清重组18-kDa蛋白(rEm18)抗原,囊型棘球蚴病敏感性为91.0%,特异性为96.9%;泡型粒棘球蚴病分别为98.0%和99.3%,可作为诊断的筛选试验。

3. 循环抗原测定　检出循环抗原有重要诊断价值,但敏感性低、特异性较差。细粒棘球绦虫虫体抗原与原头节抗原有很高的交叉反应性。以细粒棘球绦虫单克隆抗体(Mcab)法检测成虫及棘球蚴抗原,作为筛选试验可能有应用前景。

(三) 影像学检查

1. 超声检查　B超可见肝内边缘明确的囊状液性暗区,可确定病变部位、大小与数量,还可见母囊中子囊与囊中头节散在光点或小光圈等。

2. X线检查　肺棘球蚴病X线胸片可见大小不一、孤立或多个圆形、边界清楚、均质的阴影;囊肿破裂者还可显示新月形透亮区等征象。腹部X线平片见囊壁的圆形钙化阴影及骨X线片上囊性阴影也有助于诊断。

3. CT检查　肝、肺、脑、肾囊型棘球蚴病CT检查可见边缘光滑、均质的囊性阴影,对定位诊断有意义,并可明确病变大小与数量。

4. MRI检查　细粒棘球蚴囊性病变在T_1加权像上呈均质一致低信号,在T_2加权像上呈高

信号，在质子密度像上大部分呈低信号，部分呈等信号。在本病诊断上 MRI 与 CT 相比无更多优越性。

【诊断与鉴别诊断】

（一）诊断依据

在本病流行区与犬有密切接触史，而肝、肺、肾或颅内等部位有占位性病变者，应高度疑诊。B 超或 CT 等影像学检查发现囊性病变、血清免疫学试验阳性有助于囊型棘球蚴病的临床诊断。如肺囊型棘球蚴病破入支气管，咯出粉皮样膜状物质，尤其显微镜下查见头节或小钩即可确诊。

（二）鉴别诊断

先天性多囊肝、肝囊肿、多囊肾、肝脓肿、肺脓肿、肺结核、脑囊尾蚴病、肺转移癌及脑转移癌等疾病，在临床表现上可拟似或与囊型棘球蚴病同时存在，需根据相应表现、流行病学史，以及病因学检查予以鉴别。

【预后】

与病变部位、治疗早晚、有无并发症等因素有关。多数预后较好。未及时诊断或巨大病变或多部位囊型棘球蚴病，以及棘球蚴囊破裂发生休克者预后较差。

【治疗】

（一）手术治疗

肝囊型棘球蚴病尤其巨大囊性病变，应首选手术切除。手术前服阿苯达唑（albendazole），以杀死原头蚴防止播散与复发。手术时应先以 0.1% 西替溴铵（cetrimide）杀原头蚴，再将囊液抽尽，然后切开囊腔取尽子囊，并将内囊剥离完整取出。肺囊型棘球蚴病也应采用内囊摘除术，若囊肿较大，并发支气管扩张等可行肺叶切除术。肝和肺囊型棘球蚴病手术时，均应避免囊液外溢，防止发生过敏性休克。

（二）药物治疗

适应证是：①有手术禁忌或术后复发且无法再行手术者；②多器官或同一器官多发性病变手术效果不佳者；③播散性继发胸膜、腹膜多发性囊型棘球蚴病者。常用阿苯达唑治疗，其疗效受多种因素影响，尤其与囊肿大小、囊壁厚薄直接相关，对早期、病程短、囊小、壁薄的病变效果较好。用量为 5.0~10mg/kg 或 0.4g，2 次 / 天。疗程应根据囊肿大小（B 超扫描随访），以连续服用 1 年或以上为宜。不良反应少而轻，长期服用对肝、肾、心和造血系统均未见明显损害，偶可有可逆性白细胞减少及一过性 ALT 升高等。本品有致畸作用，孕妇禁用。

（三）对症治疗

肝、肺、脑及肾囊型棘球蚴病出现相应器官损害时应酌情治疗，维护重要器官功能；继发细菌感染时给予抗菌治疗；过敏反应时给予抗过敏处理等。

【预防】

（一）控制传染源

流行区的犬应普查普治，广泛宣传养犬的危害性。野犬应捕杀。对牧羊犬、警犬等必须保留的犬，应给予登记、定期检疫。流行区的犬可用吡喹酮 5mg/kg，一次顿服，每 6 周 1 次，以驱除犬的细粒棘球蚴绦虫。

（二）加强健康知识宣传

广泛宣传本病对人畜的严重危害、感染方式与防治措施。使广大群众知道避免与犬接触，注意饮食和个人防护。

（三）做好家畜放牧与饲养

犬舍应与羊圈分开。重视饮食卫生和清洁。人畜须分溏用水，避免犬粪中虫卵污染水源。

（四）执行兽医卫生监督

严格执行肉类检疫制度。病羊的内脏必须及时深埋或烧毁，切实有效防止被犬吞食。

二、泡型棘球蚴病

泡型棘球蚴病（echinococcosis alveolaris）是泡型棘球绦虫（E. alveolaris）即多房棘球绦虫（*E. multilocularis*）的蚴虫泡型棘球蚴（泡球蚴）寄生于人体引起的疾病，又称泡球蚴病（alveococcosis）或泡型包虫病（alveolar hydatid disease）或多房包虫病（multilocular hydatid disease）。泡型与囊型棘球蚴病在生物学、流行病学、病理学和临床表现等方面都有明显不同。

【病原学】

泡型棘球绦虫较细粒棘球绦虫略小。成虫长1.3~3mm，宽0.28~0.51mm。节片4~6个，头节有吸盘4个。顶突上有2圈小钩，大小不一，卵巢位于节片后半中部，分为2叶。子宫弯曲，末端膨大为袋状，或球形，不分侧支。孕节子宫无侧囊，内含虫卵，平均约为300个。生殖孔均位于中线前的两面侧缘，常为不规则交错开口。

泡球蚴呈球形，由许多小囊泡组成，埋在致密结缔组织内，无纤维性包膜。囊壁由内层的生发膜与外层的匀质层组成。生发膜富含细胞，增生活跃，产生胚芽和原头节。匀质层内无细胞，不含角蛋白，与细粒棘球蚴角质层不同。囊泡内含黏液性基质。生发层主要向外芽生繁殖，呈浸润性增生，破坏器官实质；也可向囊腔内增生呈棘状突出，延伸至囊泡对壁。其生活史与细粒棘球绦虫相似。

【流行病学】

本病遍及北美、欧、亚三大洲，多为散发。主要分布于中南欧、北美、俄罗斯、日本北海道、英国、加拿大，欧洲的德国、法国、瑞士、土耳其、波兰等地区。中国青海、宁夏、新疆、甘肃、西藏、内蒙古、黑龙江及四川甘孜州等地，其中四川石渠县、宁夏西吉县和甘肃漳县为高发流行区。

（一）传染源

在北美阿拉斯加、俄罗斯西伯利亚及我国宁夏，以红狐为主，四川甘孜州主要是野犬，其感染率可达24%左右。野犬、狐、狼、獾和猫等为终末宿主；被其捕食的田鼠等啮齿动物为中间宿主。

（二）传播途径

有直接与间接两种感染方式。直接感染是通过接触野犬或狐，或剥狐的皮毛，摄入虫卵而感染，野外狩猎人员易受感染。间接感染是虫卵污染土壤、植物、蔬菜、水源，人畜误食后感染。野犬、狐、狼、猫等常因捕食鼠类而感染。自然界存在野犬或狐鼠间野生生活循环。

（三）易感人群

一般患者男多于女。发病者平均年龄有较大差异，国外以老年者为多，四川甘孜州以青壮年为主，以农牧民为多。

【发病机制与病理】

泡型棘球绦虫虫卵被吞食后在人体小肠孵出六钩蚴，穿过肠黏膜达门静脉，到肝后发育为泡球蚴。病变为单个大块型或几个坚硬肿块，周围界限不清。表面可见多数散在灰白色大小不等的结节，切片可见坏死组织和空腔，光镜下可见形状不规则的串珠状小囊泡，囊泡间及周围有肉芽组织增生。严重者可破坏整个肝叶，中心区可形成假腔。病变向邻近器官组织扩散，可侵及下腔静脉、门静脉、胆总管；从泡球蚴脱落入血液循环的生发膜细胞可转移至肺、脑等远处器官，引起相应脏器病理改变。

【临床表现】

潜伏期达10~20年或以上。

（一）肝泡型棘球蚴病

临床表现有3种类型：

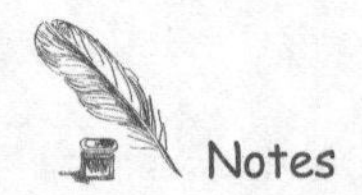

1. 单纯肝肿大型　常以上腹隐痛或肿块为主，或食欲缺乏，腹胀，消瘦，肝脏肿大明显。

2. 梗阻性黄疸型　以梗阻性黄疸为主要特点，可有腹水、脾肿大和门脉高压征象。

3. 巨大肝结节型　也称为类肝癌型，表现为上腹隆起，肝脏左右叶均极度肿大，表面有大小不等的结节，质硬。可因肝功衰竭而死亡。

(二) 肺泡型棘球蚴病

可由肝右叶泡型棘球蚴病变侵蚀横膈后至肺部，或泡型棘球蚴经血液循环至肺部引起。可有咳嗽、咳痰，也可痰中带血或少量咯血，少数可并发胸腔积液。胸部X线摄片可见双肺大小不等的结节性病灶。

(三) 脑泡型棘球蚴病

主要表现为头痛、呕吐等颅内占位性病变征象。泡型棘球蚴生长缓慢者，可无头痛症状。常因泡型棘球蚴病变导致大脑皮层的局部或有关联的皮层下核受到病理性刺激出现局限性癫痫发作，或因病变压迫和推移脑干引起同侧肢体瘫痪(偏瘫)。多伴有肝或肺泡型棘球蚴病。脑泡型棘球蚴病是死亡的常见原因。

【实验室检查】

(一) 一般检查

血红蛋白轻至中度降低，部分患者血嗜酸性粒细胞轻度增高。血沉明显加快。约30%患者ALT、ALP升高，晚期可有白蛋白与球蛋白比例倒置；肝脏梗阻性黄疸型患者血清总胆红素明显增高，直接胆红素与总胆红素比例显著(可达70%或以上)增高。

(二) 免疫学检查

皮内试验常为阳性，IHA、ELISA检测泡型棘球蚴抗原Em2(泡球蚴角质层的一种抗原成分)有高度敏感性和特异性。但与细粒棘球蚴、猪囊尾蚴患者血清有10%~20%的交叉反应。应用ELISA法和蛋白质印迹法(western blotting)检测泡型棘球绦虫Mr 18 000抗原(Em18)取得了较好效果。但这些方法耗时，需要特殊的材料和设备，难于广泛使用，而免疫层析试条法更为简便、快捷可靠。从泡型棘球绦虫原头节cDNA中扩增Em18基因片段，克隆表达重组蛋白Em18，将该蛋白作为包被抗原，以抗IgG抗体标记胶体金作为检测试剂，制备胶体金免疫层析试条，评价该试条显示检测多泡型棘球蚴病患者血清的敏感性和特异性均较高，有一定的临床意义。

(三) 其他检查

肝脏B超与CT检查可见边缘不规则、结构不匀质的大块占位病变，中央坏死时可见液性暗区。脑CT检查可发现颞叶或顶叶蜂窝状低密度影。胸部X线摄片或CT可见双肺大小不等的结节性病灶影。腹部X线可见肝区局限或弥漫性无定型点状或多数细小环状钙化影。

【诊断和鉴别诊断】

(一) 诊断依据

1. 流行病学史　患者来自流行区或在疫区长期居住，与犬、狐等有密切接触史，或捕杀狐、剥其皮毛者。

2. 临床表现　肝脏肿大、隐痛，腹部肿块，质硬，表面有结节，经B超或CT等检查见界限不清的实质性病变对肝泡型棘球蚴病诊断有重要参考价值。咳嗽或少量咯血，胸部X线摄片见肺部大小不等的结节性病灶，提示肺泡型棘球蚴病可能性。癫痫发作，颅内占位病变与体征，CT见颞叶或顶叶蜂窝状低密度影，有助于诊断脑泡型棘球蚴病。

3. 免疫学检查　棘球蚴皮试多为阳性，血清ELISA与Em2抗原及Em18抗原检测血中抗体试验，特异性与敏感性均较高，交叉反应少，可用于鉴别泡型与囊棘球蚴病。

(二) 鉴别诊断

应注意与原发性肝癌、结节性肝硬化、肺结核球、肺癌、脑肿瘤等疾病相鉴别。

【预后】

本病如未给予治疗可威胁患者生命，因此又称为恶性包虫病。据美国阿拉斯加和日本北

Notes 

海道报道，5 年内死亡率达 70%，10 年内死亡率达 90% 以上。病程晚期出现深度黄疸、门脉高压、腹水、脾大，肝功衰竭、脑转移等均为死亡的原因。采用阿苯哒唑等化学治疗后预后大改观。

【治疗】

（一）手术治疗

病程早期手术切除泡型棘球蚴病灶以及周围肝组织，或行肝叶切除效果较好。如手术不能根除应行化学药物治疗。

（二）化学药物治疗

过去采用甲苯咪唑（mebendazole）治疗取得一定效果，用量为每日 50mg/kg。但效果不满意，治疗 1~6 年后复发率高达 37%。目前常采用阿苯达唑治疗，其对泡型棘球蚴病的疗效优于甲苯咪唑，其剂量为 5~10mg/kg，口服，2 次 / 天，疗程视病变大小而异，一般为 3~5 年或更长。少数可有皮疹、蛋白尿、黄疸及白细胞减少等不良反应，停药后多可恢复正常。

【预防】

与囊型棘球蚴病相同。

（唐　红）

参考文献

1. 张大志，刘约翰 . 棘球蚴病 . // 马亦林，李兰娟 . 传染病学 . 第 5 版 . 上海：上海科学技术出版社，2011，779-785
2. Yi-Xin L，Zhi-Qiang Z. Hepatic echinococcosis complicated with biliary fistula and obstructive jaundice：one case report，Zhongguo Xue Xi Chong Bing Fang Zhi Za Zhi，2011，23（5）：596-597
3. Mariconti M，Bazzocchi C，Tamarozzi F，et al. Immunoblotting with human native antigen shows stage-related sensitivity in the serodiagnosis of hepatic cystic echinococcosis. Am J Trop Med Hyg，2014，90（1）：75-79
4. Potapov A，Goriainov S，Okhlopkov V，et al. Multiple echinococcosis of brain，heart and kidneys. Zh Vopr Neirokhir Im N N Burdenko，2011，75（1）：57-65
5. Tao S，Qin Z，Haitao L，et al. valuation of color Doppler ultrasonography in diagnosing hepatic alveolar echinococcosis. Ultrasound Med Biol，2012，38（2）：183-189
6. Zibaei M，Azargoon A，Ataie-Khorasgani M，et al. The serological study of cystic echinococcosis and assessment of surgical cases during 5 years（2007-2011）in Khorram Abad，Iran. Niger J Clin Pract，2013，16（2）：221-225
7. Wang JY，Gao CH，Steverding D，et al. Differential diagnosis of cystic and alveolar echinococcosis using an immunochromatographic test based on the detection of specific antibodies. Parasitol Res，2013，112（10）：3627-3633

第七节　蠕虫蚴移行症

蠕虫蚴移行症（larva migrans）是指动物蠕虫的幼虫侵入人体并在组织中移行引起的一大类疾病，它也属于动物源性疾病。有些动物蠕虫的幼虫可侵入非正常宿主不能正常生长发育，但可长期处于幼虫状态，一旦进入正常的终宿主体内可继续发育成虫，这种动物蠕虫生活史中的特殊中间宿主，称为转续宿主（paratenic host，transport host）。人类感染动物蠕虫幼虫而患幼虫移行症，多与生食或半生食转续宿主有关。因为人类不是这些动物蠕虫的适宜宿主，故它们在人体内不能发育成熟及产卵，但幼虫可在人体内移行，引起皮肤或内脏嗜酸性炎症或肉芽肿。根据幼虫侵犯部位的不同，可分为皮肤蠕虫蚴移行症（cutaneous larva migrans）和内脏蠕虫蚴移行症（visceral larva migrans）两大类。蠕虫蚴移行症不包括人类蠕虫幼虫在生长发育阶段在人体内移行引起的疾病。蠕虫蚴移行症主要临床表现为发热、寄生局部的炎症、嗜酸性粒细胞增多及高球蛋白血症等。

一、皮肤蠕虫蚴移行症

皮肤蠕虫蚴移行症是由某些动物的钩虫、类圆线虫和吸虫的幼虫所引起。因感染的动物蠕虫的幼虫不同所引起的临床表现也各不相同,常见的皮肤蠕虫蚴可表现为匐行疹(creeping eruption)、尾蚴性皮炎(cercarial dermatitis)、游走性皮下结节等。

【病原学】

可引起皮肤蠕虫蚴移行症的病原体种类繁多,主要有线虫、类圆线虫和吸虫尾蚴,其中以巴西钩口线虫的蚴虫最为常见(表11-3)。

表11-3 引起皮肤蠕虫蚴移行症的病原体

寄生虫虫种		感染方式	转续宿主	终宿主
巴西钩口线虫	*Ancylostoma Braliense*	幼虫经皮肤感染		犬、猫等
犬钩口线虫	*Ancylostoma caninum*	幼虫经皮肤感染	蟑螂、鼠类	犬、猫
牛仰口线虫	*Bunostomum phlebotomum*	幼虫经皮肤感染		牛
羊仰口线虫	*Bunostomum trigonocephalum*	幼虫经皮肤感染		羊
管形钩口线虫	*Ancylostoma tuber forme*	幼虫经皮肤感染		猫
狭头弯口线虫	*Uncinaria stenocephala*	幼虫经皮肤感染		犬、猫、狐
类圆线虫	*Strongyloides* spp	幼虫经皮肤感染		犬、猫
棘鄂口线虫	*Gnathostoma apinigerum*	第三期幼虫经口感染	蛇、鱼	犬、猫、虎
重翼吸虫	*Alaria* spp	尾蚴经口感染	蛙、小哺乳动物	犬、猫
鸟毕吸虫	*Ornithobilharzia* spp	尾蚴经皮肤感染		鸟类、畜类
小毕吸虫	Bilhazialle spp	尾蚴经皮肤感染		鸟类、畜类
毛毕吸虫	*Trichobilharzia* spp	尾蚴经皮肤感染		禽类
东毕吸虫	*Orientobilharzia* spp	囊蚴经口感染		畜类

动物钩虫包括巴西钩口线虫、犬钩口线虫、狭头刺口钩虫等,分别寄生于犬、猫、牛、羊的小肠内发育成熟,并经粪便排出虫卵。这些动物的钩虫生活史类似于人类钩虫。动物钩虫的虫卵在房屋周围或沙滩阴凉处发育成感染性幼虫,当人皮肤接触受污染的土壤时感染性幼虫经皮肤侵入,以足部最常见,手次之。侵入的幼虫在人体内不能继续发育,可刺激机体局部产生嗜酸性细胞浸润。

巴西钩口线虫在美国南部、中美洲和南美洲及加勒比海地区最常见。幼虫通过皮肤裂缝、汗腺或毛囊侵入皮肤,引起刺痛感觉。幼虫可立即匐行或潜伏(蛰伏)于皮内数周或数月。因为幼虫不能穿透真皮,感染呈自限性。

棘鄂口线虫因人生食含有棘鄂口线虫感染性幼虫(第三期幼虫)的淡水鱼或转续宿主而感染。幼虫在人体内可存活数年,幼虫移行及虫体产生的毒素(类乙酰胆碱、含透明质酸酶的扩散因子、蛋白水解酶等)刺激,导致皮肤的损伤和炎症反应。本病在南方温暖潮湿气候常见,儿童多于成人。

全世界能引起人类患皮炎的动物血吸虫有许多,我国流行的尾蚴性皮炎主要由鸟毕吸虫和毛毕吸虫所致。鸟毕吸虫和毛毕吸虫成虫主要寄生于终宿主鸭、鹅、水牛及黄牛的门静脉和肠系膜静脉内,虫卵随粪便排出后孵化出毛蚴,进入椎实螺内发育为尾蚴逸入水中,人接触疫水时尾蚴钻入皮肤引起皮炎。

【临床表现】

(一)匐行疹

匐行疹(creeping eruption)是皮肤蠕虫蚴移行症中最常见的一种表现,以奇痒和匐行红色斑

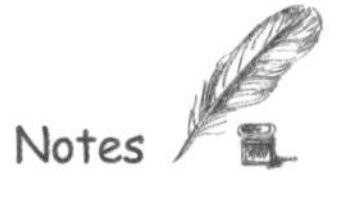

疹皮损伴嗜酸性粒细胞增多为特征。主要由巴西钩口线虫感染引起，好发于手、足和臀部。感染性幼虫通过皮肤裂缝、汗腺或毛囊侵入皮肤真皮层，数小时后局部发痒，初为红红斑，以后迅速演变成线状和痤疮样丘疹，有轻度水肿。幼虫可在皮肤真皮层内以每日数毫米至数厘米蜿蜒移行形成红色蛇形皮损，略高出皮肤，故称匐行疹。严重者可有数条至数百条移行皮损。幼虫也可蛰伏于皮内数周或数月，皮损可自行消失。抓搔后可继发细菌感染。

棘鄂口线虫第三期幼虫感染引起皮肤病损。典型表现为匐行疹或间歇出现的皮下游走性包块，局部皮肤表面稍红，有时有烧灼感和非凹陷性水肿，伴瘙痒，疼痛不明显。躯干和上肢较多见，幼虫移行轨迹处有皮下出血，可依此与其他寄生虫引起的幼虫移行症鉴别。多在进食幼虫 3~4 周内发生，持续 1~2 周。通常无全身症状，外周血嗜酸性粒细胞明显增多。皮肤活检为嗜酸性炎症浸润。

巴西钩口线虫与犬钩口线虫除了可引起匐行疹外，也可移行至肺部，引起肺部游走性浸润灶和相应症状。棘鄂口线虫的幼虫还可侵入眼、肺、脑、脊髓等部位引起内脏幼虫移行症。

（二）尾蚴性皮炎

由寄生于鸟类、家畜及野生动物类血吸虫尾蚴侵入人体皮肤引起，世界各地均有报道。动物血吸虫在中间宿主（椎实螺）体内发育成尾蚴自螺体逸出入水，当人接触疫水时尾蚴感染引起尾蚴性皮炎，又称稻田性皮炎、游泳者皮炎等。表现为在尾蚴钻入皮肤处明显刺痛和瘙痒，继而出现丘疹、斑片状皮炎和水肿，通常持续 4~7 天，可自行消失，严重者症状可持续数周。搔破皮肤可引起继发性感染。病变多位于接触疫水的手、足及上下肢。

（三）游走性皮下结节

斯氏狸殖吸虫童虫侵入人体引起游走性皮下结节。人因生食或半生食含囊蚴的蟹，或因进食未煮熟的转续宿主（蛙、鸟、鸭、鼠）肉而感染。常见于胸背部、腹部，亦可见于头颈部、四肢、腹股沟、阴囊等处皮肤。肿块紧靠皮下，无明显红肿，切开包块可见隧道样虫穴，有时能查见童虫。镜检可见嗜酸性粒细胞肉芽肿，坏死渗出物及夏科雷登结晶等。

寄生于动物的类圆线虫幼虫侵入皮肤引起局部皮肤的移行性病变。曼氏迭宫绦虫的裂头蚴侵入皮下引起皮下裂头蚴病，表现为游走性皮下结节，可呈圆形、柱形或不规则条索状，局部有瘙痒或虫爬感等。若有炎症时可出现间歇性或持续性疼痛和触痛，或有荨麻疹。

【诊断与鉴别诊断】

出现匐行疹或皮下游走性包块患者，伴有嗜酸性粒细胞增多，有生食或未煮熟淡水鱼或转续宿主史者，应考虑本病的可能。从病变组织中取出虫体镜检是最可靠的确诊方法，但阳性率低。血清学检查幼虫特异性抗体是常用诊断方法。

有疫水接触史者，出现皮肤炎症表现应想到本病。应与其他原因所致皮炎鉴别。皮肤蠕虫蚴移行症应与各种寄生虫引起的皮肤疾病鉴别。

【治疗】

（一）对症治疗

以止痒、消炎、抗过敏防止感染为原则。用热水反复泡洗、透热疗法、冷冻疗法等以杀灭幼虫。局部用炉甘石洗剂或 1%~5% 樟脑酯；或左旋咪唑软膏或霜剂局部涂敷。瘙痒剧烈可服用苯海拉明止痒。

（二）口服药物

对巴西钩口线虫、棘鄂口线虫引起的皮肤蠕虫蚴移行症可用阿苯达唑 400~800mg/d，口服 3~5 天或伊维菌素 200μg/kg 每日 1 次或 2 次。有效率达 90% 以上。对动物吸虫引起的尾蚴性皮炎用吡喹酮 20mg/kg，连服 3~4 天有较好的疗效。继发感染加用抗菌药物治疗。

【预防】

Notes

预防皮肤蠕虫蚴移行症的主要措施是教育流行区居民加强个人卫生、饮食卫生，摒弃不健康的生活方式和陋习。尤其勿生食或半生食受染野生动物、家畜、家禽及水生动物的肉等。接触疫水要做好个人的防护。

二、内脏蠕虫蚴虫移行症

侵入人体的动物蠕虫的幼虫移行至内脏组织器官如肺、肝、眼、脑、胃肠道、泌尿生殖道等引起局部组织损害和病变，出现相应的临床症状。

【病原学】

引起内脏蠕虫蚴移行症的病原体主要有动物线虫、绦虫和吸虫三大类(表 11-4)。

表 11-4　内脏蠕虫蚴移行症的幼虫

蠕虫名称		终宿主	感染方式	感染部位
犬弓首线虫	*Toxocara canis*	犬、猫	经口感染	各脏器移行病变
猫弓首线虫	*Toxocara cati*	犬、猫	经口感染	各脏器移行病变
猪弓首线虫	*Toxocara suum*	猪	经口感染	各脏器移行病变
浣熊拜林弓首线虫	*Baylisascaris procyonis*	浣熊	经口感染	各脏器
犬恶丝虫	*Dirofilaria immitis*	犬类	蚊虫、蚤叮咬	肺及血管
广州管圆线虫	*Angiostrongylus cantonensis*	鼠类	经口感染	脑及脑膜
海异尖线虫属	*Anisakis* spp	海洋哺乳动物	经口感染	胃肠道
海豚线虫属	*Phocanema* spp	海豚	经口感染	各脏器
犬钩口线虫属	*Ancylostoma caninum*	犬、猫	经皮肤黏膜感染	眼、角膜
棘腭口线虫	*Gnathostoma spinigerum*	犬、猫	经口感染	各脏器
曼氏迭宫绦虫	Spirometra mansoni	犬、猫	皮肤和口感染	各脏器
斯氏狸殖吸虫	*Pagumogonimus skrjabini*	猫、狸、犬	经口感染	各脏器
毛毕吸虫属	*Trichobilharzia* spp	牛、禽类	经皮肤感染	皮肤

犬弓首蛔虫主要感染犬、猫等哺乳动物，虫卵经口摄入后在小肠中孵化出蚴虫，穿过肠壁进入血流迁移至肝脏、肺部和气管。人类主要因摄入虫卵或生食含有幼虫的转续宿主而感染。

广州管圆线虫成虫主要寄生于鼠的肺动脉内发育成熟产卵，经肺泡上行至咽部，吞咽后到肠道随粪便排出。当幼虫被吞入或主动侵入中间宿主(螺类、蛞或蛞蝓)体内发育成第三期幼虫(感染性幼虫)。人生食或半生食这些中间宿主或转续宿主，感染性幼虫进入胃肠道，穿过肠壁经血流侵入中枢神经系统，引起嗜酸性粒细胞性脑膜脑炎或脑膜炎。主要病变为脑充血、出血、脑组织损伤及肉芽肿性炎症反应，以脑脊液中嗜酸性粒细胞显著增高为特征。

【临床表现】

不同的病原体及侵犯部位不同，导致的临床表现各不相同，但基本临床特征是嗜酸性粒细胞明显增多，伴有各受损脏器的相应症状。

(一) 弓首线虫病(toxocariasis)

弓首线虫病是最常见的内脏幼虫移行症之一，多由犬弓首线虫蚴或猫弓首线虫蚴引起。主要发生于6岁以下儿童，与儿童喜爬行而接触犬、猫粪便污染的土壤有关。大多数感染者无症状，感染严重者可引起死亡。犬弓首线虫幼虫可侵犯多个组织器官，引起发热、乏力、体重减轻、咳嗽、喘鸣，或中枢神经系统受累的表现，如脑炎、脑嗜酸性粒细胞肉芽肿、癫痫等。侵犯肝脏引起肝大，少数可有脾大及淋巴结肿大。侵及肺部出现咳嗽、咳痰、发热，严重者出现呼吸困难等症状。若单纯累及肺部引起嗜酸性粒细胞性肺炎，即吕弗勒综合征(Löffler's syndrome)，肺部影像检查可见肺部移行性炎性浸润。犬弓首线虫侵犯眼睛则引起葡萄膜炎、视网膜剥脱、脉络膜视网膜肉芽肿，导致视力受损，甚至失明，是儿童眼睛失明的三大原因之一。外周血可呈类白血病反应，嗜酸性粒细胞显著增多（可达50%~90%）。血浆球蛋白升高，血沉增快。

（二）异尖线虫病

异尖线虫病（anisakiasis）是异尖线虫属第三期幼虫寄生在胃肠道引起的胃肠道寄生虫病。本病因人生食海鱼片而感染，幼虫进入人体胃肠道钻入胃或肠壁引起炎症反应，以嗜酸性粒细胞浸润为特征。症状轻重取决于感染虫数、寄生部位和持续时间。进食生鱼片后1~5天发病，多数在12小时内发病。急性期表现为恶心、呕吐、剧烈腹痛等胃肠道症状，伴嗜酸性粒细胞增多。大多数患者无需治疗，可自行缓解。用胃镜取出胃壁上的幼虫后症状随即缓解并治愈。慢性期以胃肠道嗜酸性肉芽肿为特征。幼虫亦可侵及十二指肠、空肠、回肠、盲肠、阑尾和直肠等。突然剧烈腹痛、恶心、呕吐、腹胀、低热，继而出现腹泻、柏油样黏液便，右下腹或脐周压痛，可伴有荨麻疹等，甚至出现肠梗阻，表现类似于急性阑尾炎。可出现肠穿孔、腹膜炎或局限性肠坏死而手术，在病变组织中发现幼虫而确诊。慢性期影像学可见肠壁增厚、肠腔狭窄或肠道包块，易与肠道肿瘤混淆。幼虫可穿透肠壁进入腹腔，移行至肝、胰、大网膜、肠系膜、卵巢、腹壁皮下或腹股沟等处，引起腹膜炎、嗜酸性肉芽肿或皮下包块。

（三）广州管圆线虫病（angiostrongyliasis）

也称为嗜酸性粒细胞增多性脑膜炎（eosinophilic meningitis），由广州管圆线虫第三期幼虫感染所致。本病在我国南方及东南亚流行，因生食或半生食含有广州管圆线虫第三期幼虫的淡水虾、蟹、螺等而感染。临床表现为剧烈头痛、恶心、呕吐、发热、发音困难等，亦有根神经痛、感觉过敏等症状，有颈项强直、克氏征和布氏征阳性等脑膜刺激征。亦可累及脑神经引起相应的症状和体征，严重者可导致昏迷及死亡。脑脊液压力增高，细胞数增高，以嗜酸性粒细胞增高（>10%）最为显著；糖、氯化物正常。

其他蠕虫幼虫如棘颚口线虫、贝林蛔线虫亦可侵犯脑组织，临床表现基本相同。

（四）肺丝蚴移行症（pulmonary dirofilariasis）

由犬恶丝虫的幼虫引起。犬为主要终宿主，蚊虫为中间宿主。本病流行于亚洲、美洲、及大洋洲热带地区，当中间宿主蚊虫叮咬人时将犬丝蚴传播给人类。犬丝蚴在人体内不发育，但可引起皮下结节；移行至肺部引起嗜酸性粒细胞肉芽肿，或引起局部血管炎，亦可导致肺梗死。约半数感染者无症状，典型表现有发作性哮喘、咳嗽、胸闷、气促、咯血及低热。胸片显示肺部有结节病灶或粟粒状、条索状或小片阴影。外周血嗜酸性粒细胞显著增多。

【诊断与鉴别诊断】

内脏蠕虫蚴移行症是蠕虫幼虫引起的以持续性嗜酸性粒细胞增多、发热为特征的人兽共患寄生虫病。临床诊断需结合病史、症状、体征和流行病学资料（尤其是生食或半生食饮食习惯及犬、猫接触史等），实验室检查综合判断，但需与相关的疾病鉴别。

（一）弓首线虫病

幼儿出现肝大、长期间歇性发热、嗜酸性粒细胞显著增高提示有本病的可能，有异食癖及犬类密切接触史须考虑本病。肝脏CT显示有低密度灶。对疑似患者可行肝脏活检或其他罹患脏器组织穿刺活检，观察组织病变及寻找幼虫。用犬弓首线虫幼虫分泌物或提取物制备的ELISA检测血清特异性抗体特异性和敏感性较高，亦可用于检测房水中的特异性抗体滴度，有助于诊断和鉴别诊断。

本病应与引起肝大、嗜酸性粒细胞增高的疾病如急性血吸虫病、肝片吸虫病、人蛔虫肝脓肿、急性华支睾肝吸虫病、肝棘球蚴病等鉴别。亦应与其他人类寄生虫感染引起的肺部病变鉴别。影像学检查有特征性改变，结合不同的流行病学史，特异性抗体阳性有助于诊断和鉴别。

（二）异尖线虫病

生食或半生食海洋鱼类后剧烈腹痛、恶心、呕吐等消化道症状提示本病，胃镜检查发现胃壁上的特征性幼虫可明确诊断。长期肠道包块伴嗜酸性粒细胞增高应考虑肠道异尖线虫幼虫感

染，肠道影像学检查发现肠壁增厚或肠腔狭窄，或腹水中嗜酸性粒细胞增高也提示本病，肠道包块外科切除组织检查显示有嗜酸性粒细胞炎性浸润和发现幼虫可确定诊断。血清特异性 IgE 升高；特异性血清学检查有助于诊断，以异尖线虫幼虫纯化抗原做皮内试验呈阳性反应；乳胶凝集试验、间接荧光抗体试验阳性对诊断有参考价值。用聚合酶链反应的限制性酶切片段长度多态性（PCR-RFLP）技术和单链构象多态性分析（SSCP）技术可鉴别人和动物体内异尖线虫病。

异尖线虫病急性期应与阑尾炎、胰腺炎鉴别，慢性期还应与肠道肿瘤、慢性结肠炎、克罗恩病、肠结核病等疾病鉴别。

（三）管圆线虫病

根据流行病学史、临床表现和实验室检查予以诊断。对有剧烈头痛、呕吐、脑膜刺激征伴外周血和脑脊液嗜酸性粒细胞显著增高（>10%）临床表现，在 1 月内有生食或半生食淡水鱼、虾、蟹史的患者应考虑本病，在脑脊液中找到幼虫可确诊。疑似病例血清或脑脊液管圆线虫抗体或循环抗原阳性；或经抗蠕虫治疗有效者，可作出临床诊断。

以广州管圆线虫蚴抗原成分制备的单克隆 IgG 抗体，用酶联免疫吸附试验（ELISA）检测血清和脑脊液中广州管圆线虫幼虫的可溶性抗原，阳性可作为确诊依据，脑脊液的特异性抗原检出率高于血清中的检出率。间接荧光抗体试验（IFAT）可在感染后 2 周检出特异性 IgG 抗体，阳性率达 90% 以上，感染后 4 周阳性率近 100%。用蚴或成虫制备可溶性抗原，用 ELISA 检测血清中广州管圆线虫特异性抗体，具有简便，快速，特异性强的优点，是目前最常用的免疫学方法。

广州管圆线虫脑膜炎应与其他脑型寄生虫病如脑囊尾蚴病、脑并殖吸虫病、脑型裂头蚴病、脑型鄂口线虫病等鉴别；亦应与化脓性脑膜炎、结核性脑膜炎、新隐球菌性脑膜炎、病毒性脑炎等疾病鉴别。

（四）肺丝蚴移行症

在流行区或到本病流行区旅行并有蚊虫叮咬史，出现发作性哮喘、咳嗽、胸闷、气促、咯血及低热，胸片显示肺部有结节病灶或粟粒状、条索状或小片阴影。外周血嗜酸性粒细胞显著增多应想到本病的可能，痰中或组织中发现微丝蚴可确诊。免疫学检查有助于诊断。

可引起内脏蠕虫蚴移行症的动物蠕虫很多，临床表现也不尽相同。某些动物蠕虫幼虫即可引起皮肤蠕虫蚴移行症，又可引起内脏蠕虫蚴移行症，有人将其分为混合型蠕虫蚴移行症。

【治疗】

以病原治疗为主，辅以对症治疗。因内脏蠕虫蚴移行症的病原体很多，应当在确定诊断的基础上采取相应的治措施。杀灭吸虫类、绦虫类蠕虫蚴的药物是吡喹酮；杀灭线虫类蠕虫蚴的药物是阿苯达唑、伊维菌素、三苯双咪等。

（一）对弓首线虫病治疗

阿苯达唑对犬弓首线虫和猫弓首线虫有良好的疗效，成人剂量每日 20mg/kg，分 2~3 次口服，15 天为 1 个疗程。必要时可间隔 2~4 周后重复治疗。噻苯达唑、甲苯达唑疗效较差。伊维菌素、三苯双咪可能有较好的疗效。对眼弓首线虫病除抗蠕虫治疗外，可局部或全身用糖皮质激素以减轻眼部炎症反应。必要时手术、冷凝或光凝治疗。

（二）异尖线虫病治疗

阿苯达唑 20mg/kg 有一定疗效。胃、食管或咽喉部异尖线虫病应尽早行纤维胃镜检查，发现虫体立即钳出。对肠异尖线虫病亦主张阿苯达唑抗蠕虫治疗，一旦出现肠穿孔、腹膜炎或肠梗阻等并发症立即行手术治疗。

（三）对广州管圆线虫病治疗

阿苯达唑对本病有良好疗效，儿童酌情减量。与糖皮质激素联合应用可预防和明显减少药物引起的不良反应。也可试用广谱抗寄生虫药物伊维菌素。对有头痛、颅内高压症状者应及时快速静脉滴注 20% 甘露醇注射液（1~2g/kg 体重），必要时可于 4~8 小时后重复应用，以降低颅内

Notes

压、防止脑疝的发生。发热明显者可酌情给予物理降温或药物降温。头痛严重者可酌情给予镇静剂。

(四) 肺丝蚴移行症的治疗

首选海群生(diethylcarbamazine)200mg/次,每日3次,疗程7天。

(五) 对棘鄂口线虫病

阿苯达唑对棘鄂口线虫病友良好疗效,成人剂量20mg/(kg·d)口服15天为一疗程。伊维菌素(ivermectin)亦有较好作用,剂量200μg/kg每2周1次,连服2~3次。必要时可重复治疗。

【预防】

根据不同的蠕虫生活史及转续宿主和传播媒介采用不同的预防措施。检疫家禽、家畜、犬、猫等宠物,对携带有蠕虫的家禽、家畜和宠物给予驱虫治疗。对海产品冷冻或加热处理。加强饮食和饮水卫生,教育群众养成良好的饮食、饮水卫生习惯,摒弃不良陋习,尤其是勿生食或半生食鱼、虾、蟹、螺等水产品,防止"病从口入",可预防大多数寄生虫病。灭蚊灭蚤,加强环境卫生。

(张跃新)

参考文献

1. 马亦林,李兰娟,传染病学.第5版.上海:上海科学技术出版社.2011,836-839
2. Nash TE. Visceral Larva Migrans and Other Unusual Helminth Infections. In:Mandell,Douglas,and Bennett's Principles and Practice of Infectious Diseases,7th ed. New York:Elsevier,2010,3617-3623
3. Feldmeier H,Schuster A. Hookworm-related cutaneous larva migrans. Eur J Clin Microbiol Infect Dis,2012,31(6):915-918
4. Macpherson CN. The epidemiology and public health importance of toxocariasis:a zoonosis of global importance. Int J Parasitol. 2013,43(12-13):999-1008
5. Dantas-Torres F,Otranto D. Dirofilariosis in the Americas:a more virulent Dirofilaria immitis? Parasit Vectors,2013,6(1):288

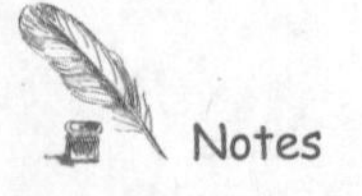

第十二章　系统感染概述

在人类外界环境无数微生物中，能侵袭人体的称为病原体(pathogen)，从无细胞结构的病毒到多细胞的寄生虫。人体同病原体相互作用、相互斗争，其过程即为感染(infection)。全身各器官组织均可发生感染，包括中枢神经系统、心血管系统、呼吸系统、消化系统及泌尿系统等。

（一）中枢神经系统

中枢神经系统感染(central nervous system infection)系各种病原体(包括病毒、细菌、螺旋体、寄生虫及立克次体等)侵犯中枢神经系统实质、被膜及血管等所致的急性或慢性炎症性疾病，是神经系统的常见病及多发病。按部位分为脑膜炎感染及脑实质感染，实际上两部分相互影响。

一般细菌性脑膜炎可分为化脓性及非化脓性两大类，前者起病急，由各种化脓性细菌所致；在非化脓性组中，由病毒及阿米巴原虫引起者起病多急，而由结核分枝杆菌、新型隐球菌及其他真菌所致者多呈亚急性或慢性过程。两组鉴别还在于脑脊液(cerebrospinal fluid，CSF)的改变，化脓性者外观混浊，细胞数 $>1\times10^9/L$，以多核为主，蛋白明显增高，糖显著降低；而非化脓性者 CSF 外观一般多清，细胞数 $(0.05\sim0.5)\times10^9/L$，蛋白大多正常或轻度增高，糖大多正常或轻度降低(结核性及隐球菌性脑膜炎例外)。

多数化脓性细菌均可导致化脓性脑膜炎，以肺炎链球菌、脑膜炎奈瑟菌及嗜血流感杆菌最常见，其次有葡萄球菌、肠道革兰阴性杆菌(大肠埃希菌、铜绿假单胞菌及沙门菌属等)及厌氧菌等。

结核性脑膜人(简称结脑)炎系由结核分枝杆菌侵犯脑膜而致的非化脓性炎症。起病缓急不一，以缓慢者居多。常见低热或中度发热，亦可为高热，常伴畏寒、全身酸痛、乏力、畏光、精神萎靡、食欲减退等。小儿结脑的临床表现多较隐匿，缺少特征性。

隐球菌脑膜炎(cryptococcal meningitis)系指隐球菌侵犯中枢神经系统所致的严重感染。该病多见于成年人，易感于细胞免疫功能低下的患者，如艾滋病(AIDS)、恶性肿瘤、糖尿病、应用肾上腺皮质激素及器官移植等，近年来其发病率有明显增加趋势。

病毒性脑炎及病毒性脑膜炎均指多种病毒所致的颅内急性炎症，由于病原体的致病性及宿主反应的差异，故可形成不同类型疾病。若炎症过程主要在脑膜，则重点表现为病毒性脑膜炎。病变主要累及大脑实质时，则以病毒性脑炎为临床特征。大多数患者具有自限性。病毒性脑膜炎发病率每年为 11~27/10 万人，主要侵袭脑膜而出现脑膜刺激征，脑脊液中白细胞增多，以淋巴细胞为主。病程多在 2 周以内，一般不超过 3 周，有自限性，预后较好，多无并发症。病毒侵犯脑膜的同时若亦侵犯脑实质则形成脑膜脑炎。本病可呈大小不同的流行，亦可散在发病。

常见几种脑膜炎对比如表 12-1。

脑膜炎的治疗主要是抗菌或抗病毒、对症及支持治疗。

抗生素治疗的选用原则是：①对病原菌敏感；②在 CSF 中浓度高；③能快速杀菌达到无菌化。青霉素为治疗流行性脑脊髓膜炎(简称流脑)的首选用药，青霉素过敏者首选氯霉素，严重者可选用第三代头孢菌素。肺炎球菌对青霉素一般仍敏感。但肺炎球菌脑膜炎的炎症反应剧烈，常在脑组织中形成黏连，造成脑积水或失语、偏瘫等后遗症，病死率亦仍然高达 28% 左右。国内大多采用氨苄西林或氯霉素作为流感嗜血杆菌脑膜炎的首选药物，国外报道 B 型流感嗜血杆菌

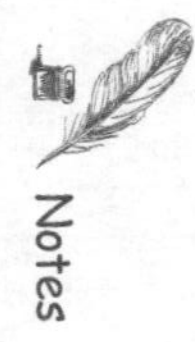

表 12-1 常见脑膜炎的区别

	流行性脑脊髓膜炎	肺炎链球菌脑膜炎	流感嗜血杆菌脑膜炎	结核性脑膜炎	隐球菌脑膜炎	乙型脑炎（乙脑）
病原菌	脑膜炎奈瑟菌	肺炎链球菌	流感嗜血杆菌	结核分枝杆菌	新型隐球菌	乙脑病毒
起病	急性	急性	较缓慢	多呈亚急性	多为慢性，可呈亚急性	急性
发热	早期出现	早期出现	较早出现	较早出现	早期不明显	早期出现
脑神经受累	多由脑水肿、脑疝所致，仅发生在暴发型	脑神经损害占 50%，常累及动眼神经、面神经。		视盘水肿少见，展神经受累多见，脉络膜上可见结核结节	视神经病变及视盘水肿多见	早期多见锥体系及锥体外受累，重者多有呼吸中枢受累
脑脊液细胞数	明显增加 2000×10^6/L	增加	增加	中度增加 $(200\sim500)\times10^6$/L	轻、中度增加 200×10^6/L 以下	中度增加 $200\sim500\times10^6$/L
主要细胞	中性粒细胞	中性粒细胞	中性粒细胞	淋巴细胞	淋巴细胞	淋巴细胞
糖	明显降低	降低	降低	多在 0.2~0.4g/L	明显降低	基本正常
蛋白质	明显增高	增高	增高	明显增高	轻、中度增高	轻度增高
氯化物	降低	降低	降低	降低	降低	基本正常
涂片检查	脑膜炎双球菌	肺炎链球菌	流感嗜血杆菌	结核分枝杆菌	新型隐球菌	无
其他检查	β_2 微球蛋白	PCR 检测	荚膜多糖抗原	结核分枝杆菌硬脂酸	荚膜多糖抗原	乙脑病毒分离

对氨苄西林的耐药率高达30%，对氯霉素的耐药率则各地报道不一，如在西班牙高达50%，美国则在10%以下；上述地区对流感嗜血杆菌脑膜炎（尤其多重耐药菌）的治疗已广泛应用头孢呋辛、头孢噻肟或头孢曲松等，在临床实践中均已取得良好疗效。金葡菌对多种常用抗菌药物耐药，因此宜采用耐酶青霉素如苯唑西林或氯唑西林。甲硝唑对厌氧菌抗菌作用强，CSF中浓度高，是治疗厌氧菌脑膜炎的有效药物。结核性脑膜炎则进行抗结核治疗。抗真菌药物有多烯类抗真菌药物（两性霉素B或两性霉素B脂剂）、氟胞嘧啶及氟康唑等。

抗病毒药物包括阿昔洛韦每次5~10mg/kg，每8小时1次，或其衍生物丙氧鸟苷，每5mg/kg，每12小时1次。两种药物均需连用10~14日，静脉滴注给药，主要对单纯疱疹病毒作用最强，对其他如水痘-带状疱疹病毒、巨细胞病毒及EB病毒亦有抑制作用。

对症支持疗法包括：高热时用物理或退热剂降温；惊厥者可给予止痉剂；此外，有休克或颅内压增高时，应积极采用抗休克及降颅内压处理；对年幼、体弱或营养不良者，可补充血浆或少量新鲜血。

目前认为肾上腺皮质激素作为抗炎物质在化脓性脑膜炎时可减少细胞因子释放，减轻脑水肿，降低颅内压。地塞米松能减少脑膜炎患者总后遗症的发生及耳聋的发生率。一般轻型病例不用，重症患者在有效抗生素应用前或同时给药。无菌性及部分治疗后脑膜炎及小于6周的患儿均不宜使用肾上腺皮质激素。

（二）心血管系统感染

心血管系统从结构上分为三部分，即心内膜和血管内膜、心肌和动脉的肌层及心包膜。几乎所有的病原体侵入人体后，均可累及心脏，导致心内膜炎、心肌炎和（或）心包炎。心内膜、心肌或心包可单一受累，亦可同时受累。心内膜炎及心包炎多由病原体直接侵犯心内膜或心包所致，心肌病变多为其内毒素、血管栓塞或免疫反应所产生的损害，亦可为病原体的侵及所致。

感染性心内膜炎（infective endocarditis，IE）系指因细菌、真菌及立克次体等所致的心瓣膜或心壁心内膜的感染，伴赘生物形成，若未给予抗感染治疗或联合抗感染及手术治疗，具有致死性。细菌是导致IE的主要病原体。其中以链球菌及葡萄球菌最为常见，大约占80%。近年来，由于各种抗生素的广泛使用及大量耐药菌的产生，该病的病原学已经发生变化。该变化在不同地区可能不同，发展中国家的变化较小，发达国家如美国的葡萄球菌性心内膜炎增长较快，医源性因素是葡萄球菌性心内膜炎增长的主要因素。在欧美，葡萄球菌已经成为导致IE的最常见病原菌。链球菌已退至第二位，其次为肠球菌，还有淋病奈瑟菌及HACEK菌株。

感染性心内膜炎的潜伏期长短不一，从各种病因引起菌血症到出现临床症状，时间多在2周以内，但不少患者无明确细菌进入途径可寻。大多数患者可见发热，80%~85%患者可闻心脏杂音，周围体征包括包括皮肤黏膜淤点、指（趾）甲下线状出血（图12-1）、Roth斑（为视网膜的卵圆形出血斑，其中心呈白色，多见于亚急性感染，图12-2）、Osler结节（为指和趾垫出现的豌豆大的红或紫色痛性结节，较常见于亚急性者，图12-3）及Janeway损害（为手掌和足底处直径1~4mm无痛性出血红斑，主要见于急性患者，图12-4）。

血培养是诊断菌血症和感染性心内膜炎的最重要方法，切除的瓣膜组织或是栓子片段的病理学检查仍然是诊断感染性心内膜炎的金标准，可通过特殊的染色或免疫组织化学技术发现致病菌，超声心动图（图12-5）发现赘生物、瓣周并发症等支持心内膜炎的证据，可帮助明确IE诊断。

感染性心内膜炎的成功治疗有赖于抗菌治疗清除病原菌。必要时外科清除感染组织及引流脓肿。约有50%的病例需要手术治疗，手术目的主要为控制感染和重建心脏的形态功能。

心肌感染的病原微生物种类繁多，包括病毒、细菌、螺旋体、原虫、立克次体、真菌及寄生虫

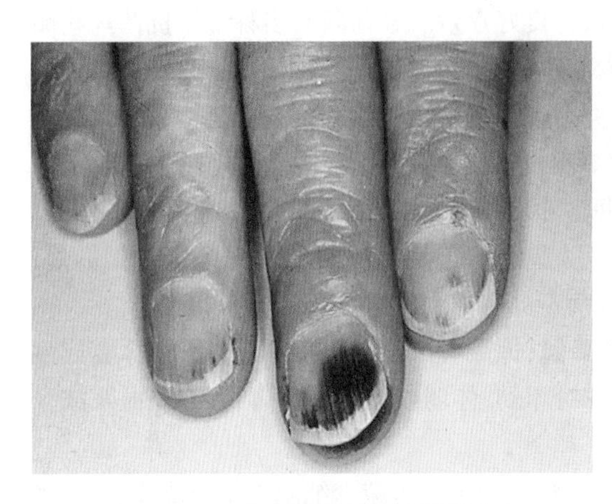

图 12-1 IE 患者指(趾)甲下线状出血

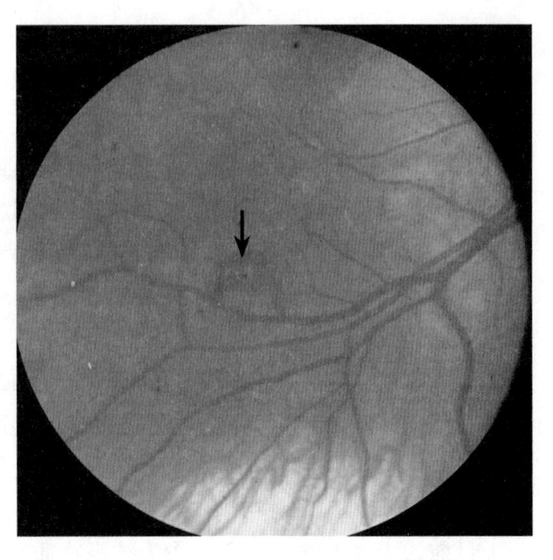

图 12-2 IE 患者 Roth 斑(箭头所指处)

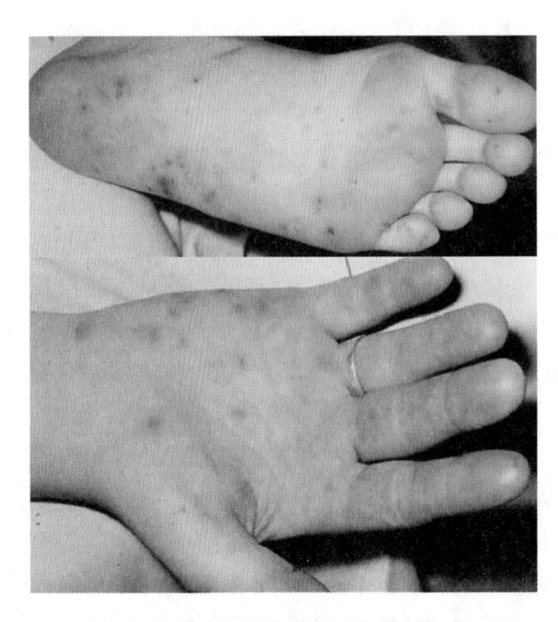

图 12-3 IE 患者 Osler 结节

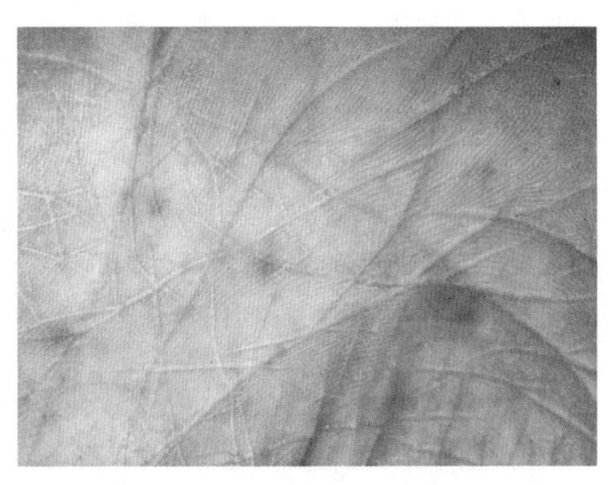

图 12-4 IE 患者 Janeway 损害

等。心肌感染多为病毒性感染,即病毒性心肌炎,其中以肠道病毒包括柯萨奇 A、B 组病毒,埃可(ECHO)病毒,脊髓灰质炎病毒等为常见,尤其是柯萨奇 B 组病毒(*Coxsackie* virus B,CVB)为致心肌炎最主要的病毒。病毒性心肌炎的病理改变缺乏特异性,组织形态改变多样,轻重程度不一。基本病理改变是以心肌病变为主的实质性病变和以间质为主的间质性病变。典型改变是以心肌间质增生、水肿及充血,内有多量炎性细胞浸润等。细菌感染则有白喉心肌炎、伤寒心肌炎等。白喉杆菌外毒素对心肌细胞有毒性作用导致心肌细胞产生病变,白喉心肌炎是白喉最重要的并发症之一,可有白喉表现及心肌炎表现。严重伤寒可并发伤寒心肌炎,系由伤寒杆菌内毒素对心肌损伤所致。心肌损害可为病毒直接所致,亦可由宿主免疫应答所致。

心包为包裹心脏和大血管根部的锥形囊,由脏层及壁层组成,二者之间为心包腔,呈封闭的囊袋状,内含约 15~30ml 左右的液体,起润滑作用。心包可帮助心脏在胸腔内固定,防止心脏随体位改变而过度移动。心包亦可减少心脏与周围组织的摩擦,是阻止炎症和恶性肿瘤向心脏转移的天然屏障。心包炎(pericarditis)是最常见的心包病变,可由多种致病因素所致,最常见的是感染性心包炎,其他尚有肿瘤、代谢性疾病、自身免疫性疾病、尿毒症等所致非感染性心

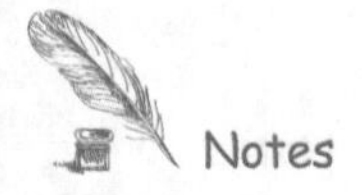
Notes

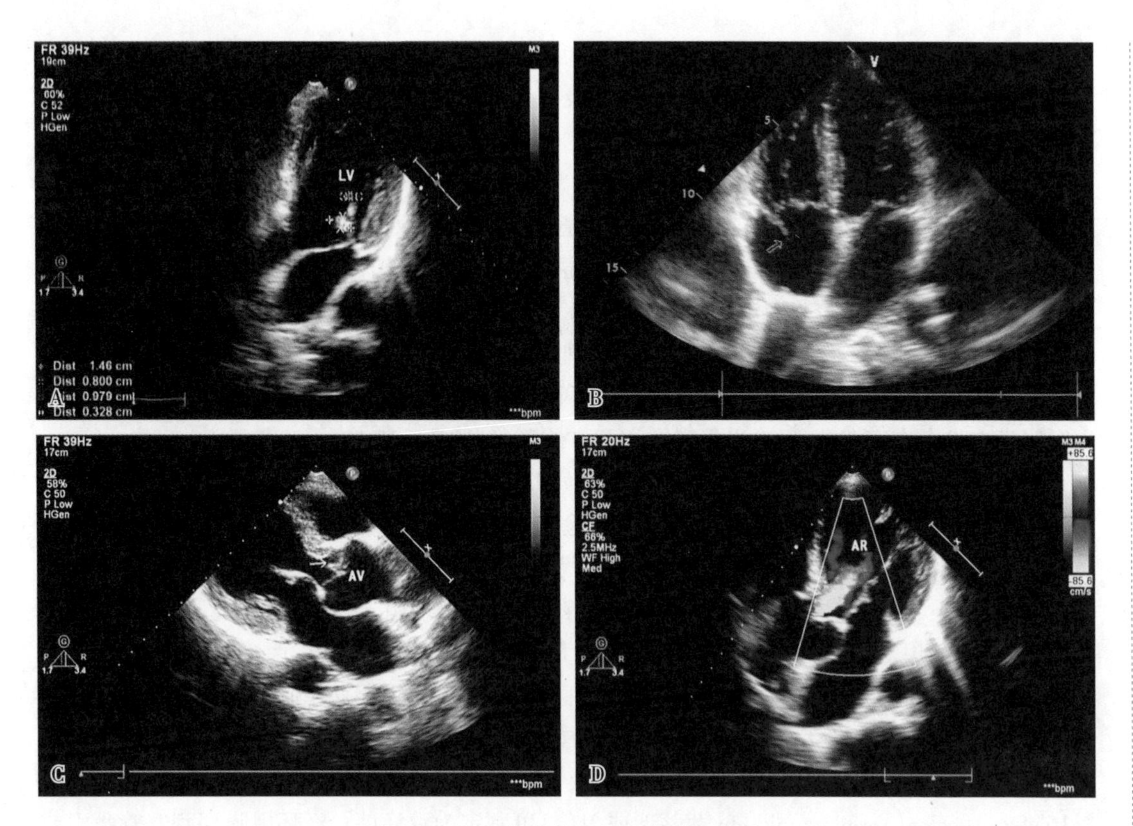

图 12-5　心内膜炎的超声心动图表现

A. 心尖长轴观示二尖瓣赘生物回声；B. 心尖四腔观示三尖瓣赘生物回声；C. 胸骨旁左室长轴观示主动脉瓣赘生物回声；D. 心尖五腔观示主动脉瓣中度关闭不全

包炎。

感染性心包炎的病原以病毒居多，尤其是肠道病毒（柯萨奇病毒 B、A 及埃可病毒）、流感病毒、EB 病毒及巨细胞病毒等可致本病。临床上常见的急性特发性或非特异性心包炎，大多数与病毒感染和感染后发生的过敏反应有关。其次为结核性及化脓性。结核分枝杆菌可导致结核性心包炎，占心包炎的 21%~40%，可见发热、疼痛及心脏压塞征。其他细菌性心包炎常继发于葡萄球菌、链球菌、肺炎链球菌、革兰阴性杆菌等感染或脓毒血症。军团菌心包炎可单纯发生，亦可与肺炎共存。其他少见致病微生物有真菌、立克次体、衣原体、支原体及原虫等。急性心包炎的治疗包括对原发疾病的病因治疗、解除心脏压塞及对症治疗。

（三）呼吸系统感染

呼吸系统被人为的分为上、下呼吸道。从鼻腔到环状软骨称为上呼吸道，除作为气体通道外，还有湿化、净化空气等作用。环状软骨以下称为下呼吸道，是气体的传导通道，其中呼吸性细支气管以下直到肺泡，为气体交换场所。

上呼吸道包括眼结膜、鼻、鼻窦、中耳、鼻咽、口咽及咽喉，大部分覆盖纤毛柱状上皮，口咽、声带、会厌的舌面及部分喉面、中耳乳突窦覆盖复层鳞状上皮。腺样体和扁桃体是上呼吸道的重要淋巴器官。上呼吸道各器官在解剖结构上通过鼻泪管、咽鼓管等相互沟通，黏膜相互延续，在感染时相互影响，全身性疾病时亦常受累。

气管在第四胸椎水平分为左右两主支气管。右主支气管与气管的夹角比左侧大，管径也略粗，因此误吸物易进入右侧支气管。向下再分为叶支气管及段支气管，右肺分为 10 个肺段，左肺为 8 个。肺段与肺段间常仅在外周有纤维间隔划分，肺部炎症或肺不张常呈叶、段分布，右肺上叶后段和下叶背段为吸入性肺炎和肺脓肿的好发部位，左侧舌段是支气管扩张症最易发生的部位。

Notes

下呼吸道的异物颗粒主要通过黏膜-纤毛活动及黏液-纤毛运动清除。纤毛活动可因黏液分泌物的干燥、变稠，或因吸烟、吸入有害气体及病毒感染等受到不同程度的损害。纤毛活动能力的降低导致呼吸道防御功能下降，易诱发感染。

呼吸道感染（respiratory tract infection，RTI）常由病毒所致，多数是全身感染的局部表现，病情轻重不一，严重者可导致肺部炎症。上呼吸道感染常见病原体为病毒，少数为细菌。下呼吸道感染的病原体较多，包括病毒、立克次体、衣原体、支原体、细菌、真菌等。感染可发生于原本健康者，亦可发生于有基础疾病的人。前者为原发，为院外感染，即社区获得性感染。后者则为继发，多是医院内感染。从感染部位及有无基础疾患可大致推测病原体的种类。呼吸系统感染病的病原体鉴定对治疗至关重要。常通过采集咽拭子、痰液及支气管肺泡灌洗液等检测病原体。上呼吸道本身存在定植菌，标本采集时要注意方法正确，避免污染。

咽拭子检查简单无创，采集过程中应严格无菌操作。标本可进行涂片及培养，亦可行病毒抗原及核酸检测等，必要时可行鼻咽部吸出物检查。痰液检查的关键是获得合格的痰标本。多数痰标本含有大量唾液及口腔上皮细胞，不能代表下呼吸道分泌物，痰涂片可通过不同染色初步判定病原体：常见革兰阳性菌包括肺炎链球菌、化脓性链球菌、耐甲氧西林金葡菌、甲氧西林敏感金葡菌、耐甲氧西林凝固酶阴性葡萄球菌、肠球菌、白喉杆菌及放线菌；革兰阴性菌包括脑膜炎球菌、卡他球菌、流感嗜血杆菌、肠杆菌科细菌、不动杆菌、铜绿假单胞菌、军团菌、百日咳杆菌；其他病原体包括肺炎支原体、真菌及结核分枝杆菌等。

痰培养及药物敏感试验对判定病原体及指导临床用药具有重要意义：定量培养菌量$\geq 10^7$cfu/ml（colony forming unit，cfu 菌落形成单位）可判定为致病菌。经环甲膜穿刺气管吸引或经纤支镜防污染双套管毛刷采样所获痰标本的结果可信度更高。连续3次痰培养结果为同一细菌时，高度怀疑为致病菌，痰培养与胸水或血培养结果一致时，则可肯定为该菌的感染。支气管镜检查对于诊断罕见病原体感染或免疫低下患者的下呼吸道感染很有价值。支气管肺泡灌洗液对肺结核、军团菌病、真菌感染、肺孢子虫病的诊断尤其重要。

上呼吸道定植的微生物包括肺炎链球菌、流感嗜血杆菌、凝固酶阴性葡萄球菌、金黄色葡萄球菌（简称金葡菌）、葡萄糖非发酵菌、类白喉杆菌、卡他莫拉菌、鼻病毒、副黏液病毒、肠道病毒、腺病毒及黏病毒等。

普通感冒（common cold）最常见的形式是急性鼻炎（acute rhinitis），以鼻咽部卡他症状为主要表现，主要由病毒所致，一般无发热及全身症状，或仅有低热、轻度不适、畏寒及头痛。常见病原体为鼻病毒、冠状病毒、流感及副流感病毒、呼吸道合胞病毒、埃可病毒及柯萨奇病毒等。呼吸道病毒呈全球性分布，在季节交替时发病率较高。鼻窦炎（sinusitis）是鼻窦黏膜的感染病。急性鼻窦炎常见致病菌有肺炎链球菌、流感嗜血杆菌、金葡菌及卡他莫拉菌等。慢性鼻窦炎多为两种或多种需氧菌混合感染。少数慢性上颌窦炎继发于齿源性感染。急性咽炎（acute pharyngitis）系咽黏膜、黏膜下组织及淋巴组织的急性炎症，常为上呼吸道感染的一部分，多由急性鼻炎向下蔓延所致，亦有始发于咽部者。咽喉部的细菌感染可原发或继发于病毒感染。化脓性链球菌（*Streptococcus pyogenes*）最多见，其次为流感嗜血杆菌、白喉杆菌（*Corynebacterium diphtheriae*）。脑膜炎奈瑟菌、溶血性嗜血杆菌（*H. haemolyticum*）及金葡菌等亦可见。急性喉气管支气管炎（acute laryngotracheobronchitis）系上下呼吸道急性弥漫性炎症。多发于2岁以上幼儿，常见于冬季。急性会厌炎（acute epiglottitis）是严重的咽喉部感染，可因会厌水肿导致气道梗阻。最常见的致病菌为流感嗜血杆菌，此外还有链球菌、葡萄球菌及肺炎球菌等，亦可与病毒混合感染。

常见下呼吸道感染包括哮吼、毛细支气管炎、流行性感冒、社区获得性肺炎（CAP）、慢性阻塞性肺病（COPD）、支气管扩张症及各种肺炎病原体所致肺炎、吸入性肺炎、肺脓肿等。

哮吼（croup）系喉气管支气管炎（laryngotracheobronchitis）综合征。儿童多见，很少见于成人。常见病原体是副流感病毒1、2型，通常在晚秋及冬季发病，主要通过呼吸道传播。其他病原体

亦包括流感病毒、呼吸道合胞病毒、麻疹病毒、流感嗜血杆菌及棒状杆菌等。

毛细支气管炎主要见于2岁以下儿童，发病高峰为晚冬及早春。常见病原体是呼吸道合胞病毒，其他病原体包括副流感病毒、某些腺病毒及人类偏肺病毒等。

SARS冠状病毒可导致严重急性呼吸综合征（severe acute respiratory syndrome，SARS），为急性呼吸道感染病，作为一种新的呼吸道感染病，于2002年11月首先在中国广东省发现。主要通过短距离飞沫、接触患者呼吸道分泌物及密切接触传播。临床表现为发热、头痛、肌肉酸痛、乏力、干咳少痰、腹泻等，严重者出现气促或呼吸窘迫，病情重，病死率高。

慢性阻塞性肺疾病（COPD）系一种以气流受限为特征的疾病，主要见于成人，多发生在冬季。肺炎链球菌和流感嗜血杆菌是导致COPD急性发作的常见病原体。此外，卡他莫拉菌、肺炎克雷伯杆菌、大肠埃希菌和其他革兰阴性杆菌及百日咳杆菌等亦可导致COPD。支气管扩张症与严重或反复的感染导致支气管壁损害，先天性免疫球蛋白缺乏或纤毛功能异常（如Kartagener综合征）等因素相关。

社区获得性肺炎（CAP）亦称院外感染，系指在院外罹患的感染性肺实质炎症，包括具有明确潜伏期的病原体感染而在入院后平均潜伏期内发病的肺炎。

肺炎病原体常见有肺炎链球菌、肺炎克雷伯杆菌、流感嗜血杆菌、葡萄球菌、铜绿假单胞菌。肺炎链球菌最常见细菌。肺炎链球菌肺炎由肺泡感染所致。急起高热，伴胸膜炎性胸痛，头痛，呕吐及腹泻。干咳开始后，实变体征逐渐进展。发汗不明显。中性粒细胞升高至(15~25)×10^9/L。肺炎克雷伯杆菌（*Klebsiella pneumoniae*）主要在长期哮喘、衰弱或乙醇中毒者中引起肺炎。咳大量痰，痰涂片中可见中性粒细胞和大的有荚膜的革兰阴性杆菌，据此即可作出初步病原体诊断。病原体对阿莫西林耐药，可选用头孢菌素。流感嗜血杆菌（*Haemophilus influenza*）是上、下呼吸道重要致病菌。流感嗜血杆菌缓慢进展，发热和呼吸增加。咳嗽不显著，但胸部体检示实变。X线示肺段、肺叶或更大范围的渗出，伴典型的空气支气管造影。中性粒细胞（15~20）×10^9/L。血培养常阳性。葡萄球菌引起的急性肺部化脓性炎症常发生于有基础疾病的患者。耐甲氧西林葡萄球菌(MRSA)感染呈上升趋势。静脉导管的使用增加患者皮肤凝固酶阴性葡萄球菌的感染。若治疗不及时或不当，病死率高。

铜绿假单胞菌属革兰阴性菌，分布于水、空气、正常人体的皮肤、呼吸道。常引起重症监护患者，烧伤后患者，免疫受损者，气管插管、气管切开及使用机械通气患者的感染，是医院感染的主要病原菌。

吸入性肺炎（aspiration pneumonia）由液体、颗粒性物质或分泌物误吸入下呼吸道所致。吸入食物或异物时若将咽部定植菌带入肺内，可致以厌氧菌为主的继发性细菌感染，形成肺脓肿。吸入性肺脓肿是肺脓肿最常见类型，误吸系常见原因，为多种病原体的混合感染，包括厌氧、需氧及兼性厌氧菌。治疗同吸入性肺炎。继发性或血源性肺脓肿少见。

此外，厌氧菌肺炎较少见，通常由定植在口咽的梭形杆菌所致，主要感染青年男性。非典型病原体肺炎与典型肺炎不同，进展缓慢，热程长，多汗，恢复慢。代表性致病微生物包括军团菌、肺炎支原体及肺炎衣原体。

下呼吸道真菌感染病原体主要有假丝酵母菌、曲霉及隐球菌等。

呼吸系统感染的治疗应遵循综合治疗原则，主要包括三方面：一是抗病原体治疗；二是对症治疗；三是提高机体的抗病能力，即通过药物、体疗、理疗等手段调整机体和呼吸道的反应性。

（四）消化系统感染

消化系统(digestive system)由消化管及消化腺两大部分组成。消化管包括口腔、咽、食管、胃、小肠（十二指肠、空肠、回肠）和大肠（盲肠、结肠、直肠、肛管）等部。临床上常把口腔到十二指肠的这一段称上消化道，空肠以下的部分称下消化道。

口腔感染主要为口腔正常菌群和某些致病菌（如厌氧菌、草绿色链球菌及白色念珠菌等）的

混合感染。包括牙齿周围组织感染,如牙周炎、冠周炎、急性根尖周围炎(牙槽脓肿)、干槽症(拔牙后感染)、急性牙周脓肿等,以及口腔黏膜假丝酵母菌感染。以牙周炎和牙龈脓肿最多见,病原菌主要系厌氧的消化链球菌及化脓性链球菌等。食管菌群与口咽部类似,或因胃内容物反流,而与胃部菌群类似,肠道杆菌不是食管的常驻菌群。胃部一般无菌,或寄居少量非致病菌。无论是慢性胃炎、胃及十二指肠溃疡,均与幽门螺杆菌(HP)有着极为密切的关系。小肠上段细菌种类与胃接近,但双歧杆菌和肠杆菌科细菌和脆弱类杆菌已开始定植。小肠下段细菌数进一步增多,革兰阴性菌大大超过革兰阳性菌,在回肠末端,菌群种类已接近结肠。

幽门螺旋杆菌属弧菌科,螺旋菌属,在胃黏膜上皮表面以螺旋状或弧形定植,呈不均匀的集团状分布。幽门螺杆菌(HP)长 2.5~4.0μm,宽 0.5~1.0μm,革兰染色阴性,呈螺旋形或弧形弯曲,一端有 2~6 根带鞘鞭毛,运动活泼。在胃黏膜上皮表面以螺旋状或弧形定植,微需氧,营养要求较高。含尿素酶,可分解尿素而产氨,故耐酸。尿素酶、过氧化氢酶、氧化酶均呈阳性反应,是鉴定 HP 的主要生化依据。HP 感染全球流行。可引起胃炎、消化性溃疡、胃癌、功能性消化不良、胃食管反流性疾病等。幽门螺杆菌(HP)根治方案见表 12-2。

表 12-2 幽门螺杆菌(HP)根治方案

方案	用法	疗程
铋剂 + 两种抗菌药物		
铋剂标准剂量 + 阿莫西林 0.5g+ 甲硝唑 0.4g	每日 2 次	2 周
铋剂标准剂量 + 四环素 0.5g+ 甲硝唑 0.4g	每日 2 次	2 周
铋剂标准剂量 + 克拉霉素 0.25g+ 甲硝唑 0.4g	每日 2 次	2 周
质子泵抑制剂(PPI)+ 两种抗菌药物		
PPI 标准剂量 + 克拉霉素 0.5g+ 阿莫西林 1.0g	每日 2 次	1 周
PPI 标准剂量 + 阿莫西林 1.0g+ 甲硝唑 0.4g	每日 2 次	1 周
PPI 标准剂量 + 克拉霉素 0.25g+ 甲硝唑 0.4g	每日 2 次	1 周
其他方案		
雷尼替丁枸橼酸铋(RBC)0.4g 代替方案二中的 PPI		
四联疗法:H_2 受体阻滞剂或 PPI+ 两种抗菌药物		

注:替硝唑 0.5g 可代替甲硝唑 0.4g。呋喃唑酮 0.1 抗 HP 作用强,不易产生耐药,可取代耐药率已高的甲硝唑。四联疗法(PPI+ 铋剂 + 两种抗菌药物)主要用于其他方案治疗失败者的再治疗。

胃肠道感染是一大类以腹泻为主要特征的感染病,其病原体可为病毒、细菌、真菌或寄生虫,以病毒及细菌最常见。引起胃肠道感染最常见的病毒有轮状病毒(rotavirus,RV)和诺如病毒(norovirus),其次是星状病毒(astrovirus)及肠腺病毒(enteric adenovirus)31、40、41 型。此外,冠状病毒(coronavirus)、小圆病毒(small round virus)、人类免疫缺陷病毒(HIV)、肠道病毒(enterovirus)、瘟病毒(pestivirus)、巨细胞病毒(cytomegalovirus,CMV)等亦可导致感染性胃肠炎。

引起胃肠道感染常见的病原菌主要有大肠埃希菌(*Escherichia coli*)、志贺菌属(*Shigella* spp.)、沙门菌属(*Salmonella* spp.)、幽门螺杆菌(*Helicobacter pylori*,HP)、弯曲菌属(*Campylobacter* spp.)、耶尔森菌属(*Yersinia* spp.)特别是小肠结肠炎耶尔森菌、霍乱弧菌(*Vibrio cholerae*)、副溶血弧菌(*Vibrio parahaemolyticus*)、气单胞菌属(*Aeromonas* spp.)、邻单胞菌属(*Plesiomonas* spp.)、产气荚膜杆菌(*Clostridium perfringens*)及艰难梭菌(*Clostridium difficile*)等。结核分枝杆菌等亦可引起消化道感染,特别是肠道感染。炭疽芽胞杆菌、鼠疫耶尔森菌等亦可引起肠道感染,但较为少见。

引起胃肠型食物中毒的常见病原菌主要有大肠埃希菌、沙门菌属、副溶血弧菌、蜡样芽胞杆菌(*Bacillus cereus*)及金葡菌等。

真菌性胃肠道感染主要见于各种原因所致的免疫功能低下或长期应用广谱抗生素的患者,

以假丝酵母菌感染最常见。

引起胃肠道感染的常见原虫有溶组织内阿米巴(*Entamoeba histolytica*)、蓝氏贾第鞭毛虫(*Giardia lamblia*;又称肠贾第虫,*Giardia intestinalis*)、结肠小袋纤毛虫(*Balantidium coli*)、隐孢子虫(*Cryptosporidium* 特别是小隐孢子虫(*Cryptosporidium parvum*)及环孢子虫(*Cyclospora*)等。蠕虫亦可导致胃肠道感染。

显性感染者(有症状的患者)、隐性感染者(亚临床感染者)、各类无症状携带者(显性感染之前的潜伏期携带者、之后的恢复期携带者、隐性感染之后的健康携带者)及可排出病原体的各类动物,均可成为传染源。消化道传播包括"粪-口传播"和"口-口传播"等,是胃肠道感染最常见、最主要的传播途径,可见于所有病毒、细菌、原虫及部分蠕虫感染。轮状病毒、诺如病毒、肠腺病毒等病原体可随气溶胶进入呼吸道,进而导致消化道感染。经皮肤或黏膜传播见于某些蠕虫感染。

胃肠炎病毒经口腔进入胃肠道后,主要侵犯小肠,特别是十二指肠及空肠。细菌性胃肠道感染的发生发展主要与细菌毒力相关。严重免疫抑制或应用广谱抗生素导致菌群失调时,条件致病性假丝酵母菌在消化道繁殖加快并致病。寄生虫可借机械运动、破坏、溶解和吞噬肠壁组织、掠夺和(或)影响肠道营养物质等多种机制导致胃肠道炎症及损害。

病毒、细菌、真菌、原虫性胃肠道感染常表现为急性胃肠炎。免疫力低下和(或)病原学治疗不彻底的细菌或真菌感染者,可转为慢性胃肠炎;寄生虫感染如不积极驱虫治疗,常发展为慢性感染。患者可见腹泻(表 12-3)、呕吐、腹痛、里急后重及其他症候群。

表 12-3　常见急性胃肠道感染的潜伏期及腹泻特点

病原体	潜伏期	腹泻特点
A 组轮状病毒	2~3 日	婴幼儿多见。常先有呕吐。腹泻每日 10~20 次或更多,黄色稀水便或蛋花状便,酸臭,偶有血便
B 组轮状病毒	1.5~3 日	成人腹泻每日 5~10 次或更多,多为黄色水样便
ETEC	0.5~7 日	水样腹泻,偶可引起"成人霍乱综合征"
EIEC	1~7 日	腹痛,腹泻频繁,黏液脓血便,里急后重
EPEC	1~7 日	婴幼儿腹泻每日 3~5 次或更多,黄色蛋花状,偶有黏液脓血
EHEC(O157:H7)	3~4 日	血水便,剧烈痉挛性腹痛。可伴 HUS
伤寒沙门菌	7~23 日,多为 10~14 日	腹泻一般较轻,但可并发肠出血、肠穿孔等
志贺菌	1~3 日	腹痛,腹泻频繁,黏液脓血便,每次量少,里急后重。可伴 HUS
霍乱弧菌	0.5~6 日,多为 1~3 日	腹泻剧烈,米泔水样或洗肉水样便,每次量多。呕吐
空肠弯曲菌	1~9 日,多为 3~4 日	腹泻每日 2~10 次,水样便,亦可有黏液血便或黏液脓血便
艰难梭菌	抗生素治疗 4~10 日后或更久	黄色蛋花状粪便,血水样便,排出假膜。重型患者粪便奇臭
金葡菌 蜡样芽胞杆菌	进食后数小时 ~1 日	剧烈呕吐,呕吐物可呈胆汁性,有时带有血液或黏液。腹泻每日数次至 10 余次不等,多为黄色稀便、水样便或黏液便
溶组织内阿米巴	数日 ~ 数月,多为 2~3 周	初为水样泻,很快转为暗红果酱样便,量多,腥臭
蓝氏贾第鞭毛虫	7~21 日,多为 12~15 日	腹泻每日数次或 10 余次,水样便,量大,恶臭,一般无脓血

ETEC:肠产毒型大肠埃希菌;EIEC:肠侵袭型大肠埃希菌;EPEC:肠致病型大肠埃希菌;EHEC:肠出血型大肠埃希菌;HUS:溶血-尿毒综合征

胃肠道感染的基本治疗原则是:①适当的液体和饮食疗法(病毒性及细菌性胃肠炎经此治疗多可痊愈);②一般不应用止泻药;③对病毒性胃肠炎,无特效药物治疗;④对细菌性胃肠炎吐泻严重者,应在积极补液的基础上,适当抗菌治疗(表 12-4);⑤对真菌性消化道感染,应积极治疗原发病和给予抗真菌治疗;⑥对寄生虫性胃肠道感染,应予驱虫治疗。

表 12-4 细菌性胃肠道感染的抗感染治疗方案

药物	用法	疗程	适用的病原菌
环丙沙星	成人 0.5g,口服,每日 2 次; 或 0.4g,静滴,每日 2 次	3~5 日	大肠埃希菌、沙门菌、志贺菌、霍乱弧菌、空肠弯曲菌等
氧氟沙星	成人 0.4g,口服,每日 2 次; 或 0.4g,静滴,每日 2 次	3~5 日	
诺氟沙星	成人 0.2~0.4g,口服,每日 3~4 次; 儿童每日 20~40mg/kg,分 3~4 次口服	3~7 日,	
头孢曲松	成人 2.0g,静滴,每日 1 次	3~5 日	沙门菌等
氯霉素	成人 500mg,静滴,每 6 小时 1 次	3~5 日	沙门菌、空肠弯曲菌等
红霉素	成人 0.8~1.0g;小儿每日 40~50mg/kg	5~7 日	空肠弯曲菌感染时为首选
多西环素	成人 100~200mg,每日 2 次; 儿童每日 6mg/kg,分 2 次服用	3~5 日	霍乱弧菌、空肠弯曲菌、耶尔森菌(疗程 7~10 日)等
四环素	成人 500mg,每日 4 次	3~5 日	霍乱弧菌、空肠弯曲菌等
氧四环素	成人 250~500mg 每日 4 次	7~10 日	耶尔森菌等
复方新诺明	成人 960mg,口服,每日 2 次;儿童酌减。	5~7 日	沙门菌等

注:①最好有药敏试验指导;②喹诺酮类可能影响骨骺发育,孕妇、哺乳期妇女及婴幼儿不宜应用;③复方新诺明每片含 SMZ 400mg、TMP 80mg;④志贺菌、空肠弯曲菌尚可选用阿奇霉素、庆大霉素、阿米卡星等。

肝脏、胆囊、胰腺及腹腔感染常见于基础性疾病及全身性感染之后,因而以继发表现为主,原发表现通常只在不能明确病因时被确定。胆囊及胆系感染常急性起病,其他多以常见症状表现为主。肝区疼痛、黄疸、腹部胀痛、中低度发热及消化道症状为典型常见症状,部分疾病呈现出特异性少见表现,包括阿米巴病的果酱样大便等。急性胆囊炎及急性化脓性胆管炎还可表现为发热、腹痛及黄疸一系列综合征。而慢性及起病缓慢疾病的临床表现较为隐匿,且病初常以原发性疾病的临床症状为主,因此易被误诊。这类疾病包括肝脏感染、胰腺感染、胆囊炎及胆管炎、原发或自发性腹膜炎及继发性腹膜炎等。

肝脏感染按病原体可分为病毒感染、细菌性感染(含结核分枝杆菌)、寄生虫感染及真菌感染。其中以病毒感染最为常见,其次是细菌、溶组织内阿米巴及血吸虫等。

肝脏病毒感染以肝炎病毒感染较为常见。目前按病原学明确分类的有甲型、乙型、丙型、丁型及戊型五型肝炎病毒。偶可见非嗜肝病毒感染,如 EB 病毒(EBV)、巨细胞病毒(CMV)、单纯疱疹病毒(HSV)、水痘 - 带状疱疹病毒(VZV)、科萨奇病毒 B、麻疹病毒、风疹病毒及腺病毒等。非嗜肝病毒感染常多器官受累,但有明显的肝炎表现,均可引起一过性或持久性肝损害。其中以 EBV、CMV 感染最为常见。

胆系感染主要是指胆囊炎(cholecystitis)及不同部位的胆管炎(cholangitis),分为急性、亚急性及慢性炎症。胆系感染主要因胆道梗阻、胆汁淤滞所致,胆道结石是导致梗阻的最主要原因,而反复感染可促进结石形成并进一步加重胆道梗阻。

继发性胰腺感染(pancreatic infection)系指急性胰腺炎(acute pancreatitis,AP)发作后,胰腺和(或)胰周组织细菌或真菌繁殖,并导致病理改变,包括胰腺坏死感染、胰腺脓肿(pancreatic abscess)及感染性假性囊肿。感染性胰腺坏死发生早(第 1~2 周),而且病情凶险,感染性假性囊

肿病程最长，胰腺脓肿介于两者之间。

腹膜炎(peritonitis)是腹腔脏腹膜及壁腹膜的炎症，可由细菌感染、化学性或物理性损伤等所致。按病因可分为细菌性及非细菌性两类；按临床经过可将其分为急性、亚急性及慢性三类；按发病机制可分为原发性及继发性两类；按累及范围可分为弥漫性及局限性两类。急性化脓性腹膜炎累及整个腹腔称为急性弥漫性腹膜炎。

（五）泌尿生殖系统感染

泌尿生殖系统感染(infections of the genitourinary system)包括泌尿道感染(urinary tract infections，UTI)及生殖系统感染(reproductive system infections，RSI)，是指病原体侵入泌尿生殖系统生长繁殖引起炎症反应所致的急、慢性疾病，是仅次于呼吸道感染的常见社区感染。

泌尿道感染可发生在上、下泌尿道，上泌尿道感染包括肾脓肿、肾盂肾炎、输尿管炎；下泌尿道感染包括膀胱炎、尿道炎。泌尿系统和生殖系统解剖学上联系紧密，感染常相互影响或同时发生。

可致泌尿道感染的病原体有细菌、衣原体、支原体、真菌、滴虫及病毒等，其中细菌感染最为常见。最常见致病菌为大肠埃希菌，占60%~80%，其次为变形杆菌、葡萄球菌、克雷伯杆菌、粪链球菌及铜绿假单胞菌等。急性泌尿道感染和细菌尿(bacteriuria)患者，约85%由大肠埃希菌所致。而变形杆菌、葡萄球菌、克雷伯杆菌、铜绿假单胞菌则是泌尿道梗阻、畸形、神经性膀胱、糖尿病或导尿等行器械操作等诱因所致感染的致病菌。长期慢性泌尿道感染或有合并症及结石的患者，可有厌氧菌感染发生，需行膀胱穿刺进行厌氧菌细菌培养证实。女性中金葡菌及腐生葡萄球菌所致的泌尿道感染约占10%~15%。此外，结核分枝杆菌亦为泌尿道感染的常见致病菌。感染途径主要有上行感染、血行感染、淋巴感染及直接感染四种方式，以前两种方式为主。

肾盂肾炎(pyelonephritis)系指多种病原体引起的肾盂、肾盏及肾实质感染炎症性病变，多由上行感染所致，或由血行感染播散致肾，常伴有下泌尿道感染。临床特点主要有发热、腰痛、膀胱刺激征、细菌尿等。病原菌主要为肠道杆菌，其中以大肠埃希菌最常见，占70%以上，其他依次是变形杆菌、克雷伯杆菌、产气杆菌、沙雷杆菌、产碱杆菌、粪链球菌、铜绿假单胞菌及葡萄球菌。95%以上由单一细菌所致，长期应用抗菌药物、长期留置导尿管的患者可出现混合感染。

肾积脓(pyonephrosis)系指肾实质化脓性感染致肾盂及肾实质广泛破坏形成脓腔，或泌尿道梗阻后肾盂肾盏积水并发感染，致肾脏受到严重破坏，使全肾成为脓囊。致病菌有革兰阳性球菌及革兰阴性杆菌。

肾皮质多发性小脓肿多由疖、痈、龋齿、扁桃体炎、肺部感染、骨髓炎及前列腺炎等炎性病灶，经血行播散至肾皮质内形成，金葡菌为常见致病菌。

急性细菌性膀胱炎(acute bacterial cystitis)系指由细菌感染所致的一种常见的尿路感染性疾病，多数是经尿道上行感染所致，常累及上泌尿道。常见病原菌包括大肠埃希菌、腐生葡萄球菌(年轻女性)及肠球菌等。

泌尿道感染的典型症状有尿道刺激症状、膀胱刺激症状、上尿路感染症状及输尿管梗阻症状。患者的症状与感染的真实部位和程度往往无关，泌尿道不同部位的感染都可出现一个或全部典型症状；相反许多泌尿道感染常无特异性症状。尤其是儿童患者常有虚假症状，如恶心、呕吐、无症状发热、抽搐、水样腹泻及假性脑膜炎。

泌尿道感染由于一般都有泌尿道感染的症状，诊断较容易。但要对病变部位、程度及病原体作出准确诊断需进行尿液镜检、细菌培养及影像学检查。常见实验室检查方法有尿三杯试验(three-glass test)、尿液镜检、尿细菌培养、影像学检查、分子生物学诊断等。

在作出泌尿道感染的临床诊断后应尽力获得病原学诊断，并明确诱因。治疗的基本原则包

括：加强支持治疗、多饮水，及时治疗诱因，根据药敏试验结果选择肾毒性小的抗菌药物足量、足疗程使用。应注意合理使用抗菌药物：①在无培养结果时，可根据革兰染色涂片结果经验性选择抗菌药物；②有典型泌尿道感染症状，而涂片结果阴性，则应充分结合病史，如有无不洁性行为、妇科炎症、腹泻等，判断感染来源，借以选择抗菌药物；③选择以尿液排出为主的抗菌药物，以使尿液中药物浓度显著高于血药浓度，达到彻底治愈细菌尿的目的；④抗菌药物的疗程为尿培养无菌生长后2周。

男性生殖系统感染常累及前列腺、精囊、附睾及睾丸。急性细菌性前列腺炎多由泌尿道上行感染所致。此外，疖、痈、扁桃体炎、龋齿及呼吸道感染等亦可经血行传播至前列腺炎。急性膀胱炎、急性尿潴留、急性尿道炎时尿液经前列腺管逆流亦可导致前列腺炎。致病菌多数为大肠埃希菌，其次为金葡菌、肺炎克雷伯菌、变形杆菌及假单胞菌属等，绝大多数为单一病原菌感染。慢性细菌性前列腺炎的主要途径为尿道逆行感染，患者常有反复泌尿道感染史。致病菌仍以大肠埃希菌为主，少数为变形杆菌、克雷伯菌属、肠球菌等。精囊炎（vesiculitis）由于精囊与前列腺均开口于后尿道，所以两种感染往往同时或先后发生，常为同一致病菌感染。导致附睾炎的常见致病菌为大肠埃希菌、葡萄球菌、结核分枝杆菌等。

女性生殖系统感染常累及外阴、阴道、宫颈及上生殖道。前庭大腺位于两侧大阴唇后1/3深部，腺管开口于小阴唇内侧靠近处女膜处，在性交、分娩或其他情况污染外阴时，病原体容易侵入而引起炎症。多发生于生育期年龄，婴幼儿及绝经后很少发生。病原体多为葡萄球菌、大肠埃希菌、链球菌及肠球菌，常为混合感染；北京协和医院1990—2009年女性生殖道细菌感染调查显示，大肠埃希菌、凝固酶阴性葡萄球菌、粪肠球菌、无乳链球菌和金葡菌是临床女性生殖道细菌感染最常见的细菌。盆腔内细菌感染的病原体来自原寄居于阴道内的菌群，如链球菌、葡萄球菌、大肠埃希菌等需氧菌及脆弱类杆菌、消化链球菌、消化球菌等厌氧菌，或来自外界的病原体如铜绿假单胞菌等。这些病原体多通过血液、淋巴传播，直接蔓延，上行感染到达盆腔生殖器官或组织。而绝大多数是由阴道内的病原体沿黏膜上行感染盆腔生殖器官。此外，女性生殖器官结核由结核分枝杆菌所致，细菌多由身体其他部位的结核病灶而来，原发器官多在肺、或肠或肺门淋巴结。

（王宇明）

参考文献

1. 王宇明，等．系统感染．// 王宇明．感染病学．第2版．北京：人民卫生出版社，2010：79-301
2. Luca MC，Vieru A，Vata A，*et al*. Tuberculous meningitis-clinical and epidemiological considerations (a retrospective study 2008-2011). Rev Med Chir Soc Med Nat Iasi，2012，116（3）：746-749
3. Liu C，Bayer A，Cosgrove SE，*et al*. Clinical practice guidelines by the infectious diseases society of America for the treatment of methicillin-resistant *Staphylococcus aureus* infections in adults and children：executive summary. Clin Infect Dis，2011，52（3）：285-292
4. Hoen B，Duval X. Infective endocarditis. N Engl J Med，2013，368（15）：1425-1433
5. Konno M，Baba S，Mikawa H，*et al*. Study of upper respiratory tract bacterial flora：first report. Variations in upper respiratory tract bacterial flora in patients with acute upper respiratory tract infection and healthy subjects and variations by subject age. J Infect Chemother，2006，12（2）：83-96
6. Rennie R，Crowson B. The management of upper respiratory tract infections. J R Nav Med Serv，2013，99（3）：97-105
7. Hodges K，Hecht G. Bacterial infections of the small intestine. Curr Opin Gastroenterol，2013，29（2）：159-163
8. Sherman PM，Ossa JC，Wine E. Bacterial infections：new and emerging enteric pathogens. Curr Opin Gastroenterol，2010，26（1）：1-4
9. Sutkin G，Lowder JL，Smith KJ. Prophylactic antibiotics to prevent urinary tract infection during clean intermittent self-catheterization（CISC）for management of voiding dysfunction after prolapse and incontinence

surgery: a decision analysis. Int Urogynecol J, 2009, 20(8): 933-938

10. Mustafa M, Wood F, Butler CC, *et al*. Managing expectations of antibiotics for upper respiratory tract infections: a qualitative study. Ann Fam Med, 2014, 12(1): 29-36
11. Yokoyama T, Tokuhisa Y, Toga A, *et al*. Agranulocytosis after infectious mononucleosis. J Clin Virol, 2013, 56(3): 355-357

第十三章 感染性疾病临床相关问题

第一节 感染病常见临床综合征的诊治思路

不同的病种自然具有不同的病因,不同的发病机制及不同的转归,这是符合自然界的生物学规律,又是不可辩驳的客观存在。然而,在病程中不同的疾病又可出现类似综合征,是在众多不同之中出现相同的现象,这是因为疾病在发生、发展中千变万化的病理生理基础上出现近似的理化改变,故表现近似的临床症状、体征及实验室检查结果。感染病最常见的临床综合征包括发热、发疹、腹泻、黄疸及头痛等,本节旨在简述上述症状的诊断及处理。

(一) 发热待查的诊断和处理

发热(fever)系指致热原(pyrogen)直接作用于体温调节中枢、体温中枢功能紊乱或各种原因引起的产热过多、散热过少,导致体温升高超过正常范围的情形。致热原即为能引起体温升高的物质,包括发热激活物(pyrogenic activator)及内生致热原(endogenous pyrogen,EP)。细菌毒素、抗原 - 抗体复合物、类固醇及致炎物等发热激活物作用于机体,激活产内生致热原细胞使之产生和释放内生致热原,如白细胞介素 -1(IL-1)、肿瘤坏死因子(TNF)、干扰素(IFN)、白细胞介素 -6(IL-6)作用于下丘脑的前部及视前区(preoptic and anterior hypothalamic areas,POAH)的体温调节中枢,致使正负调节介质的产生,导致发热。

发热的病因很多,临床上一般分为感染性发热(infective fever)及非感染性发热(non-infective fever)两大类(表 13-1),然而近 40 年来国内外仍以感染性发热为多见。由于发热的原因极为复杂,尚有不少典型的或疑难的发热病例,一时甚至长期查不出病因,临床上称之为“发热待查”。

表 13-1 常见引起发热的疾病总体分类

发热性质	病因	疾病
感染性发热	各种病原体(细菌、病毒、支原体、衣原体、螺旋体、立克次体和寄生虫等)	急性、慢性全身或局部感染
非感染性发热	血液病	淋巴瘤、恶性组织细胞病、噬血细胞综合征、白血病等
	实体肿瘤	肾癌、肾上腺癌、肝癌、肺癌等
	变态反应及结缔组织病	风湿热、药物热、红斑狼疮(SLE)、皮肌炎、多发性肌炎、结节性多动脉炎、脂膜炎、成人 Still 病等
	理化损伤	热射病、大手术、创伤及烧伤等
	神经源性发热	脑出血、脑干损伤、自主神经功能紊乱等
	其他	甲状腺功能亢进、内脏血管梗死、组织坏死、痛风

1. 分类和临床表现

(1) 感染性发热和非感染性发热:感染性发热指由各种病原体,如病毒、细菌、支原体、衣原体、立克次体、螺旋体、真菌、寄生虫等引起的感染病所致发热。非感染性发热包括:①变态反应性结缔组织病,亦包括药物热和药物不良反应;②血液系统疾病;③肿瘤;④各系统疾病。鉴别发热总体上应把握以下两个要点:①即使是疑难患者,常见病仍较罕见病常见,正像临床专家经常说的一句话："common thing is common"（"常见的事就会常见"），应注意把握一些常见病的特征表现；②注意发现"定位"线索，对可疑诊断进行初步分类，无论是感染还是非感染性疾病，往往具有其常见的受累部位，即具有一定特征性的"定位"表现。询问病史和查体时，要坚持两个原则，一是面与点相结合；二是注意与分析其演变过程。即所谓"由此及彼，由表及里，去粗取精，去伪存真"等，疾病发展有其自身规律，部分症状、体征逐步体现，需将热型变化、热程与热度、伴随症状及病史线索联系起来综合考虑。例如，许多患者常常在病程中曾经使用过不止一种抗生素，此时详细了解用药时间与体温曲线变化情况可能会发现重要的诊断线索。

(2) 不明原因发热（fever of unknown origins，FUO）：不明原因发热指发热并未因自限性感染而自动消失，且经一定诊断检查病因仍未明确者。已发现200多种病可致不明原因发热，其中感染病、肿瘤、胶原结缔组织病、其他原因及诊断不明为主要致病原因。表13-2为患者数>100例的病因分析报道。在不明原因发热中，感染病仍为主要病因，2009年Efstathiou等提出，过去20年中，FUO病因中感染病及恶性肿瘤疾病所占比例在减少，而非感染性炎症疾病所占比例在增加。1961年，Petersdorf和Beeson引入FUO概念，提出发热超过3周，最高体温达38.3℃(101℉)以上，且经住院一周以上仍未明确诊断者为FUO。1999年日本Kohno等提出了新的FUO诊断标准：门诊和住院患者发热分别在2周和1周以上，最高体温超过37.5℃而尚未明确诊断者。不明原因发热诊断标准的变迁见表13-3。

表13-2　不明原因发热病因分析

第一作者(年份)	总人数	感染病(%)	肿瘤(%)	胶原结缔组织病(%)	其他(%)	诊断不明(%)
Petersdorf RG (1961)	100	36	19	15	23	7
Jacoby GA (1973)	128	40	20	15	17	8
Howard P Jr (1977)	100	37	31	19	8	5
Larson EB (1982)	105	30	31	9	17	12
Koch H (1990)	2048	37	19	11	16	17
Barbado FJ (1992)	133	31	18	13	17	21
Knockaert DC (1992)	199	23	7	19	28	24
Adhikari PM (1992)	140	58	6	10	4	22
Iikuni Y (1994)	153	29	14	29	16	12
de Kleijn EM (1997)	167	26	12	24	30	8
Hwang TM (1990)	280	48	15	12	12	13
刘耀(1993)	146	55	16	14	12	3
章莉莉(1995)	154	49	14	21	9	8
吴国法(1996)	120	63	13	10	7	8
秦树林(1998)	110	58	7	21	16	8
李龙芸(2000)	129	36	36	5	23	0
Baicus C (2003)	133	45	25	10	18	2
孟庆义(2006)	497	38	12	33	9	8
庄爱玲(2008)	198	68	9	0	30	3
Hu (2008)	122	36	13	32	5	14
李玉梅(2009)	97	70	15	0	8	7
Hot (2009)	130	18	28	25	10	19
Efstathiou (2010)	100	35	10	36	3	16
Mete (2012)	100	26	14	38	2	20
谢娇(2013)	253	52	15	27	6	0
Yamanouchi M (2014)	256	28	10	18	15	29

表 13-3 不明原因发热诊断标准的变迁

年代	作者	定 义
1961	Petersdorf RG and Beeson	发热超过 3 周,最高体温在 38.3℃以上,住院 1 周以上仍未明确诊断者
1963	Sheon RP	发热超过 3 周,最高体温在 38.1℃以上仍未明确诊断者
1996	Bannister BA	发热超过 3 周,最高体温在 37.8℃以上仍未明确诊断者
1999	河野 宏	门诊:发热超过 2 周,最高体温在 37.5℃以上仍未明确诊断者 住院:发热超过 1 周,最高体温在 37.5℃以上仍未明确诊断者

2. 诊断 临床医师常常因对“发热待查”的患者无法施行针对性的治疗措施而感到棘手,患者因自身的疾病无法得到诊断自然也很痛苦。因此,如何使“发热待查”的病例得到明确的诊断,成为临床工作者十分关心的问题。尽管发热性疾病的临床表现千变万化,但诊断的关键还在于“查”。只要详细询问病史,认真进行体格检查,做一些必要的实验室检查及其他辅助检查,并注意动态观察、综合分析,即使是长期病因未明的发热病例,一般也能得出正确的诊断,常见发热待查的诊断程序见图 13-1。

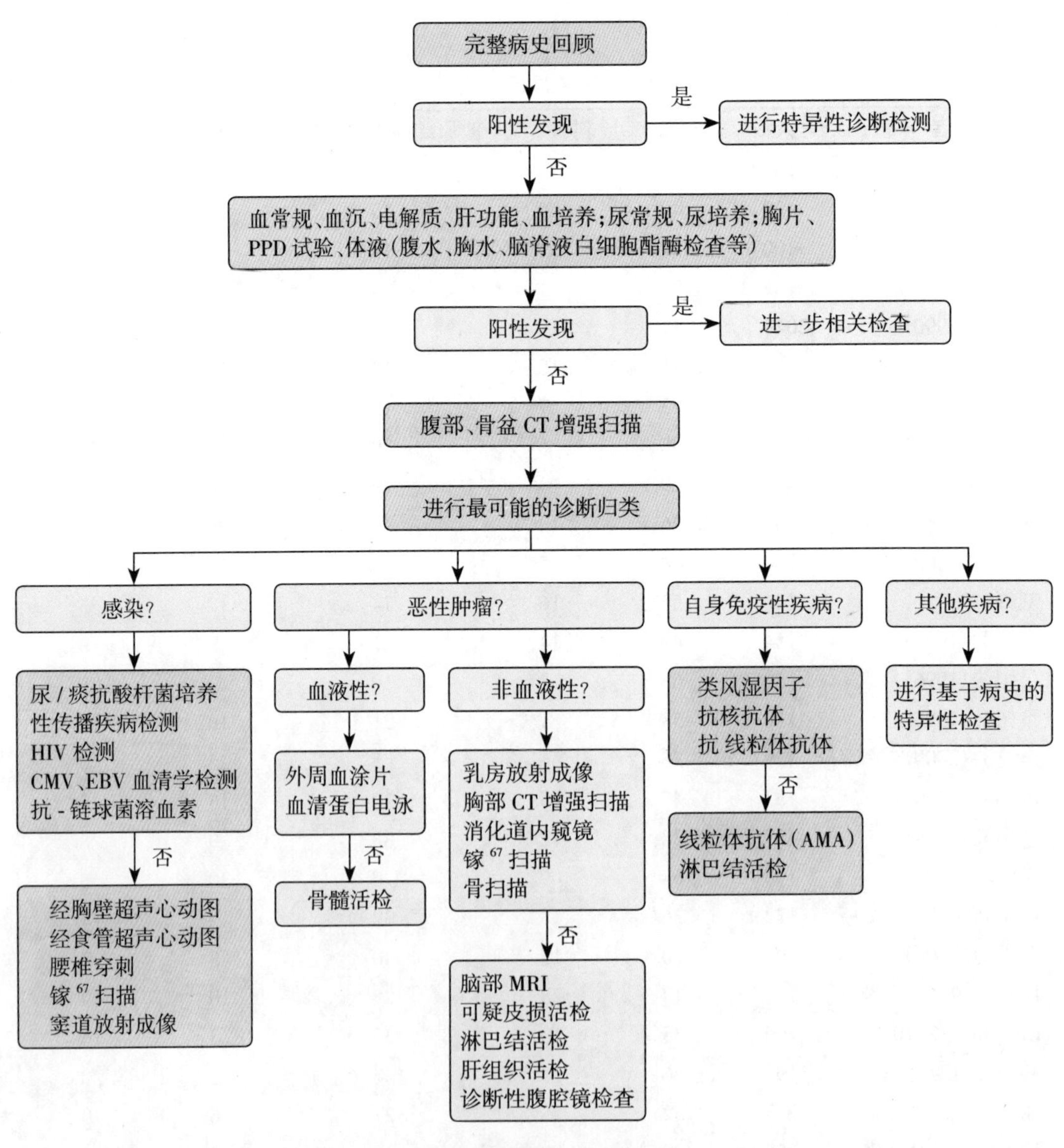

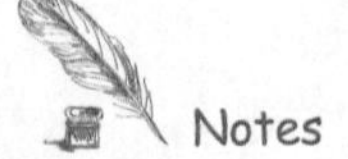

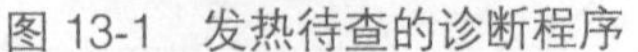
图 13-1 发热待查的诊断程序

近年来，有关氟脱氧葡萄糖正电子发射计算机断层扫描术（FDG-PET/CT）的研究日益增多。FDG-PET/CT 是一快速、可靠及准确检测到炎症的存在与否的显像方法，总的灵敏度及特异性可达到 86.6%。研究显示 FDG-PET/CT 在 FUO 中具有较好的诊断准确性，并显示其是有潜力及灵敏度高的诊断方法，FDG-PET/CT 似比 FDG-PET 更有助于 FUO 诊断，但有关其具体优势程度，还需要一个新的大型前瞻性研究。由于精确的早期诊断将减少其他有创检查，缩短住院期间的诊断病情时间，FDG-PET/CT 亦可降低患者的住院成本。因此，FDG-PET/CT 有可能成为 FUO 诊断的常规检查。

3. 治疗和处理 感染性发热主要是根据病原学检查结果或经验给予敏感药物治疗，要强调足量、全程用药。临床上最常见的感染性发热的病因为细菌感染及病毒感染。其中，病毒感染有一定自限性，故不建议对所有患者使用抗病毒治疗，一般仅对症处理、防治继发细菌感染即可。目前常用抗菌药物有 β- 内酰胺类、喹诺酮类、大环内酯类、万古霉素及碳青霉烯类等。非感染性发热临床上最常见的为结缔组织病性发热和肿瘤性发热。目前结缔组织病性发热的治疗主要应用为非甾体类镇痛消炎药、肾上腺皮质激素及环磷酰胺、硫唑嘌呤等慢效抗风湿药。肿瘤性发热的治疗首先要针对肿瘤病灶和性质本身选择合适的手术或放化疗方案，如果有新出现的体温异常升高，应注意是否合并感染或肿瘤恶化和转移。应完善血常规、病原学及影像学等检查，以免延误治疗。

对于诊断明确的 FUO，可针对病因治疗。如诊断不明确，若病情允许，可密切观察病情，随着时间推移，某些疾病的部分特征会逐步显露，然后再进行必要的检查确诊，但有时进行合理处理也是必需的。体温不超过 38.5℃，尽量不要降温治疗；即使超过 39℃，亦应尽量避免使用退热药物，以免影响热型，特别是肾上腺皮质激素，可能加重原发疾病，诱发二重感染，影响骨髓增生等。除非高度怀疑变态反应，否则不建议使用。如病情不允许继续观察，可根据经验选择试验性治疗。当疑为感染性发热且病情严重时，可在必要的实验室检查和各种培养标本采取后予以经验性抗菌治疗。在临床上怀疑结核病又无抗结核禁忌证时，可选择诊断性抗结核治疗。由于 FUO 患者前期大量抗生素、降温药物的使用，需要特别注意药物热的可能，必要时停用可能引起发热的药物。在临床工作中，不能用常见病、多发病解释时，尤其是用常规检查及治疗不能治愈时，应考虑罕见病甚至是新发感染病的诊断。

（二）腹泻待查的诊断和处理

腹泻（diarrhea）系指每日排便 3 次或以上，且粪便性状异常，如稀便、水样便、黏液便、脓血便或血便等。腹泻是一种症状，病因复杂多样，但以生物性感染居多，即主要由细菌、病毒与寄生虫等微生物及其产物而引起。腹泻病是造成 5 岁以下儿童死亡的第二大原因，每年共有 150 万儿童死于腹泻病，全球每年约有 20 亿例腹泻病患者。

1. 分类和临床表现 腹泻临床上可分为急性腹泻和慢性腹泻。急性腹泻起病骤然，病程较短，多在 2~3 周，不超过 2 个月，多为感染或食物中毒所致；每日排便次数可达 10 次以上，如为细菌感染，常有黏液血便或脓血便；常伴有腹痛，尤以感染性腹泻较为明显。慢性腹泻起病缓慢，病程较长，超过 2 个月，或是间歇期在 2~4 周内的复发性腹泻，多见于慢性感染、非特异性炎症、吸收不良、肠道肿瘤或神经功能紊乱等。

腹泻的发病机制复杂，按病理生理可分为下列几种：①分泌性腹泻（secretory diarrhea）：由胃肠黏膜分泌过多的液体或吸收受限制所致，如由霍乱弧菌外毒素引起的大量水样腹泻属于典型的分泌性腹泻；②渗透性腹泻（osmotic diarrhea）：由肠内容物渗透压增高（粪溶质差 = 血浆渗透压或 290mOsm/（kg·H_2O）−2（Na^++K^+）mmol/L），阻碍肠内水分与电解质的吸收，体液被动进入肠腔所致的腹泻，如碳水化合物吸收不良等；③渗出性腹泻（exudation）：由黏膜炎症、溃疡、浸润性病变致血浆、黏液、脓血渗出，见于各种肠道炎症疾病；④胃肠动力紊乱性腹泻（deranged motility）：肠动力过速或过缓均可导致腹泻。临床上，腹泻常伴发热、里急后重、消瘦、皮疹或皮下

出血、腹部包块、重度失水或关节痛或肿胀。

2. 诊断 腹泻的诊断一般应注意以下几点：

(1) 病史：注意患者年龄、性别、家族史及地方流行病学。

(2) 腹泻特点：有助于判断腹泻的类型及病变部位。

(3) 粪便的性状及臭味：对判断腹泻的类型十分有帮助。

(4) 腹泻伴随症状：对判断病因有帮助。

(5) 体征：注意患者腹部、全身状况及其他相关体征。

(6) 实验室及特殊检查：粪便检查、粪便培养、小肠吸收功能试验、小肠及结肠镜检查、X 线、腹部超声、CT、血管造影等检查有助于确诊(图 13-2)。

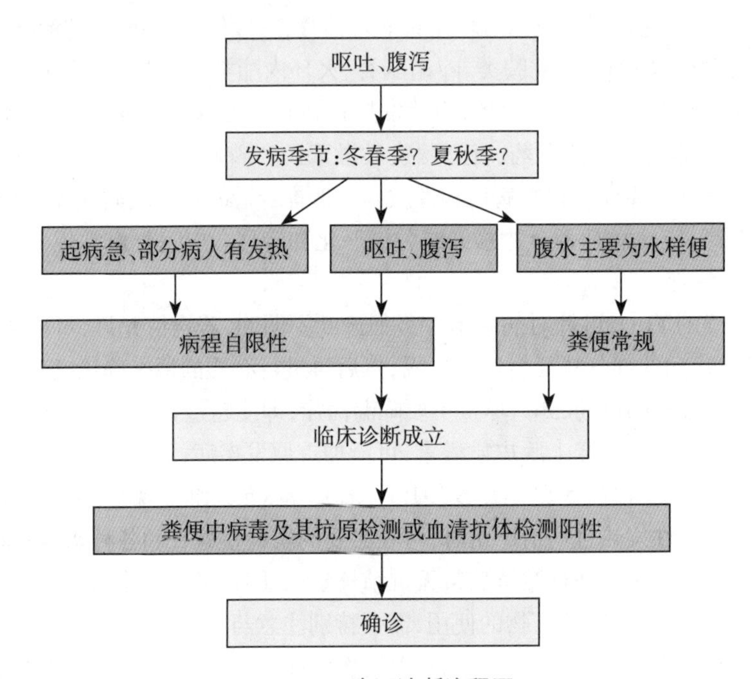

图 13-2 腹泻诊断流程图

3. 治疗和处理 腹泻的治疗和处理可归纳为：

(1) 补液疗法：补液是感染性腹泻病例(如霍乱)首先要考虑的治疗措施，尤其是儿童、老年人、伴发热和腹泻量很大的患者；近 20 余年来口服补液盐(ORS)受到 WHO 及学术界广泛推荐，简便易行，并获良好疗效。

(2) 抗感染疗法：过去曾认为由于大多数感染性腹泻是自限性的，抗感染治疗不作为首选；然而，近年认为主要应根据不同病因采取相应措施。

(3) 抑制肠蠕动、抗分泌和肠黏膜保护疗法：感染性腹泻患者不宜使用抑制肠蠕动的药物，这类药物一方面可能延缓细菌及其毒素的排泄，增加毒素吸收，此外还可能导致鼓肠，延长腹泻时间。

(4) 纠正微生态失衡：腹泻症可能是微生态失衡的原因，也可能是结果。因此，纠正微生态失衡的措施显得日益重要。

WHO 推荐腹泻的主要治疗措施：

(1) 补液：在出现严重脱水或休克时采用静脉输液方式和(或)针对中度脱水或者无脱水的情况使用口服补液盐溶液(ORS)。口服补液盐可在家中用洁净水、盐和糖配制而成。

(2) 补锌：补锌可将腹泻持续时间减少 25%，并可将粪便量降少 30%。

富含营养素食物：通过在腹泻期间继续提供富含营养素的食物(例如母乳)，以及向健康儿童提供营养丰富的食物(包括在前 6 个月纯用母乳喂养婴儿)，可以打破营养不良和腹泻的恶性

循环。

WHO 推荐有关腹泻的主要预防措施：

(1) 保证安全饮水。

(2) 改善环境卫生。

(3) 保持良好的个人卫生习惯及食品卫生。

(4) 了解感染途径。

(5) 接种轮状病毒疫苗。

(三) 发疹待查的诊断和处理

常见的发疹性(dermexanthesis，exanthesis)感染病包括风疹、麻疹、猩红热、幼儿急疹及传染性单核细胞增多症等，均有发热、皮疹等症状，但从病原学、流行病学、临床表现、实验室检查、并发症、治疗及预防上都各有不同。在临床工作中必须熟练掌握各自的特点，才能作出正确诊断，对治疗和隔离、预防有着重要的意义(图 13-3)。

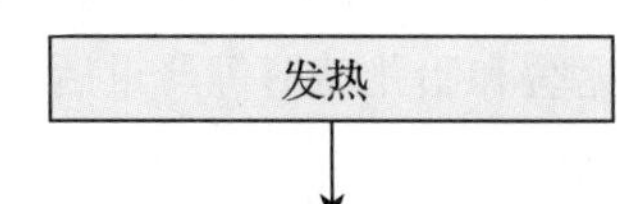

↓

前驱期(发疹前)表现
- 发疹呼吸道卡他症状及柯氏斑(麻疹黏膜斑)
- 咽峡炎(猩红热和传单)、化脓性扁桃体炎(猩红热)
- 枕后和颈部淋巴结肿大(风疹)
- 肝脾肿大(传单)

发热到发疹的大致时间＊
- 发 1 日：水痘、风疹、水痘、药物疹(再次用药)
- 2 日：猩红热、风疹
- 3 日：麻疹(3~7 日)、幼儿急疹(3~5 日)
- 4 日：传单(4~6 日)、幼儿急疹(3~5 日)
- 5 日：斑疹伤寒(4~6 日)
- 6 日：伤寒(6~12 日)
- 7 日：药物疹(初次用药)

↓

发疹顺序及形态
- 麻疹：耳后发际至全身，红色斑红疹
- 风疹：面部至全身，红斑疹("一日似麻疹，二日似猩红热")
- 水痘：耳前后至全身，先后呈斑疹、红疹、疱疹及结痂四期，同一部位可见不同期皮疹
- 幼儿急疹：热退时全身斑(丘)疹，主要见于躯干部和上臂及大腿
- 猩红热：颈部至全身，红斑疹，疹间无正常皮肤，口周苍白圈，杨梅舌
- 药物疹：全身对称分布，皮疹呈多形性，轻重悬殊
- 传单：躯干至上肢和下肢，皮疹呈多形性，用青霉素类后易诱发

↓

实验室检查
- 外周血 WBC 总数及中性粒细胞比例增高：细菌感染(猩红热、丹毒等)
- 外周血 WBC 总数及淋巴细胞比例增高：传单及肾综合征出血热
- 外周血 WBC 总数及嗜酸性细胞比例增高：药物疹、寄生虫感染
- 外周血 WBC 正常或降低：传单和肾综合征出血热以外的病毒感染

图 13-3　发疹诊断流程图

WBC：外周血白细胞；传单：传染性单核细胞增多症；＊据过去传染病格局，一般规律是第一日水痘，第二日猩红热，第三日天花，第四日麻疹，第五日斑疹伤寒，第六日伤寒；故可按"水、红、花、麻、斑、伤"的次序按谐音记忆

1. 常见发疹性感染病 发疹性感染病常因细菌或病毒感染，呈急性发病，全身皮疹伴有各系统症状。发疹性传染病有以下共同特点：①有大地区流行病史或小环境、地区内暴发病史，如小学、幼儿园和生活小区内有接触史；②有传染病流行季节，不同的传染病有不同的流行季节，如胃肠道传染病如菌痢以夏季为发病高峰，而发疹性传染病以春季为发病高峰；③有严重的全身症状，常见高热，并伴有实验室诊断依据；④如果找到病原菌，对确诊有非常重要的价值。

(1) 麻疹：由麻疹病毒引起的急性传染病，传染性极强，多见于儿童。其临床特征为发热、流鼻涕、咳嗽、眼结膜炎，出现特殊的麻疹黏膜斑和广泛的皮肤斑丘疹。本病借飞沫气溶胶直接传播，亦可通过密切接触传播。民间总结本病病程分期为“烧(发热)三天，出(疹)三天，褪(疹)三天”，正好对应了前驱期、出疹期及恢复期三期，具体过程为“三齐四透五退七尽”。民间总结麻疹面容为“一把鼻涕，一把泪”。实验室检查周围血常规 WBC 计数正常或轻度下降，麻疹特异性 IgM 抗体测定阳性可确诊。疫苗接种可有效预防本病。

(2) 风疹：临床上总结本病特点为：“1 日麻疹，2 日猩红热，3 日退疹”，故称为三日麻疹，亦称德国麻疹。临床上以发热、全身性皮疹、淋巴结肿大尤其是枕后淋巴结肿大为特点。孕妇在妊娠早期感染风疹病毒，可引起胎儿发育迟缓和胎儿畸形等严重后果。对于无皮疹性风疹靠临床难以诊断，检测风疹抗体(IgM 或 IgG)可确诊。

(3) 猩红热：猩红热临床特征为发热、咽峡炎、全身弥漫性鲜红色皮疹和皮疹消退后脱屑。皮疹主要有以下特点：①发热后 24 小时内开始发疹，始于耳后，颈部及上胸部，然后迅速蔓及全身。典型的皮疹为在皮肤上出现均匀分布的弥漫充血性针尖大小斑丘疹(鸡皮疹)，压之退色，伴有痒感，部分患者表现为“粟粒疹”。严重者出现帕氏线(Pastia lines)。颜面部位仅有充血而无皮疹，出现口周苍白圈。②病程初期舌为“草莓舌”，2~3 日舌苔脱落，舌为“杨梅舌”。③皮疹于 48 小时达高峰，然后按出疹顺序开始消退，退疹后开始皮肤脱屑。

(4) 幼儿急疹：顾名思义，幼儿急疹是常见于婴儿(多小于 2 岁)的急性发疹性热病，其主要病原体是人疱疹病毒 6(HHV-6)，HHV-7 亦可引起，其特征是无前驱症状、突起高热、热退疹出或疹出热退。病儿的一般情况良好，与一般高热不同，呼吸道症状以咽炎为最多，发热时白细胞减少，起病早期诊断不易，往往在 3~4 日热退疹现时得以诊断。

2. 药疹 药疹是非感染性疾病的基本形式，是指药物按常规剂量及正确给药途径应用于疾病的预防、诊断和治疗过程中所出现的预期疗效以外或有害的反应。其临床特点为：①有用药史；②皮疹为多形性，轻重不一，除病情严重者外，少有并发症；③停药后常可恢复；④部分病有嗜酸性粒细胞增高。药疹的发生率很高，单纯药疹给予停药、抗过敏及对症治疗。药疹不需要隔离，需要药物治疗时应详细询问患者的药物过敏史以及被选用药物是否易于发生药疹等(表 13-4)。

(四) 黄疸待查的诊断和处理

黄疸(jaundice)是由于血液中胆红素浓度增高，致使皮肤、巩膜、黏膜及某些体液出现发黄的体征。正常血液总胆红素浓度为 2~17.1μmol/L(0.1~1.0mg/dl)，当其超过 34.2μmol/L(2.0mg/dl)时，临床上出现黄疸。在大多数情况下，黄疸为胆汁淤积所致。黄疸可分为溶血性黄疸、肝细胞性黄疸及阻塞性黄疸。在正常情况下，胆红素的生成与排泌处于动态平衡，血清胆红素量相对稳定。在病理情况下，胆红素代谢过程中的某一环节发生障碍，则胆红素的生成与排泌失去平衡，致血清胆红素升高，临床上即可出现黄疸。黄疸的形成机制可概括为溶血、损伤、阻塞等几方面的原因：①胆红素生成过多：红细胞大量破坏时，生成过量的非结合胆红素，远超过肝细胞摄取、结合和排泄的限度，同时溶血性贫血引起的缺氧、红细胞破坏释出的毒性物质，均可削弱肝细胞的胆红素代谢功能，使非结合胆红素潴留于血中而发生黄疸；②肝细胞功能低下；③肝细胞损害：肝细胞病变，对胆红素摄取、结合和排泄功能发生障碍，以致非结合胆红素潴留于血中，同时因结合胆红素不能正常地排入细小胆管，反流入肝淋巴液及血液中，结果发生黄疸；④胆汁淤积：肝内的毛细胆管、微细胆管、小胆管，或者肝外肝胆管、总肝管、胆总管及乏特壶腹等处的

表 13-4 临床常见感染病皮疹与药疹的鉴别要点

病名	麻疹	风疹	猩红热	幼儿急疹	药疹
病原体	麻疹病毒	风疹病毒	乙型溶血链球菌	人疱疹病毒 6 型及 7 型	药物过敏
潜伏期	7~14 日	12~21 日	2~5 日	1~2 周	用药后 6~10 日
发疹时间	3~4 病日	1~2 病日	1~2 病日	热退发疹	用药后 6~10 日
皮疹特点	红色斑丘疹,初见于耳后、颈部,以后延及全身,皮疹大小不等,可互相融合,疹间有正常皮肤,以躯干最密集,2~5 日出齐,后变暗红色,疹退后有糠麸样脱屑和棕褐色色素沉着	皮疹发展快,1~2 日内布满全身,呈浅红色斑疹,大小形态不一,可融合成片,有痒感,躯干密集,手掌足底无疹,疹退后无瘢痕及色素沉着	在普遍充血的皮肤上弥漫密集针尖大小丘疹(鸡皮样皮疹)先见于耳后,颈部,一日内蔓延至全身,可融合成片,皮肤皱褶处最密集,压之退色,疹间无健康皮肤,有痒感,疹退后可见脱屑或大片脱皮	热退同时出疹,皮疹为不规则红色斑点或斑丘疹,压之退色,疹褪无色素沉着	可见红斑、荨麻疹、丘疹等多形性皮疹,呈对称性分布
血常规	白细胞降低 淋巴细胞增高	白细胞降低 淋巴细胞增高	白细胞及中性粒细胞增高,病原小体出现	白细胞降低 淋巴细胞增高	典型病例白细胞降低,嗜酸性粒细胞增高
其他特点	前驱期有明显上呼吸道炎症,有麻疹黏膜斑,全身中毒症状较重	前驱期上呼吸道炎症轻,耳后枕下淋巴结肿大,全身中毒症状轻	咽峡炎、扁桃腺炎、杨梅舌、帕氏线、皮疹消退试验阳性	颈、枕部淋巴结肿大	有药物治疗史
并发症	肺炎、喉炎、肠炎、脑膜炎、口腔炎、中耳炎、结核病恶化及心血管功能不全	很少见,偶有脑膜炎或脑膜脑炎,但较轻	中毒性心肌炎、肾小球肾炎、关节炎	很少见,偶有脑膜炎,较轻	一般无

任何部位发生阻塞或胆汁淤积，则阻塞或淤积的上方胆管内压力不断增高，胆管不断扩张，导致肝内小胆管或微细胆管、毛细胆管发生破裂，使结合胆红素从破裂的胆管溢出，反流入血液中而发生黄疸。此外，某些肝内胆汁淤积并非全由胆管破裂等机械因素所致（如药物所致的胆汁淤积），亦可由胆汁的分泌减少（分泌功能障碍）、毛细胆管的通透性增加、胆汁浓缩、淤滞而致流量减少，最终导致胆管内胆盐沉积与胆栓的形成。

1. **分类和临床表现** 黄疸分类方法繁多：

(1) Mc Nee 分类法：根据黄疸发生的原因与机制分为溶血性黄疸、中毒或感染性黄疸及阻塞性黄疸，未能将各种因肝脏损害引起的黄疸包括在内，后来人们在这种分类的基础上又将黄疸分为溶血性黄疸、肝细胞性黄疸、阻塞性黄疸及先天性胆红素代谢缺陷所致的黄疸。临床上以前三种多见，特别是肝细胞及阻塞性黄疸。

(2) Rich 分类法：根据胆红素循环紊乱的部位、性质及胆红素回流到血液的方式而分为储留性黄疸及回流性黄疸两类，后来 Watson 又将回流性黄疸进一步分为痛性、结石性及实质性三种。

(3) Ducci 分类法：根据黄疸发生机制、诊断和治疗的不同而分为肝前性黄疸—溶血性、非溶血性，肝性黄疸—肝细胞性、肝内胆小管性，肝后性黄疸—不完全性阻塞性黄疸、完全阻塞性黄疸；此外，Sherlock 按发生机制分为胆红素产生过多、肝细胞摄取障碍、肝细胞结合障碍及肝细胞排泄障碍四种等。

临床上，黄疸常伴有发热、腹痛、皮肤瘙痒、肝大、脾大、胆囊肿大、体重减轻、尿和粪的色泽改变等。黄疸种类繁多，病因复杂。黄疸的鉴别主要有体征、化验、影像三个方面。三种常见黄疸区别见表 13-5。

表 13-5 三种黄疸的区别

项目	溶血性黄疸	肝细胞性黄疸	阻塞性黄疸
既往史	有家族史，损肝药物史或酗酒史	肝炎接触史或输血史	类似发作史或近日消瘦史
主要疾病	先天性溶血、疟疾等	各种肝炎	胆囊炎、胆石症、肿瘤
消化道症状	轻或无	明显	不明显
腹痛	一般无	肝区隐痛	有上腹绞痛或持续性痛
黄疸程度	一般较轻	轻重不一	较明显，可波动或呈进行性加深
皮肤瘙痒及灰白色大便	无	轻度发痒，无灰白色便	常有瘙痒及灰白色便
尿二胆检查	尿胆原明显增加，尿胆红素阴性	两者均阳性	尿胆红素增加，尿胆原阴性
胆色素	间接胆红素升高，直接胆红素正常	两者均升高	间接胆红素升高，直接胆红素明显升高
丙氨酸氨基转移酶（ALT）	正常	明显升高	可升高
碱性磷酸酶（ALP）	正常	正常或轻度升高	明显升高
血常规	有溶血现象	血细胞基本正常或稍低	胆道炎症时白细胞增高
Vit 反应	无	差	好
凝血酶原时间	正常	延长	延长
B 超	肝脏正常	肝大，胆管不扩张	肝内、外胆管扩大

2. **诊断** 黄疸应根据病史、体征、实验室及其他检查结果进行综合分析和鉴别诊断。

(1) 黄疸问诊：黄疸的问诊中，应注意患者的性别与年龄、接触史、用药史、家族史、既往史、妊娠史、饮酒史及病程等。

(2) 体征

1) 黄疸色泽及伴随皮肤表现:由溶血引起的黄疸皮肤呈柠檬色,伴有睑结膜苍白;肝细胞损害所致黄疸呈浅黄色或金黄色,慢性肝病可见肝病面容、肝掌及蜘蛛痣等;胆汁淤积性黄疸呈暗黄、黄绿和绿褐色,有时可见眼睑黄色瘤。

2) 腹部体征:病毒性肝炎、肝癌、早期肝硬化均可有肝大,肝硬化进一步发展时肝脏可缩小,伴有脾肿大。溶血性黄疸亦可出现脾肿大。胆总管结石一旦引起梗阻,胆囊可肿大。胰头癌、壶腹周围癌、胆总管癌引起肝外胆汁淤积时胆囊肿大,表面光滑、可移动及无压痛是其主要特点,即所谓 Courvoisier 征。有腹腔积液和腹壁静脉曲张时,多见于失代偿期肝硬化以及其他原因所致的门静脉高压、下腔静脉阻塞等。

3) 其他体征:急性黄疸伴全身淋巴结肿大,应怀疑传染性单核细胞增多症、淋巴瘤、恶性组织细胞增多症。粟粒性结核可同时出现黄疸及浅表淋巴结肿大。

(3) 实验室和辅助检查

1) 肝功能试验:①胆红素代谢试验:血清非结合胆红素增高、尿胆红素阴性为高非结合胆红素血症的共同特征,但在溶血性黄疸时,由于肝脏代偿性处理胆红素增加,尿胆原可显著增高;血清结合胆红素增高、尿胆红素阳性、尿胆原及粪中尿胆原减少或缺如为高结合胆红素血症的特征,但在肝细胞性黄疸时,尿胆原亦常表现为增加。②血清酶学检查:同时测定 ALT、门冬氨酸氨基转移酶(AST)、ALP、谷氨酰转肽酶(GGT),如前二种酶明显增加常为肝细胞损害的特征,而后二种明显增加则常为胆汁淤积的特征。③血浆凝血酶原时间:测定胆汁淤积性黄疸时,肌注维生素 K 可使延长的凝血酶原时间恢复或接近正常。严重肝病时凝血酶原合成障碍,凝血酶原时间延长,即使注射维生素 K 亦不能纠正。④血脂测定:反映肝细胞的脂质代谢功能及胆系排泄功能。胆汁淤积时总胆固醇及甘油三酯均可增高;肝细胞损伤严重时,总胆固醇水平明显降低。

2) 免疫学检查:慢性活动性肝炎时 IgG 明显增高;原发性胆汁性肝硬化时 IgM 显著上升。肝炎标志物及 AFP 检测有助于病毒性肝炎及肝癌诊断。

3) 血液学检查:主要用于协助诊断溶血性黄疸。遗传性溶血性黄疸时,除贫血外、外周血中晚幼红细胞和网织红细胞可显著增多、骨髓红系统细胞明显增生活跃。遗传性球形红细胞增多症时,红细胞脆性增加;珠蛋白生成障碍性贫血(亦称地中海贫血)时,红细胞脆性降低。抗人球蛋白试验(Coombs 试验)在自身免疫性溶血性贫血及新生儿溶血性贫血时呈阳性反应。

4) 腹部超声检查:该检查安全方便,可重复进行,故可作为黄疸鉴别诊断的首选方法。有利于判断胆结石、胆总管癌、胰头癌和肝癌等。

5) 电子计算机体层扫描(CT):高密度的分辨率以及层面扫描使其以图像清晰、解剖关系明确的特点成为肝、胆、胰等腹部疾病的主要检查方法,对了解有无胆管扩张及占位性病变有较重要参考价值。

6) 磁共振成像(MRI):因其具有较高的软组织分辨率,并能多方位、多序列成像,故常常能更清楚地显示病变的部位和性质,若辅以新型肝细胞特异性 MRI 对比剂普美显,则可极大提高肝脏局灶性病变的检出率。磁共振胰胆管造影(MRCP)能更好地显示胰胆管的直径、走向及有无梗阻等,因此对梗阻性黄疸更具有诊断价值,甚至可替代有创性经内镜逆行性胰胆管造影(ERCP)检查。

7) 经内镜逆行性胰胆管造影(ERCP)和经皮肝穿胆管造影(PTC):两者都可显示胆管梗阻部位、梗阻程度以及病变性质,但 ERCP 较 PTC 创伤性小,当无胆管扩张时,ERCP 显示胆管的成功率高,并能了解胰腺病变对胆管的影响。PTC 更适用于高位胆管梗阻的诊断。

8) 内镜和上消化道钡餐检查:如发现食管胃底静脉曲张有助于诊断肝硬化及其他原因所致的门脉高压。低张十二指肠造影可通过观察十二指肠形态了解十二指肠和胆囊、胆总管以及胰腺的关系,有助于辨别胆总管下端、胰头和壶腹癌。超声内镜有助于发现由十二指肠乳头癌、胆管癌

或胰腺癌所致黄疸,经超声内镜细针穿刺进行胰腺活体组织学检查更有助于确定胰腺疾病性质。

9)单光子发射计算机体层摄影(SPECT):静脉注射放射性核素或其标记物,利用肝摄取并可经胆汁排泄的原理,进行示踪图像分析,利用组织间放射性核素浓度差异提示病变部位,甚至包括功能代谢方面的变化,从而提高对肝内占位性病变的诊断准确率。

10)肝穿刺活体组织学检查:常用于慢性持续性黄疸的鉴别,尤其对遗传性非溶血性黄疸的鉴别更有价值。对有肝内胆管扩张者不宜进行,以免并发胆汁性腹膜炎。

11)腹腔镜和剖腹探查:腹腔镜很少用于黄疸的鉴别诊断,仅在少部分诊断十分困难的病例可考虑应用,但应十分谨慎。腹腔镜直视下进行肝穿较安全,比盲目穿刺更具诊断价值。如经多项认真检查仍不能明确诊断,而且疑有恶性病变时也可考虑剖腹探查以免延误治疗时机。

3. 治疗和处理

(1)治疗原则:病因治疗,应根据病史、临床症状、体征及有关检查尽可能及早明确诊断,根据不同病因选择不同的针对病因的治疗。

(2)对症处理:主要针对三大类处理:

1)溶血性黄疸:除纠正和阻断急性溶血外,应注意预防急性肾衰竭;贫血严重者紧急输血,必要时根据病情应用泼尼松治疗。

2)肝细胞性黄疸:给予保肝抗感染治疗的同时,可给予腺苷蛋氨酸(商品名思美泰)或熊去氧胆酸(商品名优思弗)退黄治疗。

3)阻塞性黄疸:停用损肝药物,对肝外阻塞者注射维生素C,瘙痒者可使用少量抗组胺药物,外用薄荷炉甘石洗剂。肝内阻塞者可服考来酰胺4g,每日3次。高度怀疑肝外恶性病变引起梗阻时,可考虑剖腹探查。

4)新生儿黄疸:新生儿黄疸是新生儿期常见的黄疸性疾病,原因复杂,既可为生理性的,亦可为病理性的,多考虑遗传因素。由于胆红素代谢异常引起血中胆红素水平升高临床上主要表现为皮肤、黏膜及巩膜黄染。出现黄疸的新生儿大多数预后良好,但严重者可发生胆红素脑病(核黄疸)而致残,甚至危及生命。新生儿黄疸的治疗包括光疗、换血、清蛋白及免疫球蛋白的应用,近年来肝酶诱导剂、阻断肠肝循环药物、茵栀黄、金属卟啉类药物的使用研究取得一定进展。

(五)头痛待查的诊断和处理

头痛(headache)是临床最常见的症状之一,一般泛指头部上半部至枕下部(发际以上)范围内的疼痛,可见于多种疾病,大多无特异性,可有全身性疾病伴有疼痛,也可有过度疲劳、精神因素导致的疲劳。

1. 分类和临床表现 头痛的病因及分类十分复杂,包括颅内病变(如血管病变、感染、占位性病变、脑外伤)、颅外病变(神经痛、颅骨疾病)、全身性疾病(急性感染、中毒性疾病、心血管及神经系统疾病)等。临床上往往缺乏客观体征,给临床医师的诊断和治疗造成困难,且有些严重疾患常常以头痛为先发症状。临床上,头痛患者常伴有发热、眩晕、剧烈呕吐、意识障碍、精神症状、视力障碍、脑膜刺激征、癫痫发作及神经功能紊乱症状等。

中枢神经系统感染主要包括病毒性脑膜炎和脑炎、化脓性脑膜炎、结核性脑膜炎,是世界各国疾病死亡的重要原因之一,其临床特点为发热、头痛、呕吐、烦躁不安、抽搐、嗜睡、昏迷、前囟隆起(婴儿)、颈项强直、脑脊液改变等。

2. 诊断 头痛疾病的诊断程序见图13-4。病史是诊断头痛疾病的主要依据。在大多数情况下,在患者描述完一套典型的头痛先兆症状或丛集性头痛的表现后,诊断便可基本明确;一旦了解到明确的外伤或药物滥用史,诊断线索也较为清晰。除须了解头痛的发生、演变、诱因等病史资料外,必须着重询问头痛的性质和伴随症状:每次头痛发作的持续时间是否超过4小时,头痛是单侧还是双侧,头痛呈现搏动性还是非搏动性,头痛轻重程度,头痛是否会因日常活动而加重,头痛是否伴有恶心、呕吐、畏光、畏声及其他自主神经症状等。

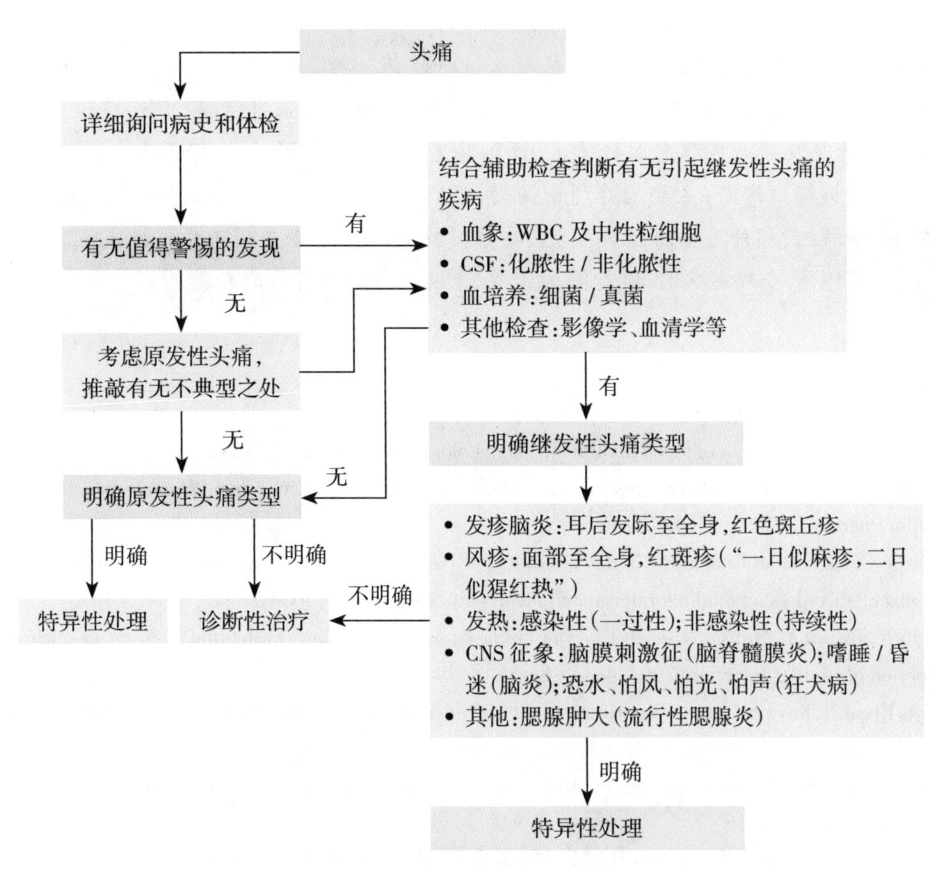

图 13-4　头痛待查的诊断程序

3. 治疗和处理　主要治疗和处理措施有：

(1) 明确病因者应针对病因治疗，对感染病主要是抗感染和对症治疗（如脱水、抗炎、镇静、止痛、退热等）。

(2) 偏头痛的治疗：颅外动脉收缩药物，如麦角胺，必须在头痛开始发作时服用；5- 羟色胺对抗剂及受体激动剂，如苯噻啶，英铭格（sumatriptan）；钙拮抗剂，如尼莫地平；β- 受体阻滞剂，如普萘洛尔等。

(3) 精神性头痛的治疗：对一部分由于精神因素所致之慢性头痛，可使用抗抑郁药物。

（王宇明）

小　结

感染病最常见的临床综合征包括发热、发疹、腹泻、黄疸、头痛等。其中，发热的常见病因有感染病、肿瘤、胶原结缔组织病、其他原因及诊断不明等，详细采集病史及进行必要的体格检查有助于确诊，感染性发热主要是根据病原学检查结果或经验给予敏感抗病原治疗，对于诊断明确的 FUO，可针对病因治疗，未确定病因者可继续临床观察，严重者则进行经验治疗；腹泻的发病机制复杂，包括分泌性、渗透性、渗出性及胃肠动力紊乱性，结合病史、腹泻特点及实验室检查确诊，主要治疗方法为病因及对症治疗，后者包括补液、纠正水电酸碱紊乱及营养疗法等；常见发疹疾病包括风疹、麻疹、猩红热、幼儿急疹、传染性单核细胞增多症及药物疹等，均有发热、皮疹等症状，主要根据发疹前表现、发疹时间与顺序、皮疹形态及实验室检查确诊，风疹、麻疹及幼儿急疹系由病毒所致，无特异

性抗病毒药物，一般对症治疗，猩红热患者进行抗菌治疗；黄疸系因胆红素生成过多、肝细胞功能低下、肝细胞损害及胆汁淤积等原因所致，分为溶血性黄疸、肝细胞性黄疸、胆汁淤积性黄疸及先天性非溶血性黄疸，详细病史询问及体格检查后有目的进行实验室检查，综合分析得出诊断，主要治疗原则为对症治疗，明确病因者进行病因治疗；头痛病因复杂，包括颅内、颅外及全身性病变，主要根据病史及体格检查判断原发性或继发性，继而结合实验室检查确定病因，进行病因治疗，未明确者则进行诊断性治疗。

参考文献

1. Chand N, Sanyal AJ. Sepsis-induced cholestasis. Hepatology, 2007, 45(1): 230-241
2. Gadewar S, Fasano A. Current concepts in the evaluation, diagnosis and management of acute infectious diarrhea. Cur Opin Pharmacol, 2005, 5(6): 559-565
3. Headache Classification Committee of the International Headache Society. Classification and diagnostic criteria for headache disorders, cranial neuralgias, and facial pain. Cephalalgia, 2004, 24: 1
4. Saltoglu N, Tasova Y, Midikli D, *et al*. Fever of unknown origin in Turkey: evaluation of 87 cases during a nine-year-period of study. J Infection, 2004, 48(1): 81-85
5. Kaya A, Ergul N, Kaya SY, *et al*. The management and the diagnosis of fever of unknown origin. Expert Rev Anti Infect Ther, 2013, 11(8): 805-815
6. Hayakawa K, Ramasamy B, Chandrasekar PH. Fever of unknown origin: an evidence-based review. Am J Med Sci, 2012, 344(4): 307-316
7. Yamanouchi M, Uehara Y, Yokokawa H, *et al*. Analysis of 256 cases of classic fever of unknown origin. 2014, 53(21): 2471-2475
8. 鲍德国. 发热的诊断要点. 全科医学临床与教育. 2005, 3(4): 201-203
9. 河野 宏，山城清二，池田信博，他. 新しく提唱した実用的基準による不明熱患者の検討—56症例の前向き研究. 感染学雑誌，1999, 73(1): 62-69
10. 刘庄. 常见感染性腹泻的诊治. 中国临床医生. 2009, 37(10): 16-18
11. 梁大斌，林玫. 特殊类型感染性腹泻. 预防医学情报杂志. 2008, 24(12): 991-993
12. 内野 誠. 头痛的鉴别诊断. 日本医学介绍，2007, 28(1): 16-19
13. 虞瑞尧. 发疹性传染病与药疹的诊断、鉴别诊断与治疗. 传染病信息，2007, 20(1): 23-26
14. 倪秀兰. 常见发疹性疾病的鉴别. 哈尔滨医药，2009, 29(3): 33
15. 黄岳云，叶璟. 成人不明原因发热的诊治. 中国乡村医药杂志，2013, 20(19): 76-78

第二节 不明原因发热的诊断思维

发热是最常见的一种临床表现，它不是一种疾病，是许多种疾病的一个临床表征。无论是何种原因引起的发热，若在一定时间内经常规诊查仍未明确病因者，一般称为不明原因的发热或原因未明热（fever of unknown origin，FUO），习惯上又称为“发热待诊”。

FUO 的经典定义是 1961 年由 Petersdorf 和 Beeson 提出：持续或间断性发热≥3 周，体温≥38.3℃，经门诊就诊 2 次以上或住院检查 1 周仍未确诊者。一般人群中 FUO 的病因主要包括感染性疾病、肿瘤性疾病、血管 - 结缔组织病（自身免疫性疾病）、其他疾病及病因仍未明者。

FUO 是一组疑难病征，尽管其中多数病例最终可获得明确诊断，但无论过去和现在仍有相当一部分病例（约 10%~20% 左右）始终难以明确病因。

及时发现发热的原因并给予正确的处理，对内科医生来说非常重要，但有时也非常困难，具有挑战性。即使在欧美发达国家，仍有 25% 左右的发热患者经过住院检查的难以明确病因。

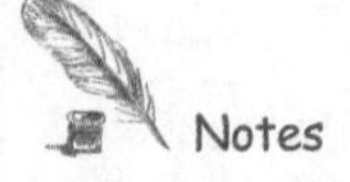

【分类】

近年来随着器官移植、免疫抑制治疗及 HIV 感染病例的增多,FUO 的病例也随之有所增多,有学者在经典 FUO 的基础上相应增加了医院内感染 FUO、免疫缺陷者 FUO、及 HIV 感染者 FUO 的分类。

(一) 医院内感染 FUO

定义为住院≥48 小时后持续发热≥3 天,体温≥38.3℃,而入院时不发热或不处在感染潜伏期。其常见病因为各种医院内感染(如耐药菌感染、导管相关性感染、难辨梭菌肠炎)、手术后感染并发症、药物热等。

(二) 免疫缺陷者 FUO

主要见于中性粒细胞缺乏(<500/μl)者中,发热≥3 天,体温≥38.3℃,而血培养 48 小时后仍为阴性结果。其常见的病因为感染性,病原体主要有细菌、真菌及疱疹病毒等。

(三) HIV 感染者 FUO

见于 HIV 阳性者,发热 >4 周,体温≥38℃,或住院中发热 >3 天。其常见病因为感染性,病原体主要有巨细胞病毒、鸟型分枝杆菌、耶氏肺孢菌、沙门氏菌、结核分枝杆菌、弓形虫、新型隐球菌等;其发热原因也可以是淋巴瘤。

【主要病因】

引起发热待查的病因超过 200 种,不同时期、不同地区其疾病谱有所不同。特殊人群的 FUO 病因构成也有其特殊性,如 HIV 感染者多为感染性疾病,结缔组织性疾病罕见。FUO 的病因主要包括感染性疾病、肿瘤性疾病、结缔组织病(自身免疫病)、其他疾病及病因未明者。北京协和医院感染科 2013 年对过去 26 年间收治的 997 例 FUO 病例的病因总结发现:感染性疾病占 48.0%,结缔组织病占 16.9%,恶性肿瘤占 7.1%,有 20.1% 的患者未能明确诊断。结核病居感染性疾病的第一位(占 45.4%,且多为肺外结核),而淋巴瘤则是引起发热的恶性肿瘤性疾病的最常见原因。

(一) 感染性疾病

长期以来一直是引起 FUO 最主要的病因,以细菌引起的占多数,病毒次之。近年来此类疾病有所下降,尤其在北美及西北欧的经济发达地区,其所占比例已降 30% 左右。但是包括我国在内的发展中国家约有 40%~50% 的 FUO 由感染性疾病引起,故仍是最常见的病因。

(二) 结缔组织病

该组疾病在发热待查中所占的比例近年来有所上升,约占 20%~30%,常见的病因有类风湿性关节炎、系统性红斑狼疮、成人 Still 病、血管炎、多发性肌炎、药物热、混合性结缔组织病等。由于生活水平的提高以及实验室诊断技术的发展,风湿热及系统性红斑狼疮(SLE),尤其是风湿热的比例有所下降,但社会老年化的趋势使风湿性多发性肌痛、颞动脉炎等既往较少诊断的疾病发病率增多。

(三) 肿瘤性疾病

随着 CT、MRI 等影像学技术的发展,肿瘤性疾病的诊断取得显著进步,其在发热待查疾病中所占比例呈下降趋势,约占 20%,其中以血液淋巴系统增殖性疾病如淋巴瘤最多。

(四) 其他

约占 10%,包括肉芽肿性疾病、栓塞性静脉炎、溶血发作、隐匿性血肿、周期热、伪装热等。

【鉴别诊断】

由于 FUO 病因复杂,在诊断上并无统一的标准。对于每一个具体的病例均需要通过详尽的病史询问(包括传染病的流行病学资料)和细致的体格检查,以及利于获得正确的临床判断和采取病因相关的各种检查方法(图 13-5)。随着对发热病因的诊断明确,有利于临床制订进一步的诊疗措施。尤其对于其中的各种传染病,应尽可能做到早发现、早报告、早隔离和早诊疗。

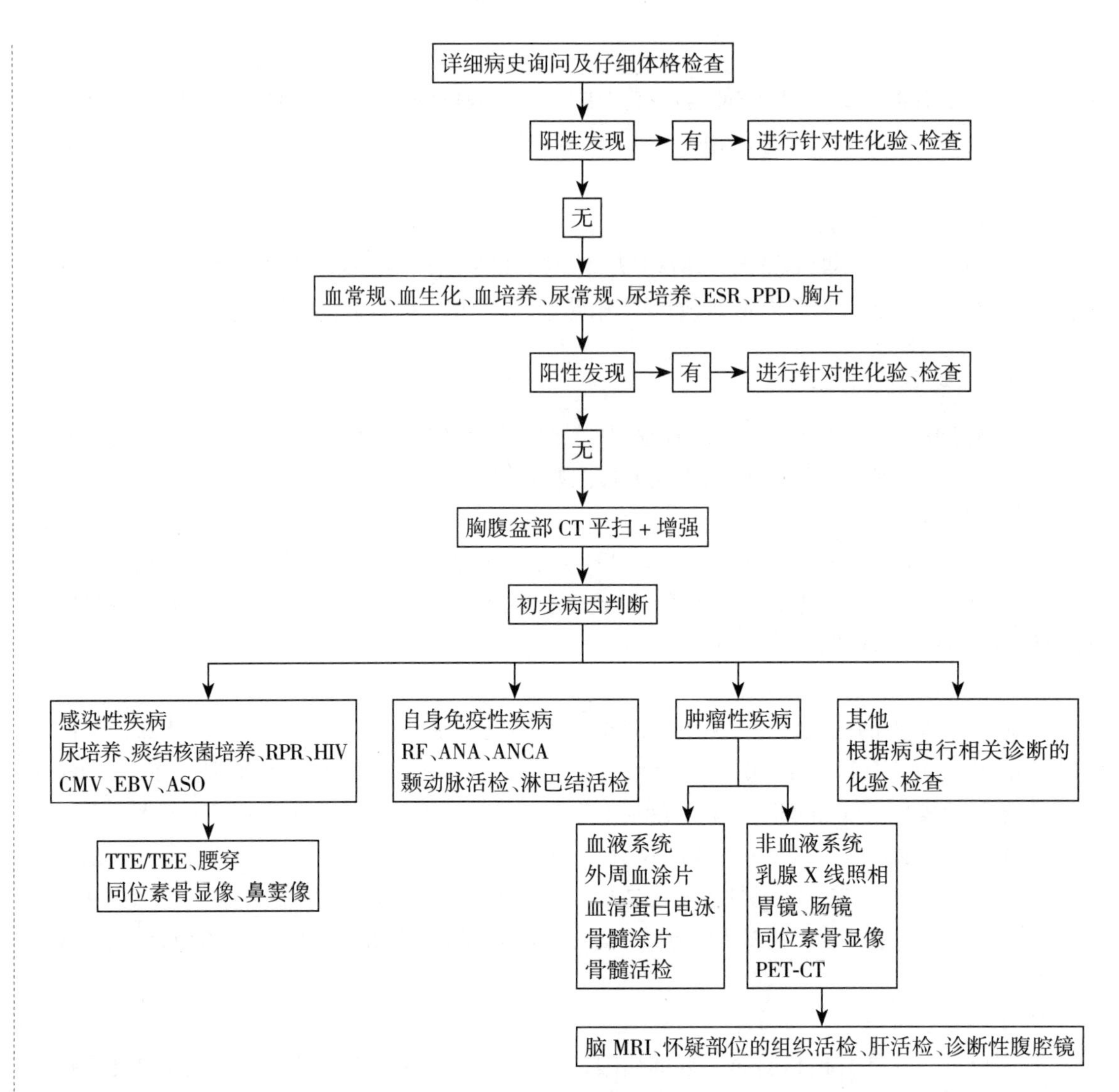

图 13-5 不明原因发热的诊断步骤

备注:ESR-红细胞沉降率;PPD-结核菌素纯蛋白衍生物试验;CT-电子计算机断层扫描;RPR-快速血浆反应素试验;HIV-人类免疫缺陷病毒;CMV-巨细胞病毒;EBV-EB病毒;ASO-抗链球菌溶血素“O”;TTE-经胸壁超声心动图;TEE-经食管超声心动图;RF-类风湿因子;ANA-抗核抗体;ANCA-抗中性粒细胞胞质抗体;PET-CT-正电子发射计算机断层显像;MRI-磁共振成像

上图是FUO鉴别诊断的参考流程。临床医生在诊治FUO患者时并不需刻板按照上述流程进行鉴别诊断。其中,详细病史询问及仔细体格检查是所有FUO病例进行鉴别诊断的基础。通过病史线索、体检的阳性发现,通常临床医生可以得出倾向性的诊断思路,立即进行相应的化验、检查即可明确诊断,开始病因治疗,而无需进行冗长、繁琐的反复化验及检查。

(一)病史询问

1. 一般询问　仔细询问发热的急缓形式、诱发因素、热型特点与持续时间及有无单一或多个系统的伴随症状如头痛、咳嗽、腹泻、腹痛、尿痛、关节痛、贫血及消瘦等。

2. 了解既往宿主因素与基础疾病　包括吸烟史、饮酒史、创伤史、使用抗菌药物或肾上腺皮质激素或化疗药物治疗史、糖尿病、静脉药瘾者、HIV感染、脏器基础疾病或恶性疾病患病史、妇女月经情况等。

3. 流行病学史的询问　在许多感染性疾病主要是其中患传染性疾病的患者中,有的可能是直接来自或近期到过相关疾病的疫源地;另外还应了解有无不洁饮食史、昆虫叮咬史、与患病动

物接触史、与传染病患者接触史及生活习俗等。

（二）体格检查

无论是急性发热还是长期不明原因的发热者，均应反复全面体格检查，包括常规的视诊、触诊、叩诊、听诊及神经系统检查。一些体征的发现和检出如黄疸、皮疹、淋巴结肿大、肝脾肿大、心脏杂音等，有助于对发热病因的分析和进一步的鉴别诊断。

很重要的一点是，由于疾病的发展有其自身的时间规律，有些症状、体征是逐步显现出来的，所以体格检查一定要反复进行，要注意各种体征的变化，如有无出现新的淋巴结、心脏杂音的改变或出现肝脾肿大等。

（三）实验室检验

除临床常规的检验外，可依据病情特征选择与病因相关的检查方法，主要包括：

1. **感染性疾病的病原学检测**　是确诊感染性疾病的必不可少的重要依据。除日常广泛应用的传统检测技术外，近几年开展的血清 PCT（降钙素原）浓度检测有助于细菌性感染的判断，CMV PP65 抗原血症检测有助于巨细胞病毒活动性感染的诊断，G 试验（(1，3)-β-D- 葡聚糖）有助于真菌感染的判断，蛋白印迹法莱姆病抗体检测有助于莱姆病的诊断，结核感染特异性的淋巴细胞培养 +γ- 干扰素测定有助于潜伏性结核感染的诊断与鉴别。

2. **自身抗体检测**　有助于自身免疫性疾病的诊断与鉴别。

3. **肿瘤标记物检测**　如癌胚抗原（CEA）的增高（>20ng/ml）见于消化道肿瘤，甲胎蛋白（AFP）的持续升高（>500ng/ml）见于原发性肝癌，前列腺特异性抗原（PSA）的显著升高（>10~20ng/ml）见于男性前列腺癌。

（四）影像学检查

属无创性检查方法，可根据临床需要与病情特点做相应选择。这些影像学检查主要包括 X 线检查、计算机体层摄影（CT）、磁共振成像（MRI）、核医学显影技术及超声诊断等。尤其对发热性疾病中累及脏器或皮下软组织的炎性病变（包括脓肿）和占位性病变（包括实体瘤）的定位诊断乃至病因诊断有重要参考价值。血管造影对动脉炎的定位诊断及其病变范围有一定参考价值。近年来，正电子发射计算机断层显像（PET-CT）在临床应用增多，协和医院对于炎症反应显著、但较全面的实验室及影像学检查不能明确诊断的 8 名老年发热患者进行了 PET-CT 检查，根据“沿大血管线性分布的代谢摄取增高”特异性表现明确了巨细胞动脉炎的诊断。

（五）纤维内镜检查

已广泛用于对消化道、气管支气管、泌尿道、关节腔、腹腔及女性子宫腔等体腔内部位的检查窥视，通过内镜可以对相应部位的疑似病变取活组织检查或经毛刷、穿刺、灌洗等方式获得体腔液标本进行微生物检验 / 细胞学检查。

（六）体腔液或骨髓穿刺

在发热的相应病例中，尤其有助于感染性病因与肿瘤性疾病的诊断与鉴别。体腔液包括胸腔积液、腹腔积液、心包积液、脑脊液及关节腔积液等。疑诊为脑膜炎或脑炎者需行腰椎穿刺及时送检脑脊液。

（七）活组织检查

如淋巴结或人体内其他病变部位的活组织检查，有助于在诊断疑难的发热病例中主要进行感染性疾病、肿瘤性疾病、血管 - 结缔组织病的诊断与鉴别。有 30% 左右的 FUO 患者是通过活组织检查确定的。需要强调的是，活组织检查如淋巴结活检经常需要反复进行，北京协和医院曾诊治的 1 例患者经过 9 次淋巴结活检才最后确诊为淋巴瘤。

（八）剖腹探查术

适合于经上述检查仍长期发热原因未明而又有腹腔淋巴结肿大或脾肿大者；合并有显著脾肿大与脾功能亢进或脾内多发性占位性病变者则同时有切脾和进行肝组织活检的适应证。

（九）诊断性治疗

在致病菌不明的感染性疾病或长期发热原因不明的部分病例中，在权衡利弊的前提下，诊断性（亦称经验性）治疗（empiric therapy）有可能改善病情，而依据治疗反应可有助于进行初步的与发热病因相关的临床判断乃至有可能获得倾向性的临床诊断。诊断性治疗的适应证范围有赖于对临床疾病及其病情的判断，如对重症感染性病例的抗感染药物治疗、对临床疑似结核病的病例抗结核治疗。

【不明原因发热的处理原则】

由于FUO病例诊治对临床医生具有很大挑战，国内外均无相应的指南可以参考，同时患者的处理又是非常个体化的。依据北京协和医院多年诊治疑难FUO病例的经验，认为以下几点处理原则非常重要。

（一）注重病原学检查的重要性

每一例FUO的鉴别，都需要仔细寻找可能的感染性病因，而基本的血培养、尿培养及体液培养、涂片及病原学检查非常重要，尤其是在经验性抗生素使用之前。对于临床结核感染不除外的病例病原学检查还应包括结核相关的检查。

（二）病因的明确需要一定的时间，在病因未明确之前的患者处理同样重要

在进行各种检查明确病因的同时，需要关注患者的整体状态，补液支持治疗、退热对症治疗、脏器功能的维护非常重要。

（三）老年患者的有创检查需要非常慎重

任何用于明确病因为目的的有创检查手段实施前必须充分权衡利弊，考虑老年患者的耐受性及可能的风险，保证老年患者的生活质量比病因诊断有时更加重要。

（四）在病因未明之前，慎用激素

许多诊所对FUO病例的常规处理是抗菌药、抗病毒药、类固醇激素的联合应用，其后果非常危险。可能经过这样处理后患者的症状得到暂时缓解，但许多FUO病例因此感染加重、贻误诊治。

（五）重视病史及体格检查

尽管医学诊断手段日新月异，但不能替代临床医生的基本功，详细的病史询问和体格检查对于FUO病例的诊治尤其重要。病史中对抗菌药物的反应、牛羊接触史或是体格检查中的心脏杂音等任何微小的信息都可能为病因的迅速查找提供重要的依据。病史询问及体格检查不仅在患者新入院时需要认真完成，在鉴别诊断过程中需要重复进行。

（六）警惕药物诱发的发热

在其他病因引起的发热中，药物热不少见。在FUO病例使用抗生素无效，临床未发现明确感染病灶，同时患者生命体征平稳的情况下，停用所有抗生素及其他不必要药物，以除外药物因素诱发发热的可能。

（七）重视病理检查

许多慢性疾病临床表现缺乏特异性，病理检查对于疾病诊断非常重要。如颞动脉炎，可以自身抗体检测阴性，确诊需要做颞动脉活检的病理证据。部分淋巴瘤的确诊需要重复淋巴结活检，个别病例甚至需要剖腹探查脾脏切除等。

（八）其他

对部分症状轻微，经过详细检查仍不能明确病因的发热待查患者，也可在专科门诊进行长期随访而不作特殊处理，确有不少患者自愈。

（李太生）

参考文献

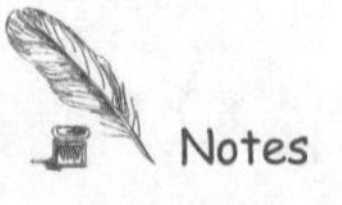

1. 李太生. 不明原因发热的诊疗体会. 中华内科杂志，2014，53（09），688-690

2. 王宇明 . 感染病学 . 第 2 版 . 北京:人民卫生出版社,2010,111-137
3. 李兰娟,任红 . 传染病学 . 第 8 版 . 北京:人民卫生出版社,2013,392-398
4. 刘岩,张伟,朱朝晖,等 . PET-CT 对以长期不明原因发热为首发症状的巨细胞动脉炎的辅助诊断价值 . 中华内科杂志,2014,53(09)701-705
5. 邓国华,不明原因发热的鉴别诊断 . 国际级继续教育项目,项目编号 2011-03-08-078(国). 第二届感染性疾病诊疗新进展研讨班讲义,2011,149-157
6. Paul M Arnow,John P Flaherty. Fever of unknown origin. Lancet,1997,350:575-580
7. Ellen Riccobene,Richard Gleckman. Fever of unknown origin. Current Treatment Options in Infectious Diseases,2001,3:29-43
8. Petersdorf RG,Beeson PB. Fever of unexplained origin:report on 100 cases. Medicine,1961,40:1-30
9. Wm. Alan Woolery,Fabian R. Franco. Fever of unknown origin. Keys to determining the etiology in older patients. October Volume,Number 10 Geriatrics 2004,59:41-45
10. Alan R,Gina MB. Approach to the adult patients with fever of unknown origin. American Family Physician,2003,68:2223-2229

第三节 出疹性感染的诊断思维

许多感染性疾病在病程中会伴有皮疹或黏膜疹的发生,统称为出疹性感染病(eruptive infectious diseases)。皮疹和黏膜疹为很多感染病的特征之一,常见于麻疹、猩红热、水痘、伤寒及流行性脑脊髓膜炎等,亦可见于风疹、幼儿急疹、药疹等。虽种类繁多,形态与大小不一,但其出现日期、分布部位、发展顺序、存在的形态等在不同感染病常各具特点,故在诊断与鉴别诊断上均有相当参考价值。如风疹、水痘的皮疹出现于病程第 1 日、猩红热在第 2 日、天花在第 3 日、麻疹在第 4 日、斑疹伤寒在第 5 日、伤寒在第 6 或 7 日。水痘的皮疹多集中于躯干,所谓向心性分布;麻疹的皮疹多从颜面部开始向躯干部发展,继而向四肢扩展,所谓离心性分布。但是,皮疹在每个患者身上因个体差异而表现又不尽相同,所以临床医师应该掌握出疹性疾病的时间、季节、规律和特点,才能作出正确的诊断。

【皮疹的定义及感染病常见皮疹的特点】

皮疹(rash)是由病原体或其毒素直接或间接造成皮肤、黏膜的损害,使得毛细血管扩张,通透性增加,导致渗出或出血所致。常见皮疹包括斑疹、丘疹、斑丘疹、玫瑰疹、瘀点、瘀斑、荨麻疹、疱疹、红斑疹等。对皮疹的形态、大小、数目、分布及出疹顺序、演变、持续时间及退疹情况等全面的认识和了解,有助于疾病的诊断和鉴别诊断。

(一) 斑疹(macula)

表现为局限性的皮肤发红,压之褪色,不隆起也不凹陷,可视见而不可触之,直径多在 1cm 以内。常可演变为丘疹。病理改变在表皮或皮乳头层,见于斑疹伤寒(图 13-6)等。

(二) 丘疹(papula)

为局限性高出皮面的坚实隆起,大多有皮肤炎症引起,也可由于代谢异常或皮肤变性所致,可见于水痘(图 13-7)与天花早期。病理改变在表皮或真皮上层,粟粒大小,形状多呈圆锥形,也有扁平或多角形。顶端有小水疱者称疱丘疹,顶端有小脓疱者称脓丘疹。

(三) 斑丘疹(maculopapule)

为斑疹向丘疹发展的移行状态,为小片状红色充血疹,中间稍隆起,压之可退色,常相互融合,可见于麻疹(图 13-8)等。有些疾病可既有斑疹,也有丘疹。

(四) 疱疹

疱疹是含有清澈液体的小水疱,隆起于皮肤,可不规则地散布在皮肤上,如水痘。或呈簇状群集分布,如带状疱疹(图 13-9)或单纯疱疹。疱疹大于豌豆者称大疱疹(bulla)或大疱(bleb),多呈圆形或不规则形,见于表皮坏死松解症。疱疹如有感染,则液体混浊,其中混有白细胞,周

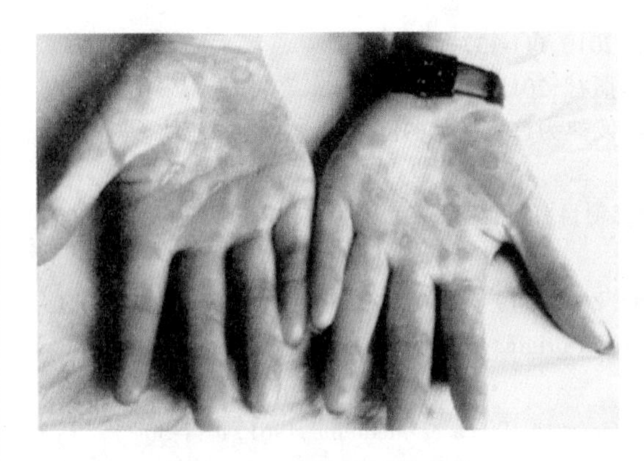

图 13-6 斑疹伤寒的斑疹

图 13-7 水痘早期的丘疹

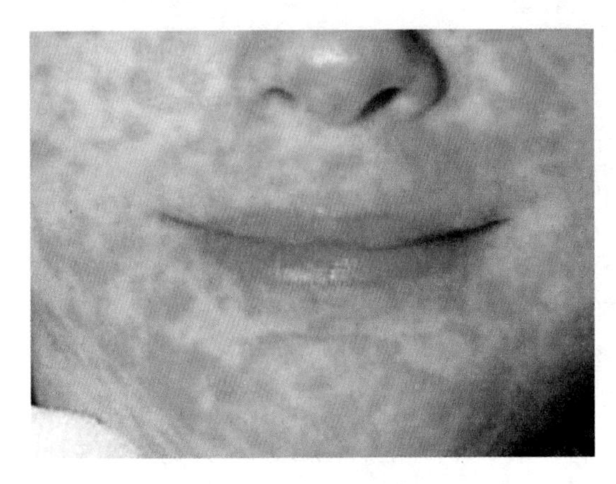

图 13-8 麻疹的斑丘疹

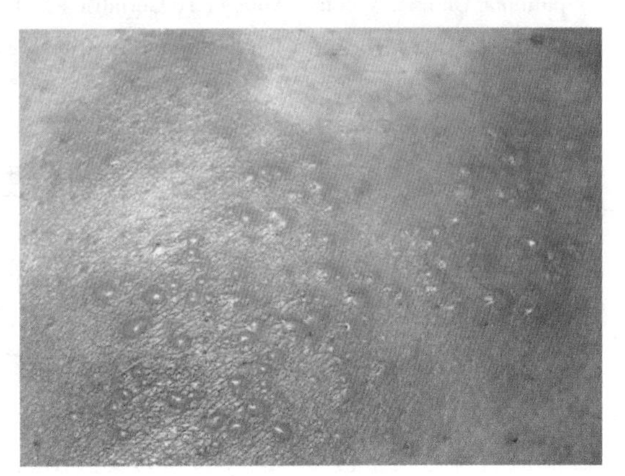

图 13-9 带状疱疹的疱疹

围有红晕称脓疱疹(pustule),见于水痘。

(五) 玫瑰疹(roseola)

玫瑰疹是一种鲜红色的圆形斑疹,直径 2~3mm,由病灶周围的血管扩张形成,拉紧附近皮肤或以手指按压可使皮疹消退,松开时又复现,见于伤寒(图 13-10)、副伤寒。

(六) 红斑疹(erythematous eruption)

为皮肤弥漫性或局限性潮红,压之退色,见于猩红热(13-11)等。红斑的特点可根据病种不同而异,如环状、点滴状、红斑状等。

(七) 瘀点、瘀斑

皮肤黏膜下出血,直径小者称为瘀点(petechia),直径大于 5mm 者称为瘀斑(ecchymosis),均为出血性皮疹,初呈鲜红色,压之不退色,后呈暗紫色,常见于流行性脑脊髓膜炎(图 13-12)、肾综合征出血热等。

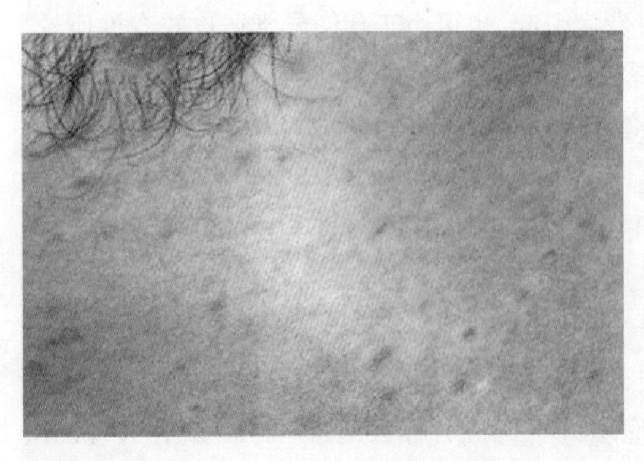

图 13-10 伤寒的玫瑰疹

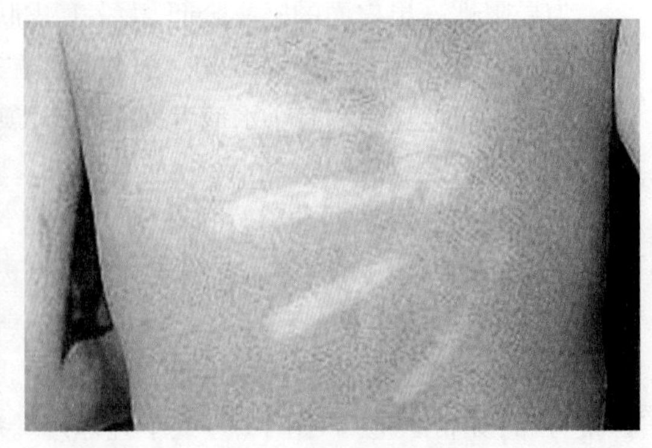

图 13-11 猩红热的红斑疹

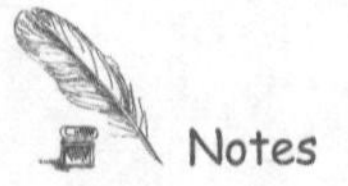

（八）荨麻疹（urticaria）

由皮内局限性液体渗出所形成的皮肤隆起，呈斑块或片状，白色或粉红色，周围可有红晕。其大小不一，绝不破裂，有痒感。为过敏性皮疹的特征性表现，尤多见于血清病（图 13-13）。

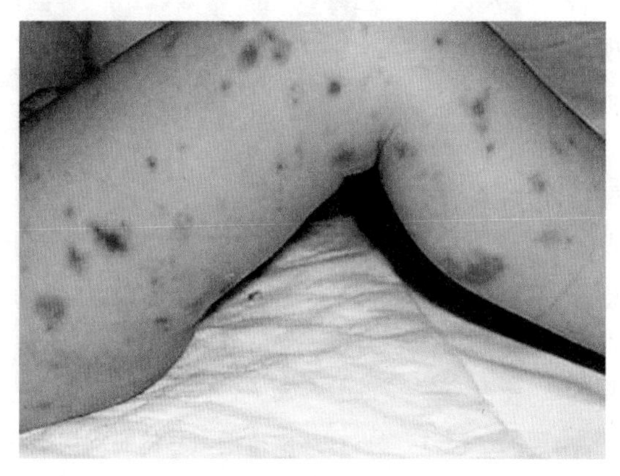

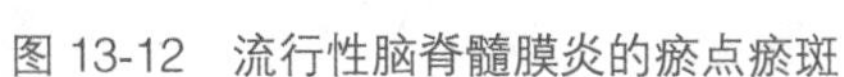

图 13-12　流行性脑脊髓膜炎的瘀点瘀斑

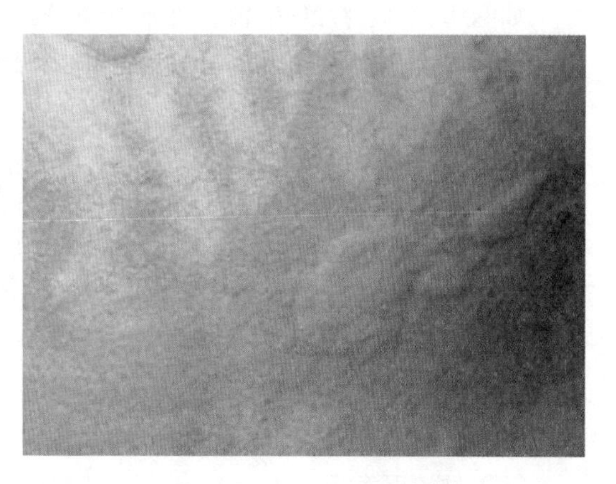

图 13-13　血清病性荨麻疹

【感染病皮疹的发展、演变规律】

（一）皮疹出现的日期

某些出疹性疾病具有特有的出疹规律，尤其在不同病程期间出现皮疹。如水痘常见于病程初期即第 1 天就出现皮疹，猩红热一般在病程第 2 天出疹，天花在病程第 3 天出疹，麻疹出疹常见于病程第 4 天，斑疹伤寒出疹常在病程第 5 天，而伤寒则在病程第 6 天左右才出现玫瑰疹。上述六种疾患按其出疹于病程的第 1~6 天，其记忆口诀为“风（风疹）、水（水痘）、红（猩红热）、花（天花）、麻（麻疹）、斑（斑疹伤寒）、伤（伤寒）”。循此规律可作鉴别诊断。

（二）皮疹形态

皮疹常表现为斑疹、丘疹或斑丘疹、疱疹、瘀点、瘀斑、荨麻疹等不同形态。如斑疹伤寒多表现为红色斑疹，伤寒表现为充血的玫瑰色的斑丘疹，水痘、单纯疱疹等表现为疱疹，流行性脑脊髓膜炎表现为瘀点、瘀斑，急性血吸虫病常出现斑点状或片状隆起的瘙痒性荨麻疹等。

（三）皮疹的演变

不同疾患的皮疹分布情况及出疹顺序常常不同，如水痘出疹时往往呈斑疹、丘疹、水疱、结痂的顺序进行。皮肤不同部位的皮疹发生速度并不一致，故皮肤上可同时存在不同形态的皮疹，俗称“四世同堂”。而麻疹出疹虽在病程第 4 天，但出疹顺序是：先耳后和发际皮肤，继而面、颈、胸、腹、四肢，三天才出齐。风疹可在病程第 1 天出疹，先见于面颈部，次日蔓延至躯干和四肢，但手掌、足底大都无疹；初出皮疹为稀疏散在的斑疹，加压退色，犹如麻疹；第 2 天转为弥漫性红斑，类似猩红热；第 3 日皮疹完全消退，往往是下出上消。

（四）出疹后的皮肤情况及临床表现

猩红热的皮疹是在皮肤充血的基础上密布细小的充血性斑丘疹，疹间难见正常皮肤；而麻疹则可见到皮疹之间的正常皮肤。猩红热皮疹持续 2~4 天，疹退后皮肤出现膜状脱皮；麻疹皮疹持续 5~7 天，皮疹消退后有碎屑状的“糠麸样脱屑”。麻疹和幼儿急疹都在病程第 4 天出疹，前者出疹后体温更高、症状更重，后者疹出体温下降至正常、症状消失，均可资鉴别。

（五）退疹情况

如麻疹皮疹消退后可出现糠麸样脱屑和色素沉着斑，猩红热皮疹消退后可出现脱皮，部分可呈膜状或片状脱皮（图 13-14）。

【出疹性感染病的接触史及流行病学】

病毒性出疹性疾病往往具有传染性，节肢动物传播疾病往往具有较为特殊的接触史。因此，

应仔细询问患者发病前的接触史或旅游史或可为诊断提供重要线索。

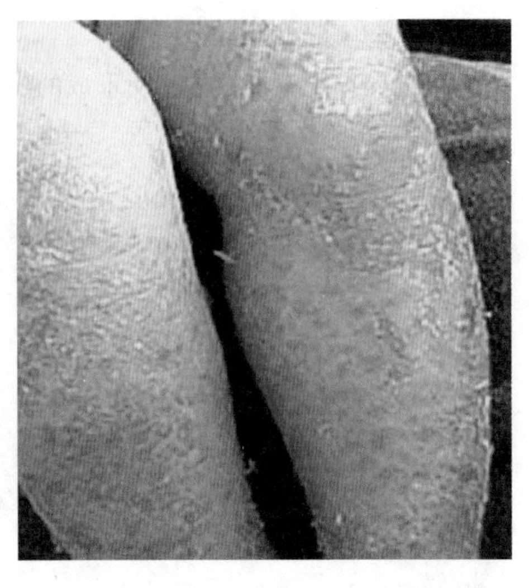
图 13-14 猩红热皮疹消退后的脱皮现象

(一) 呼吸道传播出疹性感染病

如麻疹、水痘、猩红热、流行性脑脊髓膜炎等，若发疹前有类似患者接触史，结合患者的临床表现较易作出诊断。

(二) 节肢动物传播疾病

如登革热、流行性出血热、恙虫病、莱姆病、斑疹伤寒、巴贝虫病、人粒细胞无形体病等，往往伴发皮疹，其传播媒介主要为节肢动物。因此需要注意患者有无节肢动物，如蜱、虱、蚤、螨等的叮咬史，以及近期野营或职业暴露史，都可作为相关疾病诊断的重要证据。

(三) 性传播疾病

如梅毒、艾滋病等，会有多种多样的皮疹表现，且近年性传播疾病的发病有增多趋势，应引起足够重视，给予相关检测有助于确定诊断或排除诊断。

(四) 其他

根据皮疹形态，如怀疑伤寒者应注意有无不洁饮食史，怀疑手足口病者有无类似患者共处史，怀疑流行性出血热者应注意有无鼠咬或鼠粪便接触史，怀疑急性血吸虫病者应注意有无疫水接触史或江河湖泊游泳史。这些都是可以帮助确定诊断的重要线索。

【常见的出疹性感染病的鉴别要点】

根据皮疹的形态特征和分布特点，常见出疹性感染病的皮疹可分为向心性分布的皮疹、离心性分布的皮疹、连续脱屑性红斑、水疱大疱性皮疹、紫癜性皮疹及伴有溃疡或焦痂样皮疹等，其疾病特征和鉴别要点见表 13-6。需要注意的是，除上述疾病引起皮疹外，尚有许多疾病在病程中亦有不同程度的皮疹。如钩端螺旋体可出现斑疹或丘疹或麻疹样皮疹、鼠咬热可出现红斑样皮疹、流行性斑疹伤寒、地方性斑疹伤寒等，都有形态各异的皮疹。只要详细询问病史，结合发病时间、季节和用药史、起病缓急以及皮疹的分布部位等，再与临床表现及其他体征、实验室检查，不难作出引起出疹性感染病的诊断。

此外，出疹性感染病还需与药疹等非感染性出疹性疾病相鉴别。药疹常急性起病，轻症者多无全身症状，重症者在起病前后可出现不同程度的全身症状。发热一般出现在用药后。瘙痒是药疹最常见和最明显的自觉症状。药疹的皮损表现多种多样，按皮损形态可分为猩红热或麻疹样药疹、荨麻疹性药疹、固定性药疹、多形红斑型药疹、剥脱性皮炎、中毒性表皮坏死松解型药疹，以及湿疹型、紫癜型、痤疮样型药疹等。需根据患者的用药史和皮疹的发生发展规律以及皮疹的形态特征进行仔细鉴别。

表 13-6 与发热出疹相关的感染性疾病

病名	病原体	皮疹描述	易感人群/流行病学特点	临床综合征
向心性分布的皮疹				
麻疹	麻疹病毒	皮疹散在分布，疹间皮肤正常，逐渐融合。皮疹先见于耳后发际，逐渐波及头面部、颈部，自上而下蔓延至躯干和四肢，甚至达手掌和足底。出疹期持续 3~5 天，常在麻疹黏膜斑出现后 2 天出现	未免疫人群	咳嗽、结膜炎、上呼吸道炎症及全身中毒症状

Notes

续表

病名	病原体	皮疹描述	易感人群 / 流行病学特点	临床综合征
风疹	风疹病毒	延着发际线向下播散，面部皮疹消退而下肢方现	未免疫人群	淋巴结肿大，关节炎
幼儿急疹	人疱疹病毒6、7型	皮疹为红色斑丘疹，分布于面部及躯干，可持续3~4天。部分患儿软腭可出现特征性红斑	通常影响3岁以下儿童	热退后出疹
流行性斑疹伤寒	普氏立克次体	斑丘疹，首发于腋窝，播散至躯干，而后至四肢；通常不会累及面部、手掌、脚掌；初为泛白的斑疹，后至连续的皮损伴瘀点；复发型斑疹伤寒皮疹消退迅速（又称Brill-Zinsser病）	虱咬史；30~50年后出现复发伤寒	头痛，肌痛，未治疗者死亡率达10%~40%；复发型临床表现轻
地方性斑疹伤寒	斑疹伤寒立克次体	斑丘疹，通常不会累及手掌脚掌	鼠或猫虱咬史	头痛，肌痛
恙虫病	恙虫病东方体	首发躯干的弥漫性斑疹；恙螨叮咬处有焦痂	流行于南太平洋、澳大利亚、亚洲；由恙螨传播	头痛，肌痛，局部淋巴结肿大，未治疗者死亡率达30%
莱姆病	伯氏疏螺旋体	丘疹扩大至红斑性的环状皮损，中间呈退行性变（慢性移行性红斑或慢性游走性红斑）；平均直径15mm，时有同心环、中间硬化或疱疹样变；部分病例出现多发继发性慢性移行性红斑	媒介蜱咬史	头痛，肌痛，畏寒，突发畏光；中枢神经系统疾病，心肌病，部分病例数周至数月后出现关节炎
伤寒	伤寒沙门氏菌	一过性，淡红色斑疹和丘疹，2~4mm，通常位于躯干部（玫瑰疹）	摄入带菌的食物或水	部位不定的腹痛，时有腹泻；头痛，肝脾肿大
登革热	登革病毒	50%的病例出现皮疹；起初弥漫性发红，病程中期出现斑丘疹，从躯干向四肢及面部发展；部分病例有瘙痒，感觉过敏；热退后，部分病例四肢出现瘀斑	热带及亚热带；由蚊虫传播	头痛，肌肉骨骼疼痛；白细胞减少；偶成双相发热（马鞍热）
离心性分布的皮疹				
手足口病	柯萨奇病毒、肠道病毒等	痛性水疱，口腔糜烂；手足部有0.25cm丘疹，周围红斑，演变为痛性水疱	夏秋季流行；以<10岁儿童多见；家庭聚集现象	一过性发热
细菌性心内膜炎	链球菌，葡萄球菌等	亚急性病程：Osler结节（手指和脚趾痛性淡红色结节）；皮肤及黏膜的瘀斑。急性病程（金黄色葡萄球菌）：Janeway皮损（无痛的红斑或出血性斑疹，多见于手掌及脚掌）	心脏瓣膜病变，静脉用药史	新出现的心脏杂音
连续脱屑性红斑				
猩红热	A组链球菌	弥散性淡红色红斑始发于面部，后播散至躯干及四肢，口周苍白；皮肤呈砂纸感；皮肤皱折处有线性红斑（帕氏线）；白色的黏膜疹进展为草莓舌；第二周出现脱屑	最常见于2~10岁的儿童；常继发于A组链球菌引起的咽炎	发热，咽炎，头痛

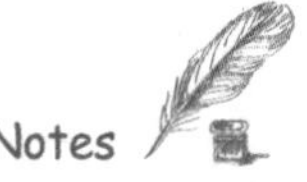

续表

病名	病原体	皮疹描述	易感人群/流行病学特点	临床综合征
水疱大疱性皮疹				
水痘	水痘-带状疱疹病毒	斑疹(2~3mm)进展成丘疹,在红斑的基础上出现水泡(有时为脐状)(玫瑰花瓣上的露珠);随后形成脓泡,进而结痂;皮疹成批出现;可累及头皮,口腔;瘙痒明显	通常影响儿童;10%成人易感;多发生于晚冬和春季	全身不适;体健儿童多症状轻微;成人和免疫抑制的儿童可出现严重并发症
带状疱疹	水痘-带状疱疹病毒	典型皮疹为红斑上成簇不融合的粟粒至黄豆大丘疹、丘疱疹、水疱,疱液清,疱壁紧张,围以红晕。皮损沿外周神经呈带状分布,数日后水疱干涸结痂,可有暂时性色素沉着,多无瘢痕	免疫抑制人群,湿疹患者	部分病例内脏累及(尤其是肝脏)
单纯疱疹	单纯疱疹病毒	红斑后出现标志性的成簇的小水疱,可以进展成脓疱;出现溃疡时可有疼痛,尤其是在黏膜表面;皮疹出现于病毒入侵处:通常龈口炎由HSV-1型引起,而生殖器病变多由HSV-2型引起;复发病例较轻(例如:唇疱疹不会累及口腔黏膜)	HSV-1型初发病例多见于儿童及青 年,HSV-2型多易感于有性生活的成年人;复发患者无发热	局部淋巴结肿大
天花	天花病毒	皮疹自颜面部开始出现,以后迅速蔓延至颈部、前臂、手、上臂、胸腹,最后为下肢及足底,1~2天内遍及全身。皮疹现为斑疹,很快变为直径2~4mm的丘疹。病程6~7天,丘疹变为疱疹,呈多房性。病程8~9天,疱疹继续充盈,疱内液体浑浊转为脓疱。	接触过天花病毒的未免疫人群	前驱发热,头痛,背痛,肌痛;50%病例有呕吐
紫癜性皮疹				
流行性脑脊髓膜炎	脑膜炎奈瑟球菌	始为粉红色斑丘疹,进而演变为瘀斑;瘀斑迅速增多,有时会扩大演变为水疱;最常见于四肢及躯干;或以出现在面部,手及足部;可有暴发性紫癜,提示弥散性血管内凝血	多见于儿童	低血压,脑膜炎(有时继发于上呼吸道感染)
伴有溃疡或焦痂样皮疹				
兔热病	土拉杆菌	溃疡腺型表现为红斑性痛性丘疹,演化为周围隆起中心坏死的痛性溃疡。35%的病例会出现皮疹,如斑丘疹、丘疱疹、痤疮样疹、荨麻疹、结节性红斑或多形性红斑	蜱咬史,昆虫叮咬史,感染动物接触史	发热,头痛,淋巴结肿大
炭疽	炭疽杆菌	瘙痒性丘疹,扩大为1~3cm无痛性溃疡,周围水疱,后进展为中心伴水肿的焦痂;残留瘢痕	感染动物或畜产品接触史;炭疽芽胞接触史	淋巴结肿大,头痛

(张文宏)

参考文献

1. 翁心华,张婴元.传染病学.第4版.上海:复旦大学出版社,2009,11-119;128-225
2. Kenneth MK,Elaine TK. Fever and rash. Harrison's Infectious Diseases. 1st ed. New York:McGraw-Hill

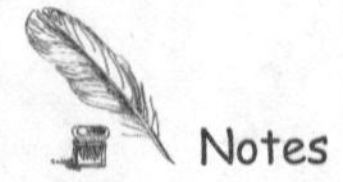

Medical, 2010, 87-100

3. Hay CM, Shepard JO, Hyle EP, et al. Case 23-2014: A 41-Year-Old Man with Fevers, Rash, Pancytopenia, and Abnormal Liver Function. N Engl J Med 2014, 371: 358-66

第四节　急性腹泻的诊断思维

腹泻是指排便次数增多，粪便量增加，粪质稀薄或粪便带有黏液、脓血或未消化的食物。通常每天排便 3 次以上，或每天粪便总量大于 200g(200ml)，其中粪便含水量大于 80%，则可认为是腹泻。急性腹泻的病程一般在 3 周以内，往往伴有肠痉挛所致的腹痛。

由于引起腹泻的病因繁多，腹泻既可以是局部病变的主要症状，也可是全身性疾病的表现之一，且慢性腹泻疾病早期表现易与急性腹泻混淆。因此，增强对急性腹泻的认识，包括病史特点、腹泻的病变部位、腹泻性质、腹泻的严重程度等，对明确病因和正确治疗有重要的意义。

【临床资料采集要点】

(一) 病史采集要点

1. 流行病学资料

(1) 腹泻前饮食、饮水、起居与用药情况：是否有不洁饮食、异常饮食及特殊饮食史；是否有外出旅行史；是否有使用过广谱抗生素、免疫抑制剂或具有致泻作用的药物史。

(2) 同饮同食者腹泻流行病学史：如存在两人或多人进食过同一食物，且进食后短时间内同时或先后出现相似的胃肠道症状，多提示食物中毒。

(3) 腹泻发生的季节性：发病是否存在季节规律性，如细菌性痢疾、沙门菌性腹泻、细菌性食物中毒等多发生在夏秋季节；轮状病毒性腹泻多发生在秋冬季节。

2. 粪便的性状

(1) 稀薄或水样便：无里急后重病变多在小肠，可由食物中毒、胃泌素瘤、肠道细菌感染、肠道病毒感染或肠道隐孢子虫病所致。

(2) 米泔水样便：多见于霍乱及急性砷中毒。

(3) 脓血便：病变多位于结肠或直肠，以细菌性或阿米巴性痢疾多见，其中阿米巴痢疾的粪便常呈暗红色或果酱色。此外，也可见于溃疡性结肠炎、血吸虫病及憩室炎。

(4) 黏液便：病变多在结肠，见于肠易激综合征、结肠绒毛腺瘤。

(5) 洗肉水样或血水样便：多见于副溶血性弧菌感染。

(6) 蛋花汤样便：多见于婴幼儿轮状病毒性肠炎。

(7) 浅色水样或糊状便：容量大，恶臭，油脂状，含气多，漂浮于水面，常为脂肪泻，见于吸收不良综合征、小肠恶性淋巴瘤、胰源性腹泻。

3. 粪便的臭味　腥臭味多见于阿米巴肠炎，恶臭可见于慢性肠炎、胰腺疾病、结肠或直肠癌溃烂，奇臭多见于消化吸收障碍，无臭多为分泌性腹泻。

4. 伴随症状

(1) 伴发热：见于急性细菌性痢疾、伤寒或副伤寒、肠道恶性淋巴瘤、克罗恩病、败血症、急性血吸虫病、沙门菌食物中毒等。

(2) 伴里急后重：见于结肠直肠病变者，如急性痢疾、直肠炎症或肿瘤等。

(3) 伴消瘦：多见于胃肠道恶性肿瘤、肠结核、吸收不良综合征，也可见于甲状腺功能亢进、原发性慢性肾上腺皮质功能减退症等。

(4) 伴呕吐：见于细菌性食物中毒、霍乱、胃肠炎等。

(5) 伴哮喘：见于过敏性胃肠炎、类癌综合征等。

(6) 伴关节痛或肿胀：见于克罗恩病、溃疡性结肠炎、SLE、Whipple 病等。

(7) 伴皮疹或皮下出血:见于败血症、伤寒或副伤寒、麻疹、过敏性紫癜等。

(8) 伴神经疾病或多发性消化性溃疡:见于糖尿病或胃泌素瘤。

5. 基础疾病 是否存在与腹泻相关的基础疾病,如甲状腺功能亢进、糖尿病、类癌综合征及胃泌素瘤等。

(二) 体格检查

重点是腹部,应特别注意腹部压痛及腹部包块的部位。小肠病变时腹部压痛在脐周,结肠病变时压痛在下腹或左(右)下腹。小肠病变者肠鸣音活跃。必要时直肠指检,以除外直肠肿瘤性病变。全身状况体格检查包括生命体征、营养、贫血、恶病质、淋巴结肿大、突眼和甲状腺肿大等。肝脾肿大、肛周病变、关节肿痛、皮疹等对鉴别诊断有帮助。

(三) 实验室及辅助检查

粪便常规检查和致病菌培养,对急性腹泻的诊断有重要诊断价值。粪常规白细胞增多或找到吞噬细胞,提示肠道炎症;粪便隐血试验阳性,有助于消化道出血、炎症及肿瘤诊断;粪便细菌培养及寄生虫卵和真菌检查,有助于病原诊断。鉴别分泌性腹泻和渗透性腹泻需检查粪电解质和渗透压。

粪便镜检尽量采用新鲜标本,对检查阿米巴原虫尤为重要。致病菌的培养应在疾病早期并在应用抗菌药物治疗之前进行,应选取粪便的脓血部分送检。血清凝集反应检测致病菌抗体有助于细菌性食物中毒和某些急性肠道感染的诊断。

通过粪便检查后仍未明确病因者,可根据患者病史情况针对性的做下一步检查。如疑有结肠病变者,应做钡剂灌肠或纤维结肠镜检查;疑为直肠病变者,应做直肠镜检查;疑有甲状腺功能亢进者,应查T3、T4、FT3、FT4及TSH及甲状腺彩超;疑有肾上腺皮质功能减退者,做24小时尿17-羟类固醇、17-酮类固醇测定等。

【诊断思维】

(一) 急性腹泻的性质

1. 渗透性腹泻 由于肠腔内含有大量不被吸收的溶质(非电解质、药物或食物),肠腔内有效渗透压过高,血浆和肠腔间的渗透压差增大,肠黏膜细胞分泌大量水分并从血浆中吸取水分进入肠腔,直到肠内容物被稀释成等渗为止。大量水分被动进入肠腔,肠内容物增多,促进肠运动,引起腹泻。高渗性食物(双糖酶缺乏,尤其是乳糖酶缺乏)、高渗性药物(硫酸镁、氢氧化镁、铝碳酸镁、甘露醇、山梨醇、乳果糖)、肠系膜淋巴结梗阻等引起的腹泻属于此类。渗透性腹泻粪便特点:①禁食后腹泻停止或减轻。②肠腔内渗透压高于血浆渗透压。③粪便中含有大量未消化和吸收的食物或药物。④粪中电解质含量不高,大便量一般少于1L/d。

2. 分泌性腹泻 分泌性腹泻是指当小肠分泌增加并超过其吸收能力时导致的腹泻。小肠黏膜的隐窝细胞有分泌作用,而绒毛上皮细胞有吸收功能,正常情况下吸收大于分泌,所以每天粪便中水分很少。在某些致病因素作用下,如各种肠毒素引起的食物中毒,有霍乱弧菌、沙门菌、大肠埃希菌、金黄色葡萄球菌、变形杆菌、蜡样芽胞杆菌、A型产气荚膜梭菌等,以及能够分泌各种神经体液因子的疾病,如胰性霍乱综合征(血管活性肠肽酶,即VIP瘤)、甲状腺髓样瘤(降钙素)、恶性类癌综合征(血清素)等,使得肠黏膜上皮细胞电解质转运机制障碍,导致胃肠道水和电解质分泌过多和(或)吸收受抑制而引起的腹泻。其特点为:①大量水样粪便,每天多达数升。②粪便不含脓血,含有大量电解质,且渗透压与血浆渗透压基本相同。③禁食后腹泻仍不停止。④一般无腹痛。⑤肠黏膜组织学检查基本正常。

3. 渗出性腹泻 因肠黏膜炎症、溃疡致血浆、黏液、脓血渗出,同时还可伴有肠道分泌增加、吸收不良和肠道运动加速,导致腹泻。渗出性腹泻分为感染性和非感染性两种。前者又包括肠道感染,如病毒、细菌、真菌、寄生虫感染及全身性感染,值得注意的是有些细菌如耶尔森菌肠炎等在致病过程中,既可直接侵袭肠黏膜引起渗出性腹泻,又可释放肠毒素而引起分泌性腹泻;后

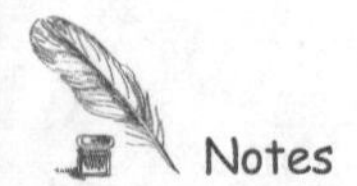

者包括炎症性肠病、嗜酸性粒细胞增多性胃肠炎及肿瘤等。渗出性腹泻的粪便特点为:脓血便、血便(肉眼或镜下),可伴有发热、营养不良等。

4. 动力性腹泻　由于肠蠕动过快,致肠内容物过快通过肠腔,与黏膜接触时间过短,影响消化与吸收,发生腹泻。此种腹泻可见于甲状腺功能亢进、肠易激综合征、肾上腺皮质功能减退危象等。其特点为:①粪便稀烂或水样,无脓血及渗出物,镜检无病理成分。②腹泻伴有肠鸣音亢进。③伴有腹部不适、腹痛、腹胀、排便后腹痛缓解。

5. 吸收不良性腹泻　由于消化酶缺乏或黏膜损害引起消化吸收障碍,除糖类吸收不良外,还有蛋白质、脂肪吸收不良,尤其脂肪吸收不良引起脂肪泻,伴营养不良综合征。如广泛回肠病变(克罗恩病);回肠切除术后,胆汁酸因重吸收障碍而减少,引起脂肪消化不良;右心功能不全、肝硬化门脉高压致肠黏膜淤血引起吸收不良等。吸收不良性腹泻的特点:禁食后腹泻可减轻;粪便渗透压由未被吸收的电解质或其他物质组成。

(二) 急性腹泻的病变部位

1. 直肠或乙状结肠　便意频繁,里急后重。粪便有黏液和脓血。腹部压痛尤其是下腹或左下腹部压痛。

2. 结肠病变　粪便有黏液,可能有脓血。腹痛在下腹或左(右)下腹,常为持续性,便后可稍缓解。

3. 小肠病变　有脐周疼痛及压痛,疼痛常为绞痛,间歇发作,肠鸣音活跃。粪便色淡、量多、水样、恶臭、无肉眼脓血,无里急后重。

4. 全身性疾病　如甲状腺功能亢进、肾上腺皮质功能减退危象、肝硬化、尿毒症、糖尿病、神经症等。

(三) 急性腹泻的病因诊断

急性腹泻的病因按病原学分为感染性和非感染性。感染性腹泻包括肠道病毒、细菌、真菌、寄生虫等感染及全身性感染。非感染性急性腹泻的病因有中毒(包括化学毒物、植物中毒、动物毒物及药物)、肠道疾病、变态反应性腹泻、消化和吸收障碍、内分泌肿瘤、全身性疾病等。不同的病因引起的急性腹泻在病史、腹泻的性质、腹泻病变部位等方面各有其特点,通过对患者腹泻发病特点的评估,可初步判定腹泻的病因,如感染性或非感染性等。

(四) 严重程度评估

临床上根据患者有无全身中毒症状、脱水、电解质紊乱及酸碱平衡紊乱等情况将急性腹泻的严重程度分为轻度、中度和重度。轻度急性腹泻患者无全身中毒症状,无脱水、电解质紊乱、酸碱平衡紊乱,一般呈自限性。重度患者除了有较重的胃肠道症状外,还有较明显的脱水、电解质紊乱和全身中毒症状,如发热、精神烦躁或萎靡、嗜睡,甚至昏迷、休克。中度急性腹泻介于轻度和重度之间。

(五) 治疗后再评估

因脱水是引起腹泻死亡的主要原因,故水和电解质的补充对各种急性腹泻是最基础也是至关重要的治疗。对轻度腹泻可以单纯补充液体。对中度和重度腹泻患者,应迅速给予口服糖盐溶液(运动饮料或设计配方)治疗以防止脱水的发生。对严重脱水的患者,特别是老年人和儿童需要静脉补液。对中等程度的非发热性、非血性腹泻应用抗肠动力、抗分泌药物对控制症状有辅助作用。

腹泻的处理和治疗仍依赖于腹泻的病因。大多数急性感染性腹泻呈自限性,给予补液及支持治疗即可,而对于急性非感染性腹泻患者在支持治疗基础上需针对病因治疗。如怀疑感染性腹泻予以积极补液支持治疗后腹泻仍持续者,应反复行大便微生物检查,根据微生物检查结果予以针对性治疗,或根据病情行经验性治疗。根据不同情况的急性感染性腹泻合理地选择抗生素可减轻症状,缩短病程(图 13-15)。

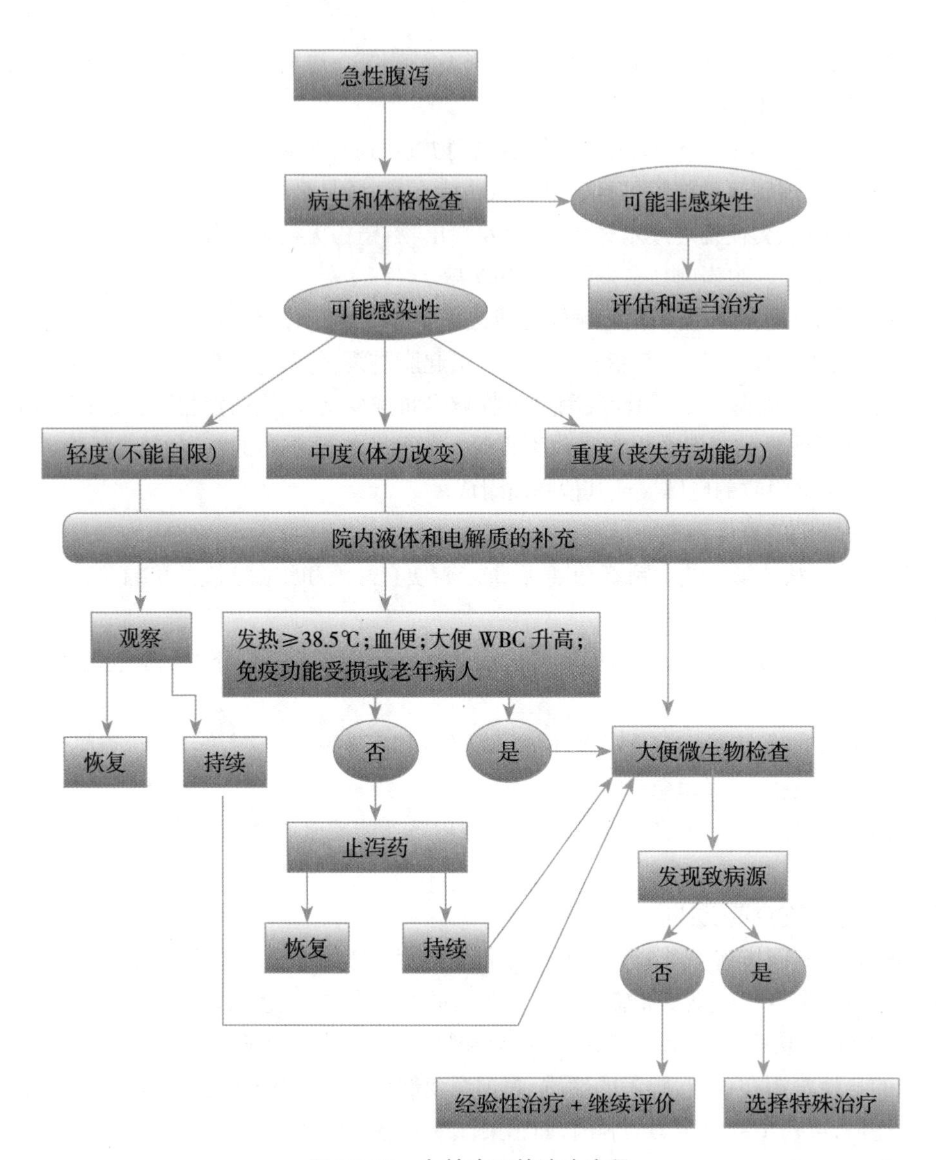

图 13-15 急性腹泻的诊治流程

【常见急性腹泻的诊断及鉴别】

大约90%以上的急性腹泻是由感染因素引起的,这些病例常伴有呕吐、发热和腹痛。其余10%左右是由药物、中毒、缺血和其他情况引起。

引起急性非感染性腹泻的原因有:①中毒:包括化学毒物、植物、动物毒物及药物。药物的副作用可能是最常见的急性非感染性腹泻的病因,用药后出现症状提示此原因的可能。②肠道疾病:如胃肠道肿瘤、炎症性肠病、结肠憩室炎、结肠息肉病、放射性肠炎及缺血性肠病等。闭塞性和非闭塞性缺血性结肠炎常出现在50岁以上患者,常表现为急性下腹部疼痛,水样泻,继而血便。炎症性肠病和其他一些炎症性慢性腹泻可突然起病而不是隐性起病,表现出类似感染的特点。③变态反应性腹泻:如过敏性胃肠炎,起病急剧,进食特定食物后出现痉挛性腹痛、腹泻、呕吐,停止进食可疑食物后,症状可迅速得以缓解,但再次进食同种食物可诱发类似症状。④消化、吸收障碍:如慢性萎缩性胃炎、胃癌致胃酸过少或缺乏等情况引起胃源性腹泻、胰源性腹泻、肝胆源性腹泻、成人乳糖酶缺乏症、Whipple病等。⑤内分泌肿瘤:如胃泌素瘤、类癌综合征、血管活性肠肽瘤(VIP瘤)等。⑥全身性疾病:如甲状腺功能亢进、原发性慢性肾上腺皮质功能减退症、尿毒症、过敏性紫癜等。⑦功能性腹泻:包括肠易激综合征和功能性腹泻。

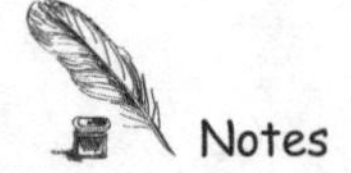

大多数感染性腹泻是通过人的直接接触或更常见的是通过摄入被人或动物粪便致病菌污

染的水和食物经粪 - 口途径感染的。免疫力正常的人粪便中定居着包含 500 种不同的菌种，几乎不引起腹泻，它们实际上起着抑制外来致病菌生长的作用。在摄入的致病因素超过宿主黏膜的免疫和非免疫因素（胃酸、消化酶、黏液分泌、肠蠕动及肠道抑制性菌群的作用）的防御机制时就会发生腹泻。不同致病菌所引起的不同的临床表现可为诊断提供线索，我们将引起感染性腹泻的主要致病菌归纳如下：

（一）细菌感染性腹泻

1. 霍乱　霍乱病原包括古典型霍乱弧菌、埃尔托型霍乱弧菌及 O139 霍乱弧菌，霍乱肠毒素能使肠腺分泌极度增强，使肠腔内积蓄大量肠液并排出体外形成水样泻。在我国以夏秋季节流行，多分布于沿海沿江地带。霍乱一般由水源性或食物源性传播，患者和携带者为传染源。发病前常有不洁饮食史、接触史，在流行区有旅游或居住史。典型病例一般起病急骤，呕吐和腹泻剧烈，通常无腹痛。呕吐常为喷射性，反复不止，可呈米泔水样。腹泻初为稀水样或黄色糊便，继之呈典型的米泔水样（无粪质的灰白色浑浊液体，略有腥味，但无臭味）。重者发病 24 小时排便量在成人可达 1L/h，儿童可达每小时 100ml/kg（体重）。严重者可发生脱水，低血容量性休克或高热、少尿或无尿、发展为肾衰竭而死亡。常有肌肉痉挛，尤其是腓肠肌和腹肌为明显。患者粪便应用亚甲蓝染色，镜下一般无红细胞和白细胞。粪便做悬滴或暗视野显微镜检查，可见运动快速呈穿梭状的弧菌。本病的确诊依靠粪便霍乱弧菌的培养，或血清抗体效价呈 4 倍或 4 倍以上升高也有诊断意义。

2. 细菌性痢疾　由痢疾杆菌（肠杆菌科的志贺菌属）引起的急性肠道传染病，简称菌痢。志贺菌可分为 4 个血清群，A 群（痢疾志贺菌）、B 群（福氏志贺菌）、C 群（鲍氏志贺菌）和 D 群（宋内志贺菌），每一群又含有不同的血清型。志贺菌都能产生内毒素。痢疾志贺菌能产生志贺外毒素，患者病情常较重；宋内志贺菌感染通常病情较轻；福氏志贺菌感染则易转为慢性迁延性腹泻。急慢性菌痢患者和带菌者是传染源，志贺菌从粪便排出后，通过手、苍蝇、食物和水，经口感染。本病以夏秋季多见，可形成大小流行。其典型表现为急性起病，发热，阵发性痉挛性腹痛腹泻，开始水样泻，继之出现黏液，黏液血便，最后全为脓血便而无粪质，有明显里急后重，伴有肠鸣音亢进，左下腹压痛。也可伴有头痛、乏力、食欲缺乏以及微循环障碍的表现。临床过程分为急性和慢性菌痢，后者病程超过 2 个月，或半年内有菌痢病史，对本次急性发作能排除再感染或其他感染性腹泻者。粪便镜检可见白细胞数至少为 10~15 个 / 高倍视野，同时可见少许或大量红细胞。确诊依赖粪便细菌学培养获得阳性的痢疾杆菌。

3. 致泻性大肠埃希菌　大肠埃希菌是人类肠道内的正常菌群，是一种条件致病菌。与人类腹泻有关的主要有以下五类：产肠毒素性大肠埃希菌（ETEC）、肠侵袭性大肠埃希菌（EIEC）、肠出血性大肠埃希菌（EHEC）、肠致病性大肠埃希菌（EPEC）、肠黏附性大肠埃希菌（EAEC）。其中 ETEC、EPEC 及 EAEC 对小肠上段具有亲向性，引起小肠分泌而对肠组织无侵袭性的倾向，临床上主要产生水样便，无脓血，而 EIEC 和 EHEC 大多侵犯结肠，引起侵袭性病变，开始为水样便，继之产生脓血便或血性便。肠致病性大肠埃希菌（EPEC）性肠炎主要发生在婴儿。ETEC 是部分旅游者腹泻的病原体。EAEC 则与世界各地慢性腹泻有关。致泻性大肠埃希菌引起的腹泻粪便镜检极少见大量白细胞，其确诊依赖于粪便的细菌学培养、大肠埃希菌的血清学鉴定阳性，或采用 DNA 技术检测各相关致病性大肠埃希菌或其质粒特异的核苷酸序列。

4. 弯曲菌　弯曲菌是人兽共患菌，主要通过未彻底煮熟的鸡肉、被交叉污染的蔬菜、牛奶和水传播。起病急，仅极少数患者有前驱症状（如全身不适，头痛、肌肉痛等）。其主要症状有发热，腹痛、腹泻、呕吐等，程度不一。腹泻初为水样便，黏液便，2~4 天后多为血性或脓血便。腹痛剧烈，常呈上腹部或脐周阵发绞痛。胎儿弯曲菌亚种感染者常有肠外感染症状，如脑膜炎、胆囊炎、心包炎、败血症等。个别病例，特别是免疫缺陷患者常表现出反复菌血症和慢性肠炎的经过。另外，本病常并发反应性关节炎、溶血性尿毒症综合征和 Reiter 综合征。粪便镜检可见红细胞和中性

粒细胞。确诊依赖粪便细菌学培养或血培养阳性，恢复期血清抗体滴度较急性期升高4倍以上，或其他血清学检测结果阳性。

5. **耶尔森菌** 该菌广泛分布于自然界，能产生耐热性肠毒素，进食被该菌污染的食物可引起肠炎。该菌在4℃左右也能生长，长时间冷藏的食品食用前如不彻底加热，有耶尔森菌感染的危险。本病潜伏期为4~10天，婴幼儿以腹痛、腹泻、发热等急性肠炎为主要表现。腹泻每日3~10次，水样或黏液便，少见脓血便。腹痛常见，可局限在右下腹部且伴有肌紧张和反跳痛，易误诊为急性阑尾炎。成人常有肠外表现，如关节炎、结节性红斑、皮疹、虹膜睫状体炎、动脉炎、肾小球肾炎等。凡进食疑有被污染的食物，或与感染的动物接触后出现腹泻、腹痛、发热、结节性红斑、关节炎，或有局灶脓肿形成的患者，应疑有本病可能。诊断主要依据从肠内容物中分离出本菌或血清抗体滴度测定。确定本菌感染最可靠方法是细菌培养。

（二）细菌性食物中毒

根据国内外的统计，在各种类型的食物中毒中，以细菌性食物中毒最多见。细菌性食物中毒是由于进食被细菌或细菌毒素污染的食物而引起的急性感染中毒性疾病，临床上分为胃肠炎型和神经型两大类。本病的特点是与饮食有密切关系，未进食污染食品者不发病，污染食品被去除后不再有新病例出现。本节阐述引起胃肠炎型食物中毒的病原菌。

1. **副溶血弧菌** 是一种嗜盐细菌，多因进食被污染的海产品及被污染的咸蛋、肉类、家禽、蔬菜、腌制品等引起中毒。本病主要流行于夏秋两季，男女老幼均可患病，但以青壮年为多。病后免疫力不强，可重复感染。常见临床表现有腹痛、腹泻、发热、呕吐等。腹痛多呈阵发性绞痛，常位于上腹部、脐周或回盲部。腹泻每天3~20余次不等，粪便性状多样，多数为黄水样或黄糊样，粪便呈血水样或洗肉水样的情况较其他食物中毒多见，也可为脓血样或黏液血样，很少伴有里急后重。该病原菌在粪便中消失极快，多数在第二天即为阴性，仅少数持续2~4日。确诊依赖于粪便检出嗜盐菌，或病期1~2天患者血清特异性抗体4倍升高。

2. **沙门菌** 沙门菌是细菌性食物中毒的主要形式，常由于摄食污染食物，如肉类、蛋类及鱼类，而暴发大小流行。沙门菌引起的食物中毒潜伏期为2小时至3天，一般为4~24小时。起病急，先有腹痛、恶心、呕吐，继之出现腹泻，呈水样便或黄色稀便，常混有未消化的食物及黏液，少数呈脓血便，恶臭，体温正常或升高，伴有头晕、头痛，重者可有脱水和酸中毒。病程约3~5天，有时更长。残留食物、患者呕吐物与粪便培养证明沙门菌属感染，恢复期患者血清沙门菌凝集效价明显增高，有助于诊断。

3. **蜡样芽胞杆菌** 为条件致病菌，分布广泛，特别是在谷物制品中。该病以夏秋季多发，污染食品主要为剩米饭、米粉、甜酒酿、剩菜、甜点心及乳类、肉类食品。蜡样芽胞杆菌产生致吐肠毒素和致泻肠毒素，主要作用于胃肠道，引起胃肠道功能紊乱。蜡样芽胞杆菌感染的临床表现分为呕吐型和腹泻型，或两者兼有。呕吐型潜伏期较短，一般为1~5小时，以恶心、呕吐为主，并有头晕、四肢无力等，一般无发热。腹泻型潜伏期较长，一般为8~16小时，以腹痛、腹泻为主，粪便多为稀水样，中毒症状8~36小时可消失，一般不会导致死亡。感染者呕吐物或粪便中检出的蜡样芽胞杆菌与中毒食品检出的菌株，其生化性状或血清型相同。

4. **产气荚膜梭菌** 产气荚膜梭菌引起的食物中毒多发生在夏秋季节。食源性感染通常与室温下保存时间较长的动物性食品，特别是肉汤类食品有关。产气荚膜梭菌的中毒表现最常见的是轻度胃肠炎，在进食产气荚膜梭菌污染的食物8~24小时后出现腹痛和水样腹泻，排便每天2~4次。通常无呕吐、发热、寒战及头痛等。症状轻微，一般在24小时内缓解，严重或致命的病例极少见。除老幼体弱外，一般预后良好。实验室诊断能从多数患者的粪便检出产气荚膜梭菌肠毒素，或者能从多数患者的粪便与可疑中毒食品检出血清型相同且数量异常多的产肠毒素性产气荚膜梭菌。

5. **其他** 包括变形杆菌、金黄色葡萄球菌、大肠埃希菌、真菌等也可引起细菌性食物中毒。

（三）病毒感染性腹泻

病毒感染导致急性腹泻病的比例远超过其他病原体，在急性感染性腹泻病中，自限性的病毒感染超过 50%。

1. 轮状病毒　此病毒电镜下为直径 70nm 的球形颗粒，有双层衣壳，内层衣壳的壳微粒体向外层呈放射状的辐条状排列，类似车轮，故称轮状病毒。该病毒分为 7 个组，只有 A、B、C 组能感染人。轮状病毒是最常见的腹泻病毒，主要通过粪 - 口途径传播，其好发于秋冬季。A 组主要感染 6 个月到 2 岁的婴幼儿，该病起病较急，首发症状为轻度至中度发热，高热少见，腹泻，部分患者有呕吐和咳嗽。每天排便十余次至数十次，水样便或黄绿色稀便，无黏液或脓血，有酸臭味。半数患者在腹泻之前，出现流涕、轻咳等上呼吸道症状，部分伴有支气管炎或肺炎。平均病程为7天，可自愈。少数可迁延不愈，形成慢性腹泻，导致营养不良。B组轮状病毒感染多为成人，腹泻绝大多数为水样便。C 组病毒主要侵犯儿童，症状与 A 相似，但持续时间较长。粪便多呈黄色水样便。粪便镜检一般无白细胞。粪便细菌培养结果为阴性。诊断主要根据流行病学资料、季节和临床表现。幼儿分泌性腹泻，在开始时有呼吸道症状，提示轮状病毒性肠炎可能。确诊有赖于粪便的病原学检查，电镜检查或免疫电镜可发现轮状病毒颗粒，血清或粪便标本可检测到相应的病毒抗原或抗体。

2. 诺瓦克病毒　属于杯状病毒科、无包膜单股正链 RNA 病毒。全年均有发病，以冬季较多。成年人发病多见。该病大多数以腹泻或腹部痉挛性疼痛开始。大便每天 4~8 次，量中等。呈水样或稀粪便，无黏液及脓血。常伴有恶心、呕吐。少数病例仅有腹泻或呕吐。12 岁以上患者腹泻较多见。半数病例有中度发热或低热，可有全身不适、头痛、肌痛。病程持续 1~2 天，恢复后无后遗症。从每年 9 月至次年 4 月，在密切接触的集体单位内突然暴发腹泻或呕吐，类似食物中毒，应考虑本病。确定诊断依赖粪便中检出病毒抗原和血清抗体阳性。

3. 肠腺病毒　40 型和 41 型肠腺病毒是引起 3 岁以下儿童病毒性腹泻的第二重要病原。无明显高发季节性，全年均可发病，该病毒主要侵犯空肠和回肠。发病潜伏期为 3~10 天，平均 7 天。常先出现呕吐，继之水样便，每日数次至数十次，常伴有低热，重者可出现脱水。部分患者可同时出现鼻炎、咽炎、气管炎等上呼吸道感染症状。病程持续 5~12 天，少数可延续 3~4 周。腹泻多呈水样便。粪便镜检可见白细胞。粪便细菌培养结果为阴性。确诊有赖于粪便的病原学检查，电镜或免疫电镜找到粪便中的病毒，采用 ELISA 或间接免疫荧光法从粪便中检测到病毒抗原，或采用核酸杂交或 PCR 技术从粪便中检测到病毒核酸。

4. 其他　导致腹泻的病毒还有星状病毒和萼状病毒等。某些呼吸道病毒也能引起腹泻的症状。

（四）寄生虫感染性腹泻

1. 溶组织内阿米巴　为阿米巴痢疾的病原体。溶组织内阿米巴的生活史包括感染性包囊和增殖性滋养体两个阶段。滋养体是虫体的侵袭形态，但其在外界自然环境中只能短时间存活，而包囊则可以在外界生存和保持感染性达数天至 1 个月。传染源为无症状排包囊者，经粪 - 口途径传播。起病缓慢，有腹痛及腹泻症状。病情轻重不一，典型的以痢疾症状为主，易复发，演变成慢性。粪便为黏液血便或果酱状。粪便检查可见大量红细胞、白细胞，可见夏科 - 雷登晶体。结肠镜检查可见正常肠黏膜间分布典型的阿米巴性溃疡。确诊依赖于粪便中找到阿米巴滋养体或包囊，或刮取结肠黏膜液发现溶组织阿米巴滋养体。

2. 贾第虫　是蓝贾第鞭毛虫的简称，感染多由不清洁的饮用水或者不良卫生习惯导致，是旅行者腹泻的主要病原体之一。贾第虫病现被列为全世界危害人类健康的 10 种主要寄生虫病之一。HIV 感染者常合并贾第虫感染，且症状严重、病程长。蓝氏贾第鞭毛虫寄生在人体十二指肠、小肠或胆道所致的肠道寄生虫病，经粪 - 口途径传播。临床表现为水样腹泻，粪便恶臭，无黏液或血。常伴上腹绞痛、腹胀、食欲缺乏、恶心及呕吐。确诊依赖粪便检出贾第鞭毛虫包囊或

粪便、十二指肠液或空肠活检标本查出贾第鞭毛虫滋养体。

3. 隐孢子虫 该寄生虫广泛寄生于脊椎动物体内，是人兽共患病。腹泻是其主要症状，表现为水样便，或带有泡沫和少量黏液。根据机体免疫功能不同，病情轻重有很大差别，免疫功能正常者，短期内自愈；免疫功能低下者，腹泻重且持续时间长，甚至死亡。凡不明原因水样泻患者，来自农村，年龄在5岁以下，或因AIDS等致免疫功能低下者，均应疑及本病。对于临床上疑诊者可进行肠黏膜组织活检。确诊依赖粪便、十二指肠引流液、胆汁标本查到隐孢子虫卵囊。

4. 其他 疟疾（胃肠型）、肠道小袋纤毛虫、日本血吸虫、毛首鞭形虫、牛带绦虫等寄生虫感染也可引起急性腹泻。

（五）真菌感染性腹泻

近年来，由于广谱抗生素、激素、免疫抑制剂、抗肿瘤药、放射治疗等广泛的应用，导致机体免疫功能降低，引起真菌性肠炎。在我国引起肠炎的真菌主要有念珠菌、放线菌、毛霉菌、曲菌、隐珠菌等，其中以白色念珠菌肠炎最为多见。临床表现为腹泻，粪便呈稀糊状、水样或豆腐渣样，泡沫较多，带有黏液，严重者可呈黏液血便或脓血便，排便次数每天3~15次不等，伴有腹痛、腹胀、低热。粪便检查发现白色念珠菌，特别是假菌丝，有助于确诊。肠镜检查可见肠黏膜糜烂、溃疡，有白色假膜附着，活检可发现念珠菌的Y型和M型。血清抗体、抗原检测对诊断有一定意义，但需和临床结合。

（六）特殊的感染性腹泻病（微生态失衡）

1. 抗生素相关性腹泻（antibiotic-associated diarrhea，AAD） 是指应用抗生素后继发腹泻，为较常见的药物不良反应，其发生率视不同抗生素而异，约5%~39%。抗生素可抑制肠道的正常菌群生长，使一些条件致病菌（主要是难辨梭状芽胞杆菌）得以快速繁殖，从而产生抗生素相关性肠炎，引起此类腹泻的抗生素以广谱抗生素最常见。通常在开始使用抗菌药物后5~10天发病。按病情程度不同，包括单纯腹泻、结肠炎或假膜性肠炎。假膜性肠炎病情严重，在结肠黏膜有假膜形成的特殊类型，如不及时认识，给予合理治疗，可导致并发症，死亡率高达15%~24%。单纯腹泻患者，症状轻微，结肠无假膜形成，停用有关抗生素后，腹泻自行好转。假膜性肠炎患者症状较重，每天有5次或更多次的不成形便，可无肉眼血便或黏液便。这些患者大多有难辨梭状芽胞杆菌感染，腹泻同时伴有腹胀、腹痛，并有发热，有时被误认为原有感染性疾病的恶化，需注意。在病变的发展过程中，可出现难以忍受的腹痛，类似急腹症。大便厌氧培养出难辨梭状杆菌可确诊。95%假膜性肠炎患者难辨梭状杆菌毒素检测阳性。结肠镜检查：病变为肠壁弥漫性炎症，覆有大小不一的黄白色斑块状假膜。病变常位于左半结肠，乙状结肠和直肠较多见，假膜脱落后似溃疡样改变。

2. 医院获得性腹泻 以腹泻为主要症状的医院感染的主要致病菌为大肠埃希菌、金黄色葡萄球菌、肠球菌和铜绿假单胞菌，其次为白念珠菌、变形杆菌属、克雷伯菌属、沙门菌属等。这些病原菌多为多重耐药菌，主要来自于交叉感染或肠道内源性感染。临床研究表明，在住院患者中，医院获得性腹泻的发生率为12%~32%。

3. 免疫缺陷相关腹泻 先天性和获得性免疫缺陷人群容易发生感染性腹泻，且不易治愈，易发展为慢性腹泻，如HIV感染相关腹泻和老年人群的腹泻等。前述细菌、真菌、寄生虫和病毒等均可能成为免疫缺陷者腹泻的病原体。

（宁　琴）

参考文献

1. 李爽．肠道感染．//贾辅忠．感染病学．南京：江苏科学技术出版社，2010，836-848
2. 尹有宽．细菌性痢疾．//陈灏珠．实用内科学．第13版．北京：人民卫生出版社，2009，524-528
3. 傅希贤．病毒性胃肠炎．//李梦东，王宇明．实用传染病学．第3版．北京：人民卫生出版社，2004：443-

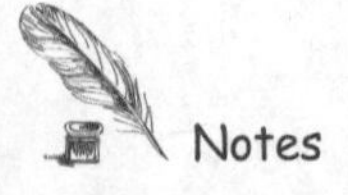

449
4. 刘思纯．急性腹泻．// 邝贺龄，胡品津．内科疾病鉴别诊断学．第5版．北京：人民卫生出版社，2006：443-459
5. Thielman NM，Guerrant RL. Clinical practice. Acute infectious diarrhea. N Engl J Med，2004，350：38-47
6. Pawlowski SW，Warren CA，Guerrant R. Diagnose and treatment of acute or persistent diarrhea. Gastroenterology，2009，136：1874-1886
7. Manatsathit S，Dupont HL，Farthing M，et al. Guideline for the management of acute diarrhea in adults. J Gastroenterol Hepatol，2002，17 Suppl：S54-71
8. DuPont HL. Acute infectious diarrhea in immunocompetent adults. N Engl J Med，2014 Apr 17，370(16)：1532-1540

第五节　肝生化检查异常的诊断思维

当肝脏受到致病因素的损害时，可以引起肝脏形态结构的破坏和肝功能代谢的异常，而病因的寻找对于疾病的治疗非常重要。临床上常应用肝生化检查来辅助肝脏疾病的诊断，以及治疗的监测和随访。肝生化检查的常规应用增加了无症状肝脏疾病患者的检出率，常常为疾病的病因寻找提供第一手线索。再加上详细的病史询问、体格检查和影像学检查，通常可以为临床医生提供帮助。

肝生化检查包括血清谷丙氨酸转氨酶（ALT）、谷草氨酸转移酶（AST）、γ-谷氨酰转移酶（GGT）和碱性磷酸酶（ALP）、白蛋白和胆红素等。其中转氨酶是反映肝细胞损害的敏感指标，但并不反映肝脏功能，因此，包含ALT和AST检查的所谓“肝功能检查”是一个误用名词，其中也不包括ALP，GGT等反映胆管损害的酶。白蛋白和凝血酶原时间（PT）是反映肝脏合成功能指标。

不同的指标常反映不一样的临床意义，对于疾病的诊断存在一定价值。但是这种相对简单的生化学指标却有明显的缺陷性，因为很多肝胆疾病常有这两种甚至多种肝生化指标的异常，所以我们不能简单地将疾病分为肝细胞损害型或者胆汁淤积型等。其他检查如血清白蛋白和PT，可以反映肝脏的合成功能，却不仅限于肝脏疾病。我们也需要注意，正常的实验室指标通常以人群分布的平均值 ±2倍的标准差来定义正常人群，即5%的正常人群将会有异常的检查结果，分别有2.5%的人群低于或高于正常检查范围。在临床工作中，所谓“正常”的生化指标范围可随着人群的年龄、性别、饮食及怀孕等身体生理状况而发生改变。比如孕妇常存在有显著升高的血清ALP。因此，所有实验室指标的异常都必须应针对患者的临床状况而作出解释。

临床工作中，有时候我们会因为一次检查结果的正常而错误地排除某种疾病，同时，需要注意的是每一种疾病的患者群也同样有它自身的实验室指标分布范围，部分患者实验室指标可能正常。因此，一次肝生化检查结果的正常，并不足以确定该患者没有罹患肝脏疾病。当对实验室指标怀疑时，建议重复检查。作为感染病科医生，在临床工作中经常会遇到丙肝患者，这些丙肝患者的ALT可以呈现间歇性的波动或持续正常，多次重复检查ALT都可能处于正常范围之内，而这种ALT水平也与患者肝脏组织学状况相关性不高。因此，选用不同的实验室指标联合检查，可以帮助我们鉴别患者疾病状况，也避免患者正常检查结果对于临床工作的干扰。临床上需要根据患者的疾病状态对生化学指标做出最合理的解释。对于伴有肝功能失代偿、肝性脑病、凝血异常等状况的患者，必须应对迅速，而对于无症状患者可以门诊随诊，定期观察。因此，对于患者生化学指标的评估必须建立在对患者症状、体征、用药史等的详细了解基础之上，只有这样才能正确的认识肝生化指标的异常，对于怀疑的指标作出合理的解释，而对于肝脏本身解剖及生理等功能的了解也便于临床疾病的诊断。

【肝生化检查的基本知识】

肝脏是人体内最大的实质性器官，由肝实质和伴随着一系列管道的间质所组成。肝脏由位

于胆囊和下腔静脉之间的镰状韧带分为左、右两叶。肝脏具有双重血供—肝动脉和门静脉。前者来自腹腔动脉，负责了约30%的血液供应，后者来自下腔静脉，提供了70%的血液供应。门静脉、肝动脉和肝总管组成了肝门，与肝脏内部的肝小叶的主要组成之一的汇管区相通。经典的肝小叶主要由肝细胞板围绕中央静脉呈辐射状排列而成，肝细胞板间填充着肝窦，是肝组织学的核心结构。肝脏的主要功能是蛋白合成、与胆汁分泌相关的胆红素代谢、碳水化合物代谢和脂肪代谢等。临床上常用的肝生化检查，并不能真正的反映肝脏的实际功能，只是表明目标检查物主要来自肝脏，反映肝细胞损伤、肝内外胆汁淤积、肝脏合成功能受损和肝代谢的改变等，但却并不是绝对的肝脏特异性。

肝脏内富含ALT和AST，两者主要是促进氨基的转移，分别形成肝脏代谢产物丙酮酸和草酰乙酸。ALT主要存在肝细胞的细胞质内，而AST存在于细胞质和线粒体内。在肝细胞受损或死亡时，ALT和AST释放到血液中。AST在非肝脏组织，包括心脏、骨骼肌和血液中也含量丰富。而ALT在非肝脏组织中，浓度较低，一般认为肝脏特异度较高。但这种特异性并非绝对，在其他肌肉相关的疾病中也可见到ALT水平的升高。此外，血清ALT和AST水平还存在昼夜变化，也可以因为运动而改变。尽管如此，AST/ALT的比例和ALT及AST绝对值的升高，还是可以为肝脏疾病的严重程度和病因提供信息。线粒体相关的AST和细胞质相关的AST的比例对于诊断特异性的肝脏疾病有一定意义，然而该种检查方法并不常用。

胆红素是亚铁血红素的降解产物，主要通过分泌入胆汁而排出。正常人每天大约有250~300mg胆红素产生，来源于衰老的红细胞内亚铁血红素的降解。胆红素主要在肝脏和脾脏的网状内皮细胞内分两步形成。第一步，亚铁血红素经血红素氧化酶氧化生成胆绿素。第二步，胆绿素经胆绿素还原酶还原生成胆红素。游离胆红素是脂溶性的，不溶于水，与白蛋白以非共价键结合，该过程是可逆的，然后转运至血液。因为与白蛋白结合，非结合胆红素并不能从肾脏滤过，随后转运至肝脏，被肝细胞摄取。在肝细胞内与谷胱甘肽转移酶结合后，再与尿甘双磷酸葡萄糖醛酸基转移酶（UGT）结合形成水溶性的结合胆红素，经肾脏排出体外。胆红素浓度是由胆红素的产生和肝细胞的清除之间的平衡所决定的。因此，升高的血清胆红素水平可能由以下因素引起：①过量胆红素的产生，主要由于红细胞更新的增加，例如溶血性贫血或血肿的吸收等。②摄取、结合或胆红素的分泌障碍。③损伤的肝细胞或胆管所释放的非结合或结合胆红素。④Gilbert综合征患者的胆红素-UGT表达显著降低，导致了轻度高间接胆红素血症的发生，而Crigler-Najjar综合征患者则发生异常升高的间接胆红素异常。

ALP属于锌金属蛋白酶家族，几乎存在与所有组织内。在肝脏内，这种酶主要定位于胆小管的微绒毛。在正常状况下，ALP主要来自于肝脏和骨骼，约20%来自小肠。其正常范围受检查方法、受检人群的年龄、性别和饮食的影响。在正常孕期时，ALP在孕期最后3个月的第1个月开始升高，可以达到正常上限的两倍，并在产后几周内仍可升高，而这种升高来自于胎盘。青少年会因为骨骼内ALP进入血液，而导致ALP的升高，但也多在2倍正常上限之内。在肝脏胆汁淤积、胆管系统阻塞、骨骼疾病、药物治疗、肝脏和非肝脏起源的肿瘤等均可使胆小管膜破坏导致肝细胞胆小管膜破坏，引起ALP从胆小管膜转位至肝细胞的基底膜，然后进入血清，进而引起ALP升高。在评估肝生化学指标时，我们需要判断ALP的异常是否来自于肝脏。肝脏ALP比来自于骨骼的ALP的热稳定高，但是这种检查实验的准确性相对较低，多局限于科研。ALP同工酶的测定有助于区别不同来源的ALP。在电泳上，肝脏来源的ALP主要分布与α1~α2球蛋白区带，骨骼的ALP位于α2~β球蛋白区带。肝细胞受损后也会引起ALP的升高，但多低于3倍正常上限，因此在病毒性肝炎、肝硬化、充血性心力衰竭等疾病均可引起。而ALT与ALP的比值（ALT和ALP的值均为除去正常上限后的数值）也具有一定的临床价值，在<2时多预示胆汁淤积，而>5时多预示肝细胞损伤为主。

γ-谷氨酰转移酶（GGT）具有很重要的生理功能，对于氨基酸和蛋白质的吸收、分泌和合成

都是必需的。其主要作用是促进 γ- 谷氨酰基的转移，比如谷胱甘肽的谷氨酰基转移至其他肽或氨基酸。GGT 存在于肾脏近曲小管、肝脏、胰腺、小肠和脾脏等组织的细胞膜。正常状况下血清内的 GGT 主要来源于肝脏。在肝脏，GGT 主要位于胆管上皮细胞和肝细胞的顶膜。血清内 GGT 水平是胆管或肝脏损伤的敏感指标之一，然而其临床应用却因为特异性较低而受限。很多非肝脏疾病，如糖尿病、甲亢、肾衰竭和慢性阻塞性肺气肿等疾病均可导致 GGT 升高。滥用酒精和部分药物如巴比妥类药物等的应用也会导致 GGT 升高。临床上 GGT 主要用于鉴别 ALP 是否为肝脏来源，因为骨骼疾病并不产生 GGT。GGT 增高的主要机制有：①肝炎时坏死区邻近肝细胞内酶合成代偿性增加；②阻塞性黄疸时由于胆管排泄障碍，GGT 向血液逆流；③肝癌时癌细胞的逆分化，类似胚胎期，酶的生成增多，同时癌肿也可刺激其周围正常的肝细胞，使其 GGT 合成增加。

5’- 核苷酸酶促进核苷酸的水解，进而导致了无机磷酸酯盐的释放。5’- 核苷酸酶存在于肝脏、脑、心脏、血管和胰腺等组织。在肝脏内，与胆小管和肝细胞窦侧膜相结合。很多研究显示 5’- 核苷酸酶与 ALP 具有相似的临床意义，但是因为在骨骼疾病和妊娠时酶活力无改变，且显著升高时基本仅见于肝脏疾病，特异性高于 ALP。胆汁淤积时，5’- 核苷酸酶升高最明显，而慢性肝炎、肝硬化或肝细胞肝癌时也会有所升高。

血浆蛋白：血浆内的蛋白质除了免疫球蛋白外，几乎都在肝脏内合成。包括白蛋白、纤维蛋白原、结合珠蛋白、糖蛋白、脂蛋白、转铁蛋白、血浆铜蓝蛋白、凝血酶原等。正常人每天产生白蛋白 10~16g，正常值范围为 35~50g/L，但是肝硬化伴有低蛋白血症患者，每天仅能合成 3.5~5.9g。正常人血浆白蛋白的半衰期为 20~26 天，大约每天降解 4%，在肝硬化患者白蛋白的半衰期延长而其周转率相应降低。肝脏疾病时，白蛋白的改变发生比较慢，与其较长的半衰期相关，因此不能立即反映急性肝细胞损伤，即使是白蛋白的产生完全停止，在 8 天后血浆白蛋白浓度仅降低 25%，所以说血浆白蛋白的测定并不是反映肝脏损害的一个灵敏的指标，通常在肝脏慢性疾病和严重损害时才有所反映。然而，低白蛋白水平并不是肝脏疾病特异性的来源，也可以发生在其他状况，如营养不良、感染、肾病综合征或丢失蛋白性胃肠道疾病等。但是对于肝脏疾病患者，血浆白蛋白浓度与肝病患者的临床情况存在一定联系，通常与慢性肝脏疾病患者的预后相关。

凝血酶原时间（PT）和国际标准化比值（INR）反映了凝血因子Ⅱ、Ⅴ、Ⅶ和Ⅹ的活动性，这些凝血因子都在肝脏内合成且发挥作用都依赖于机体内合成的维生素 K。凝血因子的半衰期显著短于白蛋白，因此 PT 对于反映肝脏疾病急性期的合成功能要显著优于白蛋白。但是 PT 时间的延长并不仅限于肝脏疾病，其他原因如维生素 K 缺乏、接受华法林治疗、消耗性的凝血障碍等也会发生 PT 时间延长。维生素 K 的缺乏多因为营养状况较差、吸收障碍和严重的胆汁淤积等导致的脂溶性维生素吸收障碍所引起，因此对患者注射维生素 K 后根据患者是否纠正 PT 则可以帮助鉴别 PT 异常是来源于肝细胞损伤还是维生素 K 缺乏。但是在没有其他非肝脏病因存在时，PT 对于评估短期肝脏合成功能价值较大，有研究显示 PT 时间的延长和 INR 值的升高幅度与患者预后相关。

【病史采集和体格检查】

评估患者病情时，准确地病史采集是必需的。许多肝脏疾病的全身性症状，如厌食、体重减轻、发热、腹泻和呕吐等，并不存在疾病特异性，对于疾病的诊断和病因的寻找帮助不大。但是我们不应放弃对患者进行基本的病史采集，很多其他与疾病相关的信息都隐藏在患者病史中，如疾病家族史、用药史、输血史、饮酒史、吸毒、工作及生活环境、旅游史和手术史等。家族史对于诊断血色病、Wilson 病和 α- 抗胰蛋白酶缺乏病有一定帮助，这些疾病都属于常染色体隐性遗传病。而原发性胆汁性肝硬化（PBC）、自身免疫性肝炎（AIH）和原发性硬化性胆管炎（PSC）等疾病具有遗传倾向性。Gilibert 综合征和 Dubin-Johnson 综合征属于良性周期性的肝内胆汁淤积性疾病，还有遗传性球形红细胞增多症等患者多有家族性黄疸疾病史。也有文献报道部分患者存

Notes

在有家族聚集性的慢性肝内胆汁淤积和肝硬化疾病史。在对患者病情进行评估时，还需要向患者详细询问用药史，并考虑药物所导致的肝脏损伤的可能。非处方药物及中药的应用应作为询问的重点。药物所导致的肝损伤常分为肝细胞型损伤、胆汁淤积型、混合型或肉芽肿型损伤等，但是这并不适用于所有患者。完整的病史仍可以为病因的寻找提供线索。在中国，HCV 患者最常见的病因是在大约 20 年前存在有输血史，而输血也是 HBV 感染的重要原因之一。此外，饮酒史、性生活史和手术史等对于疾病的诊断也有一定的帮助。

在对肝生化指标异常患者进行体格检查时，有时会发现一些具有鉴别意义的体征，包括肝脾肿大、异常触痛、慢性肝病的皮肤红斑和肝脏表面的肿物等。肝脏跨度超过 15cm 时，常提示患者存在有右心衰竭所导致肝淤血或浸润性疾病；查体见胆囊外凸明显时，常提示胆总管的恶性梗阻；皮肤色素沉着是 PBC 和血色病的表现之一；K-F 环是 Wilson 病的常见体征之一。

【肝生化指标异常的临床分析】

有症状和无症状患者的 ALT 和 AST 升高的原因众多。前面已经解释到，ALT 和 AST 在肝细胞损伤或死亡后，由破坏的肝细胞释放至血液，但是 ALT 和 AST 的升高却并不仅见于肝脏疾病。病史采集和体格检查对于评估患者转氨酶升高病因是必需的。在怀疑 ALT 和 AST 的检验结果异常时，应建议患者重新检查。临床工作中，需要注意 ALT 和 AST 的异常并不一定仅来源于肝脏，即使是肝脏特异度较高的 ALT。ALT 和 AST 升高的幅度及比值对于鉴别肝损害的原因存在一定意义，尤其是中度甚至重度水平的升高。因此，对于 ALT 和 AST 水平的升高进行分类处理，判断疾病是以 ALT 还是 AST 升高为主，对于简化疾病的诊断非常有用，临床中主要分为四类：①ALT 和 AST 升高幅度均 <5ULN，但是以 ALT 升高为主，常见的疾病有慢性乙型和慢性丙型肝炎、急性病毒性肝炎（A-E，CMV，EBV）、脂肪肝、药物肝、AIH、Wilson 病、α 抗胰蛋白酶缺乏症和乳糜泻等。②ALT 和 AST 升高幅度均 <5ULN，但是以 AST 升高为主，常见的疾病有酒精性肝病、脂肪肝、肝硬化和非肝脏病如胆结石、溶血、甲状腺疾病、剧烈运动等。③ALT 或 AST 升高幅度 >15ULN，常见疾病有急性病毒性肝炎（A-E）、药物或中毒、缺血性肝炎、AIH、Wilson 病、急性胆管阻塞和肝动脉结扎等疾病。④位于以上三项中间区域，该区域内的 ALT 和 AST 升高无特异性，以上所有疾病均可引起，对于鉴别诊断意义有限。转氨酶水平的升高多预示着肝细胞的损伤，但是也可与胆汁淤积相关。在评估 ALT 和 AST 升高的原因时，应首先进行详细的病史询问和体格检查，这对于判断疾病病因和慢性化非常有帮助。推荐临床工作者对患者日常生活习惯，包括饮酒量、体重变化、饮食改变、大小便和用药史等信息进行采集。首先评估患者肝损伤是否来源于常见的肝脏疾病，在无法确定患者病因时，在进行额外的检查的同时，对患者进行密切的随访。

在胆汁淤积性肝脏疾病时，ALP 和胆红素的异常可以同时出现。胆汁淤积性疾病常分为解剖学的梗阻导致胆汁排出障碍（肝外胆汁淤积）和肝细胞功能受损导致胆汁生成障碍（肝内胆汁淤积）。高胆红素血症并不总是与 ALP 升高同时存在，尤其是高非结合胆红素血症患者。在胆红素升高时，需要判定高胆红素血症是主要来源于结合还是非结合胆红素。对于单一的非结合胆红素升高且其他常见肝功能正常患者，最常见的诊断是 Gilbert 综合征，约占到总人群的 5% 左右，而且是良性的非结合胆红素升高，其升高幅度多 <4mg/dl，通过基因检查可以诊断部分患者。但是临床也可见到另外一种相对少见的遗传性非结合胆红素血症 Crigler-Najjar 综合征，其胆红素升高幅度远高于 Gilbert 综合征患者，目前临床医生也可通过基因检查诊断部分患者。对于结合胆红素升高为主的患者，多数伴有 ALP 升高，常见于 PBC、PSC、胆管阻塞和药物肝等疾病，转氨酶升高幅度可相对较轻。对于 ALP 异常患者，则需要判定 ALP 升高是来自肝脏组织还是非肝脏组织，结合 GGT 和 5’- 核苷酸酶有利于判定来源，若仍难确定病因，在其他主要指标正常情况下，可对患者定期随访，观察病情变化，必要时 MRCP 可以作为选择。血清白蛋白和 PT 是常用的肝功能评价指标，但是特异度相对较差，对于判断疾病病因作用有限，主要与患者病情

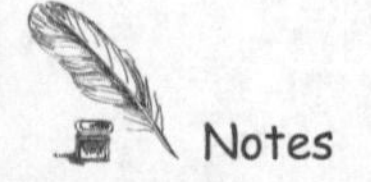

严重程度和预后相关。

目前在中国，最常见的肝损伤原因仍为 HBV 感染，但是酒精性肝病和脂肪性肝病等其他肝脏相关疾病随着生活条件的改善和检查水平的提高，其发病率多呈上升趋势，不可忽视。在临床工作中还需要警惕多种病因的联合致病，防止漏诊而导致疾病进展。对于难以确定病因，但患者存在疾病进展时，建议进行肝活检明确病因。病因的诊断对于疾病的诊治非常关键，随着科学技术的发展，检查项目的多样性增加，疾病的诊治得到了很大的进步，但是规范化的诊断流程和正确的临床思维仍是必需的。

（王贵强）

参考文献

1. 姚光弼 . 临床肝脏病学 . 上海：科学技术出版社，2011
2. Woreta TA，Alqahtani SA. Evaluation of abnormal liver tests. Med Clin North Am. 2014，98（1）：1-16
3. American Gastroenterological Association. American Gastroenterological Association medical position statement：evaluation of liver chemistry tests. Gastroenterology，2002，123（4）：1364-1366

第六节　头痛的诊断思维

头痛是临床中最常见的症状之一，指额、顶、颞及枕部的疼痛，疼痛一般位于眉弓、耳郭上部、枕外隆突连线以上的头颅上半部。头痛可发生于任何年龄段的人群，其病因繁多，可见于多种疾病，多数无特殊意义，如全身感染发热性疾病往往伴有头痛，精神紧张、过度劳累也可有头痛表现。如出现反复发作或持续性头痛，则可能是器质性疾病的信号，临床工作中应认真检查以明确诊断并给予有效治疗。在对头痛的病因作出正确的诊断之前，我们必须先了解引起头痛的病因及发病机制。

【病因】

引起头痛的病因众多，大致可分为原发性和继发性两类。前者不能归因于某一确切病因，也可称为特发性头痛，常见的如偏头痛、紧张型头痛；后者病因可涉及各种颅内病变如颅内感染、颅脑外伤、脑血管疾病，全身性疾病如发热、内环境紊乱以及滥用精神活性药物等。

（一）颅脑病变

1. **颅内感染**　各种脑炎、脑膜炎、脑膜脑炎、脑脓肿、脑结核、脑寄生虫等。

2. **血管病变**　脑血栓、脑出血、脑栓塞、蛛网膜下腔出血、高血压脑病、颅内静脉血栓形成、颅内动脉瘤、脑血管畸形等。

3. **颅内占位性病变**　脑肿瘤、转移瘤、颅内白血病浸润、脑结核瘤、颅内囊虫病等。

4. **脑外伤**　脑震荡、脑挫伤、颅内血肿、硬膜下血肿等。

5. **其他**　偏头痛、丛集性头痛、腰椎穿刺后低颅压头痛等。

（二）颅外病变

1. **颅骨疾病**　颅骨肿瘤、颅底凹陷症。

2. **神经痛**　三叉神经、舌咽神经及枕神经痛。

3. **眼、耳、鼻、牙齿病变所致的疼痛**

4. **肌肉收缩性头痛**

5. **颈椎病及其他颈部疾病**

（三）全身性疾病

1. **急性感染**　流感、伤寒、肺炎等发热性疾病。

2. **心血管疾病**　如原发性高血压、心力衰竭等。

3. **中毒** 铅、一氧化碳、有机磷、酒精、药物中毒等。

4. **其他** 贫血、低血糖、尿毒症、系统性红斑狼疮、中暑、月经期及绝经期头痛。

(四) 神经衰弱及癔症性头痛

【发病机制】

产生头痛的主要机制:①颅内外动脉的扩张(血管性头痛),多见于颅内感染、代谢性疾病、中毒性疾病等;②颅内组织及血管被牵拉或移位(牵引性头痛),多见于颅内肿瘤、颅内血肿、脑积水、低颅压等;③颅内外组织炎症,如脑膜刺激性头痛;④肌肉的收缩,如紧张性头痛;⑤眼、耳、鼻、牙齿病变疼痛的扩散(牵扯性头痛)等;⑥传到痛觉的神经或颈神经被刺激、挤压或牵拉,如三叉神经痛;⑦颈椎病变;⑧神经功能紊乱,如神经症。上述过程中均有致痛的神经介质参与,如P物质、5-羟色胺、组胺、神经激肽A、血管活性肠肽和前列腺素等。

【分类】

头痛的分类十分复杂,不同学者分类繁多,为此国际头痛分类委员会对其也进行了多次修订,综合起来有以下几类:

(一) 原发性头痛

1. 偏头痛;
2. 紧张性头痛;
3. 丛集性头痛;
4. 其他原发性头痛。

(二) 继发性头痛

1. 感染所致的头痛;
2. 头和(或)颈部外伤所致的头痛;
3. 头和(或)颈部血管疾患所致的头痛;
4. 非血管性颅内疾病引起的头痛;
5. 某些物质或某种物质阶段所致的头痛;
6. 代谢性疾病所致的头痛;
7. 头颅、颈部、眼、耳、鼻、牙齿或其他头面部结构疾病所致的头痛;
8. 精神疾患所致的头痛;
9. 脑神经痛及与中枢神经系统疾病有关的头痛;
10. 其他类型头痛。

【头痛的诊断思路】

(一) 详细的采集病史

因病因繁多,有些类型的头痛缺乏相应体征(如偏头痛、紧张性头痛、癫痫性头痛、中毒后头痛等),这就要求我们必须仔细地询问相关病史,常常需要患者家属协助提供相应病史才能对头痛作出正确的诊断并指导治疗。在头痛患者的病史采集中应重点询问头痛的起病方式、发作频率、发作时间、持续时间、头痛的部位、性质、疼痛程度,有无前驱症状,及有无明确的诱发因素、头痛加重和减轻的因素等。同时,为更好鉴别头痛病因及性质,还应全面了解患者年龄与性别、睡眠和职业状况、既往病史(是否存在全身内脏、五官疾病等)和伴随疾病、外伤史、服药史、中毒史和家族史等一般情况对头痛发病的影响。

1. **头痛的起病方式** 急性发病且伴有发热常为感染性疾病所致,如脑炎、脑膜脑炎等。突发剧烈疼痛且持续不减,并伴有不同程度的意识障碍则提示颅内血管性病变,如蛛网膜下腔出血、脑出血。其他急性起病的头痛常见于头部外伤、颅内感染、高血压性头痛、腰穿后低颅压头痛等。长期的反复发作头痛或波动性头痛,多属于血管性头痛或神经症。慢性进行性头痛伴有颅内压增高的症状(如恶心、呕吐、视盘水肿等)应注意颅内占位性病变。青壮年慢性头痛,无颅

内压增高表现，常因焦急、情绪紧张而发生，多为紧张性头痛。

2. 头痛的部位 头痛的部位对其病因诊断有重要价值，必须问清楚头痛是在单侧还是双侧，是在前额、枕部、顶部还是弥散性。头痛的部位按照头部的神经和血管分布具有一定的规律性，当一个或几个分支有病变或受到损害时，该部位的头痛就可能是其首发表现。如一侧三叉神经第一支分布区受损则疼痛变现主要就分布于该病变支支配的区域。颅外病变时头痛部位常与病灶部位一致，如面部器官（如眼、鼻、牙齿等）病变导致的头痛常位于病变一侧或者病变处附近。颅内病变时头痛部位与病变部位不一定符合，如小脑幕上病变时头痛多位于病变同侧，小脑幕下病变时头痛多位于后枕部。如果疼痛为偏侧性、发作性，则首先考虑偏头痛，最常见为颞部疼痛，但需注意偏头痛也有两侧交替或双侧疼痛者。如果头痛为双侧性且伴有枕部、颈部僵硬感，则需要高度怀疑紧张性头痛。前额部的疼痛常见于鼻源性、眼源性疾病，如鼻窦炎、青光眼。突发上眼眶疼痛且伴有复视时应考虑海绵窦血管瘤。动脉瘤还可以引起额部或眼周的疼痛，可以伴或不伴相应部位的感觉障碍。垂体瘤也可以引起头痛，多发于双侧颞部，常伴有内分泌功能紊乱。颈部肌肉痉挛、脑膜炎、颈肌炎等常表现为枕后部的局部疼痛。颅内高压、颅内低压、颅内外感染性疾病则常表现为全头痛。

3. 头痛的程度 头痛的程度与患者病情常常不相关，并非头痛重的患者病情都重，因头痛是一种主观感觉，常与患者的耐受性有关。耐受性高的患者通常描述自己的头疼症状较轻，而耐受性差的患者则将自己的头痛症状描述的较为强烈。一般而言，最剧烈的疼痛见于蛛网膜下腔出血、颅内压增高和脑膜炎，颅内占位性病变引起的头痛相对较轻。

4. 头痛的性质 波动性疼痛、胀痛多为血管性头痛，见于偏头痛、应用血管扩张药（如尼莫地平）、一氧化碳中毒或高血压性头痛等。紧箍感、勒紧感、重压感多为紧张性头痛。短暂的电击样刺痛多见于神经痛，如三叉神经痛和枕神经痛。神经功能性头痛多表现为不固定性的钝痛。

5. 头痛的发生时间和持续时间 头痛反复发作，每次持续时间段，仅数秒至数十秒，常为血管性头痛。突发头痛且持续性，并出现局灶性神经受损体征者应考虑颅内出血。颅内占位性病变（如脑瘤）常于清晨加重，表现为持续性、进展性头痛，期间可有短暂缓解期。腰椎穿刺后低颅压性头痛、耳源性、鼻源性及牙源性头痛的持续时间较长，可达数日。神经功能异常引起的头痛则或轻或重，可持续性，长者可达数月甚至数年，其疼痛程度常随患者的情绪变化而变化。

6. 头痛的伴随症状

(1) 头痛伴有发热多为感染性头痛，如脑膜炎、脑炎、脑脓肿、肺炎等颅内局部感染或全身感染。

(2) 头痛伴恶心、呕吐常是颅内压增高的表现，见于脑水肿、脑出血、脑肿瘤及颅内感染；头痛于呕吐后缓解则多见于偏头痛。

(3) 头痛伴眩晕常见于后循环病变，如后循环缺血，小脑脑炎等。

(4) 头痛伴视力障碍等眼部症状者应怀疑青光眼、脑瘤及颅内高压，部分偏头痛发作前也会出现视觉先兆。

(5) 头痛伴有脑膜刺激征者应怀疑蛛网膜下腔出血或脑膜炎。

(6) 紧张性头痛和神经官能症性头痛常常伴有焦虑、抑郁或情绪紧张等表现。此外，头痛患者突然出现意识障碍高度提示脑疝可能。

7. 加重、减轻或诱发头痛的因素 咳嗽、打喷嚏、俯身可使血管性头痛、颅内感染性头痛、后颅窝占位性头痛加剧。低颅压头痛站立时加重，平卧则减轻。进食富含酪胺或苯乙胺的食物（如巧克力、红酒、奶酪等）可以诱发或加剧偏头痛，月经在女性中也是诱发偏头痛的原因之一，对于已知诱因导致的偏头痛就应采取相应措施尽量避免头痛的发生，按压颞动脉或颈总动脉可使偏头痛减轻。焦虑、情绪紧张可诱发紧张性头痛，而充分休息可使其缓解。颈部肌肉痉挛或炎症导致的头痛可因局部运动而加重，局部按摩可使其缓解。

(二) 头痛的查体及辅助检查

对于就诊的头痛患者都应该进行详细查体,包括眼、耳、鼻等部位的检查和血压监测,有无意识障碍,同时应完善神经系统尤其是脑神经的查体。如怀疑患者颅内高压引起头痛时应注意检查是否存在视盘水肿。脑脊液检查是头痛患者最常用的辅助检查之一,它对中枢神经系统感染,如脑炎和脑膜炎、蛛网膜下腔出血、颅内占位性病变等疾病的诊断、鉴别诊断和治疗都有重要的价值,并且也是部分疾病特殊治疗的入径。但怀疑后颅窝占位者如进行腰椎穿刺可能导致脑疝的发生,故应谨慎。X线、CT和MR检查有助于判定有因无颅脑外伤、脑实质病变、颈椎病变及鼻窦炎等引起的头痛。此外,辅助检查还应包括常规的血、尿、便常规及生化检查,这些有助于判定患者有无感染、糖尿病等一般情况。

【头痛常见的病因和其症状特点】

通过详细的问诊和体格检查,对头痛患者的情况就可以有一个初步的判断,接下来就需要考虑究竟是什么病因导致的头痛并采取相应的治疗。以下是临床中常见的头痛病因及其特点的归纳。

(一) 中枢神经系统感染

病毒、细菌、真菌、寄生虫等均可引起中枢神经系统感染,临床中常见的包括病毒性脑膜炎、单纯疱疹病毒性脑炎、化脓性脑膜炎、结核性脑膜炎、隐球菌脑膜炎、脑囊虫病。通常以急性或亚急性起病,伴全身感染性症状,如发热、畏寒、呼吸道感染等。头痛由颅内压增高或脑膜刺激引起,故此类头痛常伴有恶心、呕吐、颈强直、克氏征(+)等,当患者脑实质受损时可以出现意识障碍,有时也可见到继发性癫痫等表现。CT或MR可发现相应病变。

(二) 原发性头痛

包括偏头痛、紧张性头痛、丛集性头痛等。偏头痛多起病于青春期,女性多于男性,主要变现为单侧的搏动性头痛,可伴有恶心、呕吐、出汗、畏光。部分患者有先兆,以视觉先兆最为常见,多为暗点、闪光和黑矇。紧张性头痛常表现为双侧的轻、中度压迫性头痛,头痛位于额、顶、颞及枕部。丛集性头痛的特点为短暂而剧烈,位于一侧眼眶、球后和额颞部,可伴有同侧眼球结膜充血、流泪或Horner综合征。

(三) 脑血管病

这也是头痛的常见病因之一,但脑血管病繁多,其头痛特点也各不相同。蛛网膜下腔出血变现为突发的剧烈头痛,患者常常将其描述为一生当中出现的最剧烈的头痛,呈胀痛或爆裂样疼痛,持续不缓解或进行性加重,伴恶心、呕吐,可出现意识障碍,查体可出现典型的脑膜刺激征,CT检查可见中脑或脑桥周围脑池积血。脑实质出血的头痛可为钝痛或剧烈头痛,严重者出现颅内高压症状,常伴有肢体瘫痪、感觉障碍、意识障碍。脑梗死引起的头痛较为少见,但大面积脑梗死出现脑水肿时也可因颅内高压引起头痛表现。

(四) 颅内占位性病变

颅内占位性病变是在颅腔内占据一定空间位置的一组疾病的总称,其中以颅内肿瘤、脑脓肿、脑囊肿为常见。颅内占位引起头痛一部分原因是因为颅内血管、神经受压迫或牵拉,另一部分原因是由于占位可使颅内压升高。头痛表现多为持续性,在咳嗽、用力后可因颅内压增高而加重,也可伴有癫痫发作,严重者可以出现脑疝。若病变位于重要的脑功能区或病变范围较大,临床上常出现颅压增高的症状和局灶性的神经功能受损体征。较大的占位性病变,造成颅压过高,压迫脑组织,可造成肢体瘫痪,乃至形成脑疝。颅内占位性可通过影像学检查获得确诊,包括头颅CT扫描、MR检查及脑血管造影等。

(五) 高血压脑病

高血压脑病患者血压突然升高超过脑血流自动调节的阈值时,脑血流出现高灌注,毛细血管压力过高,渗透性增强,导致脑水肿和颅内压增高,甚至脑疝的形成。起病急,进展快,可因急

性颅内压增高产生剧烈头痛，伴恶心、呕吐、视力模糊、烦躁不安、嗜睡甚至昏迷，并可有偏瘫、癫痫发作等表现。高血压脑病常见于伴有肾衰竭的高血压患者和妊娠期高血压患者。当血压急剧升高（舒张压 >120mmHg）并伴有上述症状时需高度怀疑本病。

（六）颅内压降低

低颅压的形成包括特发和继发性两种，特发性原因不明，可能与血管舒缩障碍引起脑脊液分泌减少或吸收增加有关；继发性低颅压可由于脱水、全身严重感染和低血压等病因引起脑脊液生成减少所致。特发性低颅压多见于体弱女性，继发性低颅压无明显性别差异。头痛主要是由于颅内压力降低后，脑脊液的“液垫”作用减弱，脑组织下沉移位，使颅底的痛觉敏感结构受牵拉所致。头痛为钝痛或波动性疼痛，多位于额部、枕部，也可波及全头。除头痛外，还可有眩晕、恶心、视物模糊等表现。头痛与体位明显相关，患者站立时头痛剧烈，平卧时则减轻或消失。根据体位性头痛的典型特点可以疑诊，腰穿测定脑脊液压力小于 70mmH_2O 可以确诊，部分病例因放不出脑脊液而呈现“干穿”现象。

（七）其他疾病

颅脑外伤如脑挫伤、硬膜下血肿、脑震荡均可以引起头痛，根据患者病史不难作出判断。鼻窦炎、青光眼、中耳炎、乳突炎等引起的头痛是由于原发病灶部位的疼痛扩散而来，有明显的原发性征象。头颈部皮肤、肌肉病变如感染、疖肿等也可引起头痛，但一般较为局限。神经症患者的头痛特点类似于紧张性头痛，伴有易激惹、焦虑等情绪症状及内脏功能紊乱表现。

总之，头痛的诊断思路主要有以下几点：第一，通过问诊采集患者详细的病史，包括头痛的起病方式、部位、性质、持续时间、伴随症状和加重或缓解的因素，以及患者的既往史（如有无外伤、特殊用药史等）。第二，对患者进行较为全面的体格检查，根据问诊情况应更加着重的检查患者局部体征（如眼底检查、鼻窦区压痛、脑膜刺激征等），必要时还应该选取相应的辅助检查进一步协助诊断。第三，根据前两步的病史采集和相关查体及检查，结合可以引起头痛症状的相关疾病综合分析，得出最可能的病因诊断。

（王贵强）

参考文献

1. 汤美安，周汉建．头痛．// 欧阳钦．临床诊断学．第 2 版．北京：人民卫生出版社，2013，12-14
2. 王伟．头痛．// 吴江．神经病学．第 1 版．北京：人民卫生出版社，2005，282-290
3. Simon RP，Greenberg DA，Aminoff MJ. Clinical Neurology. 7th Edition. McGraw-Hill，2009，69-93
4. Bernstein JA，Fox RW，Martin VT，et a. Headache and facial pain：differential diagnosis and treatment. J Allergy Clin Immunol Pract，2013 May-Jun；1（3）：242-251

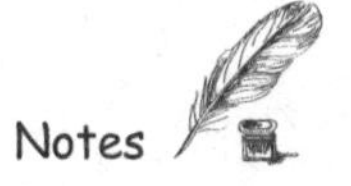

第十四章 特殊情况下的感染及其他感染相关问题

第一节 免疫缺陷患者的感染

机体正常的免疫功能是抵御外来病原微生物侵犯、维持机体内环境平衡稳定的关键。而多种原因可以导致免疫缺陷,增加感染的风险。

根据导致免疫缺陷的原因可以将其分为原发性和继发性免疫缺陷。原发性免疫缺陷又称为先天性免疫缺陷,多见于新生儿及儿童,可以根据受累的免疫细胞及免疫分子的不同分为B细胞免疫缺陷(如低丙种球蛋白血症)、T细胞免疫缺陷、联合性免疫缺陷、吞噬细胞免疫缺陷、补体免疫缺陷(如低补体血症)等。继发性免疫缺陷是后天获得的,多种疾病状态可以引起继发性免疫缺陷,如HIV感染、恶性肿瘤、慢性肾功能不全、糖尿病等,同时用于治疗疾病的多种手段也可继发免疫缺陷,如:脾切除、肿瘤的放化疗、自身免疫性疾病的肾上腺糖皮质激素使用、器官及干细胞骨髓移植等。

由于导致免疫功能受损患者(immunocompromised patients)免疫功能缺陷的原因不同,其受影响的免疫反应具体机制不同,临床最常见的病原体及临床表现亦存在不同(表14-1),但其共同的特点是对感染的易感性增加、从常见的病原体到罕见病原体几乎任何病原体都有可能导致感染、复合病原体感染多见。处理上需要及早明确诊断、在明确病原体的同时开始经验性抢先治疗,但由于常常炎症反应不明显,使得临床及影像学表现不典型,常需要有创检查手段明确诊断病原体。

表14-1 主要的免疫缺陷和其易感染的病原体

免疫缺陷种类	易患病原体
物理屏障	
烧伤	铜绿假单胞菌、金黄色葡萄球菌、化脓性链球菌、表皮葡萄球菌
外伤	
吞噬功能	
绝对计数减少	肠道革兰阴性菌、铜绿假单胞菌、曲霉菌属、念珠菌属
趋化作用	金黄色葡萄球菌、肠道革兰阴性菌
微生物杀伤	金黄色葡萄球菌、洋葱伯克霍尔德菌、肠道革兰阴性菌、曲霉菌属
体液免疫	
低丙种球蛋白血症	肺炎链球菌、流感嗜血杆菌
IgA缺乏	化脓性细菌、蓝氏甲第鞭毛虫
无脾	肺炎链球菌、流感嗜血杆菌
补体缺乏	化脓性细菌、奈瑟氏球菌属
细胞介导免疫功能	胞内菌(如产单核细胞李斯特菌)、病毒(如疱疹病毒)、真菌(如念珠菌属、隐球菌)、寄生虫(如刚地弓形虫)

免疫功能受损患者的感染可以表现为:易患在免疫功能正常宿主中很少致病的微生物所致的感染,又称机会性感染(opportunistic infection);比免疫功能正常宿主的感染更严重、病程更长,并且反复感染多;由于免疫缺陷影响正常的免疫应答,其病理改变和临床特点和正常免疫功能宿主相比更加不典型。

因此,为更好地处理免疫缺陷患者的感染,需要对免疫功能的全面了解,包括发生免疫功能受损的时间、免疫受损的种类、持续的时间、病原体和宿主的相互作用以及导致免疫功能受损的病因等。

在流行病学信息方面,需要了解旅行史、疫区接触史、医源性感染病原谱、家族史、同期其他疾病。

导致体液免疫受损影响抗体异常或抗体产生障碍的疾病,如多发性骨髓瘤、慢性淋巴细胞白血病等,明显增加有荚膜细菌的感染风险,包括肺炎链球菌、流感嗜血杆菌、脑膜炎奈瑟菌、巴贝西虫等。而T细胞淋巴瘤所导致T细胞免疫功能受损,明显增加细胞内病原体感染的风险,如产单核细胞李斯特菌、沙门菌属、新型隐球菌、结核菌。急性淋巴细胞白血病、中枢神经系统肿瘤及其他长期使用大剂量糖皮质激素的肿瘤患者则增加感染肺孢菌的风险。

本章重点介绍几种临床常见免疫缺陷病的诊治、预防。由HIV感染导致的获得性免疫缺陷综合征(AIDS)机会性感染将另有章节专门介绍,不在此章赘述。

一、中性粒细胞减少症

中性粒细胞减少症(neutropenia)指的是中性粒细胞绝对计数 $<1.5\times10^9$/L。严重中性粒细胞减少又称粒细胞缺乏症(agranulocytosis),指中性粒细胞绝对计数 $<0.5\times10^9$/L。在严重中性粒细胞减少和中性粒细胞减少持续时间 >7 天时,感染的风险显著增高。

导致中性粒细胞减少症最常见的原因是药物,其中尤以肿瘤化疗治疗药物最常见。化疗诱发的中性粒细胞减少仍然是癌症患者感染的主要诱发因素。由于宿主自身存在一些易患因素,如特异体质、过敏反应或免疫源性等因素,非化疗类的药物也可导致中性粒细胞减少。此外,白血病、骨髓瘤以及淋巴瘤等对骨髓的浸润、肿瘤的放疗等也可直接导致中性粒细胞的生成减少。

感染风险和中性粒细胞减少症的严重程度、持续时间及病因相关。短期中性粒细胞减少症(<7 天)通常见于实体瘤或淋巴瘤患者接受标准化疗和诱导强度预处理异体血干细胞移植时,而长期中性粒细胞减少症(>7 天)见于因白血病而接受化疗和自体干细胞移植的患者、异体造血干细胞移植患者和诱导疗法的患者(中性粒细胞减少症 >21 天)。因为中性粒细胞减少症发生时炎症反应减弱,所以感染的症状和体征减轻甚至缺乏,通常发热是唯一的早期表现。值得注意的是,如果患者同时使用糖皮质激素可以掩盖发热,如果出现心率加快、呼吸频率加快、低血压等全身炎症反应的表现,即使体温正常也应警惕感染。

【发病机制】

(一) 化疗药物及对黏膜屏障和免疫系统的直接破坏作用

化疗药物诱发的黏膜炎通常影响整个消化道,使得肠道内源性菌群入血,是导致多数严重粒细胞减少症患者感染的最重要来源。

(二) 恶性肿瘤对宿主免疫功能的影响

其中对于粒细胞吞噬功能的影响较大的有:在多发性骨髓瘤、慢性粒细胞白血病、脾切除的患者中,抗体的产生异常和免疫复合物清除异常,增加有荚膜细菌感染的风险(肺炎链球菌、流感嗜血杆菌、脑膜炎奈瑟球菌、巴贝西虫等)。淋巴瘤导致的T细胞功能缺陷增加胞内菌感染风险(产单核细胞李斯特菌、沙门氏菌属、新型隐球菌和结核分枝杆菌等)。接受大剂量糖皮质激素的急性淋巴细胞白血病、中枢神经系统肿瘤等的肿瘤患者则患肺孢菌肺炎的风险增高。

【中性粒细胞减少症患者的病原感染】

(一) 细菌感染

革兰阴性杆菌感染(尤其是铜绿假单胞菌)通常是最严重的细菌感染,在20世纪90年代前,在严重粒细胞减少症患者中最多见,此后由于静脉留置输液管应用、覆盖铜绿假单胞菌抗菌药物经验性使用及采用喹诺酮类药物预防性应用增多,革兰阳性细菌超过革兰阴性成为最常见的感染菌,其中表皮葡萄球菌、金黄色葡萄球菌、链球菌最多,其次为棒状杆菌、芽胞杆菌属、明串珠菌属、乳酸杆菌属、痤疮丙酸杆菌、马红球菌等)。其中表皮葡萄球菌最多,但其致病性比金黄色葡萄球菌、草绿色链球菌和肠球菌为低。但近年来革兰阴性菌有增多趋势,尤其是多重耐药的革兰阴性菌。产超广谱β-内酰胺酶(extended spectrum β-lactamases,ESBL)的克雷伯菌属、大肠埃希菌和肠杆菌属的感染也有增多趋势。

在结核病高流行区,尤其是长期使用糖皮质激素及免疫抑制剂的患者需要警惕结核。其他特殊细菌感染发生率在免疫缺陷患者中也显著增加,如非结核分枝杆菌、诺卡菌、李斯特菌、嗜肺军团菌等。

(二) 真菌感染

真菌感染的风险随着患者中性粒细胞减少持续时间的延长、减少的程度加深、长期抗生素使用和反复接受化疗等而显著增加。尽管真菌感染可以在任何阶段发生,但通常真菌感染发生在中性粒细胞减少持续一周之后或反复一段时间后。

发热常为念珠菌血症最主要的临床表现。部分患者也可出现皮肤的充血性斑丘疹,在播散性念珠菌血症的患者中肝脏和脾脏受累常见,但相应的临床表现却常在粒细胞减少症环节后出现,这和粒细胞减少时严重反应减少有关。据报道在急性髓系白血病患者发生念珠菌血症的中位数时间为开始化疗的第16天,这和细胞毒性药物导致的肠上皮细胞的损伤时间一致,提示肠道念珠菌属的过度繁殖入血导致血流感染。其中白色假丝念珠菌(*Candida albicans*)最常见,但非白色假丝念珠菌如光滑假丝念珠菌(*C.glabrata*)、热带假丝念珠菌(*C.tropicalis*)则在预防应用氟康唑的患者中常见,由于其耐药率高,感染的病死率更高,预后差。另外,静脉留置导管也增加了念珠菌感染入血的概率。

侵袭性真菌感染的另一个重要病原菌是丝状菌中的曲霉属。曲霉孢子在自然界中普遍存在,通常存在于周围空气环境中,所以感染多为吸入性,在中性粒细胞缺乏症患者中快速进展至肺炎,严重威胁患者的预后。其中烟曲霉(*A.fumigatus*)最常见,但黄曲霉(*A. flavus*)感染有所增加,而黑曲霉(*A.niger*)感染也有所报道。

毛霉菌在免疫缺陷患者可以引起危及生命的鼻部、眼眶、脑部感染、肺部以及播散性感染。

镰刀菌属感染的报道在增多。

(三) 病毒感染

病毒尤其是人类疱疹病毒感染在化疗导致的中性粒细胞减少症患者中常见,主要表现为口腔食道溃疡、口唇、外生殖器、皮肤和肛周的水疱或溃疡,也可引起脑炎、脑膜炎、脊髓炎、肺炎、肝炎、多形红斑及眼部疾病。但可以通过抗病毒药物预防。多数HSV-1和HSV-2感染源于既往潜伏感染重新活动。化疗的强度越强则重新活动出现HSV活动性感染的几率越高,在无预防用药的情况下,三分之二的接受诱导性化疗的急性髓系白血病和造血干细胞移植患者均会出现活动性感染。

水痘带状疱疹病毒(herpes zoster virus,VZV)在中性粒细胞减少症患者中常表现为不典型的播散性疾病,出现播散性皮肤受累的表现。通常也合并细胞免疫功能的受损,使得潜伏病毒感染重新活动。

由于输注血液制品及免疫抑制,也增加其他疱疹病毒的感染几率,如巨细胞病毒(cytomegalovirus,CMV)、EB病毒、HHV-6也可出现重新活动感染。其中接受同种异体造血干细

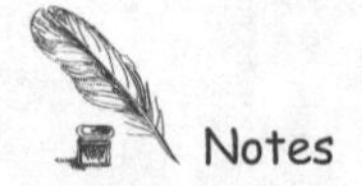

胞移植的患者，如果其病毒血清学阴性，供者的血清学阳性，则在移植后出现活动性病毒感染的风险最大。

其他季节性呼吸道病毒的感染风险也增加，如流感病毒、呼吸合胞病毒、副流感病毒、腺病毒、偏肺病毒等。

【临床表现】

绝大多数的中性粒细胞缺乏症患者感染有发热的表现，并且发热可能是唯一临床表现。感染部位最常见的是呼吸道，其次是皮肤软组织（如蜂窝织炎和疖肿）、泌尿系统、口腔、胃肠道以及血流感染。

【诊断】

此类患者的感染临床体征多变，需细致的体格检查和实验室检查方能作出准确诊断。实验室检查除包括三大常规检查、C 反应蛋白、肝肾功能外，更应重视病原学的检查，包括细菌涂片、抗原检测及培养等寻找感染微生物学证据。同时，针对怀疑有感染的器官进行相应的影像学检查如超声、胸部 X 光或 CT 检查对于感染灶的定位也非常重要。

【治疗】

（一）发热的中性粒细胞减少症的治疗

1. 抗菌药物的选择　由于仅有 20%~30% 中性粒细胞减少症患者的感染可以找到致病菌，发热常是中性粒细胞减少症患者合并感染的早期唯一的表现，抗生素应用的时间越早则病死率越低，所以在抽取血液标本送细菌培养后应该尽快给予经验性抗微生物药物治疗。药物的选择按照最可能的感染病原体以尽可能覆盖所有可能的致病菌，同时应参照病史、过敏反应、症状体征、近期抗生素使用情况、既往的培养结果、本医院常见院内感染细菌谱及其抗菌谱等。一般来说，体温≥38℃时即应给予经验性的抗菌药物治疗，疗程至少 1 周，这有可能降低此类患者感染相关的病死率。治疗原则为：

(1) 需选用广谱抗菌药物，同时需结合当地医院细菌流行情况和耐药情况选择；

(2) 对于中性粒细胞减少患者需增加可疑真菌感染的治疗，目前推荐早期常规使用两性霉素 B 以减少中性粒细胞缺乏伴长期发热患者感染的病死率，或对广谱抗菌药物足量给药已 1 周仍继续发热的重度中性粒细胞减少或缺乏患者，加用两性霉素 B；

(3) 尽快采取措施，如皮下注射粒细胞集落刺激因子等，使患者的中性粒细胞数恢复至≥1.5×10^9/L。

2. 发热的中性粒细胞减少患者的抗生素选择方案　最初的单药治疗方案可以选用具有抗铜绿假单胞菌作用的 β- 内酰胺类药物，如头孢吡肟、美罗培南、亚胺培南 / 西司他丁、哌拉西林 / 他唑巴坦、或头孢他啶。已有研究证实单药治疗和 2 种药物合并使用的疗效相似，但副作用发生少。其中值得注意的是，由于头孢他啶在革兰阴性菌中的耐药率增加及其对链球菌等革兰阳性菌效果有限，单药使用已减少。上述药物用于肾功能正常的患者的参考剂量是：

头孢吡肟 2g，静脉输注，每 8 小时一次；

美罗培南 1g，静脉输注，每 8 小时一次；

亚胺培南 / 西司他丁 500mg，静脉输注，每 6 小时一次；

哌拉西林 / 他唑巴坦 4.5g，静脉输注，每 6~8 小时一次；

头孢他啶 2g，静脉输注，每 8 小时一次。

对于已有低血压、神志改变等并发症、肺炎或皮肤软组织等局部感染、或怀疑耐药菌的感染时，考虑在上述用药基础上联合应用氨基糖苷类、氟喹诺酮类及万古霉素。

对于怀疑导管相关感染、皮肤软组织感染、肺炎、或血流动力学不稳定的患者，初始方案中应加用万古霉素或其他针对革兰阳性菌的药物，如利奈唑胺、替加环素、达托霉素。但值得注意的是，利奈唑胺因有引起骨髓抑制的担心，接受骨髓移植的患者如使用超过 2 周需要特别谨慎，

达托霉素则不用于怀疑肺炎的患者。

以下情况需要覆盖厌氧菌：坏死性黏膜炎、鼻窦炎、牙周蜂窝织炎、腹腔内感染、盆腔感染或厌氧菌性肺炎。

在经验性、广谱抗菌药物的治疗下，有些微生物显示了初始耐药的端倪，包括 MRSA、嗜麦芽窄食单胞菌（*Stenotrophomonas maltophilia*）、铜绿假单胞菌（*P. aeruginosa*）、大肠埃希菌（*Escherichia coli*）、枸橼酸杆菌属（*Citrobacter spp*）、不动杆菌属（*Acinetobacter spp*）、窄食单胞菌属（*Stenotrophomonas spp*）和屎肠球菌（*Enterococcus faecium*）等，尤其对于既往存在耐药菌感染或定植、耐药菌流行严重的病区需要警惕耐药菌感染，并对初始方案进行相应调整。

感染一经证实，应根据感染的部位、药物敏感试验结果调整抗菌药物使用。

3. 抗真菌药物的使用 中性粒细胞减少超过 7 天以上，真菌感染的风险明显增加，尤其是念珠菌属和曲霉菌属。对于中性粒细胞减少发热超过 4 天、无明确病原学证据、经验性抗生素治疗效果不佳的患者，应考虑合并真菌感染的可能，及时加用抗真菌药物。对于血流动力学不稳定的患者如果不除外真菌感染，应早期经验性加用抗真菌药物。

抗真菌药物的选择应基于最可能感染的病原菌的判断、药物的毒副反应、费用等综合考虑。在未接受氟康唑预防的患者中，念珠菌属是最常见的感染菌，而接受氟康唑预防的患者，最常见的真菌感染是氟康唑耐药的念珠菌（如光滑念珠菌、克柔氏念珠菌）以及侵袭性霉菌感染（尤其是曲霉）。

中性粒细胞减少患者经验性选择抗真菌药物有两性霉素 B、卡泊芬净（caspofungin）、伊曲康唑（itraconazole）、伏立康唑（voriconazole）。对于未接受预防性抗真菌药物的患者，如果没有肺部阴影等局部感染的病灶，由于念珠菌感染最常见，可选择卡泊芬净。而肺部有结节或浸润病灶的患者由于霉菌感染可能性大，应争取尽快进行纤维支气管镜检查留取肺泡灌洗液（BAL）送病原学及曲霉半乳甘露聚糖抗原检测，继续寻找真菌感染的证据，同时经验性加用两性霉素 B 脂质体或伏立康唑。其中伏立康唑的耐受性比两性霉素 B 好，对毛霉菌感染无效。

外科手术对于肺部局部的曲霉感染灶的去除有效，在全身有效的抗真菌治疗有效担局部感染病灶改善不明显时，可借助外科手段以清除曲霉菌病灶。

4. 粒细胞 - 巨噬细胞 / 粒细胞集落刺激因子的使用 粒细胞 - 巨噬细胞集落刺激因子（granulocyte macrophage colony stimulating factor，GM-CSF）和粒细胞集落刺激因子（granulocyte colony stimulating factor，G-CSF）能刺激中性粒细胞的产生，为内源性造血调控因子，可以通过刺激中性粒细胞从骨髓释放至外周及增强骨髓中性粒细胞的生成，用于治疗非髓性恶性肿瘤患者化疗后出现的严重粒细胞缺乏合并感染。美国 FDA 推荐 GM-CSF/G-CSF 用于治疗化疗后的粒细胞缺乏、伴发热的感染者以及骨髓移植后支持治疗。严重感染治疗的结局和中性粒细胞减少的程度和时期相关，使用 GM-CSF/G-CSF 能明显缩短中性粒细胞减少的持续时间，减少感染几率、发热时间和抗菌药物的使用，还可加快口腔溃疡的愈合。

5. 其他治疗 包括联合中性粒细胞输注和大剂量丙种球蛋白的静脉使用。当严重感染和宿主免疫缺陷致抗菌药物治疗无效时中性粒细胞输注可能有效，而丙种球蛋白虽然对中性粒细胞减少或缺乏患者无预防感染的作用，但有学者认为联合抗菌药物、造血因子和大剂量丙种球蛋白可能对粒细胞缺乏症并发革兰阴性菌肺炎、败血症有效。

一旦给予经验性抗微生物药物治疗后，应同时开始详细地询问病史、仔细全面体格检查、完善常规及病原学实验室检查、相应的影像学检查，以明确诊断。

（二）不发热的中性粒细胞减少患者的治疗

对于中性粒细胞计数 $<0.1\times10^9/L$ 的不发热患者，特别是静脉留置导管、接受器械检查等有创操作后以及器官移植后患者，也应采用预防用药的方案。皮肤黏膜上的革兰阳性和阴性菌以及消化道中厌氧菌都是潜在的致病菌。一般采用复方磺胺甲噁唑和喹诺酮类两类药物。

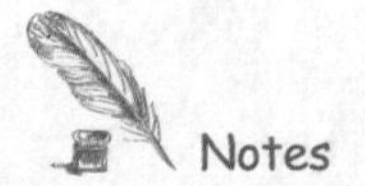

【预防】

中性粒细胞减少症患者的感染预防包括一级预防、二级预防、经验性治疗。其中一级预防指对于感染高危的患者针对易患病原体给予预防性抗微生物用药；二级预防指对严重粒细胞减少的患者给予抗微生物药物以预防感染的复发；经验性治疗指，严重粒细胞减少的患者一旦出现发热，在病原体尚未明确时积极给予抗微生物药物治疗，以尽覆盖最可能的病原体；抢先治疗则常常基于敏感的抗原检测或分子检测手段在临床表现尚不明显时即抢先开始针对性抗微生物药物治疗，从而预防发展成为侵袭性感染。

上述措施都是处理严重粒细胞减少症患者常用的预防。

（一）细菌感染的预防

1. 保护性隔离　保护性隔离以减少患者对病原体的暴露，能减少中性粒细胞缺乏患者感染的危险性。患者最好住单间病房，给予经过高温处理加热的食物和饮水，尽可能减少房间里的微生物。护理人员和患者接触前严格手卫生仔细洗手，必要时佩戴无菌手套。层流室是指病室空气经过高效分子空气（high efficiency particulate air，HEPA）滤过，可以显著减少空气环境里细菌及曲霉的数量。有条件时，对于持续时间长的严重中性粒细胞减少症的患者最好放在层流病室。

2. 抗菌药物的预防　对于中性粒细胞缺乏患者，最大的危险致病因子是来自自身的寄生菌感染，尤其当长期使用广谱抗微生物药物治疗预防时，正常的寄生菌群情况发生改变，真菌及耐药菌株过度增生容易继发二重感染。既往曾给患者口服经肠道不吸收的抗菌药物配以隔离措施以减少肠道菌群的数量，从而减少肠道寄生菌感染的发生，如FRACON（新霉素B+多粘霉素+制霉菌素），但因存在有可能筛选出耐氨基糖苷类的细菌，如多重耐药的克雷伯菌属（*Klebsiella spp.*）而未被广泛采用。口服复方磺胺甲噁唑预防取得了一些效果，常见不良反应包括皮疹和粒细胞的减少。但是患者仍然有耐药菌的定植的风险。现在主张加用多黏菌素来预防。

第四代氟喹诺酮类抗菌药物如诺氟沙星、氧氟沙星、环丙沙星在一些地区也用于预防。喹诺酮类预防常联合抗真菌的药物。这种方式在阻止革兰阴性菌感染和选择性耐药方面比新霉素联合多粘霉素或者复方磺胺甲噁唑联合多粘霉素有一定的优越性。氧氟沙星和环丙沙星比诺氟沙星药效更高，更易吸收。上述方式一定程度上可达到抑制肠道革兰阴性菌和降低感染风险的作用。

（二）真菌感染的预防

单用制霉菌素或联合新霉素B口服是有效的预防措施，能减少口腔和肠道的真菌定植。近年发现，氟康唑有良好的抗真菌活性，口服吸收好，能有效阻止白色假丝念珠菌感染，但对某些曲霉属、某些念珠菌如克鲁斯假丝念珠菌或光滑假丝酵母菌无效。伊曲康唑能有效预防曲霉。卡泊芬净对于预防感染也有作用。

（三）病毒感染的预防

可采取更昔洛韦干预，用药一直持续到患者免疫重建或病毒检测不到。膦甲酸（foscarnet）可用于不能耐受更昔洛韦的患者。

预防中性粒细胞减少患者感染的主要措施：保护性隔离（反向隔离）、病房卫生、蒸汽压力消毒棉麻物品（消除孢子）、过滤空气供给、预防性抗生素的使用、抗真菌预防、监测病毒载量、治疗病毒再活化。

二、T细胞免疫缺陷

T细胞免疫缺陷（T cell immune deficiency）可以分为原发性和继发性两种。其中原发性T细胞免疫缺陷少见，多因胚胎期胸腺发育不全所致T细胞数量减少或功能障碍，或患先天性联合低丙种球蛋白血症时伴发所致。临床常见继发性T细胞免疫缺陷，原因可以多种多样，主要

发生在恶性肿瘤化疗或移植术后使用肾上腺糖皮质激素、免疫抑制剂的患者中。同时，HIV 的流行增加了继发性 T 细胞缺陷患者的人数。此外，血液透析患者的免疫缺陷也属于此种类型，如尿毒症患者虽然 T 细胞本身无缺陷，但其抗原递呈细胞的共刺激作用降低，使 α 干扰素、白细胞介素等相关细胞因子的分泌减少，导致 T 细胞增殖能力受到影响。T 细胞免疫缺陷患者对细胞内细菌的易感性显著增加，同时，T 细胞免疫功能缺乏患者对化脓性细菌易感，如肺炎链球菌和其他呼吸道感染都归因于辅助性 T 细胞的缺乏而导致抗体生成不足。

【T 细胞免疫缺陷患者的病原感染】

(一) 细菌感染

此类患者的感染主要是分枝杆菌属(*Mycobacterium*)和单核细胞增多性李斯特菌(*Listeria Monocytogenes*)的感染。分枝杆菌属如结核分枝杆菌、堪萨斯分枝杆菌(*M.kansasi*)、鸟型胞内分枝杆菌、龟分枝杆菌(*M.chelonei*)等。结核分枝杆菌和堪萨斯分枝杆菌主要经呼吸道感染致病，在免疫功能正常患者中常引起典型的肉芽肿性病变，但在 T 细胞缺乏患者中可致播散性或粟粒性病变。鸟分枝杆菌主要来自胃肠道和呼吸道，可致胃肠、肺部感染或播散性疾病。龟分枝杆菌通常经污染的水或手术器械传播，引发肺部或伤口局部感染，导致菌血症或不明原因发热。单核细胞增多性李斯特菌所致感染大多发生于免疫抑制人群，引起胃肠炎、血流感染、脑膜脑炎等。

(二) 真菌感染

相对于中性粒细胞缺乏患者，表浅真菌感染在 T 细胞缺乏患者中较少出现，而深部真菌感染和播散性真菌感染反而较常见，如荚膜组织胞浆菌病、球孢子菌(*Coccidioides immitis*)和隐球菌(Cryptococcus)感染，主要发生在大剂量使用免疫抑制剂或艾滋病患者中。在 HIV 感染流行前，主要发生在白血病，特别是淋巴母细胞白血病、先天 T 细胞缺乏者和接受糖皮质激素治疗的患者中。

(三) 病毒感染

大多数病毒感染发生在白血病治疗或移植后免疫抑制剂的使用过程中，主要病原体有 HSV、CMV 和 VZV 等。这些感染可使用阿昔洛韦(aciclovir)预防。但已发现部分 HSV 和 CMV 分别对阿昔洛韦和更昔洛韦耐药。HBV、HCV、腺病毒、乳头瘤病毒(papillomavirus)、多瘤病毒属(Polyomavirus)以及 EB 病毒感染不但可出现临床症状，还能导致慢性化进程。

(四) 寄生虫感染

除 HIV 感染者外，刚地弓形虫(*toxoplasma gondii*)感染可发生在霍奇金病、心脏移植和急性白血病的患者。脑弓形虫病可以发生于中枢神经系统的多个部位，但多发生于既往感染人群中，很少因原发感染而致脑膜炎或脑炎。此外，隐孢子虫病(cryptosporidiosis)，贝氏等孢子球虫(*isospora belli*)，粪类圆线虫高度感染(strongyloides stercoralis hyperinfection)，以及微孢子虫(microsporidia)和阿米巴原虫对于 T 细胞缺乏患者都是重要的寄生虫病原菌。粪类圆线虫是一种线虫感染，成虫主要寄生在如人、狗、猫等宿主小肠，幼虫随宿主粪便排出，通过宿主皮肤或黏膜进到宿主体内，被血流带到肺、脑、肝、肾等组织器官。穿过气管入消化道，在大肠内定居，成熟并产卵。可无症状潜伏 40 年之久。当细胞免疫力下降，则可导致难以控制的感染。

【临床表现】

T 细胞免疫缺乏患者临床表现复杂多样，感染部位可出现在各个脏器，肺、脑、皮肤黏膜、胃肠道是常侵犯的器官，可出现咳嗽、胸痛、恶心、呕吐、腹泻、头晕、头痛、反应迟钝、精神异常以及各种皮疹、皮肤黏膜损害。

【诊断】

由于潜在感染致病因子多样且需要及时治疗，因此对 T 细胞免疫缺乏患者感染的快速、准确诊断尤为重要。

机会性感染的诊断方法包括血培养、骨髓培养、支气管肺泡灌洗液培养、脑脊液培养、脑部CT或MRI扫描或其他影像学检查。此外还可根据实际需要进行口腔咽拭子及痰、尿、插管部位和皮肤炎症部位分泌物的监测培养和粪类圆线虫或阿米巴感染的检测。

（一）血培养

所有患者在不同时间需进行两次。如果血培养取自静脉留置导管，则还需取外周血的血培养以协助判断培养到的细菌到是否来源于导管。除普通细菌培养，还需做分枝杆菌培养。因患者常有系统性真菌感染的可能，因此还需考虑加做真菌培养。

（二）支气管肺泡灌洗等

出现肺部病症或支气管、肺部病变时需做支气管肺泡灌洗（bronchoalveolar lavage，BAL），灌洗液应行革兰染色、萋尼（Ziehl Nielsen）染色或是六亚甲基四胺银染色方法检测细菌及耶氏肺孢菌。电子显微镜观察疱疹病毒导致的细胞病变效应（cytopathic effect，CPE）、快速CMV培养、PCR以及DNA扩增技术均可用于病原菌的检测。怀疑军团菌（legionella）感染时，行尿中军团菌抗原检测也是必要的。

（三）可疑感染病灶取材的细菌培养

当出现发热时，外周静脉置管、静脉分流管、气管造口术（tracheostomy）部位和泌尿道保留尿管都是病原菌可能入侵的部位。皮肤伤口、溃疡或多发性疱疹也需要检查。特别对于血液系统疾病，常规部位细菌培养检测和观察是必要的，目的是及早发现病原菌并检测是否耐药。活体组织培养和病理学检查对于侵袭性真菌感染的确诊仍然必需。

（四）早期发现可疑部位感染

如有局灶神经病变需警惕中枢神经系统的弓形虫感染的可能，CT常表现为环形增强病灶。血清学诊断缺乏特异性，特异性IgG抗体阳性可能提示过去感染或是复发。特异性诊断靠脑组织活检，由于为有创性检查，通常只有在患者对弓形虫治疗反应不佳时才考虑。诺卡菌病（nocardiosis）可致肺或脑的脓肿，亚急性隐球菌感染可致肺、皮肤和骨脓肿。

（五）粪类圆线虫感染

对于在免疫抑制治疗之前有粪类圆线虫的感染暴露病史的患者，要考虑粪类圆线虫的感染。如对肠道炎症疾病局部免疫抑制治疗，这都可能加重未诊断的粪类圆线虫感染的病情。阿米巴的诊断靠血清学和粪便检查。

【治疗】

在积极治疗原发病的同时，针对病原学的治疗也尤为重要。

（一）细菌感染的治疗

结核分枝杆菌和堪萨斯分枝杆菌感染主要采用三联或四联治疗。鸟分枝杆菌感染首选克拉霉素500mg/12h或阿奇毒素600mg/d+乙胺丁醇每日15mg/kg（分次口服）；重症患者可联用利福布汀口服300~600mg/d或阿米卡星肌内注射每日10mg/kg，疗程9月~1年。替代方案为利福布汀口服300~600mg/d+阿米卡星肌内注射10mg/kg+环丙沙星750mg/12h，疗程9月~1年。龟分枝杆菌感染用复方磺胺甲噁唑960mg/12h，2~4周后渐减到480mg/12h。

治疗李斯特菌感染通常采用青霉素治疗，治疗方案为青霉素G 7.5万~10万U/kg静脉注射1次/4小时，至退热后继续使用10~14日。心内膜炎和原发性菌血症可用青霉素G+妥布霉素（1.7mg/kg静注1次/4小时），前者疗程6周，后者退热后继续巩固2周。眼部感染和皮炎可口服红霉素，至热退后继续服用1周。

（二）真菌感染的治疗

侵袭性念珠菌感染的治疗包括：① 两性霉素B静注，初始每日250μg/kg，3~4日后增加至每日1mg/kg。当发热减低、出现恶心、肾损害、低血钾或中性粒细胞减低或血液系影响时需调整剂量。总剂量可用到1g~3g。若不能耐受者，可选用氟康唑口服或静注，初始400mg，

后 200~400mg/d，或是针对耐药的假丝念珠菌感染。②伏立康唑（voriconazole）口服或静注 400mg/12h，2 日后 200mg/12h 或每 12 小时 6mg/kg，后每 12 小时 4mg/kg（或每 12 小时 3mg/kg，大剂量不能耐受时）。③对组织胞浆菌病或敏感的隐球菌脑膜炎，氟康唑口服或静注 400mg 初始，起效后 200mg/d，直到临床症状消失（隐球菌脑膜炎至少需 6~8 周）。

肺孢菌肺炎（pneumocystis pneumonia，PCP）的治疗详见艾滋病章节。

（三）病毒感染的治疗

CMV、HSV、EBV、带状疱疹等病毒感染常采用阿昔洛韦 7.5~10mg/kg，2~4 周治疗；更昔洛韦（ganciclovir）静滴 5mg/12h，2~4 周；CMV 视网膜脉络膜炎还可用膦甲酸钠静滴 90mg/kg，2 次 / 日，2~3 周后改用长期静滴，每日 90mg/kg。然而，已发现单纯疱疹病毒和 CM 已对阿昔洛韦和更昔洛韦产生耐药性。

（四）寄生虫感染的治疗

可用螺旋霉素 / 克拉霉素 0.6~1.2g/d+ 乙胺嘧啶，4 周或乙胺嘧啶 + 磺胺嘧啶(SD)/TMP-SMZ，4 周。乙胺嘧啶成人第 1 日 100mg 分 2 次口服、继以 1mg/kg（50mg 为限）；幼儿每日 1mg/kg，新生儿可每隔 3~4 日服药 1 次。SD 成人剂量为 4~6g/d，婴儿 100~150mg/kg，4 次分服。弓形虫中枢感染的患者常在 48 小时内发热消退，若对药物反应不佳要寻找其他可能的疾病诊断。持续免疫抑制的患者，治疗显效后通常仍需要抑制治疗，如采用氨苯砜等。

1. 贝氏等孢子球虫的治疗 贝氏等孢子球虫是一种球虫寄生虫，它对抗微生物制剂敏感，复方磺胺甲噁唑可治疗。还可选用甲硝唑、呋喃唑酮、奎纳克林、呋喃妥因和新的大环内酯类。患者需持续用复方磺胺甲噁唑的维持剂量或 1 周的阿奇霉素。

2. 粪类圆线虫感染的治疗 粪类圆线虫感染可致威胁生命的粪类圆线虫高度感染综合征（strongyloides stercoralis hyperinfection symptom complex），常伴随革兰阴性菌感染，导致肺炎、脑膜炎，大量的幼虫沉积在组织。对免疫抑制的患者，使用阿苯达唑 400mg/d，3 日清除率达 80% 以上，但疗程需要 400mg/12h，服用 4 周。伊维菌素（ivermectin）200μg/kg 也是可选方案。并发革兰阴性菌脑膜炎时可致高度感染综合征，需积极予以第三代头孢菌素如头孢噻肟治疗。

3. 弓形虫病、隐孢子虫病的治疗 详见艾滋病章节。

（五）其他治疗

包括胸腺肽 α1 有可能改善细胞免疫功能。某些中草药如人参、黄芪、茯苓、冬虫夏草制剂等已被证实具有提高细胞免疫应答和增强吞噬细胞功能的效用。

【预防】

T 细胞缺乏的儿童感染麻疹病毒有致命威胁，有并发 CMV 肺炎和脑炎的风险。易感儿童应在暴露麻疹病毒后用免疫球蛋白进行积极保护。通常免疫缺陷儿童禁止使用减毒活疫苗，此类儿童可接种麻疹、腮腺炎、风疹（MMR）疫苗。水痘疫苗也需接种，特别是对于非完全免疫抑制间歇期或是化疗期间的患者。

免疫抑制患者如果感染 PCP 的风险高，可启动一级预防，这对骨髓移植或器官移植后的免疫抑制预防特别重要。在艾滋病患者中 PCP 更为常见，特别是当 T 细胞降至 0.2×10^9/L 以下时。所以可以根据 CD4+T 淋巴细胞计数决定一级预防开始和使用的时间。口服复方磺胺甲噁唑 480~960mg/d 能达预防目的。但对不能耐受的患者可选择的替代品包括磺胺甲噁唑和氨苯砜，同样可达到预防的目的，且不良反应发生率低，还能降低弓形虫病再活化的可能性。此外，对于已存在肺部感染的患者，可使用喷他脒喷雾（aerosolized pentamidine），每 2 周 150mg 或每 4 周 300mg。

三、低丙种球蛋白血症

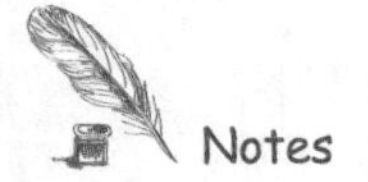

低丙种球蛋白血症（hypogammaglobulinaemia）包括原发性和继发性的低丙种球蛋白血症两

类，可缺少 IgG、IgA、IgM 中的一种、两种或全部型别。原发性的低丙种球蛋白血症与遗传有关，如 X 染色体相关的无 γ 球蛋白血症（agammaglobulinaemia），出生 6 个月后，因来自母体的抗体逐渐消失，逐渐易于受生感染。继发性低丙种球蛋白血症（secondary hypogammaglobulinaemia）常与营养不良（肌强直性营养不良）、大量蛋白丢失（如肾病综合征）、高代谢（如甲状腺毒症）、感染及使用抑制细胞增殖药物（如糖皮质激素）有关，较原发性低丙种球蛋白血症更为常见。

【低丙种球蛋白血症患者的病原感染】

链球菌和流感嗜血杆菌是最主要的致病菌，分枝杆菌和衣原体属（chlamydia）感染也较常见，造成急慢性的呼吸道感染，影响可以持续至成年。

弯曲杆菌属（*Campylobacter*）、贾第虫属（*Giardia*）以及隐孢子虫属在此类患者中的持续感染高于正常普通人群，导致胃肠道症状。偶尔，肠病毒可在低丙种球蛋白血症患者引起进展性的脑膜脑炎。因多克隆 B 细胞活化和低亲和力 B 细胞的过度产生，而特异性的高亲和力的抗体过度消耗，患者还常发生慢性寄生虫感染，如利什曼原虫病（leishmaniasis）和锥虫病（trypanosomiasis）。有少量病例合并支原体的感染。

【临床表现】

低丙种球蛋白血症患者感染容易出现反复的严重的鼻窦炎、中耳炎、结膜炎、肺炎、脑（脊髓）膜炎、脓毒性关节炎以及慢性不对称性多关节炎、扁桃体炎等。除了发热，消化道症状和呼吸道症状是最常见的临床表现。此类患者还大大增加了发展为自身免疫性疾病和结缔组织疾病的风险。由于 B 细胞的成熟障碍，此类患者可进展为多发性骨髓瘤。

低丙种球蛋白表现为总免疫球蛋白（Ig）<3g/L，IgG<2.5g/L，IgA 与 IgM 可能缺如，也可能正常。IgA 缺陷（血液和其他体液中没有 IgA1 及 IgA2）最常见，易罹患呼吸道感染；缺乏 IgG 易致化脓性感染；而缺乏 IgM 易导致革兰阴性菌败血症。

【实验室检查】

诊断低丙种球蛋白血症患者感染的实验室检查不但包括血细胞计数及分类，同时要监测免疫球蛋白水平和功能，评估体液免疫及细胞免疫功能。此外，应做胸部 X 线或 CT 检查。

【治疗】

在急性感染早期需及时使用抗菌药物，在积极纠正原发病，去除诱因的同时，静脉用免疫球蛋白（IVIG）是近年来应用较多的疗法。因 IVIG 几乎只有 IgG 的成分，因此对于不同类型的低丙种球蛋白血症患者感染需考虑继发性免疫缺陷症的性质、使用的 IVIG 的量和在体内循环维持时间等。对选择性 IgA 缺陷者，口服免疫球蛋白可改善慢性腹泻的症状。严重 B 细胞功能紊乱的患者严禁使用活疫苗，但对于 IgA 缺乏者不是绝对禁忌证。

【预防】

早期诊断和适当的免疫球蛋白替代治疗是有必要的。延误诊断会加重原有感染或诱发新的严重感染，预后和低丙种球蛋白血症的严重程度及性质有关。

四、补体缺乏

补体是存在于人血清中具有非特异性免疫功能的蛋白质，它们以无活性的前体存在。当补体激活后，在特异性和非特异性免疫中都发挥重要作用，具有加强吞噬、中和病毒、免疫溶菌、免疫调节等效应。遗传性的补体缺乏（complement deficiency）非常少见，但在补体系统的组成中，几乎每一种成分都可发生遗传缺陷。

【补体缺乏的病原感染】

无论是补体成分、补体旁路成分备解素（properdin），还是补体活化中的某些因子缺陷，均可导致感染的几率增加。补体成分 C3 缺陷患者因调理作用减弱，使吞噬作用和对膜攻击复合物的溶解细胞作用受损，易导致反复化脓性感染，如荚膜细菌引发的肺炎和菌血症等，致病菌常为

金葡菌、肺炎链球菌及奈瑟菌等。补体终末成分 C5~C9 缺陷患者,因溶解细胞及溶解病原体的作用降低,常反复发生严重的革兰阴性菌全身感染,如脑膜炎奈瑟菌所致脑膜炎和菌血症,淋病奈瑟菌所致全身淋病奈瑟菌感染。备解素缺陷患者易反复发生奈瑟菌感染。此外,H 因子的缺乏可导致反复的化脓性感染,而 D 因子的缺乏易致奈瑟菌感染。C1、C2 和 C4 缺乏与系统性红斑狼疮综合征(systemic lupus erythematosus,SLE)相关。

【临床表现】

当患者反复发生细菌感染,尤其是化脓性细菌感染或奈瑟菌感染时应考虑到补体缺陷的可能。在结缔组织疾病患者如 SLE 中,伴有多种感染并发症时也要考虑补体缺乏的可能。出现发热、头痛伴脑膜刺激征、颅内压增高等表现时,均应考虑脑膜炎的可能。当出现发热、咳嗽、咳痰、胸痛、呼吸困难等应考虑到肺炎的可能。可做胸部 X 线,CT 等影像学检查,脑脊液涂片和培养、血培养等以明确病原体的感染。泌尿系的淋病奈瑟菌感染较易诊断,而淋病奈瑟菌败血症国内报道较少,表现为发热、关节病变和皮疹。皮疹出现早,初期为红斑,此后可出现水疱、脓疱等,散发于四肢,血培养有利于诊断。

【诊断】

补体缺陷的诊断可依据 C3、C4 的检测水平。血清补体总活性测定(CD50 试验),可确定是否有 C1~C8 的功能缺陷,其中任何成分的缺乏,CD50 都会降低。旁路途径溶血活性(APD50)测定,其结果与 C3、B 因子、P 因子、D 因子及 C5~C9 各组分含量及活性有关。

【治疗】

因补体缺乏为遗传性因素所致,很难制订有效的预防措施,故早发现、早治疗是防治的关键。

补体缺陷并发感染时对抗菌药物治疗的反应良好,主要采用针对金黄色葡萄球菌、肺炎链球菌及奈瑟菌感染的抗菌药物。化脓性的细菌感染首选青霉素,第三代头孢菌素也具有强大的抗菌活性;对 β- 内酰胺类抗菌药物耐药菌株,应选用万古霉素。万古霉素虽是目前治疗多重耐药革兰阳性球菌脑膜炎最为有效的药物,但它不易透过血 - 脑屏障,故可联合应用利福平。

除抗菌药物的使用外,还可以采用替代性治疗纠正补体缺陷。替代性疗法如输注新鲜血浆可将缺陷的补体成分补足至正常水平,又可改善临床症状。

五、脾切除术后

脾脏是一个多功能的器官,在抗感染和免疫方面对于机体有着不可替代的作用,尤其是参与抗体反应和巨噬细胞杀伤细菌方面,脾脏具有重要的作用。脾脏丧失后,巨噬细胞对细菌的吞噬功能丧失,可导致全身性的感染,病死率高。1960—1970 年关于脾脏切除后的感染风险增加已逐渐有报道,特别是脾切除后(postsplenectomy)暴发性或不可逆性或超急性感染,因发病突然,来势迅猛,极具危险,病死率高达 50%~70%,而更加受到关注,被命名为脾切除后凶险性感染(overwhelming postsplenectomy infection,OPSI)。

【脾切除术后患者的病原感染】

细菌荚膜是在进化过程中逐渐形成,能抵御吞噬细胞的吞噬作用。因此,无脾患者对于具有荚膜的细菌易感性增加,如肺炎链球菌、伤寒沙门菌、脑膜炎奈瑟球菌、大肠埃希菌、流感嗜血杆菌、无乳链球菌以及肺炎克雷伯菌等。脾切后感染的病原微生物最多见的是肺炎链球菌,占 2/3 的病例,其他病原菌包括流感嗜血杆菌和大肠埃希菌。

脾切除术后存在反复发生严重脓毒血症的风险,发生率为每年 0.5%~1%,尤其成人和婴儿发生率最高。脾切除术后的感染在淋巴瘤和地中海贫血所致脾切除术后病死率高。随着术后时间的延长,发生危险性的几率相应减低,但并不会完全消除。镰状红细胞贫血患者如无脾,更易对脓毒血症易感。在脾切除术后患者中疟疾可呈暴发性感染。狗咬后无脾患者常预示着被

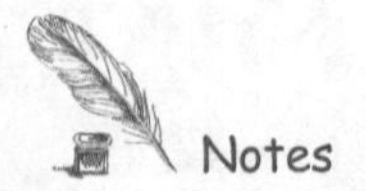

少见的 Capnocytophagia canimorsus 感染。Capnocytophagia canimorsus 是犬只口腔内的菌群，革兰阴性杆菌，在无脾患者经狗咬可引发严重感染。

全脾切除后数日至终生均可发生 OPSI，多在术后 2~3 年发生，可致凶险的全身性感染。50% 的致病菌为肺炎链球菌，其次为流感嗜血杆菌，患者可在发病后数小时死亡。

【临床表现和诊断】

脾切除患者，终生都存在感染的风险。OPSI 以发热为前驱症状，其他感染征象早期可缺如，发热时可伴有头痛、恶心、呕吐、腹泻，快速进入败血症、休克。我国 OPSI 的诊断标准为：

1. 有全脾切除史；
2. 突发全身性感染的典型症状；
3. 皮肤出血点、DIC；
4. 血细菌培养或涂片阳性；
5. 无特定的局限性外科感染灶；
6. 双肾上腺出血、内脏出血。

【治疗】

通常采用针对肺炎链球菌感染为主的抗菌药物，同时根据药敏试验结果予以调整。一旦诊断 OPSI，在采用抗菌药物的同时，辅以肠外营养，并静脉适量输入 IVIG 以提高免疫力等，以挽救生命。

【预防】

（一）无脾患者感染的预防

脾切除前可进行 23 价荚膜型肺炎链球菌多糖疫苗的预防性接种，3~6 年后复种。7 价肺炎链球菌结合疫苗虽然覆盖面较窄，但应答快速，也可推荐使用。此外，流感嗜血杆菌 B 型结合疫苗（Hib）和脑膜炎疫苗也可推荐。

青霉素 V 常用于细菌感染的预防，当肺炎链球菌的耐药株流行时其作用显著降低。患者健康教育也很重要，当发生发热等症状时，应鼓励患者多和医生交流咨询，尽快采取抗菌药物早期治疗。现实生活中，很多脾切术后患者失访，偶有发生致命性感染的结局。

（二）脾切术后患者感染的预防

1. 在脾切术前针对肺炎球菌、嗜血流感杆菌等免疫预防

2. **抗微生物制剂的预防**　口服青霉素预防，青霉素过敏者使用复方新诺明或克拉霉素，至少 1 年。青霉素的剂量是：①<5 岁儿童：青霉素 V 钾口服 125mg 2 次 / 日，或阿莫西林口服每日 20mg/kg。②≥5 岁：青霉素 V 钾口服 250mg 2 次 / 日。

对于 OPSI 的预防：①脾切除术后于 18 月 ~2 年内口服青霉素预防肺炎；②接种多效价肺炎链球菌疫苗；③流感季节无脾患者应避免过多的户外活动，防止流感，若出现自觉症状，及时就诊。

3. 患者教育和信息沟通。

4. 使用提示卡或在手腕上标注。

六、移植患者的感染

器官移植是治疗各种器官功能衰竭终末期的有效手段，但器官移植后的感染仍然是影响器官移植并发症和病死率的主要因素。移植患者在移植前后感染的方式和途径各有不同。

【移植患者不同阶段的病原感染】

患者在接受器官移植前由于慢性疾病就存在免疫功能功能受损，增加感染易感性：如肝炎肝硬化致脾功能亢进增加肺炎链球菌感染的危险；肾衰竭可致播散性感染风险增加。既然是外科手术，移植患者注定必须住院、麻醉、手术，有时需住到 ICU，有发生医院内感染的可能。

少数情况下，移植供体本身存在感染，如持续性的病毒感染包括 CMV、人疱疹病毒 6 型(human herpesvirus type 6，HHV-6)或 HHV-8、弓形虫感染等。来自热带地区的供体可能有移行的寄生虫感染，如类圆线虫属(*Strongyloides*)。为避免发生此类来源于供体感染的可能性，若供体存在 CMV 或弓形虫感染，受体最好具有抗 CMV 或弓形虫的抗体。

通常在器官移植后的前 3 个月使用强效免疫抑制，当早期急性排异反应消除，移植后处于稳定状态，免疫抑制药物的使用会相应减少。抗排异治疗主要是抑制细胞介导的免疫应答，使作用于移植脏器的细胞毒性 T 细胞和自然杀伤细胞的功能丧失。在移植早期，糖皮质激素、硫唑嘌呤和环孢素，以及其他免疫抑制剂都能快速抑制超急性的免疫排异。糖皮质激素和硫唑嘌呤是广谱免疫抑制剂，不但抑制 T 细胞和 B 细胞，还抑制吞噬细胞和嗜酸性粒细胞。环孢素、麦考酚酯(mycophenolate)、西罗莫司(sirolimus)和他克莫司(tacrolimus)是窄谱免疫抑制剂，但能强效抑制细胞免疫。移植后期，许多患者使用维持剂量的环孢素、他克莫司或硫唑嘌呤，有时加用小剂量糖皮质激素。因此，移植后早期和稳定期都容易诱发感染。在此期间，播散性的病毒、真菌、寄生虫以及细菌的非典型感染都有可能发生。移植后前 3 个月最难以控制的感染是 CMV 感染。超过一半的移植者在术后前 3 个月因感染 CMV 肺炎而死亡。后期 T 细胞免疫抑制的感染主要和潜伏感染的激活有关，如 VZV、弓形虫或由 JC 病毒所致的进行性多病灶白质脑病(leucoencephalopathy)的发生。周围环境中，低致病能力的病原菌的感染也具有持续性的风险，如单核细胞增生李斯特菌或星形诺卡菌(*Nocardia asteroides*)等。

【巨细胞病毒感染】

巨细胞病毒是器官移植中最常见的病毒病原体。在肾移植、肝移植、心脏移植和心肺联合移植的患者中感染率逐渐增加。常发生在器官移植后的 3 月内，可致肺炎、胃肠炎、脑炎和视网膜炎，且因免疫抑制剂的使用，容易同时合并真菌、肺孢菌感染。

治疗 CMV 的有效药物是更昔洛韦，但该药能致中性粒细胞减少、血小板减少。当联合使用具有骨髓抑制副作用的药物，还会导致严重的骨髓抑制。膦甲酸被推荐用于艾滋病患者，合并 CMV 肾炎时治疗使用，而不推荐用于其他部位 CMV 感染。有报道口服小剂量的阿昔洛韦(600~800mg/d)对肾移植术后患者可减少病毒感染，减少 CMV 的阳性率。然而，阿昔洛韦预防 CMV 感染的作用尚不明确，除肾移植外，一般不推荐将阿昔洛韦作为预防用药。

CMV 肺炎的治疗：

(一) 首选方案

更昔洛韦，静脉滴注，按每 12 小时 5mg/kg，治疗 14~21 日；或每日 5mg/kg(或每日 6mg/kg，1 周 5 次)。

(二) 备选方案

缬更昔洛韦(valganciclovir)，口服或静脉滴注，900mg/d，持续治疗。

【诺卡菌属的感染】

诺卡菌属广泛分布于土壤中，不属于人体正常菌群，不致内源性感染。在移植术后的患者中，因免疫功能的抑制，通过呼吸道、伤口以及消化道感染，引发全身播散性或脾、肾、肺、中枢神经系统、皮肤软组织椎骨体等的化脓性感染。急性感染类似肺炎、肺脓肿的表现，慢性感染类似肺结核或肺真菌感染的表现。血行播散的诺卡菌可致脑膜炎与脑脓肿。皮肤感染可致慢性化脓性肉芽肿与瘘管形成。皮肤损害多发生在四肢，以蜂窝织炎、结节性溃疡、脓肿或窦道形成为主要表现。磺胺为首选治疗方案：磺胺嘧啶按每日 40mg/kg 分 3 次口服，或磺胺二甲基嘧啶口服，每日 24mg/kg 分 3 次口服，也可用甲氧苄啶联合青霉素，青霉素每日 10 万 ~20 万 U/kg，治疗 6 月以上。急性期可用甲氧苄啶 + 链霉素 / 红霉素 / 阿米卡星 / 氨苄西林。

【骨髓移植患者】

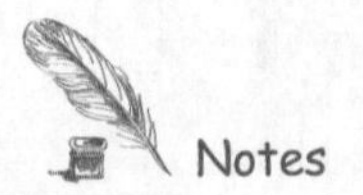

骨髓移植患者和其他器官移植患者不同，由于淋巴瘤、白血病及骨髓瘤等血液淋巴系统疾

病本身即可导致免疫功能受损，其免疫缺陷早在化疗和骨髓移植之前已经存在。历经骨髓移植前后的大剂量放、化疗准备、抗排异药物使用等，其免疫缺陷在相当长的一段时间内更加显著、广泛。

维持性的免疫抑制治疗需根据移植的骨髓来源以及配受体的匹配程度而定。自体骨髓移植一旦成功，很少或不需要抗排异治疗。而异体骨髓移植则需长期免疫抑制治疗，因宿主抗移植物反应会致感染或排异反应的发生。虽然骨髓移植技术本身越来越成功，但仍然存在一定程度的由免疫抑制所导致的继发感染的发病率和死亡率，在长期随访中治疗机会性感染或慢性感染显得尤为重要。

其中尤以接受移植早期的中性粒细胞缺乏及中晚期细胞免疫功能受损为著，相关的感染风险及治疗预防措施见前述。

（李太生）

参考文献

1. 王宇明．感染病学．第2版．北京：人民卫生出版社．2010，575-587
2. www. uptodate. com
3. Pascoe J，Steven N. Antibiotics for the prevention of febrile neutropenia. Curr Opin Hematol，2009，16（1）：48-52
4. Cameron D. Management of chemotherapy associated febrile neutropenia. Brit J Cancer，2009，101（1）：S18-S22
5. Picazo JJ. Management of the febrile neutropenic patient：A consensus conference. Clin Infect Dis，2004，39（1）：S1-S6
6. DiNubile MJ. Stopping antibiotic therapy in neutropenic patients. Ann Intern Med，1988，108（2）：289-292
7. Mawhorter S，Yamani MH. Hypogammaglobulinemia and infection risk in solid organ transplant recipients. Curr Opin Organ Transplant，2008，13（6）：581-585
8. Sjoholm AG，Jonsson G，Braconier JH，et al. Complement deficiency and disease：an update. Mole Immunol，2006，43（1-2）：78-85
9. Pettigrew HD，Teuber SS，Gershwin ME. Clinical significance of complement deficiencies. Ann N Y Acad Sci，2009，1173：108-123
10. Wilkes A，Wills V，Smith S. Patient knowledge of the risks of post splenectomy sepsis. ANZ J Surg，2008，78（10）：867-870
11. Schrem H，Barg Hock H，Strassburg CP，et al. Aftercare for patients with transplanted organs. Dtsch Arztebl Int，2009，106（9）：148-156

第二节　人兽共患感染

人兽共患病（zoonosis）一词源于希腊文 zoo（意为动物）与 nosis（意为疾病），两者组合为“动物疾病”。按定义，指由动物直接传播给人的疾病。19 世纪德国病理学家 Rudolf Virchow 第一次提出人类感染的动物疾病（zoonosis）这一名词，用来说明由家畜传染给人类的疾病。1959 年，世界卫生组织与联合国粮食及农业组织联合成立的人兽共患病专家委员会，对人兽共患病所下的定义为“人兽共患病是指在人类和脊椎动物之间自然传播的疾病和感染，即人类和脊椎动物由共同病原体引起的、在流行病学上又有相互关联的疾病”。按此定义，如致病因素为非生物因素，或病原体需要经过实验手段才能使实验动物感染，而在自然条件下动物不能感染的人类专有疾病，如麻疹、甲型肝炎等疾病不在人兽共患病之列。

人兽共患病种类繁多，具有广泛的动物宿主，遍布于全球各地，不仅严重危害人类的健康，而且对动物健康、畜牧业也造成巨大的破坏，每一次流行和肆虐，都会对人类社会、经济生活带来极大的影响，造成的损失难以估量。当今人兽共患病的发生和流行不仅是一个简单的疾病问题，还是重要的国际政治、经济和社会问题，应当引起社会各界的高度关注。

【分类】

人兽共患病种类繁多,其分类目前尚无统一标准。一般来说,多是按照病原体的生物属性来进行分类,也有按照病原体储存宿主的性质和按照人兽共患病的危害或分布面的大小等方面的不同进行分类。

(一)按病原体的生物属性分类

以病原体的生物属性分类简明易懂,符合生物分类法的要求,是医学和兽医学的通用分类方法,可分为以下类别:

1. **由细菌引起的人兽共患病** 如鼠疫、布氏杆菌病、炭疽、猪丹毒、结核病、人猪链球菌病等。

2. **由病毒引起的人兽共患病** 如流行性乙型脑炎、狂犬病、口蹄疫、肝炎、SARS、人禽流感等。

3. **由衣原体引起的人兽共患病** 主要为鹦鹉热。

4. **由立克次体引起的人兽共患病** 如恙虫病、Q热、流行性斑疹伤寒等。

5. **由真菌引起的人兽共患病** 如念珠菌病、隐球菌病、曲霉菌病等。

6. **由螺旋体引起的人兽共患病** 如钩端螺旋体病、莱姆病、回归热等。

7. **由寄生虫引起的人兽共患病** 如弓形虫病、旋毛虫病、日本血吸虫病、绦虫病、隐孢子虫病等。

(二)按照病原体的储存宿主性质分类

1. **动物源性人兽共患病** 储存宿主主要是动物,通常在动物中传播,亦可波及人类。人类感染后成为死角宿主,继续传播的机会很少。如狂犬病、旋毛虫病、鼠疫、布氏杆菌病和棘球蚴病等。

2. **人源性人兽共患病** 病原体的储存宿主是人,通常在人群之间传播,偶尔感染动物。动物感染后往往成为死角宿主,不能继续传播,如人型结核病、阿米巴痢疾等。

3. **双源性人兽共患病** 人和动物都是储存宿主。自然条件下病原体可在人之间、动物之间及人与动物间相互传染,互为传染源。如结核病、日本血吸虫病、炭疽、钩端螺旋体病及葡萄球菌病等。

4. **真性人兽共患病** 病原体的生活史(多见于寄生虫病)必须以人和某种动物分别作为其终末宿主和中间宿主,缺一不可,又称真性周生性人兽共患病。如猪带绦虫病的病原以猪为中间宿主,人为终末宿主。

【流行病学】

人兽共患病在人群和动物群中流行,必须具备三个要素,即传染源、传播途径、易感动物和人群。这三种要素受社会和自然因素的影响或制约,当它们相互协同作用时,才会造成人兽共患病的流行和蔓延。因此,掌握人兽共患病流行过程的基本要素及影响因素,有助于预防和治疗的实施,以控制和消灭人兽共患病。

(一)传染源

传染源是指病原体在其体内生长繁殖并能将其排出体外的人和动物。主要见于病原体携带者、隐性感染及显性发病的人和动物。

1. **动物** 患病或携带病原体的家畜、家禽、实验动物和野生动物等,都可成为传染源。野生动物不依靠人传播疾病,仅在一定条件下,才传播给人致病,称为自然疫源性疾病,如鼠疫、森林脑炎等。在自然界主要以动物-动物-动物或动物-昆虫-动物的形式自然传播,而动物-人-动物的传播形式极少。不同种动物作为传染源,其危害程度不同。如鸟类作为传染源,在流行病学上具有重要的意义。特别是某些候鸟随气温变化而迁徙,能将病原体及其体外寄生的节肢动物从一个地区带至另外一个地区,造成人兽共患病的流行区域扩大,如禽流感等。动物作为

传染源的危险程度，主要取决于人与受染动物接触的机会和接触的密切程度，以及是否有传播该病的适宜条件。部分野生动物可在人居住区和外界较大范围内自由活动，且活动隐蔽，人往往无意识地接触其分泌物、排泄物或被其咬伤而感染。近年来随着饲养宠物的流行，人和动物的关系更为密切，同住、同行、怀抱、亲吻、喂养、清洗和粪便清理时，很容易被宠物携带的病原体所感染。

2. 人　在人兽共患病中，人作为传染源较少见，主要有结核病、炭疽、血吸虫病等。结核患者，特别是开放性结核病患者，以吐痰、咳嗽、打喷嚏等形式排出结核分枝杆菌于空气和地面，生活在其周围的动物极易受到感染。患结核病的挤奶工可将结核病传染给牛。人的皮肤炭疽病灶通过污染饲料或饮水，可引起动物的炭疽病。

（二）传播途径

多数病原体可通过多种途径使易感宿主感染，少数病原体的传播途径较为单一。作为人兽共患病传播媒介众多，主要有昆虫纲的蚊、蝇、虻、蟑螂、蚤、虱；蜘蛛纲中的蜱、螨、恙虫等；野生动物主要有鼠类和蝙蝠。

1. 空气传播　呼吸道人兽共患病的病原体存在于呼吸道黏膜表面的黏液中或黏膜纤毛上皮细胞的碎片里，可随咳嗽、喷嚏，在传染源周围一定范围的空气中形成飞沫，或与空气混合形成气溶胶，当人和动物呼吸时就会把含有病原体的飞沫吸入。

2. 节肢动物传播　节肢动物不同的解剖及生理特点，决定其传播人兽共患病的种类和方式。根据节肢动物的口器构造及摄食特点，可将其分为两大类：一类是有刺或口器、吸动物血的，如蚊、蚤、虱、蜱、螨等；另一类是不吸动物血的，如蝇、蟑螂等。

吸血节肢动物传播方式可分为两大类，机械性传播及生物学传播。机械性传播是指节肢动物吸血后，血中的病原体污染节肢动物的口器，病原体在其体内并不发育或繁殖，当它叮咬他人或动物时，将病原体带入新的易感者。生物学传播是指病原体进入节肢动物体内后，在其肠腔或体腔内经过发育、繁殖后才能感染易感者。

非吸血节肢动物一般只能机械地携带肠道传染性病原体，有时也可携带体表传染性病原体，它们一旦携带了病原体即能传播疾病。

3. 经水传播　许多肠道传染病以及寄生虫病可以经水传播，如伤寒、霍乱、痢疾、甲型病毒性肝炎、血吸虫病、钩端螺旋体病等。经水源传播的人兽共患病与水源类型、污染程度、饮水量的多少以及病原体在水中存活的时间长短等因素有关。

4. 经食物传播　所有的肠道传染病以及个别的呼吸道传染病如结核等，可以通过污染的食物而传播。食入各种感染动物的组织、肉类和被昆虫污染的食物、水等，病原体就可以进入人的消化道而造成感染。

5. 经土壤传播　土壤污染可分为下述两个方面，传染源的排泄物或分泌物通过直接或间接的方式使土壤受污染，或是因传染病而死亡的人、畜尸体，由于埋葬不当而使土壤受到污染。如蛔虫病、钩虫病、鞭虫病、炭疽、气性坏疽及结核等。

6. 接触传播　人与动物过分亲密接触，宠物的排泄物、毛、脱屑、被粪便污染的食物及饮水，人误食后可被感染疾病。宠物在其中扮演了重要的传染源或储存宿主的角色，对人的健康造成严重危害。

7. 医源性传播　在进行医疗、预防措施时，易感者接触被传染源污染的血液、试剂、针筒、针头、采血器而被感染疾病。生物制品单位或药厂生产的生物制品或药品受传染源污染也可引起疾病传播。

（三）宿主的易感性

病原体能否侵入宿主，侵入宿主后是否引发疾病，以及疾病的性质和病情的轻重都与宿主的易感性有关。宿主的易感性与其遗传性和病原体的致病性密切相关，在种属和个体间存在着

明显的差异。人和动物由于进化程度不同,受感染后所表现出的临床特征也不同。有些人兽共患病,动物多呈隐性感染,但人感染后常表现明显的临床症状,甚至引起死亡,如恙虫病、鼠型斑疹伤寒、Q 热等;有些在人类多为隐性感染,但动物感染后常有明显的临床症状,且常常引起死亡,如口蹄疫、新城疫和猪丹毒等;而有些疾病,人和动物感染后均有明显的临床症状,甚至引起死亡,如狂犬病、结核病及破伤风等。易感性的高低还与病原体的种类、毒力强弱和易感机体的免疫状态、年龄及营养状况有关。

【流行特征】

(一) 人兽共患病的流行趋势

目前,人类所知道的人兽共患病中曾造成大规模流行,死亡率较高的有鼠疫、黄热病、狂犬病、结核病等。随着食品工业的发展、发达的交通和国际交往,食源性人兽共患病的传播机会增加,加速了人兽共患病的传播。过量使用、滥用抗生素,使得各种致病微生物产生耐药性和变异,使疾病更容易流行。不少人兽共患病的病原微生物是生物战、恐怖袭击的主要病原体,如鼠疫、炭疽杆菌等,此类人为的传播在未来使人兽共患病以超常形式出现和发展,其流行方式更为复杂,防控形势更为艰巨。

我国的人兽共患病约有 130 多种,其流行形势不容乐观。部分人兽共患病疫源地仍在继续扩大,部分传统的病种发生"回潮",新出现的人兽共患病也在不断增加,且日趋严重。此外,很多人兽共患病尚未列入我国法定传染病的管理范围,如口蹄疫、莱姆病、弓形虫病、旋毛虫病、猪肉绦虫病等。我国周边很多国家存在边界疫病,可通过边贸国境放牧、引种及野生动物的流动等传入我国。而如病死率极高的埃博拉出血热、人类疯牛病、西尼罗河病毒病、尼帕病毒脑炎等许多人兽共患病也随时都有可能侵入我国。值得注意的是,近年来宠物热的兴起也为人兽共患病的流行带来新的问题,应当引起人们的高度重视。

(二) 人兽共患病的影响

人兽共患病遍布于世界各地,其危害十分巨大,每次流行和肆虐,都对人类社会、经济生活带来极大的冲击和破坏作用,严重危害人类的健康,带来的损失难以估量。

1. 人兽共患病对社会、经济的影响 大规模暴发的人兽共患病,不仅夺去了数以万计的人的生命,而且可给社会经济造成严重的破坏,把社会推入混乱无序的状态之中。人兽共患病对经济的短期影响主要是:劳动力减少,降低了经济产出,导致消费的收缩,从而带来经济的下降。长期影响是对各国政府和国际社会的可持续发展带来严重的负面影响。

人兽共患病给畜牧业带来的危害和损失是难以估量的。主要由于发病造成大批畜禽废弃、畜禽产量减少和质量下降而造成的直接损失,以及采取控制、消灭和贸易限制措施而带来的巨大的间接损失。对畜牧业危害最为严重的人兽共患病有疯牛病、口蹄疫、流感(特别是高致病性禽流感)、布鲁氏菌病、结核病等。

人兽共患病的影响还集中在旅游业和航空业,另外,金融证券、保险、国际贸易、房地产、文化和相关产业也受到不同程度的影响。

2. 严重危害人类的健康

在现代医学科学技术高度发展的今天,人类也无法完全控制人兽共患病的发生和流行。由于人兽共患病可造成人大批死亡、残废或丧失劳动能力,给很多家庭带来灾难和不幸。如全世界每年有数万人死于狂犬病。布鲁氏菌病几乎遍布世界各地,危害也十分严重。自 1997 年以来,从未发现感染过人的禽流感病毒在一些国家频频发生感染、致病,导致许多人死亡。

(三) 影响人兽共患病流行的因素

人兽共患病的流行决定于传染源、传播途径和易感宿主,也受环境因素的影响。环境因素可促进或阻碍疾病的发生和流行。了解环境因素的作用,对人兽共患病的防治具有重要意义。环境因素可分为自然因素和社会因素。

1. 自然因素　主要包括气候、地理、动物迁徙和群体密度波动等方面的影响。季节和气候的变化可以影响病原体的繁殖、释放和扩散，进而影响疾病的发生频率和流行规模。如肾综合征出血热的流行受到气候的影响，1993 年美国西南部降雨量超过正常，植被大量生长，致使啮齿类动物数量剧增，与人类的接触机会增加，最终导致美国汉坦病毒的首次流行。

捕捉野生动物引进动物园饲养，有可能把某些自然疫源性疾病带到人口密集的地方。从国外引进的稀有观赏动物或动物产品等也有可能输入国内尚不存在的人兽共患病的危险。当某些因素导致某些野生动物群体密度减少时，而以此为天敌的另一些野生动物的数量就会增加，该情况也可以导致人兽共患病的流行。

2. 社会因素　影响人兽共患病发生和流行的社会因素主要包括：生产力、社会制度、经济和科技水平、文化、风俗习惯等。这些因素可促进人兽共患病的发生和流行，也可成为控制和消灭人兽共患病的有利因素。

在落后的国家和地区，政府无力对人兽共患病实施有效的防治措施，患者和患病动物得不到及时的隔离、治疗及处理，致使流行区域不断扩大，难以控制和消灭人兽共患病的流行，严重阻碍社会经济的发展。而发达国家和地区，有相对健全的检疫、防疫组织机构与措施，可及时对人兽共患病进行有效的监测和预防，使疾病得到及时的控制。

随社会经济的发展，人类需要进入尚未开发或人烟稀少的地区，增加了感染疾病的机会，还可将病原体带出自然疫源地，扩大疾病的传播范围。生产力及科技的发展，对人兽共患病的传播产生深远的影响，如交通工具的迅速发展，洲际或横贯大陆的飞行能够将隐藏在机舱座内的携带有人兽共患病病原体的节肢动物媒介不经意传播开来。此外，人兽共患病的流行还与民族、宗教或地区风俗习惯、饮食习惯等有着密切的联系。如我国广东、福建的部分农村，还有习惯用蛙肉敷贴伤口或病眼，有的吞食活蛙以治疗疥癣病，导致孟氏裂头蚴病在该地区比较流行。

【预防与控制】

人兽共患病的防疫工作是针对人兽共患病的传染流行过程，采取的一系列综合防治对策和消灭措施，其目的在于阻断和控制疫病在人与动物群间的传播与流行。

(一) 防疫原则

首先，贯彻落实“预防为主”的方针：“预防为主”是我国卫生工作的基本方针，也是我国多年来与疾病斗争的经验总结；其次，建立健全组织管理体系和工作机制：紧密依靠政府是做好人兽共患病防治工作的重要保证，必须由政府牵头建立强有力的组织指挥体系、疾病预防控制体系、医疗救护体系等，加强人兽共患病的防治专业队伍建设，提高保障公共卫生安全和处置突发公共卫生事件的能力，最大限度地预防和减少突发公共事件及其造成的损害，保障公众的生命财产安全；第三，依法实施科学防治策略：严格依照《中华人民共和国传染病防治法》、《突发公共卫生事件应急条例》、《中华人民共和国动物防疫法》等法律法规的有关规定，充分发挥各级疾病预防控制机构和动物防疫监督机构的协同联动作用，坚持依法、科学、有效防治的原则，正确指导和组织评估人兽共患病的防治工作与效果。

(二) 基本预防内容

1. 控制和管理传染源　患者以及患病动物是许多传染病的主要传染源，早发现有利于患者及患病动物的及时诊断和治疗，对于及早控制传染源，防止病原体的继续传播具有十分重要的意义。早报告疫情是及时制订和采取针对性的防疫措施与对策、有效控制疫病传播与流行的重要措施。发现患者发病后，应严格按照疫情报告的程序与时限，以最快的方式向有关部门报告。对患者实行早隔离和早治疗，不仅能促使患者、患病动物早日恢复健康，减少后遗症的发生和降低病死率，而且有利于及早清除病原体的携带状态，减少疾病的传播。患者或患病动物一经发现或确诊，应立即采取有效的隔离和控制措施，将其安置在一定的场所和限制在一定范围内，进

Notes 

行医学观察和治疗。对没有经济价值的患病动物，应采取宰杀、焚烧或深埋的方法，彻底消灭传染源。

2. 切断传播途径

(1) 加强卫生管理是预防和控制传染病流行的一项基础工作。其重点在于建立良好的卫生设施和管理制度，改善人与动物的生活环境，加强饮食、饮水卫生，保持环境整洁和个体卫生，做好污物的处理等。

(2) 消毒是切断人兽共患病传播途径的重要手段，目的在于清除或杀灭停留在外界环境中的病原体，减少疾病的传染源。

(3) 杀灭人与动物生活环境中存在的媒介节肢动物，如蚊、蝇、蚤、虱、白蛉、蜱、螨等，这是切断人兽共患病传染途径的重要措施。杀虫的方法可根据不同媒介节肢动物的生活习性和特性，选择物理、化学和生物学的杀灭方法。

(4) 鼠与人类的生活相当密切，也是某些人兽共患病的主要传染源。开展灭鼠工作是切断疫病传播途径的一项重要措施，主要可以采取化学药物灭杀和物理捕杀等方法。

3. 保护易感人群和动物

(1) 预防接种：是利用人工制备的各种免疫制剂使人和动物机体产生对疫病的特异性免疫力。按照免疫性质不同，可分为主动免疫和被动免疫两大类。主动免疫主要用于易感人群和畜禽动物的预防，即将特异性抗原(菌苗、疫苗、类毒素等免疫制剂)接种于人和动物体内，使之在接种后1~2周内产生特异性免疫力，可持续数月或数年。被动免疫主要用于疫病的治疗，也可用于易感人与动物和密切接触者的预防，是将特异性抗体注入易感人群和动物机体内，使之迅速获得相应疾病的免疫力，持续时间较短。

(2) 药物预防：对某些尚无特异性免疫方法或免疫效果不甚理想的人兽共患病，在疫病流行期间可给易感人群和动物某些药物进行预防，对降低发病率和控制疫病流行有一定的作用。

(3) 健康教育：通过宣传、健康知识培训等措施，教育和帮助人们改变不良行为、生活方式或动物养殖方式等，改善人与动物的饮食营养和生活环境状况，加强个体防护和卫生保健措施，增强人与动物的免疫力。

(三) 隔离与封锁

1. 隔离 隔离是指将处于传染期内的患者、患病动物或病原携带者，置于不能传染其他人和动物的条件下，以便于集中治疗和消毒管理，防止病原体向外扩散的一项重要措施。在发生传染病流行时，应根据临床症状体征和必要的实验室检查结果，严格区分健康和患者与患病动物，以便分别对待。隔离期限原则上是指传染病患者消除传染性的时限，一般根据该传染病发病的最长潜伏时期，或者传染病临床病愈后经实验室2~3次病原学检查结果阴性时，作为该种传染病的解除隔离的期限。隔离场所应当具有便于隔离观察和治疗、消毒的基本条件和严格的管理制度，以便随时进行消毒处理，定期进行医学观察与治疗。禁止非工作人员与其他动物进出隔离场所，工作人员进出隔离场所应严格遵守消毒隔离制度。

2. 封锁 当暴发某些重要传染病时，除严格采取隔离措施之外，政府采取疫区封锁的措施，以防止疫病向非疫区播散，或非疫区人和动物误入疫区而被感染。其目的在于最大限度地保护广大地区人民的健康和畜群的安全，把疫病控制在封锁区之内，集中力量，就地扑灭。

封锁区的划分，需根据该病的流行规律、当时疫病流行情况和当地的具体条件充分研究，确定疫点、疫区和受威胁区。执行封锁时应当掌握“早、快、严、小”的原则，亦即执行封锁应在流行早期，行动果断迅速，封锁严密，范围不宜过大。

当疫区内最后一例患者痊愈后最长潜伏期内无新发病例发生，或最后一头病畜、禽被扑杀或痊愈后，经过该病一个潜伏期以上的检测、观察，未再出现病畜、禽时，经彻底终末消毒处理，由县级以上卫生与农牧部门检查合格后，经原发布封锁令的政府发布封锁解除命令。

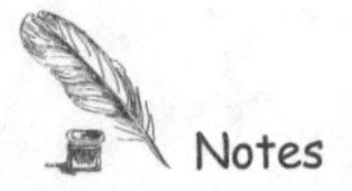

（四）检疫

人兽共患传染病检疫就是为防止外界输入或带入危害人、畜、动物健康的病原体而采取的一系列的防疫措施。根据人兽共患传染病发病情况和检疫目的要求不同，检疫可分为疫区检疫、一般卫生检疫和国境检疫。

1. 疫区检疫　根据我国《传染病防治法》的有关规定和国家防病的需要，针对发生人兽共患传染病的疫区而采取的检疫措施。疫区检疫的内容与措施主要包括有下列几个方面：

（1）限制疫区可疑传染源离开疫区，疫区物品外出必须经过严格的检疫或卫生处理，防止疾病从疫区传出；非疫区人与动物如需进入疫区，应进行应急免疫接种或药物预防等保护措施。

（2）限制疫区内人与动物流动　限制或暂停集市交易、禁止出售可能被传染源污染的饮食物品；限制人群集会或集体活动，防止疾病交叉感染和传播。

（3）对患者与患病动物进行隔离治疗和医学观察，对密切接触者进行针对性的检验或医学观察，控制传染源。

（4）实施疫区消毒　对传染源排出体外的污物及其污染的环境或物品进行卫生消毒处理，对可疑传播媒介节肢动物进行消杀和灭鼠，切断可能的传播途径。

2. 国内卫生检疫　在没有明显发生人兽共患传染病流行和暴发时，在国内流通领域应用各种检验方法，主要针对可能携带传染病的畜禽及畜禽产品进行疫病检查，并采取相应的防疫措施。实施检疫的动物包括各种家畜、家禽、皮毛兽、实验动物、野生动物和蜜蜂、鱼苗、鱼种等；动物产品包括生皮张、生毛类、生肉、种蛋、鱼粉、兽骨、蹄角等；运载工具包括运输动物及其产品的车船、飞机、包装、铺垫材料、饲养工具和饲料等。根据动物及其产品在国内的生产和流通方式，动物检疫可分为产地检疫和运输检疫。

3. 国境卫生检疫　国境卫生检疫机关依照我国《国境卫生检疫法》、《进出境动植物检疫法》的有关规定，对出入境人员、畜禽动物、交通工具、货物等实施医学、卫生检查和必要的卫生处理，以防止传染病经由国境传入或传出的防疫措施。国境卫生检疫按性质不同又可分为：①进出境检疫：针对进出国境的人、畜、动物和物品，以及飞机、列车、船舶、车辆等交通和运载工具等进行的一种检疫。通过检疫而未发现检疫对象时，方准进入或输出。②传染病监测：针对进出国境的人、畜、动物实行登记注册管理，如出示相应疫区疾病的预防接种证书以及进出境健康检查等。③卫生监督：依照我国卫生法规和标准，针对出入国境的交通工具、饮用水、食品、环境卫生以及从业人员等进行的经常性的卫生监督与管理工作，对不符合卫生要求的人员、环境和物品依法采取相应措施。

（贾战生）

参考文献

1. 陈为民，唐利军，高忠明．人兽共患病．武汉：湖北科学技术出版社，2006
2. 金宁一，胡仲明，冯书章．新编人兽共患病学．北京：科学出版社，2007

第三节　输入和旅行相关感染

随着世界经济的发展，全球的旅游业迅猛增长。据世界旅行组织统计，每年国际旅行人数达7亿，无论旅行者数量、旅行频率、旅行范围、旅行速度，还是所乘坐旅行工具的种类都超过历史上任何时期。中国的旅游业也异常繁荣，国人的境内游、出境游及外籍游客入境旅行的人数显著增加（图14-1）。旅游业的发展一方面加速了生物种类在全球和国内的迁徙，对动植物有害的病原体也随之传播，造成了局部地区出现新的疾病。另一方面，因旅行者人群的遗传背景差异，未经隐性感染或疫苗接种获得对相应疾病的免疫力，相对较差的居住环境、卫生条件和公共

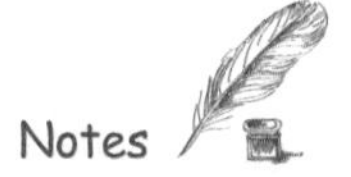

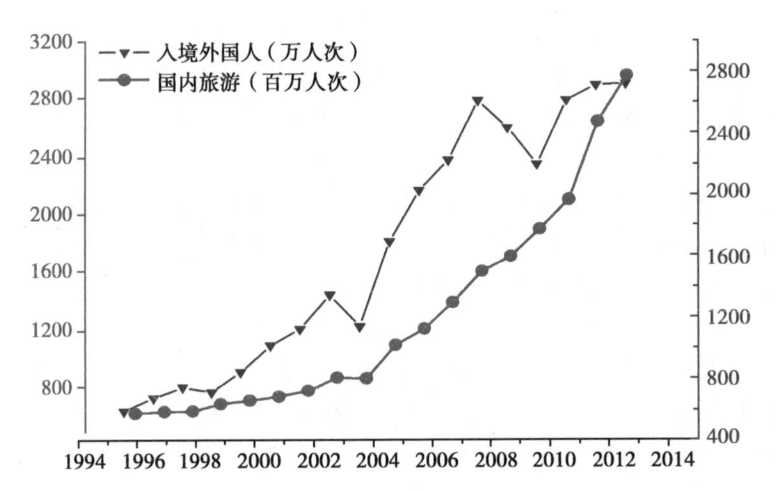

图 14-1　中国近 20 年国内旅行及入境游人数变化趋势图
横轴代表年份，左侧纵轴代表国内旅行人数，右侧纵轴代表入境人数（中国统计年鉴）

卫生设施，加之旅行中起居习惯改变、拥挤、应激等因素，容易导致感染。相对封闭的船舱、机舱、旅馆环境，容易出现呼吸道或肠道感染，可能导致严重的公共卫生问题。空中旅行方便、迅速，到达目的地时间常短于潜伏期，给疾病检疫带来新的挑战。所有这些既引起旅行相关感染，也可能引起旅行目的地的输入性感染。

【疾病分类】

输入性疾病指现有的疾病在本国或本地区不存在、或曾经有但已经消灭、自国外或其他地区传入的疾病。旅行相关感染指：旅行者离开原住地时不处于潜伏期，在旅行中发生的感染，或旅行中感染，尚在潜伏期，回原住地后发病。输入和旅行相关感染不是具体的疾病，而是一大类疾病的总称，主要根据病因和流行病学分为以下几类：

（一）全球常见的感染性疾病

包括流行性感冒、旅行者腹泻、社区获得性肺炎、尿路感染、脑脊髓膜炎、性传播疾病。

（二）与气候或环境有关的感染性疾病

包括皮霉癣菌感染、毛囊炎、节肢动物叮咬导致的皮肤感染、海洋生物导致的皮肤感染。

（三）公共卫生措施可控制的疾病

包括甲型肝炎、戊型肝炎、病毒性肠炎、旅行者腹泻、细菌性食物中毒、细菌性痢疾、伤寒、副伤寒、霍乱、贾第虫病、阿米巴病、隐孢子虫病、蠕虫感染、脊髓灰质炎、白喉、性传播疾病、HIV 感染、钩端螺旋体病、钩虫病、类圆线虫病、血吸虫病、肝吸虫病、麦地那龙线虫病。

（四）节肢动物导致的疾病

包括登革热、虫媒病毒性脑炎、立克次体感染、鼠疫、莱姆病、疟疾、黑热病、锥虫病、丝虫病。

（五）重要的人兽共患病

包括布氏菌病、弓形虫病、包柔螺旋体病（莱姆病）、汉坦病毒感染、鼠疫、土拉菌病（兔热病）、狂犬病、炭疽。

（六）病毒性出血热

包括黄热病、登革出血热、拉沙热和其他沙粒病毒感染、马尔堡病、埃博拉热、克里米亚 - 刚果出血热。

（七）中东呼吸综合征

【流行病学】

国际旅行医学学会（international society of travel medicine，ISTM）统计显示 22%~64% 到发展中国家的旅行者存在健康问题，多数为轻度至中度，呈自限性。如旅行者腹泻、呼吸系统感染、

皮肤感染等。其中约 8% 的旅行者疾病比较严重，在当地或回国后需要在医疗卫生机构治疗。未经化学预防到非洲的旅行者疟疾感染风险高，部分病情较重，可危及生命。图 14-2 显示到发展中国家旅行健康问题的发生情况。

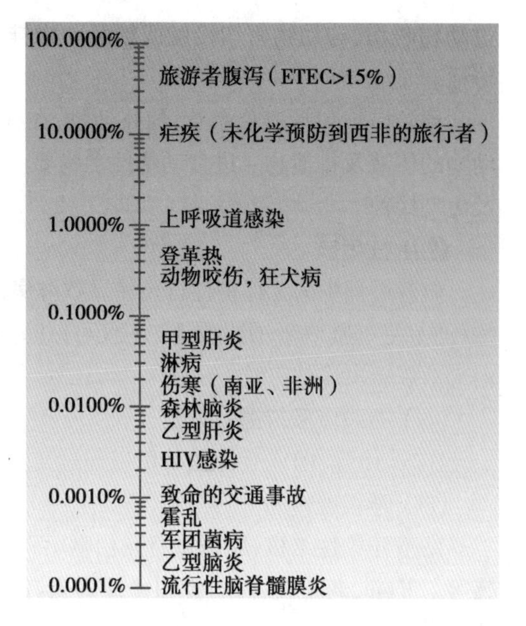

图 14-2　到发展中国家旅行的健康问题

【传播途径及预防措施】

了解输入和旅行相关感染的传播途径，为旅行前咨询、旅行后健康检查、旅行相关感染诊断提供帮助。主要传播途径有以下几种：

（一）消化道传播

主要通过食物及水传播。见于旅行者腹泻、霍乱、隐孢子虫病、贾第虫病、甲型肝炎、戊型肝炎、李斯特菌病、伤寒、副伤寒等疾病。

手卫生是这类疾病最有效的防护措施。其他措施包括：忌食生的或未煮熟的食物及再次加热的肉类，微波加热食物要彻底，水果需去皮，奶制品经煮沸或巴氏法消毒。参观动物园或访问农场避免吃喝、吸烟等。多数溪流、池塘、灌溉渠及井水不应直接饮用，煮沸是传统的水卫生措施，氯化物消毒也获得广泛认可。在野外不具备煮沸或氯化物消毒条件时，使用过滤器能过滤细菌和寄生虫，亦可清除部分附着在较大颗粒上的病毒。

（二）虫媒传播

虫媒传播的疾病见表 14-2。驱虫剂包括植物来源及化学制剂。DEET（避蚊胺，二乙基甲苯酰胺）是美国农业部 20 世纪 30 年代研制的驱虫剂，雌蚊依据热度、湿度、二氧化碳等感受叮咬部位，DEET 通过掩盖人体散发的二氧化碳和乳酸发挥作用。DEET 对蚊、蜱的效果好，对苍蝇、跳蚤和螨虫的效果欠佳，对黄蜂及蜜蜂无效。使用蚊帐是避免蚊虫叮咬的经典措施，能防止疟疾、乙型脑炎等疾病。伊蚊传播登革热、黄热病，在白天叮咬易感者，穿长衣长裤和长靴可避免感染，杀虫剂浸泡或喷洒衣物可显著增强防护力。

表 14-2　常见的传播媒介及传播疾病

传播媒介	主要传播的疾病
钉螺	血吸虫病
蚋	盘尾丝虫病
跳蚤	盘尾丝虫病、地方性斑疹伤寒、莱姆病、鹦鹉热、弓形虫病
蚊子	
伊蚊	登革热、黄热病、立夫特山谷热、基孔肯雅病
按蚊	疟疾、丝虫病
库蚊	流行性乙型脑炎、丝虫病、西尼罗河热
白蛉	黑热病
蜱	新疆克里米亚 - 刚果出血热、莱姆病、回归热、Q 热、斑点热、森林脑炎、土拉菌病
锥蝽	南美洲锥虫病
舌蝇	非洲锥虫病（昏睡病）

（三）动物传播

主要经动物传播的疾病有狂犬病、土拉菌病、布氏菌病、钩端螺旋体病及出血热。主要通

过动物咬伤、与动物密切接触或接触动物排泄物、体液、进食动物源性食物(肉类或奶制品)等传播。

预防措施包括避免激惹、惊吓动物,在狂犬病流行区避免接触犬、猫或其他野生动物,以及动物的体液及排泄物。进食动物性食物要充分烹饪和煮熟。被动物咬伤、抓伤后立即处理伤口及免疫接种。

(四) 性传播

旅行过程中的无保护性行为易导致淋病奈瑟菌、HBV、HIV、梅毒螺旋体等感染。避免不洁性行为,使用避孕套、阴道隔膜,不仅可以防止性传播疾病的感染,阻止流行和蔓延,也是控制和消灭性传播疾病的有效方法。

(五) 血液体液传播

HBV、HCV、HIV、疟原虫等可以通过文身、输血、针灸等方式传播。

(六) 呼吸道传播

见于开放性结核、麻疹、水痘、白喉、百日咳、腮腺炎、流行性脑脊髓膜炎、肺鼠疫、SARS、流感等。儿童、老年人、体弱者和慢性病患者应尽量远离人多拥挤或空气不流通的场所,外出应戴口罩。

(七) 土壤

受损皮肤接触包含细菌芽胞的土壤或扬尘可以导致炭疽或破伤风。蛔虫病、鞭虫病等蠕虫类疾病可以通过未洗净的蔬菜而感染。吸入污染的尘可致真菌感染。

【旅行前健康咨询】

旅行前健康咨询是预防旅行相关感染疾病的主要方法之一。

(一) 一般建议

旅行前健康咨询需要考虑旅行的目的地及途经地、旅行者的健康状况、行程表、旅行过程中的生活方式等方面的问题。出国旅行前需要详细了解所到国家和地区主要的感染性疾病及相关信息,总体卫生状况,医疗水平,气候和海拔,通过互联网(wwwn.cdc.gov/travel)可以获得实时更新的不同国别和地区旅行健康相关的信息。

(二) 疫苗接种

由于多数疫苗起效需要一段时间,部分疫苗需要序贯接种,建议旅行前4~6周进行健康咨询。疫苗接种分为常规(routine)免疫,旅行推荐(recommended)免疫和强制(required)免疫。世界卫生组织推荐接种的疫苗见表5-2。常规免疫主要针对全球性常见疾病。推荐免疫是为了防止某些区域性传染病的感染而推荐的预防性疫苗接种,包括:甲型肝炎、乙型肝炎、流行性脑脊髓膜炎、伤寒、乙型脑炎、白喉、破伤风、狂犬病和脊髓灰质炎等。鉴于上述疫苗接种要求不同,旅行者应在旅行前4~6周到国境卫生检疫机关咨询或网络查询,以便出行前做好接种。强制免疫是旅行者前往某些烈性传染病的流行区要求进行的疫苗接种,并持相应有效的国际预防接种证书。一方面保护旅行者减少感染机会,另一方面保护当地居民。这类预防接种主要是黄热病,黄热病预防接种证书是世界卫生组织唯一要求的国际旅行预防接种证书,而霍乱预防接种证书仅是个别国家的要求。每年朝圣时,沙特阿拉伯要求入境者出示脑膜炎球菌疫苗接种证明。针对旅行者的疫苗接种,见表14-3。

(三) 中国的计划免疫

现行使用的乙肝疫苗、卡介苗、脊髓灰质炎疫苗、百白破疫苗、麻疹疫苗、白破疫苗等属国家计划免疫,甲肝疫苗、流脑疫苗、乙脑疫苗、麻腮风三联疫苗将纳入国家免疫规划,对适龄儿童进行常规接种。在重点地区对高危人群进行出血热疫苗接种。发生炭疽及发生洪涝灾害可能导致钩端螺旋体病疫情暴发流行时,对重点人群进行炭疽及钩端螺旋体疫苗应急接种。

表 14-3　旅行推荐接种的疫苗

类别	疫苗	类别	疫苗
常规免疫	白喉 - 百日咳 - 破伤风三联疫苗	旅行推荐免疫	霍乱疫苗
	乙型肝炎疫苗		甲型肝炎疫苗
	B 型流感嗜血杆菌疫苗		乙型脑炎疫苗
	人乳头状瘤病毒疫苗		脑膜炎球菌疫苗
	流行性感冒疫苗		狂犬疫苗
	麻疹 - 风疹 - 腮腺炎疫苗		森林脑炎疫苗
	肺炎球菌疫苗		伤寒菌苗
	脊髓灰质炎疫苗		黄热病疫苗
	轮状病毒疫苗	强制免疫	黄热病疫苗
	卡介苗		脑膜炎球菌疫苗
	水痘疫苗		脊髓灰质炎疫苗

注：常规免疫，旅行推荐免疫和强制免疫疫苗在不同国家地区略有不同。

【重要的输入和旅行相关感染】

输入和旅行相关感染的诊断需密切结合旅行者的基础健康状态、旅行路线图（途经地及目的地）、行程表（在各地的逗留时间）、暴露史（饮食、性活动、动物接触、蚊虫叮咬）、旅行方式（农村或城市、卫生条件好的酒店或是旅馆、露营）、免疫接种史、目的地和途经地疾病流行病学资料等做出。

由于大多数旅行相关疾病在相应章节有详细的讲述，本节着重介绍疾病的地理分布及旅行相关的预防措施。

（一）旅行者腹泻（travelers' diarrhea）

经典旅行者腹泻是指每天 3 次或以上不成形大便伴腹痛、发热、恶心、呕吐等至少一项症状，自然病程约 4 天。赴非洲和拉丁美洲旅行者发病率可高达 25%~75%，大多在逗留的前 3 周内发生。胃酸缺乏，服用质子泵抑制剂，20~29 岁者属高危人群。

1. 病原　旅行者腹泻可由多种病原体引起，不同地理区域略有差别。综合世界范围内病因，产毒性大肠埃希菌为最主要病原，其他细菌、病毒、原虫等病原检出率较低。检出率依次为：大肠埃希菌 30%~70%，志贺菌 5%~10%，沙门菌 <5%，空肠弯曲菌 <5%，轮状病毒 <5%，贾第鞭毛虫 <5%，溶组织阿米巴 <3%，隐孢子虫 <3%；不明原因 30%~40%。

2. 发病机制　不同病原体导致的腹泻机制相异。病原体主要通过进食未烹调的食物、未去皮水果或未经冷冻长时间保存的食物进入消化道。有的病原体直接侵犯肠壁，引起局部病变，如志贺菌属、沙门菌属、少数大肠埃希菌等。有的病原体产生肠毒素引起分泌性腹泻，如 ETEC、霍乱弧菌。病毒性腹泻是由于病毒侵入上皮细胞后导致小肠功能丧失，大量液体渗出肠腔以及吸收减少所致。贾第鞭毛虫引起的腹泻与小肠绒毛改变及乳糖酶活性降低有关。

3. 临床表现　旅行者腹泻的临床表现取决于病原种类。腹泻发生时间大多为抵达旅行地的 3~7 天，持续时间平均 3~5 天。除志贺菌属所致的细菌性痢疾外，其他几种腹泻表现为水样便，可有发热、食欲下降、恶心、呕吐、腹痛和脱水等临床表现。贾第鞭毛虫腹泻潜伏期 1~3 周，可返家后发病，病程长达 2 周。

4. 治疗　轻者可自限。脱水者给予口服补液盐。细菌性腹泻口服诺氟沙星等喹诺酮类抗生素，80% 有效。东南亚及印度出现的耐喹诺酮弯曲菌，给予阿奇霉素治疗。

5. 预防　由于该病对治疗反应好，一般不建议抗生素预防。晚期 HIV 感染者及有严重基础疾病者可用喹诺酮类抗生素预防。

(二) 疟疾

疟疾至少在100个国家和地区流行,每年超过1.25亿旅行者暴露在流行区,1万人以上回国后报告发病,实际上发患者数至少在3万人。离开疟疾流行区3个月左右出现发热应该高度重视。

1. 流行病学　疟疾患者及带疟原虫者为传染源,雌性按蚊叮咬是主要传播途径,叮咬主要发生在黎明或黄昏。人群普遍易感,尤其是非流行区的旅行者到达流行区或者流行区的居民在非流行区居住超过6个月后返回居住地者。

疟疾主要流行在热带和亚热带,其次是温带,20世纪大规模暴发的地区有印度、俄罗斯、斯里兰卡、巴西、埃及、埃塞俄比亚、海地、土耳其、阿富汗、伊拉克、塔吉克斯坦、阿塞拜疆。2008年WHO报告的疟疾分布见图14-3。到东南亚、和加勒比海附近的旅行者很少发病。中国90%以上病例主要分布在云南、海南、安徽、湖北、河南的农村地区,近年来中国疫区呈扩大趋势。改革开放后,中国发现不少境外输入疟疾。

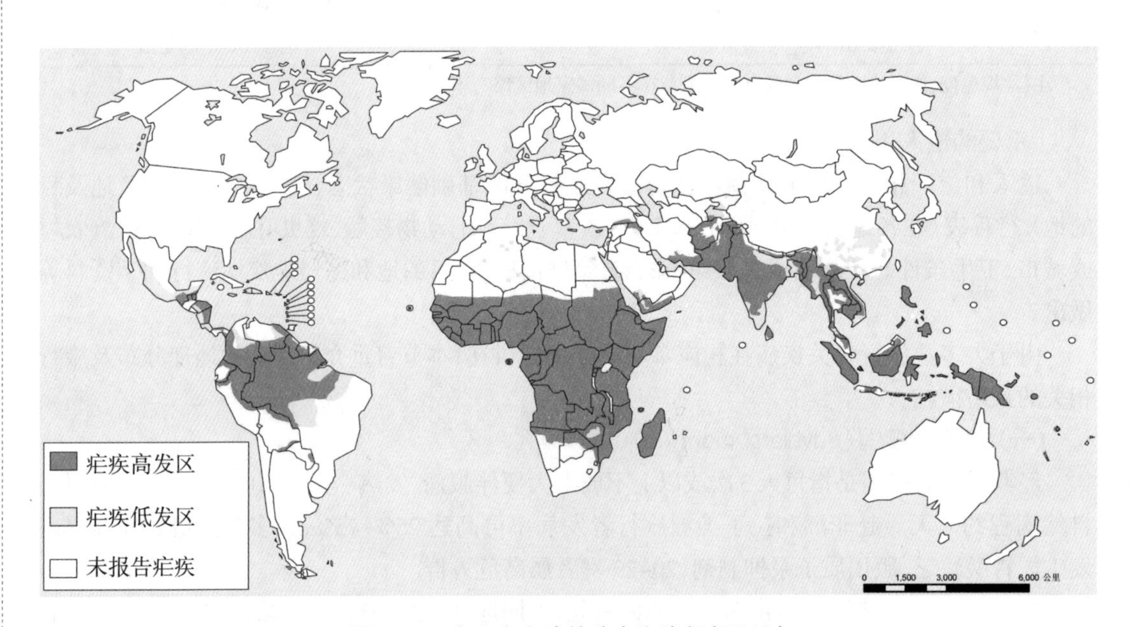

图14-3　疟疾在全球的分布和流行(WHO)

2. 预防　旅行者需要注意以下四条原则(ABCD):风险意识(aware of the risk)、避免叮咬(avoid being bitten)、化学预防(chemoprophylaxis)、立即治疗(immediately seek diagnosis)。防范蚊虫叮咬是预防疟疾的基本手段,在此基础上根据到达目的地的发病风险,制订化学预防方案。低风险区域,无需化学预防;间日疟流行区或氯喹敏感的恶性疟原虫流行区,采用氯喹化学预防;间日疟原虫及恶性疟原虫混合流行区域,及氯喹耐药疟原虫流行区,实施氯喹-氯胍联合预防方案;在恶性疟原虫高流行区及低水平抗疟原虫耐药区域、恶性疟原虫中低流行区及高水平抗疟原虫耐药区域,实施多西霉素或阿托伐醌-氯胍预防方案(根据当地耐药流行情况选择)。预防性化疗见表14-4。

避免蚊虫叮咬的方法包括:使用驱虫剂(有效成分为二乙基甲苯酰胺)、蚊香(有效成分为合成除虫菊酯)、物理屏障如蚊帐、长袍等。

(三) 黄热病

黄热病(yellow fever)是由黄热病病毒导致的急性传染病。是唯一要求出示国际疫苗接种证明书的疾病。黄热病最初出现在非洲,输入美洲后在当地广泛传播。美洲及非洲赤道两侧回归线之间是黄热病的自然疫源地(图14-4)。

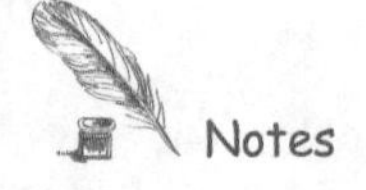

表 14-4 旅行者疟疾预防方案

药品	用量	预防时间	孕妇	哺乳	儿童	禁忌症	备注
阿托伐醌-氯胍混合片	每天一次，11~20kg，1 片儿童片（62.5mg 阿托伐醌 -25mg 氯胍）；21~30kg，2 片儿童片；31~40kg，3 片儿童片；>40kg，1 片成人片(250mg 阿托伐醌 -100mg 氯胍）	离开前 1 天至返回后 7 天	无资料	无资料	11kg 以下无资料	对阿托伐醌或氯胍过敏、肾功能障碍（肌酐清除率 <30ml/min）	利福平、利福布丁、甲氧氯普胺、四环素能降低阿托伐醌的血浆浓度。
氯喹	5mg 基质 /kg，每周一次，或 10mg 基质 /kg，分为 6 剂，每天一次；成人：300mg 基质，每周一剂，或 600mg 基质，分为 6 剂，每天一次（每周 1 天不投药）；	离开前 1 周至返回后 4 周；	安全	安全	安全	对氯喹过敏、癫痫病史、银屑病	减弱狂犬病二倍体细胞疫苗的抗体反应
氯喹-氯胍混合片	>50kg：每天一片（100mg 氯喹基质 -200mg 氯胍）	离开前 1 天至返回后 4 周	安全	安全	不适合 50kg 以下儿童	对氯喹或氯胍、肝肾功能不全、癫痫病史、银屑病	减弱狂犬病二倍体细胞疫苗的抗体反应
多西环素	1.5mg/（kg·d），成人剂量：100mg/d	离开前 1 天至返回后 4 周	禁忌	禁忌	8 岁以下禁用	对四环素过敏、肝功能不全	增加皮肤被紫外线灼伤的风险、食管刺激、念珠菌性阴道炎
甲氟喹	每周 5mg/kg；成人剂量：每周 250mg	离开前 1 周（2~3 周最佳）至返回后 4 周	不推荐妊娠前 3 月使用	安全	5kg 以下无资料	对甲氟喹过敏、精神疾病、惊厥病史、使用前 4 周不推荐进行精密协调及空间辨别等活动如飞行员或机械操作	奎宁治疗 12 小时内禁用，甲氟喹可能与其他心血管活性药物相互作用，氨苄西林、四环素、甲氧氯普胺增加其血药浓度
氯胍	3mg/（kg·d）；成人剂量：100mg/d	离开前 1 天至返回后 4 周	安全	安全	安全	肝肾功能不全	只能与氯喹联合使用，氯胍减弱伤寒疫苗的反应

Notes 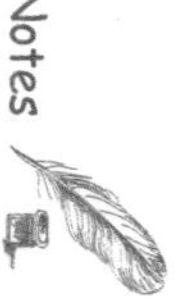

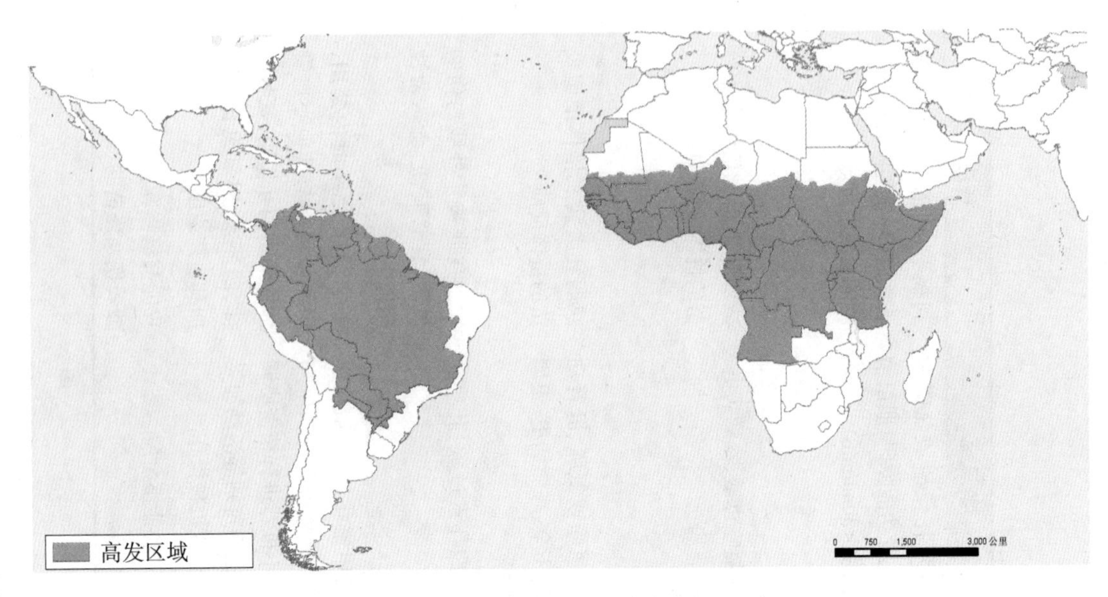

图 14-4 黄热病在全球的发病率（WHO）

1. 病原学 黄热病病毒属于黄热病科黄热病毒属，为 RNA 病毒，具有嗜内脏性及嗜神经性。黄热病是一种蚊媒性自然疫源性疾病，伊蚊为主要传播媒介。流行模式可分为城市型和丛林型。丛林型属原发性自然疫源地感染，城市型则由于人类活动从前者扩散而致。

2. 流行病学 城市型黄热病的主要传染源是患者，起病 3 天内传染性最强；丛林型黄热病的主要传染源是热带丛林中的猴子以及其他灵长类动物。城市型黄热病的主要传播媒介为伊蚊，丛林型黄热病的传播媒介主要有趋血蚊属，煞蚊属。蚊虫叮咬感染者后即能传播本病。感染的蚊虫可终生带病毒，并可经卵传递。易感人群：无免疫力的人群对黄热病普遍易感，隐性感染或发病后均能获得持久免疫力，其体内产生的中和抗体可保持终身，未发现再感染者。流行区内成人大多有免疫力，故儿童发病占多数。在流行区旅行者是黄热病的高危人群，尤其是进入森林或丛林者。流行特征：城市型：以人 - 伊蚊 - 人形成循环，无贮存宿主。消灭伊蚊便可使黄热病得到控制和消灭，目前从技术上和生态学上均不现实。如果在伊蚊重新增多的地方有传染源进入可再次引起暴发流行。丛林型：以蚊 - 猴 - 蚊形成循环，构成黄热病的自然疫源地。季节性：非洲和南美洲流行季节多在 3、4 月份，此时多雨，气温高，湿度大，利于蚊虫孳生及病毒在蚊体内的繁殖。流行区散发者季节性不明显，全年均可发病。

历史上，黄热病在欧洲、非洲、美洲均有灾难性流行，尚未累及亚洲。目前大多数病例发生在撒哈拉沙漠以南地区，中美、南美以及加勒比群岛地区也是黄热病的高发区。2008 年 WHO 报告的黄热病高危地区分布见图 14-4。由于广泛接种疫苗，加上监测网络不健全，导致流行区域内一些国家无病例报告。

3. 预防 防止蚊虫叮咬是预防黄热病的基本措施。接种疫苗是预防黄热病最有效的策略。17D 黄热病病毒减毒活疫苗安全有效，接种后 1 周保护率达 95% 以上。每剂 0.5ml，1 次接种保护时间达 10 年。除 9 月以下的婴儿、孕妇和有禁忌证者，所有进入流行区的旅行者需要强制接种。接种禁忌证包括对鸡胚过敏、先天性或获得性细胞免疫缺陷、HIV 感染、6 月以下的婴儿(6~8 个月婴儿不推荐接种)。

(四) 脑膜炎球菌病

脑膜炎球菌病是由脑膜炎奈瑟菌引起的经呼吸道传播的一组疾病。包括流行性脑脊髓膜炎，暴发型脑膜炎球菌败血症，呼吸道、关节、心包、眼、泌尿系统感染。脑膜炎奈瑟菌为革兰阴性菌，目前已知 12 个血清群（serogroup），大多数脑膜炎球菌病是由 A、B 和 C 群所致，中国和非洲流行的主要是 A 群，中国流行区 B 群和 C 群有上升趋势，个别省份有 C 群的局部暴发流行。

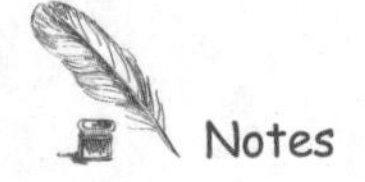

欧洲和北美流行的主要是B群。Y群主要见于美国，2001年及2002年沙特阿拉伯朝圣季节发生的流行主要由W-135群引起。

1. 流行病学　带菌者和流脑患者是主要传染源，尤其是前者。患者从潜伏期至发病后10天具有传染性，病原菌借飞沫经空气传播，进入呼吸道感染。该病呈全球性分布，在温带地区，大多数病例集中于冬春季。从塞内加尔到埃塞俄比亚有横跨非洲大陆的脑膜炎带(meningitis belt)。一般来讲，旅行者发病的风险较低，但到非洲、沙特阿拉伯朝圣感染风险大。相对封闭的军营、集体宿舍、宿营聚集地感染风险高。

2. 预防　脑膜炎球菌疫苗包括A群和C群的脂多糖抗原，接种一次可以为旅行者提供3年的保护效应。2岁以内的儿童可以接种共价C群疫苗，到沙特阿拉伯朝圣者，推荐接种多价A/C/Y/W135疫苗，每年朝圣时，沙特阿拉伯要求入境者出示脑膜炎球菌疫苗接种证明。

(五) 霍乱

霍乱是由霍乱弧菌感染引起的以腹泻为主要表现的急性肠道传染病。全球有70余个国家有病例报告，非洲撒哈拉沙漠以南地区、印度等经济欠发达地区是霍乱的高发区。对一般的旅行者来讲，感染霍乱的风险极低，1：50万的旅行者感染，高风险环境下如难民营或救助中心服务的工作者或志愿者是高危人群，因手术、药物导致胃酸分泌减少的旅行者患病风险增加。

霍乱的临床表现差异较大，75%的感染者没有明显症状，2%~5%的感染者有严重症状，如剧烈的水样泻、呕吐、肌肉疼痛及严重脱水。迅速纠正脱水及抗感染是治疗的关键。

最佳的预防措施是避免进食生的或未煮熟的海鲜或食物，只饮用煮沸的、经过滤或化学消毒的水。疫苗只推荐给去卫生条件极差的国家或地区的旅行者，如难民营中的救助人员或医疗卫生工作者。美国已经在2000年终止制造注射用霍乱疫苗，减毒活疫苗及灭活细菌疫苗保护效率为80%以上。现今研制的B亚单位rBS或B亚单位-全菌体疫苗(rBS-WC)口服疫苗，副作用小，免疫效果好，在孟加拉现场试验表明对霍乱的保护作用至少可持续3年，特别有意义的是在霍乱流行区，危及生命的严重患者可减少50%，因此被认为是当今最好的疫苗，且能对肠毒性腹泻、旅行者腹泻有保护作用，是已被WHO推荐应用的疫苗。世界上目前只有瑞典SBL Vaccine AB公司进行生产，中国研制的rBS-WC口服疫苗已取得新药证书，即将被批准投产。

(六) 流行性乙型脑炎

流行性乙型脑炎(日本脑炎)是蚊虫传播的病毒性疾病，每年在东南亚、印度、中国、日本和韩国超过50 000例报告病例。乙型脑炎病毒通过库蚊传播，发病及流行与蚊虫的活动一致。在温带地区，4月至9月是发病高峰，印度北部及尼泊尔发病高峰在6月至11月，在亚洲的热带地区及大洋洲，常年均有散发病例。库蚊多在水域中繁殖(如稻田)。猪等家畜及鸟类是主要的贮存宿主。因此，参观农耕地、种稻区和养猪场感染的风险高。疫区约1%~3%的库蚊携带病毒，库蚊通常在夜间活动，白天感染的风险小。随着计划免疫的规范实施，中国乙脑年平均发病率从20世纪60年代的11.90/10万下降到20世纪90年代的2.63/10万，大部分病例集中在贵州、陕西、河南、安徽、河北、云南、江西、湖南、广西等中西部地区。新疆、西藏、青海3个省属于乙脑非流行区。

旅行者需要做好防范蚊虫叮咬的措施。赴东南亚旅行者，尤其是到稻田区或养猪场附近，建议接种乙型脑炎疫苗。接种方法为：三次剂量疫苗，第0，7，30天注射。若30天注射时程不允许，推荐第0，14天两次接种，可获得80%的保护效力。

(七) 血吸虫病

血吸虫病(裂体吸虫病)是由血吸虫引起的寄生虫病。全球超过75个国家的2亿人感染血吸虫。主要在非洲大部分国家、南美洲(巴西、委内瑞拉、苏里南)以及中东和亚洲的部分国家流行。主要分布在这些国家的淡水流域，如尼罗河、埃塞俄比亚的奥莫(Omo)河，维多利亚湖、马

Notes

拉维湖、津巴布韦的卡里巴 Kariba 湖、加纳的沃尔特湖、底格里斯河及幼发拉底河流域，中国主要分布在长江流域及以南省份。海水及含盐的水不适宜钉螺孳生，相对安全。目前没有疫苗预防血吸虫病。在流行地避免接触疫水是最重要的预防措施，在流动缓慢的淡水中游泳、涉水增加感染风险。洗浴及生活用水需经过化学处理、或加热 50℃ 5 分钟以上、或在容器中停留 48 小时以上。

（八）埃博拉出血热

埃博拉出血热（Ebola hemorrhagic fever，EHF）是由埃博拉病毒（Ebola virus）引起的一种急性出血性传染病。埃博拉病毒病疫情主要发生在中非和西非靠近热带雨林的边远村庄。大蝙蝠科果蝠是埃博拉病毒的自然宿主。该病毒通过野生动物传到人，并且通过人际间传播在人群中蔓延。无论对人还是对动物都无可用的已获正式许可的特异性治疗办法或者疫苗。人主要通过接触患者或感染动物的体液、分泌物和排泄物等而感染，临床表现主要为突起发热、出血和多脏器损害。埃博拉出血热病死率高，可达 90%。本病于 1976 年在非洲首次发现，2013 年 12 月在几内亚暴发，2014 年 8 月 8 日，世界卫生组织（WHO）宣布此次暴发的埃博拉疫情为国际关注的突发公共卫生事件。9 月 5 日，我国将埃博拉出血热纳入规定的检疫传染病管理。目前主要在乌干达、刚果、加蓬、苏丹、科特迪瓦、南非、几内亚、利比里亚、塞拉利昂等非洲国家流行。

（九）交通工具有关的感染

1. 飞机　长时间的空中旅行可能对乘客造成健康损害，除了低氧、低压、臭氧、宇宙射线、晕动病、静脉血栓外，偶可见感染。主要与拥挤、相对封闭的环境、机舱换气系统故障等因素有关。最常见的感染为流感，也有结核及 SARS 在机舱内传播的可能。

2. 船只　船只上爆发的肠道感染与食物和水卫生有关，诺如病毒(norovirus)感染最为常见，通过食物和水在人与人之间传播，在一次旅程的暴发流行中，可有多达 80% 的乘客感染。流感和呼吸道感染也常见。军团菌具有嗜水性，过去 30 年，超过 50 例军团菌感染与船舶有关。水痘和风疹可在船舶上集中暴发。

（十）全球常见的感染性疾病

全球常见的感染性疾病对任何旅行者都构成一定的威胁，拥挤、疲劳、应激、改变的卫生设施等因素增加了旅行者的易感性。

1. 流感的预防　根据抗原结构不同，流感病毒分为甲、乙、丙 3 型，20 世纪发生的 4 次世界大流行均为甲型流感引起，乙型也可引起流行，丙型流感多为散发。接种疫苗是预防流感的基本措施，到流感流行地区旅行的老人、儿童、各种原因引起的免疫抑制者，需要接种疫苗。

2. 其他呼吸道感染　年长者、免疫功能低下者和原有基础疾病者是肺炎链球菌感染的高危人群。近年来，耐青霉素肺炎链球菌和多重耐药肺炎链球菌在局部地区流行。5 岁以上的高危人群需要接种 23 价脂多糖肺炎链球菌疫苗，5 岁以下接种 7 价肺炎链球菌疫苗。空调冷却塔和供水系统是军团菌的定植场所，到热带地区旅行尤其应该重视。

【回国后的健康评估】

目前对于旅行相关疾病的流行病学，ISTM 和美国 CDC 建立了协作网络，监测旅行相关疾病，并根据目的地分层分析。基于来源于 6 个国家 31 个监测点的 17 353 名回国的旅行者的研究发现，旅行者的目的地对疾病风险影响较大，自世界不同州回国后出现的健康问题见图 14-5。回国后的主要症状为发热、急性腹泻、皮肤疾患、慢性腹泻和呼吸系统疾病。

有发热表现的疾病主要见于到非洲或亚洲的旅行者。疟疾发病率较高，居前三位。发热性疾病中登革热的比例上升，尤其是到非洲以外的地区旅行者。在撒哈拉沙漠以南的地区，立克次体病的发病率仅次于疟疾，到东南亚发生呼吸道疾病的风险相对较高，急性腹泻在中亚和南亚多见。

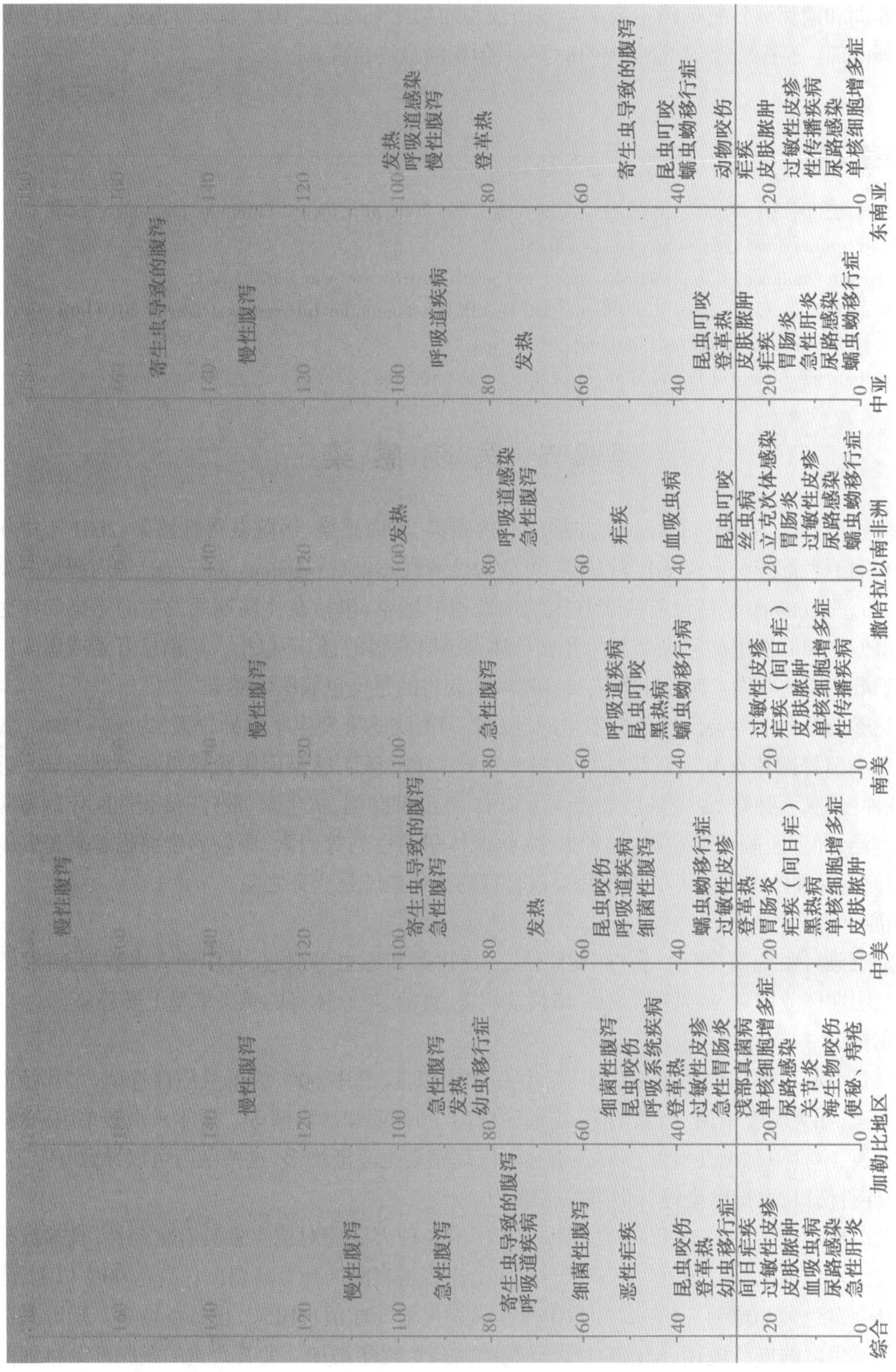
0
20
40
60
80
100
120
140
160
180
综合
慢性腹泻
急性腹泻
寄生虫导致的腹泻
呼吸道疾病
细菌性腹泻
恶性疟疾
昆虫咬伤
登革热
幼虫移行症
间日疟疾
过敏性皮疹
皮肤脓肿
血吸虫病
尿路感染
急性肝炎
加勒比地区
慢性腹泻
急性腹泻
发热
幼虫移行症
细菌性腹泻
昆虫咬伤
呼吸系统疾病
登革热
过敏性皮疹
急性胃肠炎
浅部真菌病
单核细胞增多症
尿路感染
关节炎
海生物咬伤
便秘、痔疮
中美
慢性腹泻
寄生虫导致的腹泻
急性腹泻
发热
昆虫咬伤
呼吸道疾病
细菌性腹泻
蠕虫蚴移行症
过敏性皮疹
登革热
胃肠炎
疟疾（间日疟）
黑热病
单核细胞增多症
皮肤脓肿
南美
慢性腹泻
急性腹泻
呼吸道疾病
昆虫叮咬
黑热病
蠕虫蚴移行病
过敏性皮疹
疟疾（间日疟）
皮肤脓肿
单核细胞增多症
性传播疾病
撒哈拉以南非洲
发热
呼吸道感染
急性腹泻
疟疾
血吸虫病
昆虫叮咬
丝虫病
立克次体感染
胃肠炎
过敏性皮疹
尿路感染
蠕虫蚴移行症
中亚
寄生虫导致的腹泻
慢性腹泻
呼吸道疾病
发热
昆虫叮咬
登革热
皮肤脓肿
疟疾
胃肠炎
急性肝炎
尿路感染
蠕虫蚴移行症
东南亚
发热
呼吸道感染
慢性腹泻
登革热
寄生虫导致的腹泻
昆虫叮咬
蠕虫蚴移行症
动物咬伤
疟疾
皮肤脓肿
过敏性皮疹
性传播疾病
尿路感染
单核细胞增多症

图 14-5　不同洲回国后健康问题构成比，图中数字均省略“‰”

自疟疾流行区归来的旅行者出现发热被认为是紧急事件，首先需要考虑疟疾。来自非洲、大洋洲或回国后2月内发热者高度怀疑疟疾。甲型肝炎、戊型肝炎、伤寒、细菌性肠炎、虫媒病毒感染（登革热）、立克次体感染（莱姆病、斑疹伤寒、Q热）也应考虑。钩端螺旋体病、急性HIV感染、阿米巴肝脓肿较少见。美国CDC和ISTM调查了3907名旅行后发热的患者，发现疟疾主要来自非洲和南美洲。登革热主要来自东南亚和加勒比海地区。伤寒多来自南亚，支原体感染来自非洲南部。至少25%未能发现明确原因，但疾病最终自愈。

（赵英仁）

参考文献

1. 中华人民共和国卫生部. 扩大国家免疫规划实施方案. 2007 http://www. chinanip. org. cn/cn/detail. jsp?id=3583&column_id=381&column_layer=200381
2. World Health Organization. International travel and health http://www. who. int/ith/en/
3. Centers for Disease Control and Prevention. CDC Health Information for International Travel. 2010 http://www. nc. cdc. gov/travel/content/yellowbook/home-2010. aspx
4. The International Society of Travel Medicine. http://www. istm. org/

第四节 医 院 感 染

医院感染（nosocomial infection），亦称医院内感染、院内感染、医院获得性感染，2001年中华人民共和国卫生部统一定义为医院感染，可分为外源性感染（exogenous infection）和内源性感染（endogenous infection），是指住院患者在医院内获得的感染，包括在住院期间发生的感染和在医院内获得但出院后发生的感染和新生儿经母体产道时获得的，但不包括入院前已开始或者入院时已处于潜伏期的感染。医院工作人员在医院内获得的感染也属医院感染。

医院感染是全世界突出的公共卫生问题。各国医院感染发生率差异较大，为5%~15%。我国医院感染监控网调查发现医院感染现患率为6%~7%，医院感染因医院等级和类型而异。近年来，各种慢性病、肿瘤、免疫缺陷病患病率增加，免疫抑制剂、抗生素、放疗、侵袭性医疗措施应用更加广泛，加上医院环境特殊、病种繁多、病原体耐药性高等因素，医院感染面临越来越多的挑战，因此重视预防医院感染的发生和采取合理的治疗措施是当务之急。

【病原学】

医院感染可由细菌、真菌、病毒、支原体、立克次体和原虫等引起，其中绝大多数为细菌，特别是革兰阴性杆菌，但近年来革兰阳性球菌及病毒、真菌、支原体等的感染率呈上升趋势。

(一) 细菌

细菌是引起医院感染的主要病原体，约占90%以上，其中60%为革兰阴性杆菌，尤其肠道杆菌科细菌，如大肠埃希菌、克雷伯菌、枸橼酸杆菌、肠杆菌和沙雷菌等。近年来由假单胞菌属、不动杆菌属、窄食单胞菌及黄杆菌属等引起的医院感染也逐渐增多，这些细菌可以导致呼吸道、泌尿道、外科伤口、血行感染等各类医院感染。

从医院感染患者中分离出来的细菌，由于产出各种灭活酶对抗生素具有耐药性，且多数是对多种抗生素均不敏感的多重耐药菌株。临床上产青霉素酶的葡萄球菌菌株高达90%以上，耐甲氧西林金黄色葡萄球菌（MRSA）和耐甲氧西林表皮葡萄球菌（MRSE）也日益增多。随着头孢菌素类等抗生素的广泛应用，细菌对抗菌药物的耐药性逐年增加。尤其严重的是肠杆菌科细菌中大肠埃希菌、克雷伯杆菌和不动杆菌等菌株容易产生由质粒介导的耐药性，会出现超广谱β-内酰胺酶（extended spectrum β lactamases，ESBLs）的细菌，这些细菌几乎对所有的β-内酰胺类抗生素耐药，临床仅对碳青霉烯类药物敏感。这些多重耐药的机会致病菌的出现，给医院感染的治疗和预防带来极大的挑战。

引起医院感染常见的革兰阳性球菌有金黄色葡萄球菌、表皮葡萄球菌等凝固酶阴性葡萄球菌和肠球菌等，可导致医院内皮肤软组织感染、外科伤口感染、尿路感染和血性感染等。近年来凝固酶阴性葡萄球菌由于成为静脉导管、脑室引流管、骨科人工装置、人工心脏瓣膜等部位感染的主要病原体，已经日益受到人们的重视。各种肠球菌属感染有增多趋势，主要引起尿路感染和伤口感染。B组溶血性链球菌主要导致新生儿脑膜炎和败血症，A组溶血性链球菌可引起术后伤口感染。在美国和日本等国家已经发现对万古霉素低度耐药的金黄色葡萄球菌（VISA）。

结核分枝杆菌感染常见于免疫功能低下的人群。生长速度较快的分枝杆菌，如鸟分枝杆菌、龟分枝杆菌和偶然分枝杆菌等可在心脏手术后造成胸骨骨髓炎、心包炎和心内膜炎等，以及其他外科手术后的伤口感染及肌内注射部位感染。胎儿弯曲杆菌是婴儿腹泻的主要致病菌之一。

拟杆菌属为厌氧菌感染中最常见的病原菌，可引起胃肠道和妇科手术后的腹腔和盆腔感染。梭杆菌属、消化球菌和放线菌属等可引起口腔和呼吸系统的感染，如吸入性肺炎、坏死性肺炎、肺脓肿和脓胸等。拟杆菌属、丙酸杆菌等所致的败血症和心内膜炎并非少见。抗生素应用后发生严重菌群失调，艰难梭状芽胞杆菌可导致假膜性肠炎，可在医院内播散流行。近年来厌氧菌的耐药性也不断产生。

（二）真菌

由于超广谱抗菌药物和静脉营养的广泛应用，内置医用装置的应用增多，各种侵袭性操作和手术的开展，医院真菌感染的发生率显著升高，最常见的是念珠菌属，其中白假丝酵母菌约占80%。近年来热带假丝念珠菌、近平滑假丝念珠菌、光滑假丝酵母菌、克柔念珠菌等其真菌感染有增多趋势。念珠菌属除可成为医院内肺部感染和消化道感染的致病菌外，还可在静脉留置导管引起的败血症和免疫功能缺陷患者中造成黏膜及皮肤感染。曲霉为急性淋巴细胞性白血病患者感染中的常见病原体之一，在免疫功能低下的患者经常会出现隐球菌性脑膜炎和曲霉菌肺部感染。除白色念珠菌外，其他念珠菌多对氟康唑耐药，曲霉菌仅对两性霉素B、伊曲康唑和伏立康唑等新一代三唑类药物敏感，而新生隐球菌的控制有赖于两性霉素B和5-氟胞嘧啶的联合应用。

（三）病毒

病毒也是医院感染的重要病原体。常见的医院病毒性感染有呼吸道合胞病毒、腺病毒、流感病毒、副流感病毒等所致的呼吸道感染。肝炎病毒感染如乙型和丙型肝炎病毒主要与输血及输注其他血制品、血液透析等因素密切相关，也可能会出现艾滋病病毒感染。在移植及使用免疫抑制剂的患者中，多见巨细胞病毒感染。柯萨奇病毒B可引起新生儿感染并造成暴发流行，病死率极高。此外，单纯疱疹病毒、巨细胞病毒、水痘以及带状疱疹病毒均可在医院内造成感染流行。轮状病毒和诺瓦克病毒引起的腹泻多发生于老年人和婴幼儿。

（四）其他

沙眼衣原体所致的结膜炎和肺炎常见于新生儿，解脲支原体和阴道加德纳菌可寄生于肾移植后患者，在条件允许时出现感染，肾移植患者也易感染肺孢子菌和弓形虫。在艾滋病患者、器官移植后患者及长期大量应用免疫抑制剂患者，常可合并弓形虫感染。输血可能传播疟疾。阿米巴原虫、犬弓首蛔虫和粪类圆线虫感染常见于精神病患者或智能低下的儿童。类圆线虫有时会借器官移植而传播。近年来朊粒导致医院感染的危险也受到关注。

【流行病学】

（一）感染源

医院环境中的任何物体都可以是感染源，各种感染的患者排出的脓液、分泌物等，医生、护士等医院工作人员被污染的手和诊疗器械，以及医院环境中的病原微生物，都是重要的感染源。可以分为外源性病原体和内源性病原体：外源性病原体主要来自患者体外，如其他住院患者、医务工作者、医院环境、探望家属等，所引起的感染亦称交叉感染（cross-infection）；内源性病原体为

Notes
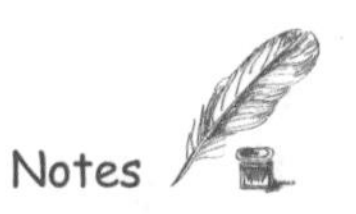

患者自己皮肤、口腔、咽部、胃肠道等处的正常菌群或住院期间新的定植菌群所引起的感染亦称自身感染（autogenous infection）。

（二）传播途径

医院感染的传播途径以接触传播最为多见，其次是血液传播、共同媒介物传播、呼吸道传播和消化道传播，生物媒介传播较少。

1. **接触传播** 分为直接接触传播和间接接触传播，直接接触传播是指病原微生物在患者之间或者患者到医务人员再到患者之间传播，如直接接触到感染者病灶的脓液或性病患者的分泌物而受感染等，母亲子宫颈或阴道的病原菌在生产时传给新生儿等。另外，医护人员在进行各种医疗操作时其污染的手或者器械等在患者之间传播病原体，造成间接接触传播。药品和医疗器械一旦受病原微生物污染，可在短期内引起多人感染，这种传播途径称为共同媒介物传播。铜绿假单胞菌、不动杆菌属和肺炎克雷伯菌等引起的呼吸道感染可通过雾化吸入器或机械通气而传播扩散。药液、注射液在制备、保存、运输以及注射过程中受污染等将增加医院感染的机会。

2. **血液传播** 血液传播是近年来较受重视的一种传播方式，乙型肝炎病毒、丙型肝炎病毒、巨细胞病毒和人类免疫缺陷病毒等均可通过血液途径传播，感染后果严重。

3. **呼吸道传播** 空气中漂浮着带病原微生物的气溶胶微粒和尘埃，被易感者吸入可能导致医院感染，多见于SARS冠状病毒、流感病毒、结核分枝杆菌、疱疹病毒和曲霉等。铜绿假单胞菌、不动杆菌属、肺炎克雷伯菌、嗜肺军团菌等可通过雾化吸入器、氧气湿化瓶以及空调等传播。

4. **消化道传播** 饮水、食物传播引起医院内肠道感染流行已较少见，见于甲型肝炎和感染性腹泻等。但在一定条件下，耐药性铜绿假单胞菌甚至葡萄球菌可随受其污染的饮水或食物进入患者肠腔并定植，从而发生自身感染。

（三）易感人群和易感因素

1. **易感人群** 包括：①细胞免疫或体液免疫缺陷的患者，中性粒细胞数低于5×10^8/L；②新生儿、婴幼儿和老年人（≤1岁或≥65岁者）；③有严重基础疾病者，如恶性肿瘤、糖尿病、肝病、肾病、结缔组织病、慢性阻塞性支气管肺疾患和血液病患者等；④烧伤或创伤产生组织坏死者等。

2. **易感因素** 包括：①广谱抗菌药物的应用，可引起机体菌群失调而造成二次感染；②激素、免疫抑制剂和抗癌药物的应用，导致全身或者局部的免疫损害；③侵袭性操作：静脉导管、气管切开或插管、心导管、导尿管、T管引流，人工呼吸器、腹膜或血液透析、腰穿以及脑脊液分流术等操作；异物的植入如人工心脏瓣膜或人工关节；器官移植或血管移植；手术，尤其是污染手术和持续时间较久的手术等。

【发病机制】

（一）宿主免疫功能减退

皮肤黏膜屏障破坏，如烧伤、创伤、手术及侵袭性诊疗措施造成皮肤黏膜的损伤，病原菌易于侵入而致感染；全身性免疫功能缺损，包括先天性免疫功能不全和后天获得性免疫缺损，以后者最为多见，如获得性免疫缺陷综合征、严重的糖尿病、肝病、血液病及恶性肿瘤等疾病所致的免疫功能减退；某些医源性因素，如放射治疗、抗肿瘤化学药物、器官移植术后长期使用免疫抑制药物等所造成的宿主免疫功能低下。当宿主免疫防御功能减退时，机体内外的机会性致病菌均可引起医院感染，其中由患者自身的菌群引起的内源性感染更为常见。

（二）各种侵袭性诊疗措施

气管插管、留置尿管、手术、血管内留置导管和各种内镜检查等，均给病原体的入侵提供了机会。

（三）抗菌药物使用不当

机体内各种微生物相互处于平衡状态，对外来细菌有明显的生物拮抗作用，这种已定植的细菌具有抑制其他细菌定植的能力称定植抵抗力。广谱抗菌药物使用不当，可破坏宿主微生态

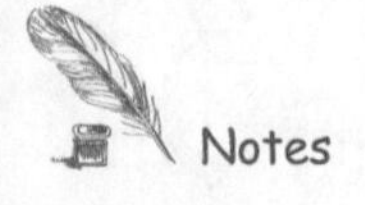

的平衡，正常菌群受到抑制而削弱了定植抵抗力，同时使一些耐药并有毒力的菌株被选择而得以繁殖并引起医院感染。

【临床表现】

医院感染的特点：以耐药菌感染为主；以条件致病菌为主；伴基础疾病多，如糖尿病、昏迷、呼吸障碍、免疫缺陷、老年等；诱因多与医疗有关，如手术、抗生素和免疫抑制剂的应用、侵入性的检查或治疗等；治疗困难，病死率较高；常见菌包括葡萄球菌、肠球菌、肠杆菌科细菌、假单胞菌、不动杆菌等。老年人、新生儿与婴幼儿、某些患有基础疾病患者、应用抗生素、激素或者免疫抑制剂患者等易感，临床表现因感染部位不同而异。

医院感染包括肺部感染、尿路感染、外伤伤口感染、消化系统感染、血行感染、中枢神经系统感染、腹腔感染、植入物感染、全身感染等，其中常见部位的感染及临床表现如下：

（一）肺部感染

在我国，医院感染中肺部感染（简称医院肺炎，nosocomial pneumonia，NP）发生率最高，为0.5%~5%，约占医院感染的10%~33%。国外报道肺部感染发生率约为0.5%~2%，约占医院感染的15%~20%，居医院感染第二位。

肺部感染常发生在一些严重影响患者防御机制的慢性疾病，如癌症、白血病、慢性阻塞性肺炎、手术后、老年人、低蛋白血症等患者中，或行气管插管、气管切开术、机械通气等的患者中。

肺部感染的病原种类较多，以革兰阴性杆菌和金葡菌为主，其中革兰阴性杆菌感染居多，约占50%~60%以上，包括铜绿假单胞菌、不动杆菌属、肺炎克雷伯菌属、嗜麦芽窄食单胞菌，黄杆菌属和肠杆菌属等。金葡菌也较常见，约占19%~27%，其中住院5日以上多为甲氧西林耐药株。细胞免疫功能低下者可见曲霉、念珠菌属、肺孢子菌、带状疱疹病毒、沙眼衣原体、巨细胞病毒和非典型分枝杆菌等肺部感染。昏迷、休克等患者可因吸入口腔分泌物可发生厌氧菌或者厌氧菌和需氧菌混合感染。呼吸道合胞病毒为2周岁内婴幼儿下呼吸道感染最重要的病原体，其发病率及病死率均高。

临床主要表现为发热、咳嗽、咳痰、呼吸增快；肺部有湿啰音，可有发绀等，确诊须通过X线胸片检查与痰标本细菌培养以及实验室辅助检查。

（二）尿路感染

尿路感染是常见的医院感染，在我国占第二位，发生率是2%~5%，占医院感染的10%~19.6%。

医院尿路感染的主要入侵途径是逆行入侵，尿道口病原体或污染的导尿管、膀胱镜以及尿路冲洗液等均可成为传染源。90%的患者有尿路器械操作史或导尿史，其中75%~80%患者的感染由导尿引起，感染发生率随导尿管放置时间的延长而增加，据统计1次性导尿者发生率约为2%~3%，产妇约为9%，放置2周后感染发生率为50%~100%。少数患者为血源性或其他不明原因所致。女性、老年、尿路梗阻、膀胱输尿管反流、膀胱残余尿和不规则抗菌药物治疗等均为诱发因素。

病原菌主要是大肠埃希菌、肠球菌、变形杆菌、真菌、铜绿假单胞菌、肺炎链球菌、沙雷菌和念珠菌等，其中大肠埃希菌最常见。少数长期留置导尿的患者中可发生两种以上病原菌混合感染。导管相关的尿路感染中1%~5%的患者可并发菌血症和（或）败血症，革兰阴性杆菌菌血症中约有30%来源于尿路，且细菌呈多重耐药。

临床可根据症状表现分为有症状泌尿道感染、无症状菌尿症和其他尿路感染。

1. 有症状泌尿道感染　患者有以下描述的2个但无其他原因可以解释：发热>38℃、尿频、尿急、尿痛或下腹触痛、肾区叩痛，并同时有下述情况之一者：①白细胞酯酶或硝酸盐试验阳性；②脓尿（WBC≥3个/HP）；③尿液标本中革兰染色找到细菌；④重复两次导尿标本的尿培养得到相同的病原学结果（革兰阴性菌或腐生葡萄球菌），菌落计数≥10^5cfu/ml；⑤抗菌药物治疗两周后

尿中细菌转阴者；

2. 无症状菌尿症 虽无明显临床表现但尿培养阳性(细菌≥10^5cfu /ml)；

3. 其他尿路感染 如肾、输尿管、膀胱、尿道或肾周围组织感染：①从体液或感染组织中分离出病原体；②肾脓肿或其他感染症状，通过直接检查、外科手术或病理组织检查而证实者。

（三）外科伤口感染

外科伤口包括清洁伤口、污染 - 清洁伤口和污染伤口，感染发生率为 1.5%~13%，占医院感染 10%~20%，居医院感染第三位。

外科伤口感染的传染源包括医务人员携带的细菌、患者自身携带的细菌以及正常菌群、污染的手术器械、敷料和环境等，主要通过直接接触途径传播，规范的消毒和灭菌可以减少感染的几率。新生儿、老人、慢性病患者、接受糖皮质激素和免疫抑制剂治疗的患者、长期卧床、失血过多、低蛋白血症的患者等为发生外科伤口感染的易感人群。

主要致病菌为金葡菌、凝固酶阴性葡萄球菌、肠球菌、铜绿假单胞菌、大肠埃希菌、肠杆菌属等，还有少量真菌感染。伤口感染部位可表现为红、肿、热、痛、出现脓液等，患者可发热甚至出现全身的菌血症。

（四）消化道感染

主要有假膜性肠炎和胃肠炎。

1. 假膜性肠炎 常发生于大手术或者应用广谱抗生素后，是抗生素相关性肠炎中最常见的一种，抗生素相关性肠炎中最重要的致病菌是难辨梭菌，金黄色葡萄球菌亦可在假膜性肠炎患者大便中检出，但仅是伴随菌而已。胃肠道手术后、肠梗阻、尿毒症、糖尿病、再生障碍性贫血和老年患者应用抗菌药物过程中尤易发生。临床表现为发热、腹痛、腹泻、腹胀。甚至毒血症和休克，如不及时治疗，严重感染者病死率可达 30%。

2. 胃肠炎 为常见的流行性医院感染，主要由沙门菌属引起，其他包括致病性大肠埃希菌、葡萄球菌、志贺菌属、空肠弯曲菌、小肠结肠炎耶尔森菌、溶组织阿米巴原虫、轮状病毒和诺瓦克病毒等。

感染性胃肠炎，指入院 48 小时后腹泻稀便每日超过 3 次，连续 2 天以上者。其病原菌有沙门菌、产肠毒素大肠埃希菌、致病性大肠埃希菌、侵袭性大肠埃希菌以及念珠菌等。临床表现因病原菌不同而异。比如，产肠毒素大肠埃希菌肠炎表现为腹泻、大便呈水样或蛋花样，镜检无脓细胞与白细胞；念珠菌感染表现为腹泻每日数次，严重者可有黑便，大便涂片染色镜检可查见酵母样菌。

（五）全身感染

其发生率占医院感染的 5%，其中原发性败血症（原发感染病灶不明显或由静脉输液、血管内检查及血液透析引起的败血症）约占半数，其他来源于尿路、外科伤口、下呼吸道和皮肤等部位感染。常见病原菌是革兰阳性球菌，约 60% 以上，革兰阴性菌约占 27%，真菌约占 8%。革兰阳性球菌以凝固酶阴性葡萄球菌最常见，次为金黄色葡萄球菌和粪肠球菌。革兰阴性杆菌败血症主要为大肠埃希菌属、肠杆菌属，少数为铜绿假单胞菌及沙雷菌属。少数败血症由念珠菌属引起，其中 50%~80% 的致病菌为白色念珠菌。近年来，近平滑念珠菌、光滑念珠菌、热带念珠菌等其他念珠菌引起的败血症发病率有逐年升高的趋势。少数可为两种以上细菌混合感染。败血症无特征性临床表现，不同病原体和年龄有较大差别，常见的表现为不规则寒战、高热达 39~40℃，呈弛张热，中毒症状显著，血常规检查白细胞显著增高可达 15×10^9/L 以上，中性粒细胞 0.85~0.9 以上，血培养有病原菌生长。系统炎症反应低下者，白细胞常不升高。血培养阳性可以确诊，多次行血培养，可提高阳性率并确定病原菌及敏感药物。

【诊断】

（一）诊断标准

有下列情况之一者可诊断为医院感染：

1. 患者在入院时不存在、也不处于潜伏期，而在医院内发生的感染，包括在医院内感染而在出院后发病者。

2. 有明显潜伏期的疾病，自入院起，超过平均潜伏期后所发生的感染；无明显潜伏期的疾病，入院 48 小时后发生的感染。

3. 医务人员在医院工作期间获得的感染。

4. 患者发生的感染直接与上次住院有关。

5. 在原有感染已知病原体的基础上，分离出新的病原体，或出现其他部位新的感染。

6. 新生儿在分娩过程中和产后发生的感染。

7. 由于诊疗措施激活的潜在感染，如疱疹病毒、结核分枝杆菌等的感染。

具有下列情况之一者不属于医院感染，注意鉴别诊断：

1. 皮肤黏膜开放性伤口只有细菌定植而无炎症表现。

2. 由于创伤而非生物性因子刺激而产生的炎症表现。

3. 新生儿经胎盘获得的感染。

4. 患者原有的慢性感染在医院内急性发作。

(二) 诊断依据

医院感染的诊断主要依靠临床资料、物理或生化检查、病原学检查等。

1. 病原诊断　对重症感染需要了解：

(1) 及时采集感染部位的标本，进行培养和涂片，确定病原菌的种类及其特点。

(2) 病原菌对抗菌药物的敏感性。

(3) 病原菌分离出的部位，区分原发感染或继发感染。

(4) 多种细菌混合感染应区分主要病原体和次要病原体；

(5) 病原体的动态变化与菌群失调状况。

2. 病情诊断

(1) 感染部位：原发灶、毒血症、败血症和迁徙性炎症的部位。

(2) 感染人群：老年人、婴幼儿或新生儿。

(3) 基础疾患种类、程度、治疗效果与现状。

(4) 诊治措施及其影响：侵入性诊疗措施，手术治疗的部位、引流、疗效与现状，免疫抑制治疗如化疗与放疗情况，抗菌药物治疗的详情如种类、剂量、用法、疗程、变动情况、疗效与不良反应以及菌群失调的优势病原菌。

3. 其他辅助诊断

根据感染部位不同采集不同标本进行常规、生化检查以及新型诊断。

【治疗】

(一) 抗菌药物的合理应用

为控制细菌的耐药性，必须加强抗菌药物的合理使用。总体要求：有效、安全、节约。

1. 抗菌药物的选用依据

(1) 病原菌方面：病原菌的种类、特点、所在部位以及药敏与动态变化等。

(2) 病情方面：感染部位，患者年龄和基础疾病等。

(3) 抗菌药物方面：抗菌活性与其药代动力学特点，如吸收、分布与排泄特点，血药浓度高低，半衰期长短，血浆蛋白结合率高低，以及不良反应等。

2. 抗菌药物选用步骤

首先根据临床诊断估计病原菌，经验治疗，同时进行病原菌培养和药敏试验，对常见病原菌选用抗菌药物参考如下：革兰阳性球菌可选用青霉素、苯唑西林、大环内酯抗生素、庆大霉素、头孢唑林和万古霉素等；革兰阴性杆菌可选用氨苄西林、庆大霉素、氯霉素、哌拉西林、头孢唑林、

二代头孢菌素、三代头孢菌素或氟喹诺酮类;铜绿假单胞菌可选用庆大霉素、阿米卡星、哌拉西林、氟喹诺酮类、或头孢哌酮、头孢他啶或亚胺培南一西拉司丁(泰能)等;厌氧菌可选用甲硝唑和替硝唑、青霉素、氯霉素、林可霉素、克林霉素和拉氧头孢等;深部真菌可选用两性霉素 B、咪康唑、酮康唑、氟康唑、伊曲康唑或氟胞嘧啶等;但是老年人与肾功能不全患者慎用庆大霉素等氨基糖苷类。之后,根据培养出的病原菌与药敏试验结果调整用药,以后再根据疗效、不良反应酌情调整。

3. 抗菌药物的联合应用

因联合用药易引起菌群失调,故应尽量减少联合用药。联合应用抗菌药物的指征为:

(1) 急性严重感染病原菌未明确前,短暂使用。

(2) 严重混合感染、耐药菌感染、细菌合并真菌感染时一种抗菌药不能控制,需短暂联合。

(3) 联合用药可以减少单一用药的剂量并且减少不良反应、增加疗效;需长期用药并防止细菌产生耐药性,如结核。

4. 抗菌药物的用法

(1) 静脉滴注:常用于病情较重者,以迅速达到适当的血药浓度,一般 6~8 小时 / 次,以维持有效浓度。病情减轻后可改为肌内注射或口服。

(2) 静脉推注:用于重症患者,病情好转后应改为滴注。

(3) 肌内注射与口服:用于中度或轻度感染患者。

(4) 局部用药:可用于表浅或脓腔,剂量应相应减小。剂量与疗程根据病情与药物而定。

5. 防治不良反应 不良反应、过敏反应与毒性反应在特别是老年人和有基础疾病的患者中较易发生,注意询问过敏史。

(二) 对症治疗

根据患者病情酌情处理:①基础疾患如糖尿病、高血压等的相应治疗;②维持水电解质的平衡,补充必要热量和营养;③维护重要的生理功能,如呼吸功能与循环功能;④有脓肿或炎性积液者应及时进行有效的引流等。

【预防】

医院感染的控制除了需要对医院感染积极合理的治疗外,还依赖于广泛、可靠的医院感染监测和防治网络,切实有效的预防措施以及建立和健全医院感染管理组织。医院感染不可能完全避免,但是有效的预防措施可以减少医院感染的发生。因此,我们应该在控制传染源,切断传播途径,保护易感人群和减少易患因素三个环节采取措施来减少医院感染的发生率。

(一) 控制传染源

及时诊断感染患者,积极治疗医院感染的患者,隔离有传染病的患者;对医院环境进行严格的消毒;妥善处理好患者的排泄物、分泌物、污染物品和器械;对医务人员体检,避免医务人员传播疾病;对携带者进行适当处理甚至隔离。

(二) 切断传播途径

医院布局合理,减少医院感染传播机会;对不同传播途径疾病采取措施;严格无菌手术和其他检查或侵袭性操作;医务人员在对患者进行检查的前后均应以流动的水洗手;对血液、血制品和移植器官、组织进行严格的筛选和管理,确保排除感染各类肝炎病毒、HIV 等病原体供者;对医疗器械进行严格的消毒和灭菌;对符合适应证者予以手术前抗菌药物预防用药。

(三) 保护易感人群和减少易患因素

减少患者在 ICU 病房的入住时间,缩短患者住院时间;避免不必要的侵袭性操作;避免应用各类导管和机械通气,或者缩短应用的时间;避免应用广谱抗菌药物;医务人员良好的洗手习惯和医院供食卫生水平的提高;及时纠正或改善患者的免疫缺陷状态;对于新生儿、老人、慢性病患者、接受糖皮质激素和免疫抑制剂治疗的患者、长期卧床、失血过多、低蛋白血症的患者等应

该予以特别的重视和保护等。一些特别易感者需要保护性隔离和无菌病室，以避免遭受来自其他患者或医护人员的感染。

（四）医院的监测

1. **建立和健全医院感染管理组织**　这是加强医院感染管理的关键，建立医院感染管理委员会（小组）和医院感染管理科。

2. **建立医院的监测制度**　系统主动地观察医院感染的发生、分布以及影响因素，定期整理并提供有价值的数据资料，如感染率、病原体种类和细菌耐药谱等；了解医院感染的后果和控制感染措施的效果，以便采取更有效的对策。

3. 建立和健全有关的规章制度，加强医务人员关于医院感染知识的学习。

4. 针对该医院常见的医院感染或有局部暴发感染加强调查分析、预防和控制。

（谢　青）

参考文献

1. 王宇明．感染病学．第2版．北京：人民卫生出版社，2010，588-596
2. 李兰娟，任红．传染病学．第8版．北京：人民卫生出版社，2013，357-363
3. 美国CDC医院感染：http://www. cdc. gov/
4. Toltzis P, Walsh M. Recently tested strategies to reduce nosocomial infections in the neonatal intensive care unit. Exp Rev Anti-Infect Ther, 2010, 8(2): 235-242
5. Wolkewitz M. Interventions to control nosocomial infections: study designs and statistical issues. J Hosp Infect, 2014, 86(2): 77-82
6. Adámková V. Nosocomial infections—infections associated with providing health care. Rozhl Chir, 2013, 92(4): 222-232
7. Murni. Prevention of nosocomial infections in developing countries, a systematic review. Paediatr Int Child Health, 2013, 33(2): 61-78
8. Nakamura RK, Tompkins E. Nosocomial infections. Compend Contin Educ Vet. 2012, 34(4): E1-10

第五节　感染微生态学理论与实践

微生态学是研究微生物群结构、功能以及与其宿主相互关系的一门生态学分支。在人类进化史中，人类与微生物密不可分，微生物与人体共同构成了一个“超生物体”（superorganism）。人体携带的微生物细胞总数是人体细胞的10倍，包括壁厚菌门（*Firmicutes*）；类杆菌门（*Bacteroidetes*）；变形菌门（*Proteobacteria*）；放线菌门（*Actinobacteria*）；疣微菌门（*Verrucomicrobia*）；梭杆菌门（*Fusobacteria*）六大门，生物量达100万亿左右，重达1.2kg，接近人体肝脏的重量，其基因数量是人类基因组的50~100倍，其所产生的酶的种类更是超过肝脏。人体微生物基因组所组成的整体称为“宏基因组”（metagenome）。其中，肠道微生物为人体提供营养、代谢、调控肠道上皮发育和诱导先天性免疫及抵御外来病原体侵袭具重要的作用，有其功能相当于人体一个重要的“器官”。目前的研究认为，破坏人体微生态就是破坏健康。近10年来，肠道微生态在人体中的作用得到国际上前所未有的重视，2007年我国启动了973肠道微生态研究项目，同年欧盟启动研究肠道微生态的MetaHIT计划，2008年美国启动研究人类微生物的HMP计划，加拿大、日本、新加坡等国亦开展此类研究。

从肠道微生态研究的国际前沿来看，探索肠道微生态与感染性疾病和多种慢性疾病发生发展的关系，从肠道微生物角度寻找多种疾病早期诊断的生物标志物和多种疾病治疗的潜在靶标，开发新型的针对肠道微生态为靶点的药物，将对目前严重感染和多种慢性疾病的治疗产生重大的影响。

【感染微生态学的概念】

感染微生态学是一门应用微生态学原理和方法研究感染的发生、发展、结局并引导感染向宿主健康方向转移的微生态学分支，是医学微生物学、微生态学、免疫学、基因组学、代谢组学、营养学与传染病学交叉而成的新学科。感染微生态学定位于微生物与宏生物（宿主）的相互关系和因这种关系所产生的表现和后果。

正常微生物群及其分类：正常微生物群（normal microbiota）是微生态学研究的核心。所谓正常微生物群是微生物与其宿主在共同的历史进化过程中形成的一种相对稳定的生态结构，包括细菌、真菌、病毒及生物活性物质等。微生态区系的存在和发展过程中充满着动态性。微生态平衡是健康的基础，微生态失衡可使人体从正常情况转向病态。

正常微生物群是一个极为复杂的微生物群落（microbiota）。正常微生物群按来源分类：内源性菌群（endogenic flora），外源性菌群（exogenic flora）；按定位分类：常驻菌（resident flora），过路菌（transient flora）；按生境分类：原籍菌群（autochthonous flora），外籍菌群（allochthonous flora）。

人体存在着许多正常菌群系统，主要包括口腔鼻咽腔菌群、胃肠道菌群、泌尿生殖道菌群、皮肤菌群四大微生态区系。其中，胃肠道菌群是人体最大的正常菌群区系，有1500种以上细菌，总生物量达 10^{14} 个，通过对肠道菌群的研究，可以加深我们对正常微生物群的认识。肠道菌群的生理功能包括以下方面：

（一）免疫调节

肠道正常菌群与宿主免疫屏障密切有关。研究发现无菌动物免疫器官发育不良，免疫细胞数量下降，功能低下等。肠道正常菌群中的益生菌如乳酸菌和双歧杆菌对宿主免疫功能有增强作用，能激活吞噬细胞和淋巴细胞，增加抗体形成，刺激脾细胞和潘氏结细胞增殖的功能，调节T细胞功能，能促分泌性免疫球蛋白A、抗炎细胞因子，下调促炎症细胞因子等。近年来发现的分段丝状杆菌（segemetation filamentous bacteria，SFB）可以促进肠道TH17细胞的分化、成熟。而柔嫩梭菌有抗炎作用。

（二）物质代谢

在人类进化过程中，肠道菌群与人体形成相互依赖、相互作用的关系。微生物可产生大量的有生物功能的酶类物质，参与碳水化合物代谢、氨基酸代谢、能量代谢、信号转导、辅酶因子及维生素的代谢。通过代谢组学研究发现，肠道菌群与人体代谢精确关联，双歧杆菌、梭菌和类杆菌是重要的关键功能菌。肠道中的如双歧杆菌、乳酸杆菌、大肠埃希菌等能合成多种人体必需的维生素，如B族维生素、维生素K、烟酸、泛酸等；还能利用蛋白质残渣合成非必需氨基酸，如天门冬氨酸、丙氨酸、缬氨酸和苏氨酸等；参与糖类和蛋白质的代谢，促进铁、镁、锌等矿物元素的吸收，肠道产丁酸类细菌群等产生短链脂肪酸、精氨酸、谷氨酰胺等对肠上皮细胞的能量代谢其重要作用。

通过宏基因组测序数据的分析发现，肝硬化肠道胺产物模块富集，提示了肠道微生物在肝硬化氨性昏迷中的作用。同样，肝硬化患者肠道富含锰相关转运系统模块有助于改变锰的浓度，而晚期肝硬化患者基底神经节中锰的累积在肝性脑病中起作用。此外，GABA生物合成模块富集，与肝性脑病的发生也有密切关系。

（三）生物拮抗

正常菌群在人体某一特定部位定植和繁殖，形成菌膜屏障。通过各种拮抗作用，抑制并排斥过路菌群的入侵和定植，调整人体与微生物之间的平衡状态。20世纪70年代中期，荷兰学者Van der Wanij教授提出肠道定植抗力（colonization resistance，CR）概念。认为肠道定植抗力是肠道正常菌群阻止潜在致病菌在肠道定植的阻抗力或抵抗力。肠道转性厌氧菌与肠道定植抗力的形成密切有关，厌氧菌的增减直接影响肠道定植抗力。20世纪90年代，李兰娟院士提出B/E值（即肠道粪便双歧杆菌和肠杆菌科数量对数值的比值）可作为人体肠道微生物定植抗力的评

估指标。研究发现肝病患者肠道定植抗力下降,并与肝病严重程度有关。

进一步的宏基因组测序技术研究发现肝硬化患者口腔菌移位至肠道,肠道链球菌科细菌比例与肝硬化 Child-Pugh 评分呈正相关,随病情加重而显著增加,毛螺菌科细菌明显下降,与 Child 评分呈负相关;发酵乳杆菌、鼠李糖乳杆菌和链状双歧杆菌减少,齿双歧杆菌增加;此都与肝病肠道定植抗力的下降有关,并与肝硬化发生发展有关。

肠道菌群还有促进肠道上皮细胞发育、抗肿瘤等作用,降解胆汁酸等。

【感染微生态学的新认识】

(一) 感染性疾病认知模式

传染病学是基于病原学的模式来研究人为什么会感染、感染的表现、发展以及预后。但是,临床及实验研究证明病原体的暴露可造成感染也可能不导致感染,而感染也不一定导致疾病。微生态学认为人体及动物宿主携带有大量的正常微生物群,在正常情况下,分布在消化道、呼吸道、泌尿生殖道及皮肤这些特定部位的正常微生物群形成机体的生物屏障,对外袭性致病性微生物起拮抗作用。机体是否发生感染以及感染后的发生发展不但取决于病原微生物对机体的侵袭力、产生的毒素等因素,还与机体的正常微生物平衡状态有关。

(二) 生物病因论

传统的生物学病因论认为感染是由致病性微生物引起的。微生态学认为,感染是生态平衡与失衡相互转化的重要内容。引起感染的微生物不一定是致病菌或病原体,而是宿主正常微生物群易主或易位的结果。微生态失衡导致肠道正常菌群易位引起二重感染已是临床共识。

(三) 抗感染手段的发展

感染认知模式的更新促进了抗感染手段的更新。抗生素治疗感染取得了令人瞩目的成就,然而,广谱抗菌药物长期使用导致的微生态失衡,耐药菌株快速形成、流行等,可以引起难以控制的甚至是致命的感染。目前人体微生态失衡,多重甚至泛耐药菌株的产生已成为全球性公共卫生问题。以感染微生态学理论指导合理应用抗生素十分必要,微生态调节剂应用在感染的预防和治疗中则显得更加必要。微生态调节剂包括益生菌(probiotics)、益生元(probiotics)及合生元(synbiotics)等。补充微生态调节剂目的在于恢复维持肠道微生态平衡,修复肠道菌膜屏障,提高肠道定植抗力,抑制潜在致病菌过度生长,促进肠上皮细胞分泌黏蛋白及潘氏细胞分泌 sIgA,调节局部及全身免疫功能等。

【感染的微生态学特性】

(一) 感染的生理性

通过无菌动物与普通动物比较研究,正常微生物群对其宿主生理功能的调节作用显得更为明了。同时,无菌动物研究使"感染是生理现象"这个论点获得了更为坚实的实验证据。

在无菌环境中饲养的无菌动物,除了极少数细胞内的病毒外,不与任何微生物接触。无菌动物的肠道及相关器官表现出结构和功能的特征,即"无菌相关性特征"(germfree associated characteristics,GAC)。普通动物(conventional animal)本来就是与微生物群相联系的,因而其特征就是"菌群相关性特征"(microflora associated characteristics,MAC)。

相比 GAC,MAC 呈现出轻微的炎症状态,即与微生物接触的轻微感染状态。而 GAC 的免疫结构与功能远不如 MAC 发达。如果以 GAC 为生理标准,则 MAC 便成为"病理状态"了。相比与无菌动物,普通动物呈现出"感染"状态。事实上应该认为正常普通动物的 MAC 是正常的,是生理的。

无菌动物存在包括免疫器官发育不全,免疫细胞数量少,功能减弱,特异性抗体分泌不足等免疫缺陷。因此,肠道菌群是机体完整生理功能不可或缺的组成部分,是机体的重要"器官"。无菌 - 悉生动物模型揭示了肠道菌群对宿主的作用及相关机制:脆弱类杆菌通过多糖 A(PSA)调节宿主免疫功能:促进 T 淋巴细胞的发育成熟,调控 Treg 细胞的表达,参与机体免疫耐受,抑

制病理变态反应的发生;双歧杆菌、乳酸杆菌等益生菌通过改变肠道 pH 值,营养争夺,产生细菌素等抵御病原菌和条件致病菌的定植与过度生长。SFB 能促进无菌小鼠潘氏盘生发中心的发育,诱导 CD4+T 细胞及抗体 IgA 的产生,诱导促炎症细胞因子的表达,其机制与 SFB 促进促炎症 T 淋巴细胞(Th17)的发育成熟相关。无菌动物不但揭示了生理状态下肠道菌群对宿主的共生作用,而且为探讨病理状态下肠道微生态失衡与疾病发生发展的关系提供了有力工具。密西根大学 Freter 教授指出,现在没有任何生理指标是不与正常菌群相关联的。上述事实证明感染是宿主的生理现象。

(二) 感染的生态性

微生态平衡是人体健康的基础,微生态失衡容易导致感染性疾病的发生。传统的感染观点强调病原体与宿主的相互关系。微生态的感染观点认为,感染是微生物对宿主异常侵染所致的微生物与宿主之间相互作用的一种微生态学现象,主要表现出能使宿主由此产生对"原籍菌"的特异性或非特异性免疫反应。微生物与其宿主宏观生物之间的微生态平衡与微生态失衡是可逆的。转化的条件是外环境,转化的步骤是互生(mutualism)、抗生(antagonism)到偏生(amensalism)。感染是微生态现象的一种表现,受到感染起因、微环境和宿主三个因素的平衡与失衡机制控制。

(三) 感染的动态性

正常微生物群既是具体的又是相对的。其具体性表现在宿主一定生理时期,在特定的解剖部位,其定植的微生物群落总是由一定种群组成的。其相对性表现在同一个体在不同的生理时期,机体正常微生物群的结构和组成不尽相同。例如肠道菌群在人体机体出生时便开始形成,随后几天中逐步完善。新生儿的分娩和喂养方式决定菌群的定植模式。最先定植的细菌能够调节宿主肠道上皮细胞基因的表达,创造一个有利于它们定植的环境,同时抑制随后进入这一环境细菌的生长。因此,最初定植的菌群与宿主成年后稳定的菌群模式密切相关。在正常情况下,这些菌群与人体之间保持动态平衡状态,若受到外环境的影响,如大量应用抗生素、免疫抑制剂、放化疗等,引起微生态失衡,容易导致感染性疾病发生。感染性疾病的发生是微生态平衡与微生态失衡转化的动态表现,即生态病因论。生态病因论认为,微生物的病原性不仅取决于微生物种的特性,而且更重要的是取决于宿主、环境及微生物三方面的微生态平衡的定性、定量、定位及定主的转化结果。

(四) 感染与免疫

免疫是正常微生物群的一个重要生理功能。

生物拮抗理论的要点是正常菌群直接参与机体生物防御的屏障结构,这些屏障结构包括黏膜上皮细胞等机械屏障;正常微生物群与黏膜共价结合的膜菌群(生物屏障);肠道微生物代谢产物(如乙酸、丙酸、丁酸等)加上机体产生的酶、活性肽共同组成化学屏障;免疫赋活作用产生的 sIgA(黏膜免疫)、IgM、IgD(体液免疫)及各种免疫活性细胞和细胞因子(细胞免疫)等形成的免疫屏障结构等,阻止致病菌、过路菌的占位、定植及繁殖。这些机械、生物、化学和免疫屏障,具有占位、定植抗力、营养争夺等生物共生或互生,或生物竞争,或拮抗作用。因此,生理性免疫,特别是免疫防御,是宿主重要生理功能,感染是免疫诱发因素,是免疫发生的重要基础。没有感染就没有免疫。

肠道微生态的建立对宿主肠道免疫系统建立有重要作用,并对全身性免疫,包括特异性及非特异性免疫起到重要的调节作用。类杆菌、梭菌在促进宿主免疫系统成熟、T 细胞分化方面有着重要作用。后续的研究证实回肠末端定植的分节丝状菌对 Th17 细胞分化十分重要,结肠中定植的脆弱拟杆菌、厌氧芽胞梭菌 A4 和 A 14 亚群对 Treg 细胞形成和降低免疫应激具有调节作用。肠道菌群参与了宿主肠系乃至机体免疫系统的塑造。

宿主的免疫特性对肠道微生态建立具有重要意义。通过同卵双胞胎研究发现,宿主基因对

肠道菌群具有重要的影响作用，并对宿主的免疫反应（如肠炎、肠道感染、移植排斥反应）起到重要作用。炎症性肠病（IBD）与特异肠道共生菌、T细胞分化相关，肠道菌群复杂的动态变化影响肠道的天然免疫平衡，改变机体对感染、炎症等的易感性。

【感染的微生态机制】

感染的发生、发展及结局是病原体与宿主机体相互作用的过程，包括病原体的入侵机制、与宿主上皮细胞的黏附机制、与宿主黏附部位微生境内其他细菌的拮抗机制以及刺激宿主发生免疫互作的机制。

（一）感染的发生

感染的发生包括：

1. 定量改变 机体体表及与外界相通的腔道上皮细胞的微生境中定植着多种微生物，正常情况下，它们的种类和数量保持相对平衡，宿主上皮细胞外形成生物膜屏障。在抗生素等因素影响下，原生境敏感菌减少了，耐药菌增加了，优势条件致病菌群就可成为感染的原因菌。B/E值可以判断肠道微生物定植抗力变化。

2. 定性改变 外籍菌侵入易感生境并生长繁殖，就可以引起感染。这类菌主要是具有传播性的外源菌或过路的病原菌。

3. 定位改变 正常菌群都有其特定的定位。在抗生素、外伤、免疫抑制剂等因素影响下可发生易位（translocation）。例如大肠埃希菌易位到呼吸道就会引起感染或致病。

4. 定主改变 各种宏生物种群都有其自身的特定正常微生物菌群，如果转移到另外宏生物种群，某些微生物就会引起宿主发病或感染。例如贝壳类的正常菌群水弧菌转移到人体就可引起人类腹泻。禽类的正常菌群弯曲菌转移到人类就可引起胃肠道疾患。上述"四定"不是孤立的，是综合的，在病因、微环境及宿主相互作用中发挥作用。

（二）感染的发展

经历感染发生的初级阶段后，感染就进入发展阶段。主要通过免疫反应，包括先天性和后天获得性免疫。除免疫因素之外，作为宿主抵抗力一部分的正常菌群也逐渐在新的基点上趋向平衡。发展阶段，在病因与宿主斗争的顶峰之后，便转向结局阶段。

（三）感染的结局

感染结局阶段是病因与宿主斗争的结果。对感染个体来说只能有一个结局。如果从感染的群体来看，感染结局是一个由死亡、患病及健康组合的连续量变过程的感染谱（infection spectrum）。

疫苗接种就是利用人工创造感染，减少死亡和发病，人工免疫屏障和自然免疫屏障都证明感染是生理性的客观事实。

【感染的微生态学防治】

（一）感染防治观念的变革

传统的抗感染观念，从疾病出发，一菌一病，所用抗生素在杀死某些致病菌的同时也会抑制或杀死正常菌群，造成微生态失衡、细菌耐药，引起难治性感染、多器官功能损伤。

2001年李兰娟院士提出感染微生态学的"合理应用抗生素与维护微生态平衡相结合"的抗感染策略：从健康出发，合理应用抗生素，杀死致病菌的同时使用微生态调节剂补充或促进正常菌群生长，维护微生态平衡，保护器官功能。实现了对感染认知的创新、抗感染策略和手段的创新。

（二）微生态调节剂防治感染的原理

微生态调节剂是利用具有益生功能的正常微生物成员或其生长促进物质制成的制剂，具有补充或充实机体正常微生物群落，维持或调整微生态平衡，防治疾病、增进健康等功能。微生态调节剂作用机制包括：增强黏膜屏障、定植抗力，调节机体免疫能力，促进营养物质代谢，降低血

内毒素、GABA、血氨、血锰等有毒物质含量。

(三)微生态调节剂的种类

微生态调节剂大致可分为益生菌、益生元和合生元三类。《中华人民共和国药典》2010版第三部中收录的可用于微生态活菌制品的生产菌种有:青春型双歧杆菌、长型双歧杆菌、婴儿型双歧杆菌、嗜酸乳杆菌、德氏乳杆菌、保加利亚乳杆菌、嗜热链球菌、屎肠球菌、粪肠球菌、蜡样芽胞杆菌、枯草芽胞杆菌、凝结芽胞杆菌、酪酸梭状芽胞杆菌、地衣芽胞杆菌等;目前单一菌种或混合制成的微生态活菌制品多达22种。国际上用于微生态活菌制品的种类和生产菌种数量更多。

随着研究的深入,候选益生菌的范围也将扩大,比如毛螺菌、小链状双歧杆菌、Faecalibacterium prausnitizii,及其具有特异酶功能的细菌。

益生元是一种不被宿主消化的食物成分或制剂,通常为寡糖类,它能选择性地刺激一种或几种结肠内常驻菌的活性或生长繁殖,起到增进宿主健康的作用,主要包括低聚果糖、低聚木糖、大豆低聚糖、低聚葡萄糖、低聚半乳糖等。中药也具有潜在益生元的功效。

合生元是益生菌和益生元的组合制剂,或再加入维生素、微量元素等。它同时具有补充益生菌和促进益生菌生长的功能。

(李兰娟)

参考文献

1. 李兰娟.感染微生态学.第2版.北京:人民卫生出版社,2012
2. Li M, Wang B, Zhang M, et al. Symbiotic gut microbes modulate human metabolic phenotypes. Proc Natl Acad Sci USA, 2008, 105(6): 2117-2122
3. Chen Y, Yang F, Lu H, et al. Characterization of fecal microbial communities in patients with liver cirrhosis. Hepatology, 2011, 54(2): 562-572
4. Tremaroli V, Bäckhed F. Functional interactions between the gut microbiota and host metabolism. Nature, 2012, 489(7415): 242-249
5. Maynard CL, Elson CO, Hatton RD, et al. Reciprocal interactions of the intestinal microbiota and immune system. Nature, 2012, 489(7415): 231-241
6. Hooper LV, Littman DR, Macpherson AJ, et al. Interactions between the microbiota and the immune system. Science, 2012, 336(6086): 1268-1273
7. Qin N, Yang F, Li A, et al. Alterations of the human gut microbiome in liver cirrhosis. Nature, 2014, 513(7516): 59-64

第六节 肝衰竭与人工肝治疗

肝衰竭是病毒、药物、乙醇等多种因素引起的严重肝脏损害,导致其合成、解毒、排泄和生物转化等功能发生严重障碍或失代偿,出现以黄疸、凝血障碍、肝性脑病、腹水等为主要表现的一组临床综合征。其病情危笃,进展迅速,临床预后极差,是导致肝病患者死亡的主要原因之一。据报道,西方发达国家急性肝衰竭发病率约为1~8/百万人;我国尚缺乏肝衰竭发病的大规模流行病学调查数据。基于庞大的HBV感染者基数,近年来我国肝衰竭特别是慢加急性肝衰竭和慢性肝衰竭的发病率和发病数均有增无减,反映在病毒性肝炎所致重症化居高不下,而中毒、感染及外伤所致肝衰竭病例数明显增多,治疗费用对社会、家庭造成巨大的经济负担。因此,肝衰竭既是临床诊治的难点,也是科学研究的热点与前沿。

一、肝衰竭

【病因】

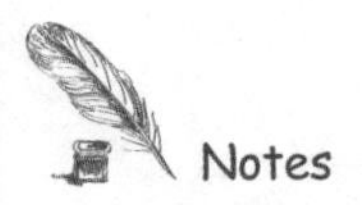

肝衰竭大多由病毒、细菌感染以及药物、酒精中毒等不同病因引起。在西方国家,药物是导

致急性、亚急性肝衰竭的主要病因，据报道对乙酰氨基酚中毒约占50%。在我国，由于各种病毒性肝炎高发，肝炎病毒主要是乙型肝炎病毒（HBV）是最为常见的肝衰竭病因。另外，随着我国经济发展和人民生活水平的逐步提高，人群饮酒和用药频率均明显增加，因此，由酒精和药物中毒所诱发的肝衰竭亦呈逐年增多的趋势。但仍有约15%的成人和50%的儿童肝衰竭通过目前的医学手段尚无法明确病因。见表14-5。

表14-5 肝衰竭病因

嗜肝与非嗜肝病毒：
甲型、乙型、丙型、丁型、戊型肝炎病毒（HAV、HBV、HCV、HDV、HEV）；巨细胞病毒（CMV）、EB病毒（EBV）、肠道病毒、疱疹病毒等
乙醇、药物及其他肝毒性物质：
乙醇、非甾体类抗炎药（对乙酰氨基酚等）、抗结核药（异烟肼、利福平、吡嗪酰胺等）、抗甲亢药、抗肿瘤药、中草药（如土三七）、抗风湿病药、毒蕈等
细菌及寄生虫等病原体感染：
严重或持续感染（如败血症、血吸虫病等）
妊娠急性脂肪肝
自身免疫性肝病
代谢异常：
肝豆状核变性、遗传性糖代谢障碍等
缺血缺氧：
休克、充血性心力衰竭等
肝移植、部分肝切除
肝脏肿瘤
先天性胆道闭锁
其他：
胆汁淤积性肝病、创伤、辐射等

【分型】

肝衰竭临床分型国内外有较大区别。我国学者将肝衰竭分为四种类型，即：

（一）急性肝衰竭（acute liver failure，ALF）

急性起病，无基础肝病史，2周以内出现以Ⅱ度以上肝性脑病为特征的肝衰竭临床表现。

（二）亚急性肝衰竭（subacute liver failure，SLF）

起病较急，无基础肝病史，2~26周出现肝功能衰竭的临床表现。

（三）慢加急性（亚急性）肝衰竭（acute on chronic liver failure，AonCLF）

在慢性肝病基础上，出现急性（通常在4周内）肝功能失代偿的临床表现。

（四）慢性肝衰竭（chronic liver failure，CLF）

在肝硬化基础上，出现肝功能进行性减退引起的以腹水或肝性脑病等为主要表现的慢性肝功能失代偿的临床表现。

【发病机制与病理】

肝衰竭发病机制至今尚未完全阐明。有众多证据表明肝衰竭是宿主免疫、病毒、肠道微生态等各种因素共同作用的结果。

（一）病毒因素

病毒对肝脏的直接作用。研究表明，乙肝患者肝细胞内过度表达的HBsAg可导致细胞损伤及功能衰竭。HBV的X蛋白也可引起肝脏损伤，在感染早期，X蛋白使肝细胞对TNF-a等炎性介质更敏感而诱导细胞凋亡，这可能与重型乙型肝炎发病有关。另有研究表明，HBV基因变异可引起细胞坏死，导致严重的肝脏损害。

Notes

(二) 宿主免疫因素

以 CTL 为核心的细胞免疫在清除细胞内病毒方面起关键作用，同时也是造成细胞凋亡或坏死的主要因素。另外，宿主遗传背景在乙型肝炎重症化的过程中起着重要作用。

(三) 肠道微生态失衡

严重肝病患者，肠道菌群异位，由于库普弗细胞功能严重受损，来自门静脉的大量内毒素未经解毒而溢入体循环。内毒素可直接或通过激活库普弗细胞释放的化学介质引起肝坏死。

(四) 其他因素

包括各种肝损性药物、毒素及代谢物蓄积滞留于在肝脏，导致肝细胞损伤，而加快肝病进展。

组织病理学检查在肝衰竭的诊断、分类及预后判定中具有重要价值。但是，由于肝衰竭患者的凝血功能障碍，实施肝穿刺具有一定的风险，故临床开展肝组织病理学检查并不普遍。

急性肝衰竭：巨检肝脏体积显著缩小，以左叶为甚，质地柔软，包膜皱缩，边缘薄锐，重量减至 600~800g，切面呈黄色或者红褐色，故又称急性黄色肝萎缩或者急性红色肝萎缩。肝细胞呈一次性坏死，坏死面积≥肝实质的 2/3；或亚大块坏死，或桥接坏死，伴存活肝细胞严重变性，肝窦网状支架不塌陷或非完全性塌陷（图 14-6）。

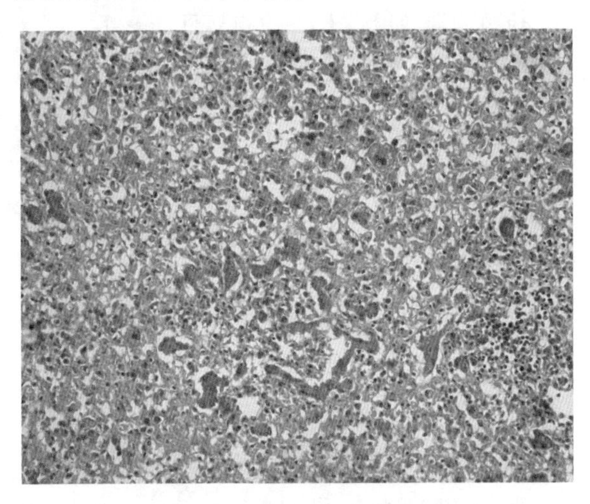

图 14-6 急性肝衰竭组织病理学表现

亚急性肝衰竭：巨检肝体积不同程度缩小，肝被膜皱缩呈黄绿色，故又称亚急性黄色肝萎缩。肝组织呈新旧不等的亚大块坏死或桥接坏死；较陈旧的坏死区网状纤维塌陷，或有胶原纤维沉积；残留肝细胞有程度不等的再生，并可见细、小胆管增生和胆汁淤积（图 14-7）。

慢加急性肝衰竭：病理表现为在慢性肝病病理损害的基础上，发生新的程度不等的肝细胞坏死性病变。

慢性肝衰竭：病理主要表现为弥漫性肝脏纤维化以及异常结节形成，可伴有分布不均的肝细胞坏死（图 14-8）。

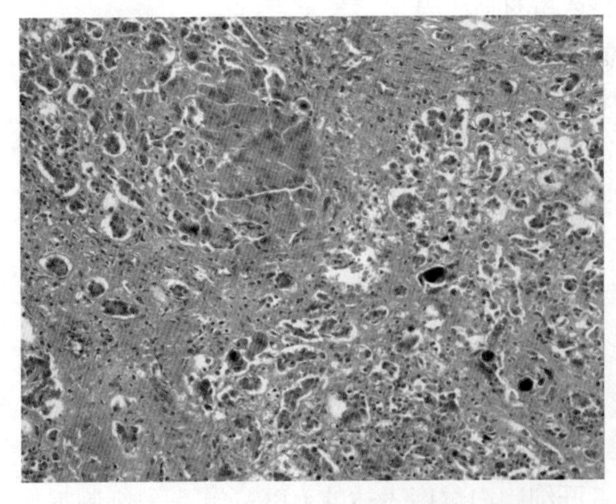

图 14-7 亚急性肝衰竭组织病理学表现

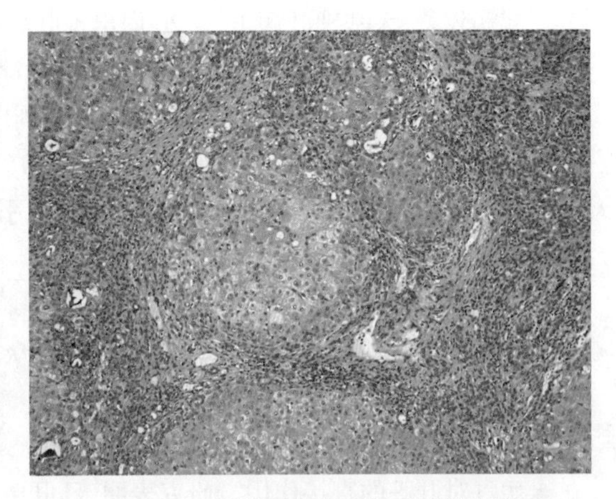

图 14-8 慢性肝衰竭组织病理学表现

【临床表现】

肝衰竭的临床表现包括原发病、肝衰竭及其并发症的表现。临床上可有极度乏力，厌食、腹

胀、恶心、呕吐，重度黄疸或迅速加剧，皮肤黏膜或内脏出血，部分患者可出现程度不等的肝性脑病等。体检可见肝脏进行性缩小。实验室检查可有血浆凝血酶原活动度（PTA）显著下降，血清总胆红素（TBil）明显升高等。并发腹水、肝性脑病、脑水肿、消化道大出血、肝肾综合征、肝肺综合征或感染者，还有相应的临床表现。

【诊断】

（一）临床诊断

肝衰竭临床诊断属于功能性诊断，需要依据病史、临床表现和辅助检查等综合分析而确定。我国《肝衰竭诊治指南》推荐的诊断标准如下：

1. 急性肝衰竭　急性起病，2 周内出现Ⅱ度及以上肝性脑病（按Ⅳ度分类法划分）并有以下表现者：①极度乏力，有明显厌食、腹胀、恶心、呕吐等严重消化道症状；②短期内黄疸进行性加深；③出血倾向明显，血浆凝血酶原活动度（PTA）≤40%（或 INR≥1.5），且排除其他原因；④肝脏进行性缩小。

2. 亚急性肝衰竭　起病较急，2~26 周出现以下表现者：①极度乏力，有明显的消化道症状；②黄疸迅速加深，血清总胆红素（Tbil）大于正常值上限 10 倍或每日上升≥17.1μmol/L；③伴或不伴有肝性脑病；④出血倾向明显，PTA≤40%（或 INR≥1.5）并排除其他原因者。

3. 慢加急性（亚急性）肝衰竭　在慢性肝病基础上，短期内发生急性或亚急性肝功能失代偿的临床综合征，表现为：①极度乏力，有明显的消化道症状；②黄疸迅速加深，血清 TBil 大于正常值上限 10 倍或每日上升≥17.1μmol/L；③出血倾向，PTA≤40%（或 INR≥1.5），并排除其他原因者；④失代偿性腹水；⑤伴或不伴有肝性脑病。

4. 慢性肝衰竭　在肝硬化基础上，肝功能进行性减退和失代偿：①血清 TBil 明显升高；②白蛋白明显降低；③出血倾向明显，PTA≤40%（或 INR>1.5），并排除其他原因者；④有腹水或门静脉高压等表现；⑤肝性脑病。

（二）分期

根据临床表现的严重程度，亚急性肝衰竭和慢加急性肝衰竭可分为早期、中期和晚期。

1. 早期

(1) 有极度乏力，并有明显厌食、呕吐和腹胀等严重消化道症状。

(2) 黄疸进行性加深（血清 TBil≥171μmol/L 或每日上升≥17.1μmol/L）。

(3) 有出血倾向，30%<PTA≤40%（或 1.5<INR≤1.9）。

(4) 未出现肝性脑病或其他并发症。

2. 中期　在肝衰竭早期表现基础上，病情进一步发展，出现以下两条之一者：①出现Ⅱ度以下肝性脑病和（或）明显腹水、感染；②出血倾向明显（出血点或瘀斑），20%<PTA≤30%，（或 1.9<INR<2.6）。

3. 晚期　在肝衰竭中期表现基础上，病情进一步加重，有严重出血倾向（注射部位瘀斑等），PTA≤20%（或 INR>2.6），并出现以下四条之一者：肝肾综合征、上消化道大出血、严重感染、Ⅱ度以上肝性脑病。

考虑到一旦发生肝衰竭治疗极其困难，病死率高，故对于出现以下肝衰竭前期临床特征的患者，须引起高度的重视，进行积极处理：①极度乏力，并有明显厌食、呕吐和腹胀等严重消化道症状；②黄疸升高（TBil≥51μmol/L，但≤171μmol/L），且每日上升≥17.1μmol/L；③有出血倾向，40%<PTA≤50%（或 1.5<INR≤1.6）。

（三）诊断格式

由于肝衰竭不是一个独立的临床疾病，因此完整的肝衰竭诊断应包括病因、临床类型及分期，我国《肝衰竭诊治指南》建议按照以下格式书写，譬如：

1. 药物性肝炎

急性肝衰竭

2. 病毒性肝炎,急性,戊型

亚急性肝衰竭(中期)

3. 病毒性肝炎,慢性,乙型

病毒性肝炎,急性,戊型

慢加急性(亚急性)肝衰竭(早期)

4. 血吸虫性肝硬化

慢性肝衰竭

5. 亚急性肝衰竭(早期)

原因待查(入院诊断)

原因未明(出院诊断)(对可疑原因写出并打问号)

【治疗】

肝衰竭治疗包括内科综合治疗、人工肝治疗及肝移植等治疗方法。目前内科治疗尚缺乏特效的药物。故临床上强调早期诊断,早期治疗。针对不同病因采取相应的病因治疗措施和综合治疗措施,并积极防治各种并发症。肝衰竭患者应进行病情评估,有条件者应重症监护治疗和人工肝治疗,必要时需肝移植治疗。

(一) 内科综合治疗

包括病情监测、一般治疗、病因治疗、促肝细胞生长治疗,以及防治并发症等治疗措施。

1. 一般支持治疗 包括卧床休息,减少体力消耗,减轻肝脏负担。加强病情监测处理和肠道内营养,包括高碳水化合物、低脂、适量蛋白饮食,提供每公斤体质量 35~40kcal 总热量,肝性脑病患者需限制经肠道蛋白摄入,进食不足者,每日静脉补给足够的热量、液体和维生素;同时,积极纠正低蛋白血症,补充白蛋白或新鲜血浆,并酌情补充凝血因子。监测血气,注意纠正水电解质及酸碱平衡紊乱,尤其要注意纠正低钠、低氯、低镁、低钾血症。消毒隔离,加强口腔护理及肠道管理,预防医院感染发生。

2. 病因治疗 对指导治疗及判断预后具有重要价值。目前主要针对 HBV 感染所致的患者。对 HBV-DNA 阳性的肝衰竭患者,不论其检测出的 HBV-DNA 滴度高低,均要立即使用强效快速的核苷(酸)类药物抗病毒治疗,如拉米夫定、恩替卡韦、替诺福韦等。由于肝衰竭患者其肝脏基础病变的程度和不同时期的病情轻重均不相同,对不同类型的肝衰竭和(或)肝衰竭不同时期进行抗病毒干预的效果也可能存在差异。因此,普遍认为抗病毒治疗的时机和药物的选择至关重要。在肝衰竭的早、中期开始抗病毒治疗,疗效相对较好。晚期肝衰竭患者因残存肝细胞过少、肝脏再生能力严重受损,抗病毒治疗似难以改善肝衰竭的结局。甲型、戊型病毒性肝炎引起的急性肝衰竭,目前没有证据证明病毒特异性治疗有效。对确定或疑似疱疹病毒或水痘 - 带状疱疹病毒感染引发的急性肝衰竭患者,可使用阿昔洛韦治疗,并应考虑进行肝移植。药物性肝损伤所致急性肝衰竭,应停用所有可疑的药物。N- 乙酰半胱氨酸对药物性肝损伤所致急性肝衰竭有益。毒蕈中毒导致的急性肝衰竭患者,可考虑应用青霉素 G 和水飞蓟素。妊娠急性脂肪肝 / HELLP 综合征所导致的肝衰竭,建议立即终止妊娠。如果终止妊娠后病情仍继续进展,须考虑人工肝和肝移植治疗。

3. 其他治疗 肾上腺皮质激素治疗肝衰竭的作用尚存在争议。自身免疫性肝炎导致的肝衰竭,可考虑使用泼尼松。其他原因所致肝衰竭前期或早期,若病情发展迅速且无严重感染、出血等并发症者,也可酌情使用,但药物的选择、剂量和疗程的确定尚缺乏充分的循证医学证据。促肝细胞生长素和前列腺素 E1 脂质体等药物可能具有促进肝细胞再生的作用,可酌情使用、胸腺素 α_1 等免疫调节剂可改善肝衰竭患者机体的免疫功能、减少感染等并发症,但其疗效有待进

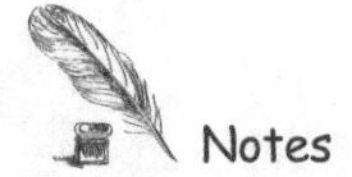

一步确认。肠道微生态调节剂、乳果糖或拉克替醇，可以减少肠道细菌易位或降低内毒素血症及肝性脑病的发生。

4. 防治并发症　肝衰竭常可出现一系列严重甚至致死性的并发症，如重要脏器出血、脑水肿、肝性脑病、肝肾综合征、继发感染、肝肺综合征等，积极预防、有效处置这些并发症在很大程度上决定着肝衰竭治疗的成败。临床上要加强监测，必要时要采取预见性治疗。我国、AASLD和APASL《指南》均作出了相应的治疗推荐。具体治疗措施不再赘述。

（二）人工肝治疗（见下文）

（三）肝移植治疗

肝移植治疗是治疗终末期肝衰竭最有效的方法，也是提高肝衰竭患者生存率的根本措施。特别是急性肝衰竭患者，如果不接受肝移植治疗，其存活率为10%~30%，而肝移植后存活率可达80%~90%。

二、人　工　肝

人工肝是指借助一个体外的机械、理化或生物反应装置，清除因肝衰竭产生或增加的各种有害物质，补充需肝脏合成或代谢的蛋白质等必需物质，改善患者水、电解质、酸碱平衡等内环境，暂时辅助或替代肝脏相应的主要功能，直至自体肝细胞再生、肝功能得以恢复，从而提高患者的生存率；而对肝细胞再生不良的晚期肝病患者，人工肝脏则能改善症状，成为肝移植的“桥梁”。

我国学者将人工肝分为三大类型，即：非生物型人工肝（non-bioartificial liver，NBAL）、生物型人工肝（bioartificial liver，BAL）和混合型人工肝（hybrid artificial liver，HAL）。国外人工肝分型似乎不太严格，目前趋向于将人工肝分为非生物型和生物型人工肝，而混合型人工肝名称鲜有使用。

从1986年起，浙江大学附属第一医院李兰娟团队就开始研究人工肝治疗肝衰竭的原理，设计各种人工肝方案。经过20余年的发展，创建了一系列根据不同病情进行不同组合、暂时替代肝脏主要功能、改善肝衰竭并发症、明显提高患者生存率的新型人工肝系统，统称为李氏人工肝系统（Li's artificial liver system，Li-ALS）。Li-ALS包括李氏非生物型人工肝（Li-NBAL）、李氏生物型人工肝（Li-BAL）和李氏混合型人工肝（Li-HAL）（表14-6）。

表14-6　我国人工肝的分型

分型	主要技术和装置	功能
非生物型	Li-NBAL、MARS、CAPS、普罗米修斯系统等	以清除有害物质为主，其中血浆置换还能补充凝血因子等必需物质
生物型	以体外培养肝细胞为基础所构建的体外生物反应装置，主要有Li-BAL、ELAD、BLSS等	具有肝脏特异性解毒、生物合成及转化功能
混合型	将非生物型和生物型人工肝脏装置结合应用，主要有Li-HAL、HepatAssist2000、MELS、AMC等	兼具非生物型人工肝脏高效的解毒功能和生物型人工肝脏的代谢功能

【非生物型人工肝】

非生物型人工肝是指在肝衰竭治疗中能清除有害物质，补充有益物质，暂时替代肝脏主要功能的各类血液净化装置，包括血浆置换（plasma exchange，PE）、血浆灌流（plasma perfusion，PP）、胆红素吸附（bilirubin absorption，BA）、血液滤过（hemofiltration，HF）、血液透析（hemodialysis，HD），及根据不同病情进行不同组合治疗的Li-NBAL，包括肝衰竭合并肝性脑病时PE联合PP，合并肾功能不全时，应用PE联合HD或HF，合并高胆红素血症时，应用血浆置换联合胆红素吸附。其他非生物型人工肝还有分子吸附再循环系统（molecular adsorbents recirculating system，MARS）、

连续白蛋白净化系统(continuous albumin purification system,CAPS)、普罗米修斯系统(Prometheus system)等。

(一) Li-NBAL

非生物人工肝是最早在临床应用,具有确切疗效,并创造了巨大的社会和经济效益的人工肝治疗方法。自1986年起,浙大一院李兰娟团队率先将血浆置换(plasma exchange,PE)、血浆灌流(Plasma perfusion PP)、血液滤过(hemofiltration,HF)、血浆胆红素吸附(plasma bilirubin absorption,PBA)、连续性血液透析滤过(continuous hemodiafiltration,CHDF)等净化技术进行有机的结合,创建了新一代的个体化的非生物型人工肝支持系统Li- NBAL。

Li-NBAL用到的基本血液净化方法有:血浆置换、血浆灌流、血液滤过、血液透析等。这些血液净化技术均有各自的特点。血液透析对分布容积大、弥散性强的小分子物质(如氨)清除能力最强;而分子量在5~50kD之间的物质,血液滤过的效果好;内毒素以及与白蛋白结合物质只有血浆置换能清除,且血浆置换除了解毒功能外,还能补充白蛋白、凝血因子以及其他生物活性物质。血浆灌流是利用活性炭或树脂等吸附剂特殊的孔隙结构将血液中的有害物质吸附并清除。表14-7列出了各种基本血液净化技术在治疗肝衰竭时可能清除的有害物质。由于肝衰竭患者体内的有害物质涉及白蛋白结合毒素、水溶性中小分子毒素,因此,需要根据患者的具体病因、病情,将不同的血液净化技术有机组合,以便最大程度清除肝衰竭相关有害物质,提高治疗效果。

表14-7 各种基本血液净化技术在治疗肝衰竭时可能清除的有害物质

血液净化技术	可清除的有害物质
血液透析	氨、假性神经递质、GABA、肌酐、尿素氮,纠正电解质紊乱
血液滤过	细胞因子、中分子物质、氨、GABA、肌酐、尿素氮,纠正电解质紊乱
血浆置换	芳香族氨基酸、胆酸、胆红素、内毒素、一氧化氮,细胞因子、吲哚类、硫醇、短链脂肪酸
血浆灌流	氨、胆酸、胆红素、细胞因子、硫醇、酚类

临床上可根据肝衰竭患者的具体情况,合理采取不同的个体化治疗策略:药物和毒物相关性的肝衰竭可选用PEF、PED、PEAF治疗;严重感染所致的肝衰竭可选用PEF治疗;HBV相关的肝衰竭早期可选用PE治疗,中期可选用PEF或PAEF治疗;伴有脑水肿或肾衰竭时,可选用PEF或PED治疗;伴有水电解质紊乱时,可选用PED或PEF治疗。其他病因所致肝衰竭的治疗可参照HBV相关肝衰竭的治疗策略应用Li-NBAL系统进行治疗。

研究结果表明,Li-NBAL可有效降低肝衰竭患者血清胆红素、内毒素,调整支链/芳香氨基酸的比例,降低外周血中HBV的载量,纠正电解质失衡。20余年的Li-NBAL应用经验显示,在肝衰竭的早、中期进行Li- NBAL治疗,能明显提高肝衰竭患者治愈好转率,挽救患者的生命;在肝衰竭晚期进行治疗,能改善症状,提高肝移植患者生存率;移植术后进行人工肝治疗,可提高移植肝功能,促进患者康复。迄今,Li-NBAL已经成功推广至全国30余个省市数百家家医院,均取得了较好的治疗效果。

(二) MARS及其他类型非生物型人工肝

白蛋白透析吸附是国外人工肝研究的热点,代表性系统包括分子吸附再循环系统(molecular adsorbents recirculating system,MARS)、普罗米修斯系统(prometheus system)等。MARS在欧洲于1999年正式进入临床,是白蛋白透析、吸附以及普通透析的组合应用。MARS系统包括3个循环,即血液循环、白蛋白再生循环和透析循环,当血液流经MARS FLUX透析器时,白蛋白结合毒素及水溶性毒素被转运至白蛋白循环透析液;在白蛋白循环中,活性炭和树脂吸附柱联合吸附蛋白结合毒素和中、小分子毒素;最后通过透析循环纠正水、电解质酸碱紊乱。普罗米修斯系统由费森尤斯公司和多瑙河大学联合研制,是一个基于成分血浆分离吸附系统以及高通量血液透析

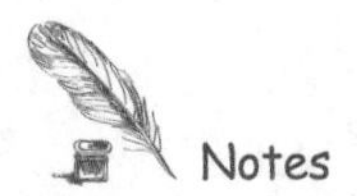

的体外肝脏解毒系统。普罗米修斯系统采用 Albuflow 白蛋白可通透性膜，所有白蛋白及白蛋白结合毒物均经过该膜分离并进入一个包含有中性树脂吸附器及阴离子树脂交换器的特殊吸附器进行解毒，解毒后的白蛋白再次入血并进入高通量血液透析器进行净化后返回体内。该类方法可替代肝脏的解毒功能，清除蛋白结合毒素和水溶性毒素，纠正水电解质和酸碱失衡，但因缺乏补充蛋白质、凝血因子等肝脏合成功能的替代，疗效受一定影响。荟萃分析结果显示，MARS 对降低慢加急性肝衰竭病死率并无益处。另外，最近一项 Promethus 系统治疗 145 例慢加急性肝衰竭患者的随机对照临床研究结果显示，在内科疗法的基础上联合 8~11 次的 Promethus 系统治疗，慢加急性肝衰竭患者 4 周生存率与对照组比较并无显著提高。

此外，还有一些其他的血液净化技术联合模式。血浆滤过透析（PDF）是应用血浆成分分离器进行滤过透析，血浆对流弥散过程中，既有中、小分子溶质的清除，也有白蛋白结合毒素的清除。治疗中丢失的血浆蛋白成分用新鲜冰冻血浆从后稀释液中补充，在透析滤过的同时完成了血浆交换，是血浆置换和血液透析滤过联合治疗的简化和革新。

（三）非生物型人工肝治疗适应证

近年来的系列研究证实，人工肝治疗能去除毒素和代谢中间产物，包括胆红素、肿瘤坏死因子、内毒素，改善肝功能，促进肝细胞再生，减少肝细胞坏死。这些优势决定了其有如下的适应证：

1. 各种原因引起的肝衰竭早、中期　PTA 在 20%~40% 之间和血小板 $>50\times10^9$/L 的患者为宜；晚期肝衰竭患者也可进行治疗，但并发症多见，治疗风险大，临床医生应评估风险和利益后作出治疗决定；未达到肝衰竭诊断标准，但有肝衰竭倾向者，一旦内科综合治疗效果不佳，也可考虑早期人工肝治疗。

2. 晚期肝衰竭肝移植术前　等待供体、肝移植术后排异反应、移植肝无功能期的患者。

3. 各种原因引起的高胆红素血症，内科治疗无效者。

4. 肝衰竭的各种并发症的治疗：

(1) 肝肾综合征：此综合征往往伴有严重的水、电解质平衡紊乱，大量含氮代谢产物和炎症介质潴留体内，人工肝治疗通过稳定血容量，平衡水、电解质，清除毒性物质，改善内循环，有利于肝、肾功能恢复。

(2) 肝性脑病：人工肝治疗通过清除血氨等含氮物质，清除一些中、小分子物质，清除过多水分改善脑水肿，改善肝性脑病症状。

(3) 严重水、电解质平衡失调：肝衰竭患者常出现水肿，低血钠、高血钾、低血氯、低血钙、低血镁并伴有酸碱平衡失调。人工肝治疗可通过调整置换液中电解质和缓冲剂成分比例，有效减轻体液负荷，纠正电解质和酸碱平衡失调。

(4) 全身炎症反应综合征（systemic inflammatory response syndrome，SIRS）：肝衰竭患者由于继发严重感染、肠道细菌或毒素移位、NO 及氧化应激等原因激活单核 - 巨噬细胞系统释放 TNF-α、白细胞介素及前列腺素等多种炎症介质进入全身循环，引起广泛的炎症反应，导致机体代谢和血流动力学异常，造成自身细胞、组织广泛损害，形成多脏器功能不全，甚至多脏器功能衰竭。人工肝治疗可去除多种炎症介质，改善血流动力学和临床症状。

（四）非生物型人工肝禁忌证

随着血液净化技术的提高和体外循环材料的更新，人工肝治疗没有绝对的禁忌证，但为了减少并发症和治疗意外，以下为人工肝治疗的相对禁忌证：①严重活动性出血和 DIC 患者，出血及 DIC 未得到控制。②对治疗过程中所用的药物和血浆高过敏者。③休克、循环功能衰竭者。④心、脑梗死非稳定期患者。⑤对有严重全身感染、晚期妊娠等合并症的患者应谨慎应用。

（五）非生物型人工肝并发症

人工肝治疗的并发症有过敏反应、低血压、继发感染、出血、失衡综合征、溶血、空气栓塞、水

电解质及酸碱平衡紊乱等。随着人工肝技术的发展,并发症发生率逐渐下降,一旦出现,可根据具体情况给予相应处理。

由于肝衰竭患者病情危重及伦理学等因素的限制,人工肝治疗难以开展严格对照的随机临床试验,影响了人工肝疗效的判断。同时,人工肝治疗方案仍需要进一步优化和创新,根据患者的病情特点和程度,结合每一种人工肝的原理和特点,建立针对不同病情进行不同"个体化治疗"的新方案,进一步提高治疗效果。这将是今后非生物人工肝研究的重点和潮流。

【生物型人工肝】

生物型人工肝脏的基本原理是:将培养的外源性肝细胞放置于体外生物反应器中,当患者血液或血浆流经反应器时,通过半透膜或直接接触的方式与培养的肝细胞进行物质交换,其中的肝细胞发挥清除毒素和中间代谢产物、参与生物合成和生物转化及分泌具有促进肝细胞生长的活性物质等功能,从而达到暂时的支持作用。生物型人工肝脏研究的核心部分是细胞源和生物反应器。

自1987年以来,有30多种生物型人工肝系统的设计和治疗结果得以报道。目前,代表性系统主要有以下几种:Li-BAL系统、ELAD(extracorporeal liver assist device,ELAD)系统、BLSS(bioartificial liver support system)系统、RFB(radical flow bioreactor,RFB)系统等。

总的来说,各种生物型人工肝装置在细胞来源、细胞用量、血浆或全血的应用、灌注率、治疗所需时间(持续或间断)等方面各不相同。细胞量从100~500g不等,流速为20~200ml/min。每种以细胞为基础的生物型人工肝系统均存在相应优点和缺点。系统看来都安全,但没有任何一种系统被FDA批准在美国应用。有关生物型人工肝支持系统的循证医学总结认为,这些系统对ALF患者生存率的影响有待进一步证实。

缺乏安全有效的肝细胞来源是新型人工肝研究面临的最大障碍。在人工肝临床试验中,原代人肝细胞、猪肝细胞和肿瘤来源的肝细胞系各有优缺点。人肝细胞具有最佳肝细胞功能,因此是人工肝的首选细胞系,但是其来源有限,主要取自弃置不用的供肝,且分离得到的人肝细胞活性较低。猪肝细胞供应量充足,即用即得,然而动物肝脏可产生异源蛋白质,经过1周的多次生物型人工肝治疗,常常发生血清病。如果治疗不超过5~6天,则很少发生这种免疫问题。但是,异种移植相关的治疗在许多国家是禁止的,产生动物传染病的危险也限制了严格选用。SPF级的动物是最大限度降低动物传染病风险的方法,但内源性反转录病毒基因整合在猪的基因组中,因此也存在于SPF级猪肝细胞中,所以,动物传染病的危险不能忽视。最近在肝细胞永生化和干细胞生物学方面研究取得了很大进展,具有较好的应用前景,但其安全性和疗效还有待临床试验的验证。

除肝细胞来源外,困扰生物型和混合型人工肝发展的瓶颈问题还有:高效生物反应器以及肝细胞体外大规模培养方法与体系的缺乏。这些瓶颈的解决在一定程度上也依赖于材料学、组织工程学等相关学科的发展和共同进步。

【混合型人工肝】

混合型人工肝指将非生物型人工肝和生物型人工肝装置结合的系统。理想的人工肝脏应该与原来的生物器官接近或类似,基本上能够担任及完成正常肝脏的解毒、合成、生物转化三项基本功能。因此,将血液透析滤过、血浆交换、血液灌流等偏重于解毒作用的装置与生物型人工肝相结合,组成混合型人工肝脏,有望能更好地代替肝脏功能。目前,主要的混合型人工肝系统有Li-HAL系统、HepatAssist系统、MELS(modular extracorporeal liver support,MELS)系统和AMC(academic medical center)系统等。在这些系统中,大多采用中空纤维管型生物反应器,和新鲜分离或者冻存的原代猪肝细胞及肿瘤来源的肝细胞系(如C3A)。HepatAssist系统已完成Ⅱ/Ⅲ期前瞻性多中心随机对照临床试验,结果显示该系统能够改善对乙酰氨基酚诱发的急性肝衰竭患者的生存率,但C3A细胞致癌性等问题尚待进一步观察评估。相信随着研究的不断深入以及细

胞生物技术、生物材料等相关交叉学科的快速发展,必能带动在细胞源和生物反应器等方面的研究取得突破,人工肝的性能也必然会不断地改进与优化,同时合理地将非生物人工肝和生物人工肝相结合,构建出高效而完善的混合型生物人工肝,也将进一步提高肝衰竭的治疗效果。

(李兰娟)

参考文献

1. 李兰娟 . 人工肝脏 . 第 2 版 . 杭州:浙江大学出版社,2012
2. Li LJ. Artificial liver support system in China:a review over the last 30 years. Ther Apher Dial,2006,10(2):160-167
3. Lee WM. Acetaminophen and the U. S. Acute Liver Failure Study Group:lowering the risks of hepatic failure. Hepatology,2004,40:6-9
4. Larson AM,Polson J,Fontana RJ,et al. Acetaminophen-induced acute liver failure:results of a United States multicenter,prospective study. Hepatology,2005,42:1364-72
5. Reuben A,Koch D,GLee WM. Drug-induced acute liver failure:results of a U. S. multicenter,prospective study. Hepatology,2010,52:2065-2076
6. Lee WM,Squires RH,Nyberg SL,et al. Acute liver failure:Summary of a workshop. Hepatology,2008,47:1401-1415
7. Bernal W,Auzinger G,Dhawan A,et al. Acute liver failure. Lancet,2010,376:190-201
8. Polson J,Lee WM. AASLD position paper:the management of acute liver failure. Hepatology,2005,41:1179-1197
9. 中华医学会感染病分会肝衰竭与人工肝学组 . 中华医学会肝病学分会重型肝病与人工肝学组 . 肝衰竭诊疗指南 . 中华肝脏病杂,2006,14:643-646
10. Sarin SK,Kumar A,Almeida JA,et al. Acute-on-chronic liver failure:consensus recommendations of the Asian Pacific Association for the study of the liver(APASL). Hepatol Int,2009,3:269-282
11. Lee WM,Stravitz R,TLarson AM. Introduction to the revised American Association for the Study of Liver Diseases Position Paper on acute liver failure 2011. Hepatology,2012,55:965-967
12. Garg H,Sarin SK,Kumar M,et al. Tenofovir improves the outcome in patients with spontaneous reactivation of hepatitis B presenting as acute-on-chronic liver failure. Hepatology,2011,53:774-780
13. 中华医学会感染病学分会肝衰竭与人工肝学组 . 非生物型人工肝支持系统治疗肝衰竭指南(2009 年版). 中华临床感染病杂志,2009,2:321-325
14. Kribben A,Gerken G,Haag S,et al. Effects of fractionated plasma separation and adsorption on survival in patients with acute-on-chronic liver failure. Gastroenterology,2012,142:782-789
15. Li LJ,Du WB,Zhang YM,et al. Evaluation of a bioartificial liver based on a nonwoven fabric bioreactor with porcine hepatocytes in pigs. J Hepatol,2006,44:317-324
16. Germani G,Theocharidou E,Adam R,et al. Liver transplantation for acute liver failure in Europe:Outcomes over 20years from the ELTR database. J Hepatol,2012,57(2):288-296
17. Viswanathan P,Gupta S. New directions for cell-based therapies in acute liver failure. J Hepatol,2012,57(4):913-915

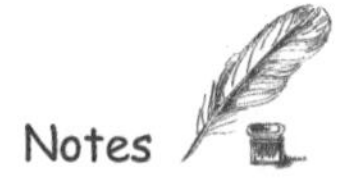

附 录

附录一 感染病的消毒与隔离

一、感染病的消毒

消毒(disinfection)是指通过物理、化学或生物学方法,杀灭或清除体外环境中病原微生物的一系列方法。其目的在于通过清除病原体来阻止其向外界传播,达到控制传染病的发生与蔓延的目的。

(一) 消毒的种类

1. **疫源地消毒** 疫源地消毒是指对目前或曾经存在传染源的场所进行消毒,其目的是杀灭或清除由传染源排到外界环境中的病原体。疫源地消毒又分为:①终末消毒:即患者痊愈或死亡后对其居住地进行的一次彻底消毒。②随时消毒:指对传染源的排泄物、分泌物及其污染物品进行随时消毒。

2. **预防性消毒** 预防性消毒是指在未发现传染源的情况下,对可能受病原体污染的场所、物品和人体进行的消毒,如饮用水消毒、餐具消毒、空气消毒、手术室及医护人员的手消毒等。

(二)消毒方法

1. 物理消毒法

物理消毒法是消毒操作中最安全有效也是应用最多的方法,包括:

(1) 热力灭菌法:通过高温使微生物的蛋白质及酶发生变性或凝固,新陈代谢发生障碍而死亡,具体的方法包括:

1) 煮沸消毒法:本方法主要适用于处理传染病患者剩余食物、污染棉织品、玻璃制品及金属器械等,在水中煮沸100℃,10分钟左右即可杀死细菌繁殖体,但不能杀死细菌芽胞,对于细胞的芽胞则需要延长至数十分钟甚至数小时。对于被乙肝病毒污染的物品,煮沸的时间需延长至15~20分钟。在高原地区气压低、沸点低的情况下,需要延长消毒时间,海拔每增高300米,需延长消毒时间2分钟。

2) 高压蒸汽灭菌:本方法适用于一切耐热、耐潮物品的消毒,是利用高压和高热释放的潜热进行灭菌,是目前对实验材料进行灭菌的最有效和最可靠的方法。本方法效果可靠,既可杀灭细菌的繁殖体,也可杀灭细菌的芽胞。通常压力为98kPa,温度为121~126℃,时间15~20分钟。

3) 预真空型压力蒸汽灭菌:即先机械抽为真空使灭菌器内形成负压,再导入蒸汽,蒸汽压力达205.8kPa($2.1kg/cm^2$),温度达到132℃,2分钟内能杀灭芽胞。

4) 火烧消毒法:对被细菌芽胞污染的器具,如破伤风患者伤口换药碗,先用95%乙醇燃烧后再行高压蒸汽灭菌消毒,以防止细菌芽胞污染的扩散。

5) 巴氏消毒法:是法国微生物学家巴斯德为葡萄酒消毒时发明的、并以他的名字来命名的一种消毒方法,指在规定时间内以不太高的温度处理液体食品的一种加热灭菌方法。巴氏消毒法是乳品加工中的一个重要环节,既可以达到消毒的目的,又不致损害食品质量。温度65~75℃,10~15分钟,能杀灭细菌繁殖体,但不能杀死芽胞,可用于血清的消毒和疫苗的制备。将血清加热至56℃ 1小时,每日一次连续三日,可使血清不变质。该方法被认为与煮沸消毒一样安全,并对物品的损害较小。

(2) 辐射消毒法

1) 非电离辐射:包括紫外线、红外线和微波。紫外线常用于室内空气、水和一般物品表面消毒。紫外线为低能量电离辐射，光波波长 200~275nm，杀菌作用强，杀菌谱广，可杀灭细菌繁殖体、真菌、分枝杆菌、病毒、立克次体、衣原体和支原体等。紫外线的主要杀菌原理是使细菌 DNA 链上相邻的嘧啶碱基形成嘧啶二聚体，从而干扰 DNA 正常碱基配对，导致细菌死亡或突变，但此法穿透力差，对真菌孢子、细菌芽胞效果差，对 HBV 和 HIV 无效，对照射不到的部位无杀菌作用，因此仅适用于直射物品表面消毒及对空气的消毒紫外线直接照射人体可发生皮肤红斑、紫外线眼炎和臭氧中毒，应注意防护。红外线和微波主要靠产热杀菌，所及之处产生分子内部剧烈运动，使物体内外温度迅速升高。目前已广泛应用于食品、药品的消毒，微波对人体有一定的危害性，其热效应可损伤睾丸、晶状体等，长时间照射还可致神经功能紊乱，使用时可设置不透微波的金属屏障或佩戴特制防护眼镜等。

2）电离辐射：有 γ 射线和高能电子束（β 射线）两种。电离辐射通过损伤微生物的核酸及酶类进行灭菌，具有穿透力强、灭菌可靠和不使物品升温、操作简便等优点，可在常温下对不耐热的物品灭菌，又称"冷灭菌"。该方法杀菌谱广，剂量易控制，但设备昂贵，对人及物品有一定损害，多用于精密医疗器械、生物医学制品（人工器官、移植器官等）和一次性医用品等灭菌。消毒灭菌过程中应注意对放射源的防护。

3）超声波消毒法　在频率 20~200kHz 的声波作用下，使细菌细胞机械破裂和原生质迅速游离，达到消毒目的。如超声洗手器用于手部消毒，超声洗涤机用于注射器的清洁和初步的消毒处理。

2. 化学消毒法　化学消毒法是指用化学消毒药物使病原体蛋白变性凝固，或干扰其酶系统和代谢，或改变细菌细胞膜的通透性而致其死亡的方法。凡不适于物理消毒法而耐潮湿的物品，如光学仪器（胃镜、膀胱镜等）、皮肤、黏膜、患者的分泌物、排泄物等均可采用此法。

(1) 常用化学消毒方法有：

1）浸泡法：选用杀菌谱广、腐蚀性弱、水溶性消毒剂，将物品浸没于消毒剂内，在标准的浓度和时间内，达到消毒灭菌目的。

2）擦拭法：选用易溶于水、穿透性强的消毒剂，擦拭物品表面，在标准的浓度和时间里达到消毒灭菌目的。

3）薰蒸法：加热或加入氧化剂，使消毒剂呈气体，在标准的浓度和时间里达到消毒灭菌目的。室内物品及空气消毒或精密贵重仪器和不能蒸、煮、浸泡的物品（血压计、听诊器以及传染患者用过的票证等），均可用此法消毒。

4）喷雾法：借助普通喷雾器或气溶胶喷雾器，使消毒剂产生微粒气雾弥散在空间，进行空气和物品表面的消毒。如用 1% 含氯石灰澄清液或 0.2% 过氧乙酸溶液作空气喷雾。对细菌芽胞污染的表面，每立方米喷雾 2% 过氧乙酸溶液 8ml 经 30 分钟（在 18℃以上的室温下），可达 99.9% 杀灭率。

5）环氧乙烷气体密闭消毒法：将环氧乙烷气体置于密闭容器内，在标准的浓度、湿度和时间内达到消毒灭菌目的。环氧乙烷是广谱气体杀菌剂，能杀灭细菌繁殖体及芽胞，以及真菌和病毒等。穿透力强，对大多数物品无损害，消毒后可迅速挥发，特别适用于不耐高热和温热的物品，如精密器械、电子仪器、光学仪器、心肺机、起搏器、书籍文件等，均无损害和腐蚀等副作用。

(2) 化学消毒剂分类：根据消毒效能可以将其分为三类：

1）高效消毒剂：能杀灭包括细菌芽胞、真菌孢子在内的各种微生物，如 2% 碘酊、戊二醛、过氧乙酸、甲醛、环氧乙烷、过氧化氢等消毒剂。

2）中效消毒剂：能杀灭包括结核分枝杆菌在内的细菌繁殖体和大多数种类的真菌及病毒，但不能杀灭细菌芽胞的消毒剂，如乙醇、部分含氯制剂、氧化剂、溴剂等消毒剂。含氯制剂和碘伏则居于高效与中效消毒效能之间。

3）低效消毒剂：只能杀灭细菌繁殖体和亲脂类病毒，对真菌有一定作用，但不能杀灭细菌芽胞、结核分枝杆菌及抵抗力较强的某些真菌和病毒，如汞、氯已定（洗必泰）及某些季铵盐类消毒剂，对皮肤黏膜无刺激性，对金属和织物无腐蚀性，稳定性好。

根据化合物种类，可将常用的化学消毒剂分为以下几类：①含氯消毒剂：常用的有含氯石灰（漂白粉）、次氯酸钠、氯胺及二氯异氰尿酸钠等。这类消毒剂在水中产生次氯酸，有杀菌作用强、杀菌谱广、作用快、余氯毒性低及价廉等特点，但对金属制品有腐蚀作用，适用于餐具、环境、水、疫源地等消毒。②氧化消毒剂：如过氧乙酸、过氧化氢、臭氧、高锰酸钾等。主要靠其强大的氧化能力杀菌，其杀菌谱广、速效，但对金属、织物等有较强腐蚀性与刺激性。③醛类消毒剂：常用的有甲醛和戊二醛等，有广谱、高效、快速杀菌作用。戊二醛对橡胶、塑料、金属器械等物品无腐蚀性，适用于精密仪器、内镜消毒，但对皮肤黏膜有刺激性。④杂环类气体消毒剂：主要有环氧乙烷、环氧丙烷等。为广谱高效消毒剂，杀灭芽胞能力强，对一般物品无损害。常用于电子设备、医疗器械、精密仪器及皮毛类等消毒，有时可将惰性气体和二氧化碳加入环氧乙烷混合使用，以减少其燃爆危险。⑤碘类消毒剂：常用2%碘酊及0.5%碘伏，有广谱、快速杀菌作用。碘伏是碘与表面活性剂、灭菌增效剂经独特工艺络合而成的一种高效、广谱、无毒、稳定性好的新型消毒剂。该产品对有害细菌及繁殖体等具有较强的杀灭作用，并对创伤具有消炎、止血、加快黏膜再生的功能，对皮肤和黏膜无刺激性、易脱碘。碘伏适用于手术前手消毒、手术及注射部位的清洗、消毒，皮肤烧伤、烫伤、划伤等伤口的清洗消毒，还包括妇产科黏膜冲洗、感染部位消毒、器皿消毒等。⑥醇类消毒剂：主要有75%乙醇及异丙醇，乙醇可迅速杀灭细菌繁殖体，但对HBV及细菌芽胞作用较差，异丙醇杀灭作用大于乙醇，但毒性较大。⑦其他消毒剂：酚类：如甲酚皂、苯酚（石碳酸）等；季铵盐类：为阳离子表面活性剂，如苯扎溴铵（新洁尔灭）、消毒净等；氯己定：可用于手、皮肤、医疗器械等消毒。这些消毒剂均不能杀灭细菌芽胞，属低效消毒剂。

（三）消毒的使用原则

1. 明确消毒的主要对象 应具体分析引起感染的途径、涉及的媒介物及病原微生物的种类，有针对性地采用消毒方法和使用消毒剂。对于一般细菌繁殖体、亲脂性病毒、螺旋体、支原体、衣原体和立克次体等，可用煮沸消毒或低效消毒剂等常规消毒方法，如用苯扎溴铵、氯己定等；对于结核分枝杆菌、真菌等耐受力较强的微生物，可选择中效消毒剂与热力消毒方法；对于污染抗力很强的细菌芽胞需采用热力、辐射及高效消毒剂的方法，如过氧化物类、醛类与环氧乙烷等。另外，真菌孢子对紫外线抵抗力强，季铵盐类对肠道病毒无效。

2. 采取适当的消毒方法 根据消毒对象选择简便、有效、不损坏物品、来源丰富、价格适中的消毒方法。例如，无菌室、手术室的空气消毒可采用紫外线照射和甲醛熏蒸，肝炎病房用过氧乙酸消毒，手部采用苯扎溴铵和乙醇消毒，地面采用甲酚皂溶液和生石灰消毒，玻璃器皿采用高压蒸汽灭菌和（或）干烤等。

3. 控制影响消毒效果的因素 许多因素会影响消毒剂的作用，而这些因素对各种消毒剂的影响存在很大差异。

(1) 微生物的种类：不同类型的病原微生物对消毒剂抵抗力不同，因此进行消毒时必须区别对待。

1) 细菌繁殖体易被消毒剂杀灭，一般革兰阳性细菌对消毒剂较敏感，革兰阴性杆菌则常有较强的抵抗力。繁殖体对热敏感，消毒方法以热力消毒为主。

2) 细菌芽胞对消毒因子耐力最强，杀灭细菌芽胞最可靠的方法是热力灭菌、电离辐射和环氧乙烷熏蒸法。在化学消毒剂中，戊二醛、过氧乙酸能杀灭芽胞，但可靠性不如热力灭菌法。

3) 病毒对消毒因子的耐力因种类不同而有很大差异，亲水病毒的耐力较亲脂病毒强。

4) 真菌对干燥、日光、紫外线以及多数化学药物耐力较强，但不耐热（60℃、1小时杀灭）。

(2) 微生物的数量：污染的微生物数量越多需要消毒的时间就越长，消毒剂剂量越大。

(3) 有机物的存在：①有机物在微生物的表面形成保护层妨碍消毒剂与微生物的接触或延迟消毒剂的作用，以致微生物逐渐产生对药物的适应性。②有机物和消毒剂作用，形成溶解度比原来更低或杀菌作用比原来更弱的化合物。③一部分消毒剂与有机物发生了作用，则对微生物的作用浓度降低。④有机物可中和一部分消毒剂。消毒剂中重金属类、表面活化剂等受有机物影响较大，对戊二醛影响较小。

(4) 温度：随着温度的升高，杀菌作用增强，但温度的变化对各种消毒剂影响不同。如甲醛、戊二醛、环氧乙烷的温度升高1倍时，杀菌效果可增加10倍，而酚类和酒精受温度影响小。

(5) pH值：从两方面影响杀菌作用。①对消毒剂的作用：改变其溶解度和分子结构。②pH过高或过低对微生物的生长均有影响。在酸性条件下，细菌表面负电荷减少，阴离子型消毒剂杀菌效果好。在碱性条件下，细菌表面负电荷增多，有利于阳离子型消毒剂发挥作用。

(6) 处理剂量与监测：保证消毒、灭菌处理的剂量，加强效果监测，防止再污染。

各种物品常用消毒方法见附表1。

附表 1　常用物品消毒方法表

消毒对象	消毒剂	浓度	用法及用量	消毒时间	附注
患者排泄物（粪、尿）	含氯石灰（漂白粉）	10%~20% 乳液	100 克稀粪便加含氯石灰 20 克搅拌	2 小时	肝炎及真菌感染者粪便浓度用法同左，消毒时间 6h
痰、脓、便器	过氧乙酸	0.5%	加等量充分搅拌，淹没痰、脓	2 小时	
	石灰	20% 乳剂		2 小时	
	含氯石灰	1%~2%	澄清液浸泡	30~60 分钟	
	焚烧法				
痰盂	过氧乙酸	0.5%	浸泡 2 小时	30~60 分钟	
痰杯	甲酚皂	1%~2%	浸泡 2 小时	30~60 分钟	
餐具	过氧乙酸	0.5%	浸泡完全淹没	30~60 分钟	1. 餐具均要洗净后消毒，消毒后清水洗净后使用
	含氯石灰	0.3%	浸泡完全淹没	30~60 分钟	
	苯扎溴铵	0.5%	浸泡完全淹没	30~60 分钟	2. 煮沸时可放 2% 苏打或肥皂液，增强消毒效果
	煮沸		浸泡完全淹没	10 分钟	
	高压消毒		压力 15 磅（121℃）		3. 煮沸从水沸腾时计算
残余食物	煮沸			20 分钟	肝炎患者剩食煮沸 30min
浴水、污水	含氯石灰	20%	污水 10ml 加 20% 含氯石灰澄清液 15~20ml 搅匀	2 小时	容器加盖
病室地面、墙壁、用具	甲醛	1%~3%	熏蒸	12~24 小时	1. 甲醛消毒肠道病室用量 $80ml/m^3$，过氧乙酸 $3ml/m^3$
	过氧乙酸	0.2%~0.3%	熏蒸（$1g/m^3$）	90 分钟	
	甲酚皂	2%	擦洗或喷雾	30~60 分钟	2. 病室家具洗擦法消毒(金属或油漆家具不用含氯石灰)
	含氯石灰	上清液 10%	擦洗或喷雾	30~60 分钟	
	苯扎溴铵	0.5%	擦洗或喷雾	60 分钟	
	乳酸	$12ml/100m^3$	加等量水熏蒸	30~60 分钟	
运输工具	过氧乙酸	0.2%~0.3%	擦拭	30~60 分钟	炭疽、结核者 1% 过氧乙酸喷雾或擦拭，病毒性肝炎用 0.5% 过氧乙酸，时间均同左
	甲酚皂	1%~3%	擦拭	30~60 分钟	
	苯扎溴铵	0.5%	擦拭	30~60 分钟	
	含氯石灰	1%~2%	擦拭	30~60 分钟	
用具	甲醛	1%~3%	熏蒸（$125ml/m^3$）	蒸笼代替	
	煮沸			3 小时	
	高压蒸汽		温度 100℃，压力 $1\sim1.2kg/cm^3$，湿度 80%~100%	30 分钟	
衣服、被单	过氧乙酸	1%~3%	熏蒸（$1g/m^3$）	1 小时	
	甲酚皂	1%~3%	浸泡	30~60 分钟	
书籍文件	环氧乙烷	1.5g/L	熏蒸	3 小时(20℃)	消毒物应分散堆放，不能扎紧，无保存价值的焚烧
	甲醛	$125mg/m^3$	熏蒸（80℃），湿度 90%	2 小时(80℃)	
医疗器械	过氧乙酸	0.5%	浸泡	10~20 分钟	金属类不用过氧乙酸，器械应擦去黏液及血渍清洁后消毒，氯已定对炭疽、结核菌、真菌消毒应 2~10h
	戊二醛	2%	浸泡	10~20 分钟	
	氯已定	0.1%~0.2%	浸泡	10~20 分钟	
	乙醇	70%	浸泡	10~20 分钟	
	煮沸		浸泡	10~20 分钟	
	过氧乙酸	0.04%	浸泡	1~20 分钟	

续表

消毒对象	消毒剂	浓度	用法及用量	消毒时间	附注
皮肤(手或其他污染部位)	甲酚皂	2%	浸泡	1~20分钟	消毒后最好用流水冲洗干净,洗手后每人用小毛巾擦手
	苯扎溴铵	0.1%	浸泡	1~20分钟	
	肥皂水		流水刷洗		
体温表	过氧乙酸	0.5%	浸泡	15分钟	炭疽患者用过的体温表先用2%碘酒消毒1~5min后70%乙醇浸泡
	乙醇	75%	浸泡	15分钟	
化粪池	含氯石灰	3%澄清液	浸泡	2小时	化粪池沉底粪便出粪时用20%含氯石灰充分搅拌2h后排放
垃圾	含氯石灰	1%~3%	喷雾		
	甲酚皂	3%~5%	喷雾		
	焚烧法		焚烧		
生吃瓜菜	高锰酸钾	1∶5000	浸泡	15分钟	

二、感染病的隔离

隔离(isolation)是指把处在传染期的患者或病原携带者,置于特定医院、病房或其他不能传染给别人的条件下,防止病原体向外扩散和传播,以便于管理、消毒和治疗。隔离是预防和控制传染病的重要措施,一般应将传染源隔离至不再排出病原体为止。

(一) 隔离原则与方法

1. 单独隔离传染源,避免与周围人群尤其易感者不必要的接触,必须与传染源接触时应采取防护措施,如戴口罩、帽子、穿隔离衣、手清洁与消毒等,还要严格执行陪伴和探视制度。

2. 根据不同传染病传播途径的不同,采取相应的消毒与隔离措施,如呼吸道传染病患者的隔离应注意室内空气消毒、痰液等呼吸道分泌物的消毒,消化道传染病应注意水源、食物等的消毒。

3. 根据隔离期或连续多次病原检测,确定隔离者不再排出病原体时才能解除隔离。

(二) 隔离的种类

根据感染病传染的强度及传播途径的不同,采取不同的隔离方法。

1. 严密隔离　适用于霍乱、肺鼠疫、肺炭疽、SARS等甲类或传染性极强的乙类传染病。具体隔离方法是:①患者住单间病室,同类患者可同住一室,关闭门窗,禁止陪伴和探视患者;②进入病室的医务人员戴口罩、帽子,穿隔离衣,换鞋,注意手部清洗与消毒,必要时戴手套;③患者分泌物、排泄物、污染物品、敷料等严格消毒;④室内采用单向正压通气,室内的空气及地面定期喷洒消毒液或紫外线照射。

2. 呼吸道隔离　适用于流行性感冒、麻疹、白喉、水痘等通过空气飞沫传播的呼吸道传染病。具体隔离方法是:①同类患者可同住一室,关闭门窗;②进入病室的医务人员戴口罩、帽子,穿隔离衣;③患者口鼻、呼吸道分泌物应消毒;④室内喷洒消毒液或紫外线照射。

3. 消化道隔离　适用于伤寒、细菌性痢疾、甲型肝炎等通过粪-口途径传播的疾病。具体隔离方法是:①同类患者可同住一室;②接触患者时穿隔离衣,换鞋,注意手部清洗与消毒;③患者粪便严格消毒,患者用品、餐具、便器等单独使用并定期消毒,地面喷洒消毒液;④室内防杀苍蝇和蟑螂。

4. 接触隔离　适用于狂犬病、破伤风等经皮肤伤口传播的疾病。具体隔离方法是:①同类患者可同住一室;②医务人员接触患者穿隔离衣,戴口罩;③患者用过的物品和敷料等严格消毒。

5. 昆虫隔离　适用于通过蚊子、蚤、虱、蜱、恙螨等昆虫叮咬传播的疾病,如疟疾、斑疹伤寒等。具体隔离方法主要是病室内有完善的防蚊设施,以预防叮咬及杀灭上述医学昆虫。

常见传染病的隔离期见附表2。

附表 2　常见传染病的潜伏期、隔离期、检疫期

病名	潜伏期(天)		隔离期	接触者检疫期及处理
	一般	最短 ~ 最长		
甲型病毒性肝炎	30 天	15~45 天	发病日起 21 天	检疫 45 天，每周查 ALT，观察期间可肌注丙种球蛋白
乙型病毒性肝炎	60~90 天	28~180 天	急性期隔离至 HBsAg 阴转，恢复期不阴转者按病原携带者处理	检疫 45 天，观察期间可注射乙肝疫苗及 HBIG，疑诊乙肝的托幼和饮食行业人员暂停原工作
丙型病毒性肝炎	60 天	15~180 天	至 ALT 恢复正常或血清 HCV RNA 阴转	检疫期同乙型肝炎
丁型病毒性肝炎			至血清 HDV RNA 及 HDAg 阴转	检疫期同乙型肝炎
戊型病毒性肝炎	40 天	10~75 天	发病日起 21 天	检疫期 60 天
脊髓灰质炎	5~14 天	3~35 天	自发病日起消化道隔离 40 天，第 1 周同时呼吸道隔离	医学观察 20 天，观察期间可用减毒活疫苗快速预防免疫
霍乱	8~14 天	4 小时 ~6 天	症状消失后，隔日大便培养 1 次，3 次阴性或症状消失后 14 天	留观 5 天，大便培养连续 3 次阴性后解除检疫，阳性者按患者隔离
细菌性痢疾	1~3 天	数小时 ~7 天	至症状消失后 7 天或大便培养 2~3 次阴性	医学观察 7 天，饮食行业人员大便培养 1 次阴性解除隔离
伤寒	8~14 天	3~60 天	症状消失后 5 天起大便培养 2 次阴性或症状消失后 15 天	医学观察 23 天
副伤寒甲、乙	6~10 天	2~15 天		医学观察 15 天
副伤寒丙	1~3 天	2~15 天		医学观察 15 天
沙门菌食物中毒	4~24 小时	数小时 ~3 天	症状消失后连续 2~3 次大便培养阴性可解除隔离	同食者医学观察 1~2 天
阿米巴痢疾	7~14 天	2 天 ~1 年	症状消失后连续 3 次粪查溶组织阿米巴滋养体及包囊阴性	饮食行业人员发现溶组织阿米巴滋养体或包囊者应调离工作
流行性感冒	1~3 天	数小时 ~4 天	退热后 48 小时解除隔离	医学观察 3 天，出现发热等症状应早期隔离
麻疹	8~12 天	6~21 天	至出疹后 5 天，合并肺炎至出疹后 10 天	易感者医学观察 21 天，接触者可肌注丙种球蛋白
风疹	18 天	14~21 天	至出疹后 5 天解除隔离	一般不检疫，对孕妇尤其孕 3 个月内者可肌注丙种球蛋白
水痘	14~16 天	10~21 天	至全部结痂或不少于发病后 14 天	医学观察 21 天，免疫力低者可用丙种球蛋白
流行性腮腺炎	14~21 天	8~30 天	至腮腺完全消肿约 21 天	一般不检疫，幼儿园及部队密切接触者医学观察 30 天
流行性脑脊髓膜炎	2~3 天	1~10 天	至症状消失后 3 天，但不少于发病后 7 天	医学观察 7 天，可作咽培养，密切接触的儿童服用磺胺或利福平预防
白喉	2~4 天	1~7 天	症状消失后连续 2 次咽培养(间隔 2 天，第 1 次于第 14 病日)阴性或症状消失后 14 天	医学观察 7 天

续表

病名	潜伏期(天)		隔离期	接触者检疫期及处理
	一般	最短~最长		
猩红热	2~5天	1~12天	至症状消失后，咽培养连续3次阴性或发病后7天	医学观察7~12天，可作咽培养
百日咳	7~10天	2~23天	至痉咳后30天或发病后40天	医学观察21天，儿童可用红霉素预防
传染性非典型性肺炎	4~7天	2~21天	隔离期3~4周	接触者隔离3周，流行期来自疫区人员医学观察2周
流行性乙型脑炎	7~14天	4~21天	防蚊设备室内隔离至体温正常	不需检疫
森林脑炎	10~15天	7~30天	不隔离	不需检疫
流行性斑疹伤寒	10~14天	5~23天	彻底灭虱隔离至退热后12天	彻底灭虱后医学观察14天
地方性斑疹伤寒	7~14天	4~18天	隔离至症状消失	不需检疫，进入疫区被蜱咬伤者可服用多西环素预防
恙虫病	10~14天	4~20天	不需隔离	不需检疫
虱传回归热	7~8天	2~14天	彻底灭虱隔离至退热后15天	彻底灭虱后医学观察14天
肾综合征出血热	14~21天	4~60天	隔离至热退	不需检疫
艾滋病	15~60天	9天~10年以上	HIV感染/AIDS隔离至HIV或P24核心蛋白血液中消失	医学观察2周，HIV感染/AIDS者不能献血
钩端螺旋体	10天	2~28天	可以不隔离	疫水接触者检疫2周
腺鼠疫	2~4天	1~12天	隔离至肿大的淋巴结消退，鼠疫败血症症状消失后培养3次(每隔3天)阴性	接触者检疫9天，可服四环素或SD预防，发病地区进行疫区检疫
肺鼠疫	1~3天	3小时~3天	就地隔离至症状消失后痰培养连续6次阴性	同腺鼠疫
狂犬病	4~12周	4天~10年	病程中应隔离治疗	被可疑狂犬或狼咬伤者医学观察，并注射疫苗及免疫血清
布氏菌病	14天	7~360天	可不隔离	不需检疫
炭疽	1~5天	12小时~12天	皮肤炭疽隔离至创口愈合、痂皮脱落，其他型症状消失后2次(间隔3~5天)培养阴性	医学观察12天，肺炭疽密切接触者可用青霉素、四环素、氧氟沙星等预防
淋病	1~5天		患病期间性接触隔离	对性伴侣检查，阳性者应治疗
梅毒	14~28天	10~90天	不隔离	对性伴侣检查
间日疟	10~15天	11~25天 长6~9月	病室应防蚊、灭蚊	不需检疫
恶性疟	7~12天		病室应防蚊、灭蚊	不需检疫
三日疟	20~30天	8~45天	病室应防蚊、灭蚊	不需检疫
班氏丝虫病	约1年		不需隔离，但病室应防蚊、灭蚊	不需检疫
马来丝虫病	约12周			
黑热病	3~5个月	10天~2年	不需隔离，但病室应防蚊、灭蚊	不需检疫

（王　凯）

附录二　预防接种

品名及性质	保存及有效期	接种对象	剂量与用法	免疫期及复种
乙型肝炎疫苗（重组酵母疫苗）（死/自/抗原）	2~8℃避光保存，有效期2年	新生儿及易感者；尤其是母亲为HBsAg或（及）HBeAg阳性的婴幼儿	上臂三角肌肌内注射。全程免疫；按0,1,6个月各接种1剂，共接种3剂；新生儿生后24小时内注射。HBsAg、HBeAg双阳性母亲的婴儿出生后24小时内注射HBIG 1ml，1~2周内开始注射乙肝疫苗每次10μg，共3次，间隔时间同上。其他高危者乙肝疫苗用法用量同上	注射后抗体产生不佳者可加强免疫30μg，免疫期可达5~8年，必要时可加强免疫1次
甲型肝炎减毒活疫苗（活/自/病毒）	2~8℃暗处保存，冻干剂有效期为18个月	18月龄以上儿童常规接种；有可能感染HAV危险的高危人群	上臂三角肌附着处皮下注射1ml。冻干甲肝减毒活疫苗用于≥18个月龄儿童，接种1剂；甲肝灭活菌苗接种2剂，≥18个月龄儿童接种第1剂，24~30个月龄加强免疫1剂，2剂次间隔≥6个月	免疫期至少5年
脊髓灰质炎减毒活疫苗（活/自/病毒）	-20℃以下保存2年，2~8℃保存5个月（糖丸剂型），1年（液体剂型）	2月龄以上儿童	基础免疫为3剂次，首次免疫从2月龄开始，连续口服3次，每次隔4~6周，4岁时再加强免疫1次。	免疫期3~5年，4岁时加强
麻疹疫苗（活/自/病毒）	2~8℃暗处保存，液体疫苗2个月，冻干疫苗1年，开封后1小时内用完	8月龄以上及易感儿童	0.2ml上臂三角肌皮下注射1次	免疫期4~6年，7岁时复种1次
麻疹、腮腺炎、风疹减毒疫苗（活/自/病毒）	8℃避光保存，有效期18个月	8月龄以上易感者	三角肌附着处皮下注射0.5ml	免疫期11年，11~12岁时复种1次
流行性乙型脑炎疫苗（死/自/病毒）	2~8℃暗处保存，有效期2年	6月龄至10岁	上臂三角肌下缘附着处皮下注射2次，间隔7~10天	免疫期1年，2周岁和6周岁时各加强注射1针
流行性感冒疫苗（活/自/病毒）	2~8℃暗处保存，严禁冷冻，有效期12个月	所有愿意接种流感疫苗的人群	从未接种过流感疫苗，或前1年仅接种了1剂流感疫苗的6月龄~3岁儿童，建议接种第2剂，间隔在4周以上；以后每年接种1剂即可。其他人群每年仅需接种1剂次	免疫期6~10个月
人用狂犬病疫苗（地鼠肾组织培养，死/自/病毒）	2~8℃暗处保存，液体疫苗有效期1年，冻干疫苗18个月	被狂犬或可疑动物咬伤或抓伤；接触狂犬病病毒危险的人员	冻干疫苗，无菌法加入稀释液2ml，摇匀后三角肌注射（成人），儿童可在大腿外侧肌内注射； 一般咬伤者：先处理伤口，继之0、3、7、14及28天各注射1个剂量，不分体重、年龄。伤重者注射疫苗前先注射狂犬病血清	免疫期3个月，全程免疫后3~6个月再被咬伤，加强注射2针，间隔1周；6个月以后再被咬伤，全程注射
轮状病毒疫苗（活/自/病毒）	2~8℃避光保存，有效期1年	2月龄~3岁儿童	每年服用1次疫苗	免疫期1年

续表

品名及性质	保存及有效期	接种对象	剂量与用法	免疫期及复种
森林脑炎疫苗(死/自/病毒)	2~8℃暗处保存,有效期21个月	流行区居民及进入该区的非流行区者	基础免疫2次,于0、14天各注射1次。以后可在流行季节前加强免疫1针	免疫期1年;每年加强注射1次,剂量如初种
黄热病冻干疫苗(活/自/病毒)	2~8℃或-20℃避光保存,有效期1年	出国进入流行区或从事黄热病研究者	用灭菌生理盐水3ml,溶解后于三角肌皮下注射0.5ml接种1针,每10年加强免疫1次	免疫期10年
牛痘疫苗(活/自/病毒)	2~8℃暗处保存,液体疫苗3个月,干燥疫苗1年	已不主张普遍接种,发现疫情时在一定范围内普种	划痕法或多压法,于上臂中外侧消毒后滴2滴,相距3~4cm,在其上划"-"长3~4cm,或针头斜置压刺数点,划破表皮微见渗血即可	免疫期6年,每6年复种1次
腮腺炎疫苗(活/自/病毒)	2~8℃或0℃以下保存,有效期1.5年	8月龄以上易感者	三角肌皮下注射0.15ml	免疫期10年
重组人乳头瘤病毒病毒样颗粒疫苗(蛋白)	常温保存(默沙东)	认为能获得HPV疫苗保护的人群年龄为9~26岁,而最适宜接种年龄为11~12岁。	6个月内分3次注射,分别是第1针,第1针后2个月,第1针后6个月	免疫期终身
流行性斑疹伤寒(死/自/立克次体)	2~8℃暗处保存,有效期1年,不得冻结	流行区人群	皮下注射3次,相隔5~10天,1~6岁分别注射0.3~0.4、0.6~0.8、0.6~0.8ml,15岁以上分别注射0.5、1、及1ml	免疫期1年,每年加强1次,剂量同第3针
钩端螺旋体病菌苗(死/自/螺旋体)	2~8℃暗处保存,有效期1年半	流行区可能接触疫水的7岁以上人群及进入该区者	上臂三角肌附着处皮肤皮下注射2次,相隔7~10天,分别注射0.5ml(成人),7~13岁减半	接种后1月产生免疫力,维持期1年,以后每年注射2次
钩端螺旋体外膜菌苗(死/自/外膜蛋白)	2~8℃暗处保存	7~60岁人群应在流行季前完成接种	上臂外侧三角肌附着处,皮下注射,全程1次,1ml;7~13岁用量减半;必要时7岁以下儿童亦可注射,用量不超过成人的1/4	
卡介苗(活/自/细菌)	2~8℃液体菌苗有效期6个月,冻干菌苗1年	3个月以内的婴幼儿;PPD实验阴性者3月龄以上的人群	①口服:出生第3天即可服,每次1ml,隔天1次,共3次,适用于3月龄以内婴幼儿。②划痕:1岁以下儿童于三角肌皮肤消毒后滴2~3滴菌苗。消毒针头作"#"字划痕,每划长1cm,划破表皮微见渗血即可。③皮内注射:于出生后24~48小时皮内注射0.1ml	免疫期5~10年,城市7岁,农村7岁、12岁加强注射(1997年后停止)
伤寒、副伤寒、乙三联菌苗(活/自/细菌)	2~8℃暗处保存,有效期1年	重点为军队、港口、铁路及公路沿线工地、环卫及饮食行业人员	皮下注射3次,间隔7~10天,1~6岁分别注射0.2、0.3、0.3ml;7~14岁0.3、0.5、0.5ml;15岁以上0.5、1.0、1.0ml	免疫期1年,每年加强注射1次,剂量同第3针
霍乱、伤寒、副伤寒甲、乙四联菌苗(死/自/细菌)	2~8℃暗处保存,有效期1年	同上及国境沿线人员	皮下注射3次,间隔7~10天,1~6岁分别注射0.2、0.3、0.3ml;7~14岁0.3、0.5、0.5ml;15岁以上0.5、1.0、1.0ml	免疫期1年,每年加强注射1次,剂量同第3针

续表

品名及性质	保存及有效期	接种对象	剂量与用法	免疫期及复种
伤寒 Vi 多糖菌苗(死 / 自 / 细菌荚膜多糖)	2~8℃暗处保存,有效期 2 年	港口、铁路沿线工地、下水道、粪便、垃圾处理等工作者。饮食业,医务防疫人员,水上居民,或流行区人群	上臂外侧三角肌处,肌注,每人 0.5ml,免疫 1 次	
霍乱疫苗(重组菌苗)(死 / 自 / 抗原)	2~8℃暗处保存,有效期 2 年	重点为水陆、口岸、环境卫生、饮食服务行业及医务人员	初次免疫者须服苗 3 次,分别于 0、7、28 天口服,每次 1 粒;流行季节前可加强 1 次	
皮上划痕用布鲁司菌活疫苗(活 / 自 / 细菌)	2~8℃暗处保存,有效期 1 年	疫区牧民、屠宰、皮毛加工人员、兽医、防疫及实验人员	皮上划痕法,每人 0.05ml,10 周岁以下儿童及复种者划 1 个"#"字划痕,10 周岁以上者划 2 个"#",长 1~1.5cm,相距 2~3cm,划破表皮即可,严禁注射	免疫期 1 年,每年复种
皮上划痕用鼠疫菌活苗(活 / 自 / 细菌)	2~8℃暗处保存,有效期 1 年	用于流行区人群,非流行区人员接种 10 天才可进入疫区	皮肤划痕法,每人 0.05ml,2~6 岁划 1 个"#"字,7~12 岁划 2 个"#",14 岁以上划 3 个"#",长 1~1.5cm,相距 2~3cm,严禁注射	免疫期 1 年,每年复种
皮上划痕用炭疽菌苗(活 / 自 / 细菌)	2~10℃暗处保存,有效期 2 年	用于流行区人群、牧民,屠宰、皮毛、制革人员及兽医	上臂外侧三角肌附着处皮上划痕法,滴 2 滴菌苗,相距 3~4cm,每滴划"#"字,长 1~1.5cm,以划破表皮微见间断小血点为宜。	免疫期 1 年,每年复种
A 群流脑多糖菌苗(死 / 自 / 细菌多糖)	2~8℃以下暗处保存,有效期 2 年	1~15 岁儿童及少年,流行区成人	婴儿在 6~18 月龄时接种第 1、2 剂,2 剂间隔时间不得少于 3 个月;3 岁时接种第 3 剂,与第 2 剂接种间隔时间不得少于 1 年;6 岁时接种第 4 剂,与第 3 剂接种间隔时间不少于 3 年	免疫期 0.5~1 年
肺炎链球菌疫苗(细菌多糖)	2~8℃以下暗处保存,有效期 2 年	肺炎链球菌感染高危人群	该疫苗对婴儿应在股部前外侧肌内注射,而对较大年龄组应在三角肌肌内注射。PCV10 和 PCV13 建议初免 3 剂,两剂之间至少间隔 4 周,接种第 3 剂后至少 6 个月给予 1 次加强接种(3P+1 接种程序)。第 1 剂可早在 6 周龄时接种,加强接种最好在 11 至 15 月龄进行。另一种接种程序包括初免 2 剂,间隔 2 个月,在 2 月龄开始接种,然后在第 2 剂接种后至少 6 个月加强接种 1 剂(2P+1 接种程序)。	免疫期 5 年左右
百、白、破混合制剂(死 / 自 / 百白咳菌及白喉、破伤风类毒素)	2~8℃保存,全细胞百白破菌苗有	3 个月 ~7 岁	全程免疫,3 足月接种第 1 针,3、4、5 月龄连续接种 3 针,每针间隔不能少于 28 天,在 18~24 月龄时加强免疫 1 针,6 岁时用白破加强免疫 1 次	有效期 1.5 年,无细胞型有效期 2 年
吸附精制白喉类毒素(自 / 类毒素)	2~8℃暗处保存,不可冻结	6 月龄至 12 岁儿童	全程免疫:第 1 年首次接种后,间隔 4~8 周接种第 2 针;第 2 年接种 1 针。3~5 年后加强 1 针	免疫期 3~5 年

续表

品名及性质	保存及有效期	接种对象	剂量与用法	免疫期及复种
吸附破伤风类毒素(自/类毒素)	2~8℃保存，有效期3年6个月	婴儿及高危人群	全程免疫：第1年相距4~8周肌内注射2次，第2剂后至少6个月接种第3剂。	免疫期5~10年，每10年加强注射1次0.5ml
精制白喉抗毒素(被/类毒素)	2~8℃保存，液体晶保存2年，冻干制剂有效期6年	白喉密切接触者；已出现白喉临床症状者	全程免疫：第1年首次接种后，间隔4~8周接种第2针；第2年接种1针。3~5年后加强1针	免疫期3~5年
Q热疫苗(死/自/立克次体)	2~8℃暗处保存	畜牧、屠宰、制革、肉乳加工及有关实验室医务人员	皮下注射3次，每次间隔7天，剂量分别0.25ml、0.5ml、1.0ml	免疫期3周
精制破伤风抗毒素(被/抗毒素)	2~8℃保存，液状品有效期3年，冻干制品5年	破伤风患者及创伤后有发生本病可能性者	治疗：肌内或静脉注射5万~20万U。儿童剂量相同。新生儿24小时内半量预防：皮下或肌内注射1500万~3000万U，伤势严重者加倍	免疫期3周
多价精制气性坏疽抗毒素(被/抗毒素)	2~8℃保存，液状品有效期3~4年，冻干品5年	受伤后有可能发生本病可能者	治疗：首次静脉注射3万~5万U。可同时适量注射于伤口周围组织，预防：皮下或肌内注射1万U	免疫期3周
精制肉毒抗毒素(被/抗毒素)	2~8℃保存，液状品有效期3年，冻干品5年	肉毒素中毒患者及用餐者	治疗：首次肌注或静脉注射1万~2万U。预防：皮下或肌内注射1000~2000U	免疫期3周
精制抗狂犬病血清(被/免疫血清)	2~8℃保存，液状品有效期3~4年，冻干品5年	被可疑动物严重咬伤者	成人0.5ml/kg，总量1/2伤口周围注射，1/2肌内注射，咬伤当日或3天内与狂犬病疫苗合用，儿童量为1.5ml/kg	免疫期3周
精制抗腮腺病毒血清(被/免疫血清)	2~8℃保存，液状品有效期3~4年，冻干品5年	腺病毒肺炎患儿	总量：6个月婴儿6~8ml，6个月~1岁8~10ml，1~3岁12ml。第1天4~6ml，第2天2~4ml，第3天2ml	免疫期3周
乙型肝炎免疫球蛋白(被/免疫球蛋白)	2~8℃避光干燥保存，冻干制剂在10℃以下保存	HBsAg(尤其HBeAg)阳性母亲的新生婴儿及意外受HBeAg阳性血清污染者	新生儿出生24小时内肌注1ml(100u)；3月龄及6月龄各注射1次；或与乙肝疫苗合用如前述；意外污染者肌内注射8~10IU/kg，隔月再注射1次	免疫期2个月
人丙种球蛋白(被/球蛋白)	2~8℃保存，有效期2年	丙球缺乏症，甲型肝炎、麻疹密切接触者等	治疗：每次肌内注射0.15ml/kg。预防甲肝：儿童每次肌注0.05~0.1ml/kg，成人3ml。预防麻疹：肌注0.05~1.5ml/kg，儿童最多6ml，一般只肌内注射	免疫期3周

注：活：活疫(菌)苗；死：死疫(菌)苗；自：自动免疫；被：被动免疫。

初种		复种	
初种月龄	疫苗种类	复种年龄	疫苗种类
出生24小时内	乙型肝炎疫苗第1针	1周岁	流行性脑脊髓膜炎疫苗
出生24~48小时内	卡介苗		
1个月	乙型肝炎疫苗第2针	2周岁	百白破菌苗
3个月	脊髓灰质炎三型混合菌苗百白破菌苗第1针	4周岁	脊髓灰质炎三型混合菌苗

续表

初种		复种	
4个月	脊髓灰质炎三型混合菌苗百白破菌苗第2针	小学一年级	百白破菌苗 麻疹菌苗、卡介苗
5个月	脊髓灰质炎三型混合菌苗百白破菌苗第2针	乡村中学一年级	卡介苗
6个月	乙型脑炎疫苗 # 乙型肝炎疫苗第3针	2、4周岁 小学一年级、三年级	乙型脑炎疫苗
8个月	麻疹疫苗	2、4周岁	流行性脑脊髓膜炎疫苗

目前未列入计划免疫内容，城市儿童普遍接种

（李家斌）

附录三　中华人民共和国传染病防治法

1989年2月21日第七届全国人民代表大会常务委员会第六次会议通过

2004年8月28日第十届全国人民代表大会常务委员会第十一次会议修订[1]

2013年6月29日第十二届全国人民代表大会常务委员会第三次会议修改[2]

第一章　总　　则

第一条　为了预防、控制和消除传染病的发生与流行，保障人体健康和公共卫生，制定本法。

第二条　国家对传染病防治实行预防为主的方针，防治结合、分类管理、依靠科学、依靠群众。

第三条　本法规定的传染病分为甲类、乙类和丙类。

甲类传染病是指：鼠疫、霍乱。

乙类传染病是指：传染性非典型肺炎、艾滋病、病毒性肝炎、脊髓灰质炎、人感染高致病性禽流感、麻疹、流行性出血热、狂犬病、流行性乙型脑炎、登革热、炭疽、细菌性和阿米巴性痢疾、肺结核、伤寒和副伤寒、流行性脑脊髓膜炎、百日咳、白喉、新生儿破伤风、猩红热、布鲁氏菌病、淋病、梅毒、钩端螺旋体病、血吸虫病、疟疾、人感染H7N9禽流感[3]。

丙类传染病是指：流行性感冒（将甲型H1N1流感从乙类调整为丙类，并纳入现有流行性感冒进行管理[3]）、流行性腮腺炎、风疹、急性出血性结膜炎、麻风病、流行性和地方性斑疹伤寒、黑热病、包虫病、丝虫病，除霍乱、细菌性和阿米巴性痢疾、伤寒和副伤寒以外的感染性腹泻病、手足口病[4]。

国务院卫生行政部门根据传染病暴发、流行情况和危害程度，可以决定增加、减少或者调整乙类、丙类传染病病种并予以公布。

第四条　对乙类传染病中传染性非典型肺炎、炭疽中的肺炭疽，采取本法所称甲类传染病的预防、控制措施。其他乙类传染病和突发原因不明的传染病需要采取本法所称甲类传染病的预防、控制措施的，由国务院卫生行政部门及时报经国务院批准后予以公布、实施。

需要解除依照前款规定采取的甲类传染病预防、控制措施的，由国务院卫生行政部门报经国务院批准后予以公布。

省、自治区、直辖市人民政府对本行政区域内常见、多发的其他地方性传染病，可以根据情况决定按照乙类或者丙类传染病管理并予以公布，报国务院卫生行政部门备案。

第五条　各级人民政府领导传染病防治工作。

县级以上人民政府制定传染病防治规划并组织实施，建立健全传染病防治的疾病预防控制、医疗救治和监督管理体系。

第六条　国务院卫生行政部门主管全国传染病防治及其监督管理工作。县级以上地方人民政府卫生行

政部门负责本行政区域内的传染病防治及其监督管理工作。

县级以上人民政府其他部门在各自的职责范围内负责传染病防治工作。

军队的传染病防治工作，依照本法和国家有关规定办理，由中国人民解放军卫生主管部门实施监督管理。

第七条 各级疾病预防控制机构承担传染病监测、预测、流行病学调查、疫情报告以及其他预防、控制工作。

医疗机构承担与医疗救治有关的传染病防治工作和责任区域内的传染病预防工作。城市社区和农村基层医疗机构在疾病预防控制机构的指导下，承担城市社区、农村基层相应的传染病防治工作。

第八条 国家发展现代医学和中医药等传统医学，支持和鼓励开展传染病防治的科学研究，提高传染病防治的科学技术水平。

国家支持和鼓励开展传染病防治的国际合作。

第九条 国家支持和鼓励单位和个人参与传染病防治工作。各级人民政府应当完善有关制度，方便单位和个人参与防治传染病的宣传教育、疫情报告、志愿服务和捐赠活动。

居民委员会、村民委员会应当组织居民、村民参与社区、农村的传染病预防与控制活动。

第十条 国家开展预防传染病的健康教育。新闻媒体应当无偿开展传染病防治和公共卫生教育的公益宣传。

各级各类学校应当对学生进行健康知识和传染病预防知识的教育。

医学院校应当加强预防医学教育和科学研究，对在校学生以及其他与传染病防治相关人员进行预防医学教育和培训，为传染病防治工作提供技术支持。

疾病预防控制机构、医疗机构应当定期对其工作人员进行传染病防治知识、技能的培训。

第十一条 对在传染病防治工作中做出显著成绩和贡献的单位和个人，给予表彰和奖励。

对因参与传染病防治工作致病、致残、死亡的人员，按照有关规定给予补助、抚恤。

第十二条 在中华人民共和国领域内的一切单位和个人，必须接受疾病预防控制机构、医疗机构有关传染病的调查、检验、采集样本、隔离治疗等预防、控制措施，如实提供有关情况。疾病预防控制机构、医疗机构不得泄露涉及个人隐私的有关信息、资料。

卫生行政部门以及其他有关部门、疾病预防控制机构和医疗机构因违法实施行政管理或者预防、控制措施，侵犯单位和个人合法权益的，有关单位和个人可以依法申请行政复议或者提起诉讼。

第二章 传染病预防

第十三条 各级人民政府组织开展群众性卫生活动，进行预防传染病的健康教育，倡导文明健康的生活方式，提高公众对传染病的防治意识和应对能力，加强环境卫生建设，消除鼠害和蚊、蝇等病媒生物的危害。

各级人民政府农业、水利、林业行政部门按照职责分工负责指导和组织消除农田、湖区、河流、牧场、林区的鼠害与血吸虫危害，以及其他传播传染病的动物和病媒生物的危害。

铁路、交通、民用航空行政部门负责组织消除交通工具以及相关场所的鼠害和蚊、蝇等病媒生物的危害。

第十四条 地方各级人民政府应当有计划地建设和改造公共卫生设施，改善饮用水卫生条件，对污水、污物、粪便进行无害化处置。

第十五条 国家实行有计划的预防接种制度。国务院卫生行政部门和省、自治区、直辖市人民政府卫生行政部门，根据传染病预防、控制的需要，制定传染病预防接种规划并组织实施。用于预防接种的疫苗必须符合国家质量标准。

国家对儿童实行预防接种证制度。国家免疫规划项目的预防接种实行免费。医疗机构、疾病预防控制机构与儿童的监护人应当相互配合，保证儿童及时接受预防接种。具体办法由国务院制定。

第十六条 国家和社会应当关心、帮助传染病病人、病原携带者和疑似传染病病人，使其得到及时救治。任何单位和个人不得歧视传染病病人、病原携带者和疑似传染病病人。

传染病病人、病原携带者和疑似传染病病人，在治愈前或者在排除传染病嫌疑前，不得从事法律、行政法规和国务院卫生行政部门规定禁止从事的易使该传染病扩散的工作。

第十七条　国家建立传染病监测制度。

国务院卫生行政部门制定国家传染病监测规划和方案。省、自治区、直辖市人民政府卫生行政部门根据国家传染病监测规划和方案，制定本行政区域的传染病监测计划和工作方案。

各级疾病预防控制机构对传染病的发生、流行以及影响其发生、流行的因素，进行监测；对国外发生、国内尚未发生的传染病或者国内新发生的传染病，进行监测。

第十八条　各级疾病预防控制机构在传染病预防控制中履行下列职责：

(一) 实施传染病预防控制规划、计划和方案；

(二) 收集、分析和报告传染病监测信息，预测传染病的发生、流行趋势；

(三) 开展对传染病疫情和突发公共卫生事件的流行病学调查、现场处理及其效果评价；

(四) 开展传染病实验室检测、诊断、病原学鉴定；

(五) 实施免疫规划，负责预防性生物制品的使用管理；

(六) 开展健康教育、咨询，普及传染病防治知识；

(七) 指导、培训下级疾病预防控制机构及其工作人员开展传染病监测工作；

(八) 开展传染病防治应用性研究和卫生评价，提供技术咨询。

国家、省级疾病预防控制机构负责对传染病发生、流行以及分布进行监测，对重大传染病流行趋势进行预测，提出预防控制对策，参与并指导对暴发的疫情进行调查处理，开展传染病病原学鉴定，建立检测质量控制体系，开展应用性研究和卫生评价。

设区的市和县级疾病预防控制机构负责传染病预防控制规划、方案的落实，组织实施免疫、消毒、控制病媒生物的危害，普及传染病防治知识，负责本地区疫情和突发公共卫生事件监测、报告，开展流行病学调查和常见病原微生物检测。

第十九条　国家建立传染病预警制度。

国务院卫生行政部门和省、自治区、直辖市人民政府根据传染病发生、流行趋势的预测，及时发出传染病预警，根据情况予以公布。

第二十条　县级以上地方人民政府应当制定传染病预防、控制预案，报上一级人民政府备案。

传染病预防、控制预案应当包括以下主要内容：

(一) 传染病预防控制指挥部的组成和相关部门的职责；

(二) 传染病的监测、信息收集、分析、报告、通报制度；

(三) 疾病预防控制机构、医疗机构在发生传染病疫情时的任务与职责；

(四) 传染病暴发、流行情况的分级以及相应的应急工作方案；

(五) 传染病预防、疫点疫区现场控制，应急设施、设备、救治药品和医疗器械以及其他物资和技术的储备与调用。

地方人民政府和疾病预防控制机构接到国务院卫生行政部门或者省、自治区、直辖市人民政府发出的传染病预警后，应当按照传染病预防、控制预案，采取相应的预防、控制措施。

第二十一条　医疗机构必须严格执行国务院卫生行政部门规定的管理制度、操作规范，防止传染病的医源性感染和医院感染。

医疗机构应当确定专门的部门或者人员，承担传染病疫情报告、本单位的传染病预防、控制以及责任区域内的传染病预防工作；承担医疗活动中与医院感染有关的危险因素监测、安全防护、消毒、隔离和医疗废物处置工作。

疾病预防控制机构应当指定专门人员负责对医疗机构内传染病预防工作进行指导、考核，开展流行病学调查。

第二十二条　疾病预防控制机构、医疗机构的实验室和从事病原微生物实验的单位，应当符合国家规定的条件和技术标准，建立严格的监督管理制度，对传染病病原体样本按照规定的措施实行严格监督管理，严防传染病病原体的实验室感染和病原微生物的扩散。

第二十三条 采供血机构、生物制品生产单位必须严格执行国家有关规定，保证血液、血液制品的质量。禁止非法采集血液或者组织他人出卖血液。

疾病预防控制机构、医疗机构使用血液和血液制品，必须遵守国家有关规定，防止因输入血液、使用血液制品引起经血液传播疾病的发生。

第二十四条 各级人民政府应当加强艾滋病的防治工作，采取预防、控制措施，防止艾滋病的传播。具体办法由国务院制定。

第二十五条 县级以上人民政府农业、林业行政部门以及其他有关部门，依据各自的职责负责与人畜共患传染病有关的动物传染病的防治管理工作。

与人畜共患传染病有关的野生动物、家畜家禽，经检疫合格后，方可出售、运输。

第二十六条 国家建立传染病菌种、毒种库。

对传染病菌种、毒种和传染病检测样本的采集、保藏、携带、运输和使用实行分类管理，建立健全严格的管理制度。

对可能导致甲类传染病传播的以及国务院卫生行政部门规定的菌种、毒种和传染病检测样本，确需采集、保藏、携带、运输和使用的，须经省级以上人民政府卫生行政部门批准。具体办法由国务院制定。

第二十七条 对被传染病病原体污染的污水、污物、场所和物品，有关单位和个人必须在疾病预防控制机构的指导下或者按照其提出的卫生要求，进行严格消毒处理；拒绝消毒处理的，由当地卫生行政部门或者疾病预防控制机构进行强制消毒处理。

第二十八条 在国家确认的自然疫源地计划兴建水利、交通、旅游、能源等大型建设项目的，应当事先由省级以上疾病预防控制机构对施工环境进行卫生调查。建设单位应当根据疾病预防控制机构的意见，采取必要的传染病预防、控制措施。施工期间，建设单位应当设专人负责工地上的卫生防疫工作。工程竣工后，疾病预防控制机构应当对可能发生的传染病进行监测。

第二十九条 用于传染病防治的消毒产品、饮用水供水单位供应的饮用水和涉及饮用水卫生安全的产品，应当符合国家卫生标准和卫生规范。

饮用水供水单位从事生产或者供应活动，应当依法取得卫生许可证。

生产用于传染病防治的消毒产品的单位和生产用于传染病防治的消毒产品，应当经省级以上人民政府卫生行政部门审批。具体办法由国务院制定。

第三章 疫情报告、通报和公布

第三十条 疾病预防控制机构、医疗机构和采供血机构及其执行职务的人员发现本法规定的传染病疫情或者发现其他传染病暴发、流行以及突发原因不明的传染病时，应当遵循疫情报告属地管理原则，按照国务院规定的或者国务院卫生行政部门规定的内容、程序、方式和时限报告。

军队医疗机构向社会公众提供医疗服务，发现前款规定的传染病疫情时，应当按照国务院卫生行政部门的规定报告。

第三十一条 任何单位和个人发现传染病病人或者疑似传染病病人时，应当及时向附近的疾病预防控制机构或者医疗机构报告。

第三十二条 港口、机场、铁路疾病预防控制机构以及国境卫生检疫机关发现甲类传染病病人、病原携带者、疑似传染病病人时，应当按照国家有关规定立即向国境口岸所在地的疾病预防控制机构或者所在地县级以上地方人民政府卫生行政部门报告并互相通报。

第三十三条 疾病预防控制机构应当主动收集、分析、调查、核实传染病疫情信息。接到甲类、乙类传染病疫情报告或者发现传染病暴发、流行时，应当立即报告当地卫生行政部门，由当地卫生行政部门立即报告当地人民政府，同时报告上级卫生行政部门和国务院卫生行政部门。

疾病预防控制机构应当设立或者指定专门的部门、人员负责传染病疫情信息管理工作，及时对疫情报告进行核实、分析。

第三十四条　县级以上地方人民政府卫生行政部门应当及时向本行政区域内的疾病预防控制机构和医疗机构通报传染病疫情以及监测、预警的相关信息。接到通报的疾病预防控制机构和医疗机构应当及时告知本单位的有关人员。

第三十五条　国务院卫生行政部门应当及时向国务院其他有关部门和各省、自治区、直辖市人民政府卫生行政部门通报全国传染病疫情以及监测、预警的相关信息。

毗邻的以及相关的地方人民政府卫生行政部门，应当及时互相通报本行政区域的传染病疫情以及监测、预警的相关信息。

县级以上人民政府有关部门发现传染病疫情时，应当及时向同级人民政府卫生行政部门通报。

中国人民解放军卫生主管部门发现传染病疫情时，应当向国务院卫生行政部门通报。

第三十六条　动物防疫机构和疾病预防控制机构，应当及时互相通报动物间和人间发生的人畜共患传染病疫情以及相关信息。

第三十七条　依照本法的规定负有传染病疫情报告职责的人民政府有关部门、疾病预防控制机构、医疗机构、采供血机构及其工作人员，不得隐瞒、谎报、缓报传染病疫情。

第三十八条　国家建立传染病疫情信息公布制度。

国务院卫生行政部门定期公布全国传染病疫情信息。省、自治区、直辖市人民政府卫生行政部门定期公布本行政区域的传染病疫情信息。

传染病暴发、流行时，国务院卫生行政部门负责向社会公布传染病疫情信息，并可以授权省、自治区、直辖市人民政府卫生行政部门向社会公布本行政区域的传染病疫情信息。

公布传染病疫情信息应当及时、准确。

第四章　疫情控制

第三十九条　医疗机构发现甲类传染病时，应当及时采取下列措施：

（一）对病人、病原携带者，予以隔离治疗，隔离期限根据医学检查结果确定；

（二）对疑似病人，确诊前在指定场所单独隔离治疗；

（三）对医疗机构内的病人、病原携带者、疑似病人的密切接触者，在指定场所进行医学观察和采取其他必要的预防措施。

拒绝隔离治疗或者隔离期未满擅自脱离隔离治疗的，可以由公安机关协助医疗机构采取强制隔离治疗措施。

医疗机构发现乙类或者丙类传染病病人，应当根据病情采取必要的治疗和控制传播措施。

医疗机构对本单位内被传染病病原体污染的场所、物品以及医疗废物，必须依照法律、法规的规定实施消毒和无害化处置。

第四十条　疾病预防控制机构发现传染病疫情或者接到传染病疫情报告时，应当及时采取下列措施：

（一）对传染病疫情进行流行病学调查，根据调查情况提出划定疫点、疫区的建议，对被污染的场所进行卫生处理，对密切接触者，在指定场所进行医学观察和采取其他必要的预防措施，并向卫生行政部门提出疫情控制方案；

（二）传染病暴发、流行时，对疫点、疫区进行卫生处理，向卫生行政部门提出疫情控制方案，并按照卫生行政部门的要求采取措施；

（三）指导下级疾病预防控制机构实施传染病预防、控制措施，组织、指导有关单位对传染病疫情的处理。

第四十一条　对已经发生甲类传染病病例的场所或者该场所内的特定区域的人员，所在地的县级以上地方人民政府可以实施隔离措施，并同时向上一级人民政府报告；接到报告的上级人民政府应当即时作出是否批准的决定。上级人民政府作出不予批准决定的，实施隔离措施的人民政府应当立即解除隔离措施。

在隔离期间，实施隔离措施的人民政府应当对被隔离人员提供生活保障；被隔离人员有工作单位的，所在单位不得停止支付其隔离期间的工作报酬。

隔离措施的解除，由原决定机关决定并宣布。

第四十二条　传染病暴发、流行时，县级以上地方人民政府应当立即组织力量，按照预防、控制预案进行防治，切断传染病的传播途径，必要时，报经上一级人民政府决定，可以采取下列紧急措施并予以公告：

（一）限制或者停止集市、影剧院演出或者其他人群聚集的活动；

（二）停工、停业、停课；

（三）封闭或者封存被传染病病原体污染的公共饮用水源、食品以及相关物品；

（四）控制或者扑杀染疫野生动物、家畜家禽；

（五）封闭可能造成传染病扩散的场所。

上级人民政府接到下级人民政府关于采取前款所列紧急措施的报告时，应当即时作出决定。

紧急措施的解除，由原决定机关决定并宣布。

第四十三条　甲类、乙类传染病暴发、流行时，县级以上地方人民政府报经上一级人民政府决定，可以宣布本行政区域部分或者全部为疫区；国务院可以决定并宣布跨省、自治区、直辖市的疫区。县级以上地方人民政府可以在疫区内采取本法第四十二条规定的紧急措施，并可以对出入疫区的人员、物资和交通工具实施卫生检疫。

省、自治区、直辖市人民政府可以决定对本行政区域内的甲类传染病疫区实施封锁；但是，封锁大、中城市的疫区或者封锁跨省、自治区、直辖市的疫区，以及封锁疫区导致中断干线交通或者封锁国境的，由国务院决定。

疫区封锁的解除，由原决定机关决定并宣布。

第四十四条　发生甲类传染病时，为了防止该传染病通过交通工具及其乘运的人员、物资传播，可以实施交通卫生检疫。具体办法由国务院制定。

第四十五条　传染病暴发、流行时，根据传染病疫情控制的需要，国务院有权在全国范围或者跨省、自治区、直辖市范围内，县级以上地方人民政府有权在本行政区域内紧急调集人员或者调用储备物资，临时征用房屋、交通工具以及相关设施、设备。

紧急调集人员的，应当按照规定给予合理报酬。临时征用房屋、交通工具以及相关设施、设备的，应当依法给予补偿；能返还的，应当及时返还。

第四十六条　患甲类传染病、炭疽死亡的，应当将尸体立即进行卫生处理，就近火化。患其他传染病死亡的，必要时，应当将尸体进行卫生处理后火化或者按照规定深埋。

为了查找传染病病因，医疗机构在必要时可以按照国务院卫生行政部门的规定，对传染病病人尸体或者疑似传染病病人尸体进行解剖查验，并应当告知死者家属。

第四十七条　疫区中被传染病病原体污染或者可能被传染病病原体污染的物品，经消毒可以使用的，应当在当地疾病预防控制机构的指导下，进行消毒处理后，方可使用、出售和运输。

第四十八条　发生传染病疫情时，疾病预防控制机构和省级以上人民政府卫生行政部门指派的其他与传染病有关的专业技术机构，可以进入传染病疫点、疫区进行调查、采集样本、技术分析和检验。

第四十九条　传染病暴发、流行时，药品和医疗器械生产、供应单位应当及时生产、供应防治传染病的药品和医疗器械。铁路、交通、民用航空经营单位必须优先运送处理传染病疫情的人员以及防治传染病的药品和医疗器械。县级以上人民政府有关部门应当做好组织协调工作。

第五章　医疗救治

第五十条　县级以上人民政府应当加强和完善传染病医疗救治服务网络的建设，指定具备传染病救治条件和能力的医疗机构承担传染病救治任务，或者根据传染病救治需要设置传染病医院。

第五十一条　医疗机构的基本标准、建筑设计和服务流程，应当符合预防传染病医院感染的要求。

医疗机构应当按照规定对使用的医疗器械进行消毒；对按照规定一次使用的医疗器具，应当在使用后予以销毁。

医疗机构应当按照国务院卫生行政部门规定的传染病诊断标准和治疗要求，采取相应措施，提高传染病医疗救治能力。

第五十二条　医疗机构应当对传染病病人或者疑似传染病病人提供医疗救护、现场救援和接诊治疗，书写病历记录以及其他有关资料，并妥善保管。

医疗机构应当实行传染病预检、分诊制度；对传染病病人、疑似传染病病人，应当引导至相对隔离的分诊点进行初诊。医疗机构不具备相应救治能力的，应当将患者及其病历记录复印件一并转至具备相应救治能力的医疗机构。具体办法由国务院卫生行政部门规定。

第六章　监督管理

第五十三条　县级以上人民政府卫生行政部门对传染病防治工作履行下列监督检查职责：

（一）对下级人民政府卫生行政部门履行本法规定的传染病防治职责进行监督检查；

（二）对疾病预防控制机构、医疗机构的传染病防治工作进行监督检查；

（三）对采供血机构的采供血活动进行监督检查；

（四）对用于传染病防治的消毒产品及其生产单位进行监督检查，并对饮用水供水单位从事生产或者供应活动以及涉及饮用水卫生安全的产品进行监督检查；

（五）对传染病菌种、毒种和传染病检测样本的采集、保藏、携带、运输、使用进行监督检查；

（六）对公共场所和有关单位的卫生条件和传染病预防、控制措施进行监督检查。

省级以上人民政府卫生行政部门负责组织对传染病防治重大事项的处理。

第五十四条　县级以上人民政府卫生行政部门在履行监督检查职责时，有权进入被检查单位和传染病疫情发生现场调查取证，查阅或者复制有关的资料和采集样本。被检查单位应当予以配合，不得拒绝、阻挠。

第五十五条　县级以上地方人民政府卫生行政部门在履行监督检查职责时，发现被传染病病原体污染的公共饮用水源、食品以及相关物品，如不及时采取控制措施可能导致传染病传播、流行的，可以采取封闭公共饮用水源、封存食品以及相关物品或者暂停销售的临时控制措施，并予以检验或者进行消毒。经检验，属于被污染的食品，应当予以销毁；对未被污染的食品或者经消毒后可以使用的物品，应当解除控制措施。

第五十六条　卫生行政部门工作人员依法执行职务时，应当不少于两人，并出示执法证件，填写卫生执法文书。

卫生执法文书经核对无误后，应当由卫生执法人员和当事人签名。当事人拒绝签名的，卫生执法人员应当注明情况。

第五十七条　卫生行政部门应当依法建立健全内部监督制度，对其工作人员依据法定职权和程序履行职责的情况进行监督。

上级卫生行政部门发现下级卫生行政部门不及时处理职责范围内的事项或者不履行职责的，应当责令纠正或者直接予以处理。

第五十八条　卫生行政部门及其工作人员履行职责，应当自觉接受社会和公民的监督。单位和个人有权向上级人民政府及其卫生行政部门举报违反本法的行为。接到举报的有关人民政府或者其卫生行政部门，应当及时调查处理。

第七章　保障措施

第五十九条　国家将传染病防治工作纳入国民经济和社会发展计划，县级以上地方人民政府将传染病防治工作纳入本行政区域的国民经济和社会发展计划。

第六十条　县级以上地方人民政府按照本级政府职责负责本行政区域内传染病预防、控制、监督工作的日常经费。

国务院卫生行政部门会同国务院有关部门，根据传染病流行趋势，确定全国传染病预防、控制、救治、监测、预测、预警、监督检查等项目。中央财政对困难地区实施重大传染病防治项目给予补助。

省、自治区、直辖市人民政府根据本行政区域内传染病流行趋势，在国务院卫生行政部门确定的项目范围内，确定传染病预防、控制、监督等项目，并保障项目的实施经费。

第六十一条 国家加强基层传染病防治体系建设，扶持贫困地区和少数民族地区的传染病防治工作。

地方各级人民政府应当保障城市社区、农村基层传染病预防工作的经费。

第六十二条 国家对患有特定传染病的困难人群实行医疗救助，减免医疗费用。具体办法由国务院卫生行政部门会同国务院财政部门等部门制定。

第六十三条 县级以上人民政府负责储备防治传染病的药品、医疗器械和其他物资，以备调用。

第六十四条 对从事传染病预防、医疗、科研、教学、现场处理疫情的人员，以及在生产、工作中接触传染病病原体的其他人员，有关单位应当按照国家规定，采取有效的卫生防护措施和医疗保健措施，并给予适当的津贴。

第八章 法 律 责 任

第六十五条 地方各级人民政府未依照本法的规定履行报告职责，或者隐瞒、谎报、缓报传染病疫情，或者在传染病暴发、流行时，未及时组织救治、采取控制措施的，由上级人民政府责令改正，通报批评；造成传染病传播、流行或者其他严重后果的，对负有责任的主管人员，依法给予行政处分；构成犯罪的，依法追究刑事责任。

第六十六条 县级以上人民政府卫生行政部门违反本法规定，有下列情形之一的，由本级人民政府、上级人民政府卫生行政部门责令改正，通报批评；造成传染病传播、流行或者其他严重后果的，对负有责任的主管人员和其他直接责任人员，依法给予行政处分；构成犯罪的，依法追究刑事责任：

（一）未依法履行传染病疫情通报、报告或者公布职责，或者隐瞒、谎报、缓报传染病疫情的；

（二）发生或者可能发生传染病传播时未及时采取预防、控制措施的；

（三）未依法履行监督检查职责，或者发现违法行为不及时查处的；

（四）未及时调查、处理单位和个人对下级卫生行政部门不履行传染病防治职责的举报的；

（五）违反本法的其他失职、渎职行为。

第六十七条 县级以上人民政府有关部门未依照本法的规定履行传染病防治和保障职责的，由本级人民政府或者上级人民政府有关部门责令改正，通报批评；造成传染病传播、流行或者其他严重后果的，对负有责任的主管人员和其他直接责任人员，依法给予行政处分；构成犯罪的，依法追究刑事责任。

第六十八条 疾病预防控制机构违反本法规定，有下列情形之一的，由县级以上人民政府卫生行政部门责令限期改正，通报批评，给予警告；对负有责任的主管人员和其他直接责任人员，依法给予降级、撤职、开除的处分，并可以依法吊销有关责任人员的执业证书；构成犯罪的，依法追究刑事责任：

（一）未依法履行传染病监测职责的；

（二）未依法履行传染病疫情报告、通报职责，或者隐瞒、谎报、缓报传染病疫情的；

（三）未主动收集传染病疫情信息，或者对传染病疫情信息和疫情报告未及时进行分析、调查、核实的；

（四）发现传染病疫情时，未依据职责及时采取本法规定的措施的；

（五）故意泄露传染病病人、病原携带者、疑似传染病病人、密切接触者涉及个人隐私的有关信息、资料的。

第六十九条 医疗机构违反本法规定，有下列情形之一的，由县级以上人民政府卫生行政部门责令改正，通报批评，给予警告；造成传染病传播、流行或者其他严重后果的，对负有责任的主管人员和其他直接责任人员，依法给予降级、撤职、开除的处分，并可以依法吊销有关责任人员的执业证书；构成犯罪的，依法追究刑事责任：

（一）未按照规定承担本单位的传染病预防、控制工作、医院感染控制任务和责任区域内的传染病预防工作的；

（二）未按照规定报告传染病疫情，或者隐瞒、谎报、缓报传染病疫情的；

（三）发现传染病疫情时，未按照规定对传染病病人、疑似传染病病人提供医疗救护、现场救援、接诊、转

诊的,或者拒绝接受转诊的;

(四)未按照规定对本单位内被传染病病原体污染的场所、物品以及医疗废物实施消毒或者无害化处置的;

(五)未按照规定对医疗器械进行消毒,或者对按照规定一次使用的医疗器具未予销毁,再次使用的;

(六)在医疗救治过程中未按照规定保管医学记录资料的;

(七)故意泄露传染病病人、病原携带者、疑似传染病病人、密切接触者涉及个人隐私的有关信息、资料的。

第七十条　采供血机构未按照规定报告传染病疫情,或者隐瞒、谎报、缓报传染病疫情,或者未执行国家有关规定,导致因输入血液引起经血液传播疾病发生的,由县级以上人民政府卫生行政部门责令改正,通报批评,给予警告;造成传染病传播、流行或者其他严重后果的,对负有责任的主管人员和其他直接责任人员,依法给予降级、撤职、开除的处分,并可以依法吊销采供血机构的执业许可证;构成犯罪的,依法追究刑事责任。

非法采集血液或者组织他人出卖血液的,由县级以上人民政府卫生行政部门予以取缔,没收违法所得,可以并处十万元以下的罚款;构成犯罪的,依法追究刑事责任。

第七十一条　国境卫生检疫机关、动物防疫机构未依法履行传染病疫情通报职责的,由有关部门在各自职责范围内责令改正,通报批评;造成传染病传播、流行或者其他严重后果的,对负有责任的主管人员和其他直接责任人员,依法给予降级、撤职、开除的处分;构成犯罪的,依法追究刑事责任。

第七十二条　铁路、交通、民用航空经营单位未依照本法的规定优先运送处理传染病疫情的人员以及防治传染病的药品和医疗器械的,由有关部门责令限期改正,给予警告;造成严重后果的,对负有责任的主管人员和其他直接责任人员,依法给予降级、撤职、开除的处分。

第七十三条　违反本法规定,有下列情形之一,导致或者可能导致传染病传播、流行的,由县级以上人民政府卫生行政部门责令限期改正,没收违法所得,可以并处五万元以下的罚款;已取得许可证的,原发证部门可以依法暂扣或者吊销许可证;构成犯罪的,依法追究刑事责任:

(一)饮用水供水单位供应的饮用水不符合国家卫生标准和卫生规范的;

(二)涉及饮用水卫生安全的产品不符合国家卫生标准和卫生规范的;

(三)用于传染病防治的消毒产品不符合国家卫生标准和卫生规范的;

(四)出售、运输疫区中被传染病病原体污染或者可能被传染病病原体污染的物品,未进行消毒处理的;

(五)生物制品生产单位生产的血液制品不符合国家质量标准的。

第七十四条　违反本法规定,有下列情形之一的,由县级以上地方人民政府卫生行政部门责令改正,通报批评,给予警告,已取得许可证的,可以依法暂扣或者吊销许可证;造成传染病传播、流行以及其他严重后果的,对负有责任的主管人员和其他直接责任人员,依法给予降级、撤职、开除的处分,并可以依法吊销有关责任人员的执业证书;构成犯罪的,依法追究刑事责任:

(一)疾病预防控制机构、医疗机构和从事病原微生物实验的单位,不符合国家规定的条件和技术标准,对传染病病原体样本未按照规定进行严格管理,造成实验室感染和病原微生物扩散的;

(二)违反国家有关规定,采集、保藏、携带、运输和使用传染病菌种、毒种和传染病检测样本的;

(三)疾病预防控制机构、医疗机构未执行国家有关规定,导致因输入血液、使用血液制品引起经血液传播疾病发生的。

第七十五条　未经检疫出售、运输与人畜共患传染病有关的野生动物、家畜家禽的,由县级以上地方人民政府畜牧兽医行政部门责令停止违法行为,并依法给予行政处罚。

第七十六条　在国家确认的自然疫源地兴建水利、交通、旅游、能源等大型建设项目,未经卫生调查进行施工的,或者未按照疾病预防控制机构的意见采取必要的传染病预防、控制措施的,由县级以上人民政府卫生行政部门责令限期改正,给予警告,处五千元以上三万元以下的罚款;逾期不改正的,处三万元以上十万元以下的罚款,并可以提请有关人民政府依据职责权限,责令停建、关闭。

第七十七条　单位和个人违反本法规定,导致传染病传播、流行,给他人人身、财产造成损害的,应当依法承担民事责任。

第九章 附 则

第七十八条 本法中下列用语的含义:

(一)传染病病人、疑似传染病病人:指根据国务院卫生行政部门发布的《中华人民共和国传染病防治法规定管理的传染病诊断标准》,符合传染病病人和疑似传染病病人诊断标准的人。

(二)病原携带者:指感染病原体无临床症状但能排出病原体的人。

(三)流行病学调查:指对人群中疾病或者健康状况的分布及其决定因素进行调查研究,提出疾病预防控制措施及保健对策。

(四)疫点:指病原体从传染源向周围播散的范围较小或者单个疫源地。

(五)疫区:指传染病在人群中暴发、流行,其病原体向周围播散时所能波及的地区。

(六)人畜共患传染病:指人与脊椎动物共同罹患的传染病,如鼠疫、狂犬病、血吸虫病等。

(七)自然疫源地:指某些可引起人类传染病的病原体在自然界的野生动物中长期存在和循环的地区。

(八)病媒生物:指能够将病原体从人或者其他动物传播给人的生物,如蚊、蝇、蚤类等。

(九)医源性感染:指在医学服务中,因病原体传播引起的感染。

(十)医院感染:指住院病人在医院内获得的感染,包括在住院期间发生的感染和在医院内获得出院后发生的感染,但不包括入院前已开始或者入院时已处于潜伏期的感染。医院工作人员在医院内获得的感染也属医院感染。

(十一)实验室感染:指从事实验室工作时,因接触病原体所致的感染。

(十二)菌种、毒种:指可能引起本法规定的传染病发生的细菌菌种、病毒毒种。

(十三)消毒:指用化学、物理、生物的方法杀灭或者消除环境中的病原微生物。

(十四)疾病预防控制机构:指从事疾病预防控制活动的疾病预防控制中心以及与上述机构业务活动相同的单位。

(十五)医疗机构:指按照《医疗机构管理条例》取得医疗机构执业许可证,从事疾病诊断、治疗活动的机构。

第七十九条 传染病防治中有关食品、药品、血液、水、医疗废物和病原微生物的管理以及动物防疫和国境卫生检疫,本法未规定的,分别适用其他有关法律、行政法规的规定。

第八十条 本法自 2004 年 12 月 1 日起施行。

参考网址:

1. http://www.nhfpc.gov.cn/jkj/s3576/200804/57caa1041ec74dbab8fb886786edb0c5.shtml
2. http://www.gov.cn/flfg/2013-06/30/content_2437158.htm
3. http://www.nhfpc.gov.cn/jkj/s3577/201311/f6ee56b5508a4295a8d552ca5f0f5edd.shtml
4. http://www.nhfpc.gov.cn/jkj/s3577/200805/1a8bb3668b7d4540afb0531dfcef978d.shtml

附录四 国家突发公共卫生事件应急预案

1 总则

1.1 编制目的

有效预防、及时控制和消除突发公共卫生事件及其危害,指导和规范各类突发公共卫生事件的应急处理工作,最大程度地减少突发公共卫生事件对公众健康造成的危害,保障公众身心健康与生命安全。

1.2 编制依据

依据《中华人民共和国传染病防治法》《中华人民共和国食品卫生法》《中华人民共和国职业病防治法》《中华人民共和国国境卫生检疫法》《突发公共卫生事件应急条例》《国内交通卫生检疫条例》和《国家突发公共事件总体应急预案》,制定本预案。

1.3　突发公共卫生事件的分级

根据突发公共卫生事件性质、危害程度、涉及范围，突发公共卫生事件划分为特别重大（Ⅰ级）、重大（Ⅱ级）、较大（Ⅲ级）和一般（Ⅳ级）四级。

其中，特别重大突发公共卫生事件主要包括：

⑴ 肺鼠疫、肺炭疽在大、中城市发生并有扩散趋势，或肺鼠疫、肺炭疽疫情波及2个以上的省份，并有进一步扩散趋势。

⑵ 发生传染性非典型肺炎、人感染高致病性禽流感病例，并有扩散趋势。

⑶ 涉及多个省份的群体性不明原因疾病，并有扩散趋势。

⑷ 发生新传染病或我国尚未发现的传染病发生或传入，并有扩散趋势，或发现我国已消灭的传染病重新流行。

⑸ 发生烈性病菌株、毒株、致病因子等丢失事件。

⑹ 周边以及与我国通航的国家和地区发生特大传染病疫情，并出现输入性病例，严重危及我国公共卫生安全的事件。

⑺ 国务院卫生行政部门认定的其他特别重大突发公共卫生事件。

1.4　适用范围

本预案适用于突然发生，造成或者可能造成社会公众身心健康严重损害的重大传染病、群体性不明原因疾病、重大食物和职业中毒以及因自然灾害、事故灾难或社会安全等事件引起的严重影响公众身心健康的公共卫生事件的应急处理工作。

其他突发公共事件中涉及的应急医疗救援工作，另行制定有关预案。

1.5　工作原则

⑴ 预防为主，常备不懈。提高全社会对突发公共卫生事件的防范意识，落实各项防范措施，做好人员、技术、物资和设备的应急储备工作。对各类可能引发突发公共卫生事件的情况要及时进行分析、预警，做到早发现、早报告、早处理。

⑵ 统一领导，分级负责。根据突发公共卫生事件的范围、性质和危害程度，对突发公共卫生事件实行分级管理。各级人民政府负责突发公共卫生事件应急处理的统一领导和指挥，各有关部门按照预案规定，在各自的职责范围内做好突发公共卫生事件应急处理的有关工作。

⑶ 依法规范，措施果断。地方各级人民政府和卫生行政部门要按照相关法律、法规和规章的规定，完善突发公共卫生事件应急体系，建立健全系统、规范的突发公共卫生事件应急处理工作制度，对突发公共卫生事件和可能发生的公共卫生事件做出快速反应，及时、有效开展监测、报告和处理工作。

⑷ 依靠科学，加强合作。突发公共卫生事件应急工作要充分尊重和依靠科学，要重视开展防范和处理突发公共卫生事件的科研和培训，为突发公共卫生事件应急处理提供科技保障。各有关部门和单位要通力合作、资源共享，有效应对突发公共卫生事件。要广泛组织、动员公众参与突发公共卫生事件的应急处理。

2　应急组织体系及职责

2.1　应急指挥机构

卫生部依照职责和本预案的规定，在国务院统一领导下，负责组织、协调全国突发公共卫生事件应急处理工作，并根据突发公共卫生事件应急处理工作的实际需要，提出成立全国突发公共卫生事件应急指挥部。

地方各级人民政府卫生行政部门依照职责和本预案的规定，在本级人民政府统一领导下，负责组织、协调本行政区域内突发公共卫生事件应急处理工作，并根据突发公共卫生事件应急处理工作的实际需要，向本级人民政府提出成立地方突发公共卫生事件应急指挥部的建议。

各级人民政府根据本级人民政府卫生行政部门的建议和实际工作需要，决定是否成立国家和地方应急指挥部。

地方各级人民政府及有关部门和单位要按照属地管理的原则，切实做好本行政区域内突发公共卫生事件应急处理工作。

2.1.1 全国突发公共卫生事件应急指挥部的组成和职责

全国突发公共卫生事件应急指挥部负责对特别重大突发公共卫生事件的统一领导、统一指挥，作出处理突发公共卫生事件的重大决策。指挥部成员单位根据突发公共卫生事件的性质和应急处理的需要确定。

2.1.2 省级突发公共卫生事件应急指挥部的组成和职责

省级突发公共卫生事件应急指挥部由省级人民政府有关部门组成，实行属地管理的原则，负责对本行政区域内突发公共卫生事件应急处理的协调和指挥，作出处理本行政区域内突发公共卫生事件的决策，决定要采取的措施。

2.2 日常管理机构

国务院卫生行政部门设立卫生应急办公室（突发公共卫生事件应急指挥中心），负责全国突发公共卫生事件应急处理的日常管理工作。

各省、自治区、直辖市人民政府卫生行政部门及军队、武警系统要参照国务院卫生行政部门突发公共卫生事件日常管理机构的设置及职责，结合各自实际情况，指定突发公共卫生事件的日常管理机构，负责本行政区域或本系统内突发公共卫生事件应急的协调、管理工作。

各市（地）级、县级卫生行政部门要指定机构负责本行政区域内突发公共卫生事件应急的日常管理工作。

2.3 专家咨询委员会

国务院卫生行政部门和省级卫生行政部门负责组建突发公共卫生事件专家咨询委员会。

市（地）级和县级卫生行政部门可根据本行政区域内突发公共卫生事件应急工作需要，组建突发公共卫生事件应急处理专家咨询委员会。

2.4 应急处理专业技术机构

医疗机构、疾病预防控制机构、卫生监督机构、出入境检验检疫机构是突发公共卫生事件应急处理的专业技术机构。应急处理专业技术机构要结合本单位职责开展专业技术人员处理突发公共卫生事件能力培训，提高快速应对能力和技术水平，在发生突发公共卫生事件时，要服从卫生行政部门的统一指挥和安排，开展应急处理工作。

3 突发公共卫生事件的监测、预警与报告

3.1 监测

国家建立统一的突发公共卫生事件监测、预警与报告网络体系。各级医疗、疾病预防控制、卫生监督和出入境检疫机构负责开展突发公共卫生事件的日常监测工作。

省级人民政府卫生行政部门要按照国家统一规定和要求，结合实际，组织开展重点传染病和突发公共卫生事件的主动监测。

国务院卫生行政部门和地方各级人民政府卫生行政部门要加强对监测工作的管理和监督，保证监测质量。

3.2 预警

各级人民政府卫生行政部门根据医疗机构、疾病预防控制机构、卫生监督机构提供的监测信息，按照公共卫生事件的发生、发展规律和特点，及时分析其对公众身心健康的危害程度、可能的发展趋势，及时做出预警。

3.3 报告

任何单位和个人都有权向国务院卫生行政部门和地方各级人民政府及其有关部门报告突发公共卫生事件及其隐患，也有权向上级政府部门举报不履行或者不按照规定履行突发公共卫生事件应急处理职责的部门、单位及个人。

县级以上各级人民政府卫生行政部门指定的突发公共卫生事件监测机构、各级各类医疗卫生机构、卫生行政部门、县级以上地方人民政府和检验检疫机构、食品药品监督管理机构、环境保护监测机构、教育机构等有关单位为突发公共卫生事件的责任报告单位。执行职务的各级各类医疗卫生机构的医疗卫生人员、个体开业医生为突发公共卫生事件的责任报告人。

突发公共卫生事件责任报告单位要按照有关规定及时、准确地报告突发公共卫生事件及其处置情况。

4　突发公共卫生事件的应急反应和终止

4.1　应急反应原则

发生突发公共卫生事件时，事发地的县级、市（地）级、省级人民政府及其有关部门按照分级响应的原则，作出相应级别应急反应。同时，要遵循突发公共卫生事件发生发展的客观规律，结合实际情况和预防控制工作的需要，及时调整预警和反应级别，以有效控制事件，减少危害和影响。要根据不同类别突发公共卫生事件的性质和特点，注重分析事件的发展趋势，对事态和影响不断扩大的事件，应及时升级预警和反应级别；对范围局限、不会进一步扩散的事件，应相应降低反应级别，及时撤销预警。

国务院有关部门和地方各级人民政府及有关部门对在学校、区域性或全国性重要活动期间等发生的突发公共卫生事件，要高度重视，可相应提高报告和反应级别，确保迅速、有效控制突发公共卫生事件，维护社会稳定。

突发公共卫生事件应急处理要采取边调查、边处理、边抢救、边核实的方式，以有效措施控制事态发展。

事发地之外的地方各级人民政府卫生行政部门接到突发公共卫生事件情况通报后，要及时通知相应的医疗卫生机构，组织做好应急处理所需的人员与物资准备，采取必要的预防控制措施，防止突发公共卫生事件在本行政区域内发生，并服从上一级人民政府卫生行政部门的统一指挥和调度，支援突发公共卫生事件发生地区的应急处理工作。

4.2　应急反应措施

4.2.1　各级人民政府

（1）组织协调有关部门参与突发公共卫生事件的处理。

（2）根据突发公共卫生事件处理需要，调集本行政区域内各类人员、物资、交通工具和相关设施、设备参加应急处理工作。涉及危险化学品管理和运输安全的，有关部门要严格执行相关规定，防止事故发生。

（3）划定控制区域：甲类、乙类传染病暴发、流行时，县级以上地方人民政府报经上一级地方人民政府决定，可以宣布疫区范围；经省、自治区、直辖市人民政府决定，可以对本行政区域内甲类传染病疫区实施封锁；封锁大、中城市的疫区或者封锁跨省（区、市）的疫区，以及封锁疫区导致中断干线交通或者封锁国境的，由国务院决定。对重大食物中毒和职业中毒事故，根据污染食品扩散和职业危害因素波及的范围，划定控制区域。

（4）疫情控制措施：当地人民政府可以在本行政区域内采取限制或者停止集市、集会、影剧院演出，以及其他人群聚集的活动；停工、停业、停课；封闭或者封存被传染病病原体污染的公共饮用水源、食品以及相关物品等紧急措施；临时征用房屋、交通工具以及相关设施和设备。

（5）流动人口管理：对流动人口采取预防工作，落实控制措施，对传染病病人患者、疑似病人患者采取就地隔离、就地观察、就地治疗的措施，对密切接触者根据情况采取集中或居家医学观察。

（6）实施交通卫生检疫：组织铁路、交通、民航、质检等部门在交通站点和出入境口岸设置临时交通卫生检疫站，对出入境、进出疫区和运行中的交通工具及其乘运人员和物资、宿主动物进行检疫查验，对病人、疑似病人及其密切接触者实施临时隔离、留验和向地方卫生行政部门指定的机构移交。

（7）信息发布：突发公共卫生事件发生后，有关部门要按照有关规定作好信息发布工作，信息发布要及时主动、准确把握，实事求是，正确引导舆论，注重社会效果。

（8）开展群防群治：街道、乡（镇）以及居委会、村委会协助卫生行政部门和其他部门、医疗机构，做好疫情信息的收集、报告、人员分散隔离及公共卫生措施的实施工作。

（9）维护社会稳定：组织有关部门保障商品供应，平抑物价，防止哄抢；严厉打击造谣传谣、哄抬物价、囤积居奇、制假售假等违法犯罪和扰乱社会治安的行为。

4.2.2　卫生行政部门

（1）组织医疗机构、疾病预防控制机构和卫生监督机构开展突发公共卫生事件的调查与处理。

（2）组织突发公共卫生事件专家咨询委员会对突发公共卫生事件进行评估，提出启动突发公共卫生事件应急处理的级别。

(3) 应急控制措施:根据需要组织开展应急疫苗接种、预防服药。

(4) 督导检查:国务院卫生行政部门组织对全国或重点地区的突发公共卫生事件应急处理工作进行督导和检查。省、市(地)级以及县级卫生行政部门负责对本行政区域内的应急处理工作进行督察和指导。

(5) 发布信息与通报:国务院卫生行政部门或经授权的省、自治区、直辖市人民政府卫生行政部门及时向社会发布突发公共卫生事件的信息或公告。国务院卫生行政部门及时向国务院各有关部门和各省、自治区、直辖市卫生行政部门以及军队有关部门通报突发公共卫生事件情况。对涉及跨境的疫情线索,由国务院卫生行政部门向有关国家和地区通报情况。

(6) 制订技术标准和规范:国务院卫生行政部门对新发现的突发传染病、不明原因的群体性疾病、重大中毒事件,组织力量制订技术标准和规范,及时组织全国培训。地方各级卫生行政部门开展相应的培训工作。

(7) 普及卫生知识。针对事件性质,有针对性地开展卫生知识宣教,提高公众健康意识和自我防护能力,消除公众心理障碍,开展心理危机干预工作。

(8) 进行事件评估:组织专家对突发公共卫生事件的处理情况进行综合评估,包括事件概况、现场调查处理概况、病人救治情况、所采取的措施、效果评价等。

4.2.3 医疗机构

(1) 开展病人接诊、收治和转运工作,实行重症和普通病人分开管理,对疑似病人及时排除或确诊。

(2) 协助疾控机构人员开展标本的采集、流行病学调查工作。

(3) 做好医院内现场控制、消毒隔离、个人防护、医疗垃圾和污水处理工作,防止院内交叉感染和污染。

(4) 做好传染病和中毒病人的报告。对因突发公共卫生事件而引起身体伤害的病人,任何医疗机构不得拒绝接诊。

(5) 对群体性不明原因疾病和新发传染病做好病例分析与总结,积累诊断治疗的经验。重大中毒事件,按照现场救援、病人转运、后续治疗相结合的原则进行处置。

(6) 开展科研与国际交流:开展与突发事件相关的诊断试剂、药品、防护用品等方面的研究。开展国际合作,加快病源查寻和病因诊断。

4.2.4 疾病预防控制机构

(1) 突发公共卫生事件信息报告:国家、省、市(地)、县级疾控机构做好突发公共卫生事件的信息收集、报告与分析工作。

(2) 开展流行病学调查:疾控机构人员到达现场后,尽快制订流行病学调查计划和方案,地方专业技术人员按照计划和方案,开展对突发事件累及人群的发病情况、分布特点进行调查分析,提出并实施有针对性的预防控制措施;对传染病病人、疑似病人、病原携带者及其密切接触者进行追踪调查,查明传播链,并向相关地方疾病预防控制机构通报情况。

(3) 实验室检测:中国疾病预防控制中心和省级疾病预防控制机构指定的专业技术机构在地方专业机构的配合下,按有关技术规范采集足量、足够的标本,分送省级和国家应急处理功能网络实验室检测,查找致病原因。

(4) 开展科研与国际交流:开展与突发事件相关的诊断试剂、疫苗、消毒方法、医疗卫生防护用品等方面的研究。开展国际合作,加快病源查寻和病因诊断。

(5) 制订技术标准和规范:中国疾病预防控制中心协助卫生行政部门制订全国新发现的突发传染病、不明原因的群体性疾病、重大中毒事件的技术标准和规范。

(6) 开展技术培训:中国疾病预防控制中心具体负责全国省级疾病预防控制中心突发公共卫生事件应急处理专业技术人员的应急培训。各省级疾病预防控制中心负责县级以上疾病预防控制机构专业技术人员的培训工作。

4.2.5 卫生监督机构

(1) 在卫生行政部门的领导下,开展对医疗机构、疾病预防控制机构突发公共卫生事件应急处理各项措施落实情况的督导、检查。

(2) 围绕突发公共卫生事件应急处理工作，开展食品卫生、环境卫生、职业卫生等的卫生监督和执法稽查。

(3) 协助卫生行政部门依据《突发公共卫生事件应急条例》和有关法律法规，调查处理突发公共卫生事件应急工作中的违法行为。

4.2.6 出入境检验检疫机构

(1) 突发公共卫生事件发生时，调动出入境检验检疫机构技术力量，配合当地卫生行政部门做好口岸的应急处理工作。

(2) 及时上报口岸突发公共卫生事件信息和情况变化。

4.2.7 非事件发生地区的应急反应措施

未发生突发公共卫生事件的地区应根据其他地区发生事件的性质、特点、发生区域和发展趋势，分析本地区受波及的可能性和程度，重点做好以下工作：

(1) 密切保持与事件发生地区的联系，及时获取相关信息。

(2) 组织做好本行政区域应急处理所需的人员与物资准备。

(3) 加强相关疾病与健康监测和报告工作，必要时，建立专门报告制度。

(4) 开展重点人群、重点场所和重点环节的监测和预防控制工作，防患于未然。

(5) 开展防治知识宣传和健康教育，提高公众自我保护意识和能力。

(6) 根据上级人民政府及其有关部门的决定，开展交通卫生检疫等。

4.3 突发公共卫生事件的分级反应

特别重大突发公共卫生事件(具体标准见 1.3)应急处理工作由国务院或国务院卫生行政部门和有关部门组织实施，开展突发公共卫生事件的医疗卫生应急、信息发布、宣传教育、科研攻关、国际交流与合作、应急物资与设备的调集、后勤保障以及督导检查等工作。国务院可根据突发公共卫生事件性质和应急处置工作，成立全国突发公共卫生事件应急处理指挥部，协调指挥应急处置工作。事发地省级人民政府应按照国务院或国务院有关部门的统一部署，结合本地区实际情况，组织协调市(地)、县(市)人民政府开展突发公共事件的应急处理工作。

特别重大级别以下的突发公共卫生事件应急处理工作由地方各级人民政府负责组织实施。超出本级应急处置能力时，地方各级人民政府要及时报请上级人民政府和有关部门提供指导和支持。

4.4 突发公共卫生事件应急反应的终止

突发公共卫生事件应急反应的终止需符合以下条件：突发公共卫生事件隐患或相关危险因素消除，或末例传染病病例发生后经过最长潜伏期无新的病例出现。

特别重大突发公共卫生事件由国务院卫生行政部门组织有关专家进行分析论证，提出终止应急反应的建议，报国务院或全国突发公共卫生事件应急指挥部批准后实施。

特别重大以下突发公共卫生事件由地方各级人民政府卫生行政部门组织专家进行分析论证，提出终止应急反应的建议，报本级人民政府批准后实施，并向上一级人民政府卫生行政部门报告。

上级人民政府卫生行政部门要根据下级人民政府卫生行政部门的请求，及时组织专家对突发公共卫生事件应急反应的终止的分析论证提供技术指导和支持。

5 善后处理

5.1 后期评估

突发公共卫生事件结束后，各级卫生行政部门应在本级人民政府的领导下，组织有关人员对突发公共卫生事件的处理情况进行评估。评估内容主要包括事件概况、现场调查处理概况、患者救治情况、所采取措施的效果评价、应急处理过程中存在的问题和取得的经验及改进建议。评估报告上报本级人民政府和上一级人民政府卫生行政部门。

5.2 奖励

县级以上人民政府人事部门和卫生行政部门对参加突发公共卫生事件应急处理作出贡献的先进集体和个

人进行联合表彰;民政部门对在突发公共卫生事件应急处理工作中英勇献身的人员,按有关规定追认为烈士。

5.3 责任

对在突发公共卫生事件的预防、报告、调查、控制和处理过程中,有玩忽职守、失职、渎职等行为的,依据《突发公共卫生事件应急条例》及有关法律法规追究当事人的责任。

5.4 抚恤和补助

地方各级人民政府要组织有关部门对因参与应急处理工作致病、致残、死亡的人员,按照国家有关规定,给予相应的补助和抚恤;对参加应急处理一线工作的专业技术人员应根据工作需要制订合理的补助标准,给予补助。

5.5 征用物资、劳务的补偿

突发公共卫生事件应急工作结束后,地方各级人民政府应组织有关部门对应急处理期间紧急调集、征用有关单位、企业、个人的物资和劳务进行合理评估,给予补偿。

6 突发公共卫生事件应急处置的保障

突发公共卫生事件应急处理应坚持预防为主,平战结合,国务院有关部门、地方各级人民政府和卫生行政部门应加强突发公共卫生事件的组织建设,组织开展突发公共卫生事件的监测和预警工作,加强突发公共卫生事件应急处理队伍建设和技术研究,建立健全国家统一的突发公共卫生事件预防控制体系,保证突发公共卫生事件应急处理工作的顺利开展。

6.1 技术保障

6.1.1 信息系统

国家建立突发公共卫生事件应急决策指挥系统的信息、技术平台,承担突发公共卫生事件及相关信息收集、处理、分析、发布和传递等工作,采取分级负责的方式进行实施。

要在充分利用现有资源的基础上建设医疗救治信息网络,实现卫生行政部门、医疗救治机构与疾病预防控制机构之间的信息共享。

6.1.2 疾病预防控制体系

国家建立统一的疾病预防控制体系。各省(区、市)、市(地)、县(市)要加快疾病预防控制机构和基层预防保健组织建设,强化医疗卫生机构疾病预防控制的责任;建立功能完善、反应迅速、运转协调的突发公共卫生事件应急机制;健全覆盖城乡、灵敏高效、快速畅通的疫情信息网络;改善疾病预防控制机构基础设施和实验室设备条件;加强疾病控制专业队伍建设,提高流行病学调查、现场处置和实验室检测检验能力。

6.1.3 应急医疗救治体系

按照“中央指导、地方负责、统筹兼顾、平战结合、因地制宜、合理布局”的原则,逐步在全国范围内建成包括急救机构、传染病救治机构和化学中毒与核辐射救治基地在内的,符合国情、覆盖城乡、功能完善、反应灵敏、运转协调、持续发展的医疗救治体系。

6.1.4 卫生执法监督体系

国家建立统一的卫生执法监督体系。各级卫生行政部门要明确职能,落实责任,规范执法监督行为,加强卫生执法监督队伍建设。对卫生监督人员实行资格准入制度和在岗培训制度,全面提高卫生执法监督的能力和水平。

6.1.5 应急卫生救治队伍

各级人民政府卫生行政部门按照“平战结合、因地制宜,分类管理、分级负责,统一管理、协调运转”的原则建立突发公共卫生事件应急救治队伍,并加强管理和培训。

6.1.6 演练

各级人民政府卫生行政部门要按照“统一规划、分类实施、分级负责、突出重点、适应需求”的原则,采取定期和不定期相结合的形式,组织开展突发公共卫生事件的应急演练。

6.1.7 科研和国际交流

国家有计划地开展应对突发公共卫生事件相关的防治科学研究,包括现场流行病学调查方法、实验室病因检测技术、药物治疗、疫苗和应急反应装备、中医药及中西医结合防治等，尤其是开展新发、罕见传染病快速诊断方法、诊断试剂以及相关的疫苗研究，做到技术上有所储备。同时，开展应对突发公共卫生事件应急处理技术的国际交流与合作，引进国外的先进技术、装备和方法，提高我国应对突发公共卫生事件的整体水平。

6.2 物资、经费保障

6.2.1 物资储备

各级人民政府要建立处理突发公共卫生事件的物资和生产能力储备。发生突发公共卫生事件时，应根据应急处理工作需要调用储备物资。卫生应急储备物资使用后要及时补充。

6.2.2 经费保障

应保障突发公共卫生事件应急基础设施项目建设经费，按规定落实对突发公共卫生事件应急处理专业技术机构的财政补助政策和突发公共卫生事件应急处理经费。应根据需要对边远贫困地区突发公共卫生事件应急工作给予经费支持。国务院有关部门和地方各级人民政府应积极通过国际、国内等多渠道筹集资金，用于突发公共卫生事件应急处理工作。

6.3 通信与交通保障

各级应急医疗卫生救治队伍要根据实际工作需要配备通信设备和交通工具。

6.4 法律保障

国务院有关部门应根据突发公共卫生事件应急处理过程中出现的新问题、新情况，加强调查研究，起草和制订并不断完善应对突发公共卫生事件的法律、法规和规章制度，形成科学、完整的突发公共卫生事件应急法律和规章体系。

国务院有关部门和地方各级人民政府及有关部门要严格执行《突发公共卫生事件应急条例》等规定，根据本预案要求，严格履行职责，实行责任制。对履行职责不力，造成工作损失的，要追究有关当事人的责任。

6.5 社会公众的宣传教育

县级以上人民政府要组织有关部门利用广播、影视、报刊、互联网、手册等多种形式对社会公众广泛开展突发公共卫生事件应急知识的普及教育，宣传卫生科普知识，指导群众以科学的行为和方式对待突发公共卫生事件。要充分发挥有关社会团体在普及卫生应急知识和卫生科普知识方面的作用。

7 预案管理与更新

根据突发公共卫生事件的形势变化和实施中发现的问题及时进行更新、修订和补充。

国务院有关部门根据需要和本预案的规定，制定本部门职责范围内的具体工作预案。

县级以上地方人民政府根据《突发公共卫生事件应急条例》的规定，参照本预案并结合本地区实际情况，组织制定本地区突发公共卫生事件应急预案。

8 附则

8.1 名词术语

重大传染病疫情是指某种传染病在短时间内发生、波及范围广泛，出现大量的病人或死亡病例，其发病率远远超过常年的发病率水平的情况。

群体性不明原因疾病是指在短时间内，某个相对集中的区域内同时或者相继出现具有共同临床表现病人，且病例不断增加，范围不断扩大，又暂时不能明确诊断的疾病。

重大食物和职业中毒是指由于食品污染和职业危害的原因而造成的人数众多或者伤亡较重的中毒事件。

新传染病是指全球首次发现的传染病。

我国尚未发现传染病是指埃博拉、猴痘、黄热病、人变异性克雅氏病等在其他国家和地区已经发现，在我国尚未发现过的传染病。

我国已消灭传染病是指天花、脊髓灰质炎等传染病。

8.2 预案实施时间

本预案自印发之日起实施。

附录五 非生物型人工肝支持系统治疗肝衰竭指南(2009年版)

中华医学会感染病学分会肝衰竭与人工肝学组

肝衰竭(liver failure)是由多种因素引起的肝细胞大块、亚大块坏死或严重损害,导致其合成、解毒、排泄和生物转化等功能发生严重障碍或失代偿,出现以黄疸、凝血功能障碍、肝性脑病和腹水等为主要表现的一种临床综合征。肝衰竭是临床常见肝脏疾病的严重综合征,病死率极高。人工肝支持系统(artificial liver support system,ALSS)是治疗肝衰竭有效的方法之一,其治疗机制是基于肝细胞的强大再生能力,通过一个体外的机械、理化和生物装置,清除各种有害物质,补充必需物质,改善内环境,暂时替代衰竭肝脏的部分功能,为肝细胞再生及肝功能恢复创造条件或等待机会进行肝移植。人工肝支持系统分为非生物型、生物型和混合型3种。目前非生物型人工肝方法在临床广泛使用并被证明是确实有效的方法,包括血浆置换(plasma exchange,PE)、血液灌流(hemoperfusion,HP)、血液滤过(hemofiltration,HF)、血液透析(hemodialysis,HD)、连续性血液透析滤过(continuous hemodiafiltration,CHDF)、白蛋白透析(albumin dialysis,AD)、血浆滤过透析(plasma diafiltration,PDF)和血浆胆红素吸附(plasma bilirubin absorption,PBA)等。中华医学会感染病学分会肝衰竭与人工肝学组在2002年制订了《非生物型人工肝支持系统操作规范和管理制度》,对我国开展非生物型人工肝起到了重要的作用。近年来,ALSS又取得了许多进展,为进一步规范非生物型人工肝治疗并与国际接轨,参照国内外最新研究成果,按照循证医学的原则,在2002年版指南的基础上,制订了《非生物型人工肝支持系统治疗肝衰竭指南(2009年版)》(以下简称《指南》)。

1 开展人工肝支持系统治疗肝衰竭必须具备的条件

1.1 人工肝支持系统的设置

(1) 开展人工肝支持系统治疗必须是二级甲等以上医院才可以提出申请。

(2) 开展人工肝支持系统治疗项目须按规定由相关医疗行政有关单位批准。

(3) 开展人工肝支持系统的医院必须设有人工肝支持系统治疗室、重症监护病房、医护人员更衣室、污水处理系统、水处理系统等。

1.2 人员配备

至少配备1名副主任医师及1名专职护师。总体人员配备(指医师与治疗床比、护士与治疗床比)相当于监护室。医务人员须经国家指定具备培训资格的人工肝中心培训合格后方能上岗。

1.3 设备配置

人工肝支持系统根据各部门的具体条件配置相应的设备有:

(1) 血液净化治疗仪;

(2) 血浆分离器、胆红素吸附器、血液灌流器、血液滤过器、血液透析器及血路管道;

(3) 可移动治疗床;

(4) 心电监护仪。

2 人工肝支持系统治疗的适应证、禁忌证和疗效判断标准

2.1 人工肝支持系统治疗的适应证

(1) 各种原因引起的肝衰竭早、中期,PTA介于20%~40%和PLT>50×10^9/L的患者为宜;晚期肝衰竭患者也可进行治疗,但并发症多见,应慎重;未达到肝衰竭诊断标准,但有肝衰竭倾向者,也可考虑早期干预。

(2) 晚期肝衰竭肝移植术前等待供者、肝移植术后排异反应及移植肝无功能期的患者。

2.2 人工肝支持系统治疗的相对禁忌证

(1)患者伴有严重活动性出血或弥散性血管内凝血者;

(2) 对治疗过程中所用血制品或药品如血浆、肝素和鱼精蛋白等严重过敏者;

(3) 循环功能衰竭者;

(4) 心脑梗死非稳定期者;

(5) 妊娠晚期。

2.3　人工肝支持系统治疗的疗效判断

临床上一般用近期疗效和远期疗效来进行判断。

2.3.1　近期疗效

2.3.1.1　治疗前后有效率

患者乏力、食欲缺乏、腹胀、尿少、出血倾向和肝性脑病等临床症状和体征的改善;血液生化学检查示白/球蛋白比值改善,血胆红素下降,胆碱酯酶活力增高,凝血酶原活动度改善;血内毒素下降及血芳香氯基酸和支链氨基酸比值改善等。

2.3.1.2　患者出院时的治愈率或好转率

(1) 急性、亚急性肝衰竭以临床治愈率作为判断标准。临床治愈标准:①乏力、食欲缺乏、腹胀、尿少、出血倾向和肝性脑病等临床症状消失。②黄疸消退,肝脏恢复正常大小。③肝功能指标基本恢复正常。④PT恢复正常。

(2) 慢加急性、慢性肝衰竭以临床好转率作为判断标准。临床好转标准:①乏力、食欲缺乏、腹胀、出血倾向等临床症状明显好转,肝性脑病消失。②黄疸、腹水等体征明显好转。③肝功能指标明显好转(总胆红素降至正常的5倍以下,凝血酶原活动度 >40%)。

2.3.2　远期疗效

远期疗效用存活率评价,分治疗后12周存活率、24周存活率和48周存活率。

3　人工肝支持系统治疗的操作指南

3.1　人工肝支持系统治疗的操作方法

由于各种人工肝的原理不同,因此应根据患者的具体情况选择不同方法单独或联合使用:伴有脑水肿或肾衰竭时,可选用PE联合CHDF、HF或PDF;伴有高胆红素血症时,可选用PBA或PE;伴有水电解质紊乱时,可选用HD或AD。应注意人工肝治疗操作的规范化,根据患者的病情决定治疗频率和总次数,第一、二周每周2~5次,以后每周1~2次,每例患者平均3~5次。单次操作应注意:①深静脉置管单针双腔导管选取股静脉或颈静脉置管建立血流通路。②参数控制血泵速度控制在100~150mL/min;血浆置换术血浆分离泵速度控制在20~28mL/min;血液滤过分离泵速度为40~50mL/min;PDF置换透析液的泵速在40~50ml/min,血浆分离泵速为8~10mL/min;跨膜压控制在50mmHg以内。具体可选用的方法如下:

3.1.1　血液透析

3.1.1.1　治疗原理

利用某些中、小分子物质可以通过半透膜的特性,借助膜两侧的浓度梯度及膜两侧的压力梯度将血液中的毒素和小分子物质清除至体外。

3.1.1.2　分类

(1) 标准透析:膜的孔径较小,只能清除相对分子质量为300以下的小分子物质,如尿素氮、肌酐、血氨等。

(2) 高通量透析:应用较大孔径膜如聚丙烯腈膜(PAN)等透析,可以通过分子量在15 000以内的物质,包括游离胆红素、游离脂肪酸、芳香族氨基酸等。

3.1.1.3　特点

(1) 主要以清除小分子物质为主,如应用高通量的膜可清除部分中分子物质。

(2) 可以纠正肝衰竭中常见的水、电解质紊乱和酸碱平衡失调。

(3) 由于受到膜孔径的影响,与蛋白结合的各种毒素难以清除。

(4) 适用于各种肝衰竭伴肝肾综合征、肝性脑病、水电解质紊乱及酸碱平衡紊乱等。

3.1.2　血液滤过

3.1.2.1　治疗原理

应用孔径较大的膜,依靠膜两侧液体的压力差作为跨膜压,以对流的方式使血液中的毒素随着水分清除出去，更接近于人体肾脏肾小球滤过的功能，对中分子物质的清除更为有效。在治疗过程中由于丢失大量水分（每次可达 20L 以上），因此需要同时补充大量的置换液来维持机体的水电解质平衡，这一过程又相当于肾小管的重吸收功能。

3.1.2.2 特点

(1) 主要清除中分子及部分大分子物质。

(2) 可以纠正肝衰竭中常见的水、电解质紊乱和酸碱平衡的失调。

(3) 适用于各种肝衰竭伴肝肾综合征、肝性脑病、水电解质紊乱及酸碱平衡失调等。

3.1.3 血浆置换

3.1.3.1 治疗原理

将患者的血液引出体外，经过膜式血浆分离方法将患者的血浆从全血中分离出来弃去，然后补充等量的新鲜冷冻血浆或人血白蛋白等置换液，这样便可以清除患者体内的各种代谢毒素和致病因子，从而达到治疗目的。由于血浆置换疗法不仅可以清除体内中、小分子的代谢毒素，还清除了蛋白、免疫复合物等大分子物质，因此对有害物质的清除率远比血液透析、血液滤过、血液灌流为好。同时又可补充体内所缺乏的白蛋白、凝血因子等必需物质，较好的替代了肝脏某些功能。

3.1.3.2 特点

(1) 可以清除小分子、中分子及大分子物质，特别对与蛋白结合的毒素有显著的作用。

(2) 对肝衰竭中常见的电解质紊乱和酸碱平衡失调的纠正有一定的作用，但远不及血液透析和血液滤过。对水负荷过重的情况无改善作用。

(3) 能补充人体必要的蛋白质、凝血因子等必需物质，对高胆红素血症及凝血功能障碍的改善尤其显著，但需要大量血浆而多次大量输入血浆等血制品，有感染各种新的疾病的可能。

(4) 适用于各种肝衰竭患者。

(5) 置换液以新鲜冷冻血浆为主，可加部分代替物如低分子右旋糖酐、羟乙基淀粉等。

3.1.4 血液灌流

3.1.4.1 治疗原理

将血液直接送入血液灌流器与活性炭或树脂等吸附剂充分接触，利用吸附剂特殊的孔隙结构将血液中的毒性物质吸附并清除。

3.1.4.2 特点

(1) 与常规的血液透析相比，活性炭或吸附树脂对中分子物质及与蛋白结合的物质清除率较高，肝衰竭患者血液中的白细胞抑制因子、抑制肝细胞生长的细胞毒性物质以及胆红素、芳香族氨基酸、酚、短链脂肪酸等均可被有效的吸附。

(2) 在临床治疗过程中易出现低血压及血小板减少，可能是由于血液中白细胞和血小板被吸附与损伤，释放出作用于血管的胺从而导致血压下降。

(3) 对水、电解质、酸碱失衡者无纠正作用。

(4) 适用于各种肝衰竭并发肝性脑病、内毒素血症及急性中毒等，但血小板明显减少者不适合应用，因可以导致血小板进一步减少而增加出血的危险性。

3.1.5 血浆灌流

3.1.5.1 治疗原理

血浆灌流是应用血浆膜式分离技术，将血浆从血液中直接分离出来，送入灌流器中，使血浆中的各种毒素吸附后再返回体内。

3.1.5.2 特点

(1) 可有效清除血液中的中分子毒素。

(2) 对血小板、红细胞等有形成分无任何破坏。

(3) 对水、电解质、酸碱失衡者无纠正作用。

3.1.6　特异性胆红素吸附

3.1.6.1　治疗原则

特异性胆红素吸附治疗的本质也是血浆灌流，主要是所应用的灌流器对胆红素有特异性的吸附作用，对胆汁酸有少量的吸附作用而对其他代谢毒素则没有作用或吸附作用很小。

3.1.6.2　特点

特异性地吸附胆红素及少量的胆汁酸等。

3.1.7　白蛋白透析

3.1.7.1　治疗原理

基于亲脂性毒素与白蛋白呈配位键结合的原理，在透析液中加入白蛋白，与血浆白蛋白竞争结合毒素，而达到跨膜清除亲脂性毒素的目的，包括单次白蛋白通过透析（SPAD）、分子吸附再循环系统（MARS）和连续白蛋白净化系统（CAPS）等方法。

3.1.7.2　特点

(1) 有效清除蛋白结合毒素和水溶性毒素。

(2) 纠正水、电解质、酸碱失衡。

(3) 对肝性脑病及肝肾综合征的改善明显。

3.1.8　连续性血液净化治疗

3.1.8.1　治疗原理

连续性血液净化治疗是对连续性肾脏替代治疗（CRRT）的一种更准确地理解，其实质是24小时或更长时间的连续不断地进行某种血液净化治疗肾、肝、心、肺等多脏器衰竭，以替代受损脏器的部分功能。

3.1.8.2　特点

因其模拟肾脏功能缓慢、连续不断地清除水分及中、小分子等代谢毒素，更符合生理状态，可以持续保持机体内环境水、电解质、酸碱平衡和血流动力学的稳定性，消除炎性介质、改善营养支持。操作简单方便，可以在床边进行。

3.1.8.3　治疗模式

连续性静脉-静脉血液透析（continuous veno-venous hemodialysis，CVVHD）、连续性静脉-静脉血液滤过（continuous veno-venous hemofiltration，CVVHF）、连续性静脉-静脉血液透析滤过（continuous veno-venous hemodiafiltration，CVVHDF）、高容量血液滤过（High volume hemofiltration，HVHF）、连续性动静脉血液滤过透析（Continuous arteriovenous hemodialysis，CAVHD）、连续性动静脉血液滤过（Continuous arteriovenous hemofiltration，CAVHF）、连续性动静脉血液透析滤过（continuous arteriovenous hemodiafiltration，CAVHDF）、改良的日间CRRT等。

3.1.8.4　适应证

各种肝衰竭伴肝肾病综合征、肝性脑病等多脏器衰竭及水、电解质紊乱及酸碱平衡失调等。

3.1.9　血浆透析滤过

3.1.9.1　治疗原理

用血浆分离器同时进行血浆置换、血液透析和滤过的一种技术方法。

3.1.9.2　特点

由于滤器的孔径较血滤器大，在透析滤过程中会有血浆的丢失，丢失的那部分血浆用新鲜冷冻血浆从后稀释液中补充。治疗仅用一台仪器和一只滤器，可连续进行6~8小时或更长时间。为减少长时间治疗中凝血因子和血清蛋白的丢失，通常选用蛋白筛选系数在普通血浆分离器和血滤器之间的血浆成分分离器，又称“蛋白分离器”。

3.1.9.3　适应证

肝衰竭合并肝肾综合征、高内毒素血症或水、电解质紊乱等。

3.2 人工肝联合肝移植的临床应用

3.2.1 手术时机的选择

肝移植术适用于常规内科治疗无效的终末期肝病，对于终末期肝病的诊断标准，普遍认为应符合下列条件：

(1) 难以逆转的腹水；

(2) 形成门脉高压症，并出现上消化道出血；

(3) 严重的肝功能损害(Child 分类 C 级)；

(4) 出现肝肾综合征；

(5) 出现进行性加重的肝性脑病；

(6) 肝硬化基础上并发肝癌。

当患者出现上述 2~3 项征象时，即可施行肝移植术。研究发现，经过术前充分准备的病例，肝移植后 1 年生存率(91%)明显优于因病情严重而准备不充分的病例(60%~70%)，因此选择合适的手术时机非常重要，而且不同的原发病都有其各自的变化规律，决定手术时机也不能以同一标准衡量。

3.2.2 人工肝在肝移植术前的应用

为了能使患者耐受手术，同时等待合适的供肝，患者术前进行人工肝支持系统治疗，可以有效地改善患者术前的内环境紊乱，使 ALT 和总胆红素、内毒素下降，纠正水、电解质紊乱，改善患者的一般情况，使之更好地耐受手术。同时对于晚期肝衰竭患者准备肝移植而等待供肝时，可以对患者暂行人工肝支持系统治疗，替代肝脏功能，赢得时间等待供肝。

3.2.3 人工肝支持系统治疗肝移植术后的并发症

3.2.3.1 原发性移植肝无功能的治疗

原发性移植肝无功能预后凶险，如不及时采取措施，患者将死于肝衰竭及其并发症。因此，一旦发现移植肝无功能，应立即采用人工肝治疗，使患者的肝功能有望得到恢复或等待再次肝移植。

3.2.3.2 急性排斥反应的治疗

发生急性排斥反应时，首先应选择肾上腺皮质激素冲击疗法，无效时可改用 OKT3 或 FK506 治疗，同时应用人工肝支持治疗。

3.2.3.3 MODS 的防治

肝移植手术对机体是严重的损伤，术后由于免疫抑制剂的使用，容易并发感染。移植的肝脏发生排斥反应也可造成肝功能丧失，进而影响其他器官或系统的功能。因此防治肝移植术中或术后的并发症，也是防治移植后合并 MODS 的重要措施。人工肝支持系统可清除体内炎性因子、稳定内环境，有效防治 MODS。

3.3 人工肝支持系统治疗的肝素化方法

根据个体化原则，肝素通常有 3 种应用方案：常规应用方案、限量应用方案和局部肝素应用方案(体外肝素化)。需要进行人工肝治疗的患者往往凝血功能差，一般均采用限量应用方案。局部肝素化，常用于出血危险性很高的患者。新近研究证实，低分子肝素与普通肝素相比效果相当，但不良反应明显降低，可优先考虑应用。

3.4 人工肝支持系统治疗的护理

3.4.1 人工肝治疗前的护理

3.4.1.1 心理护理

心理护理的目的是要消除或减轻患者心理紧张和焦虑情绪，努力把患者从心理危机中解救出来。

3.4.1.2 观察病情

(1) 治疗前详细询问病史，了解患者的病情及病程进展。

(2) 监测体温、脉搏、呼吸、血压和心率。

(3) 饮食指导，体位指导，做好卫生宣教。

3.4.1.3 做好治疗室的药物、物品准备。

3.4.1.4 治疗室环境及仪器消毒。

3.4.2　人工肝治疗技术操作中的护理

3.4.2.1　操作方法及消毒隔离

(1) 医护人员进入治疗室前必须戴帽子、口罩、更换工作鞋、穿好隔离衣，操作时戴消毒手套。操作前可用 0.05% 碘伏消毒液浸泡双手 5~10 分钟。

(2) 分离器的冲洗：①血浆置换分离器及血路的消毒：体外循环的管路及分离器需无菌装接，用 38℃等渗盐水 1000ml 冲洗管路，再用 500ml 等渗盐水加肝素 20mg 冲洗管路。②血液灌注管路的冲洗：安装和冲洗过程根据灌注器的型号而异，可参阅说明书。冲洗时动脉端垂直朝下，活性炭灌注器要求 5% 葡萄糖盐水 500ml，使炭与葡萄糖结合，以减少灌注时血糖水平的下降，其他灌注器则要求用盐水冲洗。③胆红素吸附管路的冲洗：基本上同血浆置换的装置相类似，因需加上腔红素吸附器，冲洗时先用 38℃等渗盐水 2000ml，再用 500ml 等渗盐水加肝素 20mg 冲洗管路。充分除去分离器或灌流器中的微泡。④治疗结束后治疗仪用 0.5% 过氧乙酸液进行表面擦洗，回路分离器行污物处理或用 20% 戊二醛严格消毒后废弃，不得重复应用，以免交叉感染。

3.4.2.2　治疗时并发症的观察及处理

操作时须注意以下几点：

(1) 正确保存和融化血浆，蛋白制品，冷冻血浆应在 37℃水浴中摇动融化，水温不宜过高，否则会引起蛋白凝固，备好的血浆应在 6 小时内使用，天气炎热时为 4 小时内。

(2) 严格执行三查七对，以同种血型为原则，并查对血浆标签上的时间，包装有无破损。

(3) 及时处理过敏反应，轻者如皮肤瘙痒，可使用抗过敏药物，再者如血压下降、恶心、呕吐、发冷，应立即停止输注血浆，暂改输白蛋白，并给予吸氧，地塞米松 5mg 静脉推注或异丙嗪注射液 12.5mg 肌内注射，经处理无效的患者停止治疗。

3.4.3　人工肝治疗后患者的监测及护理

人工肝治疗后，仍需对患者进行严格认真的观察及护理，包括生命体征和血液生化学指标的监测和血管通路的护理。

3.5　人工肝支持系统治疗后并发症的防治

3.5.1　出血

进行人工肝治疗的患者多有凝血功能障碍，再予药物抗凝，部分患者可出现插管处、消化道、皮肤黏膜、颅内出血等并发症。

3.5.1.1　插管处出血

临床表现为插管处渗血、皮下出血或血肿，严重者可危及生命。原因有插管时误伤动脉或损伤了深静脉，留置导管破裂或开关失灵，留置管与皮肤结合部松动、脱落等。一旦发现出血应及时加压包扎，必要时使用止血药物。

3.5.1.2　消化道出血

临床表现为呕血、血便、黑便、严重者可很快出现烦躁、疲乏、恶心、口渴、皮肤苍白、湿冷、脉细速、血压下降、发绀和少尿等症状、急诊胃镜检可见胃黏膜弥漫性出血。故术前应常规用预防性制酸剂治疗，出血倾向明显或大便潜血试验阳性患者术中应尽量少用或不用肝素，或采用体外肝素化。一旦发生消化道大出血，应正确估计出血量，及时予扩容、制酸剂、止血等治疗。

3.5.1.3　皮肤黏膜出血

临床可表现为鼻出血、皮肤淤点、瘀斑。

3.5.1.4　颅内出血

最严重的出血性并发症，往往出血量大，患者易出现脑疝而死亡。需请脑外科紧急处理。

3.5.2　凝血

接受人工肝治疗患者若抗凝药物用量不足，易出现凝血，表现为灌流器凝血和留置管凝血等。应采取加大肝素用量。

3.5.2.1　灌流器凝血

临床表现为跨膜压(TMP)急剧上升,随之动脉压也逐步升高,而TMP过高,将对血细胞造成机械性破坏,以致人工肝治疗后血细胞明显下降,尤其以血小板为甚,或由于TMP超过警戒值而无法继续进行人工肝治疗。应采取等渗盐水冲洗,加大肝素用量或更换灌流器等。

3.5.2.2 留置管凝血

肝素浓度不够或用量不足可导致留置管凝血。临床上表现为在进行人工肝治疗时血流不畅。故在留置管封管时,肝素用量要适当大些,并根据留置管的长度给足剂量。

3.5.2.3 深静脉血栓形成

患者出现腿围增粗、下肢肿胀疼痛时,应及时行下肢深静脉B超检查,确定有无血栓形成。如形成血栓,应立即拔除导管,抬高患肢,并请血管外科会诊。

3.5.3 低血压

预防及处理:①低蛋白血症患者在人工肝治疗术前或术中输血浆、白蛋白或其他胶体溶液,维持患者血浆渗透压。②严重贫血患者在人工肝治疗前应输血治疗。③药物或血浆过敏者预先给予抗过敏治疗。④纠正酸碱失衡、水电解质紊乱。⑤治疗心律失常。⑥接受人工肝治疗患者术中需密切观察血压、心率变化。⑦一旦发现血压较低或临床症状明显(面色苍白、出汗),如非心源性原因所致则立刻输入生理盐水以补充血容量,但补液量不宜过多,酌情控制,经补液治疗后血压仍不上升者,应立刻使用升压药物。如有心律失常及时处理。⑧血液灌流综合征,可预先服用抗血小板聚集药物如潘生丁、阿司匹林,可防止血小板与活性炭的黏附。前列腺素作为肝素的辅助抗凝集剂,对行血液灌流治疗的肝性脑病患者特别适用,可以减少灌流时低血压、血小板减少等并发症的发生,或改用血浆灌流可减少其发生概率。

3.5.4 继发感染

3.5.4.1 与人工肝治疗管路有关的感染

放置临时性插管(锁骨下或颈内静脉、股静脉)的患者出现发热,若找不到明的感染灶,应做血培养并及时将留置管拔掉,剪下导管头部送培养。若不及时拔除感染的导管,有可能导致严重的细菌感染并发症(如败血症等)。在获得血培养结果报告前可用复合青霉素、头孢菌素、氨基糖苷类、氟喹诺酮类、万古霉素等抗菌药物治疗但抗菌药物的选择不是绝对的,要根据患者所在地区常见菌种的药物敏感性而定。患者如发生葡萄球菌性心内膜炎,不仅要拔除置管,而且应该选用敏感抗菌药物治疗至少4周。

3.5.4.2 人工肝治疗患者的血源性感染

人工肝治疗包括血液透析、血液滤过、血液(浆)灌流、血浆置换及生物人工肝等,尤其是血浆置换,需要大量的异体血浆,易发生血源感染。随着我国对HBV检测的重视和检测技术的成熟,加之绝大多数进行人工肝治疗的患者为HBV感染者,所以血源感染的危险更着重于HCV和HIV感染。

3.5.5 过敏反应

3.5.5.1 血浆代用品

血浆代用品在人工肝治疗中应用日趋广泛,除补充血容量外,还作为自身输血和血液稀释的替代品。在使用过程中,人体可能会出现各种反应,其中部分是过敏反应,而大多则是过敏样反应(又称类过敏反应),即与抗原抗体反应无关,血液中检测不到IgE抗体及其他免疫活性物质,而临床表现为荨麻疹、呼吸困难、心血管症状、胃肠道症状等类似过敏反应。目前临床上常用的血浆代用品包括右旋糖酐、明胶溶液和羟乙基淀粉(HES),其中明胶溶液又包括血代和血安定。

在使用血浆代用品过程中出现低血压、休克和支气管痉挛等症状的患者,应立即采取积极有效的治疗措施。迅速开放静脉通路输注大量液体,恢复血容量,纠正动脉缺氧,若有呼吸道阻塞,应立即静注肾上腺素5μg/kg。对于较顽固的支气管痉挛,应给予氨茶碱。必要时予以开放气道机械通气。严重低血压时,可给予多巴胺、肾上腺素或去甲肾上腺素。其他一些对治疗过敏样反应有效的药物包括可的松、异丙肾上腺素、阿托品等。心跳和(或)呼吸骤停的患者,必须立刻进行心肺复苏术。

3.5.5.2 鱼精蛋白的过敏反应

同血浆代用品过敏反应。

3.5.5.3 新鲜冷冻血浆的过敏反应

大多发生在输血后期或即将结束时，一般表现为荨麻疹、眼面部血管神经性水肿，常在数小时后消退。可予以抗过敏药物对症处理，较严重者应停止输注血浆，其他措施同血浆代用品过敏反应处理。

3.5.6 失衡综合征

指在透析过程中或透析结束后不久出现的以神经、精神系统为主要症状的综合征，常持续数小时至24小时后逐渐消失。轻度失衡时，患者仅有头痛、焦虑不安或恶心、呕吐，严重时可有意识障碍、癫痫样发作、昏迷甚至死亡。失衡综合征发生率一般为3.4%~20%。此类并发症多见于肾衰竭患者，但在肝衰竭患者中有一部分可并发急性肾衰竭，这类患者在进行透析治疗时可出现失衡综合征。

轻度失衡者不需终止透析，适当对症处理及改进透析方式可使症状缓解。有明显失衡症状时应停止透析并及时抢救。治疗措施包括：①静脉注射50%高渗葡萄糖40~60ml或3%盐水40ml；②症状明显者给予20%甘露醇250ml脱水，并给予其他减轻脑水肿的措施；③发生抽搐时静脉注射地西泮10~20mg，其止痉效果可维持30~60分钟，对呼吸抑制作用及毒性较短效巴比妥弱；④血压过高或有心律失常者应给予降压及纠正心律失常治疗。

3.6 治疗时常见的报警原因及处理

3.6.1 停电报警

治疗时碰到突然停电，用人工转动血泵，维持血流量100~130ml/min，尽快恢复供电，如半小时内不能供电，应终止治疗。

3.6.2 气泡报警

应检查除泡器以上静脉管路有无气泡或除泡器血液平面是否太低，然后做相应处理。

3.6.3 静脉压观察

静脉压增高的原因有回血不畅，肝素量不足，管道受压、成角、扭曲和阻塞等。静脉压下降的原因有管道脱落和血压下降等。在查明原因后做相应处理。

3.6.4 动脉压观察

动脉压增高多为动脉管道血流不畅。应减少血泵流量或调整穿刺位置和方向或检查是否有血浆分离器阻塞及不必要的钳子夹在回路上。

3.6.5 温度调节

大量较冷血浆置换入患者体内，可产生畏寒、寒战。预防方法：血浆袋外加热至37℃，治疗时管路适当加温到38~39℃。

3.6.6 跨膜压观察

跨膜压增高多为肝素剂量不足或血流速度太快所致。处理方法：加大肝素量，减慢血流速度，用等渗盐水冲洗加以调节。

4 人工肝支持系统的管理制度

4.1 安全管理制度

(1) 人工肝治疗室由专职护士(护师)管理，负责治疗室的安全、水电、仪器、物资保管与清洁消毒工作。

(2) 人工肝治疗室负责人和专职护士(护师)，每周全面对人工肝治疗室的安全、仪器、物品进行检查，一旦发现问题，应及时报告，妥善处理。

(3) 严格贯彻安全工作管理规定，违反规定者，按情节轻重与造成的不良后果导致的损失作出相应处分。

4.2 机器的使用及保养

(1) 机器启动前应认真检查仪器仪表、开关和电源。

(2) 操作时应小心注意，切忌猛按压各按钮、开关等。

(3) 机器在使用过程中出现任何异常现象，应马上关机，报告维修人员，以便及时排除故障，避免进一步损坏机器。

(4) 每次使用后需用柔软湿布清洁机器外壳(包括正面仪表和侧面挡板)。

(5) 每3个月校对机器1次,以保证机器处于正常状态。

(6) 每半年检查机器的易消耗零件1次,发现异常及时更换。

4.3 人工肝治疗消耗品的管理制度

(1) 血浆分离器、血液灌流器、透析器等及血路均为一次性使用。

(2) 所有耗材必须符合产品使用说明书的要求,在有效期内使用。

(3) 产品合格证必须妥善保存。

4.4 消毒隔离制度

(1) 人工肝治疗室应保证良好的通风,避免交叉感染。

(2) 工作人员进入人工肝治疗室必须换鞋、更换工作衣、戴口罩、帽子。

(3) 科室外人员因公需进入人工肝治疗室时,必须经同意后方可进入。

(4) 重视消毒隔离技术,尤其对特殊感染包括多药耐药菌感染,应根据病原菌特点、传播途径进行隔离预防。

(5) 病员进入治疗室后须穿医院衣服。

(6) 人工肝治疗室必须每天清洁消毒。

4.5 人工肝治疗人员的培训制度

(1)参加人工肝治疗的医务人员必须经专业培训,取得人工肝专业培训合格证后才能上岗。

(2) 经常性开展业务学习,组织学术讨论,了解国内外研究进展。

(3) 根据具体情况开展科研工作,总结经验,不断提高。

(4) 人工肝培训基地应定期举办人工肝技术推广应用学习班。

4.6 人工肝治疗的管理制度

(1)人工肝治疗属于特殊治疗,应严格执行有关规定和规范。

(2) 应有专门的治疗场地,布局合理。

(3) 建立相应的工作制度及操作规范。

(4) 开展人工肝治疗的医护人员必须熟练掌握相关技术。

(5) 严格执行消毒隔离制度和血液制品使用制度。

(6) 所有人工肝治疗患者均需在治疗前签署知情同意书。

(7) 治疗记录等资料及时归档妥善保存。

附录六 慢性乙型肝炎防治指南(2010年版)

中华医学会肝病学分会 中华医学会感染病学分会

为规范慢性肝炎乙型肝炎的预防、诊断和治疗,中华医学会肝病学分会和感染病学分会于2005年组织国内有关专家制订了《慢性乙型肝炎防治指南》。近5年来,国内外有关慢性乙型肝炎的基础和临床研究取得很大进展,为此我们对本指南进行更新。

本指南旨在帮助医生在慢性乙型肝炎诊疗和预防工作中做出合理决策,但不是强制性标准,也不可能包括或解决慢性乙型肝炎诊治中的所有问题。因此,临床医生在面对某一患者时,应在充分了解有关本病的最佳临床证据、认真考虑患者具体病情及其意愿的基础上,根据自己的专业知识、临床经验和可利用的医疗资源,制订全面合理的诊疗方案。我们将根据国内外的有关进展情况,继续对本指南进行不断更新和完善。

一、病 原 学

乙型肝炎病毒(HBV)属嗜肝DNA病毒科(hepadnaviridae),基因组长约3.2kb,为部分双链环状DNA。HBV的抵抗力较强,但65℃ 10小时、煮沸10分钟或高压蒸气均可灭活HBV。环氧乙烷、戊二醛、过氧乙酸和碘伏对HBV也有较好的灭活效果。

HBV侵入肝细胞后,部分双链环状HBV DNA在细胞核内以负链DNA为模板延长正链以修补正链中的裂隙区，形成共价闭合环状 DNA（cccDNA）；然后以 cccDNA 为模板，转录成几种不同长度的 mRNA，分别作为前基因组 RNA 和编码 HBV 的各种抗原。cccDNA 半衰期较长，很难从体内彻底清除。

HBV 已发现有 A~I 9 个基因型，在我国以 C 型和 B 型为主。HBV 基因型和疾病进展和干扰素 -α（IFN-α）治疗效果有关。与 C 基因型感染者相比，B 基因型感染者较早出现 HBeAg 血清学转换，较少进展为慢性肝炎、肝硬化和原发性肝细胞癌（HCC）。HBeAg 阳性患者对干扰素 -α 治疗的应答率，B 基因高于 C 基因型，A 基因型高于 D 基因型。

二、流 行 病 学

HBV 感染呈世界性流行，但不同地区 HBV 感染的流行强度差异很大。据世界卫生组织报道，全球约 20 亿人曾感染过 HBV，其中 3.5 亿人为慢性 HBV 感染者，每年约有 100 万人死于 HBV 感染所致的肝衰竭、肝硬化和 HCC。

2006 年全国乙型肝炎流行病学调查表明，我国 1~59 岁一般人群 HBsAg 携带率为 7.18%，5 岁以下儿童的 HBsAg 携带率仅为 0.96%。据此推算，我国现有的慢性 HBV 感染者约 9300 万人，其中慢性乙型肝炎患者约 2000 万例。

HBV 是血源传播性疾病，主要经血（如不安全注射等）、母婴及性接触传播。由于对献血员实施严格的 HBsAg 筛查，经输血或血液制品引起的 HBV 感染已较少发生；经破损的皮肤黏膜传播主要是由于使用未经严格消毒的医疗器械、侵入性诊疗操作和手术，不安全注射特别是注射毒品等；其他如修足、文身、扎耳环孔、医务人员工作中的意外暴露、共用剃须刀和牙刷等也可传播（Ⅲ）。母婴传播主要发生在围生期，多为在分娩时接触 HBV 阳性母亲的血液和体液传播（Ⅰ），随着乙肝疫苗联合乙型肝炎免疫球蛋白的应用，母婴传播已大为减少。与 HBV 阳性者发生无防护的性接触，特别是有多个性伴侣者，其感染 HBV 的危险性增高（Ⅰ）。

HBV 不经呼吸道和消化道传播，因此日常学习、工作或生活接触，如同一办公室工作（包括共用计算机等办公用品）、握手、拥抱、同住一宿舍、同一餐厅用餐和共用厕所等无血液暴露的接触，一般不会传染 HBV。流行病学和实验研究亦未发现 HBV 能经吸血昆虫（蚊、臭虫等）传播。

三、自 然 史

感染时的年龄是影响慢性化的最主要因素。在围生期和婴幼儿时期感染 HBV 者中，分别有 90% 和 25%~30% 将发展成慢性感染，而 5 岁以后感染者仅有 5%~10% 发展为慢性感染（Ⅰ）。婴幼儿期 HBV 感染的自然史一般可人为地划分为 4 个期，即免疫耐受期、免疫清除期、非活动或低（非）复制期和再活动期。免疫耐受期：其特点是血清 HBsAg 和 HBeAg 阳性，HBV DNA 载量高（常常 $>2\times10^6$IU/ml，相当于 10^7 拷贝 /ml），但血清丙氨酸氨基转移酶（ALT）水平正常，肝组织学无明显异常并可维持数年甚至数十年，或轻度炎症坏死、无或仅有缓慢肝纤维化的进展。免疫清除期：表现为血清 HBV DNA 滴度 >2000IU/ml（相当于 10^4 拷贝 /ml），伴有 ALT 持续或间歇升高，肝组织学中度或严重炎症坏死、肝纤维化可快速进展，部分患者可发展为肝硬化和肝衰竭。非活动或低（非）复制期：表现为 HBeAg 阴性、抗 -HBe 阳性，HBV DNA 持续低于 2000IU/ml（相当于 10^4 拷贝 /ml）或检测不出（PCR 法）、ALT 水平正常，肝组织学无炎症或仅有轻度炎症；这是 HBV 感染获得免疫控制的结果，大部分此期患者发生肝硬化和 HCC 的风险大大减少，在一些持续 HBV DNA 转阴数年的患者，自发性 HBsAg 血清学转换率为 1%~3%/ 年。再活动期：部分处于非活动期的患者可能出现 1 次或数次的肝炎发作，多数表现为 HBeAg 阴性、抗 -HBe 阳性（部分是由于前 C 区和（或）BCP 变异所导致 HBeAg 表达水平低下或不表达），但仍有 HBV DNA 活动性复制、ALT 持续或反复异常，成为 HBeAg 阴性慢性乙型肝炎，这些患者可进展为肝纤维化、肝硬化、失代偿肝硬化和 HCC；也有部分患者可出现自发性 HBsAg 消失（伴或不伴抗 -HBs）和 HBV DNA 降低或检测不到，因而预后常良好。少部分此期患者可恢复到 HBeAg 阳性的状态（特别是在免疫抑制状态如接受化疗时）。

并不是所有感染 HBV 者都经过以上四个期。新生儿时期感染 HBV，仅少数（约 5%）可自发清除 HBV，而多数有较长的免疫耐期，然后进入免疫清除期。但青少年和成年时期感染 HBV，多无免疫耐受期，而直接进入免疫清除期,他们中的大部分可自发清除 HBV(约 90%~95%),少数(约 5%~10%)发展为 HBeAg 阳性慢性乙型肝炎。

自发性 HBeAg 血清学转换主要出现在免疫清除期,年发生率约为 2%~15%,其中年龄小于 40 岁、ALT 升高以及感染 HBV 基因 A 型和 B 型者发生率较高。HBeAg 血清学转换后每年大约有 0.5%~1.0% 发生 HBsAg 清除。

慢性 HBV 感染者的肝硬化发生率与感染状态有关。免疫耐受期患者只有很轻或没有肝纤维化进展,而免疫清除期是肝硬化的高发时期。肝硬化的累积发生率与持续高病毒载量呈正相关,HBV DNA 是独立于 HBeAg 和 ALT 以外能够独立预测肝硬化发生的危险因素。发生肝硬化的高危因素还包括嗜酒、合并 HCV、HDV 或 HIV 感染等(Ⅰ)。

非肝硬化的患者较少发生于原发性肝细胞肝癌(HCC)。肝硬化患者中其年发生率为 3%~6%。HBeAg 阳性和(或)HBV DNA >2000IU/ml(相当于 10^4 拷贝 /ml)是肝硬化和 HCC 发生的显著危险因素。大样本研究显示,年龄大、男性、ALT 水平高也是肝硬化和 HCC 发生的危险因素。HCC 家族史也是相关因素,但在同样的遗传背景下,HBV 病毒载量更为重要(Ⅱ-3)。

四、预　防

(一) 乙型肝炎疫苗预防

接种乙型肝炎疫苗是预防 HBV 感染的最有效方法。乙型肝炎疫苗的接种对象主要是新生儿,其次为婴幼儿,15 岁以下未免疫人群和高危人群(如医务人员、经常接触血液的人员、托幼机构工作人员、器官移植患者、经常接受输血或血液制品者、免疫功能低下者、易发生外伤者、HBsAg 阳性者的家庭成员、男性同性恋或有多个性伴侣和静脉内注射毒品者等)。

乙型肝炎疫苗全程需接种 3 针,按照 0、1、6 个月程序,即接种第 1 针疫苗后,间隔 1 个月及 6 个月注射第 2 及第 3 针疫苗。新生儿接种乙型肝炎疫苗要求在出生后 24 小时内接种,越早越好。接种部位新生儿为臀前部外侧肌肉内,儿童和成人为上臂三角肌中部肌肉内注射。

单用乙型肝炎疫苗阻断母婴传播的阻断率为 87.8%(Ⅱ-3)。对 HBsAg 阳性母亲的新生儿,应在出生后 24 小时内尽早(最好在出生后 12 小时)注射乙型肝炎免疫球蛋白(HBIG),剂量应≥100IU,同时在不同部位接种 10μg 重组酵母或 20μg 中国仓鼠卵母细胞(CHO)乙型肝炎疫苗,在 1 个月和 6 个月时分别接种第 2 和第 3 针乙型肝炎疫苗,可显著提高阻断母婴传播的效果(Ⅱ-3)。也可在出生后 12 小时内先注射 1 针 HBIG,1 个月后再注射第 2 针 HBIG,并同时在不同部位接种一针 10μg 重组酵母或 20μg CHO 乙型肝炎疫苗,间隔 1 和 6 个月分别接种第 2 和第 3 针乙型肝炎疫苗。新生儿在出生 12 小时内注射 HBIG 和乙型肝炎疫苗后,可接受 HBsAg 阳性母亲的哺乳(Ⅲ)。

对 HBsAg 阴性母亲的新生儿可用 5μg 或 10μg 酵母或 10μg CHO 乙型肝炎疫苗免疫;对新生儿时期未接种乙型肝炎疫苗的儿童应进行补种,剂量为 5μg 或 10μg 重组酵母或 10μg CHO 乙型肝炎疫苗;对成人建议接种 20μg 酵母或 20μg CHO 乙型肝炎疫苗。对免疫功能低下或无应答者,应增加疫苗的接种剂量(如 60μg)和针次;对 3 针免疫程序无应答者可再接种 3 针,并于第 2 次接种 3 针乙型肝炎疫苗后 1~2 个月检测血清中抗 -HBs,如仍无应答,可接种一针 60μg 重组酵母乙型肝炎疫苗。

接种乙型肝炎疫苗后有抗体应答者的保护效果一般至少可持续 12 年,因此,一般人群不需要进行抗 -HBs 监测或加强免疫。但对高危人群可进行抗 -HBs 监测,如抗 -HBs<10mIU/ml,可给予加强免疫(Ⅲ)。

(二) 切断传播途径

大力推广安全注射(包括针灸的针具),并严格遵循医院感染管理中的标准防护(standard precaution)原则。服务行业所用的理发、刮脸、修脚、穿刺和文身等器具也应严格消毒。注意个人卫生,不和任何人共用剃须刀和牙具等用品。进行正确的性教育,若性伴侣为 HBsAg 阳性者,应接种乙型肝炎疫苗或采用安全套;在性伙伴健康状况不明的情况下,一定要使用安全套以预防乙型肝炎及其他血源性或性传播疾病。对 HBsAg 阳性的孕妇,应避免羊膜腔穿刺,并缩短分娩时间,保证胎盘的完整性,尽量减少新生儿暴露于母血的机会。

（三）意外暴露后HBV预防

在意外接触HBV感染者的血液和体液后，可按照以下方法处理：

1. **血清学检测**　应立即检测HBV DNA、HBsAg、抗-HBs、HBeAg、抗-HBc、ALT和AST，并在3和6个月内复查。

2. **主动和被动免疫**　如已接种过乙型肝炎疫苗，且已知抗-HBs≥10IU/L者，可不进行特殊处理。如未接种过乙型肝炎疫苗，或虽接种过乙型肝炎疫苗，但抗-HBs<10IU/L或抗-HBs水平不详，应立即注射HBIG 200~400IU，并同时在不同部位接种一针乙型肝炎疫苗（20μg），于1和6个月后分别接种第2和第3针乙型肝炎疫苗（各20μg）。

（四）对患者和携带者的管理

在诊断出急性或慢性乙型肝炎时，应按规定向当地疾病预防控制中心报告，并建议对患者的家庭成员进行血清HBsAg、抗-HBc和抗-HBs检测，并对其中的易感者（该3种标志物均阴性者）接种乙型肝炎疫苗。

乙型肝炎患者和携带者的传染性高低，主要取决于血液中HBV DNA水平，而与血清ALT、AST或胆红素水平无关。对乙型肝炎患者和携带者的随访见本《指南》“患者的随访”。

对慢性HBV携带者及HBsAg携带者（见本《指南》“临床诊断”），除不能捐献血液、组织器官及从事国家明文规定的职业或工种外，可照常工作和学习，但应定期进行医学随访。

五、临床诊断

既往有乙型肝炎病史或HBsAg阳性超过6个月，现HBsAg和（或）HBV DNA仍为阳性者，可诊断为慢性HBV感染。根据HBV感染者的血清学、病毒学、生物化学试验及其他临床和辅助检查结果，可将慢性HBV感染分为：

（一）慢性乙型肝炎

1. **HBeAg阳性慢性乙型肝炎**　血清HBsAg、HBeAg阳性、抗-HBe阴性，HBV DNA阳性，ALT持续或反复升高，或肝组织学检查有肝炎病变。

2. **HBeAg阴性慢性乙型肝炎**　血清HBsAg阳性，HBeAg持续阴性，抗-HBe阳性或阴性，HBV DNA阳性，ALT持续或反复异常，或肝组织学检查有肝炎病变。

根据生物化学试验及其他临床和辅助检查结果，上述两型慢性乙型肝炎也可进一步分为轻度、中度和重度。

（二）乙型肝炎肝硬化

乙型肝炎肝硬化是慢性乙型肝炎发展的结果，其病理学定义为弥漫性纤维化伴有假小叶形成。

1. **代偿期肝硬化**　一般属Child-Pugh A级。影像学、生化学或血液学检查有肝细胞合成功能障碍或门静脉高压症（如脾功能亢进及食管胃底静脉曲张）证据，或组织学符合肝硬化诊断，但无食管胃底静脉曲张破裂出血、腹水或肝性脑病等严重并发症。

2. **失代偿期肝硬化**　一般属Child-Pugh B、C级。患者已发生食管胃底静脉曲张破裂出血、肝性脑病、腹水等严重并发症。

亦可将代偿期和失代偿期肝硬化再分为活动期或静止期。

（三）携带者

1. **慢性HBV携带者**　多为处于免疫耐受期的HBsAg、HBeAg和HBV DNA阳性者，1年内连续随访3次以上均显示血清ALT和AST在正常范围，肝组织学检查无明显异常。

2. **非活动性HBsAg携带者**　血清HBsAg阳性、HBeAg阴性、抗-HBe阳性或阴性，HBV DNA低于最低检测限，1年内连续随访3次以上，ALT均在正常范围。肝组织学检查显示Knodell肝炎活动指数（HAI）< 4或根据其他的半定量计分系统判定病变轻微。

（四）隐匿性慢性乙型肝炎

血清HBsAg阴性，但血清和（或）肝组织中HBV DNA阳性，并有慢性乙型肝炎的临床表现。除HBV

DNA 阳性外，患者可有血清抗 -HBs、抗 -HBe 和(或)抗 -HBc 阳性，但约 20% 隐匿性慢性乙型肝炎患者的血清学标志均为阴性。诊断需排除其他病毒及非病毒因素引起的肝损伤。

六、实验室检查

(一) 生物化学检查

1. 血清 ALT 和 AST　血清 ALT 和 AST 水平一般可反映肝细胞损伤程度，最为常用。

2. 血清胆红素　通常血清胆红素水平与肝细胞坏死程度有关，但需与肝内和肝外胆汁淤积所引起的胆红素升高鉴别。肝衰竭患者血清胆红素可呈进行性升高，每天上升≥1 倍正常值上限(ULN)，可≥10×ULN；也可出现胆红素与 ALT 和 AST 分离现象。

3. 血清白蛋白　反映肝脏合成功能，慢性乙型肝炎、肝硬化和肝衰竭患者可有血清白蛋白下降。

4. 凝血酶原时间(PT)及凝血酶原活动度 PTA　PT 是反映肝脏凝血因子合成功能的重要指标，PTA 是 PT 测定值的常用表示方法，对判断疾病进展及预后有较大价值，近期内 PTA 进行性降至 40% 以下为肝衰竭的重要诊断标准之一，<20% 者提示预后不良。亦有采用国际标准化比值(INR)来表示此项指标者，INR 值升高与 PTA 值下降意义相同。

5. 胆碱酯酶　可反映肝脏合成功能，对了解病情轻重和监测肝病发展有参考价值。

6. 甲胎蛋白(AFP)　AFP 明显升高主要见于 HCC，但也可提示大量肝细胞坏死后的肝细胞再生，故应注意 AFP 升高的幅度、动态变化及其与 ALT、AST 的消长关系，并结合患者的临床表现和肝脏超声显像等影像学检查结果进行综合分析。

(二) HBV 血清学检测

HBV 血清学标志包括 HBsAg、抗 -HBs、HBeAg、抗 -HBe、抗 -HBc 和抗 -HBc-IgM。HBsAg 阳性表示 HBV 感染；抗 -HBs 为保护性抗体，其阳性表示对 HBV 有免疫力，见于乙型肝炎康复及接种乙型肝炎疫苗者；HBsAg 转阴且抗 -HBs 转阳，称为 HBsAg 血清学转换；HBeAg 转阴且抗 -HBe 转阳，称为 HBeAg 血清学转换；抗 -HBc-IgM 阳性提示 HBV 复制，多见于乙型肝炎急性期，但亦可见于慢性乙型肝炎急性发作；抗 -HBc 总抗体主要是抗 -HBc-IgG，只要感染过 HBV，无论病毒是否被清除，此抗体多为阳性。

为了解有无 HBV 与 HDV 同时或重叠感染，可测定 HDAg、抗 -HDV、抗 -HDV IgM 和 HDV RNA。

(三) HBV DNA、基因型和变异检测

1. HBV DNA 定量检测　可反映病毒复制水平，主要用于慢性 HBV 感染的诊断、治疗适应证的选择及抗病毒疗效的判断。HBV DNA 的检测值可以国际单位(IU)/ml 或拷贝 /ml 表示，根据检测方法的不同，1IU 相当于 5~6 拷贝。

2. HBV 基因分型和耐药突变株检测　常用的方法有：①基因型特异性引物 PCR 法；②限制性片段长度多态性分析法(RFLP)；③线性探针反向杂交法(INNO-LiPA)；④基因序列测定法等。

七、影像学诊断

可对肝脏、胆囊、脾脏进行超声显像、电子计算机断层扫描(CT)和磁共振成像(MRI)等检查。影像学检查的主要目的是监测慢性乙型肝炎的临床进展、了解有无肝硬化、发现和鉴别占位性病变性质，尤其是筛查和诊断 HCC。

肝脏弹性测定(hepatic elastography)的优势在于无创伤性、操作简便、可重复性好，能够比较准确地识别出轻度肝纤维化和重度肝纤维化 / 早期肝硬化。但其测定成功率受肥胖、肋间隙大小等因素影响，其测定值受肝脏脂肪变、炎症坏死及胆汁淤积的影响，且不易准确区分相邻的两级肝纤维化。

八、病理学诊断

肝组织活检的目的是评估慢性乙型肝炎患者肝脏病变程度、排除其他肝脏疾病、判断预后和监测治疗应答。

慢性乙型肝炎的病理学特点是明显的汇管区及其周围炎症，浸润的炎症细胞主要为淋巴细胞，少数为浆

细胞和巨噬细胞；炎症细胞聚集常引起汇管区扩大，并可破坏界板引起界面肝炎（interface hepatitis），又称碎屑样坏死（piecemeal necrosis）。亦可见小叶内肝细胞变性、坏死，包括融合性坏死和桥形坏死等，随病变加重而日趋显著。肝脏炎症坏死可导致肝内胶原过度沉积，形成纤维间隔。如病变进一步加重，可引起肝小叶结构紊乱、假小叶形成最终进展为肝硬化。

慢性乙型肝炎的组织学诊断内容包括有病原学、炎症坏死活动度及肝纤维化的程度。肝组织炎症坏死的分级（G1~4）、纤维化程度的分期（S1~4）。

九、治疗的总体目标

慢性乙型肝炎治疗的总体目标是：最大限度地长期抑制 HBV，减轻肝细胞炎症坏死及肝纤维化，延缓和减少肝脏失代偿、肝硬化、HCC 及其并发症的发生，从而改善生活质量和延长存活时间。

慢性乙型肝炎治疗主要包括抗病毒、免疫调节、抗炎和抗氧化、抗纤维化和对症治疗，其中抗病毒治疗是关键，只要有适应证，且条件允许，就应进行规范的抗病毒治疗。

十、抗病毒治疗的一般适应证

一般适应证包括：①HBeAg 阳性者，HBV DNA≥10^5 拷贝 /ml（相当于 20 000IU/ml）；HBeAg 阴性者，HBV DNA≥10^4 拷贝 /ml（相当于 2000IU/ml）；②ALT≥2×ULN；如用干扰素治疗，ALT 应≤10×ULN，血清总胆红素应 <2×ULN；③ALT<2×ULN，但肝组织学显示 Knodell HAI≥4，或炎症坏死≥G2，或纤维化≥S2。

对持续 HBV DNA 阳性、达不到上述治疗标准、但有以下情形之一者，亦应考虑给予抗病毒治疗：

(1) 对 ALT 大于正常上限且年龄 >40 岁者，也应考虑抗病毒治疗（Ⅲ）。

(2) 对 ALT 持续正常但年龄较大者（>40 岁），应密切随访，最好进行肝活检；如果肝组织学显示 Knodell HAI≥4，或炎症坏死≥G2，或纤维化≥S2，应积极给予抗病毒治疗（Ⅱ）。

(3) 动态观察发现有疾病进展的证据（如脾脏增大）者，建议行肝组织学检查，必要时给予抗病毒治疗（Ⅲ）。

在开始治疗前应排除由药物、酒精或其他因素所致的 ALT 升高，也应排除应用降酶药物后 ALT 暂时性正常。在一些特殊病例如肝硬化或服用联苯结构衍生物类药物者，其 AST 水平可高于 ALT，此时可将 AST 水平作为主要指标。

十一、干扰素治疗

我国已批准普通 IFN-α（2a，2b 和 1b）和聚乙二醇化干扰素 -α（2a 和 2b）[PegIFN-α（2a 和 2b）]用于治疗慢性乙型肝炎。

荟萃分析表明，普通干扰素治疗慢性乙型肝炎患者，HBeAg 血清转换率、HBsAg 清除率、肝硬化发生率、HCC 发生率均优于未经干扰素治疗者。有关 HBeAg 阴性患者的临床试验结果表明，普通 IFN-α 疗程至少 1 年才能获得较好的疗效（Ⅱ）。

国际多中心随机对照临床试验显示，HBeAg 阳性的慢性乙型肝炎患者（87% 为亚洲人），PegIFN-α-2a 治疗 48 周，停药随访 24 周时 HBeAg 血清学转换率为 32%；停药随访 48 周时 HBeAg 血清学转换率可达 43%。国外研究显示，对于 HBeAg 阳性的慢性乙型肝炎，应用 PegIFN-α-2b 也可取得类似的 HBV DNA 抑制、HBeAg 血清学转换、HBsAg 消失率。

对 HBeAg 阴性慢性乙型肝炎患者（60% 为亚洲人），用 PegIFN-α-2a 治疗 48 周，停药后随访 24 周时 HBV DNA<10^4 拷贝 /ml（相当于 2000IU/ml）的患者为 43%，停药后随访 48 周时为 42%；HBsAg 消失率在停药随访 24 周时为 3%，停药随访至 3 年时增加至 8%。

（一）干扰素抗病毒疗效的预测因素

有下列因素者常可取得较好的疗效：①治疗前 ALT 水平较高；②HBV DNA<2×10^8 拷贝 /ml（相当于 4×10^7IU/ml）；③女性；④病程短；⑤非母婴传播；⑥肝组织炎症坏死较重，纤维化程度轻；⑦对治疗的依从性好；⑧无 HCV、HDV 或 HIV 合并感染；⑨HBV 基因 A 型；⑩治疗 12 或 24 周时，血清 HBV DNA 不能检出（Ⅱ）。

其中治疗前 ALT、HBV DNA 水平和 HBV 基因型，是预测疗效的重要因素。

有研究表明，在 PegIFN-α-2a 治疗过程中，定量检测 HBsAg 水平或 HBeAg 水平对治疗应答有较好预测作用。

（二）干扰素治疗的监测和随访

治疗前应检查：①生化学指标，包括 ALT、AST、胆红素、白蛋白及肾功能；②血常规、尿常规、血糖及甲状腺功能；③病毒学标志，包括 HBsAg、HBeAg、抗 -HBe 和 HBV DNA 的基线状态或水平；④对于中年以上患者，应作心电图检查和测血压；⑤排除自身免疫性疾病；⑥人绒毛膜促性腺激素（HCG）检测以排除妊娠。

治疗过程中应检查：①开始治疗后的第 1 个月，应每 1~2 周检查 1 次血常规，以后每月检查 1 次，直至治疗结束；②生化学指标，包括 ALT、AST 等，治疗开始后每月 1 次，连续 3 次，以后随病情改善可每 3 个月 1 次；③病毒学标志，治疗开始后每 3 个月检测 1 次 HBsAg、HBeAg、抗 -HBe 和 HBV DNA；④其他，每 3 个月检测 1 次甲状腺功能、血糖和尿常规等指标；如治疗前就已存在甲状腺功能异常或已患糖尿病者，应先用药物控制甲状腺功能异常或糖尿病，然后再开始干扰素治疗，同时应每月检查甲状腺功能和血糖水平；⑤应定期评估精神状态，对出现明显抑郁症和有自杀倾向的患者，应立即停药并密切监护。

（三）干扰素的不良反应及其处理

1. 流感样综合征 或在注射干扰素同时服用解热镇痛药。表现为发热、寒战、头痛、肌肉酸痛和乏力等，可在睡前注射 IFN-α，或在注射 IFN 的同时服用解热镇痛药。

2. 一过性外周血细胞减少 主要表现为外周血白细胞（中性粒细胞）和血小板减少。如中性粒细胞绝对计数≤0.75×10^9/L 和（或）血小板 <50×10^9/L，应降低 IFN-α 剂量；1~2 周后复查，如恢复，则逐渐增加至原量。如中性粒细胞绝对计数≤0.5×10^9/L 和（或）血小板 <30×10^9/L，则应停药。对中性粒细胞明显降低者，可试用粒细胞集落刺激因子（G-CSF）或粒细胞巨噬细胞集落刺激因子（GM-CSF）治疗（Ⅲ）。

3. 精神异常 必要时会同神经精神科医师进一步诊治。可表现为抑郁、妄想、重度焦虑等精神病症状。对症状严重者，应及时停用 IFN-α，必要时会同精神科医师进一步诊治。

4. 自身免疫性疾病 一些患者可出现自身抗体，仅少部分患者出现甲状腺疾病（甲状腺功能减退或亢进）、糖尿病、血小板减少、银屑病、白斑、类风湿关节炎和系统性红斑狼疮样综合征等，应请相关科室医师会诊共同诊治，严重者应停药。

5. 其他少见的不良反应 包括肾脏损害（间质性肾炎、肾病综合征和急性肾衰竭等）、心血管并发症（心律失常、缺血性心脏病和心肌病等）、视网膜病变、听力下降和间质性肺炎等，应停止干扰素治疗。

（四）干扰素治疗的禁忌证

干扰素治疗的绝对禁忌证包括：妊娠、精神病史（如严重抑郁症）、未能控制的癫痫、未戒断的酗酒 / 吸毒者、未经控制的自身免疫性疾病、失代偿期肝硬化、有症状的心脏病。

干扰素治疗的相对禁忌证包括：甲状腺疾病、视网膜病、银屑病、既往抑郁症史，未控制的糖尿病、高血压，治疗前中性粒细胞计数 <1.0×10^9/L 和（或）血小板计数 <50×10^9/L，总胆红素 >51μmol/L（特别是以间接胆红素为主者）。

十二、核苷（酸）类药物治疗

目前已应用于临床的抗 HBV 核苷（酸）类药物有 5 种，我国已上市 4 种。

1. 拉米夫定（lamivudine，LAM） 国内外随机对照临床试验结果表明，每日 1 次口服 100mg 拉米夫定可明显抑制 HBV DNA 水平；HBeAg 血清学转换率随治疗时间延长而提高，治疗 1、2、3、4 和 5 年时分别为 16%、17%、23%、28% 和 35%；治疗前 ALT 水平较高者，其 HBeAg 血清学转换率较高。随机双盲临床试验表明，慢性乙型肝炎伴明显肝纤维化和代偿期肝硬化患者经拉米夫定治疗 3 年可延缓疾病进展、降低肝功能失代偿及肝癌的发生率。失代偿期肝硬化患者经拉米夫定治疗后也能改善肝功能，延长生存期。国外研究结果显示，拉米夫定治疗儿童慢性乙型肝炎的疗效与成人相似，安全性良好。我国临床研究也显示相似的临床疗效和安全性。

拉米夫定不良反应发生率低，安全性类似安慰剂。随治疗时间延长，病毒耐药突变的发生率增高（第1、2、3、4年分别为14%、38%、49%和66%）。

2. 阿德福韦酯（adefovir dipivoxil，ADV） 国内外随机双盲临床试验表明，HBeAg阳性慢性乙型肝炎患者口服阿德福韦酯可明显抑制HBV DNA复制、促进ALT复常、改善肝组织炎症坏死和纤维化。对HBeAg阳性患者治疗1、2、3年时，HBV DNA<1000拷贝/ml者分别为28%、45%和56%，HBeAg血清学转换率分别为12%、29%和43%；耐药率分别为0%、1.6%和3.1%。对HBeAg阴性患者治疗5年，HBV DNA<1000拷贝/ml者为67%、ALT复常率为69%；治疗4年、5年时，有肝脏炎症坏死和纤维化程度改善者分别为83%和73%；治疗5年时患者的累积耐药基因突变发生率为29%、病毒学耐药发生率为20%、临床耐药发生率为11%；轻度肌酐升高者为3%。

阿德福韦酯联合拉米夫定，对于拉米夫定耐药的慢性乙型肝炎能有效抑制HBV DNA、促进ALT复常，且联合用药者对阿德福韦酯的耐药发生率更低。多项研究结果显示，对发生拉米夫定耐药的代偿期和失代偿期肝硬化患者，联合阿德福韦酯治疗均有效。

3. 恩替卡韦（entecavir，ETV） 一项随机双盲对照临床试验表明，对于HBeAg阳性慢性乙肝患者，恩替卡韦治疗48周时HBV DNA下降至300拷贝/ml以下者为67%、ALT复常者为68%、有肝组织学改善者为72%，均优于接受拉米夫定治疗者；但两组HBeAg血清转换率相似（21%和18%）。对于HBeAg阴性患者，恩替卡韦治疗48周时HBV DNA下降至PCR检测水平以下者为90%、ALT复常率为78%、肝组织学改善率为70%。

长期随访研究表明，对达到病毒学应答者，继续治疗可保持较高的HBV DNA抑制效果。日本一项研究显示恩替卡韦3年累积耐药率为1.7%~3.3%。研究结果还提示，拉米夫定治疗失败患者使用恩替卡韦每日1.0mg亦能抑制HBV DNA、改善生化指标，但疗效较初治者降低，且病毒学突破发生率明显增高，故不宜再提倡。我国的临床试验结果与以上报道基本相似。

4. 替比夫定（telbivudine，LdT） 一项为期2年的全球多中心临床试验表明，HBeAg阳性患者治疗52周时，替比夫定组HBV DNA下降至PCR法检测水平以下者为60.0%、ALT复常率为77.2%、、耐药发生率为5.0%、肝组织学应答率为64.7%，均优于拉米夫定治疗组，但其HBeAg血清转换率（22.5%）与后者相似；HBeAg阴性患者治疗52周时，其HBV DNA抑制、ALT复常率及耐药发生率亦优于拉米夫定组。治疗2年时，其总体疗效（除HBeAg消失及血清转换率外）和耐药发生率亦优于拉米夫定组。我国的多中心临床试验也表明其抗病毒活性和耐药发生率均优于拉米夫定。国内外临床研究提示，基线HBV DNA<10^9拷贝/ml及ALT≥2ULN的HBeAg阳性患者，或HBV DNA<10^7拷贝/ml的HBeAg阴性患者，经替比夫定治疗24周时如达到HBV DNA<300拷贝/ml，治疗到1年、2年时有更好的疗效和较低的耐药发生率。

替比夫定的总体不良事件发生率和拉米夫定相似，但治疗52周和104周时发生3~4级肌酸激酶（CK）升高者为分别7.5%和12.9%，而拉米夫定组分别为3.1%和4.1%。

5. 替诺福韦酯（tenofovir disoproxil fumarate，TDF） TDF与阿德福韦酯结构相似，但肾毒性较小，治疗剂量为每日300mg。本药在我国尚未被批准上市。

在一项随机双盲对照临床试验中，TDF或ADV治疗HBeAg阳性患者HBV DNA<400拷贝/ml者分别为76%和13%，ALT复常率分别为68%和54%；对HBeAg阴性慢性乙型肝炎48周时HBV DNA<400拷贝/ml者分别为93%和63%；该研究显示抑制HBV的作用优于ADV，未发现与替诺福韦酯有关的耐药突变。持续应用替诺福韦酯治疗3年时，72%的HBeAg阳性患者和87% HBeAg阴性患者血清HBV DNA<400拷贝/ml，亦未发现耐药变异。

（一）核苷（酸）类似物治疗的相关问题

1. 治疗前相关指标基线检测

(1) 生物化学指标：主要有ALT、AST、胆红素、白蛋白等；

(2) 病毒学标志：主要有HBV DNA和HBeAg、抗-HBe；

(3) 根据病情需要，检测血常规、血清肌酐和肌酸激酶等。如条件允许，治疗前后最好行肝穿刺检查。

2. **治疗过程中相关指标定期监测**

(1) 生物化学指标:治疗开始后每月1次、连续3次,以后随病情改善可每3个月1次;

(2) 病毒学标志:主要包括HBV DNA和HBeAg、抗-HBe,一般治疗开始后1~3个月检测1次,以后每3~6个月检测1次;

(3) 根据病情需要:定期检测血常规、血清肌酐和肌酸激酶等指标。

3. **预测疗效和优化治疗** 有研究表明,除基线因素外,治疗早期病毒学应答情况可预测其长期疗效和耐药发生率。国外据此提出了核苷(酸)类似物治疗慢性乙型肝炎的路线图概念,强调治疗早期病毒学应答的重要性,并提倡根据HBV DNA监测结果给予优化治疗。但是,各个药物的最佳监测时间点和判断界值可能有所不同。而且,对于应答不充分者,采用何种治疗策略和方法更有效,尚需前瞻性临床研究来验证。

4. **密切关注患者治疗依从性问题** 包括用药剂量、使用方法、是否有漏用药物或自行停药等情况,确保患者已经了解随意停药可能导致的风险,提高患者依从性。

5. **少见、罕见不良反应的预防和处理** 核苷(酸)类似物总体安全性和耐受性良好,但在临床应用中确有少见、罕见严重不良反应的发生,如肾功能不全、肌炎、横纹肌溶解、乳酸酸中毒等,应引起关注。建议治疗前仔细询问相关病史,以减少风险。对治疗中出现血肌酐、CK或乳酸脱氢酶明显升高,并伴相应临床表现者如全身情况变差、明显肌痛、肌无力等症的患者,应密切观察,一旦确诊为尿毒症、肌炎、横纹肌溶解或乳酸酸中毒等,应及时停药或改用其他药物,并给予积极的相应治疗干预。

十三、免疫调节治疗

免疫调节治疗有望成为治疗慢性乙型肝炎的重要手段,但目前尚缺乏疗效确切的乙型肝炎特异性免疫疗法。胸腺肽α1可增强机体非特异性免疫功能、不良反应小、耐受性良好,对于有抗病毒适应证,但不能耐受或不愿接受干扰素或核苷(酸)类似物治疗的患者,如有条件可用胸腺肽α1 1.6mg,每周2次,皮下注射,疗程6个月(Ⅱ-3)。胸腺肽α1联合其他抗乙型肝炎病毒药物的疗效尚需大样本随机对照临床研究验证。

十四、中药及中药制剂治疗

中医药制剂治疗慢性乙型肝炎在我国应用广泛,对于改善临床症状和肝功能指标有一定效果,但尚需设计严谨、执行严格的大样本随机对照临床研究来验证其抗病毒效果。

十五、抗病毒治疗推荐意见

(一) 慢性HBV携带者和非活动性HBsAg携带者

慢性HBV携带者暂时不需抗病毒治疗。但应每3~6个月进行生化学、病毒学、甲胎蛋白和影像学检查,若符合抗病毒治疗适应证,可用IFN-α或核苷(酸)类似物治疗(Ⅱ-2)。对年龄>40岁,特别是男性或有HCC家族史者,即使ALT正常或轻度升高,也强烈建议做肝组织学检查确定其是否抗病毒治疗。

非活动性HBsAg携带者一般不需抗病毒治疗,但应每6个月进行一次生化、HBV DNA、AFP及肝脏超声显像检查。

(二) HBeAg阳性慢性乙型肝炎患者

1. **普通IFN-α** 3~5MU,每周3次或隔日1次,皮下注射,一般疗程为6个月(Ⅰ)。如有应答,为提高疗效亦可延长疗程至1年或更长(Ⅱ)。可根据患者的应答和耐受情况适当调整剂量及疗程;如治疗6个月仍无应答,可改用或联合其他抗病毒药物。

2. **PegIFN-α-2a** 180ug,每周1次,皮下注射,疗程1年(Ⅰ)。具体剂量和疗程可根据患者的应答及耐受性等因素进行调整。

3. **PegIFN-α-2b** 1.0~1.5μg/kg体重,每周1次,皮下注射,疗程1年(Ⅰ)。具体剂量和疗程可根据患者的应答及耐受性等因素进行调整。

4. **拉米夫定** 100mg,每日1次口服。在达到HBV DNA低于检测下限、ALT复常、HBeAg血清学转换后,再巩固至少1年(经过至少两次复查,每次间隔6个月)仍保持不变、且总疗程至少已达2年者,可考虑停药(Ⅱ),但延长疗程可减少复发。

5. 阿德福韦酯　10mg,每日1次口服。疗程可参照拉米夫定(Ⅱ)。

6. 恩替卡韦　0.5mg,每日1次口服。疗程可参照拉米夫定。

7. 替比夫定　600mg,每日1次口服。疗程可参照拉米夫定。

(三) HBeAg阴性慢性乙型肝炎患者

此类患者复发率高,疗程宜长(Ⅰ)。最好选用干扰素类或耐药发生率低的核苷(酸)类似物治疗。

1. 普通IFN-α　剂量用法同前,疗程至少1年(Ⅰ)。

2. PegIFN-α-2a　剂量用法同前,疗程至少1年(Ⅰ)。具体剂量和疗程可根据患者耐受性等因素进行调整。

3. 拉米夫定、阿德福韦酯、恩替卡韦和替比夫定　剂量用法同前,但疗程应更长:在达到HBV DNA低于检测下限、ALT正常后,至少在巩固1年半(经过至少3次复查,每次间隔6个月)仍保持不变、且总疗程至少已达到2年半者,可考虑停药(Ⅱ)。由于停药后复发率较高,可以延长疗程。

(四) 代偿期乙型肝炎肝硬化患者

HBeAg阳性者的治疗指征为HBV DNA≥10^4拷贝/ml,HBeAg阴性者为HBV DNA≥10^3拷贝/ml,ALT正常或升高。治疗目标是延缓或降少肝功能失代偿和HCC的发生。因需要较长期治疗,最好选用耐药发生率低的核苷(酸)类似物治疗,其停药标准尚不明确。

因干扰素因其有导致肝功能失代偿等并发症的可能,应十分慎重。如认为有必要,宜从小剂量开始,根据患者的耐受情况逐渐增加到预定的治疗剂量(Ⅲ)。

(五) 失代偿期乙型肝炎肝硬化患者

对于失代偿期肝硬化患者,只要能检出HBV DNA,不论ALT或AST是否升高,建议在知情同意的基础上,及时应用核苷(酸)类似物抗病毒治疗,以改善肝功能并延缓或减少肝移植的需求。因需要长期治疗,应好选用耐药发生率低的核苷(酸)类似物治疗,不能随意停药,一旦发生耐药变异,应及时加用其他已批准的能治疗耐药变异的核苷(酸)类似物(Ⅱ-2)。

干扰素治疗可导致肝衰竭,因此,对失代偿期肝硬化患者属禁忌证(Ⅱ)。

(六) 核苷(酸)类似物耐药的预防和治疗

1. 严格掌握治疗适应证　对于肝脏炎症病变轻微、难以取得持续应答的患者(如ALT正常、HBeAg阳性的免疫耐受期),特别是当这些患者<30岁时,不宜开始抗病毒治疗,尤其是不宜使用核苷(酸)类药物治疗。

2. 谨慎选择核苷(酸)类药物　如条件允许,开始治疗时宜选用抗病毒作用强和耐药发生率低的药物。

3. 关于联合治疗　对合并HIV感染、肝硬化及高病毒载量等早期应答不佳者,宜尽早采用无交叉耐药位点的核苷(酸)类药物联合治疗。

4. 治疗中密切监测,一旦发现耐药,尽早给予救援治疗　定期检测HBV DNA,以及时发现原发性无应答或病毒学突破。对于接受拉米夫定治疗的患者,一旦检出基因型耐药或HBV DNA开始升高时就加用阿德福韦酯联合治疗,抑制病毒更快、耐药发生较少、临床结局较好。关于其他药物耐药患者的治疗临床研究相对较少,有关的治疗推荐意见主要根据体外研究结果。对于替比夫定、恩替卡韦发生耐药者,亦可加用阿德福韦酯联合治疗。对于阿德福韦酯耐药者,可加拉米夫定、替比夫定联合治疗;对于未应用过其他核苷类似物者,亦可换用恩替卡韦。对于核苷(酸)类发生耐药者,亦可考虑改用或加用干扰素类联合治疗,但应避免替比夫定和PegIFN联合应用,因为可导致外周神经肌肉疾病。

5. 尽量避免单药序贯治疗　有临床研究显示,因对某一核苷(酸)类发生耐药而先后改用其他苷(酸)类药物治疗,可筛选出对多种苷(酸)类耐药的变异株。因此,应避免单药序贯治疗。

十六、特殊情况的处理

1. 经过规范的普通IFNα或PegIFN-α治疗无应答的慢性乙型肝炎患者,若有治疗指征可以选用核苷(酸)类似物再治疗(Ⅰ)。

2. 对于核苷(酸)类药物规范治疗后原发性无应答的患者,即治疗至少6个月时血清HBV DNA下降幅度 $<2\log_{10}$IU/ml,应改变治疗方案继续治疗(Ⅲ)。

3. 应用化疗和免疫抑制剂治疗的患者 对于因其他疾病而接受化疗、免疫抑制剂治疗的患者,应常规筛查HBsAg;若为阳性,即使HBV DNA阴性和ALT正常,也应在治疗前1周开始服用拉米夫定或其他核苷(酸)类似物。

对HBsAg阴性、抗HBc阳性患者,在给予长期或大剂量免疫抑制剂或细胞毒药物(特别是针对B或T淋巴细胞单克隆抗体)治疗时,应密切监测HBV DNA和HBsAg,若出现阳转则应及时加用抗病毒治疗。

在化疗和免疫抑制剂治疗停止后,应根据患者病情决定停药时间(Ⅰ-1,Ⅱ-3):

(1) 对于基线HBV DNA<2000IU/ml的患者,在完成化疗或免疫抑制剂治疗后,应当继续治疗6个月(Ⅲ);

(2) 基线HBV DNA水平较高(>2000IU/ml)的患者,应当持续治疗到和免疫功能正常慢性乙型肝炎患者同样的停药标准(Ⅲ)。

(3) 对于预期疗程≤12个月的患者,可以选用拉米夫定(Ⅰ)或替比夫定(Ⅲ)。

(4) 对于预期疗程更长的患者,应优先选用恩替卡韦或阿德福韦酯(Ⅲ)。

(5)核苷(酸)类似物停用后可出现复发,甚至病情恶化,应予以高度重视。

(6)干扰素有骨髓抑制作用,应当避免选用。

4. HBV、HCV合并感染患者的治疗 对此类患者应先确定是哪种病毒占优势,然后决定如何治疗。如患者HBV DNA≥10^4拷贝/mL,而HCV RNA测不到,则应先治疗HBV感染。对HBV DNA水平高且可检测到HCV RNA者,应先用标准剂量聚乙二醇化干扰素和利巴韦林治疗3个月,如HBV DNA无应答或升高,则加用拉米夫定或恩替卡韦或阿德福韦酯治疗。

5. HBV和HIV合并感染患者的治疗 对于符合慢性乙型肝炎抗病毒治疗标准的患者应当实施治疗(Ⅲ)。对一过性或轻微ALT升高(1~2×ULN)的患者,应当考虑肝活检(Ⅱ-3)。

对于未进行高效抗反转录病毒治疗(HAART)和近期不需要进行HAART治疗的患者(CD4+>500/μl),应选用无抗HIV活性的药物进行抗乙型肝炎病毒治疗,例如PegIFN-α或阿德福韦酯。

对于需同时进行抗HBV和抗HIV治疗的患者,应优先选用拉米夫定加替诺福韦酯,或恩曲他滨加替诺福韦酯。对于正在接受有效HARRT治疗的患者,若HARRT方案中无抗HBV药物,则可选用PegIFN-α或阿德福韦酯治疗(Ⅱ-3)。对于拉米夫定耐药患者,应当加用阿德福韦酯治疗(Ⅲ)。

当需要改变HAART方案时,除非患者已经获得HBeAg血清转换、并完成了足够的巩固治疗时间,不应当在无有效药物替代前就中断抗乙型肝炎病毒的有效药物(Ⅱ-3)。

6. 乙型肝炎导致的肝衰竭 由于大部分急性乙型肝炎呈自限性经过,因此不需要常规抗病毒治疗。但对部分重度或迁延、有重症倾向者,应该给予抗病毒治疗(Ⅲ)。

HBV感染所致的肝衰竭,包括急性、亚急性、慢加急性和慢性肝衰竭,只要HBV DNA可检出,均应使用核苷(酸)类似物抗病毒治疗(Ⅲ)。

7. 乙型肝炎导致的原发性肝细胞癌(HCC) 初步研究显示,HCC肝切除术时HBV DNA水平是预测术后复发的独立危险因素之一,且抗病毒治疗可显著延长肝癌患者的生存期,因此,对HBV DNA阳性的非终末期HCC患者建议应用核苷(酸)类似物抗病毒治疗。

8. 肝移植患者 对于拟接受肝移植手术的HBV相关疾病患者,如HBV DNA可检测到,最好于肝移植术前1~3个月开始服用拉米夫定,每日100mg口服;术中无肝期给予HBIG;术后长期使用拉米夫定和小剂量HBIG(第1周每日800IU,以后每周800IU至每月应用800IU)(Ⅱ),并根据抗-HBs水平调整HBIG剂量和用药间隔(一般抗-HBs谷值浓度应大于100~150IU/L,术后半年内最好大于500IU/L),但理想的疗程有待进一步确定(Ⅱ-1)。对于发生拉米夫定耐药者,可选用其他已批准的能治疗耐药变异的核苷(酸)类似物。另外,对于复发低危者(肝移植术前HBV DNA阴性,移植后2年HBV未复发),可考虑采用拉米夫定加阿德福韦酯联合预防(Ⅱ)。

9. 妊娠相关情况处理 育龄期女性慢性乙型肝炎患者,若有治疗适应证,未妊娠者可应用干扰素或核苷(酸)类似物治疗,并且在治疗期间应采取可靠措施避孕(Ⅰ)。

在口服抗病毒药物治疗过程中发生妊娠的患者,若应用的是拉米夫定或其他妊娠B级药物(替比夫定或替诺福韦),在充分告知风险、权衡利弊、患者签署知情同意书的情况下,治疗可继续。

妊娠中出现乙型肝炎发作者,视病情程度决定是否给予抗病毒治疗,在充分告知风险、权衡利弊,患者签署知情同意书的情况下,可以使用拉米夫定,替比夫定或替诺福韦治疗(Ⅲ)。

10. 儿童患者　对于12岁以上(体重≥35kg)慢性乙型肝炎患儿,其普通IFN-α治疗的适应证、疗效及安全性与成人相似,剂量为3~6MU/m^2,最大剂量不超过10MU/m^2(Ⅱ)。在知情同意的基础上,也可按成人的剂量和疗程用拉米夫定或阿德福韦酯治疗(Ⅰ)。

十七、抗炎、抗氧化和保肝治疗

HBV所致的肝脏炎症坏死及其所致的肝纤维化是疾病进展的主要病理学基础。甘草酸制剂、水飞蓟素制剂、多不饱和卵磷脂制剂以及双环醇等,有不同程度的抗炎、抗氧化、保护肝细胞膜及细胞器等作用,临床应用可改善肝脏生化学指标(Ⅱ-2,Ⅱ-3)。

抗炎保肝治疗只是综合治疗的一部分,并不能取代抗病毒治疗。对于ALT明显升高者或肝组织学明显炎症坏死者,在抗病毒治疗的基础上可适当选用抗炎保肝药物。不宜同时应用多种抗炎保肝药物,以免加重肝脏负担及因药物间相互作用而引起不良效应。

十八、抗纤维化治疗

有研究结果表明,经IFN-α或核苷(酸)类似物抗病毒治疗后,从肝组织病理学可见纤维化甚至肝硬化有所减轻。因此,抗病毒治疗是抗纤维化治疗的基础。

多个抗肝纤维化中成药方剂在实验和临床研究中显示一定疗效,但需要进一步进行大样本、随机、双盲临床试验,并重视肝组织学检查结果,以进一步验证其疗效。

十九、患者随访

治疗结束后,不论有无治疗应答,停药后半年内至少每2个月检测1次ALT、AST、血清胆红素(必要时)、HBV血清学标志和HBV DNA,以后每3~6个月检测1次,至少随访12个月。随访中如有病情变化,应缩短随访间隔。

对于持续ALT正常且HBV DNA阴性者,建议至少每6个月进行HBV DNA、ALT、AFP和超声显像检查。对于ALT正常但HBV DNA阳性者,建议每3个月检测1次HBV DNA和ALT,每6个月进行AFP和超声显像检查;必要时应作肝组织学检查。

对于慢性乙型肝炎、肝硬化患者,特别是HCC高危患者(>40岁,男性、嗜酒、肝功能不全或已有AFP增高者),应每3~6个月检测AFP和腹部超声显像(必要时做CT或MRI),以早期发现HCC。对肝硬化患者还应每1~2年进行胃镜检查或上消化道X线造影,以观察有无食管胃底静脉曲张及其进展情况。

附1. 本指南推荐意见所依据的证据分级

证据等级	定义
Ⅰ	随机对照临床试验
Ⅱ-1	有对照但非随机临床试验
Ⅱ-2	队列研究或病例对照研究
Ⅱ-3	多时间点病例系列分析,结果明显的非对照试验
Ⅲ	受尊重权威的观点及描述性流行病学研究

附2. 抗病毒治疗应答相关名词解释

1. 病毒学应答(virological response)　指血清HBV DNA检测不到(PCR法)或低于检测下限(完全病毒学应答,complete virological response),或较基线下降≥$2\log_{10}$IU/ml(部分病毒学应答,partial virological

response)。

2. **血清学应答(serological response)** 指血清 HBeAg 转阴或 HBeAg 血清学转换,或 HBsAg 转阴或 HBsAg 血清学转换。

3. **生化学应答(biochemical response)** 指血清 ALT 和 AST 恢复正常。

4. **组织学应答(histological response)** 指肝脏组织学炎症坏死或纤维化程度改善达到某一规定值。

5. **原发性治疗失败(primary treatment failure)** 在依从性良好的情况下,用核苷(酸)类似物治疗 6 个月时 HBV-DNA 下降小于 2logIU/ml。

6. **病毒学突破(virological breakthrough)** 在未更改治疗的情况下,HBV DNA 水平比治疗中最低点上升 $1\log_{10}$ 值,或一度转阴后又转为阳性,可有或无 ALT 升高。

7. **生化学突破(biochemical breakthrough)** 常发生在病毒学突破后,表现为 ALT 和(或)AST 复常后,在未更改治疗的情况下再度升高,但应排除由其他因素引起的 ALT 和 AST 升高。

8. **维持应答(maintained response)** 在抗病毒治疗期间 HBV DNA 检测不到(PCR 法)或低于检测下限,或 ALT 正常。

9. **治疗结束时应答(end-of-treatment response)** 治疗结束时的病毒学、血清学、生化学或组织学应答。

10. **持续应答(sustained response)** 治疗结束后随访 6 个月或 12 个月以上,疗效维持不变,无复发。

11. **复发(relapse)** 治疗结束时出现病毒学应答,但停药后 HBV DNA 重新升高或阳转,伴有 ALT 和 AST 升高,但应排除由其他因素引起的 ALT 和 AST 升高。

12. **耐药(drug resistance)** 在抗病毒治疗过程中,检测到和 HBV 耐药相关的基因突变,称为基因型耐药(genotypic resistance)。体外实验显示抗病毒药物敏感性降低、并和基因耐药相关,称为表型耐药(phenotypic resistance)。针对一种抗病毒药物出现的耐药突变对另外一种或几种抗病毒药物也出现耐药,称为交叉耐药(cross resistance)。

附 3. 慢性乙型肝炎治疗一般流程图

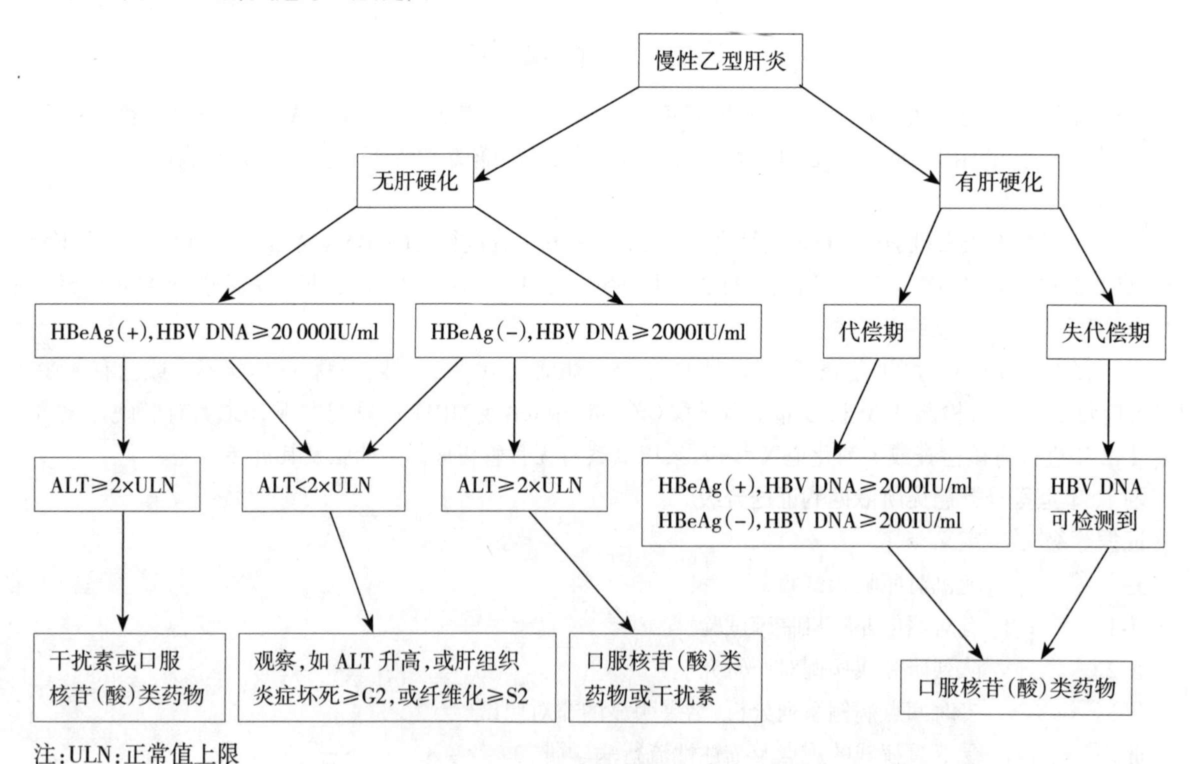

注:ULN:正常值上限

中英文名词对照索引

T

W

X

致谢

继承与创新是一本教材不断完善与发展的主旋律。在该版教材付梓之际,我们再次由衷地感谢那些曾经为该书前期的版本作出贡献的作者们,正是他们辛勤的汗水和智慧的结晶为该书的日臻完善奠定了坚实的基础。以下是该书前期的版本及其主要作者:

7年制规划教材
全国高等医药教材建设研究会规划教材
全国高等医药院校教材·供7年制临床医学等专业用

《传染病学》(人民卫生出版社,2001)

主　编　杨绍基

普通高等教育"十五"国家级规划教材
全国高等医药教材建设研究会·卫生部规划教材
全国高等学校教材·供8年制及7年制临床医学等专业用

《传染病学》(人民卫生出版社,2005)

主　编　杨绍基

普通高等教育"十一五"国家级规划教材
全国高等医药教材建设研究会规划教材·卫生部规划教材
全国高等学校教材·供8年制及7年制临床医学等专业用

《感染病学》(第2版,人民卫生出版社,2010)

主　编　王宇明
副主编　施光峰　宁　琴　李　刚
编　者(以姓氏笔画为序)

于乐成(南方医科大学南方医院)
王宇明(第三军医大学西南医院)
毛　青(第三军医大学西南医院)
白雪帆(第四军医大学唐都医院)
宁　琴(华中科技大学医学院同济医院)
任　红(重庆医科大学附属第二医院)
刘　沛(中国医科大学附属第一医院)
李　刚(中山大学医学院附属第三医院)
陈　智(浙江大学医学院附属第一医院)
陈士俊(山东大学医学院济南市传染病医院)
范学工(中南大学医学院湘雅医院)
赵　伟(东南大学医学院附属第二医院)
赵英仁(西安交通大学医学院第一医院)
施光峰(复旦大学医学院附属华山医院)
谢　青(上海交通大学医学院附属瑞金医院)

学术秘书　毛　青(第三军医大学西南医院)　于乐成(南方医科大学南方医院)
程　林(第三军医大学西南医院)